CB071265

Rinologia 360°

Aspectos Clínicos e Cirúrgicos

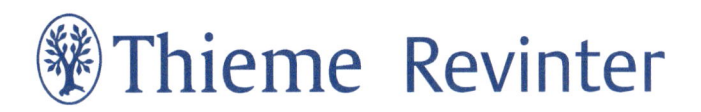

Thieme Revinter

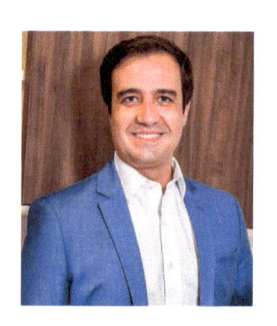

Leonardo Balsalobre

Professor Afiliado do Departamento de ORL/CCP da Universidade Federal de São Paulo (Unifesp)
Mestre e Doutor em Ciências da Saúde pela Unifesp
Fellowship em Cirurgia Endoscópica Nasal e da Base do Crânio pela Unifesp
Assistente do Centro de ORL de São Paulo/HEV

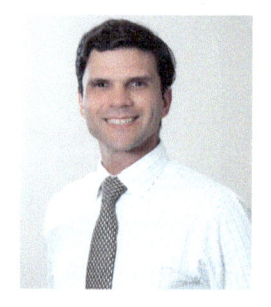

Miguel Soares Tepedino

Professor Adjunto da Faculdade de Ciências Médicas da Universidade do Estado do Rio de Janeiro (FCM-UERJ)
Coordenador da Rinossinusologia e Cirurgia Endoscópica da Base do Crânio do Hospital Universitário Pedro Ernesto (HUPE-UERJ)
Chefe do Serviço ORL e Cirurgia da Base do Crânio da Policlínica de Botafogo, RJ
Doutor e Complementação Especializada em Cirurgia Endoscópica Nasal e da Base do Crânio pela Faculdade de Medicina da Universidade de São Paulo (FMUSP)
Pós-Doutorando pela Universidade Federal de São Paulo (Unifesp)

Rinologia 360°

Aspectos Clínicos e Cirúrgicos

Leonardo Balsalobre
Miguel Soares Tepedino

Thieme
Rio de Janeiro • Stuttgart • New York • Delhi

**Dados Internacionais de
Catalogação na Publicação (CIP) de acordo com ISBD**

B196r

Balsalobre, Leonardo
  Rinologia 360°: Aspectos Clínicos e Cirúrgicos/Leonardo Balsalobre, Miguel Soares Tepedino. – Rio de Janeiro: Thieme Revinter Publicações Ltda, 2022.

  574 p.: il. : 21cm x 28cm

  Inclui bibliografia e índice
  ISBN   978-65-5572-113-3
  eISBN 978-65-5572-114-0

  1. Rinologia. 2. Tratamentos. 3. Avaliação clínica e cirúrgica.
  I. Tepedino, Miguel Soares. I. Título.

                                          CDD: 616.211
  2021-3367   CDU: 616.21

Elaborado por Odilio Hilario Moreira Junior – CRB-8/9949

Contato com os autores:
Miguel Soares Tepedino
mstepedino@gmail.com

Leonardo Balsalobre
balsalobreleonardo@gmail.com

Nota: O conhecimento médico está em constante evolução. À medida que a pesquisa e a experiência clínica ampliam o nosso saber, pode ser necessário alterar os métodos de tratamento e medicação. Os autores e editores deste material consultaram fontes tidas como confiáveis, a fim de fornecer informações completas e de acordo com os padrões aceitos no momento da publicação. No entanto, em vista da possibilidade de erro humano por parte dos autores, dos editores ou da casa editorial que traz à luz este trabalho, ou ainda de alterações no conhecimento médico, nem os autores, nem os editores, nem a casa editorial, nem qualquer outra parte que se tenha envolvido na elaboração deste material garantem que as informações aqui contidas sejam totalmente precisas ou completas; tampouco se responsabilizam por quaisquer erros ou omissões ou pelos resultados obtidos em consequência do uso de tais informações. É aconselhável que os leitores confirmem em outras fontes as informações aqui contidas. Sugere-se, por exemplo, que verifiquem a bula de cada medicamento que pretendam administrar, a fim de certificar-se de que as informações contidas nesta publicação são precisas e de que não houve mudanças na dose recomendada ou nas contraindicações. Esta recomendação é especialmente importante no caso de medicamentos novos ou pouco utilizados. Alguns dos nomes de produtos, patentes e design a que nos referimos neste livro são, na verdade, marcas registradas ou nomes protegidos pela legislação referente à propriedade intelectual, ainda que nem sempre o texto faça menção específica a esse fato. Portanto, a ocorrência de um nome sem a designação de sua propriedade não deve ser interpretada como uma indicação, por parte da editora, de que ele se encontra em domínio público.

© 2022 Thieme. All rights reserved.

Thieme Revinter Publicações Ltda.
Rua do Matoso, 170
Rio de Janeiro, RJ
CEP 20270-135, Brasil
http://www.ThiemeRevinter.com.br

Thieme USA
http://www.thieme.com

Design de Capa: © Thieme
Créditos Imagem da Capa: imagem da capa combinada pela Thieme usando as Figuras 25-1, 25-25c, 27-3h e 32-10c.

Impresso no Brasil por Forma Certa Gráfica Digital Ltda.
5 4 3 2 1
ISBN 978-65-5572-113-3

Também disponível como eBook:
eISBN 978-65-5572-114-0

Todos os direitos reservados. Nenhuma parte desta publicação poderá ser reproduzida ou transmitida por nenhum meio, impresso, eletrônico ou mecânico, incluindo fotocópia, gravação ou qualquer outro tipo de sistema de armazenamento e transmissão de informação, sem prévia autorização por escrito.

AGRADECIMENTOS

Inicio meus agradecimentos à família, minha esposa Juliana, mãe do Stefano e da Julia, meus maiores presentes, que me apoiam mesmo com as ausências que a profissão me impõe. Aos meus pais, Marcelo e Lydia, pela dedicação e estímulos incansáveis em todos os anos de estudo, me acompanhando e educando ao longo dessa jornada.

Na Rinologia sempre tive muito apoio, mas gostaria de agradecer nominalmente aos Professores que participaram ativamente da minha formação. Este livro, certamente, carrega um pouco de cada um deles. Em ordem cronológica destaco: Moacir Tabasnik e Paula Moreno, que me introduziram o amor à Rinologia; João Teles, sempre disponível para ensinar, companheiro e amigo; Ricardo Cruz, metódico, como característica marcante, mas extremamente generoso e humano; Richard Voegels, meu chefe durante o *Fellow* no HCFMUSP, orientador do meu doutorado, amigo sempre presente, com quem publiquei o primeiro livro; Alexandre Felippu, que dedicou longas tardes para me ensinar sua filosofia da cirurgia nasossinusal e da base do crânio, conceitos que foram fundamentais na minha formação; Aldo Stamm, fonte inesgotável de inspiração, a quem agradeço pela oportunidade de trabalharmos juntos em projetos que foram essenciais para o desenvolvimento deste livro.

Por fim, agradeço ao Leonardo Balsalobre, amigo, médico que me inspira, companheiro de tantos cursos e eventos ao redor do mundo, que idealizou o Nosso Livro e dividiu comigo essa responsabilidade.

Miguel Soares Tepedino

Em primeiro lugar, gostaria de agradecer ao meu grande mestre e maior exemplo dentro da otorrinolaringologia – Dr. Aldo Stamm – pela sua incansável disposição em ensinar e estimular os jovens médicos. Agradeço ao grande amigo e irmão – Miguel Tepedino – entusiasta do conhecimento e da forma de propagá-lo. Agradeço também aos meus pais, Ângela e Leonardo, que são desde sempre meus maiores exemplos. E por último, mas não menos importante, agradeço a minha família e razão da minha vida, minha esposa Raquel e meus filhos Pedro, Helena e Luísa.

Leonardo Balsalobre

Nós agradecemos a Thieme Revinter por ter nos apoiado e incentivado desde o início. Aos autores que trabalharam intensamente para produzir esta obra que engloba de forma completa os assuntos relacionados a Rinologia. Ao IRCAD-Rio por nos oferecer sua incrível estrutura para dissecções realizadas caprichosamente para este livro. E por fim, as empresas Medtronic e Karl Storz que disponibilizaram equipamento de vídeo e cirurgia para as dissecções.

PREFÁCIO

Gostaria de cumprimentar e agradecer aos autores/editores do livro-texto Rinologia, os Drs. Leonardo Balsalobre e Miguel Soares Tepedino, pelo amável convite para escrever algumas palavras sobre esta belíssima obra literária. São colegas pelos quais tenho a maior estima e consideração, esteios da nova geração de rinologistas brasileiros.

Os editores procuraram, de uma forma incansável, reunir grandes nomes da Rinologia brasileira e internacional, tornando este livro a moderna filosofia da Rinologia, tanto clínica quanto cirúrgica.

O livro-texto aqui apresentado é composto de 42 capítulos, distribuídos em diferentes seções, desde a rinologia básica até a mais avançada. Podemos apreciar capítulos muito bem redigidos e ilustrados, além de uma série de vídeos exemplificando os procedimentos descritos, especialmente da parte cirúrgica, tendo como resultado final uma obra de referência e consulta da maior qualidade.

Parabéns aos autores que colaboraram com esta edição pelo belíssimo trabalho, assim como os editores, Leonardo e Miguel, pela excelente compilação literária.

Desejo a todos uma ótima leitura, que desfrutem e aproveitem ao máximo.

Um grande abraço a todos,

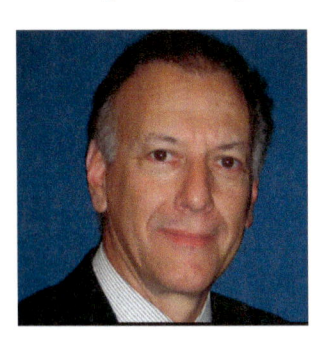

Dr. Aldo Stamm
Diretor-Chefe do Centro de Otorrinolaringologia
de São Paulo
Hospital Professor Edmundo Vasconcelos
São Paulo, SP

APRESENTAÇÃO

Após anos trabalhando juntos, com uma concepção comum em torno dos temas que envolvem a Rinologia aliada a uma necessidade de renovação da literatura nacional nessa área, os autores decidiram escrever esta obra. Para isso, buscaram renomados colaboradores nacionais e internacionais, com o objetivo de atualização e modernização dos capítulos, introduzindo temas jamais explorados dentro da especialidade. A interdisciplinaridade empregada neste livro reflete a perspectiva dos autores da necessidade de uma visão mais ampla e completa da Medicina.

Com isso, construímos um conteúdo que será útil para todos os níveis de experiência dentro da Otorrinolaringologia.

A Rinologia tem-se transformado nos últimos anos, tanto do ponto de vista da área clínica, com a evolução do estudo do fluxo aerífero nasal, diagnóstico e tratamento de dor crônica, introdução de novas classificações e condutas no que se refere às rinossinusites crônicas, quanto pela sistematização de abordagens cirúrgicas e o emprego de novas tecnologias. Com isso, oferecemos aos leitores uma visão prática, ilustrada com muitas figuras e vídeos de diversos temas que envolvem essa encantadora especialidade. Desejamos excelente leitura e aprendizado.

COLABORADORES

ALDO STAMM
Chefe do Centro de ORL de São Paulo do Hospital Edmundo Vasconcelos

ALEXANDRE FELIPPU NETO
Diretor do Instituto Felippu de Ororrinolaringologia, SP

ALEXANDRE JOSÉ DE SOUSA CUNHA
Corpo de Saúde da Marinha do Brasil
Assistente de Clínica no Hospital Naval Marcílio Dias, RJ

ALEXANDRE WADY DEBBES FELIPPU
Coordenador do Instituto Felippu de Ororrinolaringologia, SP

ANA CLARA MIOTELLO FERRÃO
Título de Especialista em Otorrinolaringologia pela Associação Brasileira de Otorrinolaringologia e Cirurgia Cérvico-Facial (ABORL-CCF)
Fellowship em Cirurgia Endoscópica Nasal e Base de Crânio pela Policlínica de Botafogo, RJ

ANDRÉ WADY DEBBES FELIPPU
Coordenador do Instituto Felippu de Otorrinolaringologia, SP

ANDREA GOLDWASSER DAVID
Médica Otorrinolaringologista
Mestrando em Otorrinolaringologia pela Escola Paulista de Medicina da Universidade Federal de São Paulo (EPM-Unifesp)

ANDREA SANTOS DUMONT COSTACURTA
Mestre em Radiologia pela Universidade Federal do Rio de Janeiro (UFRJ)
Coordenadora da Neurorradiologia do Grupo Fleury, RJ
Médica Radiologista da Rede D'Or São Luiz

ANDREIA FORTINI GUIMARÃES
Anestesiologia e Medicina da Dor
Médica do Serviço de Anestesiologia do Instituto Nacional de Traumatologia e Ortopedia, RJ
Médica do Serviço de Clínica da Dor no Americas Medical City, RJ

ADRIANA BRUNO
Mestre em Fisiologia Oral pela Universidade Estadual de Campinas (Unicamp)
Especialização em Endodontia pela Universidade de São Paulo (USP)
Aperfeiçoamento em Cirurgia pela USP
Atualização em Dor pelo Hospital das Clínicas da Faculdade de Medicina da USP
Docente da Universidade Gama Filho (1995-2000)
Docente da Universidade Estácio de Sá (1998-2008)

ARTUR GRINFELD
Preceptor da Residência em Otorrinolaringologia e *Fellowship* em Plástica Facial do Hospital Otorrinos de Feira de Santana

BRUNA NATALIA FREIRE RIBEIRO
Médica Otorrinolaringologista pelo Hospital das Clínicas da Faculdade de Medicina da Universidade de São Paulo (HCFMUSP)
Fellow em Rinologia e Base de Crânio pelo HCFMUSP

CAMILA DEGEN MEOTTI
Preceptora da Residência de Otorrinolaringologia do Hospital de Clínicas de Porto Alegre
Fellowship em Rinologia pelo Hospital de Clínicas de Porto Alegre
Mestre em Ciências Cirúrgicas pela Universidade Federal do Rio Grande do Sul (UFRGS)

CAMILA S. DASSI
Preceptora da Residência de Otorrinolaringologia do Hospital Edmundo Vasconcelos, SP
Fellowship em Base de Crânio pela Ohio State University, USA
Fellowship em Rinologia e Base de Crânio São Paulo Skull Base Center, BR
Fellowship em Rinologia e Base de Crânio pela University of Auckland, NZ
Doutoranda em Medicina (Otorrinolatingologia) pela Escola Paulista de Medicina da Universidade Federal de São Paulo (EPM-Unifesp)

CARLOS D. PINHEIRO-NETO
Professor Associado do Departamento de Otorrinolaringologia da Clinica Mayo – Minnesota, EUA

DANIEL HERCHENHORN
Oncologista Clínico e Coordenador Científico do Grupo Oncologia D'Or
Coordenador da Residência de Oncologia da Oncologia D'Or
Membro Efetivo da Academia de Medicina do Rio de Janeiro
Doutor em Oncologia Clínica pela Universidade de São Paulo (USP)
Residência em Oncologia Clínica no Instituto Nacional do Câncer (INCA)

DÉBORA DE CARVALHO GARCEZ
Médica Radiologista do Hospital Universitário Pedro Ernesto (HUPE-UERJ), da Rede D'Or São Luiz e do Grupo Fleury na Clínica Felippe Mattoso, RJ

DEUSDEDIT BRANDÃO NETO
Otorrinolaringologista pelo Hospital das Clínicas da Faculdade de Medicina da Universidade de São Paulo (HCFMUSP)
Fellow de Cirurgia Endoscópica Endonasal pelo HCFMUSP
Médico Colaborador do Grupo de Rinologia do HCFMUSP

EDUARDO BAPTISTELLA
Mestre em Otorrinolaringologia pelo CAPES
Presidente da Associação Brasileira de Otorrinolaringologia e Cirurgia Cérvico-Facial (ABORL-CCF)
Diretor do Departamento de Alergia e Imunologia da ABORL-CCF
Diretor do Departamento de Alergia e Imunologia da ASPO
Membro Fundador do Instituto Americano de Otorrinopediatria
Professor Titular do Instituto Baptistella de Ensino e Pesquisa

EDUARDO MACOTO KOSUGI
Professor Adjunto do Departamento de Otorrinolaringologia e Cirurgia de Cabeça e Pescoço da Escola Paulista de Medicina da Universidade Federal de São Paulo (EPM-Unifesp)
Coordenador do *Fellowship* em Rinologia da EPM-Unifesp

EDUARDO PANTOJA BASTOS
Membro da Sociedade Brasileira de Cirurgia Plástica (SBCP)
Staff do Centro de Anomalias Craniofaciais da UERJ (CTAC-UERJ)
Staff do Centro de Cirurgia Craniomaxilofacial do INTO (MS)

EDWIN TAMASHIRO
Professor Associado do Departamento de Oftalmologia, Otorrinolaringologia e Cirurgia de Cabeça e Pescoço da Faculdade de Medicina de Ribeirão Preto da Universidade de São Paulo (FMRP-USP)

ENRIQUE ITURRIAGA C.
MD
Chefe, Caracas Skull Base Institute
Caracas Medical Center – Caracas, Venezuela

ERIKA CABERNITE MARCHETTI
Médica Otorrinolaringologista pelo Hospital do Servidor Público Estadual de São Paulo (IAMSPE)
Fellowship em Cirurgia Endoscópica Nasossinusal e da Base de Crânio pela Escola Paulista de Medicina da Universidade Federal de São Paulo (EPM-Unifesp)
Doutoranda em Medicina (Otorrinolaringologia) pela EPM-Unifesp

ERICA HOPPACTAH
Otorrinolaringologista pela Faculdade de Medicina do ABC (FMABC)
Fellowship em Rinologia pela Escola Paulista de Medicina da Universidade Federal de São Paulo (EPM-Unifesp)

EULÁLIA SAKANO
Professora Doutora da Disciplina de Otorrinolaringologia, Cabeça e Pescoço da Universidade Estadual de Campinas (Unicamp)
Coordenadora do Setor de Rinologia do Hospital de Clínicas da Unicamp

FABIANA CARDOSO PEREIRA VALERA
Professora Associada do Departamento de Oftalmologia, Otorrinolaringologia e Cirurgia de Cabeça e Pescoço da Faculdade de Medicina de Ribeirão Preto da Universidade de São Paulo (FMRP-USP)

FÁBIO DE REZENDE PINNA
Doutor pela Faculdade de Medicina da Universidade de São Paulo (FMUSP)
Professor Colaborador de Otorrinolaringologia da FMUSP
Diretor Técnico de Rinologia do Hospital das Clínicas da FMUSP

FABRIZIO ROMANO
Doutor em Ciências pela Faculdade de Medicina da Universidade de São Paulo (FMUSP)
Pós-Doutorando pela FMUSP

FELIPE CARLOS STEINER
Graduação em Medicina pela Pontifícia Universidade Católica do Paraná (PUCPR)
Residência Médica em Otorrinolaringologia no Hospital de Clínicas da Universidade Federal do Paraná (HC/UFPR)
Fellowship em Otorrinolaringologia do Hospital IPO

FELIPE MARCONATO
Titulo de Especialista em ORL pela Associação Brasileira de Otorrinolaringologia e Cirurgia Cérvico-Facial (ABORL-CCF)
Fellowship em Rinologia e Cirurgia da Base do Crânio pelo Centro de ORL de São Paulo – Assistente do Centro de ORL de São Paulo – HEV

FILIPPO CASCIO
Ospedale Papardo – Messina – Sicilia, Italia

FERNANDO CESAR A. LIMA
DDS, MD
Chefe do Serviço de Cirurgia Oral e Maxilofacial do Hospital Federal dos Servidores do Rio de Janeiro (HFSE)
Fellowship do Departamento de Cirurgia Maxilofacial do Medical College of Virginia (MCV)
Faculty Internacional AOCMF

FLÁVIA RIBAS DEMARCO
Otorrinolaringologista pela Universidade Estadual de Campinas (Unicamp)
Mestre pela Unicamp
Título de Especialista pela Associação Brasileira de Otorrinolaringologia e Cirurgia Cérvico-Facial (ABORL-CCF)
Fellowship em Cirurgia Endoscópica Nasal e Base de Crânio pelo Hospital Edmundo Vasconcelos, SP

GABRIELA DE ANDRADE MEIRELES BEZERRA
Médica Otorrinolaringologista pela Universidade Federal do Ceará
Título de Especialista em Otorrinolaringologia pela AMB
Fellowship em Otorrinolaringologia, com Ênfase em Plástica Facial, pelo Hospital Otorrinos de Feira de Santana, Bahia

GABRIELA RICCI LIMA LUZ MATSUMOTO
Mestre em Tecnologias e Atenção à Saúde pela Escola Paulista de Medicina da Universidade Federal de São Paulo (EPM-Unifesp)
Doutoranda do PPG em Medicina (Otorrinolaringologia) da EPM-Unifesp

GARRET CHOBY
Professor Associado do Departamento de Otorrinolaringologia da Clinica Mayo – Minessota, EUA

GERMANA JARDIM MARQUEZ
Otorrinolaringologista pela Universidade Federal de São Paulo (Unifesp)
Fellowship em Rinologia Funcional pela Unifesp

GIANCARLO BONOTTO CHEROBIN
Professor Substituto do Departamento de Oftalmologia e Otorrinolaringologia da Universidade Federal de Minas Gerais (UFMG)
Doutor em Ciências pelo Departamento de Oftalmologia e Otorrinolaringologia da Universidade de São Paulo (USP)

GILVAN VINÍCIUS DE AZEVEDO MAIA
Fellowship em Rinologia pelo Hospital da Clínicas da Faculdade de Medina da Universidade de São Paulo (HCFMUSP)
Doutorando em Otorrinolaringologia pela FMUSP
Graduação e Residência em Otorrinolaringologia na FMUSP

GUILHERME ROCHA NETTO
Graduação em Medicina na Universidade Estadual de Maringá (UEM)
Residência Médica em Otorrinolaringologia na Faculdade de Ciências Médicas da Pontifícia Universidade Católica de São Paulo (PUC-SP)
Fellowship em Otorrinolaringologia do Hospital IPO
Fellowship em Rinologia/Cirurgia Endonasal no Hospital IPO

GUSTAVO COY
Assistente do Ambulatório de Rinologia do Hospital da Pontifícia Universidade Católica de Campinas (PUC-Campinas)
Fellowships em Rinologia e Cirurgia da Base do Crânio pelo Hospital Edmundo Vasconcelos e pela University of British Columbia

HENRIQUE FARIA RAMOS
Professor Adjunto de Otorrinolaringologia da Universidade Federal do Espírito Santo (Ufes)
Doutor em Medicina pela Faculdade de Medicina da Universidade de São Paulo (FMUSP)

HIRAN GASPARINI
Médico Otorrinolaringologista pela Escola Paulista de Medicina da Universidade Federal de São Paulo (EPM-Unifesp)

JÉSSICA RAMOS FIEL DOS SANTOS
Otorrinolaringologista pela Escola Paulista de Medicina da Universidade Federal de São Paulo (EPM-Unifesp)
Fellowship em Rinologia pela EPM-Unifesp

JESUS FRANCO A.
MD
Diretor, Otorrinolaringologia e Unidade de Explorações Funcionais
Caracas Skull Base Institute
Caracas Medical Center – Caracas, Venezuela

JOÃO FERREIRA DE MELLO JR.
Professor Livre-Docente da Faculdade de Medicina da Universidade de São Paulo (FMUSP)
Chefe do Grupo de Alergia em Otorrinolaringologia do Hospital das Clínicas da FMUSP

JOÃO MANGUSSI-GOMES
Otorrinolaringologista e Mestre pela Escola Paulista de Medicina da Universidade Federal de São Paulo (EPM-Unifesp)
Fellowships em Rinologia e Cirurgia Endoscópica da Base do Crânio com o Prof. Dr. Aldo Stamm (Brasil), pela Universidade de Pittsburgh (EUA) e com o Prof. Dr. Richard Harvey (Austrália)

JOÃO PEDRO RESENDE CANTARINI DE OLIVEIRA
Especialização em Otorrinolaringologia pela Policlínica de Botafogo, RJ
Título de Especialista em Otorrinolaringologia pela AMB
Fellowship em Otorrinolaringologia, com Ênfase em Plástica Facial, pelo Hospital Otorrinos de Feira de Santana, Bahia

JOÃO TELLES JUNIOR
Presidente da Academia Brasileira de Rinologia
Presidente da Sociedade Latino-Americana de Ronologia e Cirurgia Estética da Face – Gestão: 2017-2018

JONATAS FIGUEIREDO VILLA
Otorrinolaringologista pela Escola Paulista de Medicina da Universidade Federal de São Paulo (EPM-Unifesp)
Fellowship em Rinologia pela EPM-Unifesp

JOSÉ SANTOS CRUZ DE ANDRADE
Doutor em Otorrinolaringologia pela Universidade Federal de São Paulo (Unifesp)
Otorrinolaringologista pela Unifesp

JULIANA TAROUQUELLA
Oncologista do Grupo Oncologia D'Or e do Instituto Nacional do Câncer (INCA)
Supervisora da Residência Médica de Oncologia Clínica da Oncologia D'Or
Preceptora da Residência Médica de Oncologia Clínica do Instituto Nacional do Câncer (INCA)
Residência em Oncologia Clínica pela Universidade Federal do Rio de Janeiro (UFRJ)

JUAN FERNANDEZ-MIRANDA
Professor de Neurocirurgia e Diretor de Cirurgia de Tumores Cerebrais, Base do Crânio, do Centro de Pituitária, na Universidade de Stanford, EUA

KRYSTAL CALMETO NEGRI
Graduação em Medicina pelo Centro Universitário de Volta Redonda (UniFOA)
Residência Médica em Otorrinolaringologia na Faculdade de Ciências Médicas da Pontifícia Universidade Católica de São Paulo (PUC-SP)
Fellowship em Otorrinolaringologia do Hospital IPO
Mestre em Clínica Cirúrgica pelo Hospital de Clínicas da Universidade Federal do Paraná (HC/UFPR)

LARISSA PINTO DE FARIAS TENÓRIO
Médica Otorrinolaringologista pelo Hospital Otorrinos
Título de Especialista em Otorrinolaringologia pela AMB
Fellowship em Otorrinolaringologia, com Ênfase em Plástica Facial, pelo Hospital Otorrinos de Feira de Santana, Bahia

LEONARDO BOMEDIANO SOUSA GARCIA
Mestre em ORL pela Universidade Federal de São Paulo (Unifesp)
Orientador do Fellow em Rinosseptoplastia da Unifesp
Coordenador da Residência Médica de ORL do Hospital Edmundo Vasconcelos

LUCIANO LOBATO GREGÓRIO
Professor Adjunto do Departamento de Otorrinolaringologia e Cirurgia de Cabeça e Pescoço da Escola Paulista de Medicina da Universidade Federal de São Paulo (EPM-Unifesp)
Doutor em Ciências pela EPM-Unifesp

LUIZ UBIRAJARA SENNES
Professor Livre-Docente e Associado da Disciplina de Otorrinolaringologia da Faculdade de Medicina da Universidade de São Paulo (FMUSP)

MÁRCIA CRISTINA DE PAULA GOMES
Preceptora do Serviço de Residência Médica do Núcleo de Otorrino de Belo Horizonte
Coordenadora do Centro de Estudos do Núcleo de Otorrino de Belo Horizonte

MARCELO AUGUSTO ANTONIO
Médico Otorrinolaringologista
Colaborador do Setor de Rinologia da Disciplina de Otorrinolaringologia, Cabeça e Pescoço da Universidade Estadual de Campinas (Unicamp)

MARCIO NAKANISHI
Doutor em Otorrinolaringologia pela Faculdade de Medicina da Universidade de São Paulo (FMUSP)
Pesquisador Associado do Programa de Pós-Graduação da Faculdade de Ciências Médicas da Universidade de Brasília
Otorrinolaringologista do Hospital Universitário de Brasília

MARCO AURÉLIO FORNAZIERI
Professor Adjunto de Otorrinolaringologia da Universidade Estadual de Londrina e Pontifícia Universidade Católica do Paraná (PUCPR)
Doutor em Otorrinolaringologia pela Faculdade de Medicina da Universidade de São Paulo (FMUSP)
Pós-Doutor em Distúrbios do Olfato e Paladar pela Universidade da Pensilvânia, EUA

MARCO CESAR JORGE DOS SANTOS
Médico Especialista em Otorrinolaringologista pela Associação Brasileira de Otorrinolaringologia e Cirurgia Cérvico-Facial (ABORL-CCF)
Doutor em Otorrinolaringologia pela Universidade de São Paulo (USP)
Chefe do Departamento de Otorrinolaringologia da Escola de Medicina da Universidade Católica do Paraná
Coordenador e Preceptor da Residência de Otorrinolaringologia, Cirurgia de Cabeça e Pescoço e Craniomaxilofacial do Hospital Universitário Cajuru e Hospital IPO de Curitiba
Coordenador do Programa de *Fellowship* de Rinologia e Cirurgia Endoscópica Nasossinusal do Hospital IPO de Curitiba
Aluno do Programa de Pós-Graduação de Pós-Doutorado da Faculdade de Medicina da Santa Casa de São Paulo do Departamento de Microbiologia

MARCUS MIRANDA LESSA
Doutor em Ciências da Saúde pela Disciplina de Otorrinolaringologia da Faculdade de Medicina da Universidade de São Paulo (FMUSP)
Professor Associado da Disciplina de Otorrinolaringologia da Faculdade de Medicina da Universidade Federal da Bahia (UFBA)
Chefe da Unidade Cérvico-Facial do Hospital Universitário Prof. Edgard Santos da UFBA

MARIA HELENA PUPO NOGUEIRA
Otorrinolaringologista do Centro de ORL de São Paulo – Hospital Edmundo Vasconcelos
Fellowship em Rinologia e Cirurgia Transnasal da Base do Crânio no Centro de ORL de São Paulo do Hospital Edmundo Vasconcelos

MARIA JÚLIA ABRÃO ISSA
Preceptora do Serviço de Residência Médica do Hospital das Clínicas da Universidade Federal de Minas Gerais (HC-UFMG)
Coordenadora do serviço de Rinologia e Cirurgia de Base de Crânio do HC-UFMG
Coordenadora do *Fellowship* em Rinologia e Cirurgia de Base de Crânio do HC-UFMG

MARIANA MAFRA JUNQUEIRA
Anestesiologia e Medicina da Dor
Fellowship in Pain Medicine, Children's National, GW University
Diretora Científica São Vicente
Rede D'Or São Luiz

MELISSA A. G. AVELINO
Professora Associada da Faculdade de Medicina da Universidade Federal de Goiás (FM-UFG)
Chefe do Departamento de Cirurgia da FM-UFG

NATHALIA CORONEL FENOLIO
Otorrinolaringologista
Fellowship em Rinosseptoplastia
Mestre em Rinologia

NATALIA MARIA COUTO BEM MENDONÇA
Médica Otorrinolaringologista pelo Hospital Otorrinos
Título de Especialista em Otorrinolaringologia pela AMB
Fellowship em Otorrinolaringologia, com Ênfase em Plástica Facial, pelo Hospital Otorrinos de Feira de Santana, Bahia
Preceptora do *Fellowship* de Plástica Facial pelo Hospital Otorrinos

NILVANO ALVES DE ANDRADE
Doutor em Otorrinolaringologia pela Universidade de São Paulo (USP)
Mestre em Cirurgia pela Universidade Federal da Bahia (UFBa)
Professor Adjunto da Disciplina de Otorrinolaringologia da Escola Bahiana de Medicina e Saúde Pública (EMSP)

NORMA FLEMING
Mestre em Neurologia
Membro Titular da Academia Brasileira de Neurologia
Fundadora do Ambulatório de Cefaleia/Clínica de Dor UERJ

OLAVO DE GODOY MION
Professor Colaborador da Disciplina de Otorrinolaringologia da Faculdade de Medicina da Universidade de São Paulo (FMUSP)

OTÁVIO BEJZMAN PILTCHER
Professor da Faculdade de Medicina da Universidade Federal do Rio Grande do Sul (UFRGS)
Preceptor da Residência Otorrinolaringologia do Hospital de Clínicas de Porto Alegre
Doutor em Medicina pela Universidade de Ciências Médicas da Santa Casa de São Paulo

PAULA LIZIERO TAVARES
Otorrinolaringologista do Centro de ORL de São Paulo – Hospital Edmundo Vasconcelos

PAULO NIEMEYER FILHO
Professor Titular em Neurocirurgia da Pontifícia Universidade Católica do Rio de Janeiro
Membro Titular da Academia Nacional de Medicina
Diretor Médico do Instituto Estadual do Cérebro Paulo Niemeyer

RAPHAEL CALLADO DE CERQUEIRA CAMPOS
Anestesiologia e Medicina da Dor
Fellow Interventional Pain Practice, WIP
Médico do Serviço de Clínica da Dor do Americas Medical City, RJ

RAQUEL STAMM BALSALOBRE
Otorrinolaringologista do Centro de ORL de São Paulo – Hospital Edmundo Vasconcelos
Pós-Graduação em Homeopatia pela Alpha/APH

REBECCA MAUNSELL
Professora Associada da Faculdade de Ciências Médicas da Universidade Estadual de Campinas (FCM-Unicamp)
Coordenadora do Setor de Otorrinolaringologia Pediátrica do Hospital das Clínicas da Unicamp

REGINALDO RAIMUNDO FUJITA
Chefe da Disciplina de ORL Pediátrica da Universidade Federal de São Paulo (Unifesp)

RENATA R. M. PILAN
Fellow de Cirurgia Endoscópica Endonasal no Hospital das Clínicas da Faculdade de Medicina da Universidade de São Paulo (HCFMUSP)
Doutora em Ciências pela FMUSP
Médica Assistente do Grupo de Rinologia do HCFMUSP

RENATO ROITHMANN
Doutor em Clínica Médica pela Universidade Federal do Rio Grande do Sul e pela Universidade de Toronto, Ontario, Canadá
Pós-Doutor pela Universidade de Adelaide, Austrália
Professor Adjunto da Disciplina de Otorrinolaringologia da Faculdade de Medicina da Universidade Luterana do Brasil
Associate Scientifc Staff do Departamento de Otorrinolaringologia do Hospital Mount Sinai, Toronto – Ontario, Canadá

RICARDO LOPES DA CRUZ (IN MEMORIAN)
Fundador e Chefe do Centro de Cirurgia Craniomaxilocaial do INTO-MS
Membro Fundador da Associação Brasileira de Cirurgia Craniomaxilofacial
Membro Titular da Academia Nacional de Medicina

RICHARD VOEGELS
Professor Associado e Livre-Docente da Faculdade de Medicina da Universidade de São Paulo (FMUSP)
Diretor de Rinologia do HCFMUSP
Presidente da Fundação Otorrinolaringologia

ROBERTO CAMPOS MEIRELLES
Professor Associado da Faculdade de Ciências Médicas da Universidade do Estado do Rio de Janeiro (UERJ)
Doutor em Otorrinolaringologia pela Universidade de São Paulo (USP)
Livre-Docente em Otorrinolaringologia pela Universidade do Estado do Rio de Janeiro (UERJ) e pela Universidade Federal do Estado do Rio de Janeiro (UFRJ)

ROBERTO CISNE DE PAULA
Neurocirurgião pelo Instituto Estadual do Cérebro Paulo Niemeyer
Membro da Sociedade Brasileira de Neurocirurgia (SBN)
Congress of Neurological Surgeons, International Membership (CNS)

ROBERTO EUSTÁQUIO SANTOS GUIMARÃES
Professor Associado da Faculdade de Medicina da Universidade Federal de Minas Gerais (UFMG)
Professor Livre-Docente em Otorrinolaringologia da Universidade de São Paulo (USP)
Membro Titular Academia Mineira Medicina

ROBERTO HYCZY RIBEIRO FILHO
Graduação em Medicina pela Pontifícia Universidade Católica do Paraná (PUCPR)
Residência Médica em Otorrinolaringologia no Hospital da Santa Casa de Misericórdia de Curitiba (ISCMC)
Fellowship em Otorrinolaringologia do Hospital IPO
Fellowship em Rinologia/Cirurgia Endonasal no Hospital IPO

RODRIGO DE PAULA SANTOS
Mestre e Doutor em ORL pela Escola Paulista de Medicina da Universidade Federal de São Paulo (EPM-Unifesp)
Responsável pelo Setor de Cirurgia Endoscópica de Base de Crânio do Departamento de ORL da EPM-Unifesp
Fellowship em Rinologia pela Universidade de Graz, Áustria

ROGÉRIO PEZATO
Professor Orientador do Departamento de Otorrinolaringologia e Cirurgia de Cabeça e Pescoço da Escola Paulista de Medicina da Universidade Federal de São Paulo (EPM-Unifesp)

RONALDO NUNES TOLEDO
Médico Otorrinolaringologista do A. C. Camargo Cancer Center e do Centro do Deficiente Auditivo da Escola Paulista de Medicina da Universidade Federal de São Paulo (EPM-Unifesp)

SAMUEL TAU ZYMBERG
Professor Adjunto da Disciplina de Neurocirurgia da Escola Paulista de Medicina da Universidade Federal de São Paulo (EPM-Unifesp)
Mestre e Doutor em Neurocirurgia pela EPM-Unifesp

SHIRLEY PIGNATARI
Professora Adjunta do Dept ORLCCP da Universidade Federal de São Paulo (Unifesp)

SIMONE HABER-BISON
Mestre e Doutora em Medicina, Professora Afiliada e Chefe do Setor de Vias Lacrimais pela Universidade Federal de São Paulo (Unifesp)

STEFANY DE MELO PRATA
Médica Otorrinolaringologista pelo Hospital das Clínicas da Faculdade de Medicina da Universidade de São Paulo (HCFMUSP)
Fellow Rinologia e Base de Crânio do HCFMUSP

TATIANA R. T. ABDO
Fellow de Cirurgia Endoscópica Endonasal do Hospital das Clínicas da Faculdade de Medicina da Universidade de São Paulo (HCFMUSP)
Doutora em Ciências pela FMUSP
Médica Assistente do Grupo de Rinologia do Hospital das Clínicas da Faculdade de Medicina da Universidade de São Paulo (HCFMUSP)

THAMIRES OLIVEIRA SILVA
Graduação em Medicina pela Universidade Federal Fluminense (UFF)
Clínica Médica pela Pontifícia Universidade Católica de São Paulo (PUC-SP)
Atualmente Residente em Oncologia Clínica no Instituto D'Or de Pesquisa e Ensino

THANARA PRUNER DA SILVA
Mestre em Otorrinolaringologia pela CAPES
Professora Adjunta do Instituto Baptistella

THIAGO CARVALHO
Médico Otorrinolaringologista Especialista pela Associação Brasileira de Otorrinolaringologia e Cirurgia Cérvico-Facial (ABORL-CCF)
Doutorando em Otorrinolaringologia da Faculdade de Medicina da Universidade de São Paulo (FMUSP)

THIAGO FREIRE PINTO BEZERRA
Professor Adjunto e Coordenador da Disciplina de Otorrino da Universidade Federal de Pernambuco (UFPE)
Coordenador da Pós-Graduação em Cirurgia da UFPE

THOMÁS MORÉ FRIGERI
Preceptor do Serviço de Neurocirurgia da Pontifícia Universidade Católica da Rio Grande do Sul (PUCRS)
Doutor em Neurociências pela PUCRS
Pós-Doutor em Neuroanatomia pela Universidade da Flórida

VITOR CHEN
Preceptor-Chefe do Programa de Residência Médica em Otorrinolaringologia da Escola Paulista de Medicina da Universidade Federal de São Paulo (EPM-Unifesp)
Chefe de Clínica da Disciplina de Otorrinolaringologia Pediátrica da EPM-Unifesp
Chefe da Equipe de Otorrinolaringologia da HCor

WASHINGTON LUIZ DE CERQUEIRA ALMEIDA
Doutor em Otorrinolaringologia pela Universidade de São Paulo (USP)
Preceptor da Residência em Otorrinolaringologia e *Fellowship* em Plástica Facial do Hospital Otorrinos de Feira de Santana

WILMA TEREZINHA ANSELMO-LIMA
Professora Titular do Departamento de Oftalmologia, Otorrinolaringologia e Cirurgia de Cabeça e Pescoço da Faculdade de Medicina da Universidade de São Paulo (FMUSP)

SUMÁRIO

SUMÁRIO DE VÍDEOS xix

PARTE I
ANATOMIA E FISIOLOGIA

1 ANATOMIA DA REGIÃO NASOSSINUSAL 3
   João Mangussi-Gomes ■ Juan Fernandez-Miranda
   Miguel Soares Tepedino

2 FISIOLOGIA NASOSSINUSAL APLICADA À PRÁTICA 23
   Otávio Bejzman Piltcher ■ Camila Degen Meotti

3 ESTUDO RADIOLÓGICO DO NARIZ
   E DOS SEIOS PARANASAIS 29
   Andrea Santos Dumont Costacurta ■ Débora de Carvalho Garcez

4 OLFATO E PALADAR: ANATOMIA,
   FISIOLOGIA E CLÍNICA 69
   Marco Aurélio Fornazieri ■ Marcio Nakanishi

5 AVALIAÇÃO CLÍNICA DA OBSTRUÇÃO NASAL 81
   Maria Júlia Abrão Issa ■ Márcia Cristina de Paula Gomes
   Roberto Eustáquio Santos Guimarães

6 MEDIDAS OBJETIVAS DO FLUXO AERÍFERO NASAL 91
   Giancarlo Bonotto Cherobin

PARTE II
ASPECTOS CLÍNICOS

7 RINITE ALÉRGICA 103
   Thiago Carvalho ■ Olavo de Godoy Mion ■ João Ferreira de Mello Jr.

8 RINITE NÃO ALÉRGICA 115
   Eduardo Baptistella ■ Thanara Pruner da Silva

9 RINOSSINUSITE AGUDA 119
   Rogério Pezato ■ Thiago Freire Pinto Bezerra
   Andrea Goldwasser David

10 UMA INTRODUÇÃO A RINOSSINUSITE CRÔNICA,
   FENÓTIPOS E ENDÓTIPOS 127
   Richard Voegels ■ Bruna Natalia Freire Ribeiro
   Stefany de Melo Prata

11 EVOLUÇÃO NO TRATAMENTO DA
   RINOSSINUSITE CRÔNICA 131
   Wilma Terezinha Anselmo-Lima ■ Edwin Tamashiro
   Fabiana Cardoso Pereira Valera

12 RINOSSINUSITES FÚNGICAS:
   ASPECTOS CLÍNICOS E MANEJO 139
   Eduardo Macoto Kosugi ■ Jonatas Figueiredo Villa
   Erica Hoppactah ■ Jéssica Ramos Fiel dos Santos
   Gabriela Ricci Lima Luz Matsumoto

13 COMPLICAÇÕES DAS RINOSSINUSITES 147
   Gilvan Vinícius de Azevedo Maia ■ Fábio de Rezende Pinna
   Marcus Miranda Lessa

14 ALTERAÇÕES NASOSSINUSAIS NO IDOSO 155
   Roberto Campos Meirelles

15 MANIFESTAÇÕES NASAIS DAS DOENÇAS SISTÊMICAS ... 165
   Tatiana R. T. Abdo ■ Renata R. M. Pilan ■ Deusdedit Brandão Neto

16 ABORDAGEM CLÍNICA ONCOLÓGICA DOS TUMORES
   MALIGNOS NOSOSSINUSAIS 187
   Daniel Herchenhorn ■ Juliana Tarouquella ■ Thamires Oliveira Silva

17 DOR OROFACIAL 199
   Mariana Mafra Junqueira ■ Andreia Fortini Guimarães
   Raphael Callado de Cerqueira Campos ■ Adriana Bruno
   Norma Fleming ■ Roberto Cisne de Paula ■ Paulo Niemeyer Filho

PARTE III
ASPECTOS CIRÚRGICOS

18 SEPTOPLASTIA 229
   Leonardo Bomediano Sousa Garcia ■ Nathalia Coronel Fenolio

19 INSUFICIÊNCIA DAS VÁLVULAS NASAIS 237
   Leonardo Bomediano Sousa Garcia ■ Artur Grinfeld
   Washington Luiz de Cerqueira Almeida
   Gabriela de Andrade Meireles Bezerra
   João Pedro Resende Cantarini de Oliveira ■ Larissa Pinto de Farias Tenório
   Natalia Maria Couto Bem Mendonça

20 CIRURGIA DAS CONCHAS INFERIORES 243
   Leonardo Balsalobre ■ Maria Helena Pupo Nogueira

21 MANEJO DA CONCHA MÉDIA NA
   CIRURGIA DO NARIZ E SEIOS PARANASAIS 249
   Marco Cesar Jorge dos Santos ■ Krystal Calmeto Negri
   Roberto Hyczy Ribeiro Filho ■ Guilherme Rocha Netto
   Felipe Carlos Steiner

22 PERFURAÇÃO DO SEPTO NASAL 255
   Shirley Pignatari ■ Paula Liziero Tavares
   Leonardo Balsalobre ■ Aldo Stamm

SUMÁRIO

23 TRAUMA NASAL E NASOSSINUSAL 261
Fernando Cesar A. Lima ■ Eduardo Pantoja Bastos
Miguel Soares Tepedino ■ Ricardo Lopes da Cruz (In Memorian)

24 PRINCÍPIOS GERAIS DAS CIRURGIAS NASOSSINUSAIS ASSISTIDAS POR VIDEOENDOSCOPIA NA RINOSSINUSITE CRÔNICA 269
Renato Roithmann ■ Fabrizio Romano

25 SISTEMATIZAÇÃO DA CIRURGIA ENDOSCÓPICA NASOSSINUSAL NA RINOSSINUSITE CRÔNICA 277
Miguel Soares Tepedino ■ Leonardo Balsalobre

26 CIRURGIA DO RECESSO FRONTAL E SEIO FRONTAL 289
Camila S. Dassi ■ Flávia Ribas Demarco ■ Felipe Marconato
Gustavo Coy ■ João Mangussi-Gomes ■ Leonardo Balsalobre
Aldo Stamm

27 CIRURGIA ENDOSCÓPICA REVISIONAL 303
João Mangussi-Gomes ■ Miguel Soares Tepedino
Leonardo Balsalobre

28 DACRIOCISTORRINOSTOMIA ENDOSCÓPICA 317
Leonardo Balsalobre ■ Simone Haber-Bison

29 EPISTAXE 329
Eduardo Macoto Kosugi ■ Gabriela Ricci Lima Luz Matsumoto
Miguel Soares Tepedino

30 TUMORES BENIGNOS NASOSSINUSAIS 337
Miguel Soares Tepedino ■ Ana Clara Miotello Ferrão
João Telles Junior ■ Luiz Ubirajara Sennes

31 ABORDAGEM CIRÚRGICA DOS TUMORES MALIGNOS NASOSSINUSAIS 359
Ronaldo Nunes Toledo ■ Leonardo Balsalobre
Miguel Soares Tepedino

32 ABORDAGEM DO ANGIOFIBROMA JUVENIL 375
Nilvano Alves de Andrade ■ José Santos Cruz de Andrade

33 ABORDAGEM TRANSNASAL ENDOSCÓPICA DA ÓRBITA 397
Miguel Soares Tepedino ■ Luciano Lobato Gregório
Thomás Moré Frigeri

34 COMPLICAÇÕES NA CIRURGIA ENDOSCÓPICA DOS SEIOS PARANASAIS 413
Alexandre Felippu Neto ■ Alexandre José de Sousa Cunha
Alexandre Wady Debbes Felippu ■ André Wady Debbes Felippu
Filippo Cascio

35 FÍSTULAS LIQUÓRICAS: DIAGNÓSTICO E TRATAMENTO 461
Rodrigo de Paula Santos ■ Samuel Tau Zymberg
Erika Cabernite Marchetti ■ Jonatas Figueiredo Villa

36 CORREDORES CIRÚRGICOS NA CIRURGIA ENDOSCÓPICA TRANSNASAL DA BASE DO CRÂNIO 467
Enrique Iturriaga C. ■ Jesus Franco A.

37 RECONSTRUÇÃO DOS GRANDES DEFEITOS DA BASE DO CRÂNIO 481
Carlos D. Pinheiro-Neto ■ Henrique Faria Ramos ■ Garret Choby

PARTE IV
RINOLOGIA PEDIÁTRICA

38 OBSTRUÇÃO NASAL NA POPULAÇÃO PEDIÁTRICA 487
Marcelo Augusto Antonio ■ Eulália Sakano

39 RINOSSINUSITES NA INFÂNCIA 495
Hiran Gasparini ■ Raquel Stamm Balsalobre ■ Vitor Chen
Leonardo Balsalobre

40 MALFORMAÇÕES E TUMORES CONGÊNITOS DA LINHA MÉDIA 507
Melissa A. G. Avelino ■ Rebecca Maunsell

41 ATRESIA DE COANA 517
Leonardo Balsalobre ■ Shirley Pignatari ■ Aldo Stamm

42 TUMORES NASOSSINUSAIS NA POPULAÇÃO PEDIÁTRICA 523
Germana Jardim Marquez ■ Leonardo Balsalobre ■ Reginaldo
Raimundo Fujita

ÍNDICE REMISSIVO 535

MENU DE VÍDEOS

Vídeo	QR Code	Vídeo URL
Vídeo 3-1. Estudo multiplanar da tomografia computadorizada.		https://www.thieme.de/de/q.htm?p=opn/cs/21/8/16274252-8db3cfd6
Vídeo 9-1. Endoscopia de fossa nasal esquerda mostrando quadro de rinossinusite aguda.		https://www.thieme.de/de/q.htm?p=opn/cs/21/8/16274253-cf14a11c
Vídeo 12-1. Fossa nasal direita, rinossinusite fúngica alérgica. Observe a mucina alérgica em seio esfenoidal direito, cirurgicamente ampliado. Note a dificuldade para aspiração da mucina alérgica, bastante viscosa, e também a dificuldade para remoção com pinças, por ser elástica. Foi necessário soltar a secreção do interior do seio esfenoidal com cureta, para então removê-la adequadamente.		https://www.thieme.de/de/q.htm?p=opn/cs/21/8/16274254-e7bc2c4e
Vídeo 12-2. Fossa nasal esquerda, bola fúngica em seio maxilar esquerdo. Observe a secreção com aspecto de argila, difícil para aspirar e friável à preensão. Tática bastante eficaz consiste em realizar lavagens com a ponteira de aspirador angulado no interior do seio acometido, injetando o soro sob pressão para a saída das hifas. Após a lavagem e aspiração, note que o seio apresenta mucosa inflamada.		https://www.thieme.de/de/q.htm?p=opn/cs/21/8/16274255-aac2337a
Vídeo 12-3. Fossa nasal esquerda, rinossinusite fúngica invasiva. Observe a isquemia em concha inferior esquerda, com início de formação de crostas, e isquemia em concha e meato médios esquerdos, sem dor e sem sangramento à manipulação. Este é o sinal mais precoce da rinossinusite fúngica invasiva.		https://www.thieme.de/de/q.htm?p=opn/cs/21/8/16274256-18827b97
Vídeo 12-4. Fossa nasal direita, rinossinusite fúngica invasiva. Observe a formação de crostas duras e secas, com presença de hifas, na concha média direita. Este é um sinal característico de rinossinusite fúngica invasiva e de aparecimento mais precoce que as alterações em exames de imagem.		https://www.thieme.de/de/q.htm?p=opn/cs/21/8/16274257-d646f443

Vídeo	QR Code	Vídeo URL
Vídeo 19-1. Enxerto tipo "*spreader endonasal*"		https://www.thieme.de/de/q.htm?p=opn/cs/21/9/16299000-009f014e
Vídeo 19-2. Enxerto tipo "*alar batten*"		https://www.thieme.de/de/q.htm?p=opn/cs/21/9/16299021-297c678c
Vídeo 19-3. Enxerto tipo "asa de borboleta"		https://www.thieme.de/de/q.htm?p=opn/cs/21/9/16299022-2a97e6ca
Vídeo 20-1. Uso de Coblation® em concha nasal inferior esquerda.		https://www.thieme.de/de/q.htm?p=opn/cs/21/8/16274258-8330f9a0
Vídeo 20-2. Técnica de turbinectomia parcial em fossa nasal direita.		https://www.thieme.de/de/q.htm?p=opn/cs/21/8/16274259-3cc6d06c
Vídeo 20-3. Técnica de turbinoplastia com retalho medial bilateral.		https://www.thieme.de/de/q.htm?p=opn/cs/21/8/16274260-bf6c1a25
Vídeo 21-1. Aspecto pós-operatório de turbinectomia média parcial.		https://www.thieme.de/de/q.htm?p=opn/cs/21/8/16274261-263821d4
Vídeo 22-1. *Endoscopic crossover flap technique for nasal septal perforations.*		https://www.thieme.de/de/q.htm?p=opn/cs/21/8/16274262-894372b1
Vídeo 25-1. Antrostomia *back bitter* + microdebridador.		https://www.thieme.de/de/q.htm?p=opn/cs/21/8/16274263-1a86982d

Vídeo	QR Code	Vídeo URL
Vídeo 25-2. Antrostomia microdebridador.		https://www.thieme.de/de/q.htm?p=opn/cs/21/8/16274264-e3887937
Vídeo 25-3. Frontal DRAF IIa + bula etmoidal.		https://www.thieme.de/de/q.htm?p=opn/cs/21/8/16274265-bc186f41
Vídeo 26-1. Paciente masculino de 55 anos com queixa de dor em região frontal e quadros agudos de rinossinusite refratários ao tratamento clínico. Sinusotomia frontal bilateral, tipo Draf IIa. Observe a necessidade de identificação e dissecção de células frontoetmoidais que causavam obstrução da via de drenagem do seio frontal.		https://www.thieme.de/de/q.htm?p=opn/cs/21/8/16274266-eeee6c6e
Vídeo 26-2. Paciente de 56 anos com antecedente de doença hematológica. Havia sido submetido a sinusectomia por sinusite fúngica invasiva 6 meses antes. Evoluiu com lateralização do remanescente da concha média e obstrução do recesso frontal do lado esquerdo. Foi optado pela realização de um Draf IIb.		https://www.thieme.de/de/q.htm?p=opn/cs/21/8/16274267-765485df
Vídeo 26-3. Paciente feminina, 38 anos. Diagnóstico de RSC com pólipos nasais submetida a duas cirurgias prévias. Persistiu com bloqueio de ambos os recessos frontais, apresentando quadros de agudização da doença e dor frontal que eram refratários ao tratamento clínico. O vídeo mostra a realização de sinusotomia frontal tipo Draf III. Observe a colocação de enxerto livre sobre o osso desnudo anterior e lateral e uso de molde de silicone.		https://www.thieme.de/de/q.htm?p=opn/cs/21/8/16274268-f7b3ec61
Vídeo 27-1. Paciente feminina 39 anos com história de sinusectoma maxilar e frontal à esquerda. Evoluiu com lateralização e sinéquia da concha média à esquerda e quadros de cefaleia frontal. Cirurgia revisional à esquerda com nova abordagem do seio frontal à esquerda e sutura da concha média ao septo nasal (ponto de *Rettinger*).		https://www.thieme.de/de/q.htm?p=opn/cs/21/8/16274269-b1d40b67
Vídeo 27-2. Cirurgia realizada para o caso apresentado na Figura 27-1. Recirculação maxilar esquerda.		https://www.thieme.de/de/q.htm?p=opn/cs/21/8/16274270-b02c21c4
Vídeo 27-3. Cirurgia revisional para RSC com PNS – caso da Figura 27-2. Observe as sinéquias do meato médio, uncifectomia incompleta e persistencia de céluas etmoidais. Optado por preservação da concha média esquerda, mas ressecção da direita por estar acometida por doença e muito instável.		https://www.thieme.de/de/q.htm?p=opn/cs/21/8/16274271-9c0206d5

Vídeo	QR Code	Vídeo URL
Vídeo 28-1. *Soft stop*.		https://www.thieme.de/de/q.htm?p=opn/cs/21/8/16274272-fdd869a4
Vídeo 28-2. Dacriocistorrinostomia endoscópica.		https://www.thieme.de/de/q.htm?p=opn/cs/21/8/16274273-9348e8b4
Vídeo 28-3. Pós-operatório de 60 dias de DCR endoscópica.		https://www.thieme.de/de/q.htm?p=opn/cs/21/8/16274274-a58bdf1f
Vídeo 29-1. Endoscopia nasal direita após septoplastia. Note os ramos vasculares do plexo de Kiesselbach. (Vídeo: Prof. Dr. Eduardo Macoto Kosugi.)		https://www.thieme.de/de/q.htm?p=opn/cs/21/8/16274275-9ec7248a
Vídeo 29-2. Endoscopia nasal esquerda. Observe o *S-point* com sangramento ativo de grande intensidade. Repare que o jato de sangue é forte o suficiente para atingir a parede lateral e escorrer posteriormente. S = septo, A = axila da concha média, CM = concha média. (Vídeo: Setor de Rinologia EPM/UNIFESP, com autorização do Prof. Dr. Eduardo Macoto Kosugi.)		https://www.thieme.de/de/q.htm?p=opn/cs/21/8/16274276-a59bf862
Vídeo 29-3. Endoscopia nasal direita em peça de dissecção anatômica injetada. Observe a intensa vascularização do septo nasal superior, da projeção da axila da concha média até o teto nasal. (Vídeo: Prof. Dr. Miguel Tepedino.)		https://www.thieme.de/de/q.htm?p=opn/cs/21/8/16274277-f7623e82
Vídeo 29-4. Avaliação endoscópica sistemática sob anestesia geral (AESAG) em fossa nasal direita. Após aspiração de coágulos e lavagem exaustiva da cavidade nasal, a fossa nasal é investigada sistematicamente com o auxílio de algodão embebido em soro fisiológico (não usar vasoconstritor). Inicia-se superiormente, investigando área do *S-point*, teto nasal e parede lateral alta até a concha superior; depois concha média e septo médio até a coana; procede-se à luxação delicada da concha média para avaliar a face lateral da concha média e a parede lateral do meato médio; aí concha inferior e septo inferior até coana; e por fim, nova luxação delicada, agora da concha inferior, para avaliação do meato inferior. (Vídeo: Prof. Dr. Eduardo Macoto Kosugi.)		https://www.thieme.de/de/q.htm?p=opn/cs/21/8/16274278-ba7b75c4

Vídeo	QR Code	Vídeo URL
Vídeo 29-5. Endoscopia nasal direita. Observe o *S-point* evidente à direita, com pedículo vascular proeminente e sangramento ativo. Após vasoconstrição com algodão embebido em solução de oximetazolina, o pedículo vascular se retrai e o sangramento cessa, dificultando a identificação do ponto de sangramento. (Vídeo: Prof. Dr. Miguel Tepedino.)		https://www.thieme.de/de/q.htm?p=opn/cs/21/8/16274279-c86cb9f2
Vídeo 29-6. Eletrocauterização da artéria esfenopalatina direita com ressecção da crista etmoidal. Após identificação da crista etmoidal, procede-se à ressecção com pinça Kerrison, que permite visualização de maior extensão da artéria esfenopalatina, facilitando sua cauterização e secção. (Vídeo: Setor de Rinologia EPM/UNIFESP, com autorização do Prof. Dr. Eduardo Macoto Kosugi.)		https://www.thieme.de/de/q.htm?p=opn/cs/21/8/16274016-85a2aff9
Vídeo 29-7. Eletrocauterização da artéria esfenopalatina direita. Observe a falha na cauterização do ramo nasosseptal, localizado posterossuperiormente ao forame esfenopalatino. Após nova cauterização, foi realizada dissecção cuidadosa de toda a extensão do forame esfenopalatino, em especial sua porção posterior indo até o rostro esfenoidal. (Vídeo: Setor de Rinologia EPM/UNIFESP, com autorização do Prof. Dr. Eduardo Macoto Kosugi.)		https://www.thieme.de/de/q.htm?p=opn/cs/21/8/16274017-71cdb37a
Vídeo 29-8. Eletrocauterização da artéria etmoidal anterior esquerda via incisão de Lynch. Utilizado endoscópio rígido de 0° para auxiliar na identificação, cauterização e secção da artéria etmoidal anterior esquerda. Posteriormente, foi realizada eletrocauterização da artéria esfenopalatina. Note a confecção do retalho em U, identificação da artéria esfenopalatina, eletrocauterização e secção, e exploração do limite posterior do forame esfenopalatino até o rostro esfenoidal, para garantir a abordagem do ramo nasosseptal. (Vídeo: Prof. Dr. Eduardo Macoto Kosugi.)		https://www.thieme.de/de/q.htm?p=opn/cs/21/8/16274018-3ff8a676
Vídeo 30-1. Maxilectomia medial para abordagem de papiloma invertido.		https://www.thieme.de/de/q.htm?p=opn/cs/21/8/16274019-a5205bfb
Vídeo 30-2. Maxilectomia medial endoscópica reversível (MMER) para ressecção de pólipo antrocoanal.		https://www.thieme.de/de/q.htm?p=opn/cs/21/8/16274020-e6a7c5c8
Vídeo 31-1. Etapa endonasal de exérese de carcinoma de células escamosas (caso da Figura 31-9).		https://www.thieme.de/de/q.htm?p=opn/cs/21/8/16274241-cd7772d0

Vídeo	QR Code	Vídeo URL
Vídeo 31-2. Etapa transoral de exérese de carcinoma de células escamosas (caso da Figura 31-9).		https://www.thieme.de/de/q.htm?p=opn/cs/21/8/16274242-74370ca8
Vídeo 32-1. Exérese puramente endoscópica de angiobroma juvenil.		https://www.thieme.de/de/q.htm?p=opn/cs/21/9/16299023-2a66a470
Vídeo 33-1. Descompressão orbitária, pseudotumor inflamatório.		https://www.thieme.de/de/q.htm?p=opn/cs/21/9/16299024-01f38913
Vídeo 33-2. Abordagem transnasal endoscópica de hemangioma orbitário.		https://www.thieme.de/de/q.htm?p=opn/cs/21/8/16274243-ca3252bc
Vídeo 35-1. Abordagem cirúrgica endoscópica de FLR na tábua posterior do seio frontal e teto etmoidal anterior esquerdos após TCE. É possível evidenciar a exposição da falha óssea com a remoção da mucosa adjacente e de fragmentos ósseos. A técnica de fechamento foi realizada com a combinação de materiais *underlay* (substituto de dura máter e cartilagem septal) e *overlay* (enxerto livre de mucoperiósteo da concha média). No final o selante biológico foi utilizado para manter o enxerto no lugar, com o cuidado de não obstruir a drenagem do seio frontal.		https://www.thieme.de/de/q.htm?p=opn/cs/21/8/16274244-6efdcb60
Vídeo 39-1. Endoscopia nasal de fossa nasal esquerda em criança de 7 anos de idade evidenciando quadro agudo de rinossinusite.		https://www.thieme.de/de/q.htm?p=opn/cs/21/8/16274245-bc250bdb
Vídeo 39-2. Adenoidectomia endoscópica com microdebridador em criança com RSC.		https://www.thieme.de/de/q.htm?p=opn/cs/21/8/16274246-ea98a287
Vídeo 39-3. Sinuplastia com balão em criança com RSC. Caso da Figura 39-3.		https://www.thieme.de/de/q.htm?p=opn/cs/21/8/16274247-647c1067

Vídeo	QR Code	Vídeo URL
Vídeo 39-4. Cirurgia endoscópica nasossinusal para RSC em criança com RSC e dois episódios de complicação orbitária. Realizado antrostomia média maxilar, etmoidectomia anterior e sinusotomia frontal a direita. Note a sutura da concha média no septo nasal.		https://www.thieme.de/de/q.htm?p=opn/cs/21/8/16274248-098d6623
Vídeo 40-1. Abordagem transnasal endoscópica de meningoencefalocele basal transesfenoidal (caso das Figuras 40-7 e 40-9).		https://www.thieme.de/de/q.htm?p=opn/cs/21/8/16274249-93f7facf
Vídeo 41-1. *Cross-Over Flap Technique* para correção de atresia de coana bilateral em recém-nascido de 49 dias de vida.		https://www.thieme.de/de/q.htm?p=opn/cs/21/8/16274250-0d780c0b
Vídeo 41-2. Endoscopias pós-operatórias mostrando o processo de cicatrização e resultado final do procedimento mostrado no Vídeo 41-1.		https://www.thieme.de/de/q.htm?p=opn/cs/21/8/16274251-04357d44

Rinologia 360°

Aspectos Clínicos e Cirúrgicos

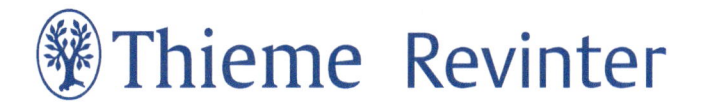

Thieme Revinter

Parte I ANATOMIA E FISIOLOGIA

ANATOMIA DA REGIÃO NASOSSINUSAL

CAPÍTULO 1

João Mangussi-Gomes ▪ Juan Fernandez-Miranda ▪ Miguel Soares Tepedino

INTRODUÇÃO

Este capítulo é dedicado à anatomia da cavidade nasal e dos seios paranasais, com enfoque em suas aplicações na cirurgia endoscópica endonasal. A anatomia externa do nariz, que é indissociável da região nasossinusal, também será brevemente revisada.

NARIZ

A estrutura do nariz inclui ossos, cartilagens e tecidos moles (pele, tecidos subcutâneo e conjuntivo), além de pequenas quantidades de gordura. Os ossos que formam o nariz são os ossos nasais, as maxilas (incluindo seus processos frontais) e o osso frontal. A abertura triangular onde fica o nariz, chamada de abertura piriforme, é formada pelas maxilas (lateral e inferiormente) e pelos ossos nasais (superiormente). Na região inferior da abertura piriforme, na linha média onde as duas maxilas se unem, há uma saliência óssea geralmente proeminente, chamada espinha nasal anterior. As cartilagens mais importantes do nariz são as cartilagens laterais superior ("triangular") e inferior ("alar").

As partes externas do nariz são o dorso, o ápice (ou ponta), a columela, as asas e as paredes laterais. Topograficamente, de superior para inferior, a glabela corresponde à transição entre o nariz e a testa; o násio (ou raiz do nariz) corresponde à sutura nasofrontal, e é a parte mais baixa do dorso do nariz; o rínio corresponde à junção osteocartilaginosa entre os ossos nasais e as cartilagens laterais superiores. A área de transição entre as narinas e a cavidade nasal dá-se o nome de vestíbulo nasal (Fig. 1-1).

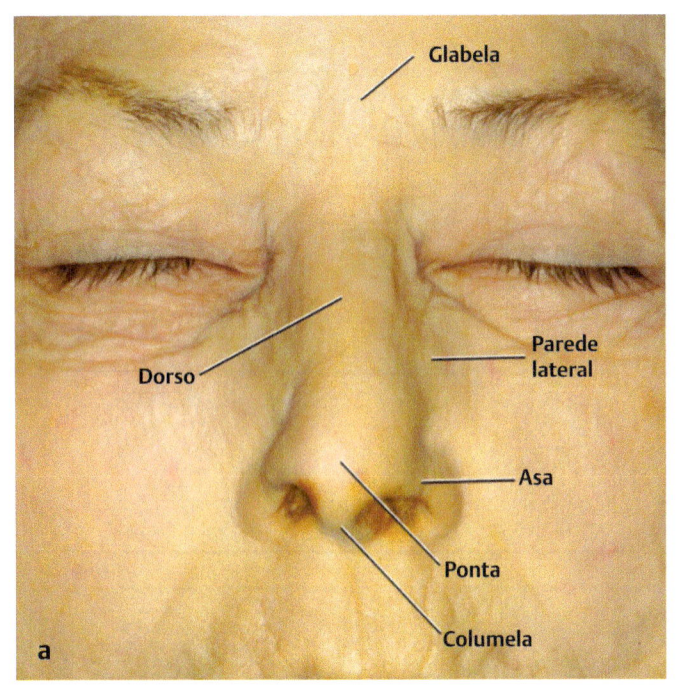

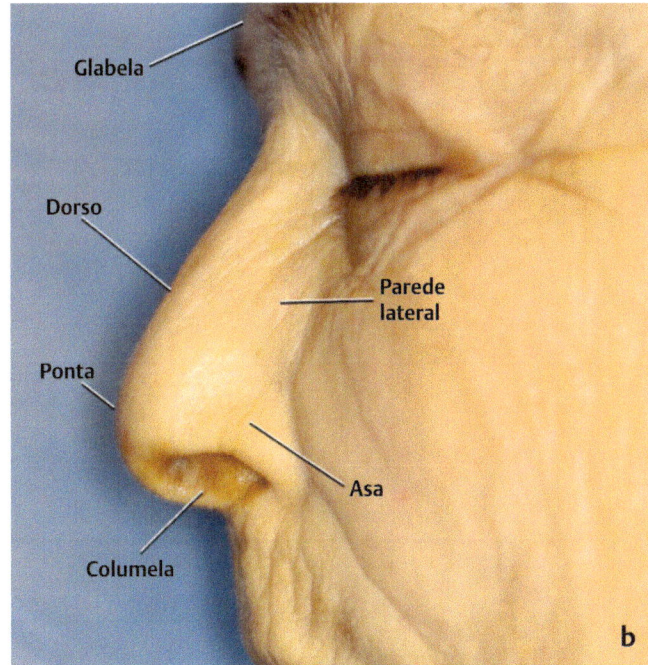

Fig. 1-1. Anatomia do nariz. (**a**, **b**) Anatomia externa e topográfica do nariz. *(Continua)*

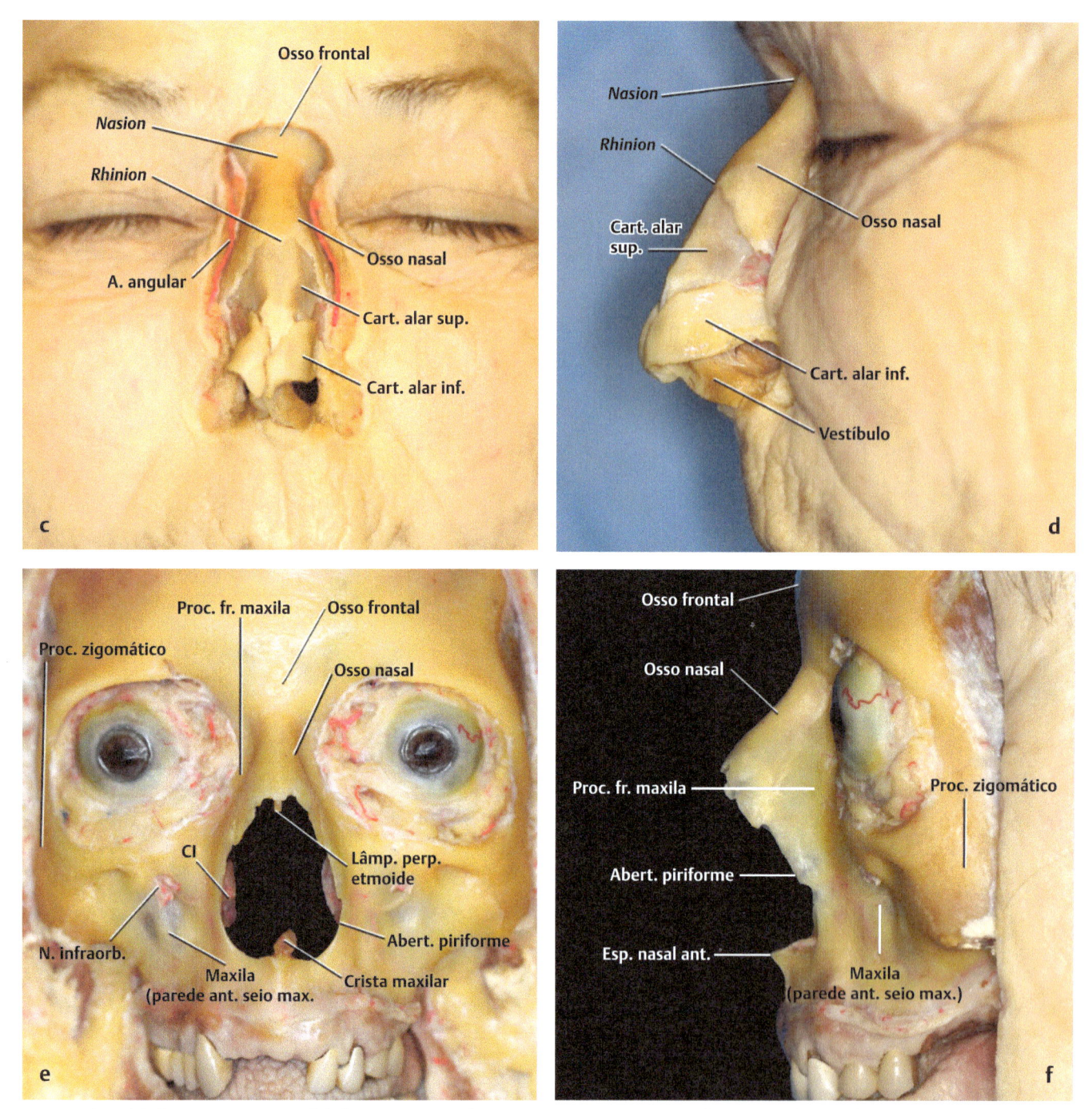

Fig. 1-1. *(Cont.)* **(c-f)** Anatomia estrutural de face e nariz – cartilagens e ossos. A.: artéria; Cart. alar sup.: cartilagem alar superior; Cart. alar inf.: cartilagem alar inferior; Proc.: processo; fr.: frontal; CI: concha inferior; N. infraorb.: nervo infraorbitário; ant.: anterior; max.: maxilar; Abert.: abertura; Lâm. perp. etmoide: lâmina perpendicular do osso etmoide; Esp. nasal ant.: espinha nasal anterior.

Cavidade Nasal

A cavidade nasal situa-se entre os vestíbulos nasais anteriormente, as coanas posteriormente, a base do crânio superiormente e o palato inferiormente. É delimitada lateralmente pelas paredes nasais laterais e dividida na linha média pelo septo nasal (Fig. 1-2).

O assoalho da cavidade nasal inclui os palatos duro e mole. O palato duro é formado pelos processos palatinos da maxila nos 2/3 anteriores e pela lâmina horizontal do osso palatino no 1/3 posterior. Na borda posterior do palato duro, onde as lâminas horizontais dos dois palatinos se unem, há uma saliência óssea orientada posteriormente, chamada espinha nasal posterior. Na região mais anterior do palato duro, na linha média, encontra-se o forame incisivo, por onde cursa o nervo nasopalatino (ramo do nervo maxilar, a segunda divisão do nervo trigêmeo – V2), do septo nasal para a cavidade oral. Quando o nervo nasopalatino é lesado durante cirurgia nasal, o paciente pode se queixar de dormência nos incisivos centrais superiores.

O teto da cavidade nasal corresponde ao sulco olfatório, que se situa medialmente às conchas nasais média e superior e lateralmente ao septo nasal. É formado principalmente pela lâmina cribriforme (ou crivosa), que faz parte do osso etmoide. A porção mais anterior do teto da cavidade nasal é formada pelo osso frontal. Acima da lâmina cribriforme, encontra-se o sulco olfatório, onde fica o bulbo olfatório. A lâmina cribriforme conecta-se lateralmente ao teto do etmoide por meio das lamelas verticais (Fig. 1-2a, d). As fibras olfatórias provenientes do bulbo olfatório passam pelos múltiplos forames da lâmina cribriforme e se distribuem para o interior da mucosa olfatória na cavidade nasal. As regiões com maior concentração de fibras olfatórias na cavidade nasal são as porções mais superiores (1/3 superior; ~1 cm) do septo nasal e as conchas nasais média e superior.[1]

Septo Nasal

A estrutura do septo nasal é osteocartilaginosa e é composta pelo vômer, pela lâmina perpendicular do etmoide e pela cartilagem do septo nasal (quadrangular). A porção mais inferior do septo nasal é formada anteriormente pela crista maxilar e posteriormente pela crista palatina. A cartilagem do septo nasal representa a porção mais anterior do septo nasal; articula-se inferiormente com a espinha nasal anterior e a crista maxilar, posteriormente com o vômer, superiormente com a lâmina perpendicular do etmoide e anteriormente com os ossos e cartilagens nasais.

A região onde a cartilagem do septo nasal encontra a lâmina perpendicular do etmoide, os ossos nasais e as cartilagens laterais superiores é chamada de "área K" ou *keystone* (área de sustentação).[2] Durante as cirurgias nasais estéticas, funcionais e da base do crânio, é fundamental não lesar a "área K" e preservar o chamado *L strut* do septo nasal. Qualquer lesão dessas importantes regiões estruturais pode causar deformidade em sela ou colapso do nariz.[3,4]

A lâmina perpendicular do etmoide é a projeção inferior deste osso, que forma a porção mais superior do septo nasal. Encontra-se em contato com o rostro esfenoidal, o vômer e a cartilagem do septo nasal. O vômer, por sua vez, une-se posteriormente ao esfenoide e inferiormente às cristas maxilar e palatina (Fig. 1-2a).

O septo nasal é recoberto por mucosa ricamente vascularizada, que contém fibras olfatórias em sua porção mais superior, e é atravessado horizontalmente pelo nervo nasopalatino e ramos da artéria septal posterior, de posterior para anterior.

Parede Nasal Lateral

A parede nasal lateral é a região mais complexa da cavidade nasal, porque contém vários acidentes ósseos, células e recessos. Além disso, é pela parede nasal lateral que a cavidade nasal se comunica com todos os seios paranasais, exceto o seio esfenoidal (Fig. 1-2b).

A parede nasal lateral é formada por seis ossos recobertos por mucosa respiratória: a maxila, o osso nasal, o lacrimal, o etmoide, a lâmina perpendicular do palatino e a concha inferior. As conchas nasais – inferior, média e superior – são facilmente identificáveis na parede lateral. Em alguns casos, pode haver uma quarta concha, a concha nasal suprema. Lateralmente às conchas, situam-se os meatos inferior, médio e superior, respectivamente.

A concha inferior é formada pelo seu osso próprio, recoberto por uma mucosa espessa, esponjosa e densamente vascularizada. A porção óssea da concha inferior insere-se anteriormente na maxila e no osso lacrimal, e posteriormente na maxila e na lâmina perpendicular do osso palatino. O ducto nasolacrimal drena para o terço anterior do meato nasal inferior.

As conchas média e superior são projeções do osso etmoide. A concha média, a maior de todas, fixa-se às estruturas circunvizinhas por meio de três lamelas: a vertical (a mais anterior) fixa-se superiormente à lâmina cribriforme e é contínua com a lamela lateral da lâmina cribriforme; a lamela diagonal (ou basal) conecta-se lateral e obliquamente à lâmina papirácea, e divide as células etmoidais em anteriores e posteriores; finalmente, a lamela horizontal (a mais posterior) une-se lateralmente e horizontalmente ao osso palatino. A região mais anterior da concha média é dividida em duas porções, denominadas cabeça e axila. A cabeça, de situação anteroinferior, corresponde à maior parte da concha média. A axila é a porção mais anterossuperior da concha média, e se insere na parede nasal lateral; está intimamente relacionada com a célula etmoidal mais anterior (mais comumente denominada *agger nasi*).[5]

A concha média geralmente é convexa em relação à cavidade nasal e côncava em relação ao meato médio. Quando a curvatura é oposta, dá-se o nome de concha média paradoxal. Quando a parte óssea da concha média é pneumatizada, principalmente na região da cabeça, dá-se a ela o nome de concha bolhosa. O meato médio situa-se lateralmente à concha média. As células etmoidais anteriores, os seios maxilares e os seios frontais drenam para o meato médio, através do infundíbulo etmoidal.

Exceto quando há concha suprema, a concha superior é a menor de todas. O espaço medial à concha superior e lateral ao septo nasal, por onde drena o seio esfenoidal, é chamado recesso esfenoetmoidal. Assim, a concha superior é um dos melhores marcos anatômicos para a localização do óstio do seio esfenoidal. As células etmoidais posteriores drenam para o meato superior, imediatamente lateral à concha superior. A mucosa que recobre o terço superior das conchas média e superior também contém fibras olfatórias.

A lâmina perpendicular do osso palatino articula-se com a maxila, a lâmina papirácea e o esfenoide, através dos processos piramidal, orbital e esfenoidal, respectivamente. Entre os processos orbital e esfenoidal, existe uma incisura, que forma a maior parte da circunferência do forame esfenopalatino. Assim, o forame esfenopalatino também se situa na parede nasal lateral; geralmente é encontrado na transição entre o meato médio e o superior, no nível da porção diagonal da concha média. Imediatamente anterior ao forame esfenopalatino, há um acidente ósseo proveniente do osso palatino, a crista etmoidal, que serve como bom ponto de referência anatômico para localizar o forame e a artéria esfenopalatina.[6]

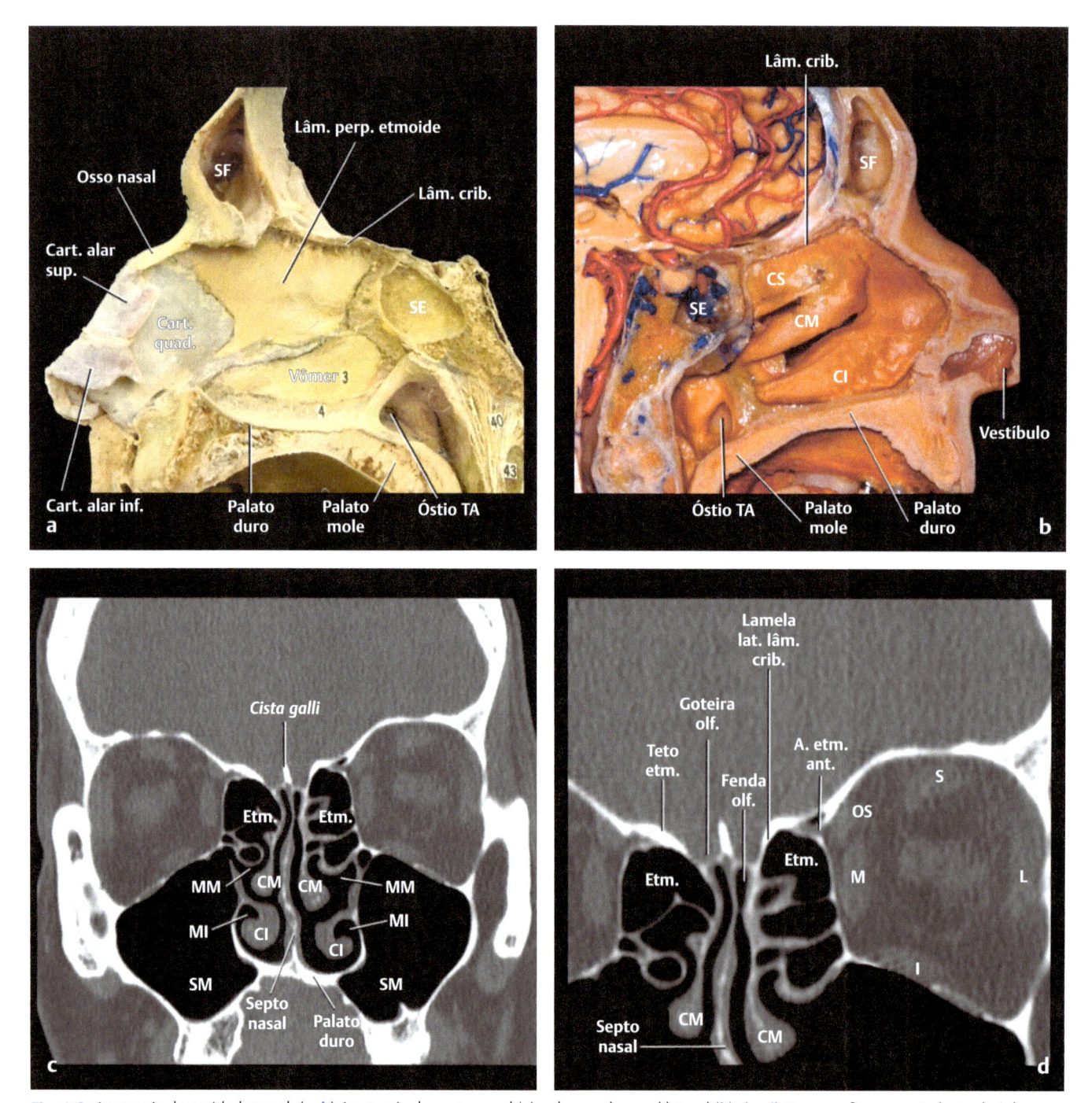

Fig. 1-2. Anatomia da cavidade nasal. (a, b) Anatomia do septo nasal (a) e da parede nasal lateral (b). (c, d) Tomografia computadorizada (plano coronal) mostrando os limites inferior e superior da cavidade nasal (c), com atenção especial para a anatomia do teto da cavidade nasal e suas relações com o teto etmoidal (d). *(Continua)*

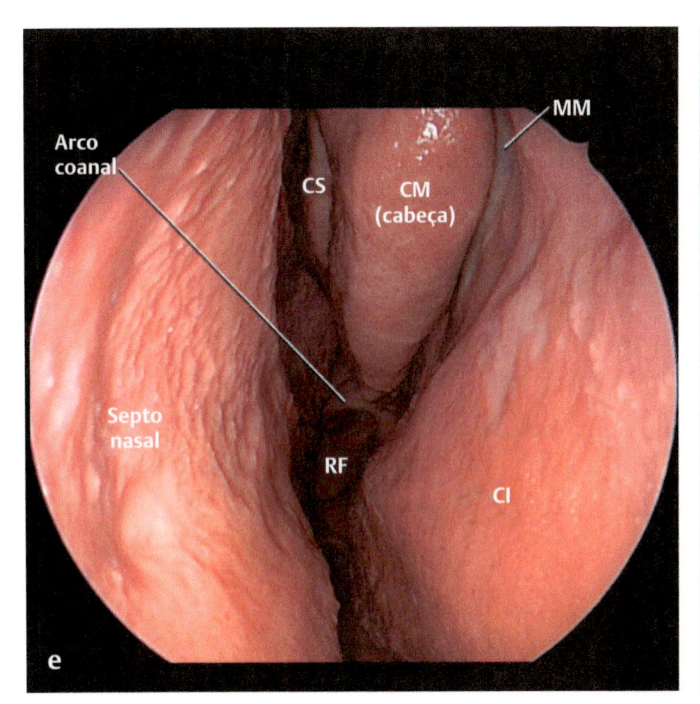

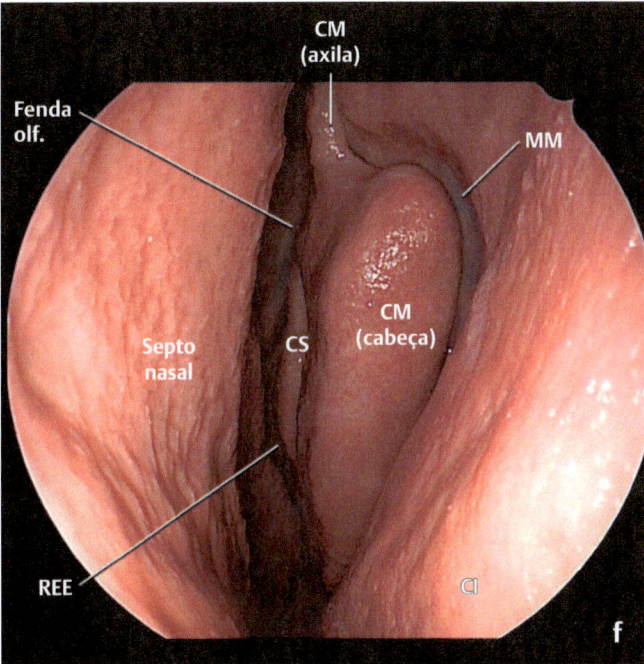

Fig. 1-2. *(Cont.)* (**e, f**) Anatomia endoscópica da cavidade nasal. Cart. alar sup.: cartilagem alar superior; Cart. alar inf.: cartilagem alar inferior; Cart. quad.: cartilagem quadrangular; Lâm. perp. etmoide: lâmina perpendicular do osso etmoide; Lâm. crib.: lâmina cribriforme; TA: tuba auditiva; SF: seio frontal; SE: seio esfenoidal; CS: concha superior; CM: concha média; CI: concha inferior; Etm.: seio etmoidal; MM: meato médio; MI: meato inferior; SM: seio maxilar; Teto etm.: teto etmoidal; olf.: olfatória; Lam. lat. lâm. crib.: lamela lateral da lâmina cribriforme; A. etm. ant.: artéria etmoidal anterior; M: músculo reto medial; OS: músculo oblíquo superior; S: músculo reto superior; L: músculo reto lateral; I: músculo reto inferior; RF: rinofaringe; REE: recesso esfenoetmoidal.

SEIOS PARANASAIS

Os seios paranasais são espaços aéreos que circundam a cavidade nasal. Situam-se no interior da base do crânio e dos ossos faciais. São representados pelos seios etmoidal, maxilar, frontal e esfenoidal, e seus nomes derivam dos ossos onde se encontram. Os seios etmoidal, maxilar e frontal podem ser acessados cirurgicamente através do meato médio. O acesso ao seio esfenoidal é obtido preferencialmente através do recesso esfenoetmoidal.

Seio Etmoidal

O seio etmoidal é composto pelas células etmoidais contidas no osso etmoide. Cada célula etmoidal é delimitada por um osso delgado e recoberta interna e externamente por uma fina mucosa. Como as células etmoidais são extremamente variáveis em número, localização, formato e tamanho, o seio etmoidal é mais propriamente chamado de labirinto etmoidal. As células etmoidais são separadas medialmente da cavidade nasal pelas conchas média e superior; superiormente do espaço intracraniano, pelo teto etmoidal; lateralmente da órbita, pela lâmina papirácea; e posteriormente do seio esfenoidal, pela parede anterior do seio esfenoidal (Fig. 1-3).

Do ponto de vista cirúrgico, o meato médio permite acesso total ao etmoide e aos seios adjacentes. Existem cinco lamelas que devem ser identificadas corretamente no período transoperatório:

1. O processo uncinado;
2. A bula etmoidal;
3. A lamela basal da concha média;
4. A concha superior e suas inserções na base do crânio;
5. A parede anterior do seio esfenoidal.

Identificar e respeitar corretamente essas lamelas durante a cirurgia auxilia muito na melhor orientação e compreensão da anatomia dos seios paranasais (Fig. 1-4).

Após a medialização da concha média, a primeira estrutura visibilizada é o processo uncinado, que também faz parte do etmoide. Este osso em forma de meia-lua insere-se inferiormente na maxila e na concha inferior, anteriormente na maxila e no osso lacrimal, e superiormente, na maioria dos casos, apresenta continuidade com a parede medial do *agger nasi*. Essa extensão superior do processo uncinado, contínua com a parede medial da célula do *agger nasi*, também é conhecida como barra vertical.[7] Imediatamente posterior ao processo uncinado, encontra-se uma célula etmoidal anterior grande e redonda, a bula etmoidal. O espaço bidimensional entre o processo uncinado e a bula etmoidal é denominado hiato semilunar. O espaço tridimensional entre o processo uncinado e a bula etmoidal, por sua vez, é denominado infundíbulo etmoidal. Os seios etmoidal anterior, maxilar e frontal geralmente drenam para o infundíbulo etmoidal.

A célula do *agger nasi* é definida como a mais anterior das células etmoidais. Situa-se na parede nasal lateral e guarda íntima relação de proximidade com a axila da concha média. Porém, essa célula efetivamente se situa no interior do osso lacrimal e do processo frontal da maxila. Compreender as relações entre a célula do *agger nasi*, a concha média, a órbita, o processo uncinado e a base anterior do crânio é fundamental para a realização de cirurgias do seio frontal.[5] Assim, a anatomia desta célula será discutida em maiores detalhes na seção sobre o seio frontal.

A bula etmoidal é a maior das células etmoidais anteriores, e é logo identificável posteriormente ao processo uncinado e ao hiato semilunar (ou infundíbulo etmoidal). Superior e posteriormente à bula etmoidal, existem espaços chamados de recessos suprabular e retrobular, respectivamente.[8] Acima do recesso suprabular fica o teto etmoidal. Imediatamente posterior ao recesso retrobular, encontra-se a lamela basal da concha média, que separa as células etmoidais anteriores das posteriores. A lamela basal da concha média também forma o limite entre o meato médio e o meato superior, onde se situam as células etmoidais anteriores e posteriores, respectivamente. Os recessos suprabular e retrobular podem ser ocupados por outras células etmoidais menores ou por extensões da própria bula etmoidal. Células etmoidais localizadas superior e posteriormente à bula são chamadas de suprabulares e retrobulares, respectivamente. Quando a pneumatização dessas células ocorre superolateralmente à bula, podem ser identificadas células etmoidais no teto da órbita; essas são as chamadas células supraorbitárias. A pneumatização também pode ocorrer inferolateralmente à bula etmoidal, em

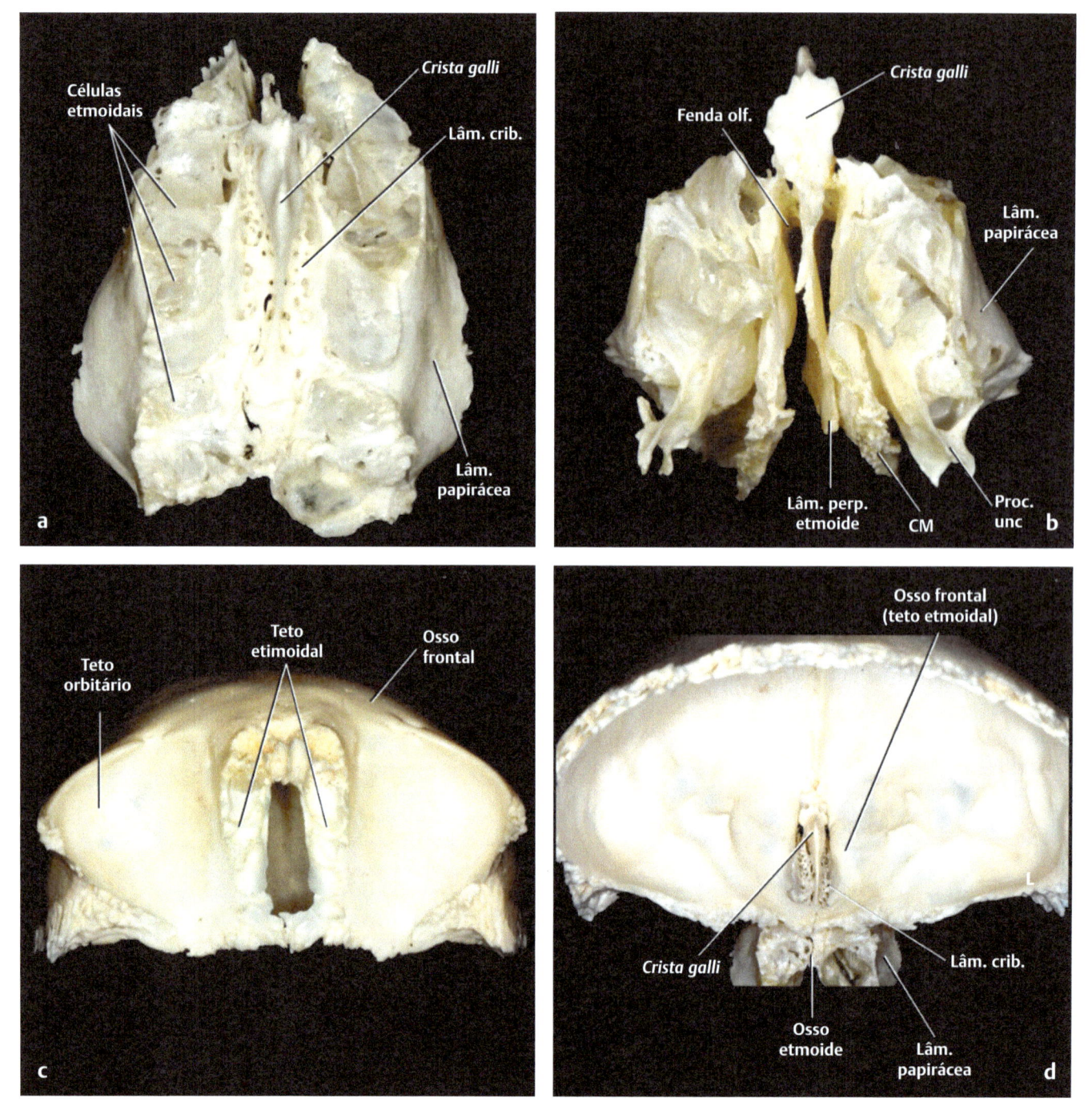

Fig. 1-3. Anatomia do seio etmoidal. (**a**, **b**) O osso etmoide em vista superior (**a**) e anterior (**b**). (**c**, **d**) O osso frontal forma o teto do seio etmoidal, visto de baixo (**c**, sem o etmoide) e de cima (**d**, com o etmoide). *(Continua)*

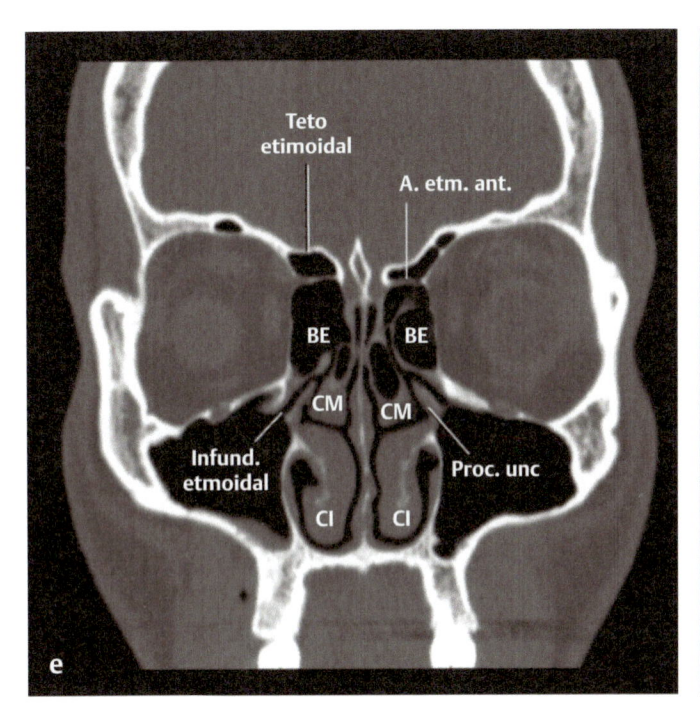

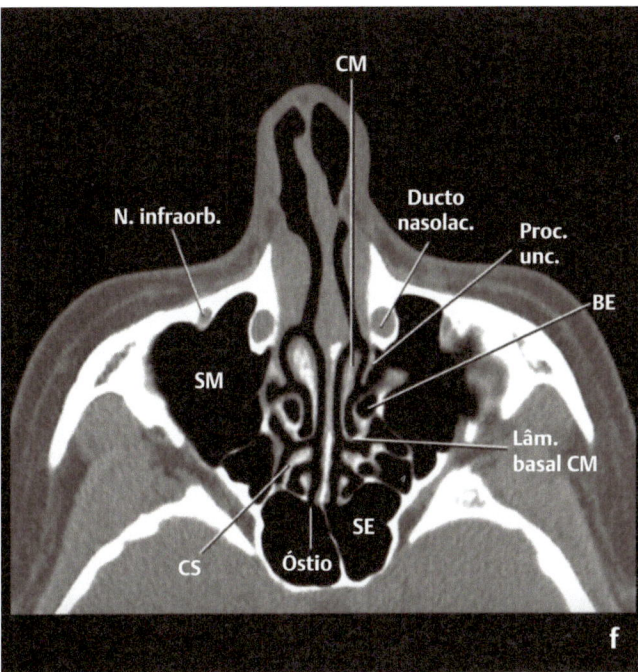

Fig. 1-3. *(Cont.)* (**e**, **f**) Imagens de tomografia computadorizada em plano coronal (**e**) e axial (**f**) detalhando a anatomia do seio etmoidal. Lâm. crib.: lâmina cribriforme; Lâm. papirácea.: lâmina papirácea; Fenda olf.: fenda olfatória; Lâm. perp. etmoide: lâmina perpendicular do osso etmoide; CM: concha média; Proc. unc.: processo uncinado; A. etm. ant.: artéria etmoidal anterior; BE: bula etmoidal; CI: concha inferior; Infund. etmoidal: infundíbulo etmoidal; N. infraorb.: nervo infraorbitário; SM: seio maxilar; CS: concha superior; Óstio: óstio do seio esfenoidal; SE: seio esfenoidal; Lam. basal CM: lamela basal da concha média; Ducto nasolac.: ducto nasolacrimal.

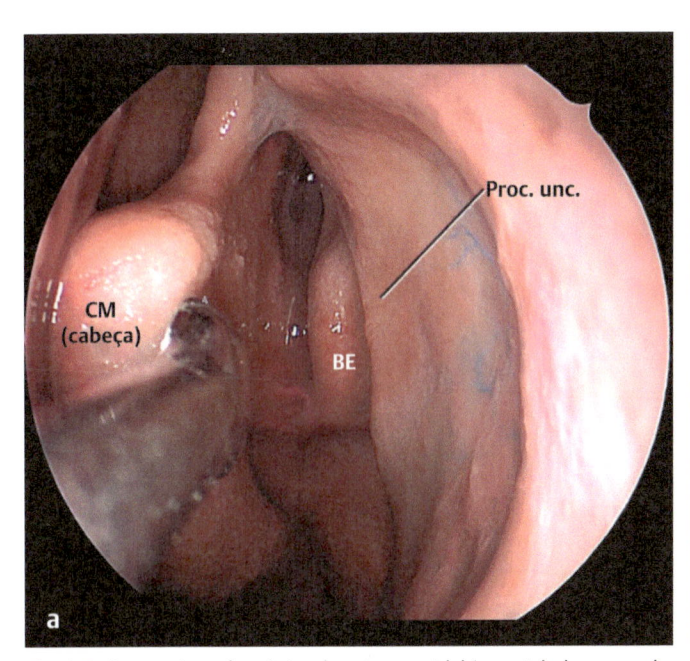

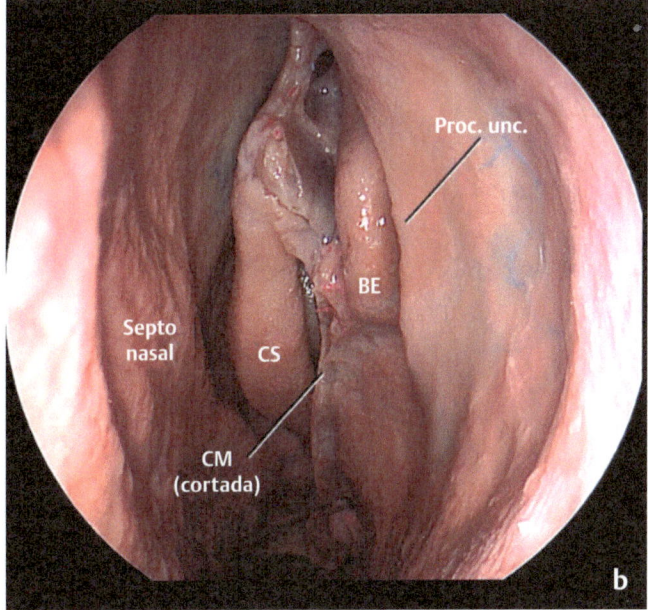

Fig. 1-4. Anatomia endoscópica do seio etmoidal (peça I, lado esquerdo, endoscópio de 0°). CM: concha média; BE: bula etmoidal; Proc. unc.: processo uncinado; CS: concha superior; Óstio: óstio do seio esfenoidal; SM: seio maxilar; RF: rinofaringe; Fenda olf.: fenda olfatória; Parede ant. SE: parede anterior do seio esfenoidal; SM: seio maxilar; SF: seio frontal; Lâm. papirácea: lâmina papirácea. A. etm. ant.: artéria etmoidal anterior. *(Continua)*

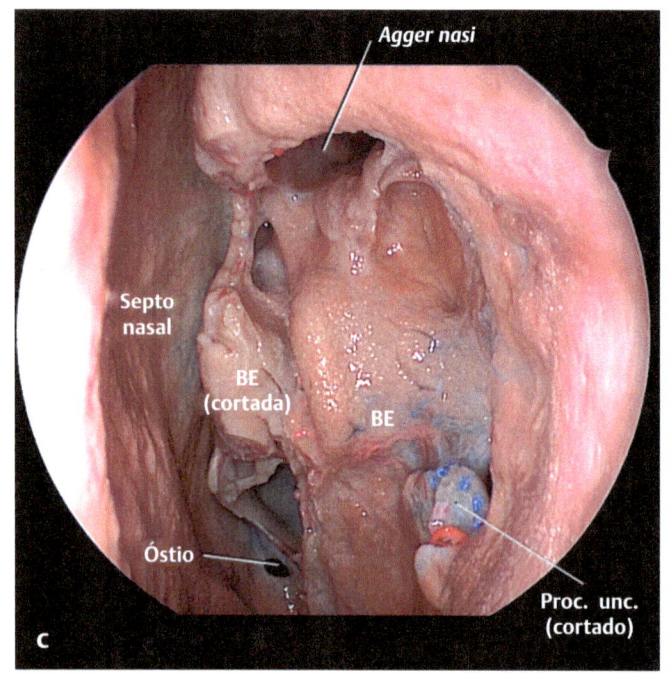

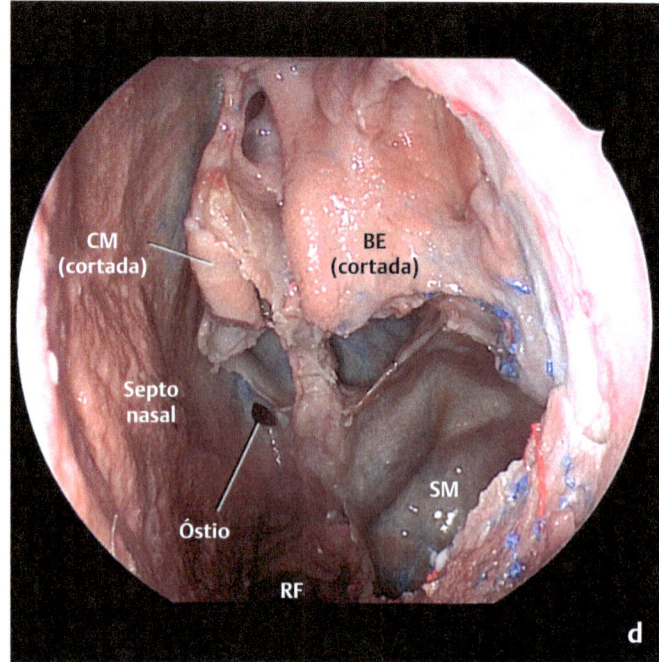

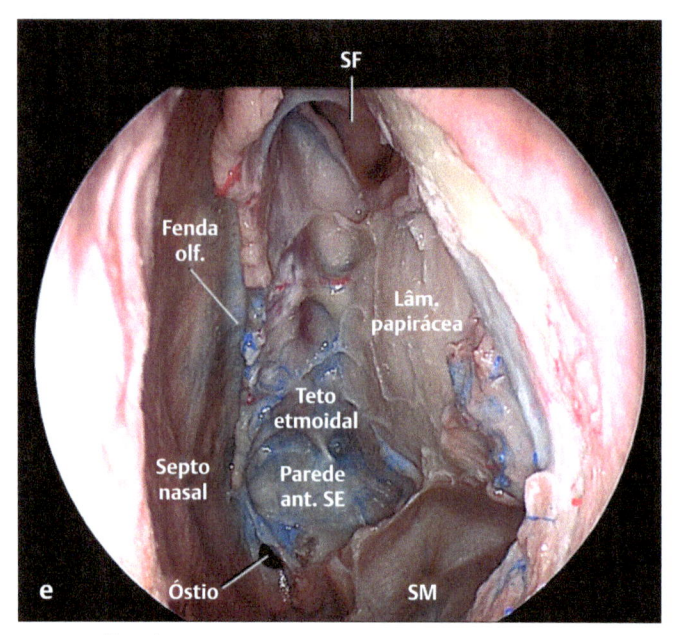

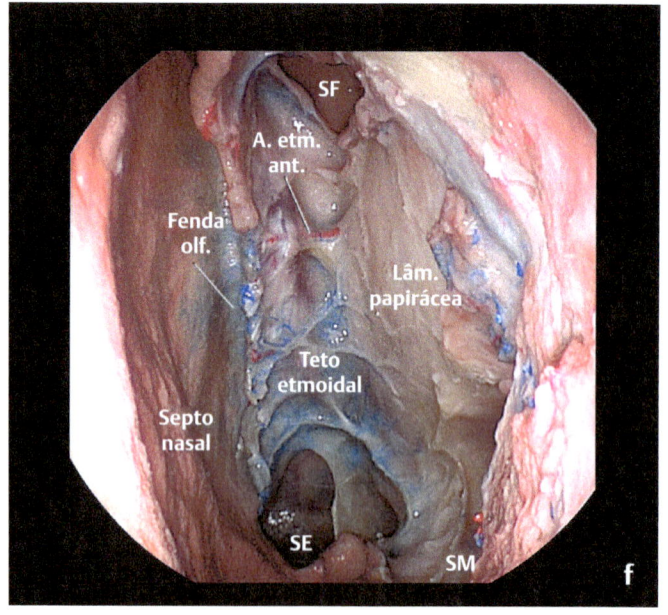

Fig. 1-4. *(Cont.)*

direção ao assoalho da órbita, no teto do seio maxilar – são as células infraorbitárias, ou células de Haller. As células etmoidais situadas anterossuperiormente à bula, adentrando o seio frontal, são chamadas de células frontobulares. Células etmoidais situadas acima do *agger nasi* são chamadas de células frontoetmoidais.[9]

As células etmoidais posteriores podem ser acessadas após remoção da lamela basal da concha média. Essas células estão localizadas no meato superior e estão intimamente relacionadas com o ápice orbitário lateralmente, o teto etmoidal superiormente e o seio esfenoidal posteriormente. Quando uma célula etmoidal posterior se estende superolateralmente ao seio esfenoidal, é chamada de célula de Onodi. Tais células podem ser encontradas em até 30%-60% dos casos. É essencial identificar precocemente as células de Onodi ao realizar abordagens endoscópicas endonasais à base do crânio, porque elas podem estar intimamente relacionadas com o nervo óptico e com a artéria carótida interna (ACI) (Fig. 1-5).

O teto do etmoide (também chamado de fóvea etmoidal) é formado pelo osso frontal e situa-se lateral e geralmente em posição mais alta do que o teto da cavidade nasal (formado pela lâmina cribriforme). O teto do etmoide e a lâmina cribriforme são conectados por um osso finíssimo, a lamela lateral da lâmina cribriforme, que também faz parte do osso etmoide. De acordo com Keros, a distância vertical entre o teto do etmoide e a placa cribriforme pode ser medida e classificada em três categorias:

I. 1-3 cm;
II. 4-7 cm;
III. > 7 cm.

Em outras palavras, a classificação de Keros é usada para medir a profundidade da fossa cribriforme. Como a lamela lateral da lâmina cribriforme é a estrutura mais frágil da base anterior do crânio, a classificação de Keros também pode ser usada para avaliar o risco de lesão da base do crânio ao realizar cirurgia na região etmoidal; quanto maior a classificação, maior o risco.[10]

As artérias etmoidais são ramos da artéria oftálmica e geralmente podem ser identificadas no teto do etmoide. São classificadas em anterior, média e posterior. Todas saem da órbita pelos seus forames correspondentes na sutura frontoetmoidal, que é formada pela junção entre o osso frontal e a lâmina papirácea (parte do etmoide). O segmento etmoidal dessas artérias pode cursar no interior do teto do

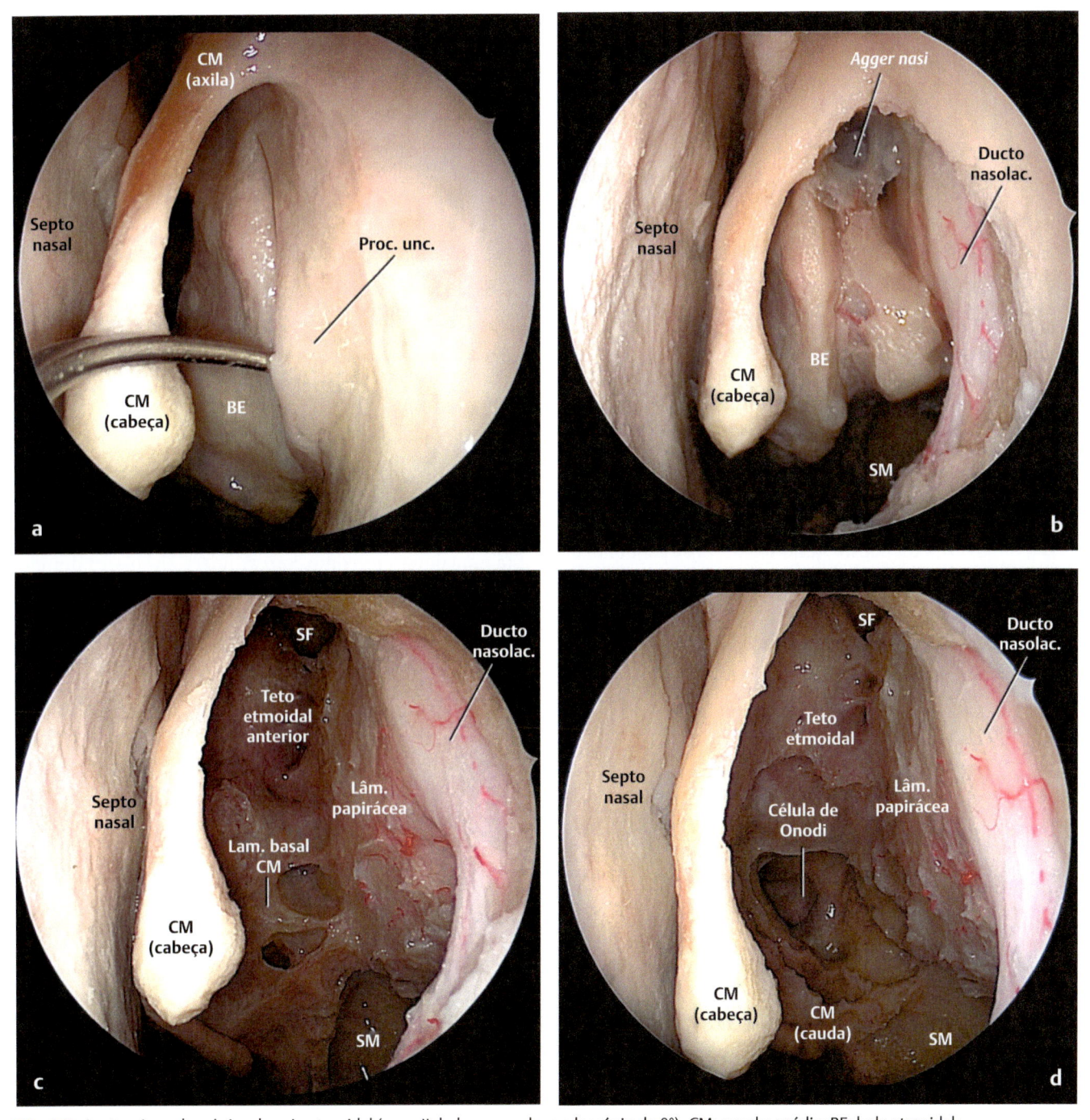

Fig. 1-5. Anatomia endoscópica do seio etmoidal (peça II, lado esquerdo, endoscópio de 0°). CM: concha média; BE: bula etmoidal; Proc. unc.: processo uncinado; SM: seio maxilar; Ducto nasolac.: ducto nasolacrimal; SF: seio frontal; Lam. basal CM: lamela basal da concha média; Lâm. papirácea: lâmina papirácea; CS: concha superior; SE: seio esfenoidal; ACI: artéria carótida interna. *(Continua)*

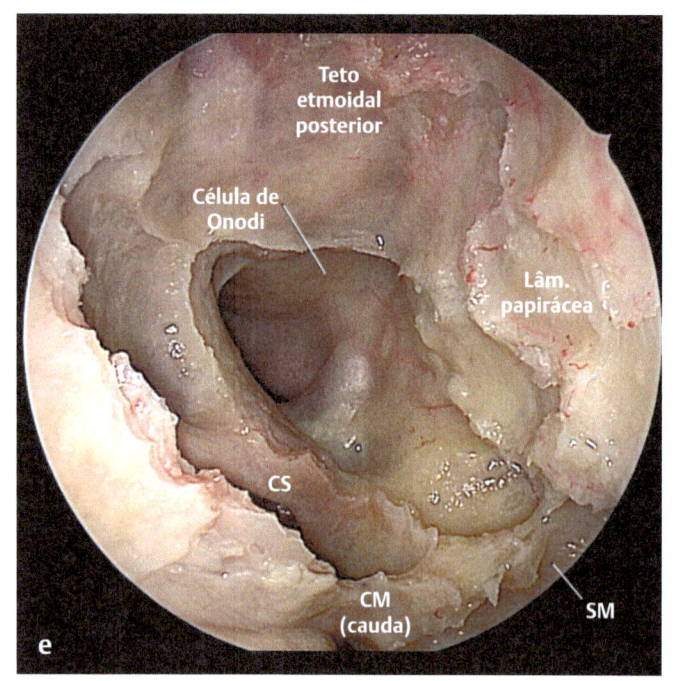

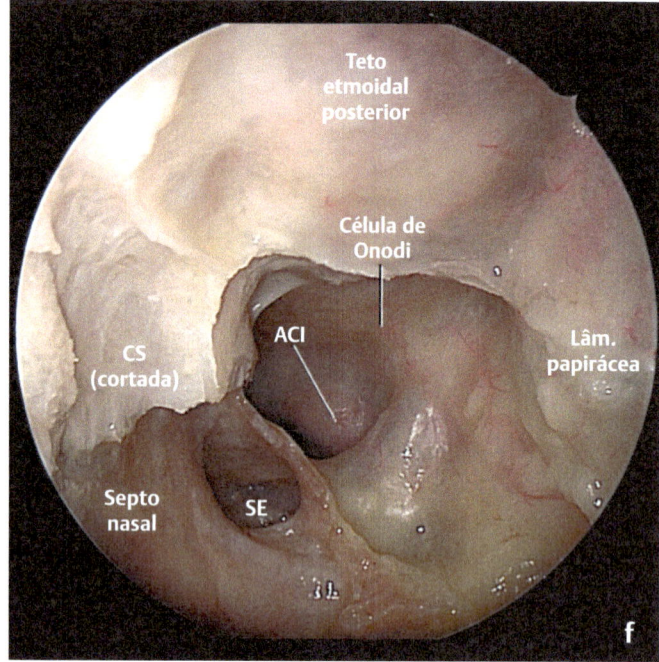

Fig. 1-5. *(Cont.)*

etmoide (em posição cranial) ou ficar suspenso no espaço aéreo etmoidal (em posição caudal). A artéria etmoidal posterior situa-se na região posterior do etmoide e sai da órbita imediatamente anterior à parede anterior do seio esfenoidal. Em seguida, cursa em trajetória perpendicular em direção à lamela lateral da lâmina cribriforme. A artéria etmoidal anterior, por sua vez, situa-se na região anterior do etmoide e sai da órbita posteriormente ao seio frontal. O segmento etmoidal deste ramo segue trajeto oblíquo, de posterior para anterior, em direção à região mais anterior da lamela lateral da lâmina cribriforme. Geralmente, há uma célula suprabular entre o seio frontal e a artéria etmoidal anterior. Portanto, a artéria etmoidal anterior não pode ser considerada o limite posterior do recesso ou óstio do seio frontal, porque na maioria dos casos se situa posterior a este. A artéria etmoidal média nem sempre está presente (ocorre em apenas cerca de 25%-30% dos casos); quando ocorre, está localizada entre as artérias etmoidais anterior e posterior.[11] O reconhecimento correto das artérias etmoidais no teto do etmoide é fundamental para a segurança das cirurgias endoscópicas nasossinusais e de base do crânio. Vasos lesados inadvertidamente podem retrair-se ainda sangrando para o interior da órbita e causar um hematoma orbitário, por exemplo.[12]

O seio etmoidal é limitado lateralmente pela lâmina papirácea, que separa o seio etmoidal da órbita. A lâmina papirácea articula-se superiormente com o osso frontal, anteriormente com a maxila e o osso lacrimal, inferiormente com a maxila e posteriormente com os ossos esfenoide e palatino. O espaço virtual entre a lâmina papirácea e a região periorbital é denominado espaço subperiosteal da órbita. O músculo reto medial situa-se imediatamente lateral à periórbita e, portanto, está intimamente relacionado com a lâmina papirácea.

Seio Maxilar

O seio maxilar é o maior de todos os seios paranasais. Está localizado no interior da maxila. Suas paredes estão intimamente relacionadas com importantes estruturas circunvizinhas. A parede anterior do seio maxilar separa este da bochecha; a parede medial o separa da cavidade nasal; a parede posterior faz contato com as fossas pterigopalatina e infratemporal; o teto separa o seio da órbita; e o assoalho está em contato próximo com as raízes alveolares dos elementos dentários superiores.

A parede medial do seio maxilar está em contato íntimo com os meatos inferior e médio. No nível do meato inferior, a parede medial do seio maxilar é formada por um osso espesso recoberto por mucosa dos dois lados. No nível do meato médio, a parede medial já é composta somente por duas camadas de mucosa, sem tecido ósseo entre elas. Essa região é chamada de fontanela posterior, e é limitada anteriormente pelo processo uncinado, posteriormente pelo palatino, superiormente pela bula etmoidal e inferiormente pela concha inferior. O óstio primário do seio maxilar se abre na porção mais anterior da fontanela posterior, logo atrás do processo uncinado, na região do infundíbulo etmoidal. O seio maxilar é revestido por uma mucosa ciliada que invariavelmente carrega todo o muco em direção à sua via de drenagem final: o óstio primário do seio maxilar. Podem ocorrer óstios acessórios na fontanela posterior; sempre que houver dois ou mais óstios, o muco proveniente do óstio primário pode retornar ao seio maxilar através do(s) óstio(s) acessório(s). Esse fenômeno é denominado "recirculação", e pode ter origem iatrogênica se os óstios primário e acessório não forem corretamente identificados e incluídos na mesma antrostomia maxilar durante uma cirurgia. Esta é uma causa importante e não tão rara de sinusite recorrente, rinorreia posterior constante e desconforto no pós-operatório.[13]

A parede posterior do seio maxilar está em contato próximo com a fossa pterigopalatina medialmente e a fossa infratemporal lateralmente. No ângulo posteromedial do seio maxilar, a maxila se une ao osso palatino. O canal palatino descendente, situado nos dois terços inferiores dessa região, contém as artérias palatinas descendentes e nervos provenientes da fossa pterigopalatina, cursando rumo ao palato duro e cavidade oral inferiormente.[14] O forame esfenopalatino pode ser identificado imediatamente posterior ao terço superior dessa região, logo atrás da crista etmoidal.[6]

O teto do seio maxilar está em contato próximo com as estruturas intraorbitárias. O nervo e a artéria infraorbitários correm no interior do teto da maxila, saindo posteriormente da fissura infraorbiária em direção ao forame infraorbitário anteriormente. O forame infraorbitário se abre na parede anterior do seio maxilar, logo abaixo do rebordo orbitário inferior (Fig. 1-6).

O assoalho do seio maxilar faz contato com as raízes alveolares dos dentes superiores. A altura do assoalho maxilar em relação ao assoalho da cavidade nasal varia de acordo com seu grau de pneumatização e com a idade do paciente. Em adultos com grau normal de pneumatização, o assoalho maxilar costuma ser mais baixo que o assoalho da cavidade nasal.

Seio Frontal

O seio frontal apresenta a anatomia mais complexa de todos os seios paranasais. Para fins didáticos, pode ser dividido em três porções: o seio frontal propriamente dito; o óstio do seio frontal; e o recesso frontal.

O seio frontal, propriamente dito, situa-se no interior do osso frontal (Fig. 1-6a). O tamanho, a forma e a simetria dos seios frontais são altamente variáveis. A parede anterior do seio frontal, também chamada de tábua anterior, o separa da testa. A parede, ou tábua, posterior separa o seio frontal do espaço intracraniano. Os dois seios frontais geralmente são separados por um septo intersinusal, que pode ser deslocado ou desviado para um dos lados. Os limites lateral e superior dos seios frontais são extremamente variáveis, e suas posições dependem do grau de pneumatização dos seios.

O assoalho do seio frontal é formado medialmente pelo osso frontal, que se estende por todo o diâmetro anteroposterior. Lateralmente, é formado pelo *frontal beak* e pelo óstio do seio frontal. A base do *frontal beak* situa-se anteriormente e aponta em direção posterior, mas não chega a atingir a parede posterior do seio frontal. Assim, o óstio do seio frontal está localizado imediatamente posterior ao *frontal beak* e é limitado lateralmente pela órbita (lâmina papirácea), medialmente pelo assoalho do seio frontal e pela porção mais anterior da lamela lateral da lâmina cribriforme, e posteriormente pela parede posterior do seio frontal. O seio frontal geralmente drena para o infundíbulo etmoidal, através do óstio e recesso frontais. O óstio do seio frontal geralmente é o ponto mais estreito da via de drenagem do seio frontal.

O recesso frontal é a região da via de drenagem do seio frontal localizada logo abaixo do óstio do seio frontal. Embora a anatomia do recesso frontal seja altamente variável, devido à extrema variabilidade das células que o cercam, sua anatomia básica é um tanto previsível. O recesso frontal é limitado anteriormente pela célula do *agger nasi*, medialmente pela face mais anterossuperior da concha média, lateralmente pela órbita (lâmina papirácea) e posteriormente pela porção mais anterossuperior da bula etmoidal.

A célula do *agger nasi* está localizada na parede lateral do nariz e é definida como a mais anterior das células etmoidais,

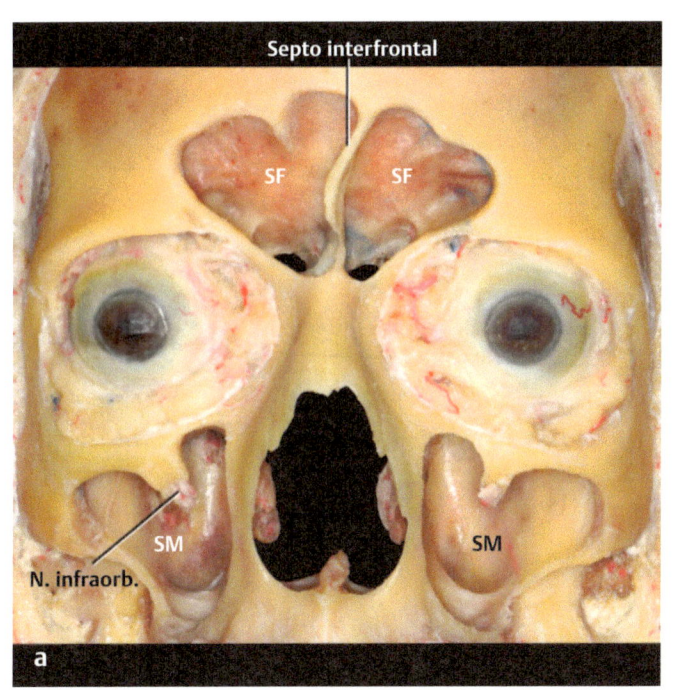

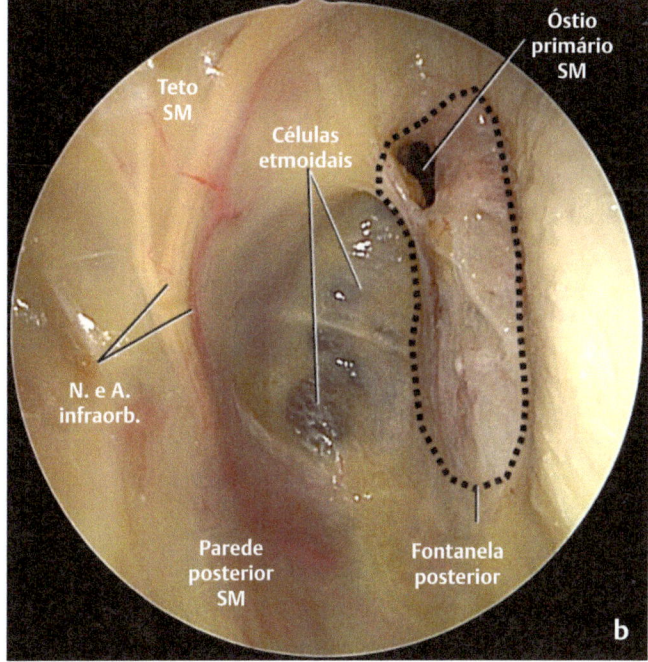

Fig. 1-6. Anatomia do seio maxilar. (**a**) O seio maxilar situa-se no interior da maxila. (**b**) Visão endoscópica do seio maxilar visto de dentro (abordagem de Caldwell-Luc). *(Continua)*

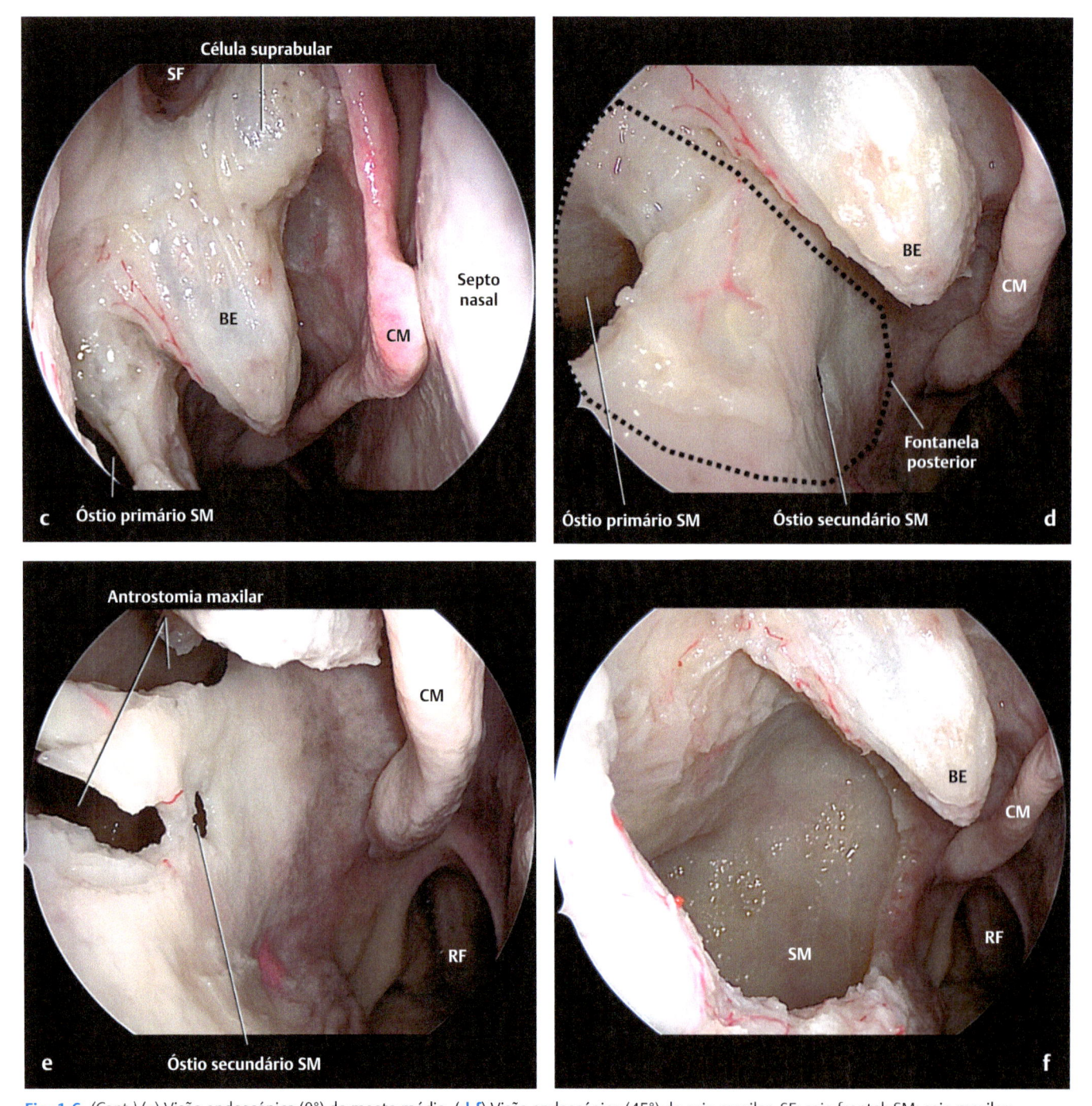

Fig. 1-6. *(Cont.)* **(c)** Visão endoscópica (0°) do meato médio. **(d-f)** Visão endoscópica (45°) do seio maxilar. SF: seio frontal; SM: seio maxilar; N. infraorb.: nervo infraorbitário; N. & A. infraorb.: nervo e artéria infraorbitários; CM: concha média; BE: bula etmoidal; RF: rinofaringe.

embora na verdade esteja localizada no interior do osso lacrimal e do processo frontal da maxila. A célula do *agger nasi* situa-se imediatamente abaixo do *frontal beak*. Está intimamente relacionada com a axila da concha média medialmente e com o saco lacrimal lateralmente.[5] Da perspectiva da cirurgia endonasal, a célula do *agger nasi* frequentemente forma o abaulamento visibilizado imediatamente anterior à concha média. A parede medial da célula do *agger nasi*, também chamada de barra vertical, é contínua com o processo uncinado inferiormente.[7]

Células frontoetmoidais podem crescer acima do *agger nasi* e, às vezes, adentrar o seio frontal. Segundo Bent e Kuhn, essas células podem ser classificadas em quatro tipos:

- *Tipo I*: uma única célula é encontrada acima do *agger nasi*;
- *Tipo II*: uma camada de células é vista acima do *agger nasi* e abaixo do *frontal beak*;
- *Tipo III*: uma só célula grande ou algumas células frontoetmoidais estendem-se para dentro do seio frontal;
- *Tipo IV*: uma célula frontoetmoidal situa-se totalmente isolada no interior do seio frontal.[9]

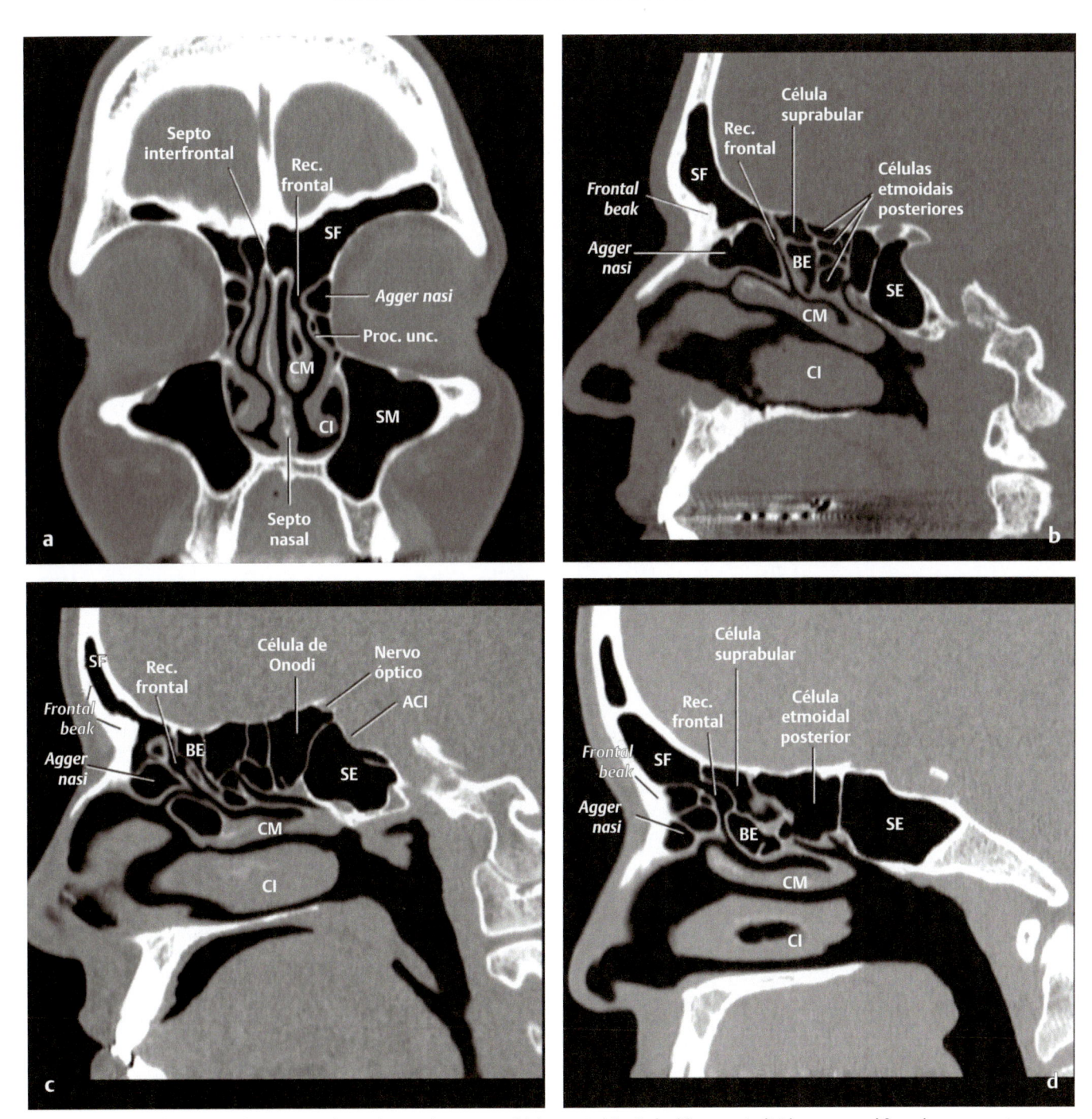

Fig. 1-7. Imagens de tomografia computadorizada em plano coronal (**a**) e sagital (**b-d**) de diferentes indivíduos, exemplificando a anatomia do recesso frontal. SF: seio frontal; Rec. frontal: recesso frontal; Proc. unc.: processo uncinado; CM: concha média; CI: concha inferior; SM: seio maxilar; BE: bula etmoidal; SE: seio esfenoidal; ACI: artéria carótida interna.

Posteriormente ao recesso frontal, encontra-se a porção mais anterossuperior da bula etmoidal. Em alguns casos, as células suprabulares, que crescem acima da bula etmoidal e abaixo do teto do etmoide, podem formar a maior parte da parede posterior do recesso frontal. Quando tais células se pneumatizam para dentro do seio frontal, seguindo o curso da sua parede posterior, são chamadas de células frontobulares. O septo interfrontal também pode ser pneumatizado e formar células, que são denominadas células do septo sinusal interfrontal. A posição e o grau de pneumatização de tais células (do *agger nasi*, frontoetmoidais, suprabulares e frontobulares) determinam a perviedade do recesso frontal (Fig. 1-7).

Conhecer a anatomia do recesso frontal é fundamental para realizar qualquer cirurgia do seio frontal. Os acessos cirúrgicos ao seio frontal foram classificados por Draf em três tipos. A técnica de Draf tipo I consiste na remoção cirúrgica das células etmoidais anteriores da região do recesso frontal, sem abordar o óstio do seio frontal propriamente dito. A técnica de Draf tipo IIa consiste no esvaziamento total das células etmoidais anteriores do recesso frontal, remoção do *frontal beak* e alargamento do óstio do seio frontal desde a órbita até a concha média. Já a Draf IIb inclui a ressecção de todo o assoalho do seio frontal, desde a órbita até o septo nasal, o que exige também a ressecção da porção mais anterossuperior da concha média. Por fim, o procedimento de Draf tipo III consiste na abertura máxima de ambos os seios frontais, de uma órbita a outra. Isso exige a remoção da porção mais anterossuperior das conchas médias e do septo nasal. A primeira fibra do nervo olfatório serve como marco anatômico para o limite posterior da sinusotomia frontal na cirurgia de Draf tipo III, pois marca a transição entre o osso frontal e a lâmina cribriforme. O aspecto de um procedimento de Draf tipo III é o de uma ferradura invertida (Fig. 1-8).[15]

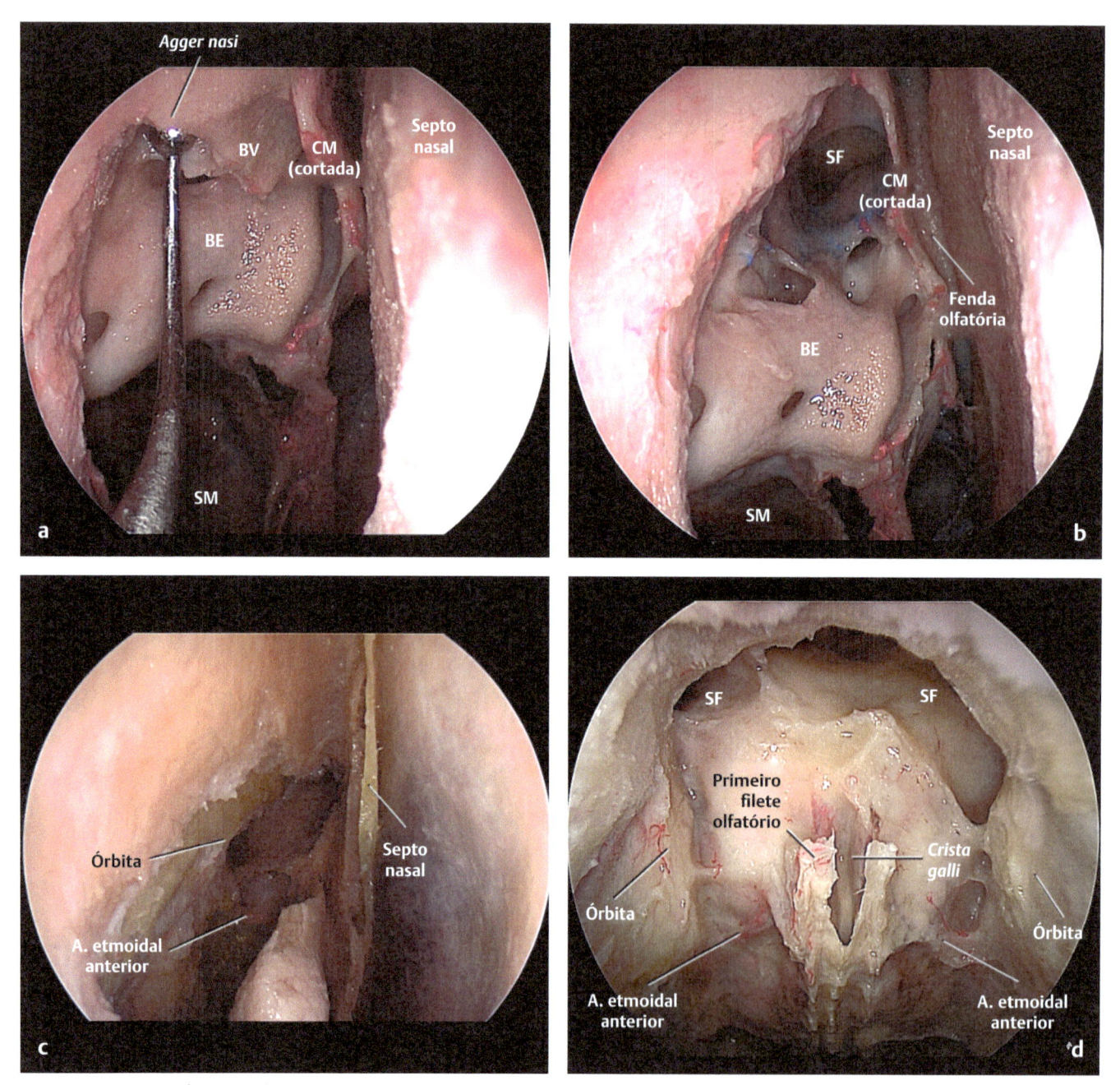

Fig. 1-8. Anatomia endoscópica do seio frontal e recesso frontal. (**a, b**): após remoção da célula do *agger nasi* (**a**, lado direito, endoscópio de 0°), o recesso frontal é acessado e o seio frontal pode ser visibilizado por meio de uma abordagem de Draf tipo IIa (**b**, lado direito, endoscópio de 45°). (**c**) A abordagem de Draf tipo IIb inclui a abertura do óstio do seio frontal, da órbita ao septo nasal (lado direito, endoscópio de 45°). (**d**) Abordagem de Draf tipo III – ambos os seios frontais são abertos e comunicados após remoção do septo interfrontal e da porção mais anterossuperior do septo nasal. BV: "barra vertical"; BE: bula etmoidal; SM: seio maxilar; CM: concha média; SF: seio frontal; A. etmoidal anterior: artéria etmoidal anterior.

Seio Esfenoidal

O seio esfenoidal deve ser imaginado como um saguão ou *hall* de entrada, porque está posicionado centralmente na base do crânio e guarda estreita relação com várias estruturas neurovasculares críticas. Adentrar o seio esfenoidal é, portanto, o passo inicial básico da maioria das abordagens endoscópicas endonasais à base do crânio.

A parede anterior do seio esfenoidal está intimamente relacionada com o septo nasal, o recesso esfenoetmoidal, a concha superior, o meato superior e as células etmoidais posteriores. Na linha média, ela se articula inferiormente com o vômer e superiormente com a lâmina perpendicular do etmoide. Após a remoção do septo nasal, uma quilha óssea – o rostro esfenoidal – é visibilizada na parede anterior do seio esfenoidal. Inferolateralmente, o osso esfenoidal articula-se com o processo esfenoidal do palatino. Entre esses ossos, existe um canal denominado canal palatovaginal, por onde entra a artéria palatovaginal (também conhecida como palatoesfenoidal ou faríngea). Esta artéria pode ser identificada na face inferolateral da parede anterior do seio esfenoidal, e é um ponto de referência importante para encontrar o canal pterigóideo. Além disso, não deve ser confundida com a artéria septal posterior ao se obter um retalho nasosseptal.[16]

Do ponto de vista endonasal, o óstio do seio esfenoidal é visibilizado no recesso esfenoetmoidal, imediatamente medial à concha superior e lateral ao septo nasal posterior. Quando a lateralização da concha superior não for suficiente, pode-se ressecá-la parcialmente para expor melhor o óstio esfenoidal. O óstio do seio esfenoidal está geralmente situado 1 a 1,5 cm acima do arco coanal. Entre o óstio esfenoidal e o arco coanal, encontram-se os ramos septais posteriores da artéria esfenopalatina. Ao abrir o seio esfenoidal, deve-se ter cuidado para não lesar os ramos da artéria septal posterior, principalmente se estiver previsto o uso de retalho nasosseptal. Nestes casos, um retalho de resgate pode ser confeccionado para proteger o pedículo do retalho, permitindo uma esfenoidotomia ampla.[17]

O seio esfenoidal apresenta tamanho, forma e padrões de septação altamente variáveis. Pode ser classificado como conchal, pré-selar, selar e pós-selar, dependendo de seu grau de pneumatização. O seio de tipo conchal, o mais raro de todos, é pouco pneumatizado, e a área abaixo da sela túrcica é simplesmente um bloco sólido de osso. O seio de tipo pré-selar é pneumatizado até a parede anterior da sela. O seio selar é o mais comum, no qual a pneumatização ocorre até a margem posterior da sela. O seio pós-selar é completamente pneumatizado, e a aeração frequentemente se estende além da sela, em direção ao dorso da sela e aos processos clinoides posteriores.[18]

Os seios esfenoidais são separados por um septo ósseo intersinusal, que costuma ser assimétrico e quase nunca está na linha média. De fato, os septos intraesfenoidais estão frequentemente inseridos em posição paramediana na proeminência carotídea (em quase 90% dos casos). Septos acessórios menores também podem ser encontrados nos planos parassagitais, envolvendo a ACI ou as proeminências do nervo óptico. Assim, deve-se ter cuidado ao identificar e remover essas septações para evitar lesão neurovascular.[19]

Depois que os seios esfenoidais são penetrados e os septos são rebatidos, importantes marcos anatômicos tornam-se claramente visíveis. No centro do seio esfenoidal situa-se a sela túrcica, a sede da glândula pituitária. Nas laterais da sela, encontram-se os segmentos parasselar e paraclinóideo da ACI. Neste ponto, a ACI faz uma curva em torno dos processos clinoides médios, assumindo sua característica forma de letra C. O dorso da sela e os processos clinoides posteriores formam o limite posterior da sela e correspondem ao terço superior do clivus. Abaixo da sela encontra-se o recesso clival, que corresponde à porção média do clivus. O recesso clival é limitado lateralmente pelos segmentos paraclivais da ACI.

O teto do seio esfenoidal é denominado plano esfenoidal e é delimitado lateralmente pelas proeminências do nervo óptico. O tubérculo da sela é uma reentrância situada entre o plano esfenoidal e a sela túrcica. Os aspectos mais laterais do tubérculo da sela correspondem ao recesso óptico-carotídeo medial. Lateralmente, costuma haver um recesso entre o segmento paraclinóideo da ACI e o nervo óptico, ao qual se dá o nome de recesso óptico-carotídeo lateral. O recesso óptico-carotídeo lateral é formado pela pneumatização do pilar óptico, que forma o assoalho do canal óptico.

O assoalho do seio esfenoidal contém os canais pterigóideos (ou do nervo vidiano), um de cada lado, dentro dos quais passam os nervos de mesmo nome. Os nervos do canal pterigóideo são marcos anatômicos importantes para encontrar a transição entre os segmentos petroso e paraclival da ACI. Os nervos do canal pterigóideo também apontam para a transição entre a ACI acima e o forame lácero abaixo. Assim, uma maneira segura de proteger a ACI durante a cirurgia é mantendo as dissecções abaixo dos nervos do canal pterigóideo.[20]

A parede lateral do seio esfenoidal pode ser didaticamente dividida em regiões superior e inferior. A região inferior está localizada acima do canal pterigóideo e abaixo da impressão do nervo maxilar (o segundo ramo do nervo trigêmeo – V2). Exatamente entre esses nervos, o seio esfenoidal pode se pneumatizar lateralmente, em direção à base do processo pterigoide, criando um espaço denominado recesso lateral do seio esfenoidal. Quando o plano coronal é analisado, a distância entre o nervo maxilar e o canal pterigóideo correlaciona-se fortemente com a profundidade do recesso lateral. Existem três tipos de pneumatização do recesso lateral do seio esfenoidal (com suas respectivas frequências):

- Tipo I: quando a pneumatização estende-se da linha média até a borda medial do canal pterigóideo (25%);
- Tipo II: quando a pneumatização atinge a borda medial do nervo maxilar (39%);
- Tipo III: quando a pneumatização se estende além da borda medial do nervo maxilar (37%).[21]

Quando completamente pneumatizado, o recesso lateral do seio esfenoidal é limitado superiormente pelo assoalho da fossa média.

A região superior da parede lateral do esfenoide está em contato próximo com o ápice orbitário (formado pelo canal do nervo óptico e a fissura orbitária superior) e o seio cavernoso. Do ponto de vista endonasal, a parede anterior do seio cavernoso apresenta uma forma triangular. O limite medial é definido pelos limites mais mediais dos segmentos parasselar e paraclival da ACI; o limite superior, pela face inferior do recesso óptico-carotídeo lateral; e o limite inferior, pela membrana do nervo trigêmeo, que coincide aproximadamente com

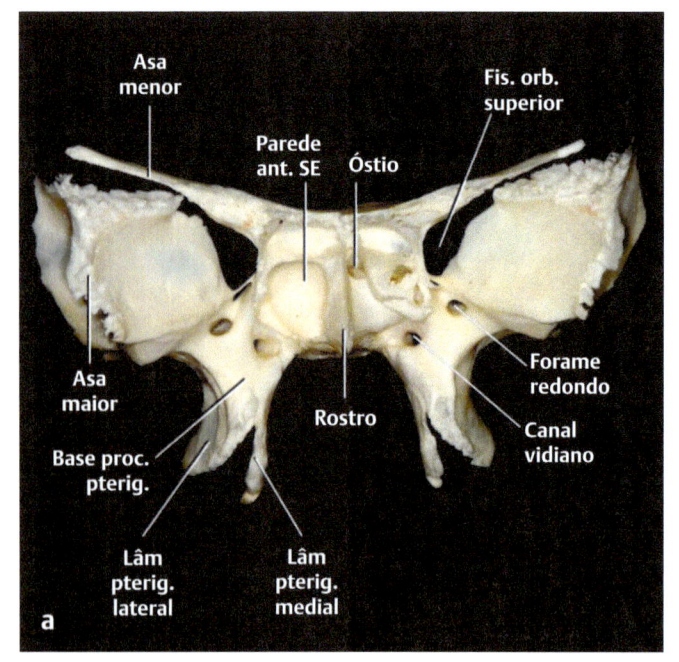

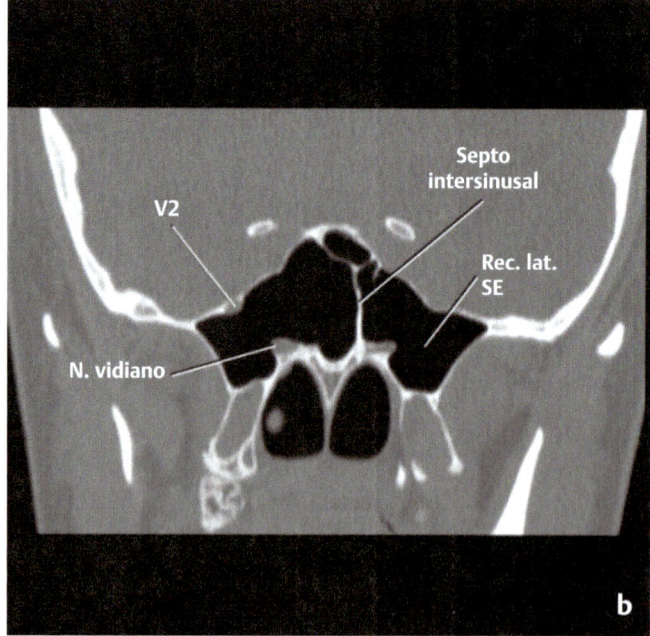

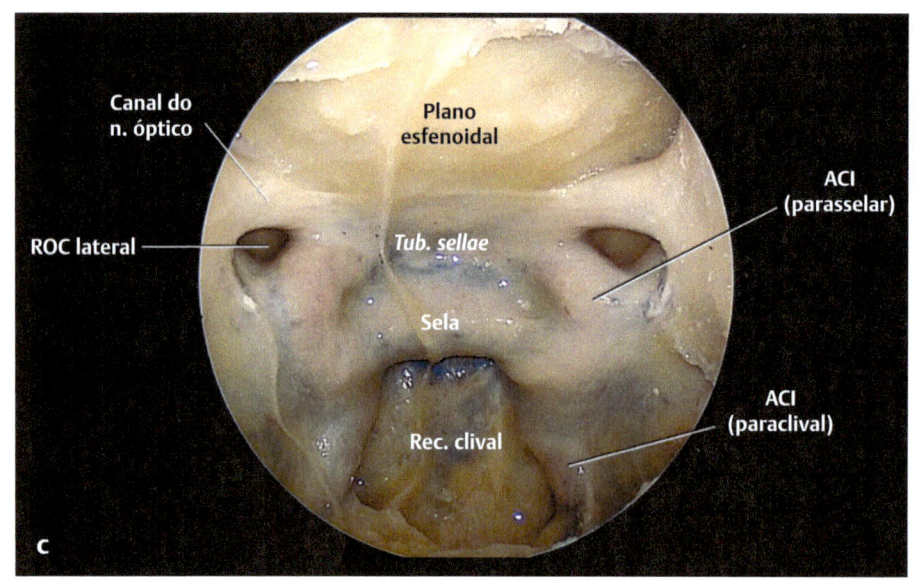

Fig. 1-9. Anatomia do seio esfenoidal. (**a**) O seio esfenoidal está contido no osso esfenoidal. (**b**) Tomografia computadorizada coronal do seio esfenoidal. (**c**) Imagem endoscópica do seio esfenoidal completamente aberto. Base proc. pterig.: base do processo pterigóideo; Lâm. pterig.: lâmina pterigóidea; Parede ant. SE: parede anterior do seio esfenoidal; Fis. orb. superior: fissura orbitária superior; V2: divisão maxilar no nervo trigêmeo; N. vidiano: nervo vidiano; Rec. lat. SE: recesso lateral do seio esfenoidal; n. óptico: nervo óptico; ROC lateral: recesso óptico-carotídeo lateral; *Tub. sellae*: tubérculo da sela; Rec. clival: recesso clival; ACI: artéria carótida interna.

a borda inferior do ramo oftálmico do nervo trigêmeo (V1), que vai da cavidade trigeminal (*cavum* de Meckel) à fissura orbital superior.[22] Entre esta membrana e o nervo maxilar (V2), há um pilar ósseo que separa o V2 do seio cavernoso, chamado de pilar maxilar [23] (Fig. 1-9).

VASCULARIZAÇÃO

A mucosa que recobre a cavidade nasal é densamente suprida por ambos os sistemas arteriais carotídeos, o interno e o externo. Tanto a parede nasal lateral quanto o septo nasal são irrigados por ramos das artérias esfenopalatina, etmoidais anterior e posterior e facial.[24]

A artéria esfenopalatina é um dos ramos terminais da artéria maxilar, proveniente da artéria carótida externa. A artéria esfenopalatina sai da fossa pterigopalatina através do forame esfenopalatino, após o qual emite dois ramos principais: a artéria septal posterior, para o septo nasal, e a artéria nasal lateral posterior, para a parede nasal lateral (Fig. 1-10).

A artéria septal posterior segue posteriormente na parede nasal lateral logo após sair do forame esfenopalatino. Pode então ser dividida, para fins didáticos, em dois segmentos: esfenoidal e septal. O segmento esfenoidal, mais proximal, começa no nível do forame esfenopalatino e então segue na parede anterior do seio esfenoidal, entre o óstio esfenoidal e o arco coanal, até alcançar a borda posterior do septo nasal. O segmento septal, por sua vez, mais distal, forma uma densa rede arterial que irriga o septo nasal e parte do assoalho nasal, além do retalho nasosseptal.

Curiosamente, a artéria septal posterior se bifurca em um ramo superior e outro inferior dentro do segmento esfenoidal. Em 65% dos casos, a bifurcação esfenoidal ocorre próxima ao forame esfenopalatino; nos 35% restantes, ocorre próxima ao segmento septal. Após a bifurcação, o ramo inferior geralmente

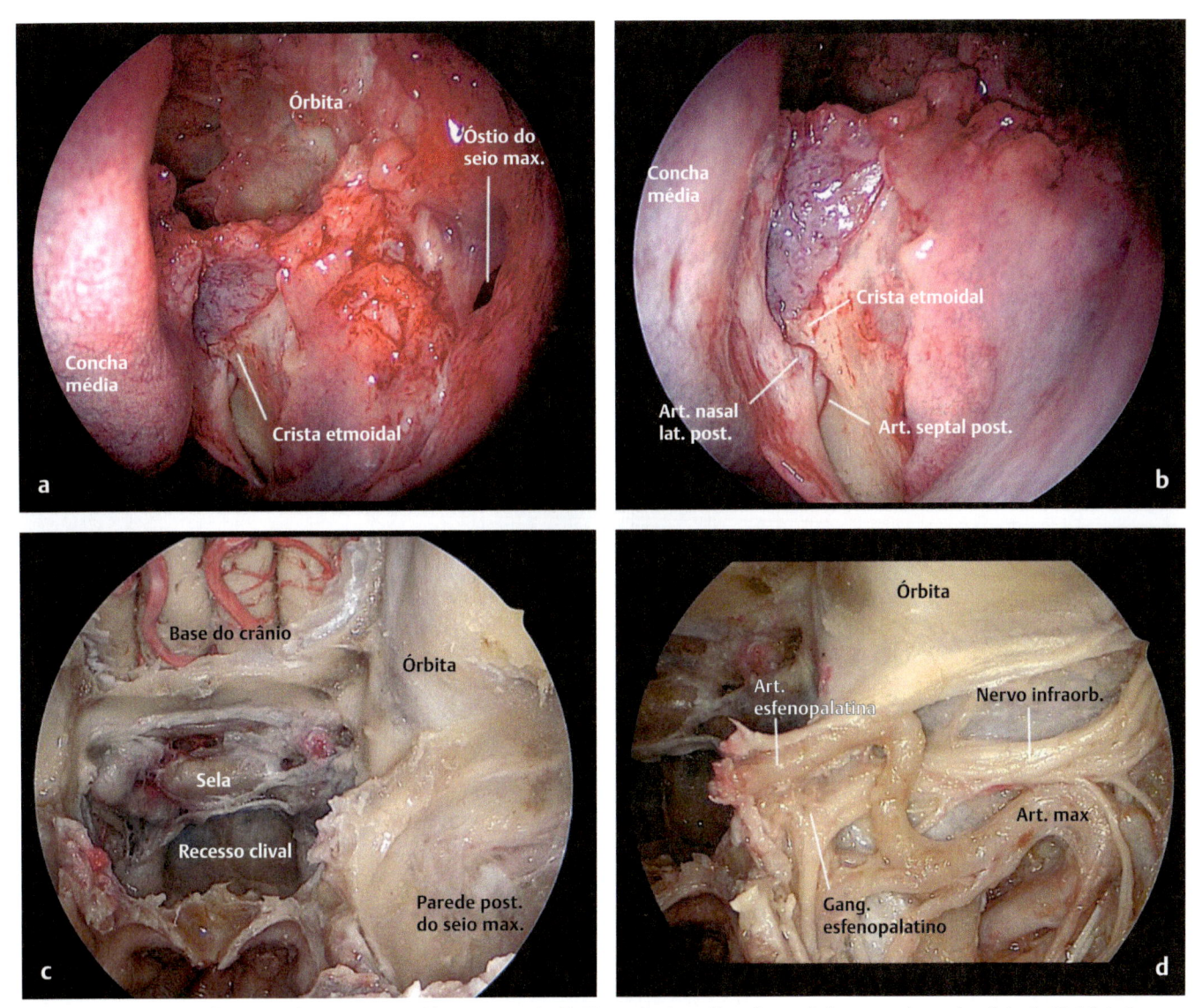

Fig. 1-10. Anatomia endoscópica do sistema carotídeo externo. (**a**, **b**) Dissecção de cadáver fresco, lado esquerdo, endoscópio de 0°. (**a**) Após incisão vertical e descolamento da mucosa da parede lateral do nariz, identificação da crista etmoidal e do forame esfenopalatino por onde passam os ramos da artéria esfenopalatina. (**b**) Artérias nasal lateral posterior (superior), que se ramifica no sentido da parede lateral do nariz, e septal posterior (inferior), que segue em direção posterior no sentido da parede anterior do seio esfenoidal. (**c**, **d**) Dissecção em cadáver injetado com endoscópio de 0°, septo nasal previamente removido e base do crânio exposta. (**c**) parede posterior do seio maxilar preservada. (**b**) Após remoção da parede posterior do maxilar e limpeza da gordura da fossa pterigopalatina, observa-se a artéria maxilar antes de se dividir em artéria esfenoplatina. max.: maxilar; Art.: artéria; lat.: lateral; post.: posterior; Gang.: gânglio; infraorb.: infraorbitário.

é o maior (em 60% dos casos). Antes de se bifurcar, a artéria septal posterior pode dar outros ramos, incluindo a artéria palatovaginal, a artéria do canal pterigóideo (ou *vidiana*) e a artéria da concha superior.[25]

Após chegar ao septo nasal, as artérias septais posteriores superior e inferior seguem cursos menos variáveis. A superior em geral prossegue anteriormente em um plano axial aproximadamente paralelo à concha média. A inferior segue anteroinferiormente em direção ao canal incisivo. Alguns ramos provenientes do ramo inferior prolongam-se além da crista maxilar e mais lateralmente, irrigando o aspecto medial do assoalho nasal.[25]

A artéria nasal lateral posterior, também chamada de artéria nasolateral, irriga a maior parte da parede nasal lateral, inclusive as conchas média e inferior. Após sair do forame esfenopalatino, ela segue para baixo e ligeiramente anterior em situação notavelmente constante, entrando no aspecto superior da inserção lateral da concha inferior, a 1-1,5 cm de sua margem posterior, onde adentra um canal ósseo e se divide em dois ramos. Um ramo tende a permanecer superior e lateral; o outro cursa anteriormente em posição inferomedial. Esses ramos irrigam o retalho da concha inferior (também chamado de retalho da parede nasal lateral), que é pediculado pela artéria nasal lateral posterior e no forame esfenopalatino.[26]

As artérias etmoidais são ramos da artéria oftálmica, procedentes da primeira porção intracraniana da ACI. Conforme explicado anteriormente, as artérias etmoidais anterior,

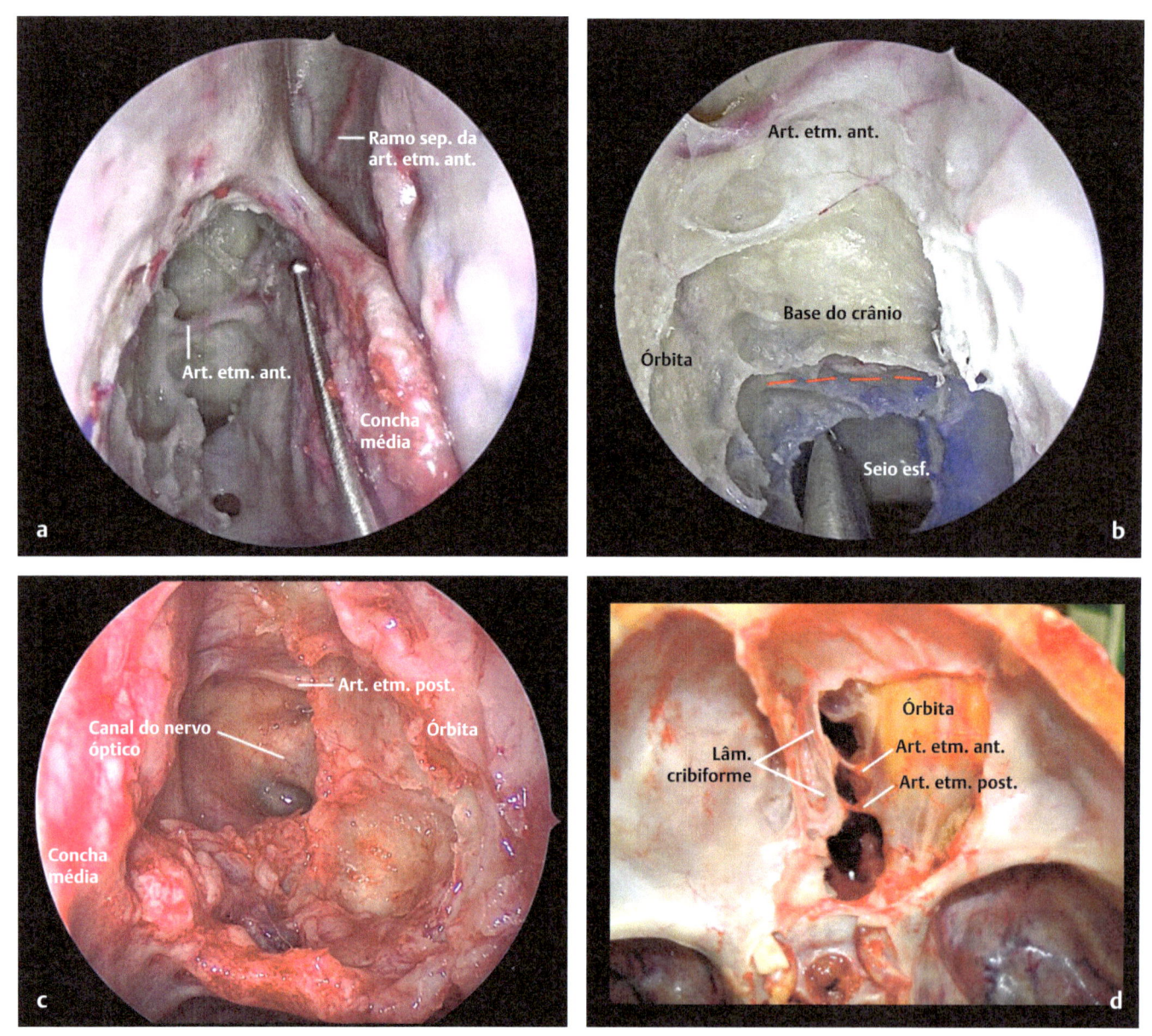

Fig. 1-11. Anatomia do sistema carotídeo interno. (**a**, **b**) dissecção em cadáver injetado, lado direito, endoscópio de 0°. (**a**) Identificação da artéria septal anterior na base do crânio e seus ramos septais. (**b**) O tracejado representa a localização da artéria etmoidal posterior que frequentemente é identificada apenas por transparência, intracraniana, anterior ao seio esfenoidal. (**c**) Dissecção de cadáver fresco, lado esquerdo, endoscópio de 0°, nesse caso a artéria etmoidal posterior estava intranasal. (**d**) Dissecção de cadáver fresco, órbita direita em corte axial, posição craniocaudal, foi retirado o teto da órbita e do etmoide; observa-se o curso das artérias etmoidais anterior e posterior após emergir da órbita. Art.: artéria; sep.: septal; etm.: etmoidal; ant.: anterior; esf.: esfenoidal; post.: posterior.

média e posterior saem da órbita através de seus forames correspondentes na sutura frontoetmoidal, percorrem o teto do etmoide e adentram a base do crânio através da lamela lateral da lâmina cribriforme. Das artérias etmoidais saem ramos para as porções mais superiores do septo nasal, as conchas média e superior e a parede nasal lateral (Fig. 1-11).

A região mais anterior do septo nasal e da parede nasal lateral também são irrigadas por ramos da artéria labial superior, provenientes da artéria facial. A região mais anterior do septo nasal ainda é irrigada pela artéria palatina maior, vinda da cavidade oral pelo forame incisivo. Portanto, a mucosa septal é densamente vascularizada e repleta de anastomoses arteriais: é irrigada pela artéria esfenopalatina, através dos ramos da artéria septal posterior; pelos ramos septais das artérias etmoidais; pelos ramos septais da artéria labial superior; e pela artéria palatina maior. Essas anastomoses formam um plexo denso na região mais anterior do septo nasal, dito plexo de Kiesselbach.

REFERÊNCIAS BIBLIOGRÁFICAS

1. Harvey RJ, Winder M, Davidson A, et al. The Olfactory Strip and Its Preservation in Endoscopic Pituitary Surgery Maintains Smell and Sinonasal Function. J Neurol Surg Part B Skull Base. 2015;76(6):464-70.
2. Simon PE, Lam K, Sidle D, Tan BK. The nasal keystone region: An anatomical study. JAMA Facial Plast Surg. 2013;15(3):235-7.

3. Lee J-S, Lee DC, Ha D-H, et al. Redefining the Septal L-Strut to Prevent Collapse. PLoS ONE [Internet]. 2016;11(4).
4. Rowan NR, Wang EW, Gardner PA, et al. Nasal Deformities Following Nasoseptal Flap Reconstruction of Skull Base Defects. J Neurol Surg Part B Skull Base. 2016;77(1):14-8.
5. Wormald PJ. The agger nasi cell: the key to understanding the anatomy of the frontal recess. Otolaryngol – Head Neck Surg Off J Am Acad Otolaryngol-Head Neck Surg. 2003;129(5):497-507.
6. Eordogh M, Grimm A, Gawish I, et al. Anatomy of the sphenopalatine artery and its implications for transnasal neurosurgery. Rhinology. 2018;56(1):82-8.
7. Stamm A, Nogueira JF, Americo RR, Solferini Silva ML. Frontal sinus approach: the vertical bar concept. Clin Otolaryngol Off J ENT-UK Off J Neth Soc Oto-Rhino-Laryngol Cervico-Facial Surg. 2009;34(4):407-8.
8. Bolger WE, Mawn CB. Analysis of the suprabullar and retrobullar recesses for endoscopic sinus surgery. Ann Otol Rhinol Laryngol Suppl. 2001;186:3-14.
9. Bent JP, Cuilty-Siller C, Kuhn FA. The Frontal Cell As a Cause of Frontal Sinus Obstruction. Am J Rhinol. 1994;8(4):185-91.
10. Keros P. [On the practical value of differences in the level of the lamina cribrosa of the ethmoid]. Z Laryngol Rhinol Otol. 1962;41:809-13.
11. Ferrari M, Pianta L, Borghesi A, et al. The ethmoidal arteries: a cadaveric study based on cone beam computed tomography and endoscopic dissection. Surg Radiol Anat SRA. 2017;39(9):991-8.
12. Stankiewicz JA, Chow JM. Two faces of orbital hematoma in intranasal (endoscopic) sinus surgery. Otolaryngol-- Head Neck Surg Off J Am Acad Otolaryngol-Head Neck Surg. 1999;120(6):841-7.
13. Mladina R, Vuković K, Poje G. The two holes syndrome. Am J Rhinol Allergy. 2009;23(6):602-4.
14. Pinheiro-Neto CD, Paluzzi A, Fernandez-Miranda JC, et al. Extended dissection of the septal flap pedicle for ipsilateral endoscopic transpterygoid approaches. Laryngoscope. 2014;124(2):391-6.
15. Draf W, Weber R. Endonasal micro-endoscopic pansinusoperation in chronic sinusitis I. Indications and operation technique. Am J Otolaryngol. 1993;14(6):394-8.
16. Pinheiro-Neto CD, Fernandez-Miranda JC, Rivera-Serrano CM, et al. Endoscopic anatomy of the palatovaginal canal (palatosphenoidal canal): a landmark for dissection of the vidian nerve during endonasal transpterygoid approaches. Laryngoscope. 2012;122(1):6-12.
17. Rivera-Serrano CM, Snyderman CH, Gardner P, et al. Nasoseptal rescue flap: a novel modification of the nasoseptal flap technique for pituitary surgery. Laryngoscope. 2011;121(5):990-3.
18. Hamid O, El Fiky L, Hassan O, et al. Anatomic Variations of the Sphenoid Sinus and Their Impact on Trans-sphenoid Pituitary Surgery. Skull Base. 2008;18(1):9-15.
19. Fernandez-Miranda JC, Prevedello DM, Madhok R, et al. Sphenoid septations and their relationship with internal carotid arteries: anatomical and radiological study. Laryngoscope. 2009;119(10):1893-6.
20. Fortes FSG, Pinheiro-Neto CD, Carrau RL, et al. Endonasal endoscopic exposure of the internal carotid artery: an anatomical study. Laryngoscope. 2012;122(2):445-51.
21. Vaezi A, Cardenas E, Pinheiro-Neto C, et al. Classification of sphenoid sinus pneumatization: relevance for endoscopic skull base surgery. Laryngoscope. 2015;125(3):577-81.
22. Marcati E, Andaluz N, Froelich SC, et al. Paratrigeminal, Paraclival, Precavernous, or All of the Above? A Circumferential Anatomical Study of the C3-C4 Transitional Segment of the Internal Carotid Artery. Oper Neurosurg Hagerstown Md. 2017.
23. Abhinav K, Panczykowski D, Wang W-H, et al. Endoscopic Endonasal Interdural Middle Fossa Approach to the Maxillary Nerve: Anatomic Considerations and Surgical Relevance. Oper Neurosurg Hagerstown Md. 2017;13(4):522-8.
24. MacArthur FJD, McGarry GW. The arterial supply of the nasal cavity. Eur Arch Oto-Rhino-Laryngol Off J Eur Fed Oto-Rhino-Laryngol Soc EUFOS Affil Ger Soc Oto-Rhino-Laryngol - Head Neck Surg. 2017;274(2):809-15.
25. Zhang X, Wang EW, Wei H, et al. Anatomy of the posterior septal artery with surgical implications on the vascularized pedicled nasoseptal flap. Head Neck. 2015;37(10):1470-6.
26. Rivera-Serrano CM, Bassagaisteguy LH, Hadad G, et al. Posterior pedicle lateral nasal wall flap: new reconstructive technique for large defects of the skull base. Am J Rhinol Allergy. 2011;25(6):e212-216.

FISIOLOGIA NASOSSINUSAL APLICADA À PRÁTICA

CAPÍTULO 2

Otávio Bejzman Piltcher ■ Camila Degen Meotti

INTRODUÇÃO

O nariz e os quatro pares de seios da face (maxilar, etmoide, frontal e esfenoide) fazem parte de um complexo funcional que, juntamente com a árvore traqueobrônquica e pulmões, formam o sistema respiratório.

Fisiologia, do grego PHYSIS e LOGOS, significa o estudo das funções e do funcionamento normal dos seres vivos, assim como dos processos físico-químicos que ocorrem nas células, tecidos e órgãos de diferentes sistemas. Em conjunto com a anatomia, formam alicerces básicos e indispensáveis para que um médico exerça sua profissão de forma plena e racional. Somente com o conhecimento e compreensão dos fenômenos que regem o funcionamento de uma determinada área do corpo, um profissional poderá completar de forma satisfatória o raciocínio fomentado pelas informações dos pacientes (anamnese), pelos achados do exame físico e, ainda, por eventuais exames complementares. Este capítulo abordará a fisiologia nasossinusal aplicada à prática, através da exploração de respostas a perguntas do dia a dia, assim como discutindo decisões terapêuticas e cirúrgicas justificadas por questões fisiológicas do nariz e seios paranasais.

Existe uma pergunta inicial, por vezes, colocada por pacientes, mas que de forma geral intriga a séculos a todos nós médicos: Por quê temos seios paranasais? Apesar de existirem várias teorias sobre a importância e função dos seios paranasais, a discussão acerca de seu real papel data e se perpetua desde suas primeiras descrições e desenhos oficiais por da Vinci no século XV, quando o mesmo sugere que os maxilares, por exemplo, serviriam para acumular nutrição para os dentes.[1] Desde então já foram criadas várias teorias, muito mais baseadas em observações e hipóteses que propriamente evidências científicas.[2] Destacam-se entre essas teorias as funções de caixa de ressonância da voz; umidificação e aquecimento do ar inspirado;[3] aumento da área olfativa;[4] isolamento térmico;[3] absorção de impacto para proteção do sistema nervoso central (SNC);[5] desenvolvimento da arquitetura facial;[3] remanescentes do desenvolvimento;[5] facilitação do equilíbrio da cabeça pela diminuição do peso; facilitador para flutuação; manutenção do nariz úmido pela produção de muco; e, ainda, um papel imunológico, principalmente, pela produção de óxido nítrico.[5,6] Fato é que até os dias atuais não temos essa resposta pois, uma a uma, as propostas acima foram sendo refutadas, na maioria das vezes, por observações baseadas na evolução e na comparação das espécies e análises citológicas e histológicas. Embora em condições fisiológicas ainda não se tenha uma explicação definitiva sobre o papel dessas cavidades, notório é, por outro lado, que, quando doentes, trazem muitos prejuízos respiratórios e afetam a qualidade de vida dos pacientes.

Enquanto as teorias sobre as existência dos seios paranasais geram muitas incertezas, o nariz tem três funções clássicas bem definidas: respiração, que inclui preparo do ar em termos de temperatura e umidade;[7] defesa[8] e olfato,[9] as quais têm grande importância na prática clínica e cirúrgica.

RESPIRAÇÃO

Além de permitir a passagem de ar do meio ambiente até a via aérea inferior, as estruturas anatômicas e os aspectos fisiológicos nasossinusais formam um sistema para condicionar, filtrar e aquecer o ar inspirado. Isto é possível principalmente pela grande superfície de mucosa e rico suprimento sanguíneo da lâmina própria, capazes de transformar, em menos de um segundo, o ar seco e frio em ar úmido e quente, condições ideais para percorrer a laringe, traqueia, brônquios, bronquíolos, alvéolos e fazer as trocas gasosas.

Os recém-nascidos são, em sua maioria, respiradores nasais obrigatórios, tornando fácil o diagnóstico de disfunções respiratórias nasais ao nascimento, principalmente quando são bilaterais. A respiração bucal pode ser usada ao longo do desenvolvimento como forma de adaptação, frente ao prejuízo da respiração nasal. Entretanto, a respiração bucal crônica é prejudicial em indivíduos em desenvolvimento, e foi demonstrado que, fisiologicamente, o nariz é a principal via de fluxo de ar, responsável por cerca de 92% e 96% da ventilação inalada durante a vigília e sono, respectivamente.[10]

As funções do nariz são dependentes do fluxo de ar. O condicionamento (filtração, aquecimento e umidificação) do ar não faz sentido sem a presença de fluxo, assim como o olfato também é inviabilizado, já que sem fluxo as partículas odoríferas não atingem a região olfatória, no teto da fossa nasal. Bons exemplos disso, embora extremos, são os pacientes laringectomizados, que têm o fluxo nasal fisiológico prejudicado, e consequentemente apresentam alterações importantes de olfato e percepção nasal.

Além das protuberâncias geradas pelos cornetos (inferior, médio e superior de cada lado) e suas reentrâncias (os meatos nasais) na parede lateral, que causam pouco efeito na resistência nasal, existem outros estreitamentos fisiológicos, as válvulas nasais. Estas áreas são as regiões de maior estreitamento do nariz e estão localizadas nos primeiros

2 centímetros da cavidade nasal, anteriores à abertura piriforme. São divididas em válvula nasal interna (região delimitada pelo septo, cartilagem lateral superior, cabeça do corneto inferior e assoalho nasal) e válvula nasal externa (no vestíbulo nasal, delimitada pelo septo caudal, crura medial da cartilagem lateral inferior, borda da asa nasal e assoalho).[11] A válvula externa é mais suscetível ao colapso dinâmico pela falta de suporte rígido. Este colapso dinâmico pode ser explicado pelo princípio de Bernoulli, que afirma que quando o fluxo aumenta em uma determinada área, a pressão nessa área diminui, levando ao colabamento.[12] Mesmo alteração discreta na válvula nasal pode ter importante repercussão na respiração e gerar queixas de obstrução nasal. Devemos ter muita atenção a estas regiões durante a rinoscopia, pois ao inserir o espéculo nasal sem avaliação adequada da porção anterior, podemos mascarar alterações anatômicas na região valvular.

Existem outros fatores (fisiológicos ou não) que modificam a resistência nasal, seja por vasoconstrição ou vasodilatação, bem como por aumento ou diminuição de secreções.

Os tecidos eréteis da mucosa são dinâmicos e interferem na resistência nasal. Isso se dá graças à grande e complexa estrutura vascular nasal, com sinusoides venosos capazes de reter quantidade de sangue suficiente para ingurgitar a região. Substâncias vasoativas, metabólicas, temperatura e neurotransmissores atuam sobre o tônus vascular. A estimulação do sistema simpático, que ocorre durante o exercício físico, por exemplo, gera vasoconstrição, principalmente do corneto inferior, corneto médio e septo, levando a diminuição da resistência por diminuição do volume sanguíneo. Já o sistema parassimpático está relacionado com o aumento de secreção nasal. Outro exemplo de fatores que estimulam o ingurgitamento da mucosa nasal são os hormônios estrogênio e tiroxina.

É importante destacar o uso frequente de descongestionantes tópicos ou sistêmicos por pacientes com transtornos nasossinusais para alívio da obstrução nasal. Tais substâncias agem provocando vasoconstrição inicial e vasodilatação rebote. Nas cavidades nasais esta vasodilatação pode ocasionar obstrução dos óstios de drenagem dos seios paranasais e consequente cefaleia ou dor facial. Condição semelhante ocorre nos vasos cerebrais, sendo este mais um fator desencadeador de cefaleia.

E por que há maior fluxo de ar em uma narina em relação a outra, e algumas horas depois isso muda? O que explica esta grande variabilidade? Existe um mecanismo chamado ciclo nasal, onde há congestão e descongestão espontânea da mucosa, sendo o congestionamento de um lado geralmente acompanhado por descongestão do lado contralateral. Este ciclo, quando acontece de forma fisiológica, mantém praticamente a mesma permeabilidade nasal total, apenas alternando as duas narinas de forma que o indivíduo não sinta prejuízo na respiração, a menos que observe e compare propositalmente o fluxo das duas narinas.

Além da forma clássica descrita acima, o ciclo nasal pode ocorrer de forma paralela (congestão e descongestão ao mesmo tempo nas duas cavidades nasais), irregular (alteração mútua no volume nasal sem um padrão definido e um volume nasal total constante), e acíclico (volume nasal total e o volume nasal em cada narina não diferem).[13] O hipotálamo tem sido considerado o regulador central, mesmo que vários fatores externos possam influenciar sua atividade.[14] Em particular, a presença de rinite infecciosa ou alérgica demonstrou interferir com a congestão e descongestão espontânea no contexto do ciclo nasal, levando a modificação em sua amplitude e frequência.[15]

Durante a investigação diagnóstica e decisão sobre tratamento, principalmente cirúrgico, é importante levar em conta as alterações geradas pelo ciclo nasal no momento da rinoscopia e endoscopia, bem como dos exames de imagem.

Os cornetos nasais têm papel importante na climatização da cavidade nasal.[16] A redução dos cornetos inferiores, indicada nos casos de congestão nasal causada por hipertrofia de cornetos, é uma das cirurgias otorrinolaringológicas mais comuns e pode ser realizada através de diversas técnicas. O mais importante, independente da técnica, é saber o quanto de tecido devemos remover, para evitar alterações fisiológicas que causam grande repercussão clínica, como a síndrome do nariz vazio, por exemplo. Entretanto, segundo estudo *in vivo* realizado com pacientes submetidos à turbinectomia parcial inferior, embora a cirurgia interfira negativamente no aquecimento do ar, a umidade não é afetada, fazendo com que a mudança do condicionamento do ar não cause complicações maiores.[17]

Nos casos de rinossinusite crônica, vários estudos demonstraram o aumento do fluxo de ar após cirurgia endoscópica nasossinusal (CENS). Os recessos e seios frontais são locais comuns de recidiva, principalmente nos casos de polipose.[18] Alguns estudos também demonstraram benefício com a abertura mais ampla dos seios frontais (Draf III), com redução da recidiva. É provável que as mudanças fisiológicas que ocorrem no recesso frontal após um Draf III (mais frio, mais seco, menos pressão e mais fluxo de ar) combinado com uma distribuição otimizada de terapias tópicas são capazes de criar uma mudança na microbiota e restaurar processos imunológicos que reduzem a recorrência da doença.

Além disso, as cirurgias que eliminam o fluxo de ar turbulento também podem diminuir a densidade celular dos biofilmes e a força de fixação à mucosa subjacente.[19] A diminuição da umidade nos seios paranasais também é um efeito observado na CENS.[20] O crescimento microbiano não ocorre em ambiente com umidade relativa de 60% ou menos.[21] Normalmente, a umidade relativa deve ser de pelo menos 70% para propiciar o crescimento de fungos e até 85% a 95% para bactérias Gram-positivas e Gram-negativas.

Além dos aspectos fisiológicos e anatômicos mencionados acima, há um fator fundamental para que a manutenção da sensação de nariz desobstruído seja mantida: o adequado funcionamento dos termorreceptores, através do nervo trigêmeo. À medida que o ar flui pelo nariz, os cornetos induzem o fluxo não laminar e as mudanças de temperatura do ar são detectadas por estes termorreceptores, que regulam a sensação de fluxo de ar e permeabilidade nasal.[22] Outros receptores, como receptores de dor ou mecanorreceptores, também podem desempenhar um papel. Da mesma forma, qualquer disfunção do aparelho mucociliar ou dos receptores de fluxo de ar afetarão negativamente o fluxo de ar nasal e causarão a sensação de nariz obstruído.[23] Problemas desta natureza podem explicar por que alguns pacientes têm queixa de obstrução nasal, mesmo sem nenhuma anormalidade anatômica evidente.

DEFESA

O nariz, por ser a porta de entrada do sistema respiratório, tem um papel imunológico importante. A filtração de partículas grandes de poluentes e de alguns microrganismos, bem como o aquecimento do ar, são exemplos deste tipo de barreira.[24]

Quando as partículas entram nas cavidades nasais, a primeira barreira anatômica, responsável pela filtração, é formada pelas vibrissas, que são os pelos no interior das narinas que filtram as partículas maiores. O reflexo esternutatório, ou reflexo do espirro, também é uma forma de defesa, já que é capaz de detectar partículas estranhas na cavidade nasal e expulsá-las mecanicamente através do espirro, ou seja, outra forma de filtração. Considerado um reflexo superficial, é gerado pela irritação da mucosa nasal e estimulação do nervo trigêmio.

Outro importante mecanismo de defesa contra alérgenos, poluentes e patógenos é o sistema mucociliar. Este aparato é formado por uma camada protetora de muco e pelos cílios do epitélio nasal. O muco, secretado pelas células caliciformes do epitélio e pelas glândulas mucosas da lâmina própria, contém uma variedade de agentes antimicrobianos, como imunoglobulinas (IgG e IgA, principalmente), opsoninas, defensinas e proteínas enzimáticas, tendo assim um papel importante de defesa.[25] É composto pela fase sol (mais fina, que fica em contato com os cílios, garantindo seu movimento) e a fase gel (mais espessa e pegajosa, que fica na superfície e é responsável por capturar as partículas inspiradas). A função ciliar filtra e limpa o material capturado na camada de muco. Isso ocorre através dos batimentos, que fazem com que a camada de gel se movimente, começando no vestíbulo nasal e terminando na região de diferenciação do epitélio para o tipo escamoso, envolvendo inclusive a tuba auditiva e a orelha média.

O muco dos seios paranasais é movido em direção aos seus óstios de drenagem, atingindo a fossa nasal e, posteriormente, a rinofaringe e faringe, sendo então deglutido.[26,27] Entretanto, quando existe uma abertura adicional na parede do seio, as secreções podem desviar-se do caminho normal e reentrar no seio através do óstio não natural. A recirculação do muco leva ao prejuízo na capacidade de limpeza das secreções sinusais e aumenta o risco de RSC. Isso pode ser resultado do acúmulo de bactérias e vírus contidos no muco dentro dos seios da face, que sob condições fisiológicas normais seriam eliminados.[28] Desta forma, durante a abertura cirúrgica de um seio, devemos garantir que seu óstio natural seja incluído, pois geralmente estes casos são originados por cirurgias que falham neste aspecto, gerando um número considerável de reintervenções. A síndrome de recirculação de muco é tratada com um procedimento que remove os tecidos de ligação entre os dois óstios, resultando em um único óstio.[29,30]

Existem diversas situações que levam à dismotilidade mucociliar, seja por distúrbios envolvendo os cílios (discinesia ciliar primária por exemplo), o muco (fibrose cística) ou ambos (rinites, rinossinusites).[31] Fatores anatômicos, como hipertrofia adenoideana[32] e desvio septal, além de outros fatores como idade, diabetes, hipertensão,[33] temperatura, menopausa, umidade, pH, tabagismo, anestésicos, radiação, entre outros, também podem interferir no adequado movimento mucociliar.[32]

Algumas alterações fazem com que o transporte do muco se torne errático, causando estase de secreção e possivelmente rinossinusite crônica. Um exemplo comum é a recirculação de muco.

Quando este sistema falha, sempre devemos procurar a causa e guiar o tratamento conforme o diagnóstico. Nestes casos, a lavagem nasal com solução salina de alto volume é fundamental para amenizar os danos causados pela falta de drenagem e consequente estase de muco.

O epitélio nasal está constantemente envolvido na imunomodulação entre o hospedeiro e o meio ambiente. As complexas respostas imunológicas são mediados por uma imunidade inata e adaptativa.[34]

Como qualquer região do corpo responsável por defesa, este aparato imunológico pode levar a uma resposta exacerbada e errática em relação a alérgenos, poluentes e microrganismos.[35] Um exemplo é a rinite alérgica, que é por definição uma inflamação decorrente da resposta de hipersensibilidade tipo 1 mediada por IgE da mucosa nasal a proteínas normalmente inócuas.[36] As células epiteliais têm um papel importante como mediadores e reguladores das respostas imunes inatas e adaptativas na patogênese de doenças, como a rinite alérgica[37] e rinossinusite crônica (RSC).

Em condições normais, a mucosa nasossinusal atua como uma barreira relativa, modulando a estimulação ambiental frente aos organismos comensais com uma resposta específica e autolimitada, promovendo assim tolerância e simbiose. Este mecanismo é extremamente importante, visto que o nariz e os seios paranasais não são regiões estéreis, mas sim áreas vastamente colonizadas por bactérias, vírus e fungos, através de um processo que se inicia ao nascimento. Esta mesma mucosa de indivíduos saudáveis estimula as vias de resposta imunológica simples ou combinadas (dos tipos 1, 2 e 3) quando há penetração de patógenos, gerando citocinas, quimiocinas, respostas celulares inatas e T helper (Th) destinadas a eliminar o patógeno com o mínimo de tecido colateral dano. Nos casos de RSC, a penetração da barreira resulta em uma resposta inflamatória crônica que, mesmo inefetiva, continua utilizando as respostas tipo 1, 2 ou 3 (sozinhas ou em combinações). Essa inflamação crônica gera remodelamento dos tecidos, que consiste proeminentemente na formação de pólipos, hiperplasia de células caliciformes e anormalidades da barreira epitelial, que, em conjunto, podem ser responsáveis por muitos ou a maioria dos sintomas da RSC.[38]

As estruturas vasculares e endoteliais também participam na defesa, pois são responsáveis pelo controle do fluxo sanguíneo, homeostase e troca de proteínas.[39] Durante a inflamação, o sistema vascular é ativado por gatilhos pró-inflamatórios, resultando em efeitos como neoangiogênese, morfogênese vascular e mudança na expressão de genes proangiogênicos.[40] A presença de alterações estruturais como aumento das lacunas da junção interendotelial e outras alterações morfológicas nos vasos sanguíneos de pacientes com RSC sugerem aumento da permeabilidade vascular na região nasossinusal nesta doença.[41]

Quando falamos em fisiologia e imunologia do nariz e seios paranasais, é imprescindível lembrarmos o conceito de via aérea unida. Tendo em vista que as vias aéreas superior e inferior têm fundamentalmente o mesmo revestimento epitelial, não é surpreendente que compartilhem uma resposta comum aos alérgenos inalados, agentes infecciosos e outros irritantes. Estudos demonstraram que os indivíduos com rinite alérgica ou rinossinusite crônica tem 3 a 4 vezes mais chance de ter ou desenvolver asma em relação à população em geral. Todas são doenças inflamatórias crônicas com tipos comuns de células inflamatórias e mediadores.[26] Da mesma forma, doenças (e seus tratamentos) da via aérea superior impactam fortemente na via aérea inferior, sendo o contrário também verdadeiro.[42]

Como visto até agora, existe uma gama de fatores envolvidos no bom funcionamento do nariz e seios paranasais. Entretanto, se houvesse necessidade de elencar um único, indubitavelmente seria o bom funcionamento da unidade mucociliar, este tapete mágico do sistema respiratório ainda muito mais dependente de uma boa herança genética que dos tratamentos disponíveis até o presente momento.

OLFATO

O nariz, além de todos os importantíssimos aspectos elencados até aqui, serve de sítio para o olfato. Mais um sistema de transdução de energia entre nossos sentidos, relacionado primitivamente com a sobrevivência, tanto em termos de proteção para agentes nocivos (vazamento de gás natural, incêndio e comidas estragadas), como por se relacionar com o desencadeamento de comportamentos ligados à reprodução e manutenção da espécie, até, e não menos importante, a sensações de memória e prazer absolutamente relacionados com a qualidade de vida. Particularmente *dual mode*, isto é, capaz de perceber estímulos oriundos do mundo externo e também do interior do corpo, em outras palavras, também responsável pelo paladar,[43] possui um aspecto único em relação a todos os sentidos e estruturas neurológicas do corpo. Parte de sua estrutura neural está exposta ao meio ambiente através do denominado e diferenciado neuroepitélio. Este revestimento especializado ocupa extensões variáveis da porção posterior e superior da fossa nasal, principalmente região da lâmina crivosa e corneto superior, onde curiosamente aproximadamente só 15% do fluxo aéreo nasal consegue chegar.[44,45] Embora exista uma complexidade anátomo-fisiológica a ser explorada, essa informação será foco neste capítulo por sua importância prática para a compreensão dos possíveis impactos de intervenções cirúrgicas nasossinusais na função olfativa. Outro aspecto importante é o fato de o neuroepitélio olfatório sofrer renovações periódicas, em ciclos que variam de 30-120 dias, fato relevante em termos de expectativa de tempo após eventos relacionados com a perda ou diminuição do olfato.[46] Este sistema de transdução tão diferenciado possui vários tipos celulares envolvidos e particularidades que devem ser compreendidas. O neuroepitélio é constituído por seis tipos celulares: neurônios sensoriais ciliados bipolares, células de suporte, células com microvilosidades, células globosas basais e células de Bowman. A título de curiosidade é interessante imaginar a delicadeza, a beleza e a complexidade desse epitélio sensitivo. Dendritos únicos provenientes de cada neurônio com vesículas olfativas em suas extremidades com projeções de cílio imóveis, onde se encontram aleatoriamente receptores olfativos específicos para centenas de moléculas odoríferas. Toda essa tridimensional árvore com flores nas extremidades, embebida em um muco produzido pelas células responsáveis com uma carga iônica gerada pelas células de sustentação, localizadas ao redor dos neurônios. A constante produção, renovação e escoamento do muco também participam de forma importante no processo, contribuindo tanto para a apresentação das partículas odoríferas aos receptores, como para remoção das mesmas, assim como de substâncias tóxicas. Participam desse processo de apresentação e limpeza as OBPs (*odorofic binding proteins*). A regeneração do neuroepitélio olfatório é viabilizada pelas células basais horizontais,[47] exceto dos neurônios propriamente ditos, que acabam sendo fruto de uma diferenciação das células globosas.[48]

A partir da ligação da molécula olfativa no receptor, viabilizadas pelas proteínas carregadoras em um muco ionicamente apropriado, ocorre a geração do potencial de ação, essência maior do processo de transdução desse sistema.

Interessante observar que as vesículas olfativas têm receptores únicos para cada tipo de molécula olfativa. Entretanto, sua distribuição é absolutamente aleatória ao longo do neuroepitélio. Esse aspecto lhe confere um comportamento quimiosensitivo.[49]

O que aparenta ser uma desorganização, mas evidentemente possui um papel importante para aumento da capacidade de percepção dos odores quando da passagem de partículas odoríferas em diferentes regiões da área receptora, torna-se incrivelmente organizado a partir da passagem dos neurônios aferentes através da lâmina crivosa e da entrada no bulbo olfatório. Tudo começa na superfície dos bulbos em estruturas denominadas glomérulos, que recebem informações oriundas dos mesmos tipos de receptores periféricos, exceto por raras presenças em glomérulos muito próximos.[50] É a ativação e sequenciamento da despolarização em cada glomérulo por meio das sinapses com dendritos mitrais que determina a condução da codificação de estímulos elétricos que constroem o mapa de odores em níveis corticais cerebrais. Em paralelo, esses neurônios fazem sinapses com numerosos tipos de interneurônios, formando assim circuitos de reverberação e também de inibição, servindo de moduladores de suas próprias funções.

Parece claro que a complexidade do funcionamento desse sentido deveria favorecer a compreensão, pelo menos até o momento, das limitações cirúrgicas para melhora dessa função. Afinal, por que teríamos uma área tão pequena provida desse epitélio e ainda em uma região onde menos de 15% do fluxo nasal chega? Ou seja, não parece atrativo imaginar que modificações agressivas da quantidade de ar inspirado e, na mesma direção, do grau de exposição da fenda olfatória, possam trazer resultados positivos inequívocos. Pelo contrário, indica o quanto devemos ser obsessivos na busca de um equilíbrio nasal com manutenção de suas estruturas anatômicas funcionais e racionais em termos de tamanho e posição. Além disso, reconhece a importância de o paciente ter um revestimento nasossinusal o mais funcional possível em termos de unidade mucociliar.

CONCLUSÃO

É fundamental a compreensão da fisiologia nasal e, na prática, a busca pelo restabelecimento de suas funções, clinicamente ou através de cirurgia, quando este é ausente. Da mesma forma, sempre que possível, é mandatória a adequada preservação das funções quando presentes, pois procedimentos cirúrgicos, estéticos, oncológicos ou funcionais podem interferir no condicionamento do ar por meio de alterações do padrão de fluxo, bem como pela remoção de tecidos que atuam na manutenção da temperatura e do olfato.

REFERÊNCIAS BIBLIOGRÁFICAS

1. Keir J. Why do we have paranasal sinuses? J Laryngol Otol. 2009;123(1):4-8.
2. Blanton PL, Biggs NL. Eighteen hundred years of controversy: the paranasal sinuses. Am J Anat. 1969;124(2):135-47.
3. Proetz AW. Applied Physiology of the Nose [Internet]. Vol. 52. Laryngoscope. 1942:166.
4. Cloquet H. A System of Human Anatomy: Translated from the Fourth Edition of the French of H. Cloquet. 1830:836.
5. Negus VE. The function of the paranasal sinuses. Acta Otolaryngol. 1954;44(5-6):408-26.
6. Lundberg JO. Nitric oxide and the paranasal sinuses. Anat Rec. 2008;291(11):1479-84.
7. Rouadi P, Baroody FM, Abbott D, et al. A technique to measure the ability of the human nose to warm and humidify air. J Appl Physiol. 1999;87(1):400-6.
8. Munkholm M, Mortensen J. Mucociliary clearance: pathophysiological aspects. Clin Physiol Funct Imaging. 2014;34(3):171-7.
9. Patel RM, Pinto JM. Olfaction: anatomy, physiology, and disease. Clin Anat. 2014;27(1):54-60.
10. Fitzpatrick MF, McLean H, Urton AM, Tan A, O'Donnell D, Driver HS. Effect of nasal or oral breathing route on upper airway resistance during sleep. Eur Respir J. 2003;22(5):827-32.
11. Wexler DB, Davidson TM. The Nasal Valve: A Review of the Anatomy, Imaging, and Physiology [Internet]. Vol. 18. Am J Rhinol. 2004:143-50.
12. Barrett DM, Casanueva FJ, Cook TA. Management of the Nasal Valve [Internet]. Vol. 24. Facial Plastic Surg Clin North Am. 2016:219-34.
13. Anselmo-Lima W T, Lund V J. The effects of endoscopic sinus surgery on the nasal cycle as assessed by acoustic rhinometry. Am J Rhinol. 2001;15(3):165-8.
14. Williams M, Eccles R. A model for the central control of airflow patterns within the human nasal cycle. J Laryngol Otol. 2016;130(1):82-8.
15. Kim JK, Cho JH, Jang HJ, et al. The effect of allergen provocation on the nasal cycle estimated by acoustic rhinometry. Acta Otolaryngol. 2006;126(4):390-5.
16. Keck T, Leiacker R, Riechelmann H, Rettinger G. Temperature Profile in the Nasal Cavity [Internet]. Vol. 110. Laryngoscope. 2000:651-4.
17. Tsakiropoulou E, Vital V, Constantinidis J, Kekes G. Nasal air-conditioning after partial turbinectomy: myths versus facts. Am J Rhinol Allergy. 2015;29(2):e59-62.
18. Bassiouni A, Wormald P-J. Role of frontal sinus surgery in nasal polyp recurrence [Internet]. Vol. 123. Laryngoscope. 2013:36-41.
19. Goller CC, Romeo T. Environmental Influences on Biofilm Development [Internet]. Current Topics in Microbiology and Immunology. 2008:37-66.
20. Jain R, Kumar H, Tawhai M, Douglas R. The impact of endoscopic sinus surgery on paranasal physiology in simulated sinus cavities. Int Forum Allergy Rhinol. 2017;7(3):248-55.
21. Goffau MC de, de Goffau MC, Yang X, van Dijl JM, et al. Bacterial pleomorphism and competition in a relative humidity gradient [Internet]. Vol. 11. Env Microbiol. 2009:809-22.
22. Sozansky J, Houser SM. The physiological mechanism for sensing nasal airflow: a literature review. Int Forum Allergy Rhinol. 2014;4(10):834-8.
23. Hsu DW, Suh JD. Anatomy and Physiology of Nasal Obstruction. Otolaryngol Clin North Am. 2018;51(5):853-65.
24. Patel R. Nasal Anatomy and Function [Internet]. Vol. 33. Facial Plastic Surg. 2017:003-8.
25. Toskala E. Immunology. Int Forum Allergy Rhinol. 2014;4(2):S21-7.
26. Dykewicz MS, Hamilos DL. Rhinitis and sinusitis [Internet]. Vol. 125. J Allergy Clin Immunol. 2010:S103-15.
27. Whyte A, Boeddinghaus R. The maxillary sinus: physiology, development and imaging anatomy. Dentomaxillofac Radiol. 2019;48(8).
28. Matthews BL, Burke AJ. Recirculation of mucus via accessory ostia causing chronic maxillary sinus disease. Otolaryngol Head Neck Surg. 1997;117(4):422-3.
29. Coleman Jr. JR, Duncavage JA. Extended middle meatal antrostomy: the treatment of circular flow. Laryngoscope. 1996;106(10):1214-7.
30. DelGaudio JM, Ochsner MC. Office surgery for paranasal sinus recirculation. Int Forum Allergy Rhinol. 2015;5(4):326-8.
31. Gudis D, Zhao K-Q, Cohen NA. Acquired cilia dysfunction in chronic rhinosinusitis. Am J Rhinol Allergy. 2012;26(1):1-6.
32. Yazıcı H. Nasal Mucociliary Clearance in Adenoid Hypertrophy and Otitis Media with Effusion. Curr Allergy Asthma Rep. 2015;15(12):74.
33. Proença de Oliveira-Maul J, Barbosa de Carvalho H, Goto DM, et al. Aging, diabetes, and hypertension are associated with decreased nasal mucociliary clearance. Chest. 2013;143(4):1091-7.
34. Baroody FM, Naclerio RM. Immunology of the Upper Airway and Pathophysiology and Treatment of Allergic Rhinitis [Internet]. Cummings Otolaryngology - Head and Neck Surgery. 2010:597-623.
35. Van Cauwenberge P, Sys L, De Belder T, Watelet J-B. Anatomy and physiology of the nose and the paranasal sinuses. Immunol Allergy Clin North Am. 2004;24(1):1-17.
36. Cobanoğlu B, Toskala E, Ural A, Cingi C. Role of leukotriene antagonists and antihistamines in the treatment of allergic rhinitis. Curr Allergy Asthma Rep. 2013;13(2):203-8.
37. Melvin T-AN, Ramanathan M. Role of innate immunity in the pathogenesis of allergic rhinitis [Internet]. Vol. 20, Current Opinion in Otolaryngology & Head and Neck Surgery. 2012:194-8.
38. Fokkens WJ, Lund VJ, Hopkins C, et al. European Position Paper on Rhinosinusitis and Nasal Polyps 2020. Rhinology. 2020;58(S29):1-464.
39. Monahan-Earley R, Dvorak AM, Aird WC. Evolutionary origins of the blood vascular system and endothelium. J Thromb Haemost. 2013;11(1):46-66.
40. Nagy JA, Benjamin L, Zeng H, et al. Vascular permeability, vascular hyperpermeability and angiogenesis. Angiogenesis. 2008;11(2):109-19.
41. Khurana N, Pulsipher A, Jedrzkiewicz J, et al. Inflammation-driven vascular dysregulation in chronic rhinosinusitis. Int Forum Allergy Rhinol [Internet]. 2020.
42. Krouse JH. The Unified Airway [Internet]. Vol. 20, Facial Plastic Surgery Clinics of North America. 2012:55-60.
43. Fuentes A, Fresno MJ, Santander H, et al. [Olfactory sensory perception]. Rev Med Chil. 2011;139(3):362-7.
44. Doty R L. Handbook of olfaction and gustation. 2015.

45. Kern R C, Quinn B, Rosseau G, Farbman A I. Post-traumatic Olfactory Dysfunction [Internet]. Vol. 110. Laryngoscope. 2000:2106-9.
46. Astic L, Saucier D. Neuronal plasticity and regeneration in the olfactory system of mammals: morphological and functional recovery following olfactory bulb deafferentation. Cell Mol Life Sci. 2001;58(4):538-45.
47. Hadley K, Orlandi R R, Fong K J. Basic anatomy and physiology of olfaction and taste. Otolaryngol Clin North Am. 2004;37(6):1115-26.
48. Iwai N, Zhou Z, Roop D R, Behringer R R. Horizontal basal cells are multipotent progenitors in normal and injured adult olfactory epithelium. Stem Cells. 2008;26(5):1298-306.
49. Breer H, Fleischer J, Strotmann J. The sense of smell: multiple olfactory subsystems. Cell Mol Life Sci. 2006;63(13):1465-75.
50. Vassar R, Ngai J, Axel R. Spatial segregation of odorant receptor expression in the mammalian olfactory epithelium. Cell. 1993;74(2):309-18.

ESTUDO RADIOLÓGICO DO NARIZ E DOS SEIOS PARANASAIS

Andrea Santos Dumont Costacurta ▪ Débora de Carvalho Garcez

INTRODUÇÃO

Conhecer a anatomia regional é o primeiro passo dos muitos necessários para a boa prática médica. Por muitos anos o estudo dos seios da face ficou restrito às radiografias simples, bastante limitadas em termos de informação anatômica pela sobreposição de estruturas ósseas complexas e elevada frequência de variações anatômicas.

O advento da tomografia computadorizada moderna e a consequente substituição do estudo radiológico convencional como pedra fundamental na avaliação da cavidade nasal e dos seios paranasais foram revolucionários ao permitir a exposição de uma anatomia individualizada para cada paciente.

Por sua vez a introdução da endoscopia nasal tornou mandatória a avaliação apurada das características anatômicas únicas de cada indivíduo possibilitando planejamento cirúrgico adequado ao antecipar dificuldades, identificar áreas críticas, detectar variações anatômicas e doenças ósseas e surpreender condições extrínsecas aos seios que possam impactar na conduta proposta.

O estudo radiológico atual por tomografia aliado à universalização das plataformas digitais de manipulação de imagem constitui-se hoje em um processo dinâmico, mais do que puramente estático e seccional, que oferece planos de reformatação variados, adição ou não de volume, reconstruções tridimensionais e múltiplas janelas de atenuação valorizando um ou outro elemento anatômico.

Nosso objetivo neste capítulo será o de apresentar a anatomia radiológica seccional da cavidade nasal e dos seios da face, sugerindo melhores métodos de avaliação, destacando a sua relação com estruturas vizinhas críticas, delineando vias de drenagem e descrevendo variações anatômicas relevantes.

A sistematização da análise radiológica é importante na identificação de patologias e suas causas e na prevenção de complicações cirúrgicas.

MÉTODOS DE IMAGEM

Introdução

Os métodos de imagem mais utilizados são a tomografia computadorizada e a ressonância magnética, sendo que frequentemente tais métodos são complementares e a sua avaliação conjunta permite ao radiologista maior segurança na formulação de sua hipótese diagnóstica e na descrição detalhada de achados pertinentes às conduções clínica e cirúrgica do paciente.

Várias são as condições em que uma abordagem multidisciplinar se faz necessária, sendo o estudo por imagem uma etapa importante na investigação das anomalias congênitas craniofaciais, lesões tumorais benignas e malignas, trauma maxilofacial, fístula liquórica, desordens metabólicas ou ósseas craniofaciais, bem como em algumas condições inflamatórias não infecciosas nasossinusais.

A avaliação por imagem nos pacientes com doença inflamatória nasossinusal aguda usualmente não é necessária, estando indicada na presença de sinais ou sintomas de alarme que sugiram complicações orbitárias ou intracranianas. Na doença crônica ou recorrente, o estudo por imagem tem papel importante na detecção de fatores causais ou predisponentes à doença nasossinusal e, também, no planejamento cirúrgico adequado.

A avaliação por imagem pré-operatória nos pacientes submetidos à cirurgia endonasal não se limita, portanto, ao estudo da doença nasossinusal e sua extensão. É uma ferramenta que permite a identificação de áreas potenciais de lesão durante o procedimento e, ainda, de alterações e variantes anatômicas que possam ser um fator limitante ao acesso cirúrgico, auxiliando na decisão da técnica cirúrgica a ser escolhida e prevenindo lesões iatrogênicas.

A seguir detalharemos algumas diferenças entre os principais métodos de imagem que fazem parte do arsenal de ferramentas diagnósticas e as suas principais indicações e limitações.

Tomografia Computadorizada (TC)

A TC é considerada o método de escolha na avaliação pré-operatória dos pacientes candidatos à cirurgia endonasal, sendo um guia anatômico que permite ao cirurgião o mapeamento detalhado da estrutura óssea do nariz e seios paranasais.

É um método bastante disponível e de rápida realização, podendo ser feito, inclusive, em pacientes claustrofóbicos e não cooperativos. A principal desvantagem deste método é a exposição à radiação ionizante, sendo a dose de radiação maior que a radiologia convencional.

O advento dos tomógrafos *multislices* permitiu a aquisição de dados brutos com cortes milimétricos a partir dos quais reconstruções multiplanares (Fig. 3-1 e Vídeo 3-1) e tridimensionais (Fig. 3-2) são obtidas, com redução do tempo de exame, maior conforto no posicionamento do paciente em decúbito ventral e, ainda, redução de artefatos decorrentes de restaurações dentárias. Entretanto, há consequente aumento

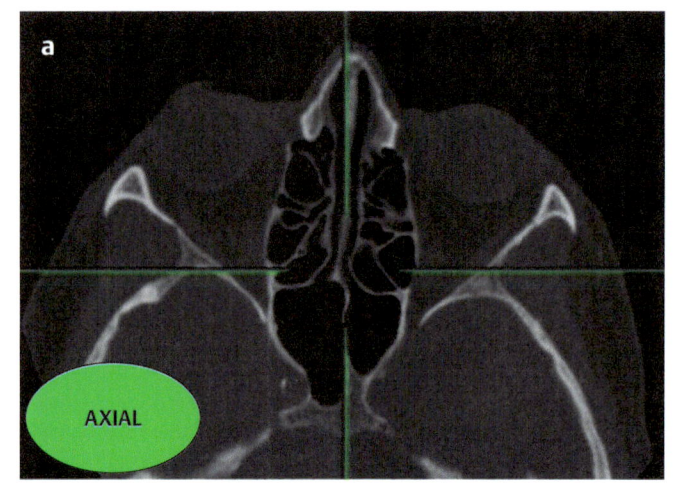

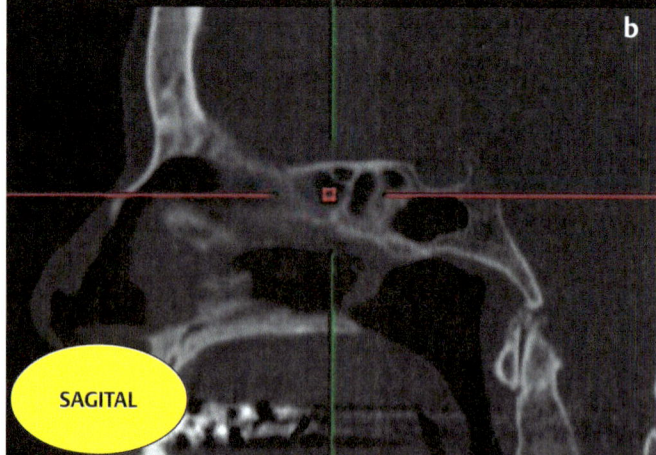

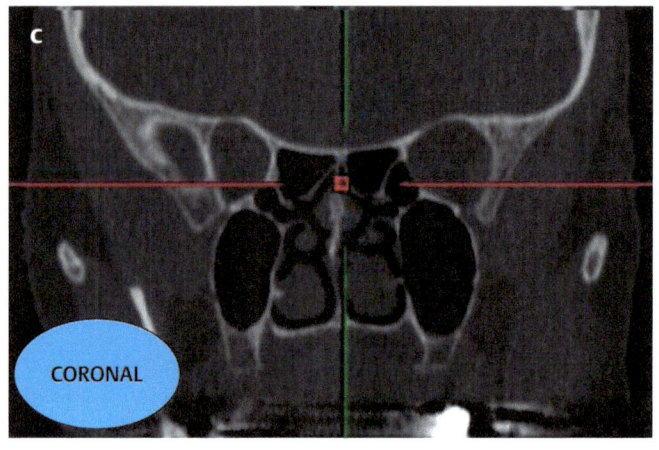

Fig. 3-1. Reconstruções multiplanares. (a) Plano axial, (b) plano sagital, (c) plano coronal.

da dose de radiação que varia de acordo com o equipamento e o protocolo utilizados.

As múltiplas reformatações que podem ser obtidas auxiliam na avaliação pormenorizada de algumas regiões. As reconstruções sagitais, por exemplo, auxiliam bastante o estudo dos seios frontais, etmoidais e das passagens frontais (Fig. 3-3).

A TC é superior à ressonância magnética na identificação de focos de calcificações e também no detalhamento da estrutura óssea.

Na investigação de pacientes com suspeita de fístula liquórica, a tomografia pode ser útil na identificação do local e no tamanho do defeito ósseo (Fig. 3-4).

A **cisternografia por TC** (Fig. 3-5) através da administração de contraste intratecal seguida da realização de tomografia é, em alguns casos, de grande valia para identificar a falha óssea através do extravasamento do contraste.

O estudo das doenças inflamatórias nasossinusais, usualmente, não requer a administração venosa de contraste.

A administração venosa de contraste no estudo tomográfico pode auxiliar na detecção e na avaliação da extensão das lesões sólidas, porém a ressonância magnética com contraste venoso é superior, sendo o método mais indicado (Fig. 3-6).

Controle de Dose e Protocolos de Baixa Dose de Radiação

A preocupação com a redução da dose de exposição à radiação ionizante é mandatória em todas as faixas etárias, devendo ser instituído protocolo de baixa dose, especialmente em pacientes pediátricos ou que precisem realizar o exame repetidas vezes.

Os aparelhos mais modernos com automatização da corrente de tubo, somado ao uso de protetores individuais e protocolos otimizados permitem que se reduza a dose de radiação recebida pelo paciente.

O manejo entre aquisição de imagem com boa qualidade diagnóstica e menor dose de radiação possível deve ser responsabilidade do médico radiologista e demais profissionais envolvidos na aquisição das imagens. O médico solicitante do exame também deve estar ciente dos riscos provenientes da radiação e dos métodos de imagem alternativos.

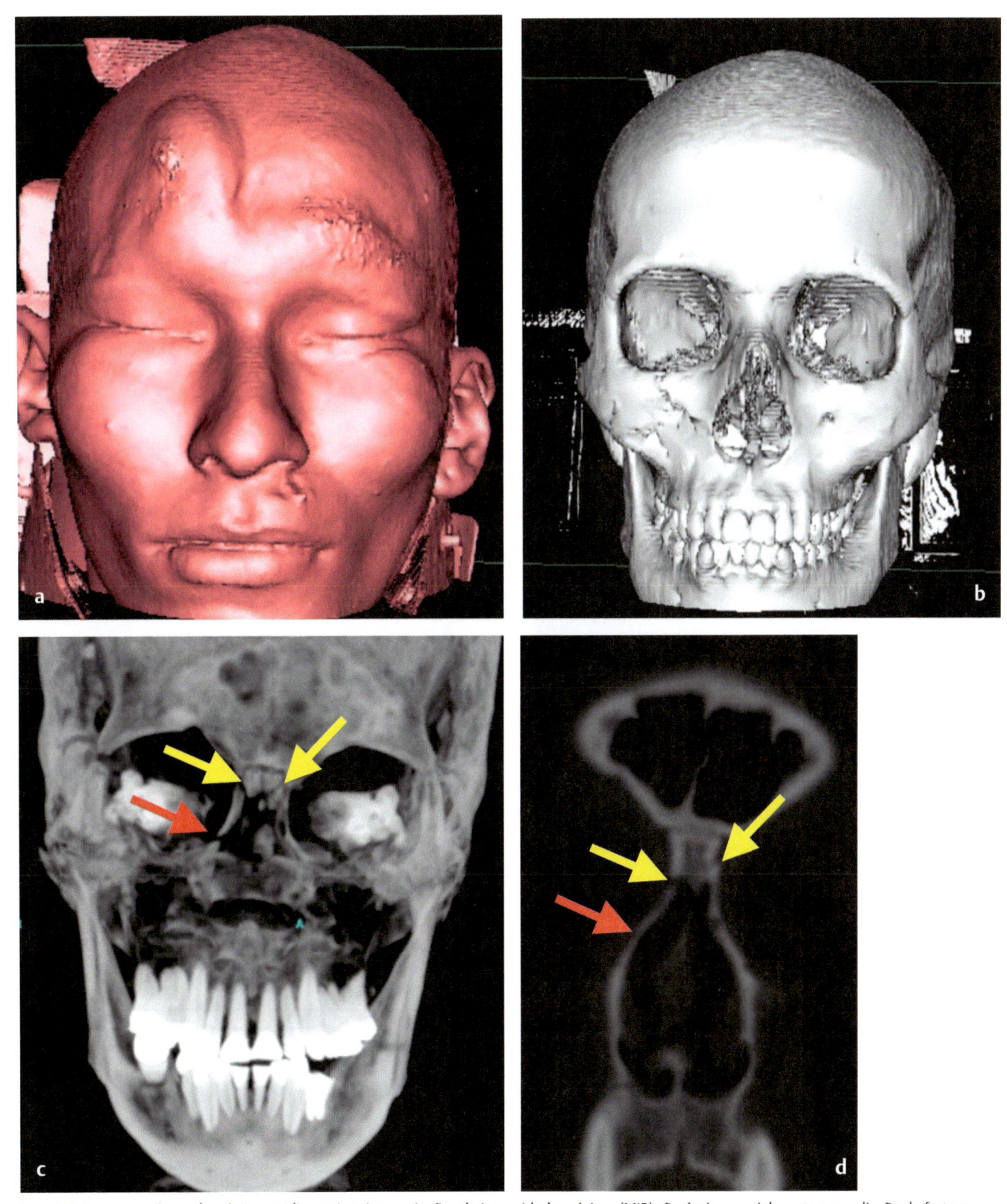

CAPÍTULO 3 ▪ ESTUDO RADIOLÓGICO DO NARIZ E DOS SEIOS PARANASAIS

Fig. 3-2. Reconstruções volumétricas tridimensionais e projeções de intensidade máxima (MIP) são úteis especialmente na avaliação de fraturas e no pré-operatório de cirurgias. (**a**, **b**) Fratura do arco zigomático e parede anterior do seio maxilar à direita. (**c**, **d**) Fratura naso-orbitoetmoidal (NOE) (→ →).

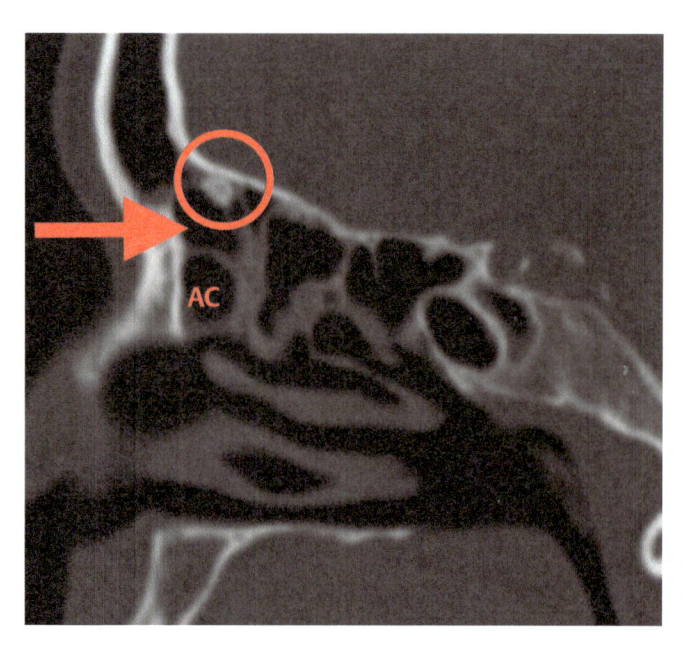

Fig. 3-3. O plano sagital permite uma avaliação detalhada da passagem frontal e suas relações anatômicas. A presença de pequeno osteoma superiormente (○) e célula etmoidal anterior extramural inferiormente (→) determinam estreitamento da passagem frontal. AC: célula de *agger nasi*.

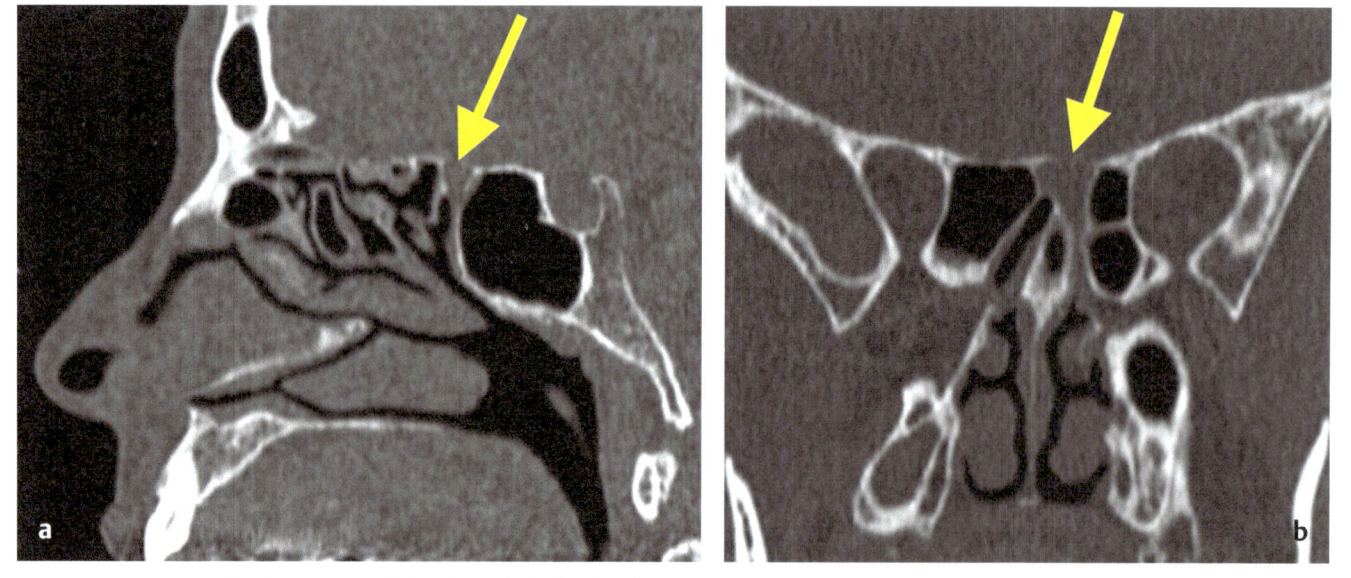

Fig. 3-4. Paciente com fístula liquórica e defeito ósseo (→) identificado no estudo tomográfico. (**a**) Plano sagital e (**b**) plano coronal.

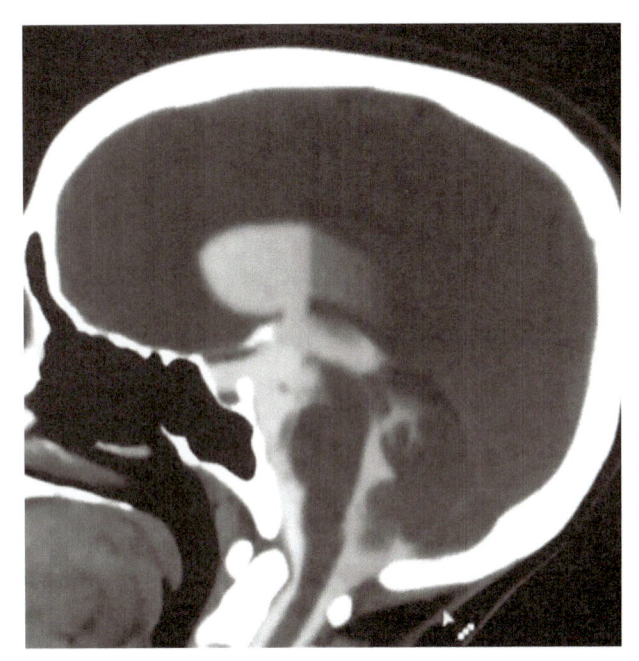

CAPÍTULO 3 ▪ ESTUDO RADIOLÓGICO DO NARIZ E DOS SEIOS PARANASAIS 33

Fig. 3-5. Cisternografia por TC em paciente com fístula liquórica não traumática e cisto aracnóideo suprasselar, submetida a III ventriculocistocisternostomia.

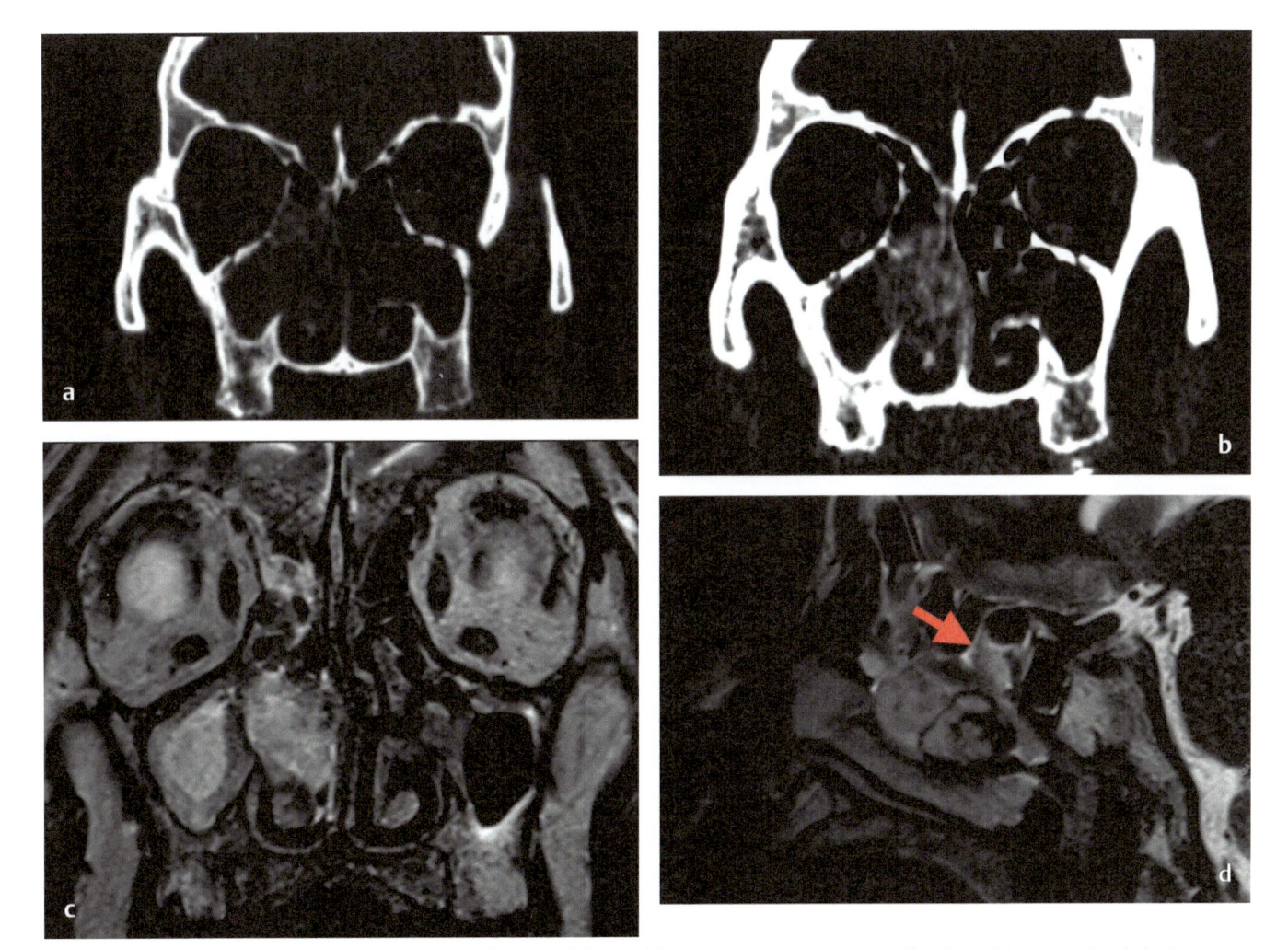

Fig. 3-6. Paciente de 56 anos com lesão expansiva na fossa nasal direita. (**a**) TC sem contraste venoso: evidencia o efeito expansivo da lesão na fossa nasal, porém não é possível a sua delimitação, sendo questionável a extensão ao seio maxilar. (**b**) TC com contraste venoso: a lesão exibe realce pelo meio de contraste, sendo mais bem delimitada. Entretanto, ainda é duvidosa a extensão ao seio maxilar direito, sendo a sua parede medial indistinguível ao método. (**c**) RM: a lesão é facilmente delimitada, não se caracterizando extensão ao seio maxilar, mas apenas abaulamento lateral de sua parede. (**d**) Pequena extensão superior da lesão ao etmoide posterior (→) é bem caracterizada na RM (não era identificada na TC).

Ressonância Magnética (RM)

A RM tem a principal vantagem da ausência de radiação ionizante. Entretanto, é um exame mais longo, com algumas contraindicações como a presença de certos dispositivos metálicos e de difícil realização por pacientes claustrofóbicos.

Este método é superior na distinção tecidual, permitindo, por exemplo, delimitar uma lesão sólida da doença inflamatória circunjacente mesmo nas imagens ponderadas em T2 sem administração venosa de contraste. A grande maioria das lesões tumorais nasossinusais tem alta celularidade e, portanto, exibem sinal intermediário em T2 que pode ser facilmente distinguido do sinal elevado em T2 do tecido inflamatório (Fig. 3-7). Algumas das lesões tumorais que podem exibir sinal elevado em T2 são os tumores de glândulas salivares benignos ou de baixo grau, schwannomas e raras lesões hemangiomatosas e tumores polipoides como o papiloma invertido.

A RM com contraste venoso está indicada nas complicações intracranianas ou orbitárias da rinossinusite (Fig. 3-8) e na avaliação de tumores, pois evidencia melhor a extensão tumoral com envolvimento das estruturas orbitárias/intracranianas, invasão da base do crânio e disseminação perineural.

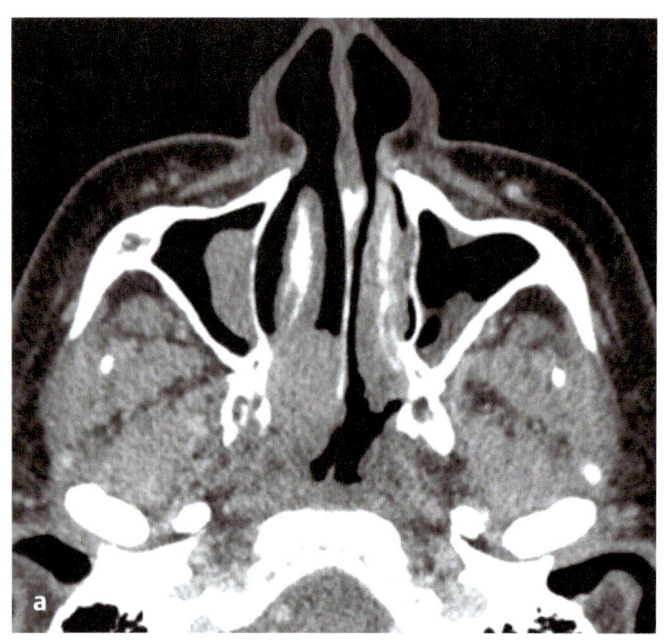

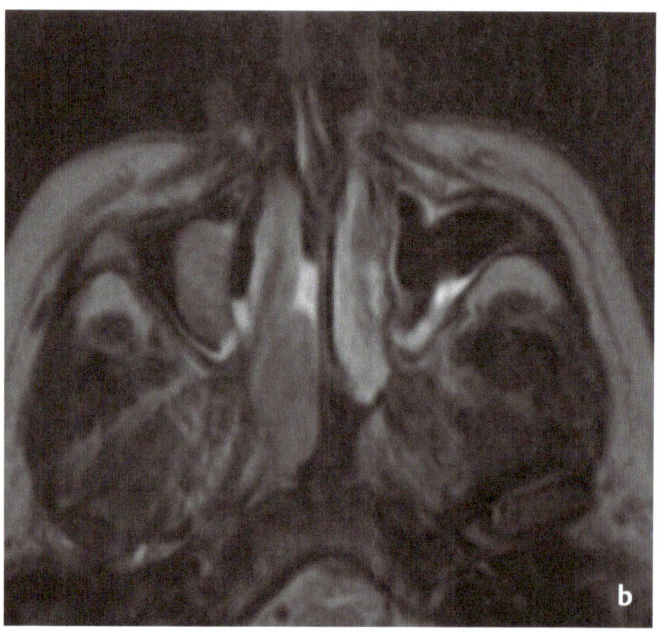

Fig. 3-7. Paciente com linfoma não Hodgkin difuso de grandes células B cutâneo. (a) TC evidenciando lesões polipoides com densidade de partes moles no seio maxilar e, posteriormente, na fossa nasal à direita. (b) RM, imagem ponderada em T2 exibindo o sinal intermediário/reduzido destas lesões.

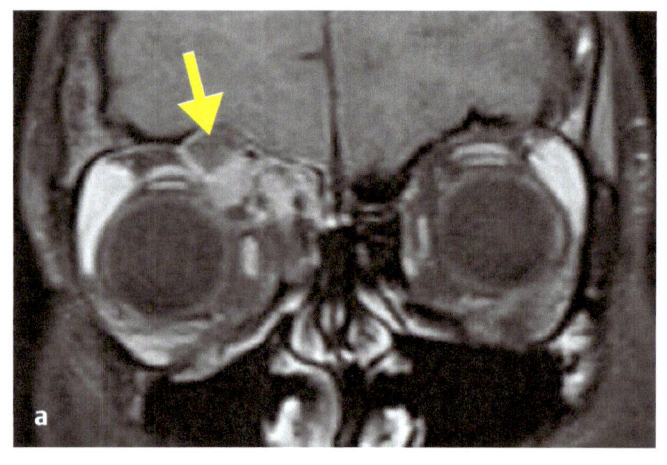

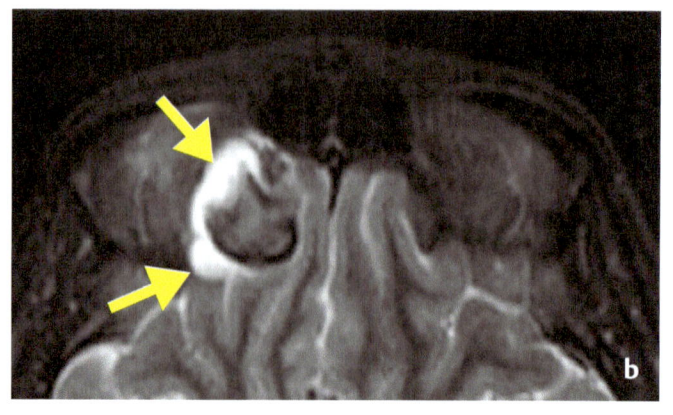

Fig. 3-8. Complicação de rinossinusite. Abscesso subperiosteal com (a) extensão intraorbitária (→) e (b) extensão intracraninana (→).

Na rinossinusite crônica, o achado na RM de material marcadamente hipointenso e/ou áreas de ausência de sinal em T2 podem representar concreções cálcicas ou metais pesados presentes nas hifas fúngicas. Vale ressaltar que, em alguns casos, este achado pode mimetizar uma cavidade normoaerada, sendo necessária a avaliação inicial ou conjunta com a TC (Fig. 3-9).

A RM é ainda um método não invasivo capaz de auxiliar na investigação de fístula liquórica através de sequências fortemente ponderadas em T2 que dispensam o uso de contraste e exibem efeito **cisternográfico** (**cisternografia por RM**) (Fig. 3-10).

Os protocolos de RM geralmente são individualizados de acordo com a região de interesse e patologia a ser estudada. Deve-se ressaltar o papel da RM em delimitar a extensão das lesões tumorais, com especial atenção às áreas críticas para ressecabilidade e planejamento cirúrgico, como assoalho das fossas cranianas anterior e média, fossa pterigopalatina, órbitas e palato. A delimitação da lesão por imagem também é muito importante na programação do tratamento radioterápico.

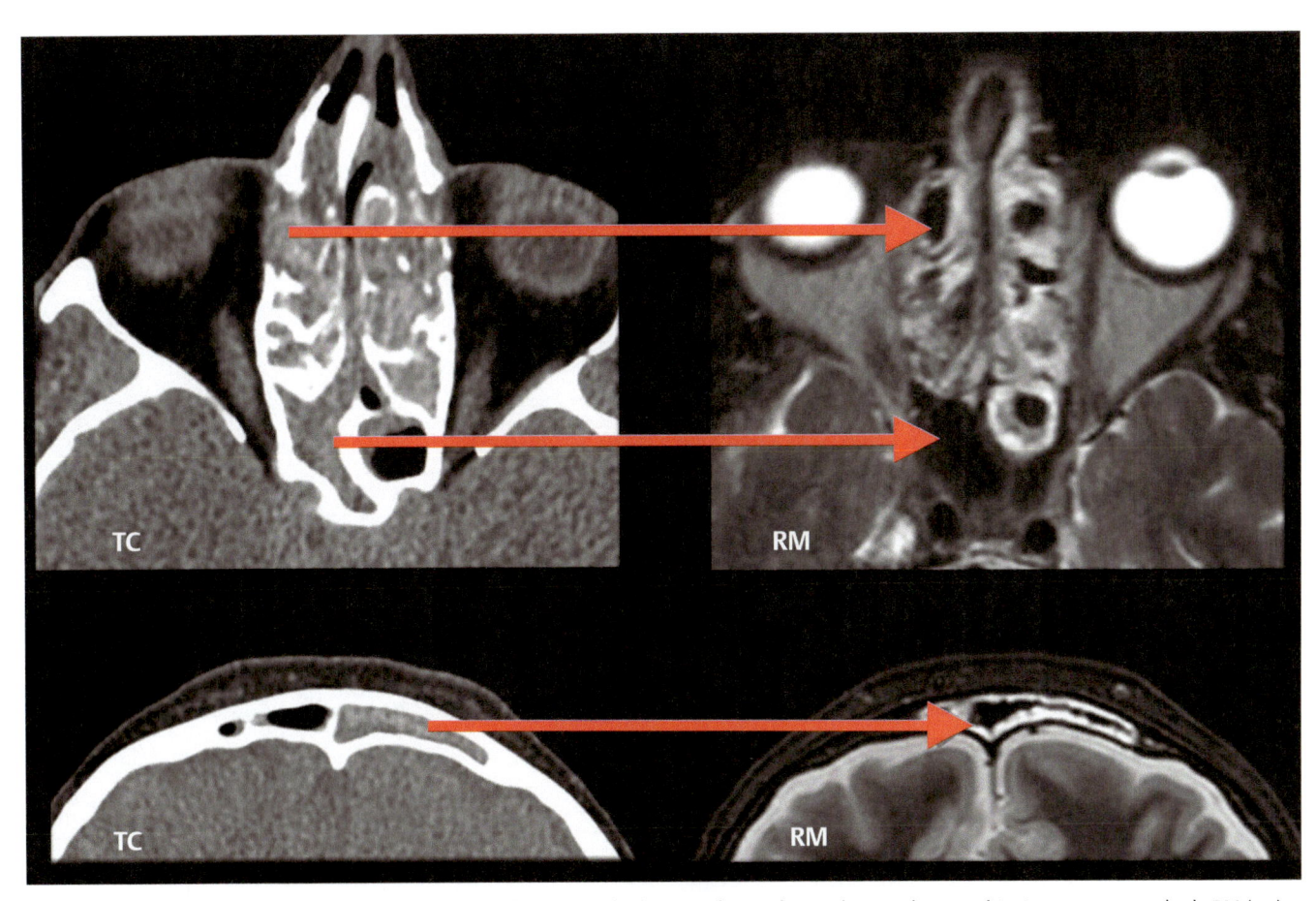

Fig. 3-9. Cavidades paranasais completamente obliteradas no estudo de TC podem exibir sinal marcadamente hipointenso no estudo de RM (→), mimetizando cavidades aeradas.

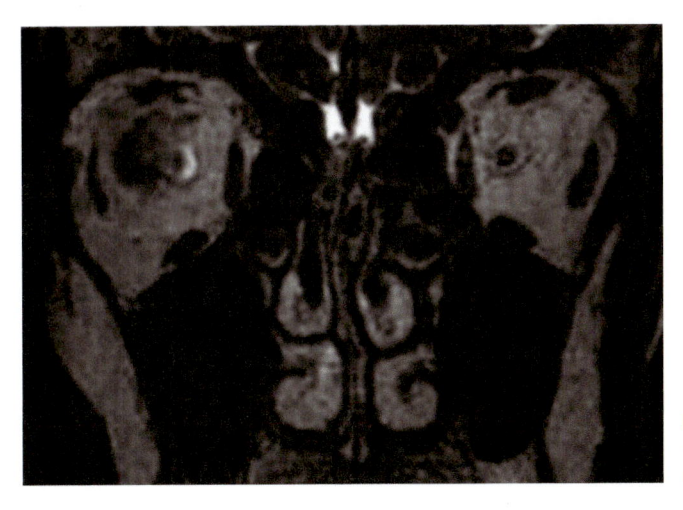

Fig. 3-10. Cisternografia por RM – evidencia-se o líquor com sinal hiperintenso (branco) preenchendo as fossas olfatórias.

Dacriocistografia por Tomografia Computadorizada e Dacriocistografia por Ressonância Magnética

A avaliação anatômica das vias lacrimais pode ser realizada por dacriocistografia convencional, tomografia computadorizada e ressonância magnética.

A dacriocistografia convencional é capaz de demonstrar a patência do sistema lacrimal, entretanto é bastante limitada em relação a qualquer informação extrínseca ao aparato lacrimal.

A combinação da dacriocistografia com a tomografia computadorizada (Figs. 3-11 e 3-12a) traz a informação do sistema de drenagem do aparato lacrimal e, também, das estruturas de partes moles e ósseas no seu entorno, o que facilita o planejamento pré-operatório. Este método pode ser realizado através da instilação de contraste não iônico hidrossolúvel na conjuntiva, o que permite uma avaliação fisiológica além da anatômica. Em alguns casos, na ausência da opacificação após a instilação, a cateterização pode ser necessária.

A dacriocistografia por ressonância magnética (Fig. 3-12b) também é útil na avaliação do aparato lacrimal, sem exposição à radiação ionizante e sem a utilização do meio de contraste. No entanto, a RM não permite a avaliação adequada da estrutura óssea e também é limitada no estudo das pequenas estruturas lacrimais de drenagem em comparação com a tomografia.

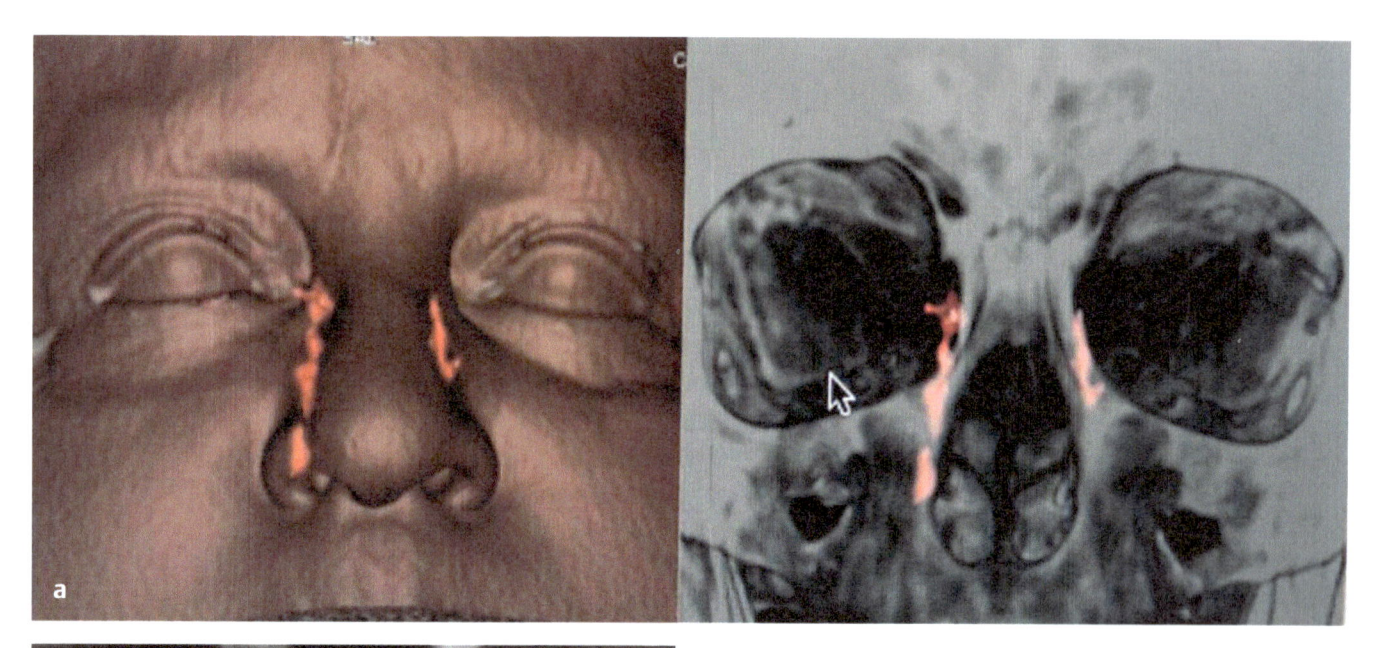

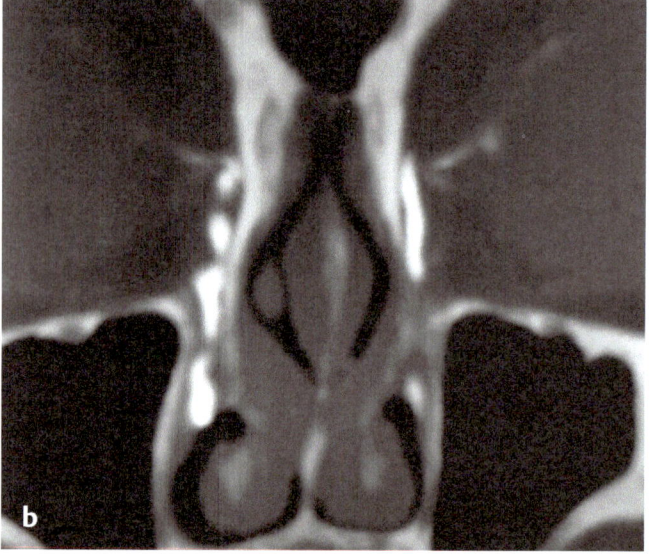

Fig. 3-11. Dacriocistografia por tomografia computadorizada (dacriocistografia – TC). Obstrução parcial baixa do ducto nasolacrimal bilateralmente, maior à esquerda. (a) Reconstruções tridimensionais. (b) MIP.

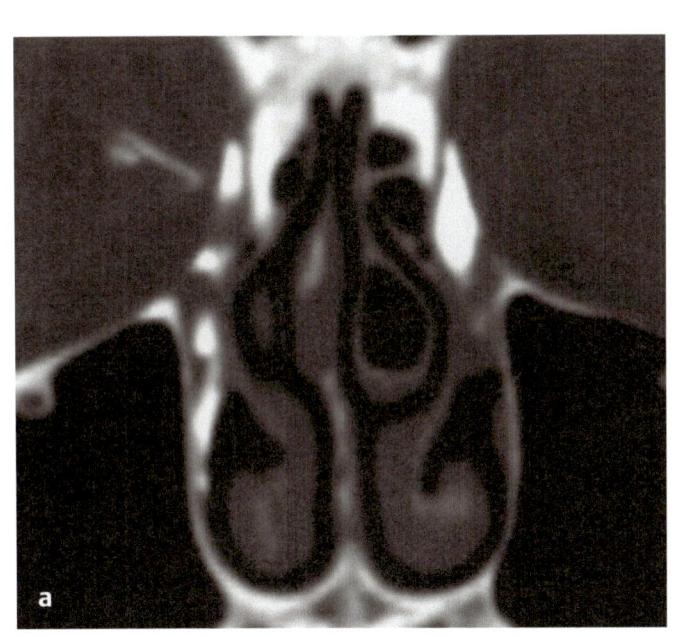

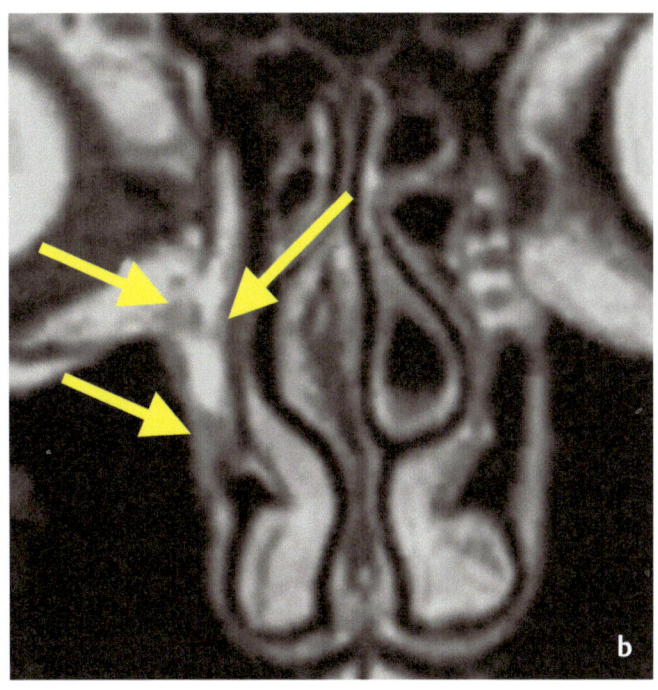

Fig. 3-12. Obstrução parcial do ducto nasolacrimal direito. (**a**) Dacriocistografia por tomografia computadorizada (dacriocistografia – TC) – identificam-se falhas de enchimento no ducto nasolacrimal direito. (**b**) Dacriocistografia por ressonância magnética (dacriocistografia – RM) – observa-se espessamento tecidual irregular (→) revestindo o ducto nasolacrimal direito e determinando áreas focais de calibre.

NARIZ E CAVIDADE NASAL

Pirâmide Nasal

O nariz obtém seu formato piramidal único através de ossos e cartilagens, sendo constituído pelo processo nasal do osso frontal, ossos nasais, processos frontais das maxilas, cartilagens superiores ou laterais, cartilagens inferiores ou alares e septal ou quadrangular. Há outras pequenas cartilagens em número variável, entre elas as alares menores.

A avaliação do componente cartilaginoso da pirâmide nasal é mais bem realizada por ressonância magnética (Fig. 3-13) enquanto as estruturas ósseas e as respectivas suturas são bem demonstradas à tomografia.

Imagens obtidas no plano axial à tomografia no plano da sutura nasofrontal mostram a insinuação do processo nasal frontal posterior aos ossos nasais e a inserção anterior da lâmina perpendicular do etmoide no frontal (Fig. 3-14). Em plano mais inferior vemos os ossos nasais formando a ponte nasal e a lâmina etmoidal inserida na crista nasal.

À tomografia computadorizada, planos oblíquos paralelos ao dorso nasal e com adição de volume (MIP) contribuem para melhor individualização dos ossos nasais (Fig. 3-15).

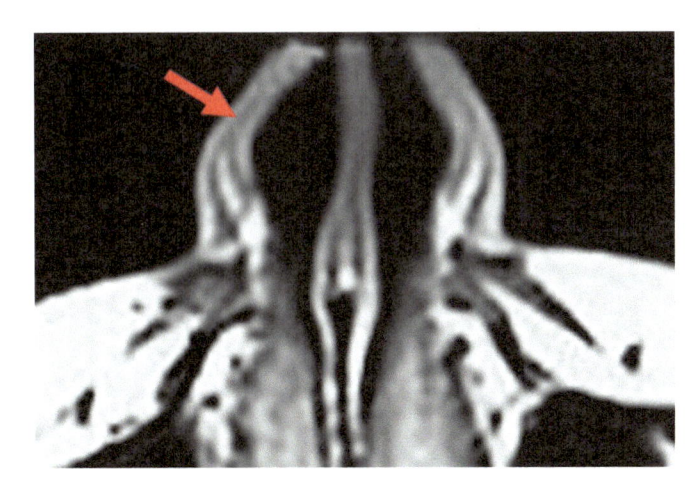

Fig. 3-13. Imagem axial de RM mostrando a cartilagem nasal (→).

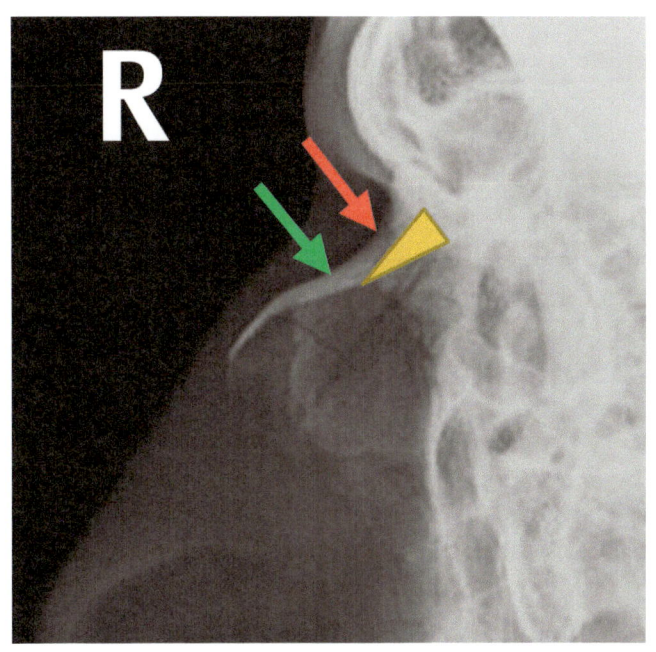

Fig. 3-14. Radiografia em perfil mostra a sutura nasofrontal (→) e os ossos nasais (→) e o processo nasal do osso frontal (▷).

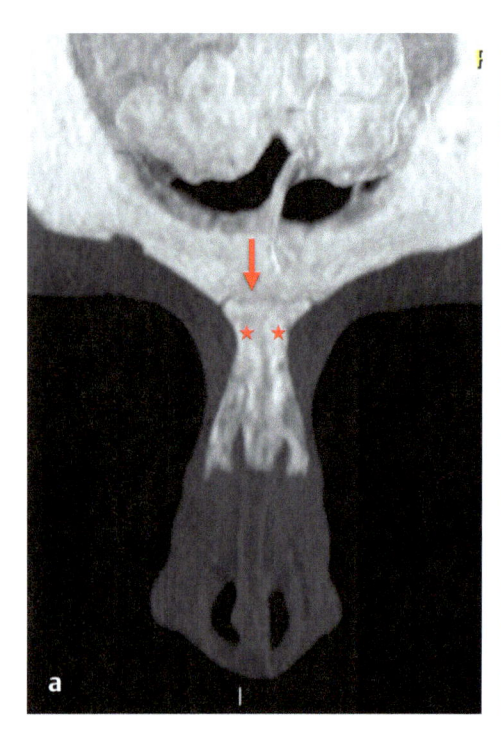

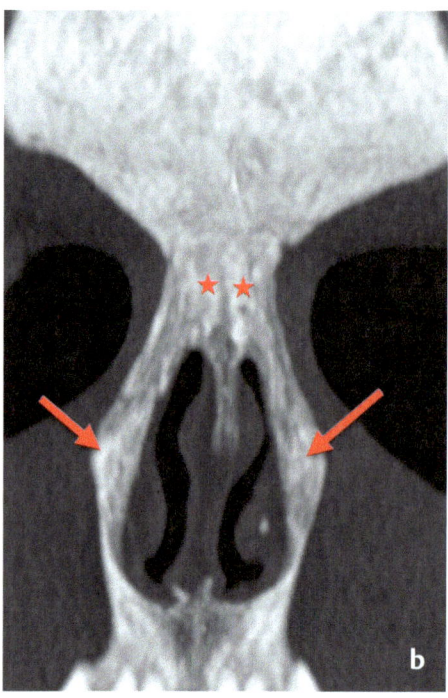

Fig. 3-15. Pirâmide nasal. (a) Imagem coronal (MIP) demonstrando os ossos nasais (★) e a sutura frontonasal (→). (b) Imagem coronal obtida em plano posterior à imagem a mostrando os processos frontais da maxila (→).

Septo Nasal

A maior parte do septo nasal é representada pela lâmina perpendicular do etmoide posteriormente e a cartilagem septal ou quadrangular anteriormente (Fig. 3-16). A proporção entre os dois varia de indivíduo para indivíduo e a cartilagem septal dá sustentação ao dorso nasal. O vômer completa a porção posteroinferior. A crura medial da cartilagem alar forma a porção móvel anteroinferior do septo e as cristas maxilar e palatina completam o segmento inferior. As imagens obtidas nos planos axial e coronal são excelentes para a caracterização dos desvios septais (Fig. 3-17).

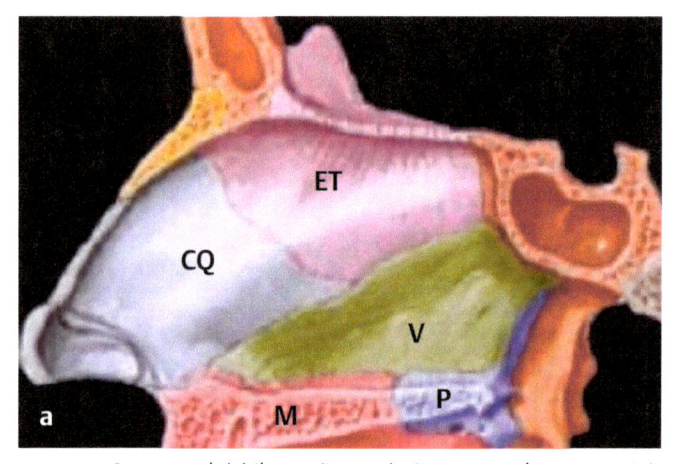

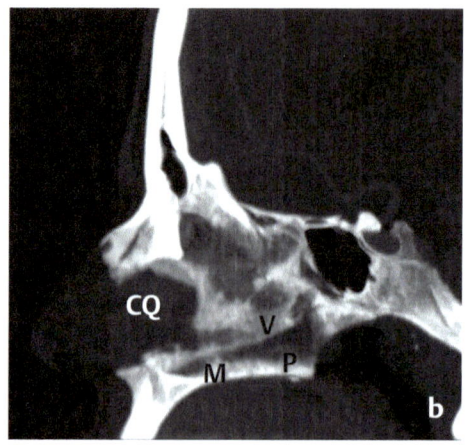

Fig. 3-16. Septo nasal. (a) Ilustração anatômica mostrando a composição do septo nasal: cartilagem quadrangular (CQ), lâmina perpendicular do etmoide (ET), vômer (V), crista palatina (P) e maxilar (M). (b) Imagem sagital (MIP) reproduzindo a anatomia.

Fig. 3-17. Desvios septais. (a) Imagem axial mostrando septo nasal normal. (b) Imagem axial mostrando múltiplas curvaturas septais (→). (c) Imagem coronal evidenciando desvio condrovomeral (→).

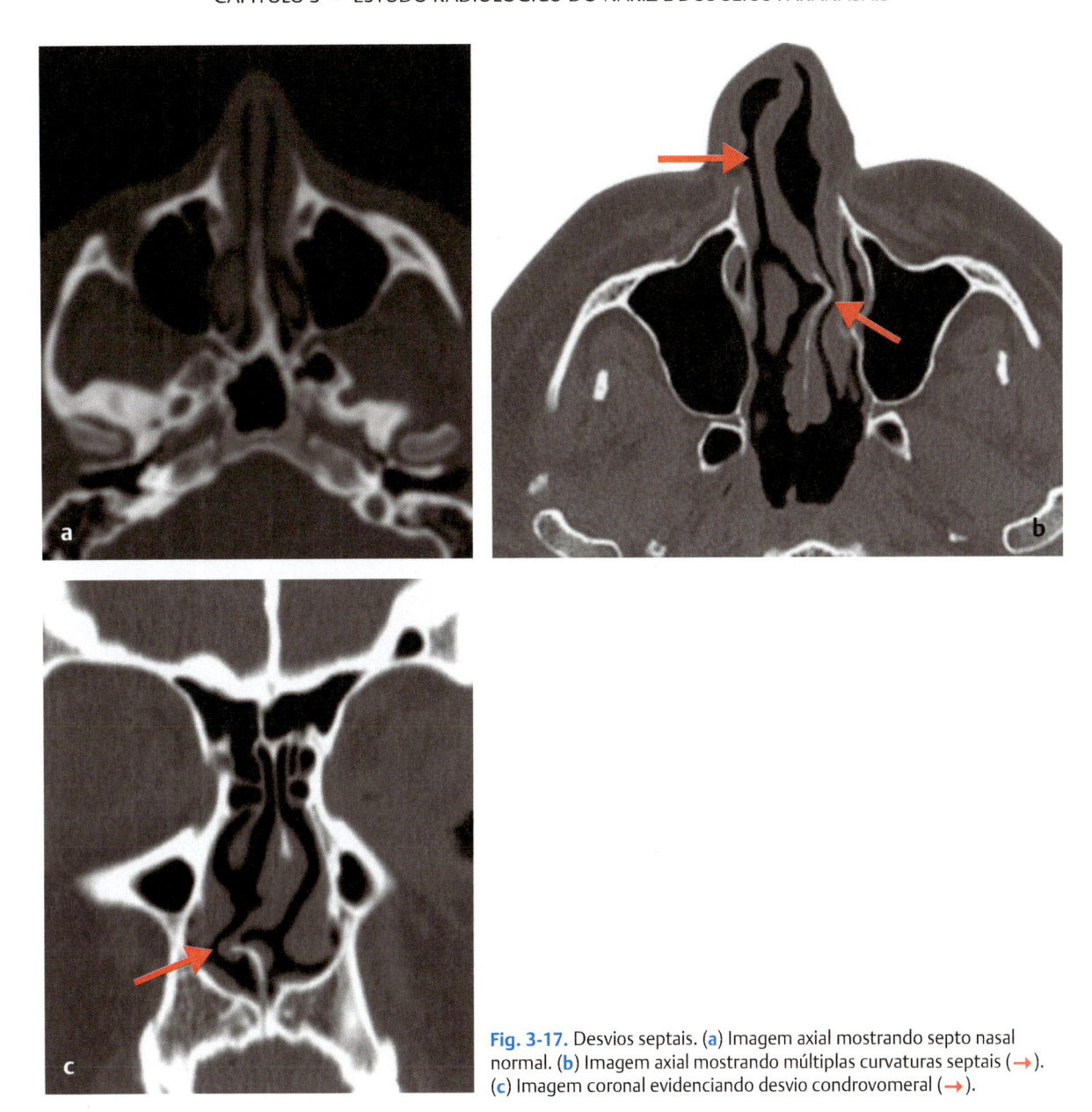

Cavidade Nasal

A cavidade nasal é dividida ao meio pelo septo nasal.

As aberturas nasais (narinas) comunicam-se com a porção anterior da cavidade nasal chamada de vestíbulo, que é recoberto por epitélio estratificado escamoso e delimitado lateralmente pela cartilagem alar. O limite posterior do vestíbulo é dado por uma crista na parede lateral o *limen vestibuli*, não identificado na imagem, que marca a margem inferior da cartilagem lateral. À tomografia este limite é aproximado, coincidindo com abertura óssea da fossa nasal, a abertura piriforme (Fig. 3-18), bem vista no plano axial. Em crianças nascidas a termo, a abertura é superior a 11 mm.

O restante da cavidade nasal é recoberto por epitélio respiratório e olfatório. As coanas nasais, situadas posteriormente à cauda dos cornetos nasais, marcam o limite posterior (Fig. 3-19), no plano, e podem ser bem apreciadas nos planos axial, usado para atresia coanal, e sagital.

O assoalho da cavidade nasal é formado pelo palato duro, os dois terços anteriores pelos processos palatinos da maxila e o terço posterior pelo osso palatino. Já as lâminas cribiformes do etmoide são o limite superior da cavidade nasal. O plano coronal perpendicular ao teto e ao assoalho é o ideal para a visualização destas estruturas.

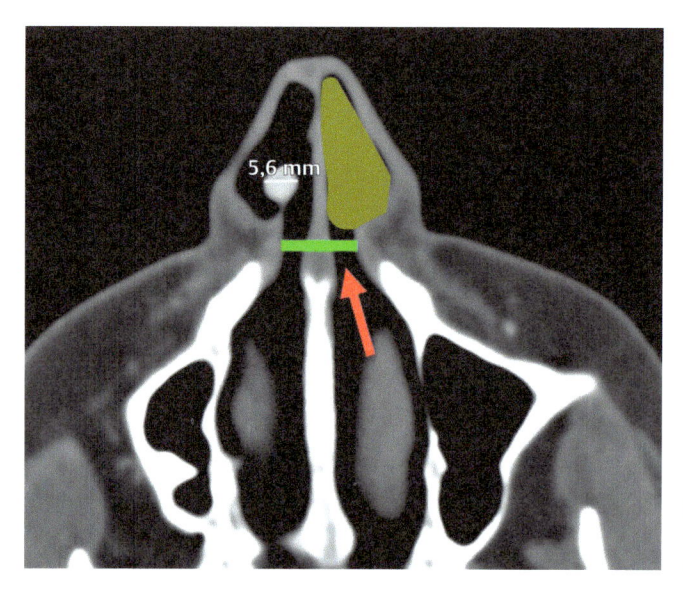

Fig. 3-18. Imagem axial no plano do vestíbulo nasal mostrando a abertura piriforme (→) e pequeno pólipo no vestíbulo nasal direito.

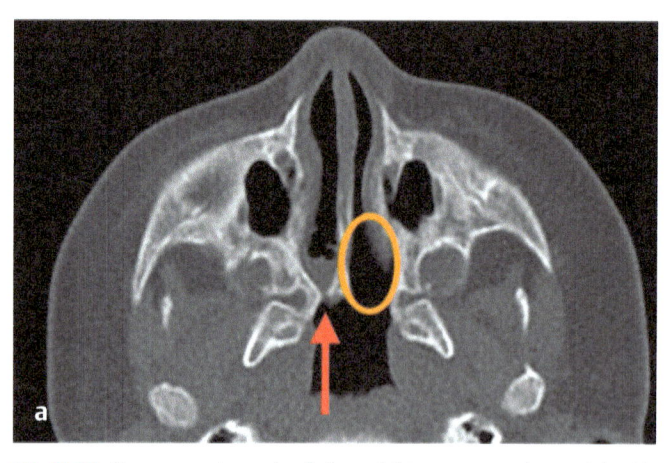

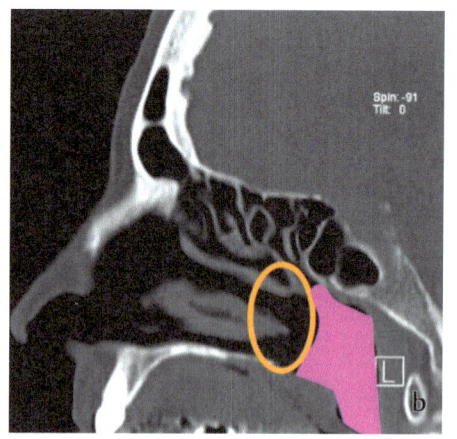

Fig. 3-19. Coanas nasais e a rinofaringe. (**a**) Imagem no plano axial evidencia atresia coanal direita (→) e coana nasal esquerda normal (O). (**b**) Imagem no plano sagital demonstrando a cauda dos cornetos nasais delimitando as coanas nasais (O) e a rinofaringe (−).

Lâminas Crivosas

As lâminas crivosas do etmoide são estruturas estreitas, alcançando largura máxima de 5 mm posteriormente, delgadas e perfuradas, permitindo a passagem dos filetes olfatórios e, portanto, de baixa densidade óssea necessitando de técnica adequada para a sua visualização. São compostas pelas lamelas medial, ou horizontal, e lateral (Fig. 3-20). Assimetrias de inclinação e altura das lâminas crivosas entre os lados são comuns acarretando risco cirúrgico e devendo ser ativamente procuradas. A altura das lamelas laterais determina a profundidade da fossa olfatória segundo a classificação de Keros:

- *Tipo I*: 1 a 3 mm;
- *Tipo II*: 4 a 7 mm;
- *Tipo III*: 8 a 16 mm.

Fossas olfatórias profundas, insinuadas entre células etmoidais, são sujeitas a maior risco de complicações (Fig. 3-21), entre elas a fístula liquórica.

A lâmina crivosa separa a fossa craniana anterior da fossa nasal: acima fica a goteira olfatória e abaixo o recesso olfatório (Fig. 3-22). O recesso olfatório está situado abaixo da lâmina crivosa e posteriormente se abre para o recesso esfenoetmoidal. A obliteração focal do recesso na ausência de sinusopatia deve ser sinal de alerta para o examinador podendo indicar a presença de cefalocele ou tumor, mais bem investigados por ressonância magnética (Fig. 3-23).

O teto do etmoide equivale ao somatório da lâmina crivosa e da fóvea etmoidal, esta constituída pelo processo orbitário do osso frontal (Fig. 3-20).

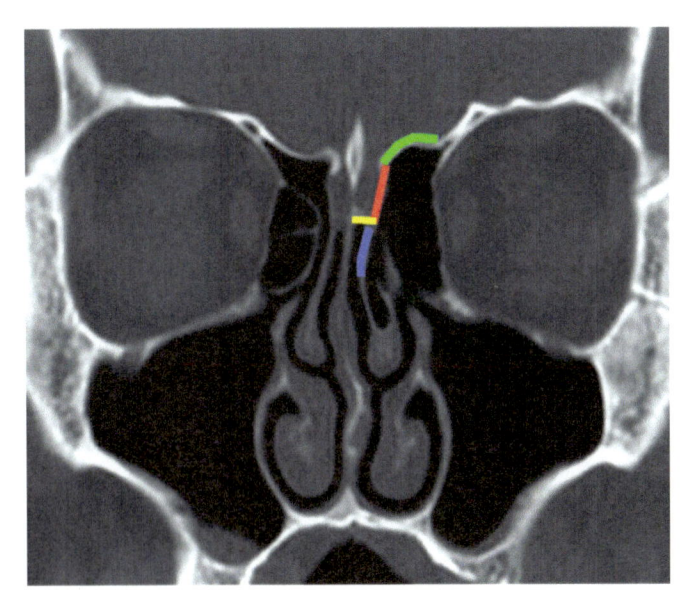

CAPÍTULO 3 ▪ ESTUDO RADIOLÓGICO DO NARIZ E DOS SEIOS PARANASAIS

Fig. 3-20. Imagem coronal mostrando as lamelas medial (–) e lateral (–) do etmoide, a lamela vertical (–) do corneto nasal e a fóvea etmoidal (–).

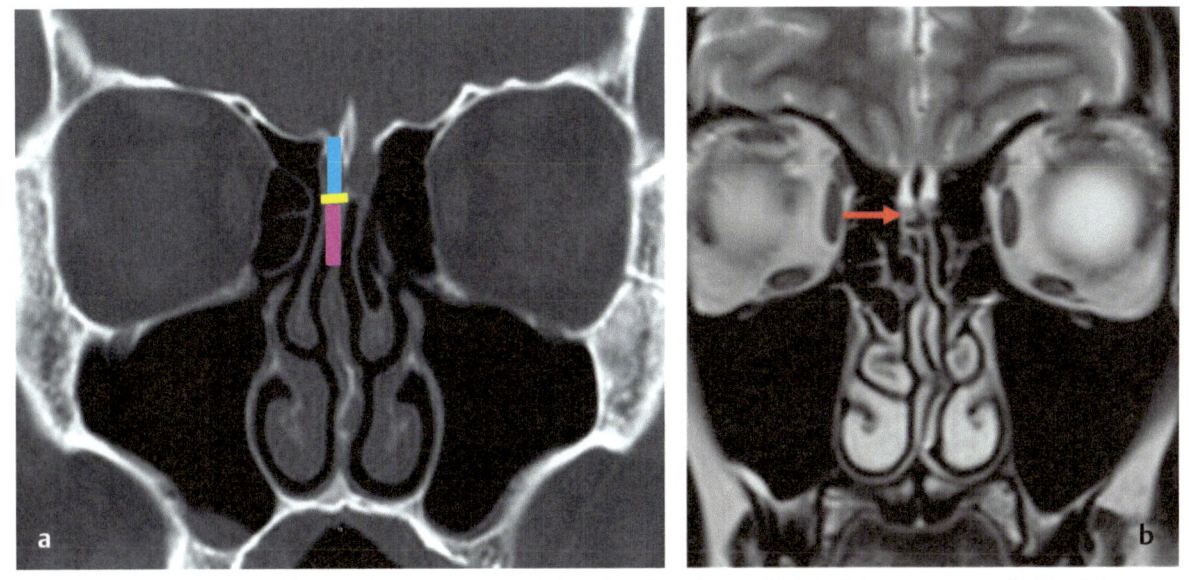

Fig. 3-21. Recessos e fossas olfatórias. (**a**) Imagem coronal identificando as fossas olfatórias (–) e os recessos olfatórios (–) separados pela lamela medial (–) (**b**) RM coronal ponderada em T2 mostrando a relação entre a fossa craniana anterior e a fossa nasal, separadas por delgada lâmina óssea. Os bulbos olfatórios estão destacados pelo líquor hiperintenso ao seu redor sendo bem individualizados à RM (→).

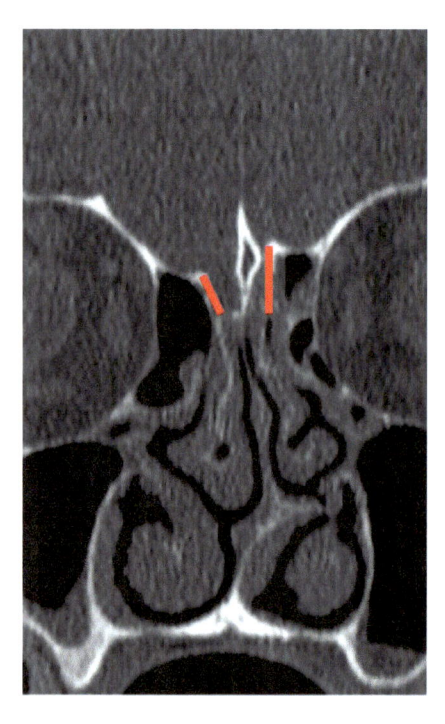

Fig. 3-22. Imagem coronal mostrando assimetria das lamelas laterais (−), do tipo Keros 2 à direita e 3 à esquerda.

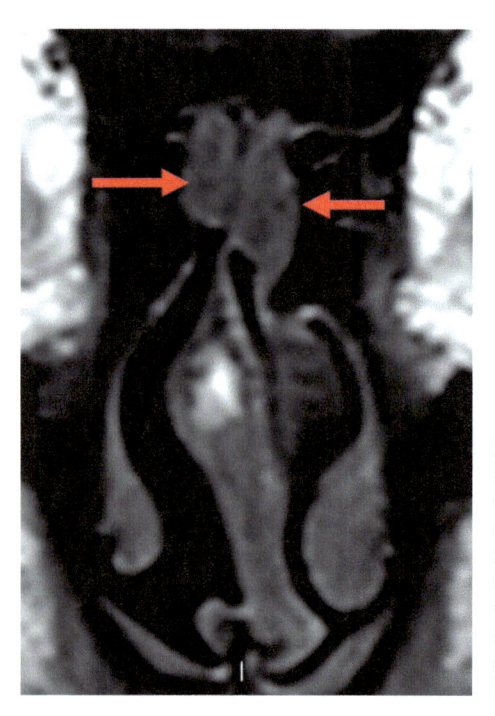

Fig. 3-23. Imagem coronal à RM demonstrando nódulos ocupando os recessos olfatórios característicos de hamartomas (→).

Cornetos e Meatos

A parede lateral da fossa nasal tem maior complexidade anatômica pois nela estão os óstios de drenagem dos seios paranasais e do ducto nasolacrimal e dela se originam três ou quatro projeções ósseas, os cornetos nasais inferior, médio, superior e o supremo, este presente em somente 60% dos indivíduos.

Os cornetos vão reduzindo de volume de acordo com a sua posição na cavidade nasal, sendo os cornetos inferior e médio dominantes na parede lateral.

O corneto nasal inferior, o maior deles, é um osso independente e forma parte da parede medial do seio maxilar.

Os demais cornetos fazem parte do osso etmoidal. Na parede lateral são identificadas 4 ou 5 lâminas ósseas etmoidais, as chamadas lamelas basais que separam os espaços dentro da cavidade nasal, no sentido anteroposterior. São elas:

- Processo uncinado;
- *Bulla etmoidalis*;
- Lamela basal;
- Corneto superior;
- Corneto supremo.

O corneto nasal médio apresenta três inserções (Fig. 3-24), identificadas no plano coronal, que servem de reparo anatômico:

- Lamela vertical, que se insere na lâmina cribiforme entre as lamelas medial (horizontal) e a lateral (vertical);
- Lamela basal, de sustentação ou diagonal, no terço médio, inserida na lâmina papirácea que divide as células etmoidais em anteriores e posteriores;
- Inserção anterior na parede medial do seio maxilar ou na célula de *agger nasi*.

Os espaços aéreos abaixo e lateralmente aos cornetos são os meatos (Fig. 3-25).

O meato superior recebe a drenagem das células etmoidais posteriores e do seio esfenoidal. O óstio do seio esfenoidal encontra-se em plano acima do assoalho do seio, em situação paramediana e escoa para o recesso esfenoetmoidal (Fig. 3-26).

O meato médio recebe a drenagem dos seios frontal e maxilar e das células etmoidais anteriores fazendo com que estas cavidades estejam interligadas do ponto de vista funcional. Criou-se então o conceito do complexo ostiomeatal sinalizando que processos inflamatórios locais terão repercussão nas cavidades anteriores.

Há definições variadas do complexo ostiomeatal mas em geral inclui os seguintes elementos, bem identificados no plano coronal (Fig. 3-27):

1. *Óstio maxilar*: situado na porção mais alta da parede medial do seio, drena para o infundíbulo etmoidal;
2. *Infundíbulo etmoidal*: desemboca no hiato semilunar acima do processo uncinado. Usualmente o infundíbulo é constituído medialmente pelo rebordo orbitário e lateralmente pelo processo uncinado. Com frequência se apresenta estreitado pela presença de variações anatômicas como veremos a seguir;
3. *Meato médio*: lateral ao corneto nasal médio;
4. *Hiato semilunar*: intervalo entre a *bulla* etmoidal e o processo uncinado do etmoide;
5. *Processo uncinado*: extensão vertical do etmoide que forma a porção superior da parede medial do seio maxilar. Tem inserção anterior no osso lacrimal e inferior no processo etmoidal do corneto nasal inferior, sendo o segmento posterior livre. A sua inserção superior é variável e determinante no padrão de drenagem do seio frontal;
6. *Bulla etmoidal*: reparo anatômico importante por ser geralmente a maior célula e mais constante, localizada posteriormente ao recesso frontal;
7. *Recesso frontal*: via de drenagem do seio frontal estende-se entre o óstio frontal e a porção anterior do meato médio, lateralmente ao corneto nasal médio, geralmente com curso oblíquo superoinferior, mais bem identificado no plano sagital ou em reformatações coronais oblíquas (Fig. 3-28).

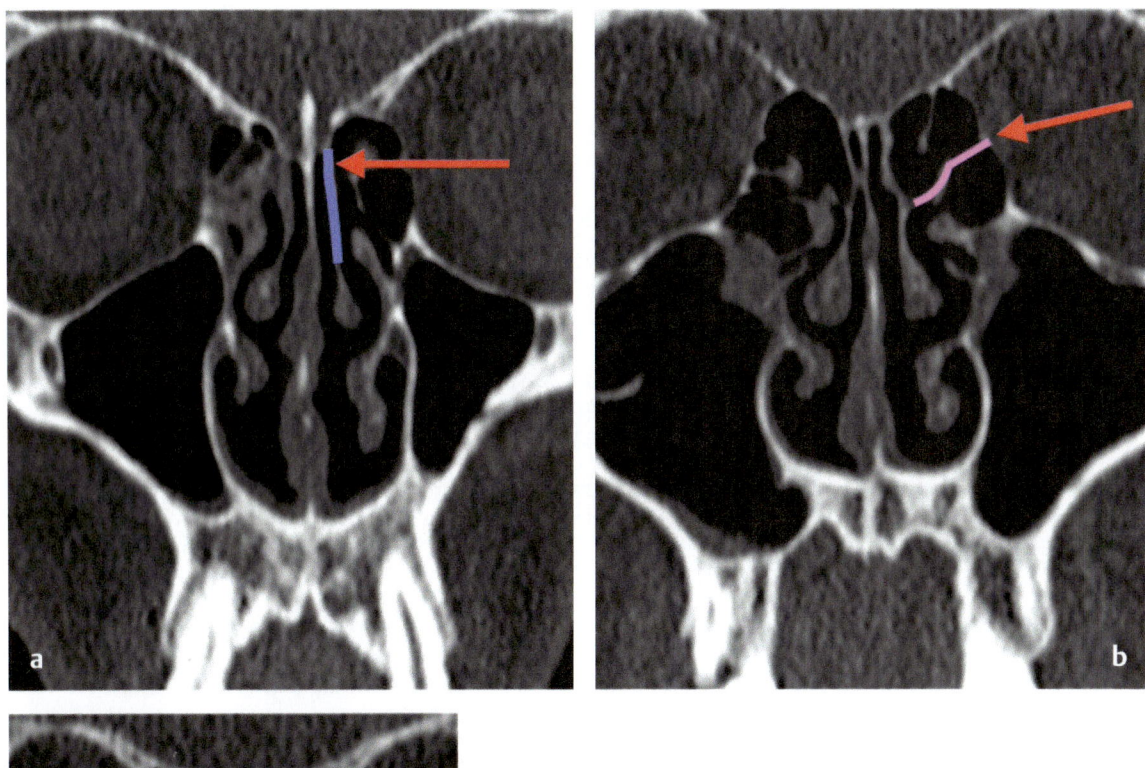

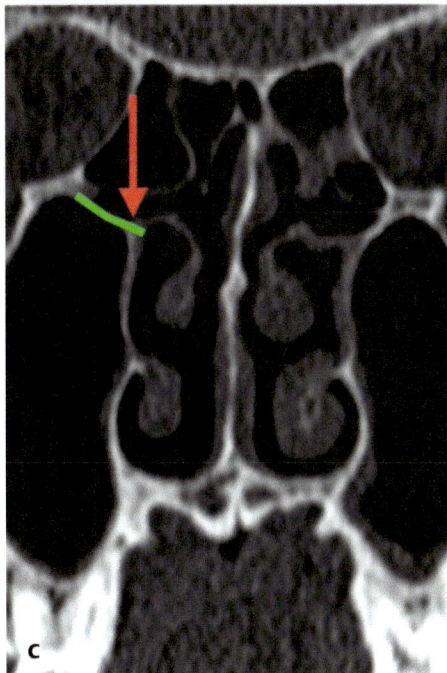

CAPÍTULO 3 ▪ ESTUDO RADIOLÓGICO DO NARIZ E DOS SEIOS PARANASAIS

Fig. 3-24. Inserções do corneto nasal médio. (**a**) Imagem coronal mostrando inserção vertical do corneto nasal médio ou lamela vertical (→). (**b**) Imagem coronal mostrando lamela basal (→). (**c**) Imagem coronal mostrando inserção anterior na parede medial do seio maxilar (→).

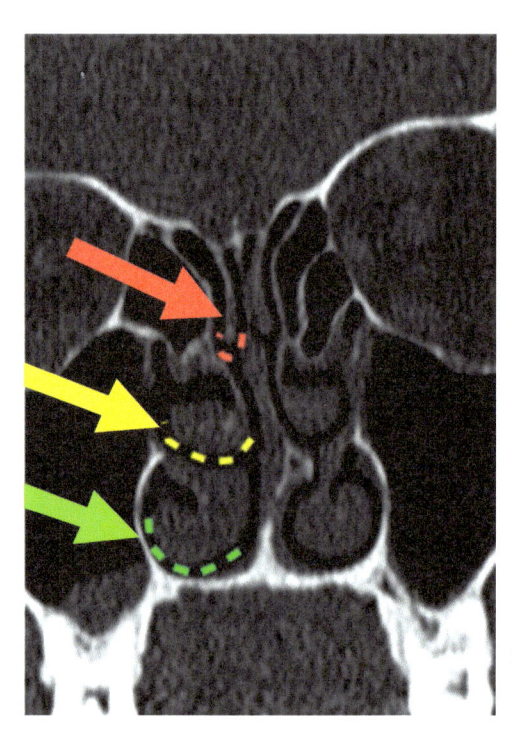

Fig. 3-25. Imagem coronal evidenciando a relação entre os cornetos nasais (→) e os respectivos meatos (- - -).

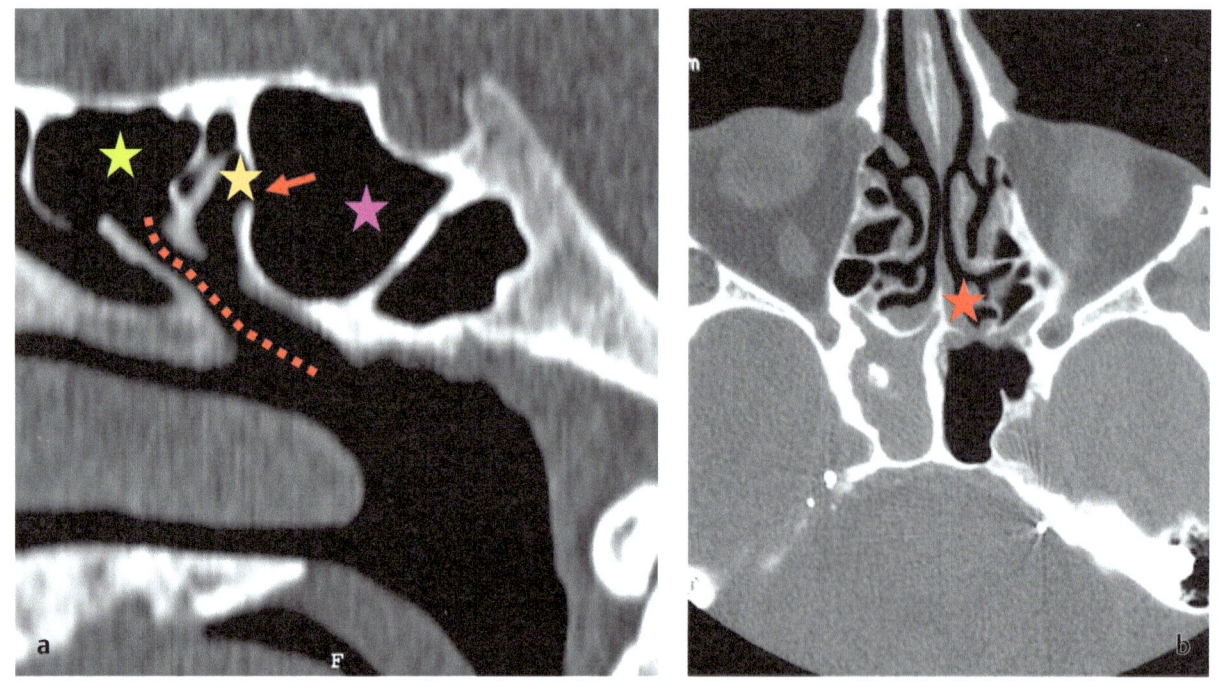

Fig. 3-26. Drenagem das cavidades posteriores. (**a**) Imagem sagital demonstrando a drenagem das cavidades posteriores e o recesso esfenoetmoidal (★), o óstio esfenoidal (→), as células etmoidais posteriores (★) e o seio esfenoidal (★) (**b**) Imagem axial mostrando obliteração dos óstios esfenoidais por espessamento mucoso (★).

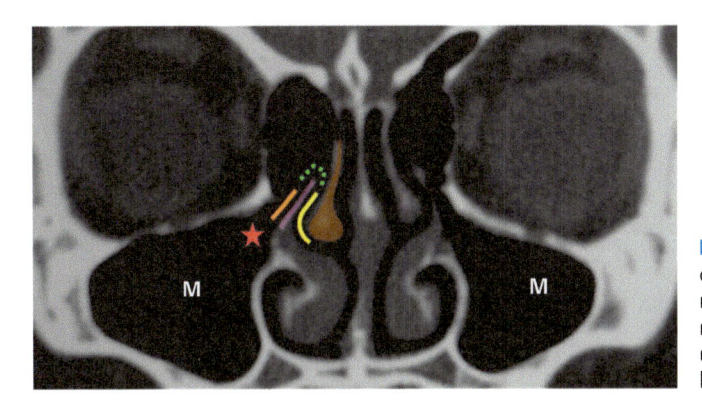

Fig. 3-27. Imagem coronal no plano do complexo ostiomeatal ilustrando as referências anatômicas, corneto nasal médio (–), óstio maxilar (★), processo uncinado (–), infundíbulo etmoidal (–), hiato semilunar (- - -) e meato médio (–).

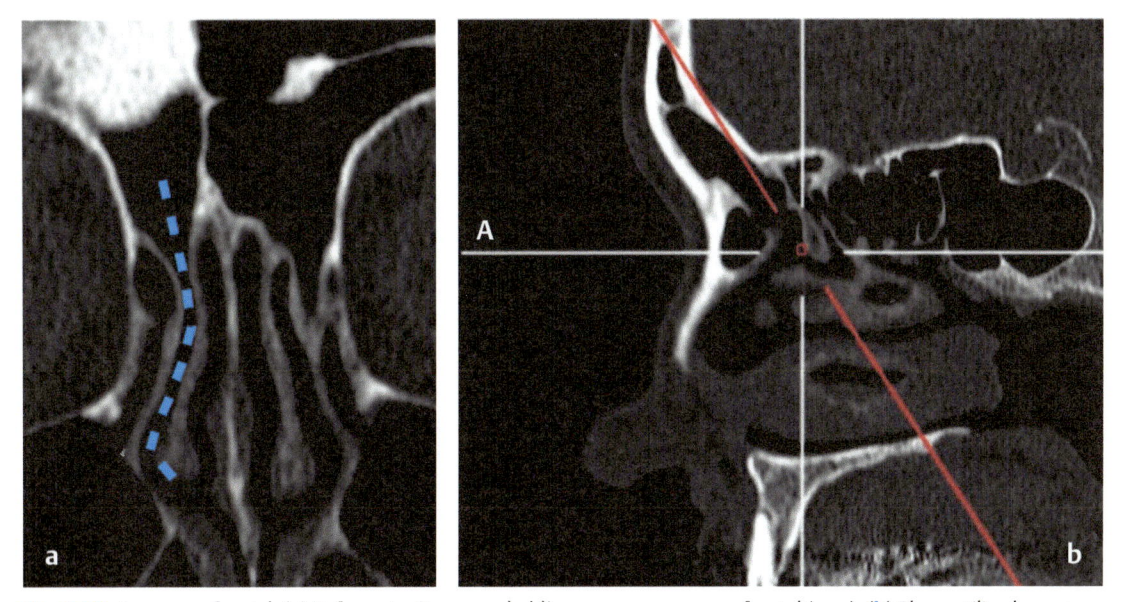

Fig. 3-28. Passagem frontal. (**a**) Reformatação coronal oblíqua para a passagem frontal (- - -). (**b**) Plano utilizado para a reformação.

Ducto Nasolacrimal

O ducto nasolacrimal é o único óstio importante a se abrir no meato inferior (Fig. 3-29) e está localizado próximo à inserção anterior do corneto inferior, recoberto por uma prega de mucosa chamada de válvula de Hasner. O ducto nasolacrimal está contido no canal ósseo nasolacrimal formado pela maxila lateralmente e pelo osso lacrimal e processo lacrimal do corneto inferior medialmente, estendendo-se entre a fossa lacrimal no canto interno da órbita até o meato inferior com trajeto oblíquo anteroposterior.

A obtenção de reformatações coronais oblíquas permite a visualização do canal ósseo à tomografia (Fig. 3-30). Já a avaliação do aparato nasolacrimal requer o uso de meio de contraste, instilado na órbita ou a canulação do punctum, a dacriocistografia. Pode-se também recorrer à ressonância magnética para esta avaliação.

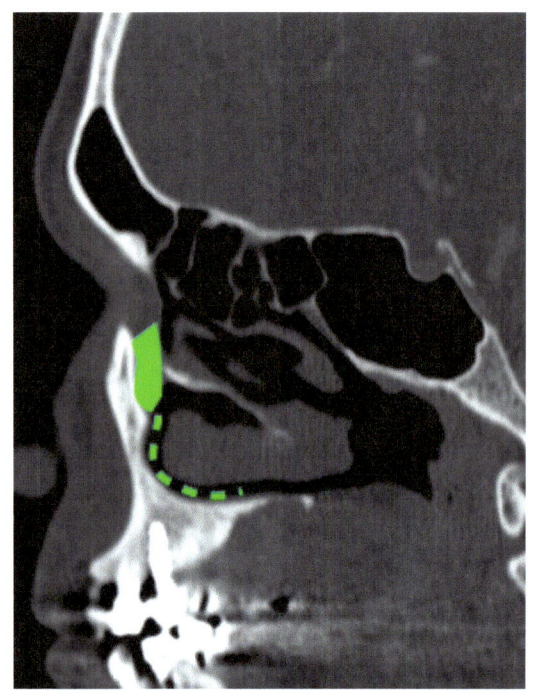

Fig. 3-29. Imagem sagital do canal ósseo nasolacrimal (O) desaguando no meato inferior (- - -).

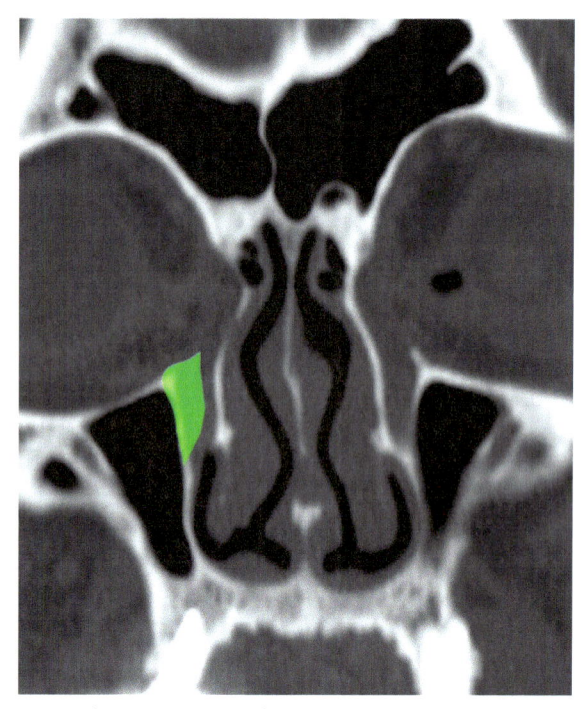

Fig. 3-30. Reformatação coronal oblíqua mostrando o canal ósseo nasolacrimal (O).

Variações Anatômicas

O reconhecimento de variações anatômicas envolvendo o complexo ostiomeatal anterior é importante uma vez que estão frequentemente associadas ao estreitamento das vias de drenagem, prejudicando a ventilação e a drenagem dos seios, e a sua identificação contribui para um melhor entendimento dos mecanismos de perpetuação do processo inflamatório.

1. *Concha bolhosa*: graus variados de pneumatização dos cornetos são encontrados, envolvendo somente a haste, a porção bulbar ou os dois, e no seu extremo está a concha bolhosa usualmente associada a desvio septal (Fig. 3-31);
2. *Curvatura paradoxal do corneto nasal médio*: pode estreitar o meato médio (Fig. 3-31);
3. *Corneto nasal bífido*: variante rara podendo reduzir o meato médio (Fig. 3-31);
4. *Aeração do processo uncinado*: tem potencial para reduzir o infundíbulo (Fig. 3-32);
5. *Processo uncinado atelectásico*: o uncinado adere ao rebordo orbitário, geralmente associado a atelectasia do seio maxilar e estenose infundibular (Fig. 3-33);
6. *Inserção superior do processo uncinado*: há 30 anos, Stammberger and Hawke classificaram, pela primeira vez, a inserção superior do uncinado em três tipos. Dez anos depois, em 2001, Landsberg and Friedman publicaram uma nova classificação com seis possibilidades. Estudos mais recentes, comparando dissecção em cadáver e tomografias com cortes finos vem mostrando que as inserções podem ser múltiplas e que, a célula de *agger nasi* tem maior importância sobre a drenagem do seio frontal do que as inserções superiores do processo uncinado. Um dos padrões mais comuns é a inserção lateral na lâmina papirácea ou na parede medial da célula de *agger nasi* e, neste caso, o seio frontal drena para o meato médio observando-se recesso terminal entre o uncinado e a lâmina papirácea. Outros tipos de inserção encontrados são no corneto nasal médio e no teto etmoidal, ambos fazendo o seio frontal desaguar no infundíbulo etmoidal (Fig. 3-34);
7. *Bulla etmoidal gigante*: pode comprimir e horizontalizar o processo uncinado reduzindo o hiato semilunar (Fig. 3-35);
8. *Célula de Haller*: extensão inferior das células etmoidais ao rebordo orbitário quando então formam a parede lateral do infundíbulo podendo estreitá-lo quando volumosas (Fig. 3-36).

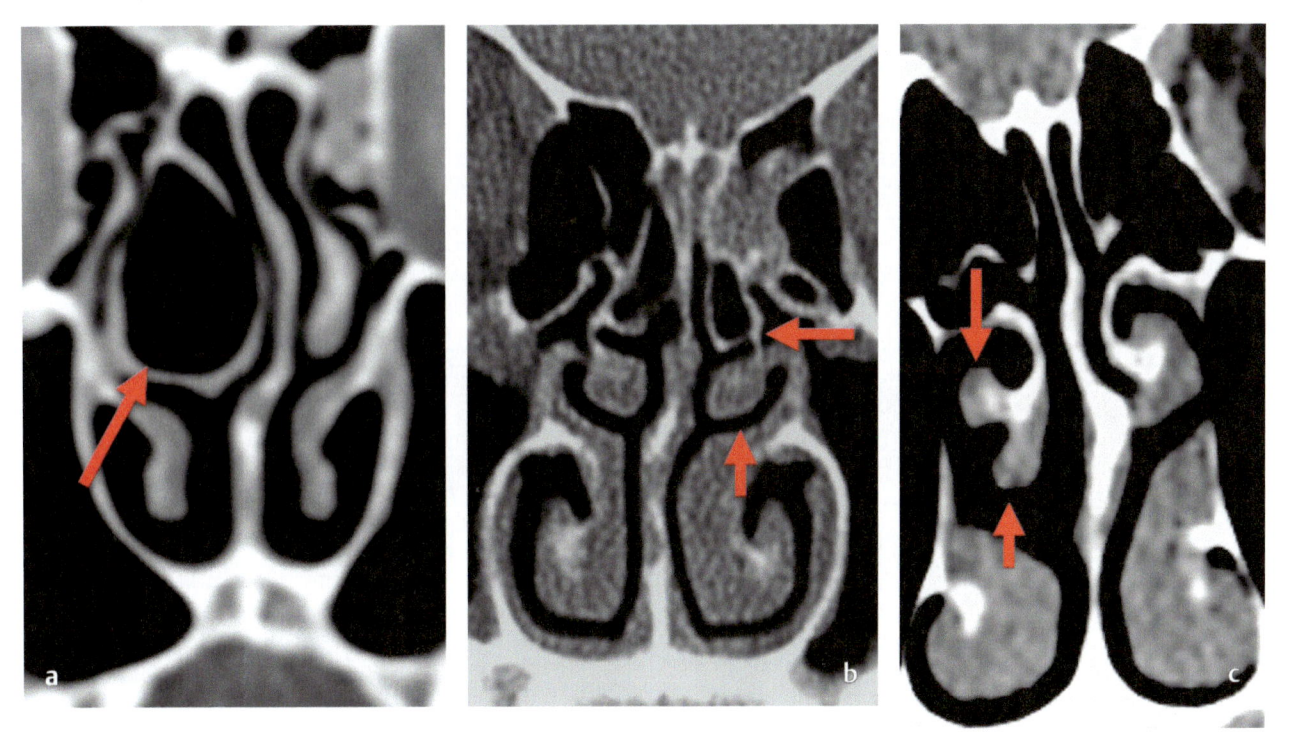

Fig. 3-31. Variações anatômicas dos cornetos nasais (**a**) Concha bolhosa (→), (**b**) pneumatização da haste e curvatura paradoxal dos cornetos nasais médios (→), (**c**) corneto nasal médio bífido (→).

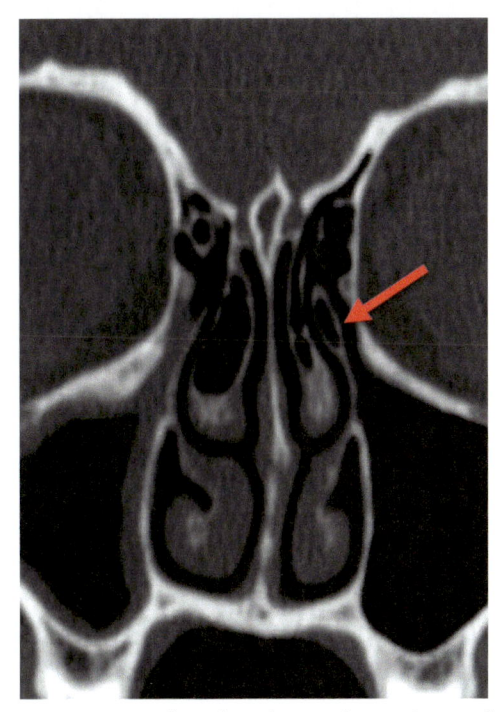

Fig. 3-32. Imagem coronal no plano do complexo ostiomeatal mostrando pneumatização do processo uncinado (→).

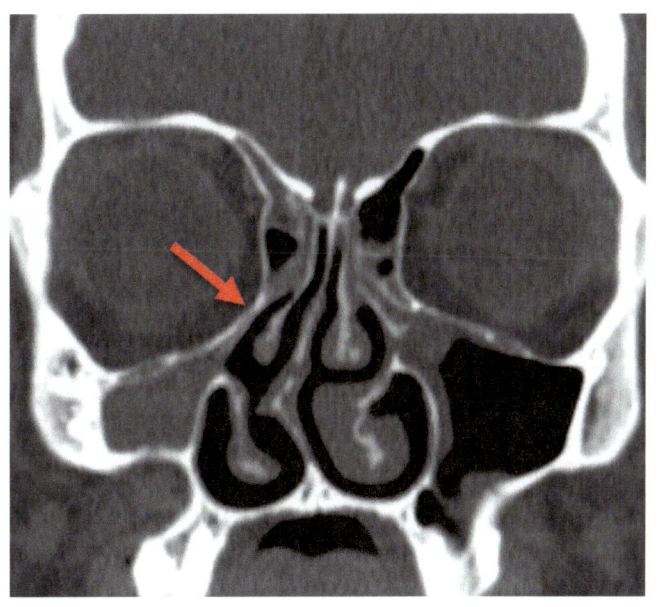

Fig. 3-33. Imagem coronal mostra o processo uncinado lateralizado, acolado ao rebordo orbitário estreitando o infundíbulo etmoidal e seio maxilar atelectásico e com secreções retidas (→).

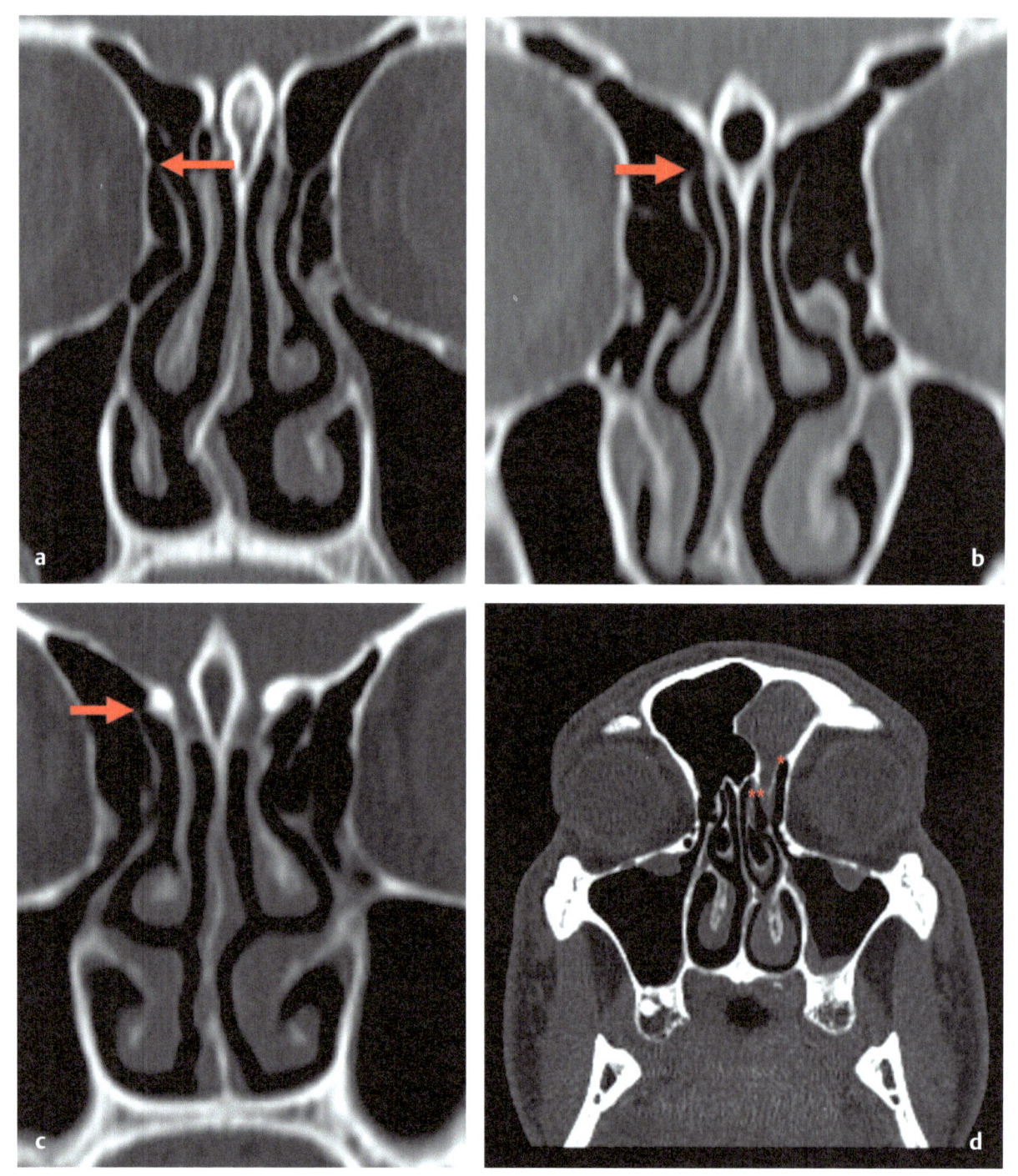

Fig. 3-34. Imagens coronais exemplificam os tipos de inserção superior do processo uncinado. (**a**) Inserção habitual lateral na lâmina papirácea (→). (**b**) Inserção na lamela vertical do corneto nasal médio (→). (**c**) Inserção no teto do etmoide (→). (**d**) Múltiplas inserções (*).

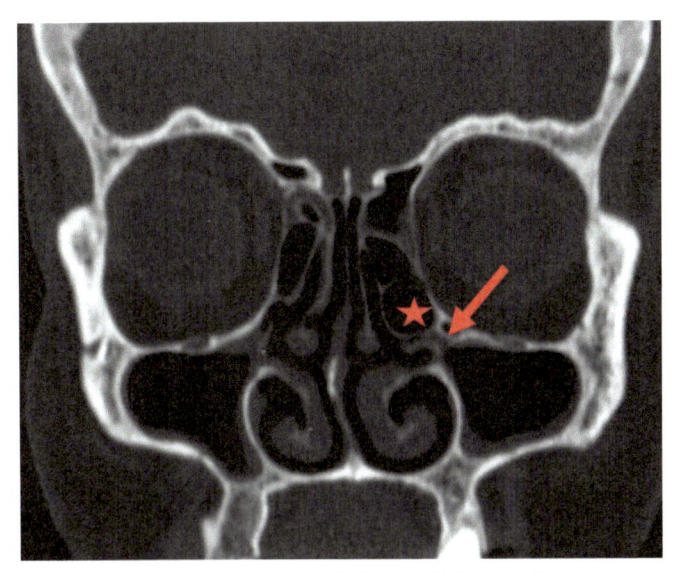

Fig. 3-35. Imagem coronal mostra *bulla etmoidalis* proeminente (★) comprimindo o processo uncinado e restringindo a drenagem (→) do seio maxilar adjacente.

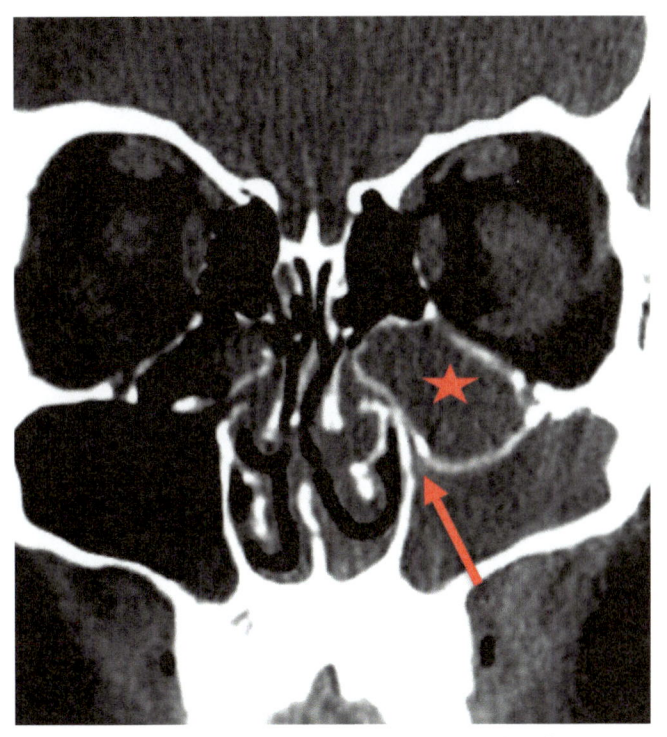

Fig. 3-36. Imagem coronal evidencia volumosa célula de Haller opacificada (★) reduzindo a unidade ostioinfundibular correspondente (→).

SEIOS MAXILARES

O seio maxilar é o primeiro a se formar, a partir de pequena projeção da fossa nasal, inicialmente situada medialmente à órbita, onde ao cabo do processo estará situado o óstio do seio. O desenvolvimento do seio se dá ao longo de um gradiente lateroinferior. No nono ano o assoalho do seio está no plano do assoalho da fossa nasal. A partir de então a extensão inferior do seio é variável, mas em 65% dos adultos o assoalho está abaixo da fossa nasal. Hipoplasia unilateral ocorre em cerca de 1,7% e nestes casos a análise do assoalho maxilar pode ajudar a diferenciar de um seio atelectasiado (Fig. 3-37).

O óstio maxilar primário está situado na porção posterior do infundíbulo etmoidal abaixo da lâmina papirácea. Óstios maxilares acessórios (Fig. 3-38) não são incomuns e podem ser algumas vezes identificados à tomografia. Estão localizados, em geral, posteriormente ao óstio primário (Fig. 3-38), no nível das fontanelas nasais, áreas desprovidas de cobertura óssea, onde as mucosas nasal e maxilar são separadas por uma fina camada fibrosa de periósteo.

O assoalho do seio é constituído pelo processo alveolar da maxila sendo frequente o comprometimento secundário do seio secundário a processos inflamatórios de origem odontogênica. A presença de doença periodontal e de eventuais fístulas oroantrais em casos mais avançados deve ser sempre buscada ativamente nas imagens obtidas em plano perpendicular ao assoalho (Fig. 3-39).

Vale destacar a relação entre este seio e a órbita, notadamente o ápice orbitário posteriormente. Deiscências e fraturas prévias envolvendo o assoalho orbitário (Fig. 3-40) aumentam o risco de um procedimento e devem ser antecipadas.

Recessos maxilares podem ser encontrados (Fig. 3-41), variáveis de acordo com o grau de pneumatização do seio, mais frequentemente alveolar e zigomático, mas também raramente infraorbitário e palatino, alguns necessitando abordagem cirúrgica diferenciada.

Ocasionalmente, encontram-se septações ósseas incompletas ou completas, estas com drenagem particular que deve ser estabelecida.

Um outro cuidado ao avaliar o exame radiológico diz respeito aos nervos infraorbitários (segundo ramo trigeminal) que podem ter curso aberrante intrassinusal (Fig. 3-42) ou apresentar deiscência da sua parede inferior.

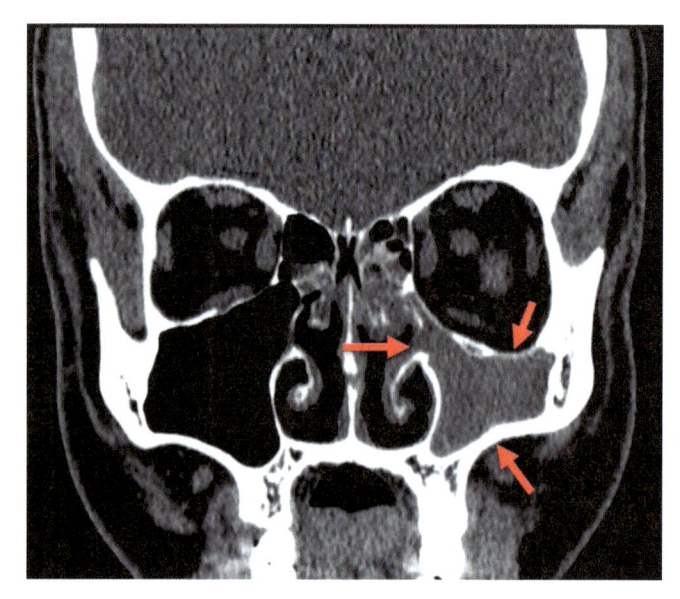

Fig. 3-37. Imagem coronal de seio maxilar atelectasiado com paredes ósseas retraídas (→), com rebaixamento do assoalho orbitário (síndrome do seio silencioso). Observem a simetria do assoalho em relação ao seio contralateral sugerindo pneumatização normal e posterior redução de volume.

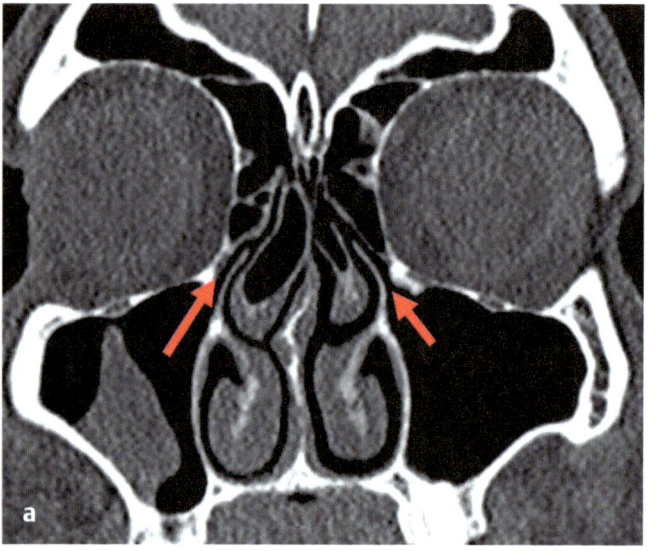

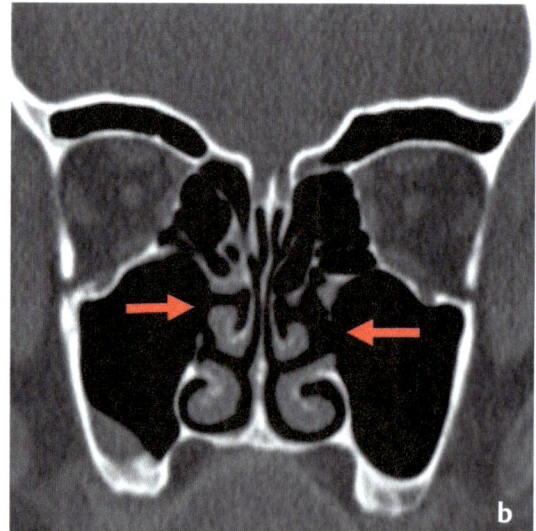

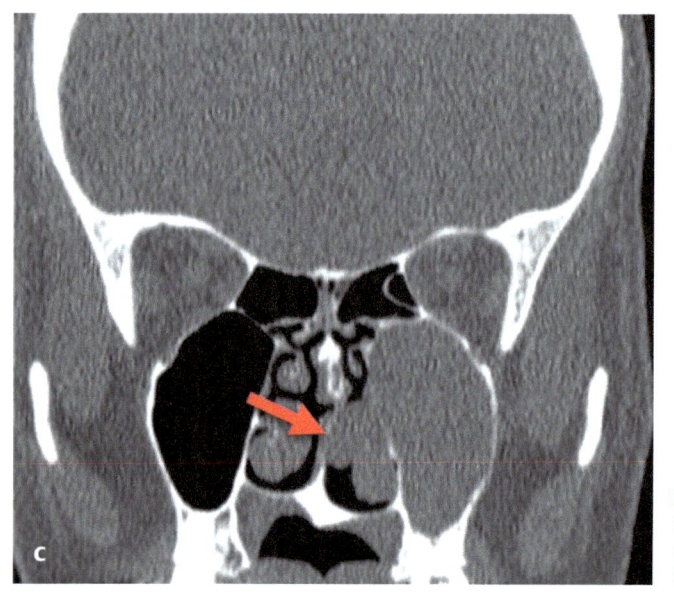

Fig. 3-38. Imagens coronais dos óstios maxilares. (a) Óstios maxilares naturais (→), (b) óstios maxilares acessórios (→), (c) pólipo antrocoanal protruindo para a fossa nasal através de óstio maxilar acessório (→).

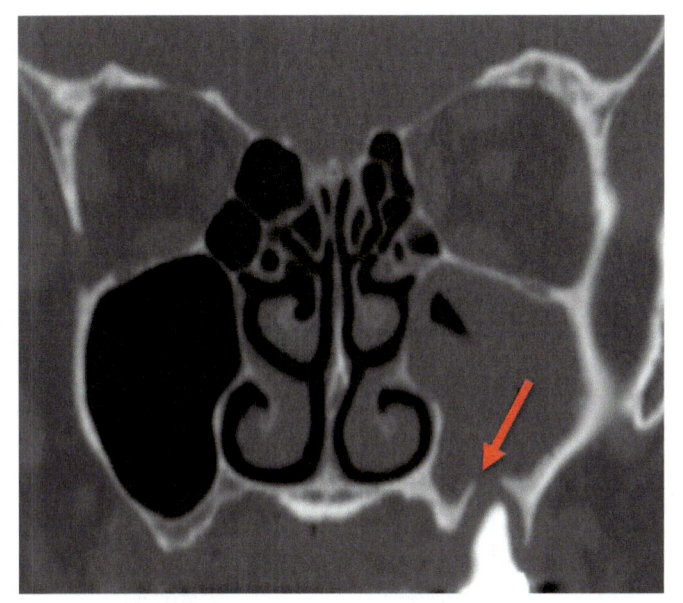

CAPÍTULO 3 ▪ ESTUDO RADIOLÓGICO DO NARIZ E DOS SEIOS PARANASAIS

Fig. 3-39. Imagem coronal mostra reabsorção óssea periapical associada a solução de continuidade no assoalho maxilar compatível com fístula oroantral (→).

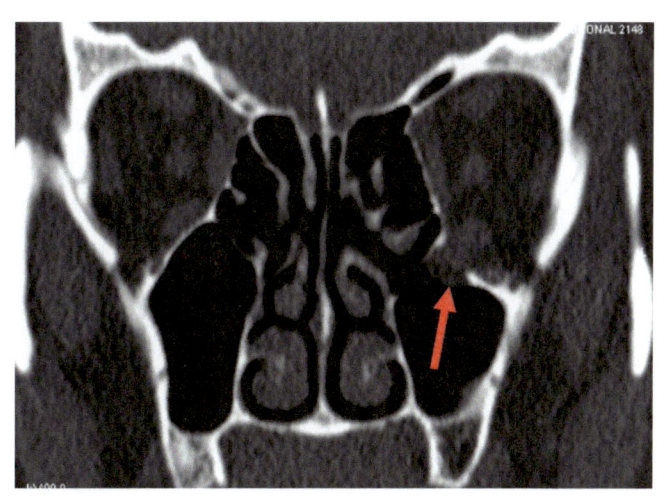

Fig. 3-40. Imagem coronal evidenciando deiscência do assoalho orbitário com pequena insinuação da gordura intraorbitária para o interior do seio maxilar (→).

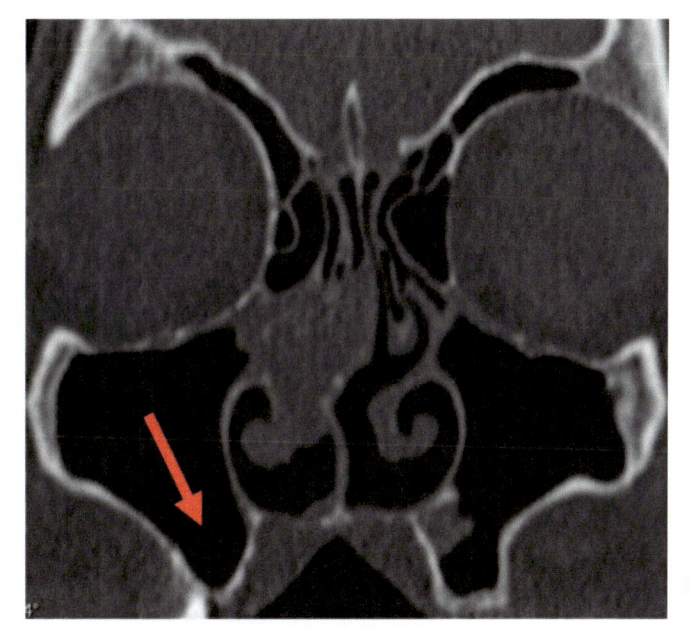

Fig. 3-41. Imagem coronal demonstra recesso alveolar do seio maxilar (→).

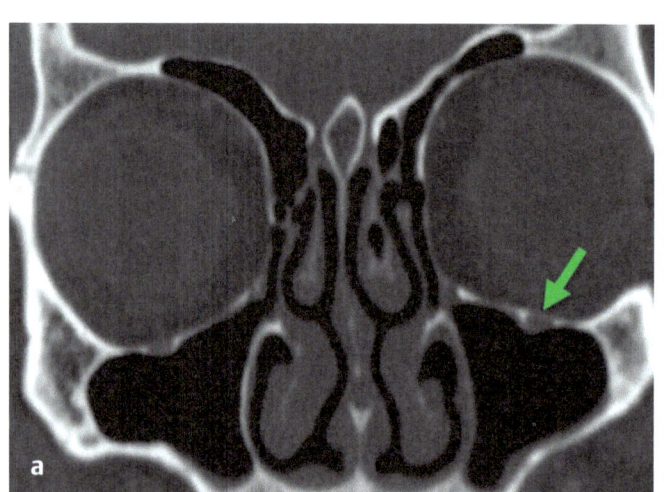

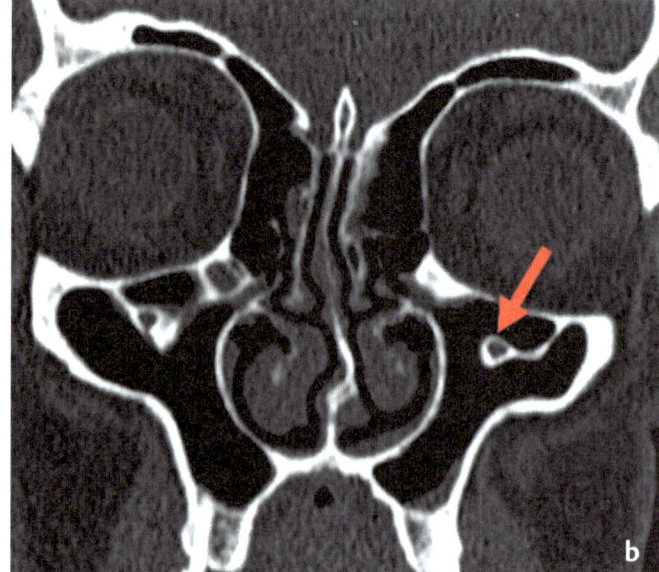

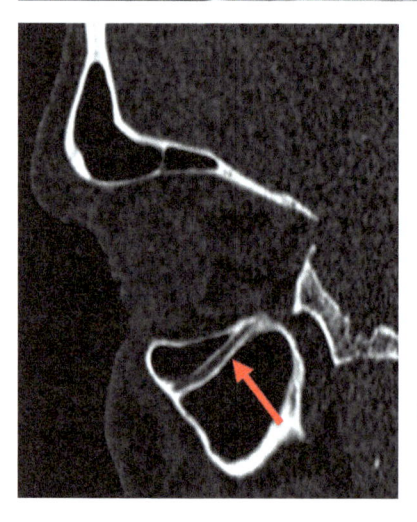

Fig. 3-42. Nervos infraorbitários de trajeto normal e anômalo. (**a**) Imagem coronal demonstrando forame infraorbitário em posição habitual (→). (**b**) Imagem coronal mostra nervo infraorbitário contido em septo ósseo (→). (**c**) Imagem sagital melhor demonstra o trajeto anômalo intrassinusal do nervo infraorbitário (→).

FOSSAS PTERIGOPALATINAS

A fossa pterigopalatina (FPP) é um obscuro pequeno espaço anatômico preenchido por gordura que surpreende pela sua importância. Contém o gânglio esfenopalatino, o ramo maxilar do nervo trigêmeo e seus ramos (nervos zigomático e alveolar posterossuperior), o nervo vidiano, os ramos distais da artéria maxilar e algumas veias emissárias (Fig. 3-43). Localizada posteriormente ao seio maxilar e à frente do processo pterigoide do esfenoide funciona como uma encruzilhada central entre vários espaços anatômicos constituindo, portanto, via natural de disseminação de processos inflamatórios/infecciosos e neoplásicos.

Tem forma de pirâmide invertida (Fig. 3-44) delimitada pelos ossos maxilar, palatino e esfenoidal.

Destacam-se alguns elementos anatômicos bem identificados à tomografia computadorizada e relevantes para a delimitação da FPP e de suas relações com os espaços vizinhos:

1. *Canal e forame palatino maior (Fig. 3-45)*: situados na porção posterolateral do palato duro marcam o ápex da pirâmide e comunicam a cavidade oral com a FPP;
2. *Forame esfenopalatino (Fig. 3-46)*: comunica a FPP com a fossa nasal medialmente;
3. *Canal vidiano (Fig. 3-47)*: no plano do assoalho do seio esfenoidal, em situação inferomedial na porção central da base do crânio;
4. *Forame redondo (Fig. 3-46)*: em relação à parede posterior da FPP, abriga a segunda divisão do nervo trigêmeo estabelecendo trajeto entre a fossa e a fossa média do crânio;
5. *Fissura infraorbitária inferior (Figs. 3-44)*: assinala o teto da FPP e permite extensão de processos infecciosos/neoplásicos da cavidade oral para a órbita;
6. *Fissura pterigomaxilar (Fig. 3-46)*: limite lateral da FPP para a fossa infratemporal.

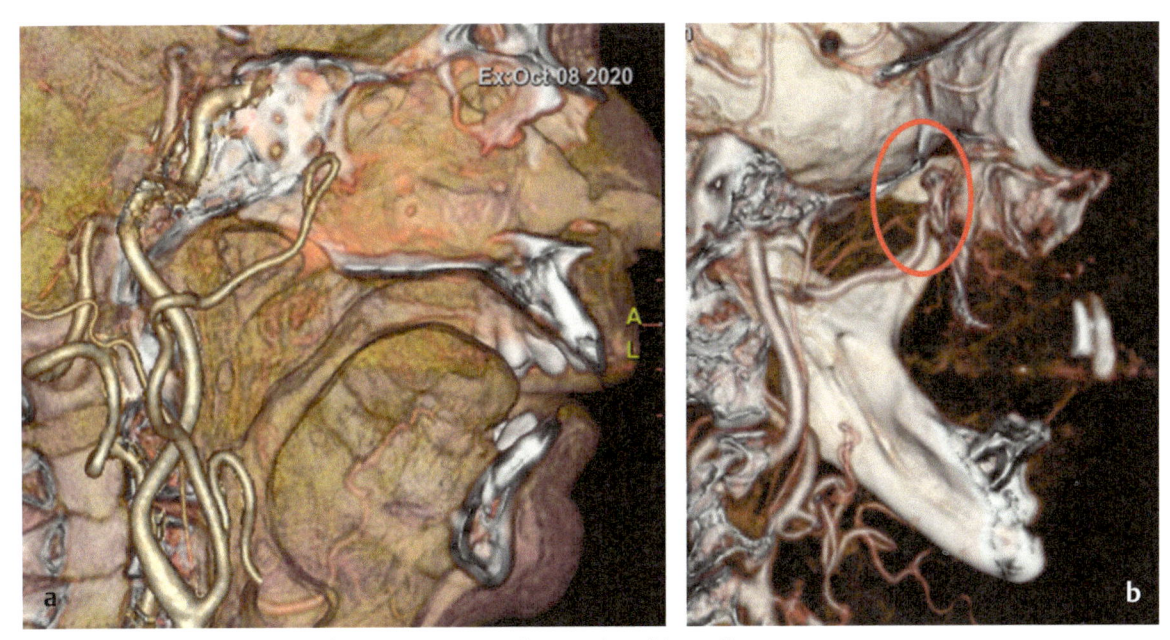

CAPÍTULO 3 ▪ ESTUDO RADIOLÓGICO DO NARIZ E DOS SEIOS PARANASAIS

Fig. 3-43. (a, b) Reconstruções tridimensionais sagitais da FPP e da artéria maxilar.

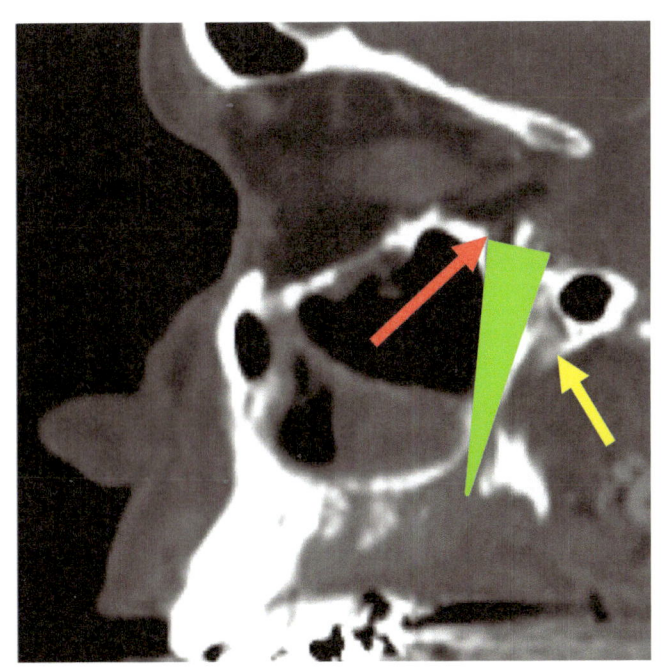

Fig. 3-44. Imagem sagital com a FPP preenchida em verde, de formato piramidal, tendo como seu limite posterior a placa pterigoide (→) e superior a FOI (→).

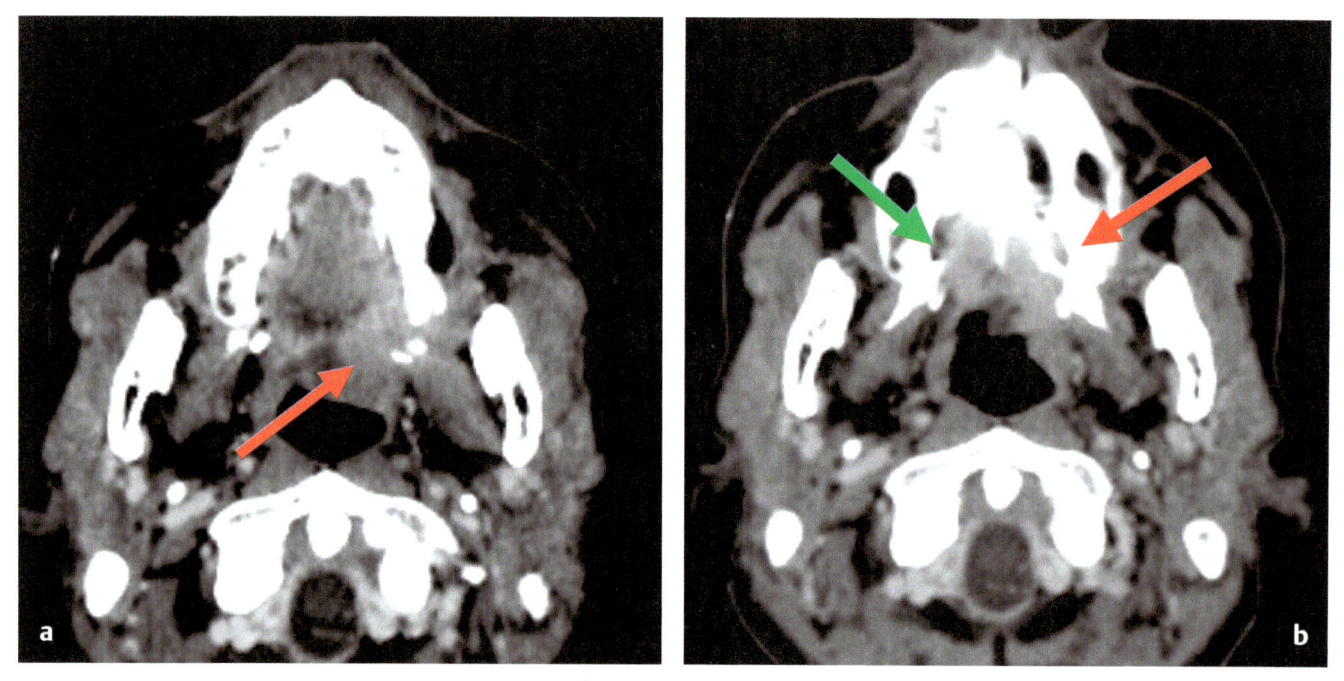

Fig. 3-45. Tumor escamoso do palato e invasão perineural. (**a**) Área nodular de realce pós-contraste no palato à esquerda (→). (**b**) Forame palatino maior normal à direita, preenchido por gordura, e com sinais de disseminação perineural à esquerda (→).

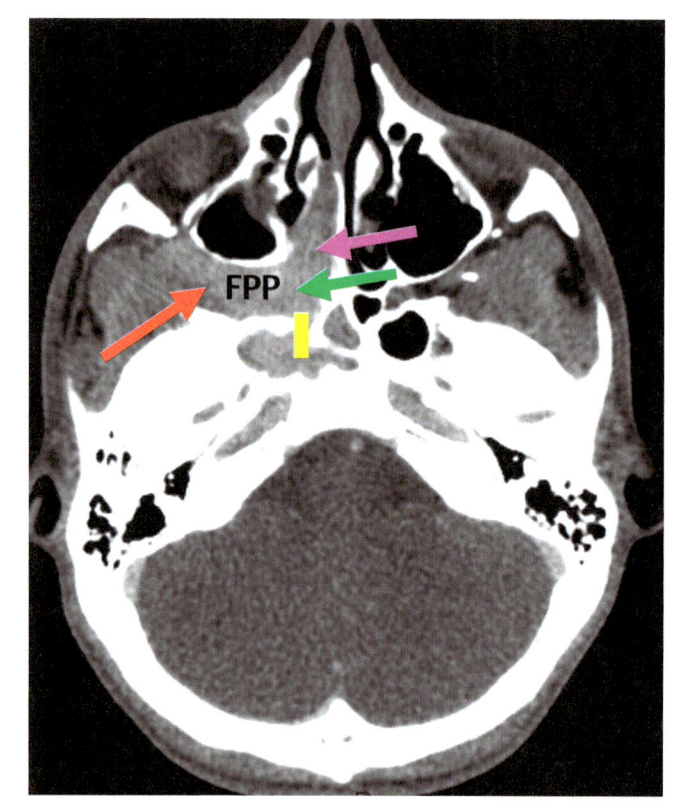

Fig. 3-46. Imagem axial evidenciando angionasofibroma juvenil ocupando a fossa pterigopalatina com extensão à fissura pterigomaxilar (→) e à fossa nasal (→) pelo forame esfenopalatino (→). Forame redondo (-) também ocupado pela lesão.

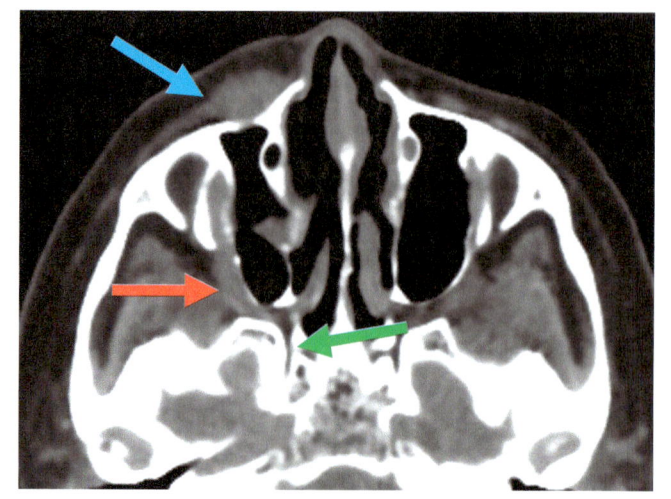

Fig. 3-47. Imagem axial mostrando disseminação perineural de CEC da região malar (→) através do nervo infraorbitário (→). Canal vidiano normal (→).

SEIOS FRONTAIS

O desenvolvimento dos seios frontais (Fig. 3-48) ocorre, principalmente, no período pós-natal, sendo identificados por imagem em torno do sexto ano de vida, quando há pneumatização da cavidade medular dos respectivos ossos a partir dos recessos frontais situados na parede lateral da cavidade nasal ou a partir da migração de células etmoidais.

Estes seios são os únicos ausentes ao nascimento e existe grande variabilidade entre os indivíduos no seu desenvolvimento (Fig. 3-49), variando desde aplasia a extensa pneumatização ou até duplicações. O término do seu desenvolvimento ocorre por volta do final da segunda década de vida.

A porção remanescente do osso medular entre os dois seios forma o septo intersinus.

Septações intrasinusais podem criar recessos no interior dos seios que podem não ser identificados durante a cirurgia, caso imagem pré-operatória não tenha sido realizada.

A via de drenagem do seio frontal tem aspecto de uma ampulheta (Fig. 3-50a) e pode drenar no meato médio ou no infundíbulo etmoidal.

O limite lateral do recesso frontal é formado pela lâmina papirácea e pelo osso lacrimal, o limite medial pela lâmina vertical do corneto médio, o limite anterior pela parede posterossuperior da célula de *agger nasi* (se presente) (Figs. 3-51 e 3-52) e o limite posterior pela parede anterior da *bulla* etmoidal.

A célula de *agger nasi* (Fig. 3-52) relaciona-se com o aspecto anterior, lateral e inferior do recesso frontal, sendo, portanto, a drenagem do seio frontal orientada por tal célula, cuja dimensão pode influenciar diretamente na patência do recesso frontal e do meato médio.

A inserção superior do processo uncinado é altamente variável. Quando este se insere na lâmina papirácea, determina a configuração conhecida como **recesso terminal**, que é o término superior do infundíbulo etmoidal em fundo cego, com drenagem direta do seio frontal no meato médio (Fig. 3-50b).

O óstio do seio frontal é a área mais estreita da ampulheta, na transição entre o seio propriamente dito e o recesso frontal, sendo limitado anteriormente pelo bico frontal (processo nasal do osso frontal) (Fig. 3-51) e, posteriormente, pela base da fossa craniana anterior (Fig. 3-53).

A aposição do labirinto etmoidal à lâmina vertical do corneto médio também pode determinar estreitamento ou obstrução da passagem frontal.

É de suma importância a avaliação por imagem da relação das células etmoidais anteriores com a passagem frontal, a qual pode ser distorcida pela expansão destas células, predispondo ou perpetuando processos inflamatórios. Além disso, a abordagem endoscópica a este seio pode ser dificultada pela presença destas células, assim como a ressecção incompleta de células pode resultar em sinéquias pós-operatórias ou persistência da rinossinusite.

Algumas classificações radiológicas já foram propostas na tentativa de nomear tais células etmoidais em relação à passagem frontal (conhecidas como **células frontais**). Entretanto, do ponto de vista cirúrgico, o crucial é a avaliação pormenorizada desta relação, com a descrição detalhada da origem da célula, sua expansão e possível distorção do trajeto ou estreitamento da passagem frontal. Não é incomum o achado de células etmoidais anteriores relacionadas com a passagem frontal, por vezes se insinuando no interior do seio, mas sem determinar obstrução de sua via de drenagem e, portanto, sem relevância clínica ou cirúrgica.

As Figuras 3-54 a 3-58 são alguns exemplos de células etmoidais anteriormente relacionadas com a passagem frontal.

As células da crista *galli* e a célula *intersinus* frontal (Figs. 3-59 e 3-60) originam-se do próprio seio frontal.

No planejamento pré-operatório, outro achado anatômico de relevância para o cirurgião é o bico frontal, que é a protrusão óssea posterior do aspecto mais inferior da tábua óssea anterior do seio frontal. O bico frontal é estudado no plano sagital do estudo tomográfico e auxilia na avaliação do acesso endoscópico ao seio, muitas vezes desafiador.

A medida anteroposterior do recesso frontal também é um fator importante no acesso endoscópico a este seio (Fig. 3-61).

A localização dos seios frontais relacionados com a fossa craniana anterior e as órbitas, a sua variabilidade anatômica e também a variabilidade do etmoide anterior em contiguidade com a sua via de drenagem, tornam a sua minuciosa avaliação pré-operatória um passo importante no planejamento cirúrgico.

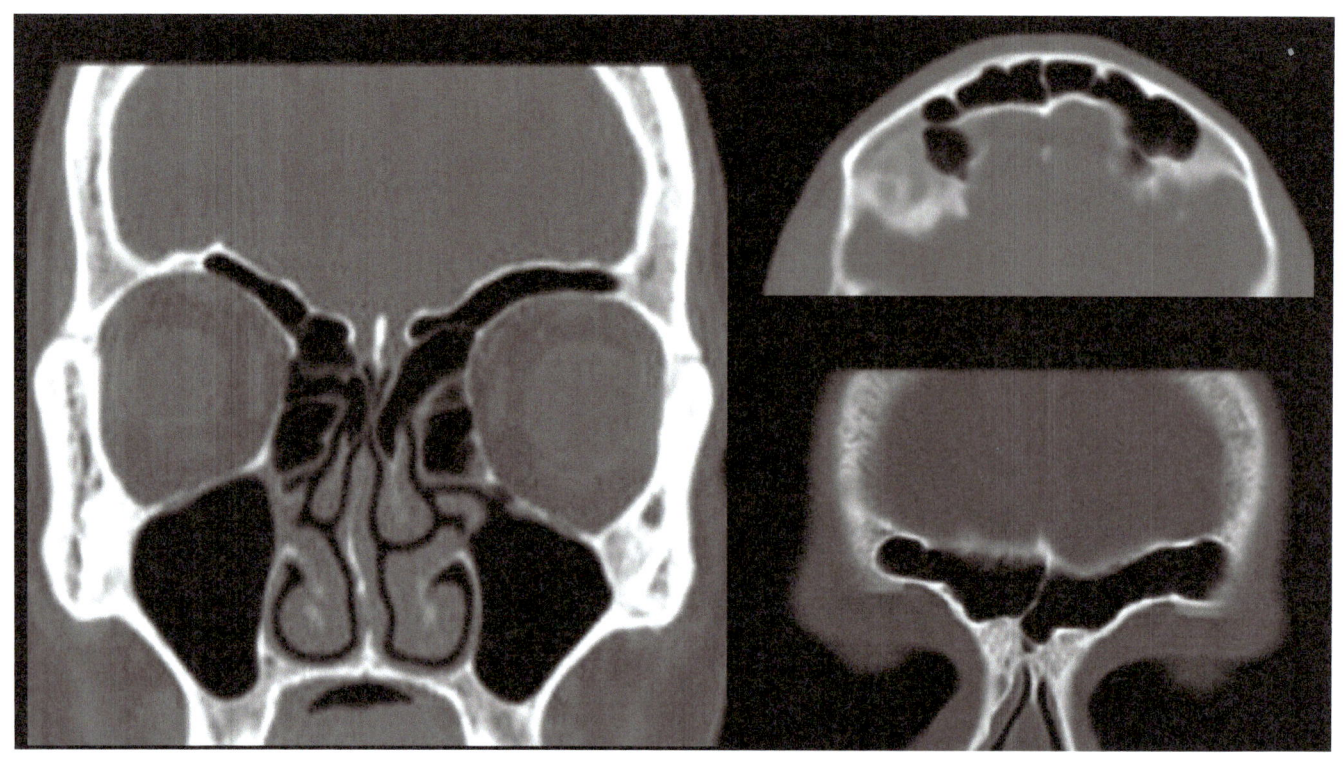

Fig. 3-48. Seios frontais.

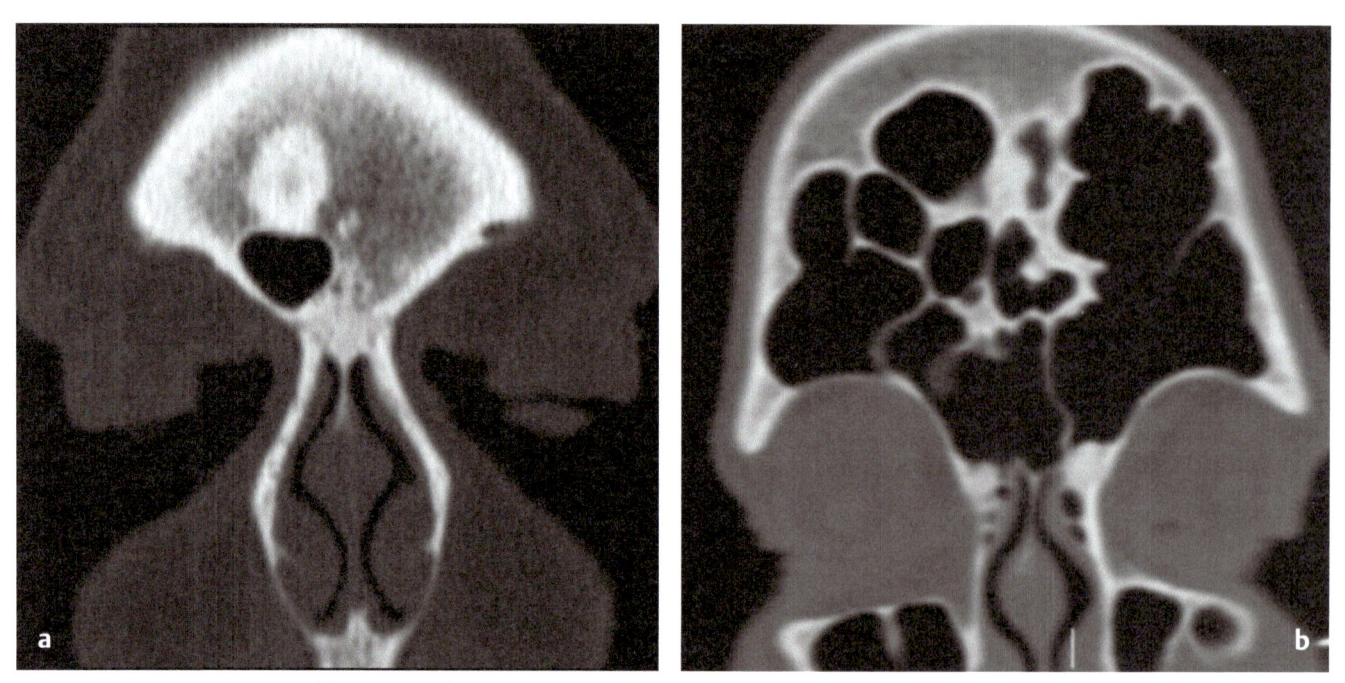

Fig. 3-49. Pneumatização variável do seio frontal. (**a**) Seio frontal hipoplásico à direita e agenesia do seio frontal esquerdo. (**b**) Extensa pneumatização dos seios frontais.

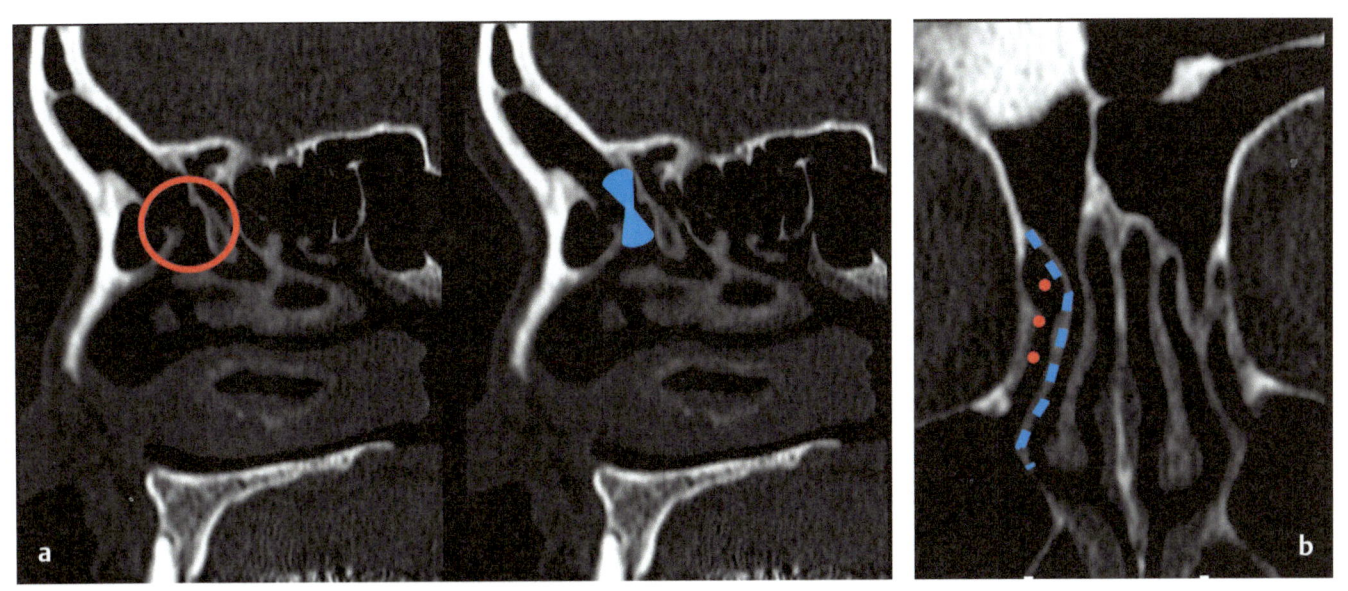

CAPÍTULO 3 ▪ ESTUDO RADIOLÓGICO DO NARIZ E DOS SEIOS PARANASAIS

Fig. 3-50. Via de drenagem do seio frontal. (**a**) Aspecto em ampulheta da via de drenagem do seio frontal (○) (–). (**b**) Processo uncinado inserido na lâmina papirácea, configurando o **recesso terminal** (• • •).

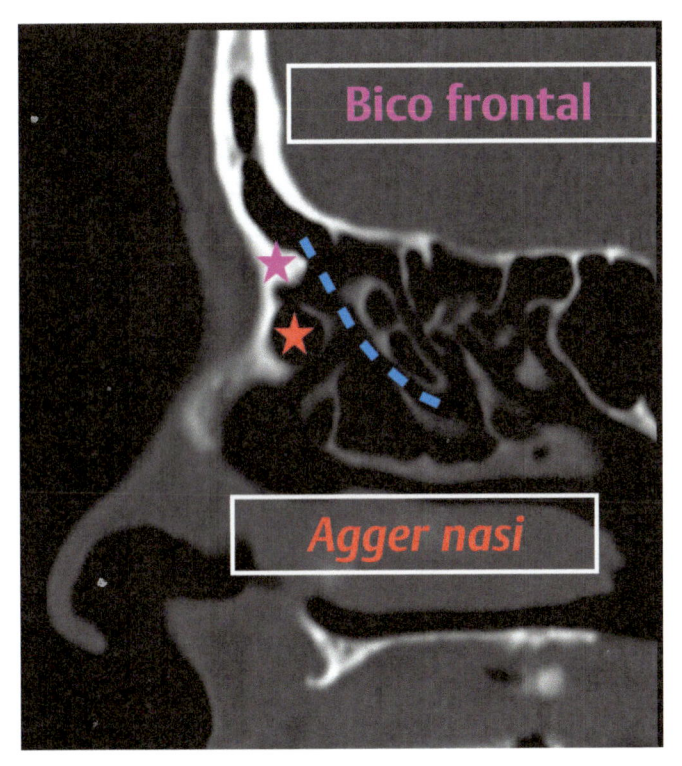

Fig. 3-51. Bico frontal (★) e célula de *agger nasi* (★).

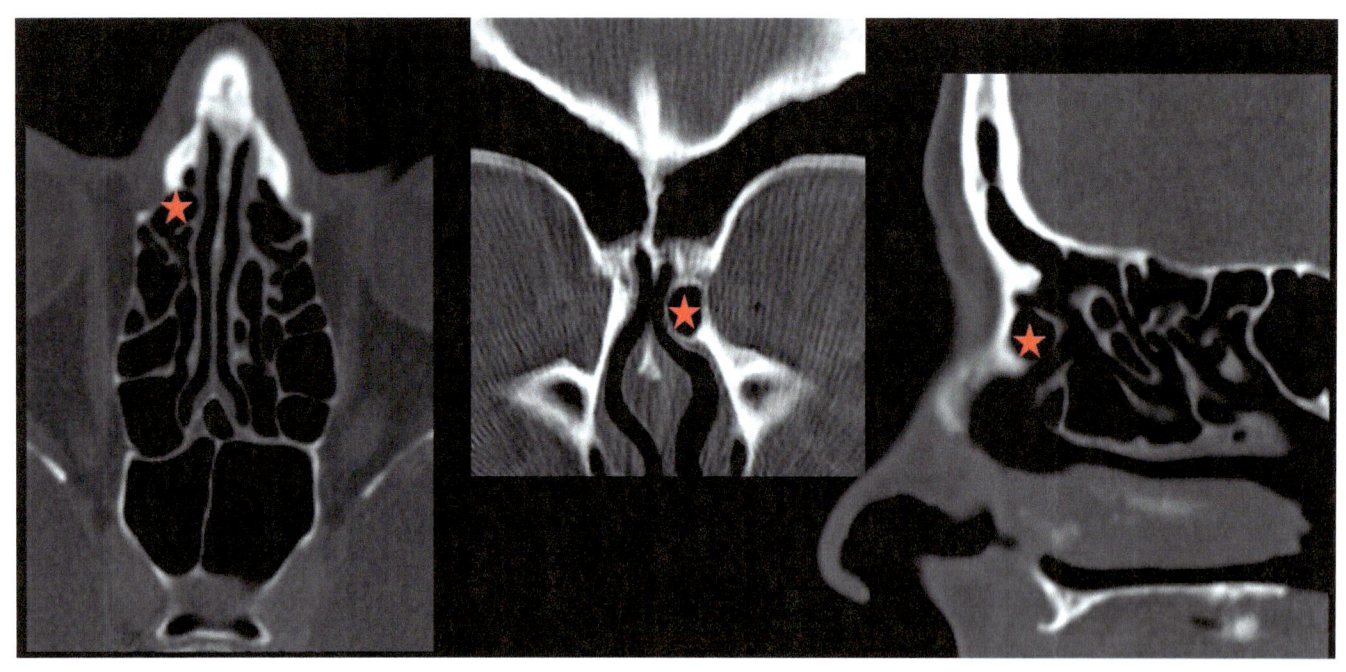

Fig. 3-52. Célula de *agger nasi* (★).

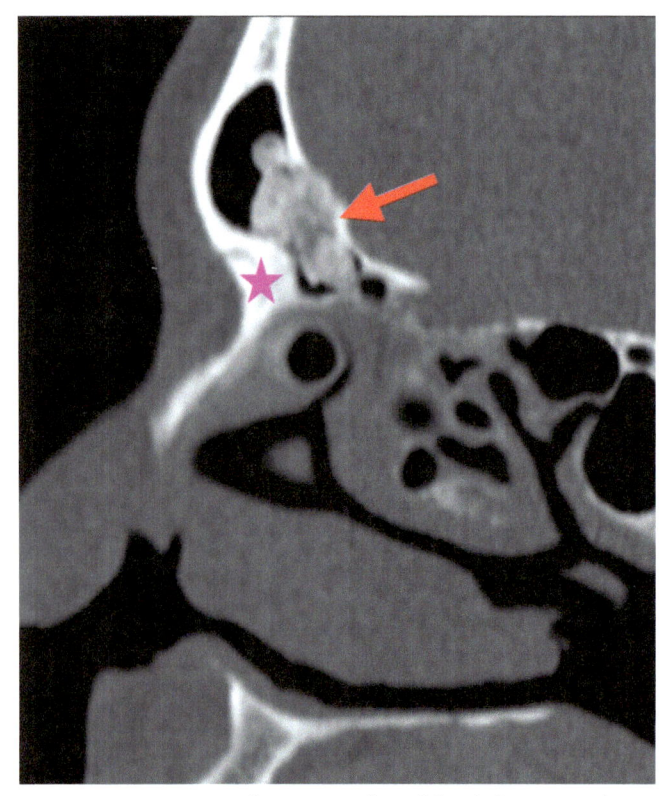

Fig. 3-53. Estreitamento da passagem frontal devido à presença de um osteoma (→). Bico frontal (★).

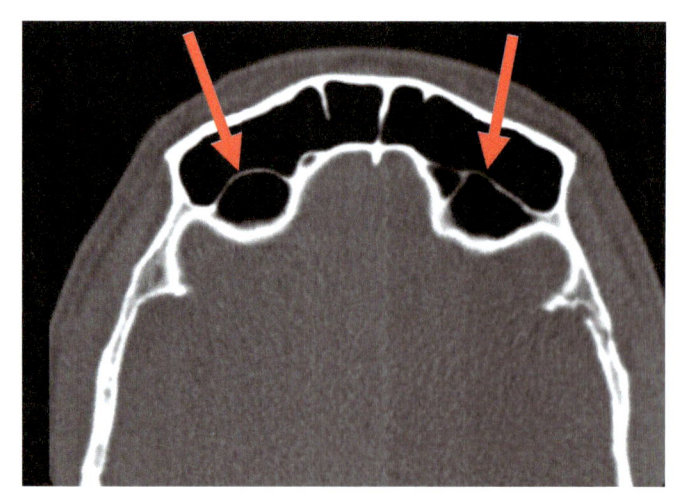

Fig. 3-54. Células etmoidais supraorbitárias (→).

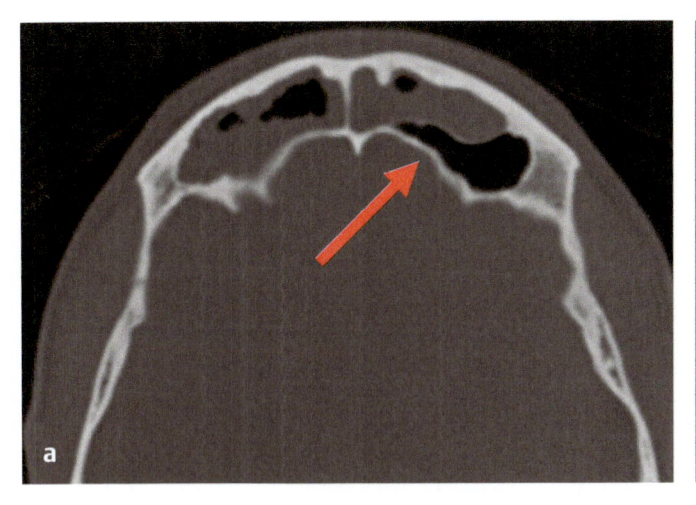

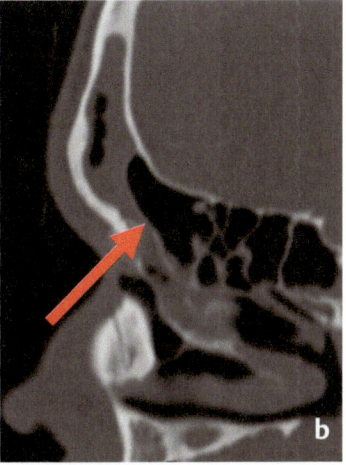

Fig. 3-55. Célula etmoidal supraorbitária à esquerda normoaerada (→). Os seios frontais exibem espessamento mucoso e secreção bolhosa. (**a**) Plano axial. (**b**) Plano sagital.

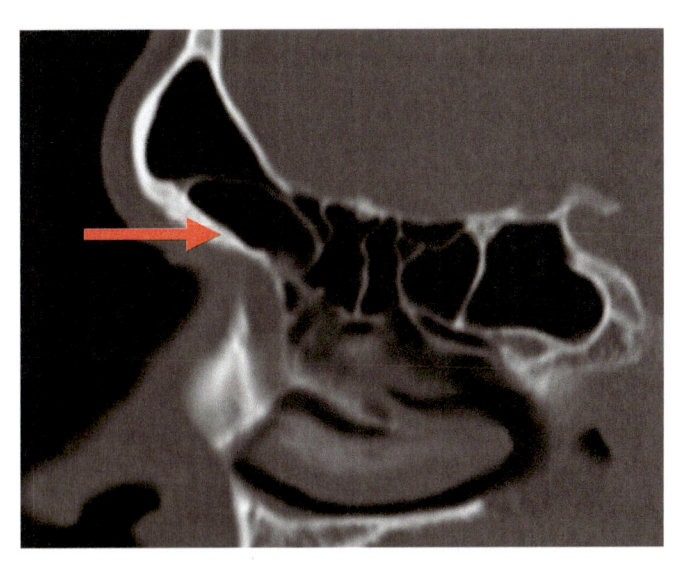

Fig. 3-56. Célula *supra-agger* frontal (→).

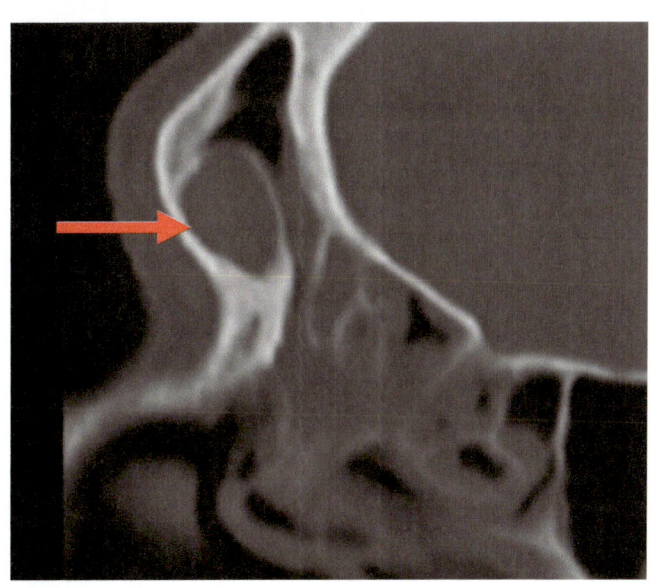

Fig. 3-57. Célula *supra-agger* frontal completamente obliterada (→).

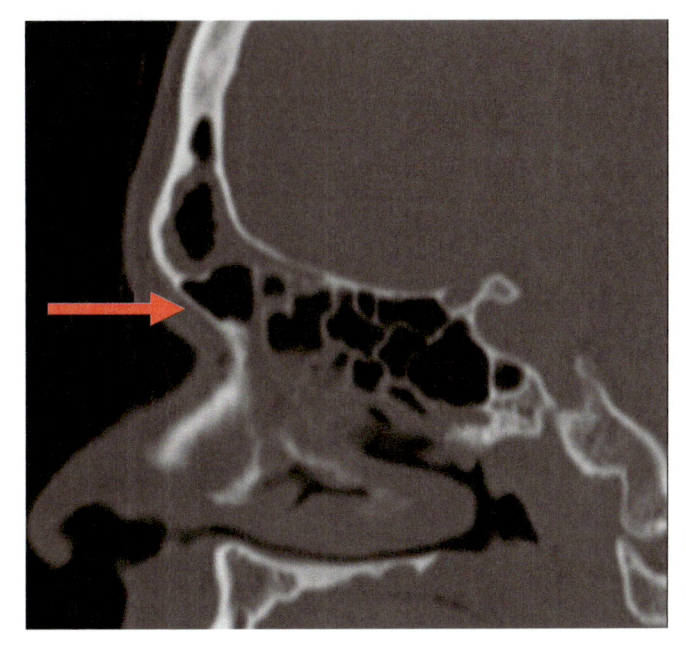

Fig. 3-58. Célula *supra-agger* (→) determinando estreitamento da passagem frontal, com presença de secreção bolhosa no seio frontal.

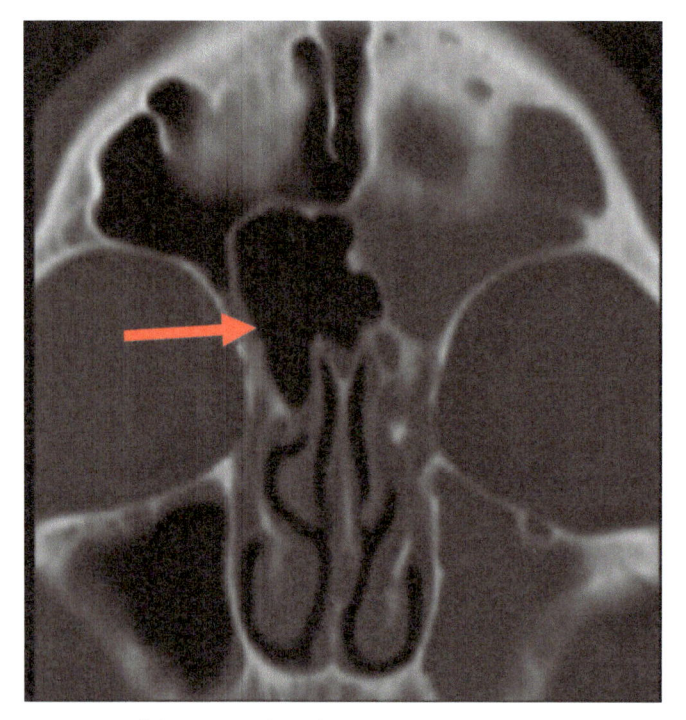

Fig. 3-59. Célula *intersinus* frontal (→).

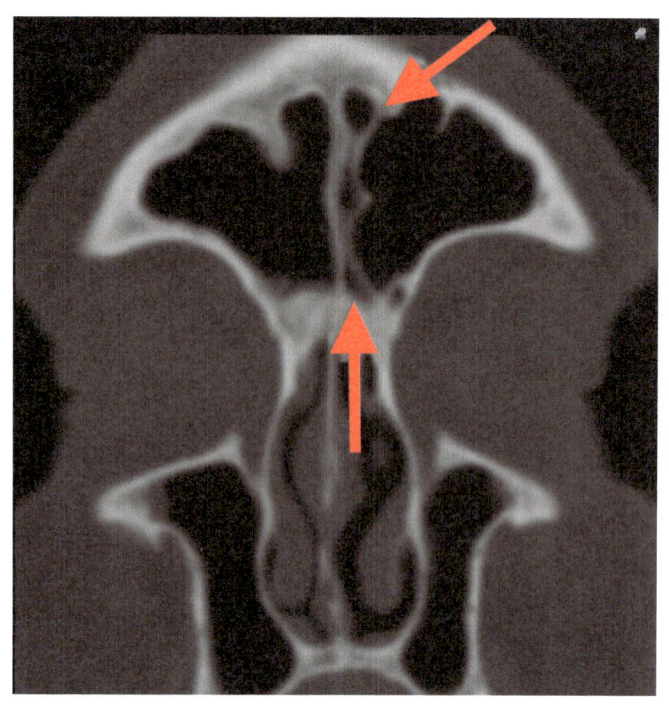

Fig. 3-60. Célula *intersinus* frontal parcialmente obliterada (→).

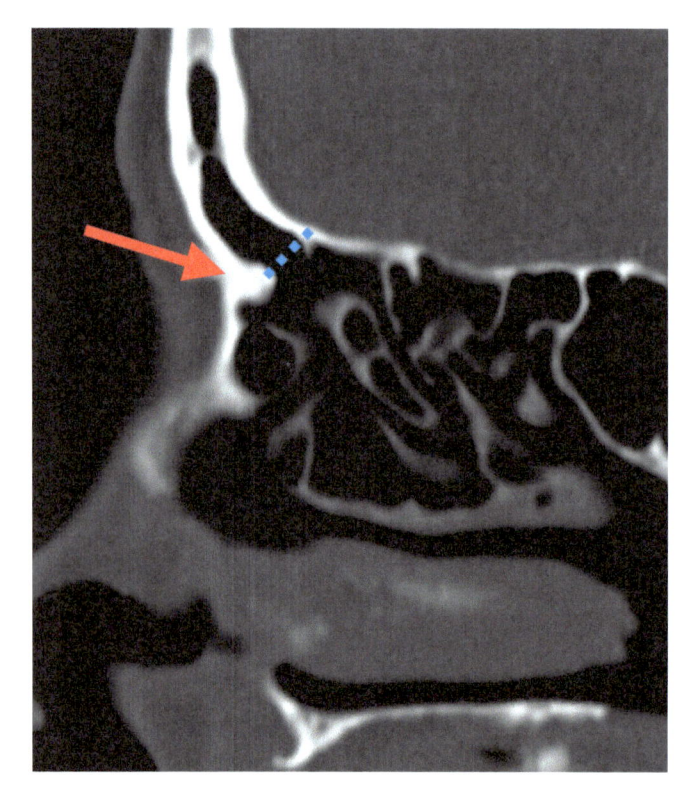

Fig. 3-61. Bico frontal (→) e medida anteroposterior do recesso frontal (---).

SEIOS ETMOIDAIS

O osso etmoidal é singular e exibe aspecto de crucifixo no plano coronal. A porção horizontal é formada pela placa cribriforme e a porção vertical acima da placa cribriforme pela crista *galli* e, abaixo desta, pela lâmina perpendicular do etmoide.

Inseridos na margem lateral de cada placa cribriforme encontram-se os labirintos etmoidais. A parede medial dos labirintos etmoidais é formada pelas lâminas verticais dos cornetos nasais superior e médio (Fig. 3-62).

Os seios ou labirintos etmoidais originam-se de invaginações da parede nasal lateral e são os primeiros seios a completarem seu desenvolvimento, estando presentes ao nascimento e alcançando a configuração adulta aos 12 anos de idade.

Estes seios apresentam limites ósseos próprios apenas medial e lateralmente, sendo a sua parede lateral constituída pela lâmina papirácea (2/3 posteriores) e pelo osso lacrimal (1/3 anterior).

A identificação de áreas de deiscência da lâmina papirácea (Fig. 3-63) são cruciais para que lesões orbitárias iatrogênicas sejam evitadas durante procedimentos endoscópicos.

O teto do etmoide é constituído pela fóvea etmoidal que é formada pelo processo orbitário do osso frontal. Qualquer assimetria de altura do teto etmoidal (classificação de Keros – baseada na altura da lamela lateral e já descrita acima) deve ser assinalada ao cirurgião em razão do risco de penetração intracraniana inadvertida durante cirurgia endoscópica.

A artéria etmoidal anterior tem origem na artéria oftálmica, penetra na lâmina papirácea onde à tomografia se identifica uma incisura e, então, atravessa o labirinto etmoidal através de um fino canal ósseo (canal etmoidal anterior) em direção à fossa craniana anterior, penetrando-a através da lamela lateral da placa cribriforme.

Este canal pode estar incorporado à base craniana no interior do teto etmoidal ou pode apresentar trajeto no interior do labirinto etmoidal, envolto por células etmoidais, e, portanto, mais suscetível a lesões durante a cirurgia. Além disso, é comum encontrar deiscências parciais ou totais do canal etmoidal, principalmente na porção mais inferior.

O canal da artéria etmoidal posterior também é identificado no estudo tomográfico (Figs. 3-64 e 3-65).

A inserção posterior do corneto nasal médio, a lamela basal, penetra através das células etmoidais dividindo-as em dois grupos: **células etmoidais anteriores,** que drenam no meato médio através do infundíbulo e hiato semilunar, e **células etmoidais posteriores,** que drenam no meato superior (Fig. 3-66).

As células etmoidais podem se expandir para além dos limites do etmoide (células extramurais), insinuando-se, por exemplo, nos seios frontais, maxilares e esfenoidais, no osso lacrimal e processo frontal da maxila. Algumas vezes a expansão destas células etmoidais pode ter significado clínico ou cirúrgico, a depender de sua relação com as vias de drenagem dos seios paranasais e/ou áreas críticas de acesso cirúrgico.

Algumas destas variantes (**células frontais**) já foram abordadas nos seios frontais. Destacam-se abaixo outras variantes:

1. *Célula etmoidal supraorbitária (Fig. 3-54)*: pneumatização de célula etmoidal anterior que se estende superiormente, entre a parede medial e o teto da órbita, podendo simular septação do seio frontal;
2. *Célula de Onodi (Figs. 3-67 e 3-68)*: pneumatização de célula etmoidal posterior se estende posteriormente ao seio esfenoidal, com direção superior e lateral em relação ao nervo óptico;
3. *Seio maxiloetmoidal (Fig. 3-69)*: pneumatização de célula etmoidal posterior se estende para o interior do seio maxilar e drena no meato superior, podendo simular célula de Haller ou septação no interior do seio maxilar.

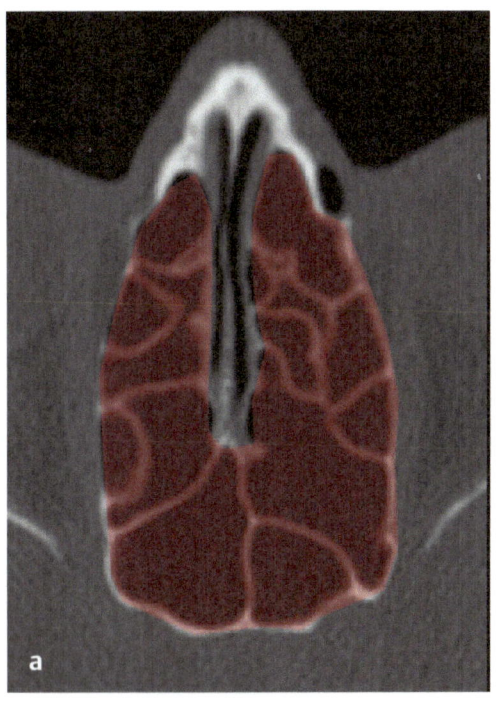

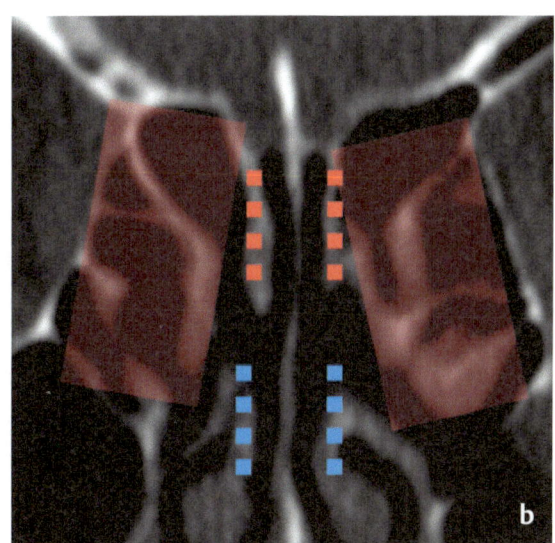

Fig. 3-62. (**a**) Labirintos etmoidais. (**b**) As lâminas verticais dos cornetos nasais superior (- - -) e médio (- - -) constituem o limite medial dos labirintos etmoidais.

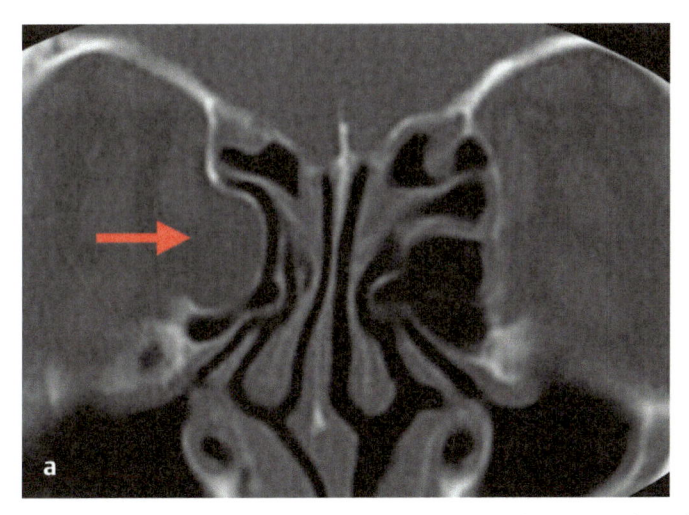

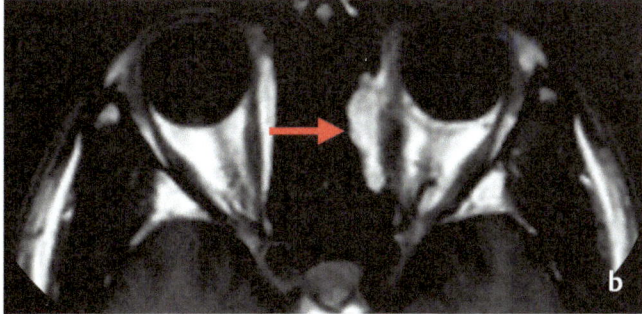

Fig. 3-63. Deiscência da lâmina papirácea. (**a**) Tomografia computadorizada. Deiscência à direita (→). (**b**) Ressonância magnética. Deiscência à esquerda (→).

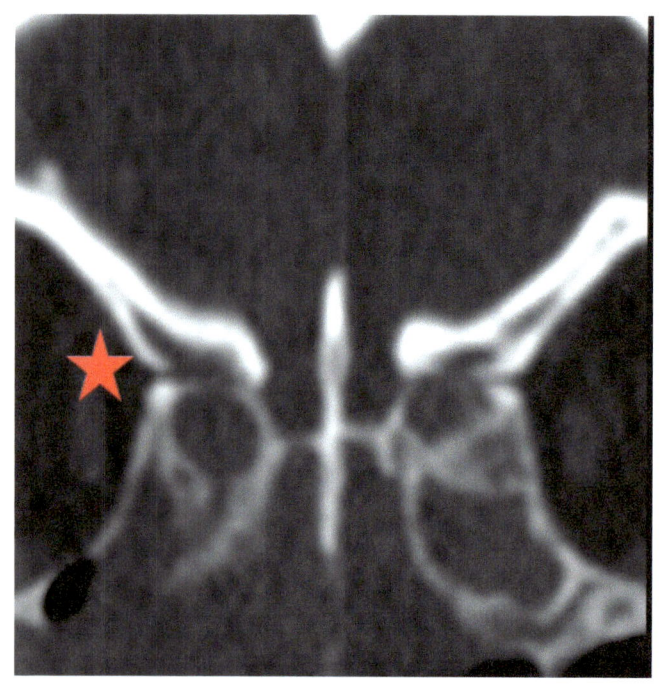

Fig. 3-64. A incisura na lâmina papirácea auxilia na identificação do canal da artéria etmoidal anterior (★).

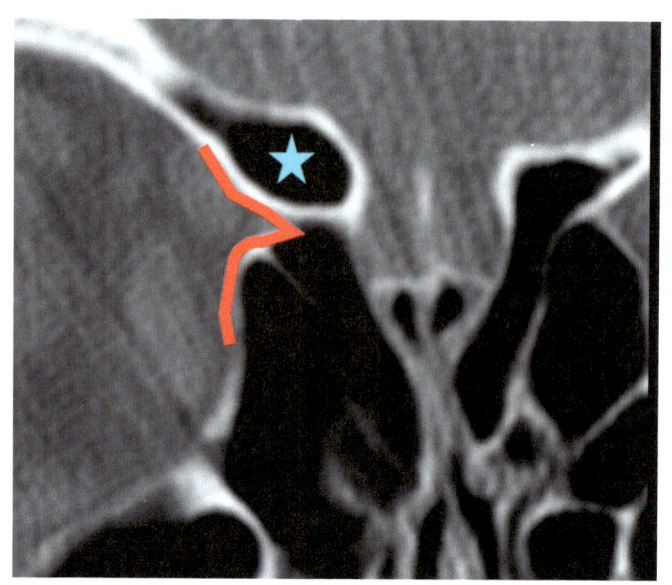

Fig. 3-65. Canal da artéria etmoidal anterior não incorporado à base do crânio, devido à presença de célula etmoidal supraorbitária (★), e sob maior risco intraoperatório.

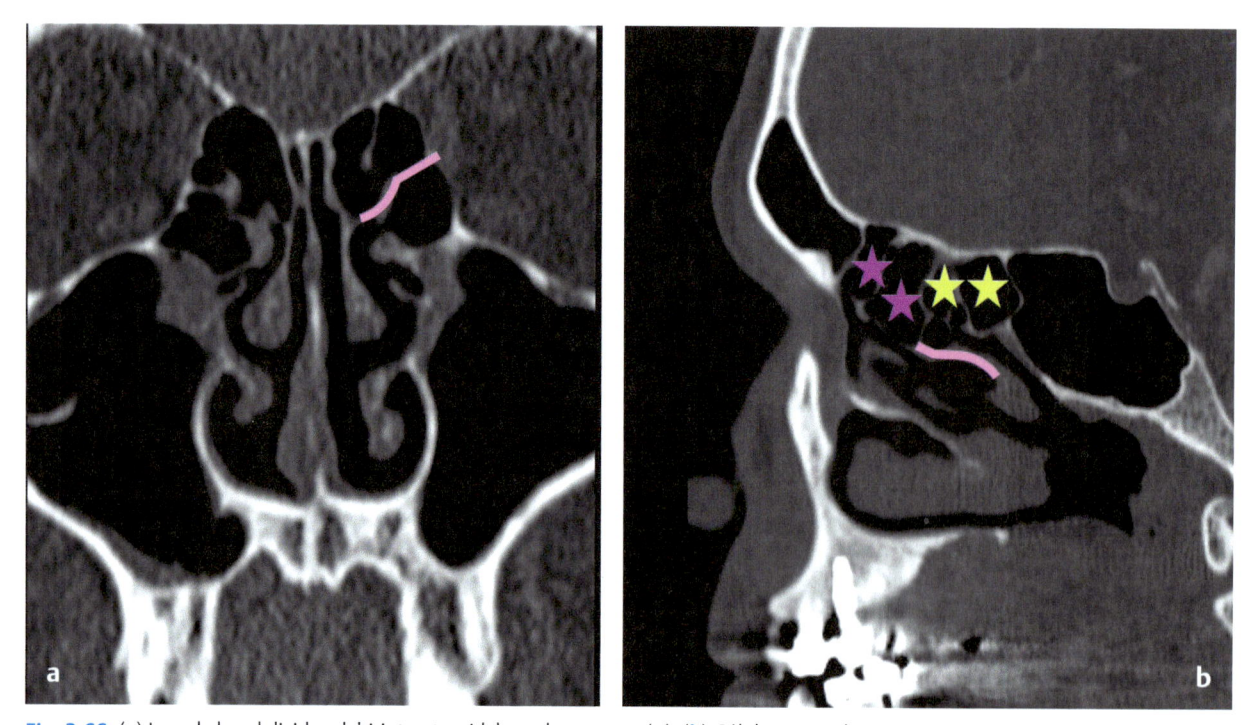

Fig. 3-66. (a) Lamela basal divide o labirinto etmoidal em duas partes (−). (b) Células etmoidais anteriores (★) e posteriores (★).

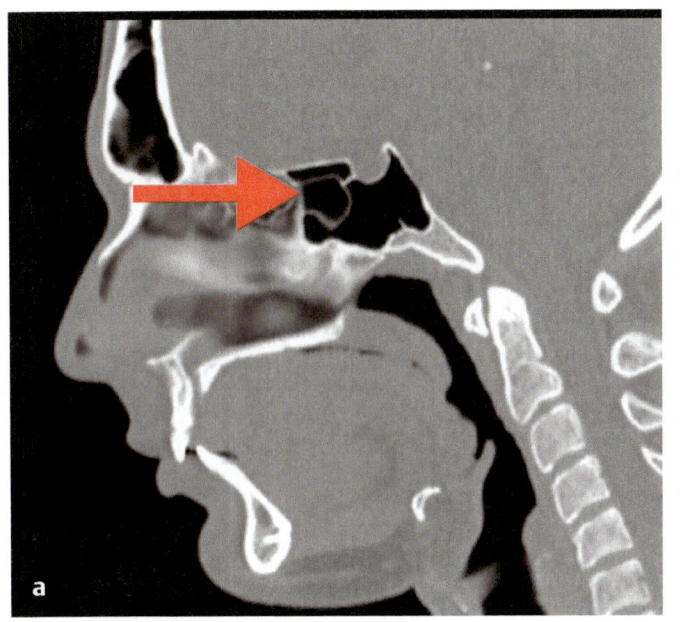

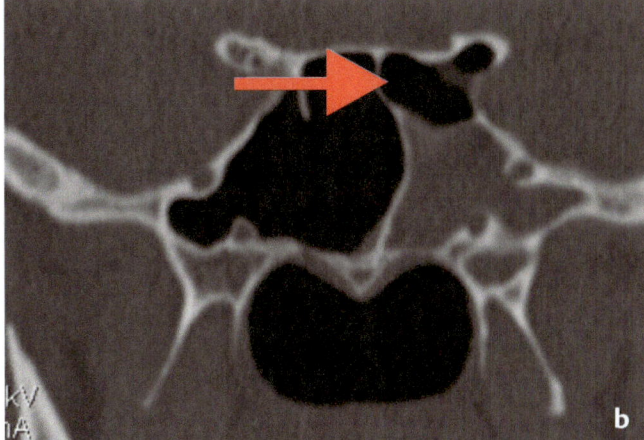

CAPÍTULO 3 ▪ ESTUDO RADIOLÓGICO DO NARIZ E DOS SEIOS PARANASAIS

Fig. 3-67. Célula de Onodi (→). (**a**) Plano sagital. (**b**) Plano coronal.

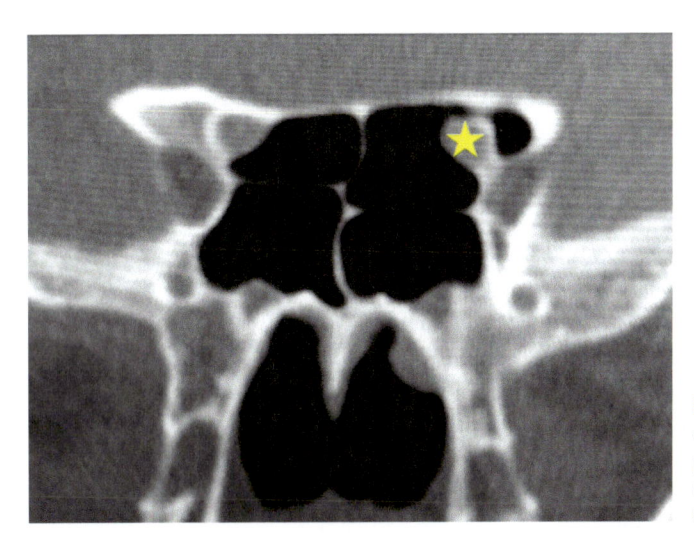

Fig. 3-68. O aspecto em crucifixo no plano coronal auxilia na identificação desta célula. Há pneumatização se estendendo à clinoide anterior esquerda, estando o nervo óptico (★) sob maior risco operatório.

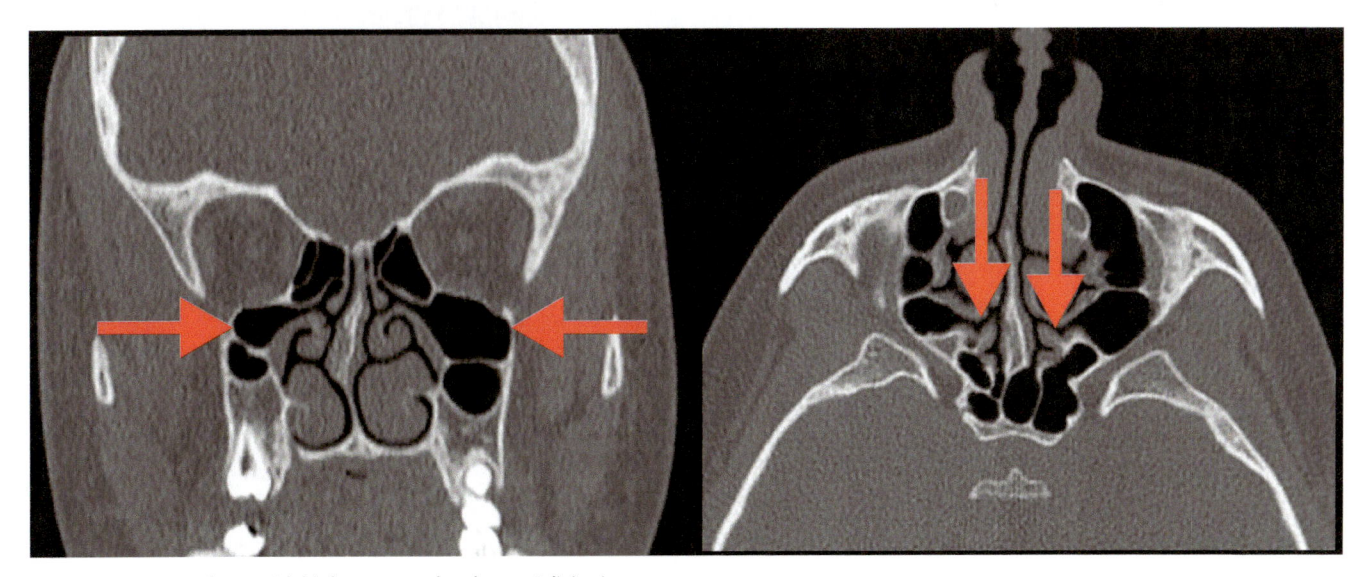

Fig. 3-69. Seio maxiloetmoidal (plano coronal e plano axial) (→).

ESFENOIDE

O seio esfenoidal origina-se de invaginação da cápsula nasal posterior no corpo do osso esfenoide, apresenta desenvolvimento mais acelerado por volta do 3º ao 5º ano de vida e atinge a configuração adulta entre 10 e 12 anos.

O seu óstio encontra-se na parede anterior, próximo à linha média, e drena para o recesso esfenoetmoidal (Fig. 3-70).

Importantes estruturas vasculares e nervosas encontram-se no entorno deste seio, e dependendo da extensão da pneumatização, podem determinar impressões nas suas limitantes ósseas ou mesmo atravessar o interior da cavidade, a se destacar: artéria carótida interna, nervo óptico, forame redondo (V2) e canal vidiano.

O grau de pneumatização do seio esfenoidal é bastante variável.

Em condições patológicas com demanda hematopoiética aumentada, como por exemplo na anemia crônica, a conversão da medula óssea pode ser interrompida e, consequentemente, ocorre uma parada no desenvolvimento do seio (**pneumatização impedida**) (Fig. 3-71a). O aspecto de imagem é bem característico, devendo, entretanto, ser diferenciado de algumas condições patológicas com achados semelhantes (Fig. 3-71b).

Anteriormente, a pneumatização pode-se estender ao septo nasal e superiormente às clinoides anteriores (Fig. 3-72).

Os recessos laterais do seio esfenoidal estão presentes quando a pneumatização estende-se lateralmente a asa maior ou menor do esfenoide ou ao processo pterigoideo, ultrapassando uma linha traçada entre os forames redondo e vidiano (Fig. 3-73).

Dependendo do grau de pneumatização posterior, o seio pode ser classificado nas formas conchal (menos que 1%), pré-selar (40%) ou selar (60%) (Fig. 3-74).

Na forma conchal onde a pneumatização não alcança a parede anterior da sela, a parede óssea posterior espessa do seio configura uma contraindicação ao acesso transesfenoidal à sela turca.

Superiormente, o limite ósseo deste seio é bastante delgado, sendo conhecido como *planum* esfenoidal.

O septo interesfenoidal principal geralmente é alinhado com septo nasal anteriormente e defletido para um lado posteriormente, criando duas cavidades assimétricas. Outras septações acessórias podem estar presentes e geralmente são incompletas. Quando tais septações se dirigem às estruturas vasculares ou nervosas sua identificação pré-operatória é importante.

A relação do seio esfenoidal com estruturas vizinhas críticas torna impreterível a sua avaliação criteriosa por imagem durante o planejamento cirúrgico.

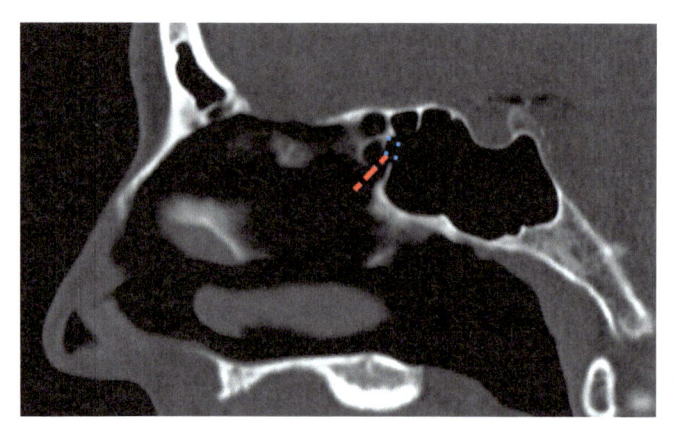

Fig. 3-70. Óstio esfenoidal (•••) e recesso esfenoetmoidal (---).

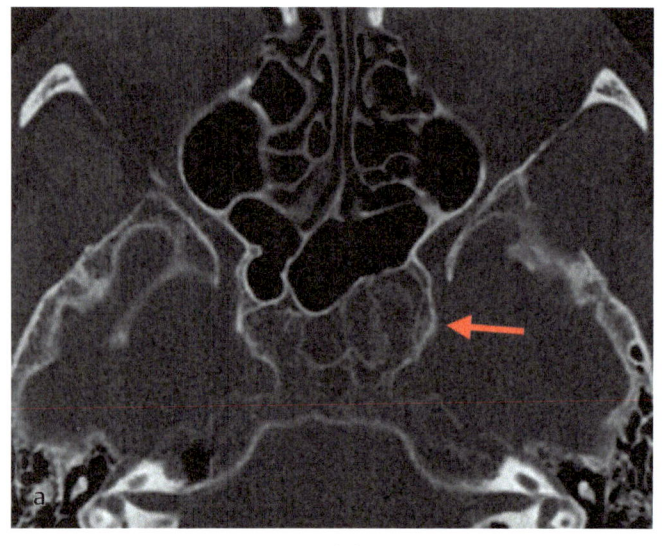

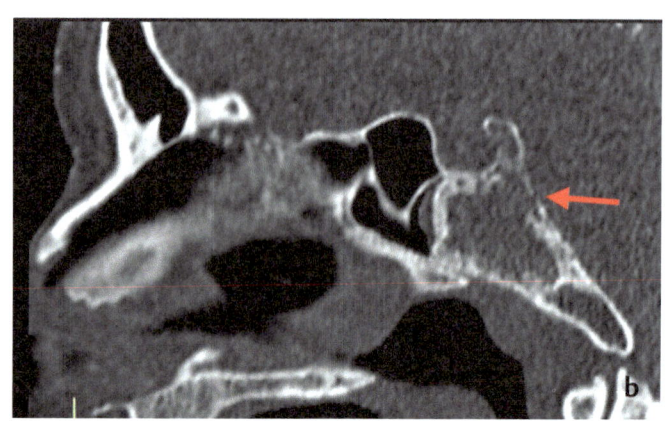

Fig. 3-71. (**a**) Pneumatização "impedida" (parada do desenvolvimento do seio esfenoidal) (→). (**b**) Mieloma múltiplo (→).

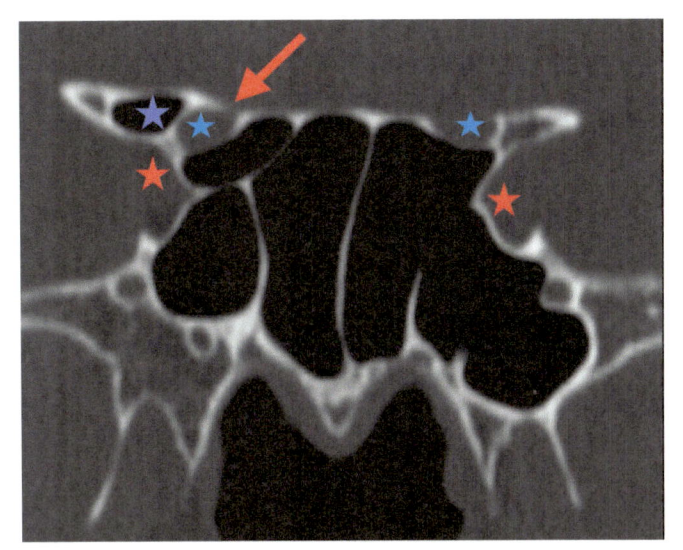

CAPÍTULO 3 ▪ ESTUDO RADIOLÓGICO DO NARIZ E DOS SEIOS PARANASAIS

Fig. 3-72. Célula de Onodi com aeração da clinoide anterior direita (★): importante indicador de vulnerabilidade do n. óptico (★) durante FESS. Impressão dos canais carotídeos (★).

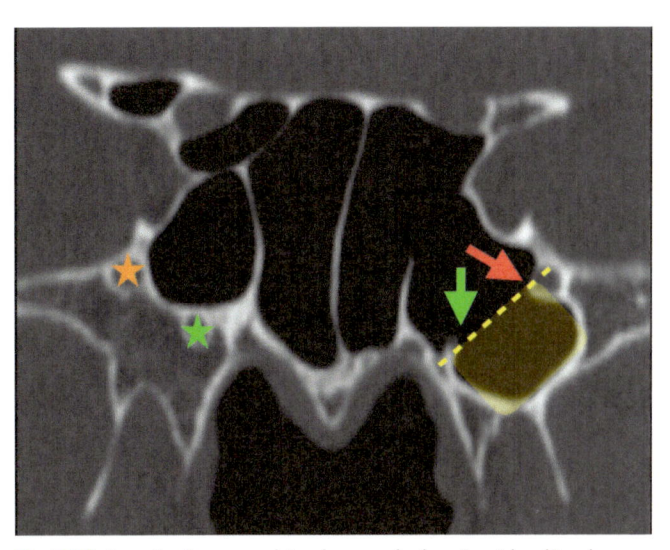

Fig. 3-73. Aeração do recesso lateral esquerdo do esfenoide, além de uma linha tracejada (---) entre o forame redondo (→) e canal vidiano (→).

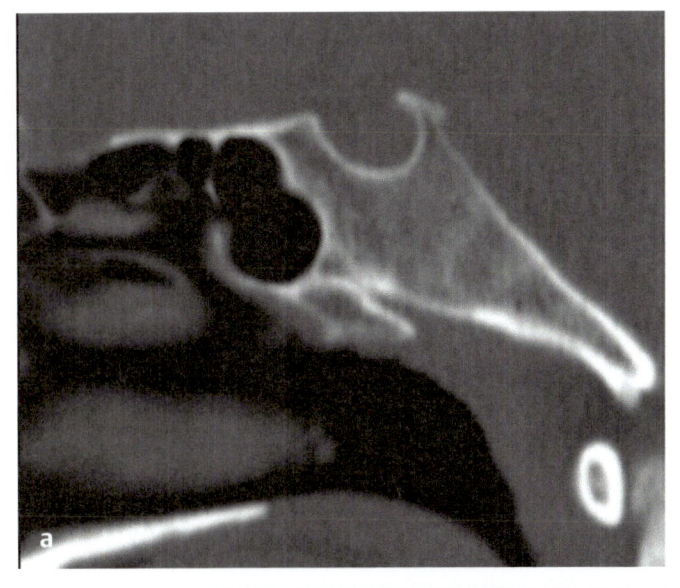

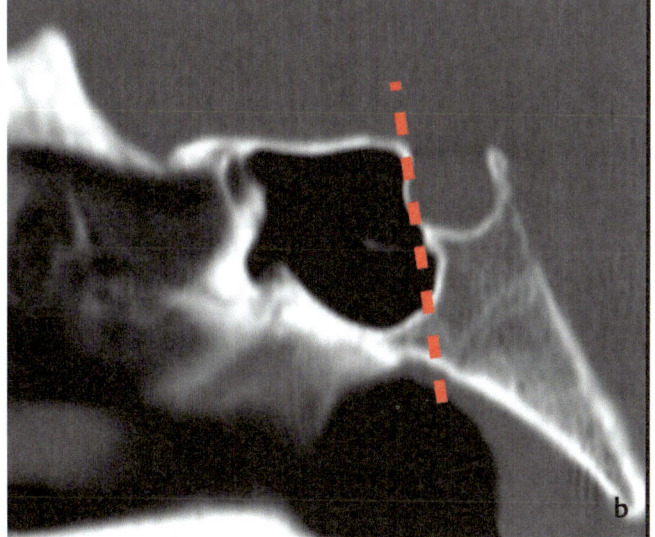

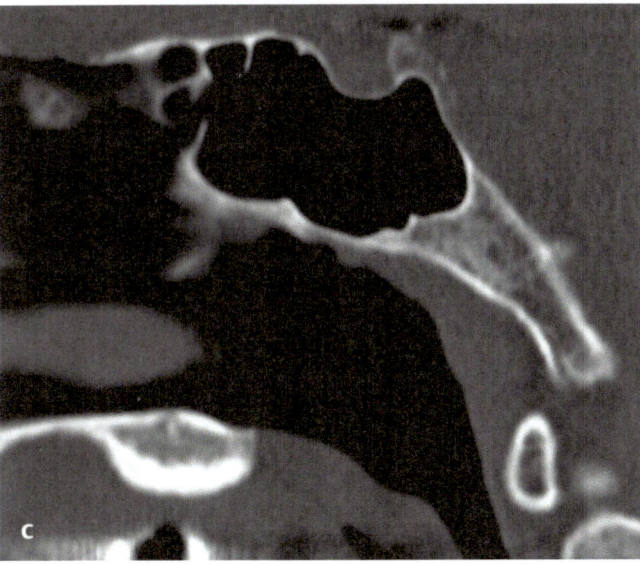

Fig. 3-74. Pneumatização do seio esfenoidal. (**a**) Forma conchal. (**b**) Forma pré-selar. (**c**) Forma selar.

ÓRBITAS

O arcabouço ósseo das órbitas resulta da união de sete ossos, os mesmos que delimitam as cavidades paranasais, com paredes ósseas compartilhadas, assoalho, teto e parede medial e menos comumente a parede lateral. Assim sendo o conhecimento dos limites e referências anatômicas orbitárias é mandatório para a interpretação e manejo das patologias das cavidades paranasais. São sete ossos a constituir a órbita: frontal, esfenoide, etmoide, palatino, lacrimal, maxilar e zigomático (Fig. 3-75).

A parede posterior da órbita apresenta pertuito alongado e curvo, de concavidade lateral, as fissuras orbitárias superior e inferior que são contínuas (Fig. 3-76). Através da fissura orbitária superior emergem ramos da divisão oftálmica do trigêmeo, e do III, IV e VI pares cranianos e veias. Já a fissura inferior abriga ramos da segunda divisão do trigêmeo, ramos do gânglio pterigopalatino, veias e a artéria infraorbitária.

O canal óptico se abre medialmente e bem próximo à fissura orbitária superior (Fig. 3-77).

Dois forames merecem ainda atenção: o forame supraorbitário, contendo a artéria e nervo de mesmo nome, localizado medialmente no rebordo orbitário superior, e o forame infraorbitário, contendo ramo da segunda divisão do trigêmeo e sítio frequente de disseminação perineural, situado na porção anterior da maxila.

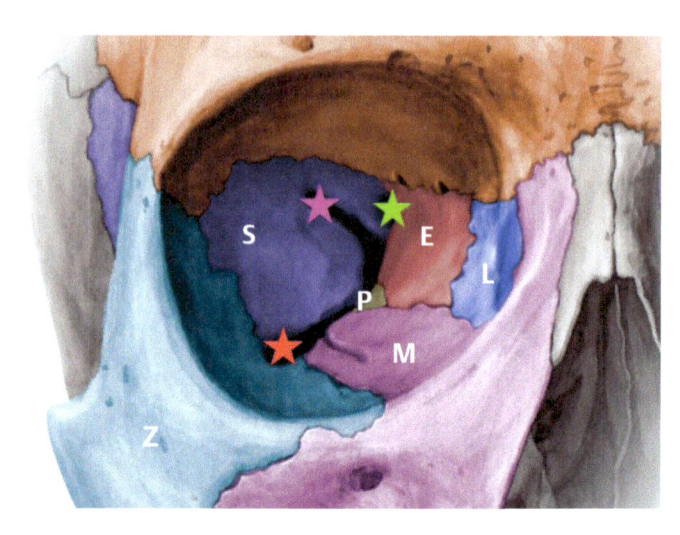

Fig. 3-75. Ilustração destacando a contribuição de cada osso na formação da órbita e as suas relações com as fissuras orbitárias superior (★), inferior (★) e o canal óptico (★).

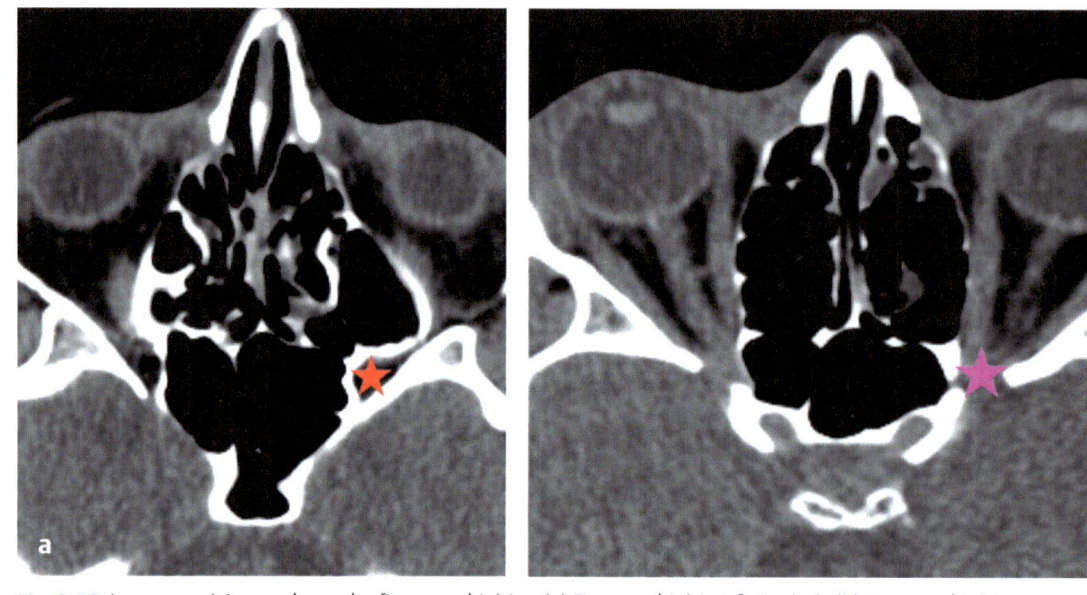

Fig. 3-76. Imagens axiais nos planos das fissuras orbitárias. (a) Fissura orbitária inferior (★). (b) Fissura orbitária superior (★).

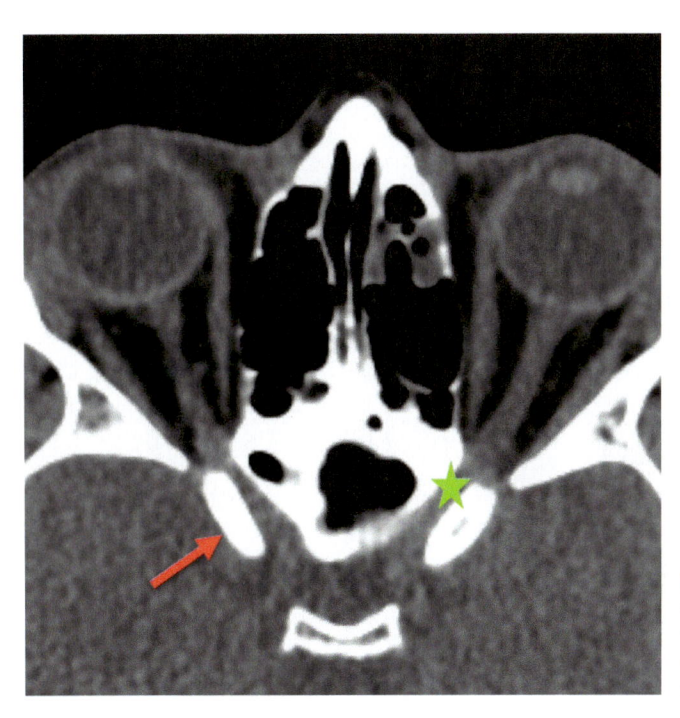

Fig. 3-77. Imagem axial no plano do equador orbitário mostra o nervo óptico infraorbitário e o segmento contido no canal óptico (★) situado ligeiramente acima e medialmente à fissura orbitária superior, e medial à clinoide anterior (→).

BIBLIOGRAFIA

Bhatti MT, Schmalfuss IM, Mancuso AA. Orbital complications of functional endoscopic sinus surgery: MR and CT findings. Clin Radiol 2005;60:894-904.

Güngor G, Okur N, Okur E. Pol J Radiol, 2016;81:173-180.

Hoang JK, Eastwood JD, Tebbit CL, Glastonbury CM. Multiplanar Sinus CT: A Systematic Approach to Imaging Before Functional Endoscopic Sinus Surgery. AJR 2010;194:527-536.

Hoxworth JM, Glastonbury CM, Fischbein NJ, Dillon WP. Focal Opacification of the Olfactory Recess on Sinus CT: Just an Incidental Finding? AJNR 2008;29:895-97.

Huang BY, Lloyd KM, DelGaudio JM, et al. Failed Endoscopic Sinus Surgery: Spectrum of CT Findings in the Frontal Recess. RadioGraphics 2009;29:177-195.

Kumar VN, Kamala E, Guga Priya TS, Nalina KSD. Int J Anat Res 2015,3(1):917-21.

O'Brien WT, Hamelin S, Weitzel EK. The Preoperative Sinus CT: Avoiding a "CLOSE" Call with Surgical Complications. Radiology 2016; Volume 281:1;10-21.

Patla DKP, Rathnakar P, Bhat VS, Jayaramesh. Clinical Rhinology: An International Journal, 2016;9(2):59-61.

Shpilberg KA, Daniel SC, Doshi AH, et al. CT of Anatomic Variants of the Paranasam Sinuses and Nasal Cavity: Poor Correlation with Radiologically Significant Rhinosinusitis but Importance in Surgical Planning. AJR 2015;204:1255-1260.

Som PM e Curtin HD. Head and neck imaging. Mosby 1996.

Tashi S, Purohit BS, Becker M, Mundada P. The pterygopalatine fossa: imaging anatomy, communications, and pathology revisited. Insights Imaging 2016;7:589-599.

Ximendes RC et al. J Otolaryngol ENT Res. 2018;10(3):118-121

Zhang L, Han D, Wentong GE et al. Acta Oto-Laryngologica, 2006;126:845852.

OLFATO E PALADAR: ANATOMIA, FISIOLOGIA E CLÍNICA

CAPÍTULO 4

Marco Aurélio Fornazieri ■ Marcio Nakanishi

INTRODUÇÃO

O olfato e o paladar, conhecidos também como sentidos quimiossensoriais, são responsáveis por nossa interação e apreensão do meio em que vivemos. A integridade do seu funcionamento é básica para alimentação e proteção, na medida em que permite reconhecer alimentos estragados, ambientes que envolvam riscos (como fumaça e gases tóxicos), além suas conexões com a memória e relações afetivas.

Apesar de apresentarem anatomia, receptores e vias neurais no sistema nervoso distintos, ambos os sentidos estão topograficamente presentes na mucosa (nasal, língua, faringe, laringe, palato mole) e apresentam conceitos de funcionamento semelhantes, o que resulta em interposições funcionais.

A interação dos estímulos químicos odoríferos e gustativos com os sensores do olfato e paladar, respectivamente, desencadeiam um estímulo elétrico que por sua vez sofre uma interpretação psíquica no sistema nervoso central, por essa razão são considerados como estímulos psicofísicos. Diferentemente de outros sentidos especiais como a visão e a audição, apresentam renovação constante de suas células sensoriais. Encontram-se, de forma complexa, interligados entre si não só na função, mas também com a cognição, a memória e a emoção.

Neste capítulo destacamos os principais tópicos de anatomia, fisiologia, métodos diagnósticos dos principais distúrbios do olfato e paladar, bem como seu tratamento farmacológico e não farmacológico atualmente empregados.

ANATOMIA E FISIOLOGIA DO OLFATO

O olfato além de ser o sentido responsável por sentir os cheiros, também, através dele, sentimos a maior parte dos sabores dos alimentos. Ele possui um componente periférico, o epitélio olfatório (EO), e um componente dentro do sistema nervoso central, formado pelos bulbos olfatórios, centros olfatórios primários (p. ex.: sistema límbico e hipotálamo) e córtex olfatório.

O EO ocupa uma área próxima de 5 cm² no teto de cada cavidade nasal, na região do septo superior, concha nasal superior e parte posterossuperior da concha nasal média (Fig. 4-1).[1] Sendo pseudoestratificado e formado por células de sustentação, células microvilares, células basais – globosas e horizontais, responsáveis pela neurorregeneração –, glândulas de Bowman e neurônios bipolares. Ao contrário do epitélio respiratório, os cílios do EO são imóveis e a sua área total ao se considerar a superfície dos cílios pode chegar a 22 cm² (Fig. 4-2).

Fig. 4-1. Localização do epitélio olfatório (EO) no teto da cavidade nasal. PC: placa cribiforme; SE: seio esfenoidal; SF: seio frontal; CM: concha média. (Adaptada de Holbrook et al., com permissão John Wiley & Sons, Inc.)[5]

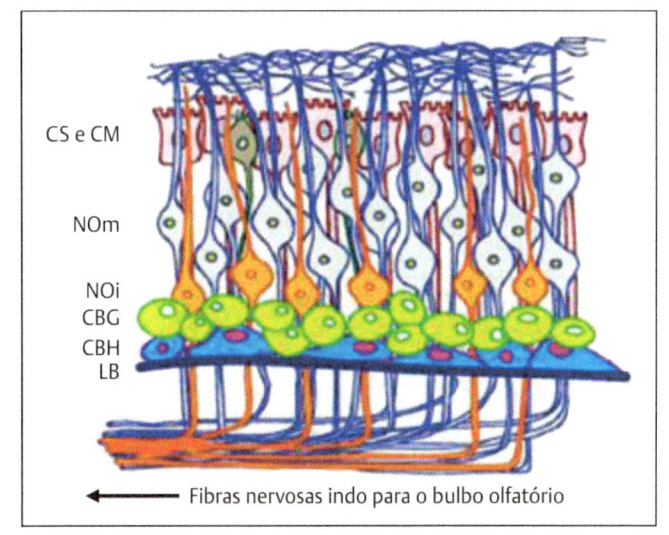

Fig. 4-2. Células que compõem o epitélio olfatório humano. CS: células de sustentação; CM: células microvilares; NOm: neurônios olfatórios maduros; NOi: neurônios olfatórios imaturos; CBG: células basais globosas; CBH: células basais horizontais; LB: lâmina basal. (Adaptada de Choi and Goldstein, com permissão John Wiley & Sons, Inc.)[6]

O ser humano possui cerca de 10 a 20 milhões de neurônios bipolares responsáveis pela olfação. Cada neurônio possui um único tipo de receptor olfatório acoplado à proteína G dos aproximados 400 tipos possíveis. Estes são neurônios de primeira ordem, através de prolongamentos amielínicos que originam os nervos olfatórios se projetam em direção ao bulbo olfatório. O bulbo olfatório é um centro complexo onde o estímulo olfatório é filtrado e modificado por elementos intrínsecos e extrínsecos a ele. Ele é composto de seis camadas: camada de nervos olfatórios, camada glomerular (onde estão os glomérulos olfatórios, cada um formado pela união de axônios de neurônios com um único tipo de receptor olfatório)[2], camada plexiforme externa, camada de células mitrais, camada plexiforme interna e camada de células granulares. O bulbo olfatório humano tem em média 5.600 glomérulos.[3] Essa estrutura funciona com um mapa onde certos agrupamentos neuronais são ativados de acordo com as moléculas odoríferas que atingiram o teto da cavidade nasal. Por fim, o sistema olfatório se comunica com o córtex olfatório, sendo o único dentre os órgãos sensoriais a não passar antes pelo tálamo. As regiões que recebem fibras diretamente do bulbo olfatório, chamadas de córtex olfatório primário, são o núcleo olfatório anterior, o tubérculo olfatório, o córtex piriforme, o núcleo cortical anterior da amígdala, o complexo periamigdaloide e o córtex entorrinal rostral.[4] Todas essas regiões têm relações recíprocas entre si e com outras estruturas cerebrais centrais (Fig. 4-3).

Anteriormente, pensava-se que os seres humanos fossem capazes de sentir cerca de 10.000 odores.[5] Contudo, um estudo recente publicado na *Science* estimou que esses valores na verdade podem chegar a 1 trilhão.[6] Isso o faz superior em capacidade de detecção em relação às orelhas, que detectam aproximadamente 340.000 tons, e a visão, ao distinguir cerca de 7 milhões de cores.

Na respiração normal, cerca de 10% do fluxo de ar se direciona para a região do epitélio olfatório.[7] Quando fungamos, esse fluxo aumenta consideravelmente e facilita a percepção do cheiro. Ao alcançar o epitélio olfatório, a molécula odorífera é diluída no muco dessa região produzido pelas glândulas de Bowman. As moléculas hidrofóbicas são ligadas a proteínas presentes nesse muco e levadas até os receptores presentes nos cílios dos neurônios olfatórios. Ao atingirem o receptor olfatório, ocorre o fenômeno da transdução olfatória ou despolarização, com posterior transmissão aos bulbos olfatórios e ao sistema olfatório central.[8]

DIAGNÓSTICO DOS DISTÚRBIOS DO OLFATO

Anamnese

Inicialmente, necessita-se saber os conceitos das diferentes disfunções olfatórias. Há alterações quantitativas e alterações qualitativas da olfação (Quadro 4-1).

Na avaliação inicial dos pacientes com diminuição da capacidade de sentir cheiros sugere-se focar nas seguintes perguntas:

1. Você apresenta alguma doença do nariz?
   Como a rinossinusite crônica é a principal causa de perda olfatória, deve-se sempre perguntar sobre as queixas de rinorreia amarelada, obstrução nasal e dor facial.[9] A rinite alérgica também pode causar uma perda leve a moderada

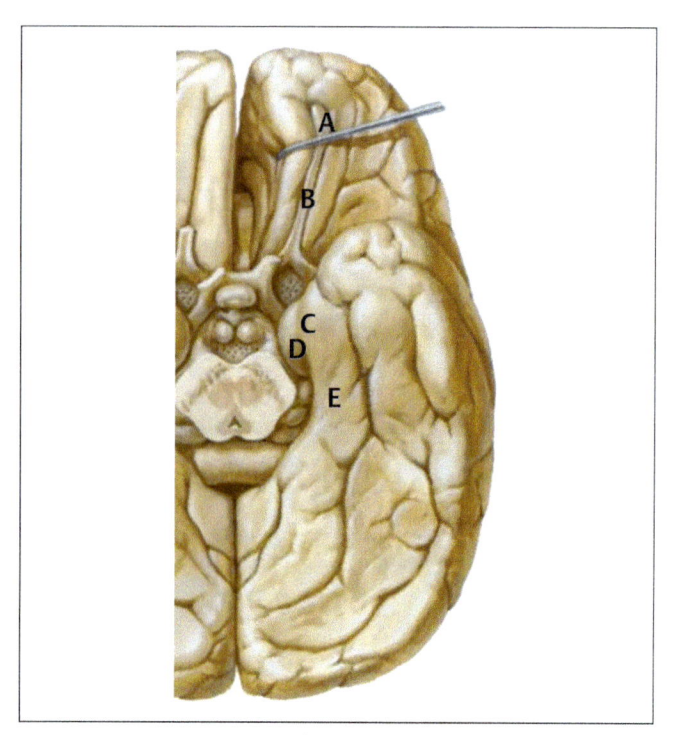

Fig. 4-3. Anatomia e conexões dos componentes do sistema olfatório central. *A.* Bulbo e *B.* trato olfatórios levam estímulos à *C.* amígdala, ao *D.* córtex piriforme e ao *E.* córtex entorrinal. No córtex entorrinal se dá a memória/evocação de odores, enquanto no piriforme temos a percepção e processamento de odores. Nas conexões amigdalianas com o sistema límbico temos as evocações emocionais oriundas das percepções olfatórias. (Adaptada de Netter, Frank H, com autorização Artmed.)[11]

Quadro 4-1. Conceitos das disfunções olfatórias

Disfunção	Tipo	Definição
Normosmia	Quantitativa e qualitativa	Capacidade normal de sentir cheiros, sem outras alterações
Hiposmia ou microsmia	Quantitativa	Perda parcial da capacidade de sentir cheiros. Pode ser classificada em leve, moderada e severa
Anosmia	Quantitativa	Perda total da função olfatória
Anosmia específica	Quantitativa	Incapacidade de sentir um odor determinado
Hiperosmia	Quantitativa e qualitativa	Referida maior capacidade de sentir cheiros. No momento, não há instrumentos para mensuração desse transtorno
Parosmia ou disosmia	Qualitativa	Distorção da sensação olfatória na presença de odorante
Fantosmia	Qualitativa	Percepção olfatória na ausência de odores
Cacosmia	Qualitativa	Sensação de odor desagradável
Euosmia	Qualitativa	Sensação de odor agradável

da habilidade de sentir cheiros e os sintomas de espirros, coriza e prurido podem ser questionados;
2. Sua perda ocorreu após gripe, resfriado ou depois de um trauma?
Entre os diagnósticos mais prevalentes da disfunção olfatória estão a perda olfatória pós-infecciosa e a pós-traumática.[10] Geralmente, a relação entre uma infecção das vias aéreas superiores ou um trauma é claramente identificada pela pessoa. Os vírus *parainfluenza*, sincicial respiratório, adenovírus, enterovírus, herpes, coxsackievírus, poliovírus e, agora, o SARS-CoV-2 são os mais identificados nesses casos.[11] Na perda olfatória pós-traumática, os locais de trauma mais relatados são a parte lateral e posterior da cabeça;
3. Usa ou utilizou medicações no nariz? Necessitou alguma vez fazer antibioticoterapia endovenosa, quimioterapia, radioterapia ou teve exposição a agentes tóxicos?
No Quadro 4-2, expõem-se as substâncias mais prevalentes potencialmente agressoras do epitélio olfatório;[12]
4. Apresenta histórico de doenças neurológicas ou psiquiátricas na família?
É bem conhecida a relação entre as doenças neurodegenerativas de Parkinson ou Alzheimer com a diminuição da capacidade olfatória.[13] Nessas doenças, a primeira manifestação é a perda parcial desse órgão dos sentidos. Além disso, tal característica pode ser útil na diferenciação diagnóstica entre depressão e demência em um idoso que apresente alteração do humor. Na depressão, a princípio, não há decréscimo clinicamente significativo da olfação.[14] Interessantemente, o número de focos de desmielinização em indivíduos com esclerose múltipla correlaciona-se com seu grau de perda olfatória.[15] A esquizofrenia é outra etiologia bem estabelecida de perda olfatória e pode estar presente mesmo em parentes de primeiro grau dos pacientes.[16]

O tabagismo pode levar também a uma hiposmia leve e deve ser perguntado.[17] Entre as causas menos comuns que devem ser lembradas estão a doença de Chagas,[18] tumores cranianos de fossa anterior e as doenças congênitas como a síndrome de Kallmann e de Turner.[19] No caso da síndrome de Kallmann, deve-se atentar pelo atraso do desenvolvimento dos caracteres sexuais secundários e a ausência de olfação desde o nascimento. Ao ser feito o provável diagnóstico dessa doença, encaminhar para acompanhamento endocrinológico.

Para finalizar a avaliação inicial do paciente, em especial idosos, a perda de olfato faz aventar também a possibilidade de presbiosmia ou perda olfatória pela idade. Nesse caso, o déficit olfatório seria decorrente do processo de envelhecimento e o efeito cumulativo de agressões virais e ambientais ao epitélio olfatório.[20]

Teste Olfatório

Uma característica importante da avaliação dos pacientes com alteração olfatória é a importância de se realizar um teste olfatório validado para a população local e não apenas confiar em um autorrelato subjetivo da queixa. Logicamente, a mensuração do problema com uma escala visual analógica é válida e pode ser feita como na Figura 4-4. O teste olfatório deve ser realizado antes da nasofibroscopia, seja pela possível irritação local gerada pelo exame seja pelo anestésico utilizado por alguns otorrinolaringologistas antes desse procedimento.

Há inúmeros testes olfatórios validados ao redor do mundo, com destaque para o Teste de Identificação do Olfato da Universidade da Pensilvânia, o Teste de Connecticut e o Sniffin' Sticks.

Teste de Identificação do Olfato da Universidade da Pensilvânia (UPSIT)

O UPSIT é composto de quatro cartelas de 10 páginas cada.[21,22] Cada página contém um odor que é liberado ao raspar uma faixa marrom na parte inferior da página e o paciente deve

Quadro 4-2. Agentes potencialmente tóxicos para a mucosa olfatória

Substância	Exemplos
Medicações tópicas do nariz	Vasoconstritores, *sprays* de zinco, agentes mentolados (Vick®) e antibióticos (neomicina)
Drogas inalatórias	Cocaína e *crack*
Antibióticos endovenosos	Aminoglicosídeos (gentamicina)
Compostos orgânicos voláteis	Formaldeído
Plantas medicinais	Inalação de *Luffa operculata* (buchinha-do-norte)
Metais pesados	Mercúrio e tinturas de cabela com chumbo

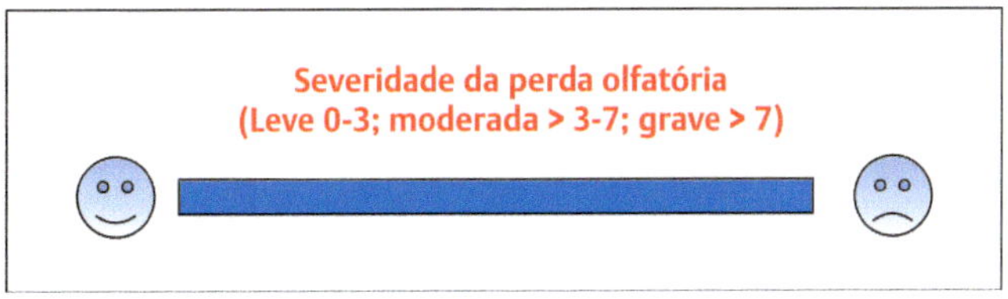

Fig. 4-4. Avaliação subjetiva da função olfatória pela escala visual analógica. O paciente deve traçar uma linha vertical no ponto da linha de 10 cm que ele considera onde está sua perda.

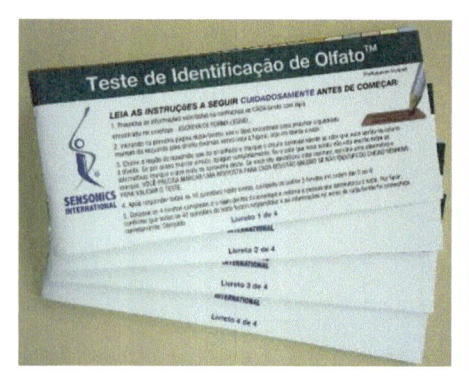

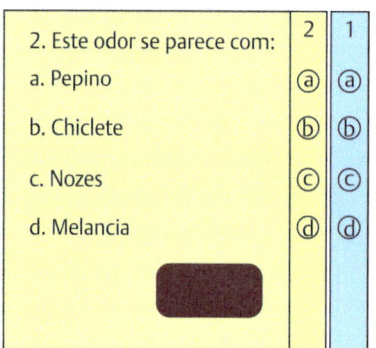

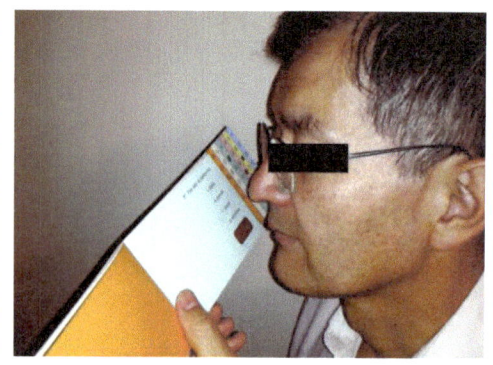

Fig. 4-5. Paciente realizando o Teste de Identificação do Olfato da Universidade da Pensilvânia.

responder de forma obrigatória com o que aquele odor se parece (Fig. 4-5). A pontuação vai de 0 a 40 e a função olfatória é classificada em anosmia, microsmia (leve, moderada e severa) e anosmia. Uma pontuação abaixo de cinco indica uma possível simulação de perda olfatória para benefício pessoal, por exemplo, para causas judiciais trabalhistas. Pode ser realizado pelo próprio paciente ou com a ajuda de um examinador.

Teste do Connecticut Chemosensory Clinical Research Center (CCCRC)

O CCCRC é composto de duas partes, a do limiar e a de identificação dos odores.[23,24] Esse teste examina de modo independente cada uma das cavidades nasais, podendo discriminar a lateralidade da alteração olfatória. Para o teste de limiar olfatório, são utilizadas sete concentrações do álcool n-butílico e um frasco inodoro contendo água destilada. No componente de identificação do teste, o paciente necessita identificar oito substâncias, que são: café, canela, talco de bebê, paçoca, chocolate, sabonete neutro e naftalina. Testa-se também a função trigeminal pela apresentação de mentol. O escore varia de 0 a 7 para cada parte do teste e para cada cavidade nasal (Fig. 4-6).

Sniffin' Sticks

O Sniffin' Sticks, utilizado principalmente no continente europeu, é constituído de três partes: limiar, discriminação e identificação.[25,26] O teste é sempre realizado por um examinador e apresenta pontuação máxima de 48 pontos. Os odores estão presentes em canetas de feltro e liberados quando as tampas são retiradas. Uma pontuação acima de 30,5 indica normosmia.

Exame Físico e Nasofibroscopia

No exame físico do paciente com perda de olfato, além da avaliação completa da cavidade nasal do paciente, deve-se realizar o exame neurológico para descartar possibilidade de outras doenças do sistema nervoso central como tumores ou outras doenças neurodegenerativas. Sempre após a realização do teste olfatório, a nasofibroscopia é essencial para descartar sinais de rinossinusite crônica como pólipos e secreção como também lesões como hamartoma adenomatoide epitelial respiratório,[27] edema ou estreitamentos na fossa olfatória (Fig. 4-7).

Exames Complementares

A tomografia de nariz e seios paranasais é solicitada para descartar possíveis causas inflamatórias não identificadas pela nasofibroscopia. Já a ressonância magnética de crânio tem dois fins principais. Primeiramente, descartar tumores, sinais de traumas prévios ou outras lesões encefálicas em regiões ligadas ao processamento olfatório e, depois, mensurar os bulbos e fossetas olfatórias que podem predizer um melhor prognóstico do paciente caso apresentem tamanho dentro da normalidade (Fig. 4-8). Cada bulbo deve apresentar volume maior que 45 mm^3.[28]

Entre os exames séricos a serem solicitados estão a dosagem de vitamina B12 – diminuída em alguns pacientes com perda olfatória,[29] sorologia para Chagas e IgE específico para alérgenos, hormônios tireoidianos e glicemia de jejum. Pacientes diabéticos e com função tireoidiana reduzida apresentaram déficit sensorial olfativo.[30,31]

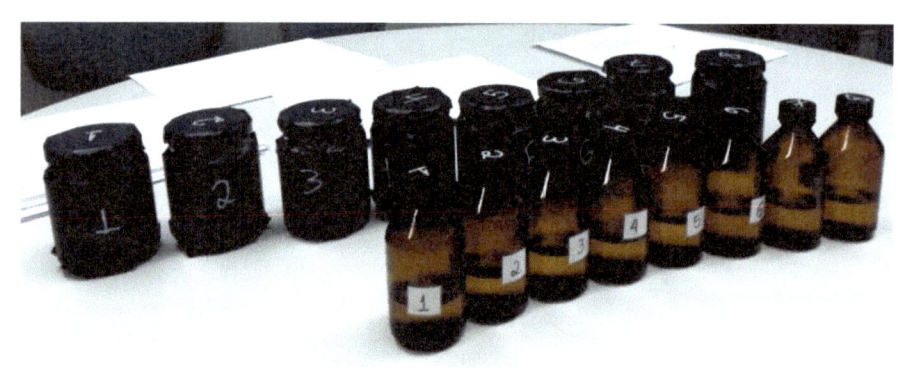

Fig. 4-6. Frascos do Teste do *Connecticut Chemosensory Clinical Research Center* (CCCRC). (Foto cedida gentilmente pela Prof. Dra. Wilma Anselmo Lima.)

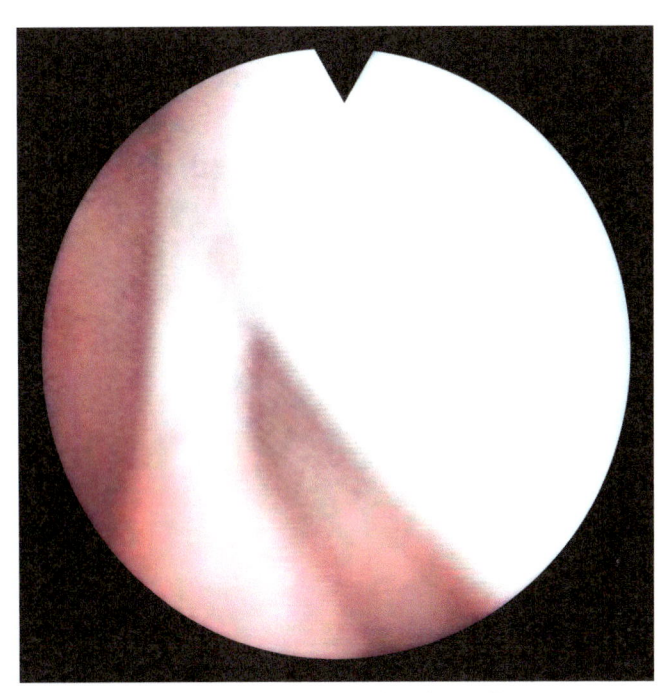

CAPÍTULO 4 ■ OLFATO E PALADAR: ANATOMIA, FISIOLOGIA E CLÍNICA

Fig. 4-7. Na nasofibroscopia deve-se avaliar a fossa olfatória bilateralmente, nessa figura, observa-se a do lado esquerdo livre.

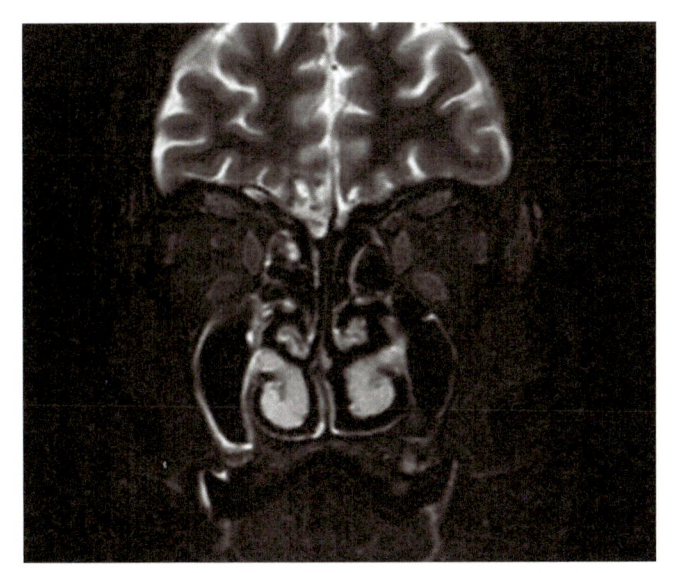

Fig. 4-8. Ressonância magnética de crânio de paciente anôsmico com áreas de encefalomalácia em região de bulbo e fossa olfatória à direita, sequela de trauma cranioencefálico.

TRATAMENTO DOS DISTÚRBIOS DO OLFATO

Como qualquer outra síndrome, o tratamento da perda do olfato vai ser direcionado de acordo com a etiologia. Por exemplo, na rinossinusite crônica, o corticosteroide sistêmico seguido de tópico em lavagens de alto volume é o que apresenta melhor resposta no controle da função olfatória. Entre os tratamentos que podem ser utilizados estão:

A) *Treinamento olfatório*:[32,33] cheirar essências de rosa (fenil-etil-álcool), citronelal, eugenol e eurcaliptol de forma padronizada por 15 segundos cada duas vezes ao dia por no mínimo 3 meses. O uso de produtos de supermercado – pó de café, pasta de dente de menta, vinagre de vinho tinto, mel, cravos, suco de tangerina ou maracujá concentrado e essência de baunilha – pode ser também prescrito;

B) *Corticosteroide sistêmico e tópico em alto volume*:[34,35] o uso de *sprays* tradicionais para o controle de rinite não atinge a região olfatória e, por esse motivo, não são recomendados. Utiliza-se prednisolona 40 mg por 7 dias ou betametasona 7 mg injetável e, caso haja melhora clinicamente significativa, mantém-se essa medicação de forma tópica em lavagens nasais de alto volume. A mensuração do olfato (por meio dos testes de olfatometria) são altamente recomendados para avaliar a melhora após tratamento com corticosteoides;

C) *Ácido alfalipoico*:[36] prescreve-se a dose de 600 mg em dose única ou de 300 mg duas vezes ao dia por 90 dias. Apresenta atuação antioxidante e estaria relacionada com uma maior capacidade de regeneração das células-tronco olfatórias;

D) *Ômega-3*:[37] na dose de 1.200 mg, também duas vezes ao dia, apresentou eficácia no melhor desfecho olfatório em pacientes submetidos a cirurgias de hipófise transnasais;

E) *Citrato de sódio 9%*:[38,39] direcionando-se essa formulação manipulada em gotas para a fossa olfatória pela posição de Kaiteki de 30 a 60 minutos antes das refeições, observou-se um melhor limiar olfatório nos pacientes com inabilidade olfativa;

F) *Vitamina A tópica*:[40] na dose de 5.000 UI por gota e aplicada uma gota por narina na mesma posição referida ao citrato, mostrou eficácia quando comparada com controles;

G) *Outras drogas*:[41] melatonina 5 mg 30 minutos antes de dormir, pentoxifilina 400 mg duas vezes ao dia e caroverina 120 mg 1× ao dia.

Procurando-se dividir cada um dos tratamentos citados acima com a causa, todos apresentam de comum o uso do treinamento olfatório. Na perda olfatória pós-infecciosa e pós-traumática, pode-se adicionar as medicações antioxidantes como o ácido alfalipoico, ômega-3 e os polivitamínicos. Perdas de maior duração (maior que 1 ano), pior severidade e em pacientes mais idosos são as que apresentam pior prognóstico.

ANATOMIA E FISIOLOGIA DO PALADAR
Receptores do Paladar: o Botão Gustativo

A anatomia do sistema gustatório inicia-se nas células receptoras gustativas que estão localizadas na sua unidade anatômica básica denominada de botão gustativo. Os botões gustativos estão localizados principalmente na língua, mas também na superfície da faringe, laringe, palato mole e esôfago alto.[42] Os botões gustativos da língua estão contidos dentro de estruturas denominadas de papilas, enquanto os botões gustativos extralinguais encontram-se na superfície do epitélio.[43,44]

O botão gustativo, tem um formato de pera ou um **botão de rosas**, e é composto por um agrupamento de células fusiformes orientadas em um eixo longitudinal, que são as células receptoras do paladar, seguidas das células basais e células de borda que formam o limite lateral do botão gustativo. Existem três tipos de células receptoras do paladar descritas de acordo com seu aspecto ultraestrutural: células escuras, células claras e células intermediárias. Enquanto as células escuras apresentam grânulos densos na sua porção apical, esses grânulos estão ausentes nas células claras. As células basais são de natureza proliferativa, e substituem constantemente a população de células receptoras gustativas.[42,43]

As células dentro de uma papila gustativa são organizadas de forma concêntrica em torno de um poro central que se abre através do epitélio para a cavidade oral. Microvilosidades apicais, contendo os receptores de membrana, projetam-se em direção a este poro onde os estímulos gustativos podem interagir com os receptores. Fibras de nervo aferente penetram na superfície basal do botão gustativo e fazem sinapses com as células receptoras. Uma fibra nervosa pode fazer sinapse com várias células receptoras e inversamente, cada célula receptora pode ser inervada por múltiplas fibras aferentes. Células receptoras gustatórias em vertebrados são células epiteliais modificadas, mas elas possuem muitas características de neurônios.[42,43]

As células claras são extensivamente inervadas por fibras aferentes e numerosas sinapses ocorrem em suas superfícies basais. Essas células são nitidamente as principais células sensoriais. Em alguns casos, no entanto, as sinapses também ocorrem em células escuras, que podem representar uma segunda classe de células sensoriais.[45] Enquanto as células gustativas diferem das células receptoras olfativas por não serem neurônios, elas são, no entanto, semelhantes às células receptoras olfativas no tocante a possuírem uma vida útil curta, e serem substituídas continuamente ao longo da vida do botão gustativo. A vida de uma célula gustativa é de aproximadamente 10 dias.[46]

Papilas Linguais

Os botões gustativos na língua estão associados a três tipos diferentes de papilas. As papilas fungiformes são estruturas elevadas semelhantes a clivagens, observada nos dois terços anteriores na superfície da língua. No terço posterior, os botões gustativos estão contidos nas papilas circunvaladas e foliares. Em humanos, existem aproximadamente 200 a 300 papilas fungiformes, que contêm aproximadamente 1.600 botões gustativos, embora isso varie muito entre indivíduos. As papilas foliares, na superfície lateral da língua, contêm aproximadamente 1.000 botões gustativos. As 8 a 12 papilas circunvaladas, que formam um V invertido na superfície da língua separando os dois terços anteriores do terço posterior, contêm aproximadamente 250 botões gustativos cada. Um quarto tipo de papila, as papilas filiformes, não contém botões gustativos e não está envolvido na gustação.[42,43]

Inervação do Sistema Gustatório

Cada botão gustativo é suprido por várias fibras nervosas. Os receptores do paladar são inervados por ramos do nervo facial (VII), glossofaríngeo (IX) e vago (X). Por causa de sua origem embriológica distinta, os dois terços anteriores e o terço posterior da língua são supridos por diferentes nervos gustativos. As terminações gustatórias das papilas fungiformes são supridas pelo nervo corda do tímpano, ramo do VII nervo craniano, enquanto as das papilas circunvaladas e as foliadas da margem posterior da língua são supridas pelo ramo lingual do IX nervo craniano. Terminações gustatórias localizadas no palato mole enviam suas projeções centralmente via nervo petroso superficial maior, ramo do VII nervo craniano, e aquelas na epiglote, esôfago e laringe transmitem a informação via nervo laríngeo superior, ramo do X. Assim como no olfato, terminações nervosas livres do nervo trigêmeo (V) distribuídas ao longo da cavidade oral medeiam sensações somatossensoriais como ardência e queimação.[42]

As fibras neurais deixam a língua através no nervo lingual e, em seguida, em conjunto com o nervo corda do tímpano, entram na fossa infratemporal. As fibras gustativas passam pelo gânglio geniculado e seguem em conjunto com o nervo intermédio ao tronco cerebral onde terminam na parte superior do núcleo do trato solitário (NST) localizado na medula. O ramo tonsilar lingual do nervo glossofaríngeo termina no NST, sobrepondo-se rostrocaudalmente com o nervo facial. O nervo vago responde pelo paladar da epiglote e do esôfago através do ramo interno do nervo laríngeo superior. Os corpos celulares dessas fibras aferentes estão localizados no gânglio vagal inferior (nodoso) que projeta para o NST, sobrepondo rostrocaudalmente com a entrada do glossofaríngeo.[42-44]

A partir do núcleo do trato solitário, as projeções subsequentes seguem para conexões com o tálamo posteromedial, córtex insular e opérculo frontal. Uma segunda projeção conecta áreas do prosencéfalo ventral, incluindo o hipotálamo lateral, amígdala, e núcleo da estria terminal, envolvido na regulação autonômica central e no controle da alimentação. Em contraste com outras vias sensoriais, a via gustativa é inteiramente ipsilateral.[43]

Parece existir um mecanismo de compensação central, em que o dano a um nervo libera a inibição sobre as projeções centrais dos outros, aumentando, desse modo, suas magnitudes de resposta. O fenômeno da liberação de inibição ajuda a explicar por que razão os pacientes não observam alterações na experiência do paladar do dia a dia, mesmo quando se sabe que eles tiveram dano importante no sistema gustativo.[47]

FISIOLOGIA DO PALADAR

O paladar é o resultado da interação e do reconhecimento dos alimentos por quase todos os sentidos. Esse complexo mecanismo inicia-se no sistema gustativo, e está especialmente integrado com o sistema olfativo. Outros sentidos como o somatossensoriais (temperatura, tato, adstringência, dor), visuais (cores, volume, formato); auditivos (som da mastigação) e sistema motor (mastigação, deglutição) integram o equipamento sensorial do paladar.

No cérebro humano, esses sistemas perceptivos estão intimamente ligados aos sistemas de aprendizagem, memória, emoção e a linguagem, de modo que os mecanismos neurais distribuídos contribuem para a preferência alimentar e os desejos por comida.[48]

Palazzo *et al.* definem o termo "gosto" como a "sensação gerada pelo estímulo do sistema gustativo, correspondente em inglês ao termo *taste*". Enquanto o termo "sabor" refere-se à percepção gerada e interpreta pela combinação do estímulo dos vários sistemas sensoriais componentes do paladar. Correspondente, em inglês, ao termo *flavour*.[49]

Portanto, seguindo os conceitos supracitados, existem quatro qualidades principais de gostos: sal, doce, amargo e ácido. Uma quinta qualidade do gosto foi descrita em mamíferos, denominado umami. Esse gosto é provocado pelo glutamato, especialmente o glutamato monossódico, que é usado frequentemente para realçar o sabor dos alimentos. Apesar da distribuição quimiotópica do gosto (que o doce é percebido na ponta da língua, azedo ao longo dos bordos, amargo atrás e salgado em todas as localizações) descrita por Hänig em 1901,[50] todas as populações de papilas gustativas podem perceber todas as qualidades gustativas.

A saliva desempenha um papel importante nos eventos iniciais da transdução do paladar. Ela transporta moléculas do gosto solubilizadas para as membranas celulares das células receptoras e remove esses estímulos uma vez que ocorreu a estimulação do receptor.[43]

A percepção do gosto ocorre quando uma molécula ingerida se liga a um receptor na superfície das microvilosidades apicais das células receptoras gustativas. Isso causa uma despolarização ou hiperpolarização da célula receptora. Quando ocorre a despolarização, há um aumento do cálcio intracelular na célula receptora, causando uma liberação de neurotransmissores na sinapse aferente.[43,44]

O neurotransmissor exato envolvido entre a célula receptora e as fibras aferentes primárias são desconhecidos. Também não se sabe se a liberação do neurotransmissor está associada à hiperpolarização das células receptoras gustativas.[43,44]

O gosto não parece ser codificado exclusivamente por fibras nervosas particulares, mas, sim, cada fibra nervosa aferente parece responder a uma ampla classe de estímulos. Em mamíferos, as fibras nervosas gustativas não são ajustadas especificamente para uma qualidade de gosto. No entanto, uma classe particular de gosto parece produzir a maior ou "melhor" resposta de estímulo. Os investigadores tentaram classificar essas fibras nervosas aferentes em grupos funcionais com base nesta classificação de "melhor estímulo". Por exemplo, fibras do nervo facial são mais responsivas a estímulos doces e salgados. Fibras do glossofaríngeo parecem mais responsivos a estímulos azedos e amargos. Neurônios individuais podem ser classificados como "melhor sacarose, melhor NaCl, melhor HCl, ou melhor quinino" com base em seu perfil de resposta a quatro estímulos prototípicos (sacarose, NaCl, HCl e quinino).[43,44]

Vários tipos de mecanismos são usados na transdução do gosto. A transdução de estímulos para salgados e azedos pode ser o resultado de interação direta entre esses estímulos e canais iônicos específicos. Estímulos envolvendo íons não requerem receptores de membrana específicos; em vez disso, os próprios íons permeiam ou bloqueiam os canais iônicos dentro da membrana celular.[43,44]

A transdução dos gostos doce, amargo e umami parece envolver receptores de membrana específicos, ativando um segundo mensageiro do sistema proteína G. Esses mecanismos levam à despolarização da membrana celular e um influxo de cálcio através de canais de Ca++ dependentes de voltagem.[43,44]

O processamento de informações de gostos permite que os vários gostos sejam apreciados separada e simultaneamente. O processamento também parece ser inibitório, com uma região da língua que inibe a atividade em regiões adjacentes. Assim como outros sentidos, há adaptação à estimulação contínua dos receptores da língua. Esta adaptação é específica da classe, de modo que a colocação prolongada de um estímulo amargo na língua, diminui a estimulação com outras substâncias amargas.[43,44]

DIAGNÓSTICO DOS DISTÚRBIOS DO PALADAR

Definimos os distúrbios do paladar como a alteração da percepção do salgado, azedo, doce, amargo e umami. Pelo fato do sentido do olfato e paladar estarem associados e interligados, tanto na via periférica quanto no sistema nervoso central, na imensa maioria dos casos, a disfunção do paladar é confundia com a perda da percepção dos aromas detectado pelo sistema olfatório. Os casos de perda exclusiva da função gustatória são raros e representam menos de 1% da casuística de um centro especializado no tratamento das alterações do olfato e do paladar.[51]

Anamnese

Visto que os distúrbios do paladar estão associados aos do olfato, torna-se obrigatória a avaliação conjunta do olfato, conforme descrito anteriormente.

O sistema gustatório, pode ser acometido desde as células receptoras do paladar na cavidade oral até o sistema nervoso central. E podem provocar até cinco tipos de distúrbios do paladar observados no Quadro 4-3.

Na avaliação inicial dos pacientes com diminuição da capacidade de sentir gostos sugerimos focar nas seguintes perguntas:

1. Você apresenta alguma alteração na língua, cavidade oral, palato? Nesse quesito atentar para a xerostomia, alteração da composição salivar, lesões orais, odontológicas e halitose;
2. Você apresenta alguma alteração no sistema nervoso central? Investigar alterações da mastigação e da deglutição;
3. Você apresenta algum efeito colateral sobre o paladar relacionado com medicamentos? Dentre inúmeras medicações que podem provocar alteração do paladar destacamos: antibióticos, antifúngicos, anti-hipertensivos, redutores lipídicos e principalmente medicações psicotrópicas. O Quadro 4-4 ilustra as principais medicações associadas a alteração do olfato e paladar;[47]
4. Você apresenta alguma doença sistêmica associada a alterações do paladar? Investigar presença de doenças autoimunes (p. ex.: Sjogren), diabetes melito, refluxo gastroesofágico, tratamento oncológico com radioterapia ou quimioterapia.

Quadro 4-3. Conceitos das disfunções gustatórias

Disfunção	Tipo	Definição
Normogeusia	Quantitativa e qualitativa	Capacidade normal de sentir os gostos salgado, azedo, doce, amargo e umami
Hipogeusia	Quantitativa	Perda parcial da capacidade de sentir gostos. Pode ser classificada em leve, moderada e severa
Ageusia	Quantitativa	Perda total da função gustatória
Ageusia específica	Qualitativa	Incapacidade de sentir um gosto determinado (p. ex.:, amargo)
Disgeusia	Qualitativa	Distorção da sensação do gosto
Fantogeusia	Qualitativa	Percepção gustatória na ausência de estímulos

Quadro 4-4. Principais medicações associadas a alteração do olfato e paladar

Indicação	Medicamentos	Indicação	Medicamentos
Ansiolíticos	- Alprazolan - Buspirona	Anti-hipertensivos e medicações cardiológicas	- Nitroglicerina - Propafenona - Propranolol
Antibióticos, antifúngicos, antiparasitários	- Ampicilina - Azitromicina - Ciprofloxacino - Claritromicina - Griseofulvina - Metronidazol - Ofloxacino - Terbinafina - Ticarcilina - Tetraciclina	Anti-inflamatórios	- Beclometasona - Budesonida - Colchicine - Dexametasona - Fluticasone - Hidrocortisona - Penicilamina
		Antineoplásicos	- Cisplatina - Doxorrubicina - Levamisole - Metotrexato - Vincristina
Anticonvulsivantes	- Carbamazepina - Fenitoína		
Antidepressivos	- Amitriptilina - Clomipramina - Desipramina - Doxepina - Imipramina - Nortriptilina	Antiparkinsonianos	- Levodopa
		Antipisicóticos	- Clozapina - Trifluoperazina
		Antitireoidianos	- Tiamazol - Propiltiouracila
Antienxaquecosos	- Di-hidroergotamina - Naratriptana - Rizatriptana - Sumatriptana	Antivirais	- Ganciclovir - Interferona - Zalcitabina
		Broncodilatadores	- Bitolterol - Pirbuterol
Anti-histamínicos e descongestionantes	- Clorfeniramina - Loratadina - Pseudoefedrina	Enzimas pancreáticas	- Pancrelipase
		Estabilizadores de humor	- Lítio
Anti-hipertensivos e medicações cardiológicas	- Acetazolamida - Amiodarona - Amilorida - Captopril - Diltiazem - Enalapril - Espirononolactona - Hidroclorotiazida - Nifedipino	Hipolipemiantes	- Atrovastatina - Fluvastatina - Lovastatina - Pravastatina
		Inibidores do desejo de fumar	- Nicotina
		Relaxantes musculares	- Baclofeno - Dantroleno

Teste Gustatório

Os principais métodos existentes para avaliação da gustação são: psicofísicos, eletrogustometria, magnetoencefalografia e de ressonância magnética funcional.[52]

Entre os testes psicofísicos, Mueller et al.[53] apresentaram a técnica baseada em tiras feitas de filtro papel que foram impregnadas com diferentes soluções de sabor (quatro concentrações cada para doce, azedo, salgado e amargo). Essas tiras são colocadas na língua e os sujeitos são solicitados a identificar a qualidade do sabor.

A eletrogustometria utiliza um dispositivo que produz estímulos elétricos fracos que estimulam apenas a via gustatória, e não a aferência trigeminal. A estimulação geralmente produz gosto azedo ou metálico, não servindo, porém, para a avaliação de outras qualidades do gosto. A aplicação do estímulo elétrico em diferentes regiões da língua e da cavidade oral pode localizar áreas de diminuição ou ausência de paladar, sendo esse um instrumento interessante na avaliação espacial da gustação. O "limiar" gustativo (nível mínimo de corrente elétrica para desencadear a sensação gustativa) de diferentes regiões pode ser aferido, porém, como discutido anteriormente, alterações supralimiares no paladar frequentemente ocorrem de maneira independente de alterações no limiar.[47]

A literatura é escassa em relação a estudos populacionais e não encontramos um método padrão-ouro, para a avaliação do paladar.

TRATAMENTO DOS DISTÚRBIOS DO PALADAR

Existem poucos estudos relacionados com o tratamento específico dos distúrbios do paladar. A maioria das medidas terapêuticas, observadas na literatura, referem-se ao alívio dos sintomas relacionados, principalmente aos efeitos adversos das medicações; dentre eles, a redução na produção da saliva e suas consequências sobre a gustação.[54] A higiene oral inadequada, infecções dentárias e da cavidade oral, acometimento da língua com consequente lesão de fibras aferentes e deficiência de vitaminas e sais minerais, também, estão implicados nos distúrbios do paladar.

Saliva Artificial

A xerostomia, provocada pela redução parcial ou total do fluxo salivar, acarreta distúrbios importantes na gustação. Afeta a qualidade de vida, na medida do impacto na fala, mastigação, deglutição e digestão dos alimentos.

Um grande número de fármacos pode provocar boca seca (antidepressivos, anti-hipertensivos, anti-histamínicos, citostáticos, diuréticos e neurolépticos); a queixa também é frequentemente observada nos pacientes com síndrome de Sjogren, pacientes submetidos a radioterapia oral e quimioterapia. Outras causas da redução da saliva são encontradas na menopausa, diabetes, doenças imunológicas e na glossodínea (*burning mouth syndrome*).[54,55]

Os lubrificantes bucais, conhecidos como saliva artificial, funcionam como substitutos da saliva; podem ser encontrados em forma de gel, *spray* ou ainda em fórmulas manipuladas. Os princípios ativos mais encontrados são a carmelose, xilitol, enzimas bioativas, ácido cítrico, associado ou não a vitaminas e sais minerais. Não há estudos das presentes formulações sobre o impacto na gustação. Podem ser utilizados várias vezes ao dia para alívio sintomático. A pilocarpina é uma alternativa para que a saliva artificial aumente a secreção salivar e lacrimal em pacientes com síndrome de Sjogren.[56]

Outras medidas para aumentar a salivação, como limão, goma de mascar sem açúcar, polissacarídeos, podem ser úteis, como medidas de tratamento sintomático da xerostomia e seu impacto na gustação.[57]

Restaurações Metálicas Odontológicas

Em algumas circunstâncias, obturações de amálgama, ouro, coroas e outros metais usados em odontologia, incluindo mercúrio, pode produzir correntes elétricas intraorais que induzem dor, sensações gustativas ou outras sensações orais.[58]

Doty R., relata que é prática odontológica comum garantir que materiais feitos de metais diferentes não sejam colocados em obturações dentárias ou outros aparelhos dentários. Existem pacientes, encaminhados para sua clínica, que, apesar de terem suas obturações removidas em uma tentativa de corrigir os sintomas disgeusicos, o problema não foi resolvido. Embora eficaz em alguns casos, não foi encontrado estudo demonstrando que a remoção de materiais díspares ou aparelhos orais impactam diretamente nas medidas quantitativas da função gustativa. Isso pode refletir a baixa incidência de tais problemas à luz de abordagens mais modernas para evitar a utilização de metais diferentes na boca, ou as dificuldades em medir o sabor na prática odontológica.[41]

Ajuste de Medicações, Substituições ou Suspensão

Pacientes frequentemente se queixam de distúrbios do paladar relacionados com o uso de medicações. A maior parte das evidências são provenientes de autorrelatos, relatórios clínicos, bulários e guias de referências de drogas.[41]

Em um estudo com mais de 2.000 pacientes em um centro de olfato e paladar no Japão, 25% das queixas de paladar estavam relacionadas com medicações.[59] Em um estudo com 1.163 participantes, os autores observaram que o efeito colateral mais importante foi de boca seca (57%) seguido de sangramento oral (39%) e alterações do paladar (33%).[60]

Centenas de medicações podem apresentar, como efeito colateral, alterações do sistema quimiossensorial e impactar negativamente a adesão ao tratamento. Sendo que algumas dessas alterações quimiossensoriais são provocadas pela droga em si, como o gosto metálico ou amargo. Entretanto, a maioria dos efeitos adversos, são provocados por alterações na via de transdução, alterações bioquímicas e enzimáticas. Não existe um tratamento-padrão para os distúrbios quimiossensoriais, pois cada droga possui seu próprio efeito biológico. Entretanto, existem opções para melhorar as alterações quimiossensoriais, incluindo estimuladores de sabores na comida para compensar perdas, e superar sabores e cheiros desagradáveis.[47]

A xerostomia é o efeito colateral mais comum representando 82% dos casos.[61] Apesar da suspensão da medicação ou redução da dose seja uma abordagem lógica, muitas vezes ela não é possível. Em relação a reversibilidade do efeito após a suspensão: por exemplo a terbinafina, induz perda do paladar em 0,6%-2-8% dos casos. Essa reação ocorre em média no 35º dia após início da medicação, e remite após 4 meses de descontinuidade da droga.[62] Drogas que agem na divisão celular, notadamente os quimioterápicos como a vimblastina, bleomicina, cisplatina e metotrexate, quando utilizados pode causar perda permanente do paladar.

Higiene Oral

Higiene oral inadequada está relacionada com a redução da função gustatória. A capacidade para identificar doce e salgado está comprometida em pacientes com boca seca, enquanto a identificação do azedo está prejudicada quando existe alto crescimento bacteriano. A higiene oral adequada correlaciona-se com a melhora dos distúrbios da gustação.[63]

Deficiência de Ferro

Deficiência de ferro associada a distúrbios gustatórios, costuma melhorar após a reposição oral de ferro (50-100 mg/dia).[64]

Reparo Cirúrgico do Nervo Lingual

Distúrbios gustatórios são comuns após alguns tipos de cirurgia como a estapedectomia. Se o nervo não sofreu secção completa, geralmente ocorre a melhora da função ao longo do tempo. Em casos de necessidade de reconecção microcirúrgica do nervo lingual lesado, em mais da metade dos casos apresentaram algum grau de melhora do paladar.[65]

Sulfato de Zinco

A reposição do sulfato de zinco em pacientes com deficiência, como nos casos de doença renal, pode melhorar a função gustatória.[66]

RESUMO

Os sentidos quimiossensoriais do paladar e do olfato são importantes para a sobrevivência e qualidade de vida. Ambos os sentidos dependem da ligação de moléculas químicas a receptores especializados. Olfato e gustação têm sistemas complexos de codificação, e exibem métodos diferentes de codificação ao estímulo. Ambos têm várias projeções centrais que permitem percepção, integração e interpretação dessas importantes entradas sensoriais. Portanto, devem ser avaliados e tratados em conjunto.

REFERÊNCIAS BIBLIOGRÁFICAS

1. Sorokin SP. Cell and Tissue Biology: A Textbook of Histology. Weiss L, editor. Baltimore: Urb; 1988.
2. Murthy VN. Olfactory maps in the brain. Annu Rev Neurosci. United States; 2011;34:233-258.
3. Maresh A, Rodriguez Gil D, Whitman MC, Greer CA. Principles of glomerular organization in the human olfactory bulb implications for odor processing. PLoS One. 2008;3:e2640.
4. Gottfried JA, Deichmann R, Winston JS, Dolan RJ. Functional heterogeneity in human olfactory cortex: an event-related functional magnetic resonance imaging study. J Neurosci. 2002;22:10819-10828.
5. Gottfried JA, Hummel T, Welge-Lüssen A. Tast Smell An Updat. Basel: Karger; 2006.
6. Bushdid C, Magnasco MO, Vosshall LB, Keller A. Humans can discriminate more than 1 trillion olfactory stimuli. Science [online serial]. 2014;343:1370-1372.
7. Hornung DE. Taste and Smell: An Update. In: Karger, editor. Basel; 2006:1-22.
8. Ding X, Xie F. Olfactory Mucosa: Composition, Enzymatic Localization, and Metabolism. Handb Olfaction Gustation Third Ed. 2015.
9. Fokkens WJ, Lund VJ, Hopkins C, et al. European Position Paper on Rhinosinusitis and Nasal Polyps 2020. Rhinology. Epub 2020.
10. Fornazieri MA, Borges BBP, Bezerra TFP, et al. Main causes and diagnostic evaluation in patients with primary complaint of olfactory disturbances. Braz J Otorhinolaryngol. 2014;80.
11. Suzuki M, Saito K, Min W-P, et al. Identification of viruses in patients with postviral olfactory dysfunction. Laryngoscope. 2007;117:272-277.
12. Upadhyay UD, Holbrook EH. Olfactory loss as a result of toxic exposure. Otolaryngol. Clin. North Am. 2004.
13. Hawkes CH, Doty RL. The Neurology of Olfaction. New York: Cambridge University Press; 2009.
14. Croy I, Hummel T. Olfaction as a marker for depression. J Neurol. 2017.
15. Good K P, Moberg P, Tourbier I, et al. Olfactory function, cognition and lesion burden in mild multiple sclerosis. Chem Senses. Epub 2018.
16. Moberg P J, Kamath V, Marchetto D M, et al. Meta-analysis of olfactory function in schizophrenia, first-degree family members, and youths at-risk for psychosis. Schizophr Bull. 2014;40:50-59.
17. Murphy C, Schubert CR, Cruickshanks K J, et al. Prevalence of olfactory impairment in older adults. JAMA. 2002;288:2307-2312.
18. Leon-Sarmiento F, Bayona EA, Rizzo-Sierra CV, et al. Olfactory Dysfunction in Chagas' Disease (P3.027). Neurology [online serial]. 2014;82:P3.027.
19. Ottaviano G, Cantone E, D'Errico A, et al. Sniffin' Sticks and olfactory system imaging in patients with Kallmann syndrome. Int Forum Allergy Rhinol. Epub 2015.
20. Doty RL, Kamath V. The influences of age on olfaction: A review. Front Psychol. 2014;5:1-20.
21. Doty RL, Shaman P, Dann M. Development of the University of Pennsylvania Smell Identification Test: a standardized microencapsulated test of olfactory function. Physiol Behav. 1984;32:489-502.
22. Fornazieri MA, Santos CAD, Bezerra TFP, et al. Development of Normative Data for the Brazilian Adaptation of the University of Pennsylvania Smell Identification Test. Chem Senses [online serial]. 2014;40:141-149.
23. Cain WS, Gent JF, Goodspeed R, Leonard G. Evaluation of olfactory dysfunction in the connecticut chemosensory clinical research center. Laryngoscope. Epub 1988.
24. Fenólio GHM, Anselmo-Lima WT, Tomazini GC, et al. Validation of the Connecticut olfactory test (CCCRC) adapted to Brazil. Braz J Otorhinolaryngol [online serial]. Epub 2020.
25. Hummel T, Sekinger B, Wolf SR, Pauli E, Kobal G. "Sniffin" sticks': olfactory performance assessed by the combined testing of odor identification, odor discrimination and olfactory threshold. Chem Senses. 1997;22:39-52.
26. Silveira-Moriyama L, Azevedo AMS, Ranvaud R, et al. Applying a new version of the Brazilian-Portuguese UPSIT smell test in Brazil. Arq Neuropsiquiatr. Brazil; 2010;68:700-705.
27. Akiyama K, Samukawa Y, Hoshikawa H. Olfactory cleft polyposis and respiratory epithelial adenomatoid hamartoma in eosinophilic chronic rhinosinusitis. Int Forum Allergy Rhinol. 2020;10:1337-1339.
28. Buschhüter D, Smitka M, Puschmann S, et al. Correlation between olfactory bulb volume and olfactory function. Neuroimage. 2008;42:498-502.
29. Derin S, Koseoglu S, Sahin C, Sahan M. Effect of vitamin B12 deficiency on olfactory function. Int Forum Allergy Rhinol. 2016;6:1051-1055.
30. Baskoy K, Ay SA, Altundag A, et al. Is There Any Effect on Smell and Taste Functions with Levothyroxine Treatment in Subclinical Hypothyroidism? PLoS One. 2016;11:e0149979.
31. Kim SJ, Windon MJ, Lin SY. The association between diabetes and olfactory impairment in adults: A systematic review and meta-analysis. Laryngoscope Investig Otolaryngol. 2019;4:465-475.
32. Hummel T, Reden KRJ, Hähner A, et al. Effects of olfactory Training in patients with olfactory loss. Laryngoscope. 2009;119:496-499.
33. Fornazieri MA, Garcia ECD, Lopes NMD, et al. Adherence and Efficacy of Olfactory Training as a Treatment for Persistent Olfactory Loss. Am J Rhinol Allergy. 2020;34.
34. Scangas G A, Bleier B S. Anosmia: Differential diagnosis, evaluation, and management. Am J Rhinol Allergy. 2017;31:3-7.
35. Nguyen TP, Patel ZM. Budesonide irrigation with olfactory training improves outcomes compared with olfactory training alone in patients with olfactory loss. Int Forum Allergy Rhinol. Epub 2018.
36. Hummel T, Heilmann S, Hüttenbriuk K-B. Lipoic acid in the treatment of smell dysfunction following viral infection of the upper respiratory tract. Laryngoscope. 2002;112:2076-2080.
37. Yan CH, Rathor A, Krook K, et al. Effect of Omega-3 Supplementation in Patients With Smell Dysfunction Following Endoscopic Sellar and Parasellar Tumor Resection: A Multicenter Prospective Randomized Controlled Trial. Neurosurgery. 2020;87:E91-E98.
38. Whitcroft KL, Ezzat M, Cuevas M, et al. The effect of intranasal sodium citrate on olfaction in post-infectious loss: results from a prospective, placebo-controlled trial in 49 patients. Clin Otolaryngol Off J ENT-UK; Off J Netherlands Soc Oto-Rhino-Laryngology Cerv-fac Surg. England; 2017;42:557-563.
39. Whitcroft KL, Gunder N, Cuevas M, et al. Intranasal sodium citrate in quantitative and qualitative olfactory dysfunction: results from a prospective, controlled trial of prolonged use in 60 patients. Eur Arch Oto-Rhino-Laryngology [online serial]. Epub 2021.

40. Hummel T, Whitcroft KL, Rueter G, Haehner A. Intranasal vitamin A is beneficial in post-infectious olfactory loss. Eur Arch oto-rhino-laryngology Off J Eur Fed Oto-Rhino-Laryngological Soc Affil with Ger Soc Oto-Rhino-Laryngology - Head Neck Surg. 2017;274:2819-2825.
41. Doty RL. Treatments for smell and taste disorders: A critical review. Handb Clin Neurol. 2019;164:455-479.
42. Doty RL. Treatments for smell and taste disorders: A critical review. Handb Clin Neurol. 2019;164:147-171.
43. Hadley K, Orlandi RR, Fong KJ. Basic anatomy and physiology of olfaction and taste. Otolaryngol Clin North Am. 2004;37(6):1115-26.
44. Breslin PAS, Huang L. Human taste: peripheral anatomy, taste transduction, and coding. Adv Otorhinolaryngol. 2006;63:152-190.
45. Northcutt RG. Taste buds: development and evolution. Brain Behav Evol. 2004;64(3):198-206.
46. Arbman AI. Renewal of taste bud cells in rat circumvallate papillae. Cell Tissue Kinet. 1980;13(4):349-57.
47. Pignatari SSN, Anselmo-Lima WT. Tratado de Otorrinolaringologia. 3. ed. Elsevier; 2018. p. 79-94.
48. Shepherd GM. Smell images and the flavour system in the human brain. Nature. 2006 16;444(7117):316-21.
49. Palazzo CC, Meirelles CS, Japur CC, Diez-Garcia RW. Gosto, sabor e paladar na experiência alimentar: reflexões conceituais. Interface (Botucatu) [Internet]. 2019; 23:e180078.
50. Hänig DP. 1901. Zur Psychophysik des Geschmackssinnes. Philosophische Studien, 17, 576-623. Haycraft, J B. The nature of the objective cause of sensation. II. Taste. 1887.
51. Deems DA, Doty RL, Settle RG, et al. Smell and taste disorders, a study of 750 patients from the University of Pennsylvania Smell and Taste Center. Arch Otolaryngol Head Neck Surg. 1991;117(5):519-28.
52. Iannilli E, Gudziol V. Gustatory pathway in humans: A review of models of taste perception and their potential lateralization. J Neurosci Res. 2019;97(3):230-240.
53. Mueller C, Kallert S, Renner B, et al. Quantitative assessment of gustatory function in a clinical context using impregnated "taste strips". Rhinology. 2003;41(1):2-6.
54. Schiffman SS. Influence of medications on taste and smell. World J Otorhinolaryngol Head Neck Surg. 2018;4(1):84-91.
55. Imura H, Shimada M, Yamazaki Y, Sugimoto K. Characteristic changes of saliva and taste in burning mouth syndrome patients. J Oral Pathol Med. 2016;45(3):231-6.
56. Cifuentes M, Del Barrio-Díaz P, Vera-Kellet C. Pilocarpine and artificial saliva for the treatment of xerostomia and xerophthalmia in Sjögren syndrome: a double-blind randomized controlled trial. Br J Dermatol. 2018;179(5):1056-1061.
57. Epstein JB, Villines DC, Singh M, Papas A. Management of dry mouth: assessment of oral symptoms after use of a polysaccharide-based oral rinse. Oral Surg Oral Med Oral Pathol Oral Radiol. 2017;123(1):76-83.
58. Johansson B, Stenman E, Bergman M. Clinical study of patients referred for investigation regarding so-called oral galvanism. Scand J Dent Res. 1984;92(5):469-75.
59. Hamada N, Endo S, Tomita H. Characteristics of 2278 patients visiting the Nihon University Hospital Taste Clinic over a 10-year period with special reference to age and sex distributions. Acta Otolaryngol Suppl. 2002;(546):7-15.
60. Shinkai RS, Hatch JP, Schmidt CB, Sartori EA. Exposure to the oral side effects of medication in a community-based sample. Spec Care Dentist. 2006;26(3):116-20.
61. Shin DH, Ahn SH, Yang Y, et al. The Effect of Sleep Disordered Breathing on Olfactory Functions: Analysis by Apnea-Hypopnea Index. Clin Exp Otorhinolaryngol. 2017;10(1):71-76.
62. Doty RL, Haxel BR. Objective assessment of terbinafine-induced taste loss. Laryngoscope. 2005;115(11):2035-7.
63. Solemdal K, Sandvik L, Willumsen T, et al. The impact of oral health on taste ability in acutely hospitalized elderly. PLoS One. 2012;7(5):e36557.
64. Osaki T, Ohshima M, Tomita Y, et al. Clinical and physiological investigations in patients with taste abnormality. J Oral Pathol Med. 1996;25(1):38-43.
65. Bagheri SC, Meyer RA, Khan HA, et al. Retrospective review of microsurgical repair of 222 lingual nerve injuries. J Oral Maxillofac Surg. 2010;68(4):715-23.
66. Sprenger KB, Bundschu D, Lewis K, et al. Improvement of uremic neuropathy and hypogeusia by dialysate zinc supplementation: a double-blind study. Kidney Int Suppl. 1983;16:S315-8.

AVALIAÇÃO CLÍNICA DA OBSTRUÇÃO NASAL

CAPÍTULO 5

Maria Júlia Abrão Issa ■ Márcia Cristina de Paula Gomes ■ Roberto Eustáquio Santos Guimarães

INTRODUÇÃO

A obstrução nasal é um dos principais sintomas que leva pacientes de todas as idades a uma consulta otorrinolaringológica. As funções tão bem conhecidas do nariz, além do olfato, são o aquecimento, a umidificação e a purificação do ar inspirado pelas narinas com destino aos pulmões. Além disso, outra função importante, mas ainda pouco valorizada do nariz, é a produção do óxido nítrico. "A insuficiência respiratória nasal é o estado no qual se encontra um indivíduo que, estando em repouso, não pode receber nos pulmões, exclusivamente pela respiração nasal, a quantidade de ar largamente suficiente para a hematose."[1]

A perda da função nasal tem um impacto grande na qualidade de vida do paciente e não pode ser menosprezada pelo otorrinolaringologista. Além disso, o funcionamento apropriado de órgãos vizinhos como a orelha média, a orofaringe e a laringe estão relacionadas, em parte, à perviedade adequada e à boa função nasal. Diante disso, diversos outros sintomas, como odinofagia, ressecamento da orofaringe, disfonia, ronco, surdez, alterações de fala, desenvolvimento da linguagem, déficit de aprendizagem, alterações do crescimento orofacial, alterações da deglutição, alterações de comportamento e outras alterações sistêmicas, podem se manifestar, associadas em maior ou menor grau às alterações da função nasal.[2]

Para a realização de uma adequada avaliação clínica do nariz e um diagnóstico preciso é muito importante conhecer bem sua anatomia, seu desenvolvimento, sua evolução e suas funções.

NOVOS CONCEITOS SOBRE NARIZ E SEIOS PARANASAIS

Os consensos internacionais mais recentes utilizam o termo "rinossinusite crônica" para determinar as patologias funcionais do nariz e dos seios paranasais, com a conotação de que estes formam um órgão único cuja doença inflamatória é o denominador comum de patologias não tumorais que o acometem.[3,4]

A **teoria EVO-DEVO**[5,6] escreve uma constituição mais complexa da anatomia nasal pela composição de três órgãos diferentes (nariz olfatório, nariz respiratório e seios paranasais), com possível correspondência e compartimentação de patologias, e baseia-se na evolução das espécies e nas sucessivas transformações do nariz.[5,6]

Os seios paranasais são classicamente vistos como dependências das fossas nasais, ventilados durante o ciclo respiratório e sua formação tem sido entendida como o resultado da colonização dos ossos faciais por células etmoidais. No entanto, esta hipótese é contradita pelos mecanismos de pneumatização óssea.[7] A cavitação óssea resulta da degeneração da medula óssea maxilar, frontal e esfenoidal em ilhotas congruentes, com o osso primeiro se tornando gorduroso e depois formando cavidades gasosas confluentes.[8-10] A natureza do gás não é conhecida, mas a recente descoberta, em adultos, da produção fisiológica em grande escala de óxido nítrico (NO) pela mucosa dos seios paranasais e não pela mucosa da fossa nasal sugere que o NO pode estar envolvido na cavitação. O NO é produzido e liberado como bolhas pelo óstio sinusal e parece ser um mensageiro aerotransportado que pode estar envolvido na regulação das trocas gasosas nos alvéolos pulmonares.[11] Assim, os seios paranasais não são ventilados pelo ciclo respiratório, mas liberam periodicamente sua própria produção de NO durante o ciclo respiratório nasal (Fig. 5-1).

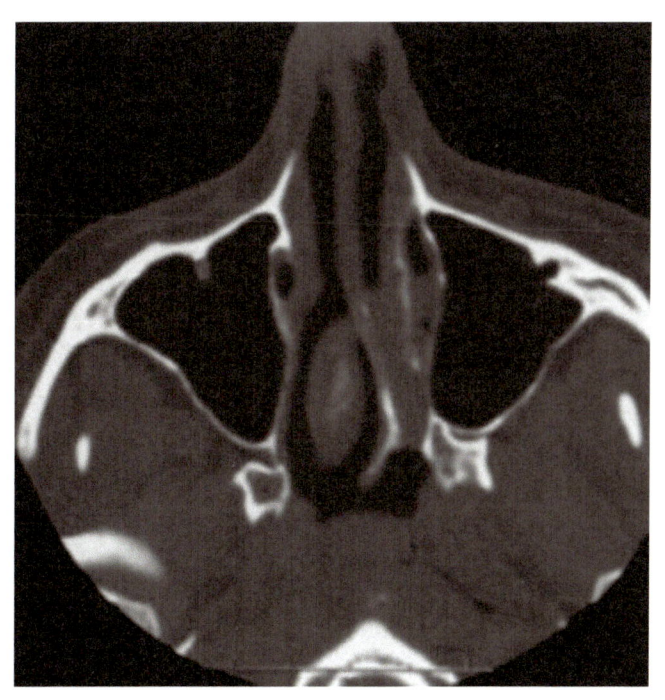

Fig. 5-1. Seios maxilares bem desenvolvidos e simétricos apesar da presença de imperfuração coanal à esquerda, evidenciando que o fluxo aéreo nasal posterior não desempenha papel crucial no desenvolvimento sinusal.[20]

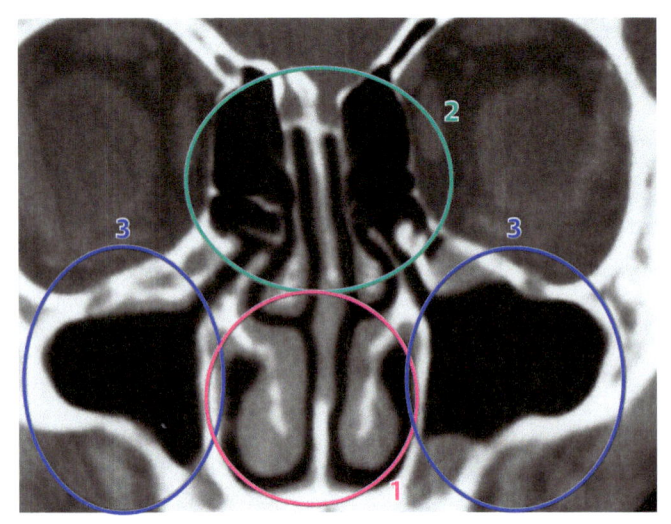

Fig. 5-2. Subdivisão do nariz em três órgão distintos: nariz respiratório (1), nariz olfatório (2) e seios paranasais (3).

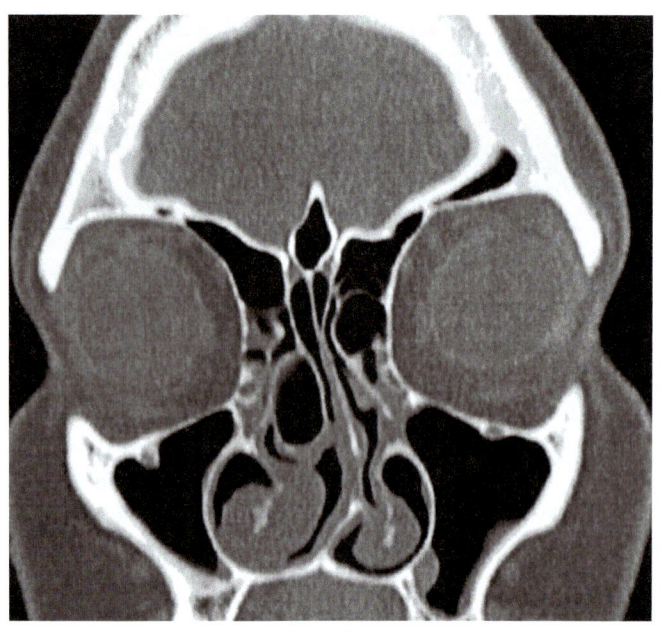

Fig. 5-3. Tomografia computadorizada do nariz em corte coronal: disfunção primária do nariz respiratório – desvio de septo e hipertrofia de conchas. (Fonte: Arquivo pessoal dos autores.)

Durante o desenvolvimento embriológico humano, a estrutura etmoidal está completa no final do primeiro trimestre da gestação, sendo este o órgão olfatório do feto em seu ambiente aquático. O olfato só se torna aéreo após o nascimento, quando o etmoide é ventilado. O "seio etmoidal" e os demais seios paranasais, portanto, têm origens muito diferentes e desempenham papéis fisiológicos distintos. De acordo com essa teoria, então, o etmoide não é considerado um seio paranasal.[12]

A ideia de que o nariz não é um órgão único e sim a combinação de três diferentes órgãos: nariz respiratório, nariz olfatório e seios paranasais, cada um com sua fisiopatologia própria,[5,12] permite um entendimento mais detalhado dessas estruturas, possibilitando a avaliação específica de cada um desses órgãos (Fig. 5-2).

A **disfunção nasal crônica** é uma desordem funcional de um ou mais dos três órgãos que compõem o nariz, e descreve o perfil de sintomas de origem nasal e seu impacto específico na qualidade de vida do paciente. O diagnóstico etiológico leva em consideração a possível independência fisiopatológica dos sintomas nasais, de acordo com as diferentes origens e com a fisiologia específica de cada um desses órgãos. A avaliação é fundamentada na anamnese, exame físico e endoscopia nasal, tomografia computadorizada (TC) da face, ressonância nuclear magnética (RNM), quando necessária, exames de avaliação objetiva do fluxo nasal e teste de olfato. O tratamento é determinado pela compreensão da fisiopatologia específica de cada sintoma e sua eficácia é baseada na regressão dos sintomas e na melhora da qualidade de vida dos pacientes.[12]

A **teoria EVO-DEVO do nariz** e o conceito de **disfunção nasal crônica** oferecem uma alternativa ao conceito clássico de **rinossinusite crônica** e às ideias tradicionais sobre o tratamento das patologias nasossinusais.[13]

O Nariz Respiratório

O nariz respiratório é composto essencialmente pelo septo nasal e pelas conchas inferiores e tem como função primordial o acondicionamento do ar inspirado. Ao passar pelas fossas nasais, o ar inspirado é umedecido, aquecido e purificado. Tal trabalho é eficientemente realizado pela mucosa respiratória que reveste a cavidade nasal. O ar, além da umidade natural da atmosfera, é hidratado no interior das fossas nasais por meio do muco secretado pelas células caliciformes da mucosa. Seu aquecimento é efetuado pelo contato com a rica rede vascular ali presente. A concha inferior tem grande participação tanto no aquecimento quanto na umidificação do ar inspirado, podendo ser chamada de "corneto respiratório".[14]

A principal queixa relacionada com a disfunção do nariz respiratório é a obstrução nasal. A obstrução nasal pode ter causas primárias e secundárias. Quanto às causas primárias, temos as alterações anatômicas do septo nasal e conchas, como os desvios de septo e a hipertrofia de conchas inferiores, as doenças inflamatórias da mucosa respiratória, como a rinite alérgica e as alterações congênitas, como a imperfuração coanal. Já as causas secundárias são decorrentes da disfunção do nariz olfatório ou dos seios paranasais, como a polipose nasal e os tumores (Fig. 5-3).

O Nariz Olfatório

O nariz olfatório localiza-se no centro do nariz e é composto pelas massas laterais do osso etmoidal e pelas fendas olfatórias que estão compreendidas entre essas massas laterais e o septo nasal (Fig. 5-4).

O olfato é a capacidade de perceber odores. A olfação é o mais primitivo dos sentidos especiais e já foi considerada a função nasal mais importante. Para uma boa função olfatória, é necessária a integridade da via nervosa, bem como a perviedade do estreito desfiladeiro das fendas olfatórias, compreendidas entre o tubérculo do septo nasal e as conchas média e suprema, onde acontece a difusão das moléculas odoríferas até o contato com o tecido olfatório.[15]

Hiposmia e alterações da olfação correspondem à disfunção do nariz olfatório, cujas causas podem ser diversas.

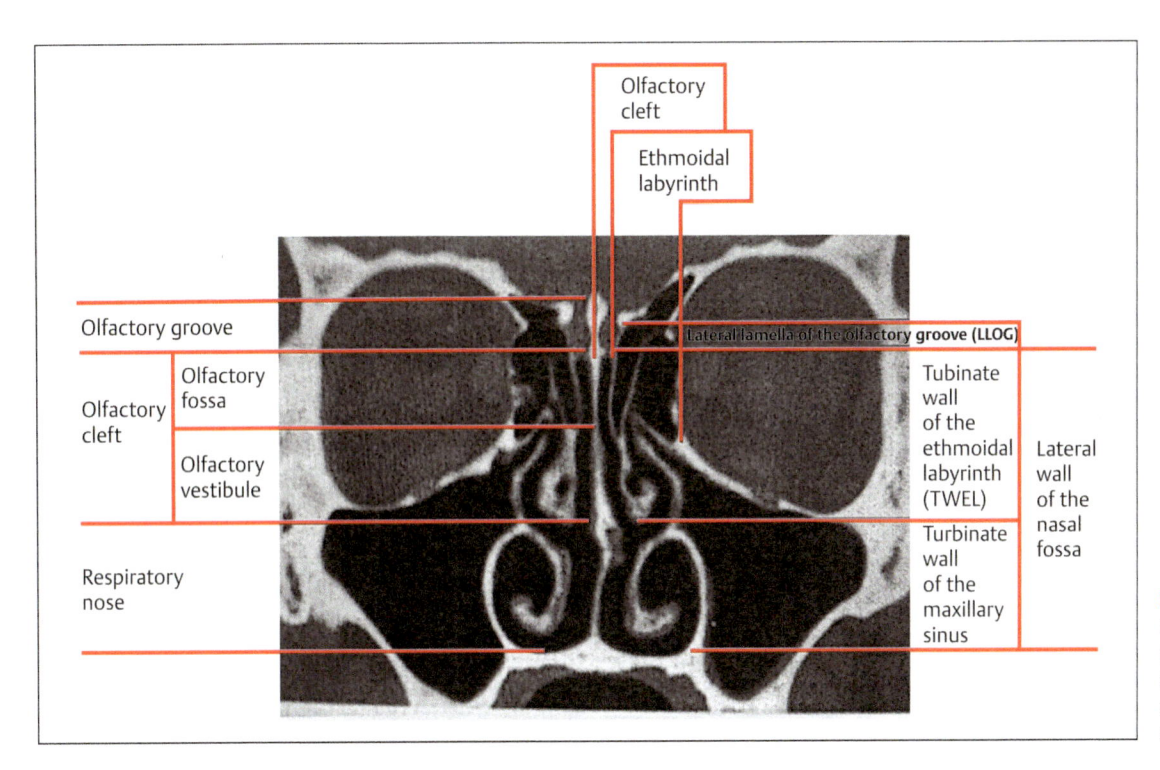

Fig. 5-4. Tomografia computadorizada do nariz em corte coronal, mostrando as estruturas do nariz olfatório.[14]

As disfunções primárias são consequentes às alterações anatômicas de desenvolvimento das fendas olfatórias, com o estreitamento das mesmas, ou à doença inflamatória crônica do nariz olfatório e da mucosa etmoidal, em particular, a polipose nasal. A polipose nasal é o modelo para rinite olfatória. Resulta da inflamação crônica eosinofílica da mucosa não olfatória do etmoide induzindo inflamação reversível do nariz respiratório e dos seios paranasais. A polipose nasal é uma patologia da mucosa etmoidal, ou seja, do nariz olfatório. Não se desenvolve a partir do nariz respiratório ou dos seios paranasais, mas pode afetar sua fisiologia.[16-19] Está frequentemente associada a um tumor benigno da fenda olfatória conhecido como hamartoma adenomatoide epitelial respiratório (REAH), que parece ser induzido por esse processo inflamatório,[19] e está presente em aproximadamente 50% dos casos de polipose. As disfunções secundárias são consequentes a doenças inflamatórias do nariz respiratório, como as rinites alérgicas, sem envolvimento etmoidal na TC (Figs. 5-5 e 5-6).[12]

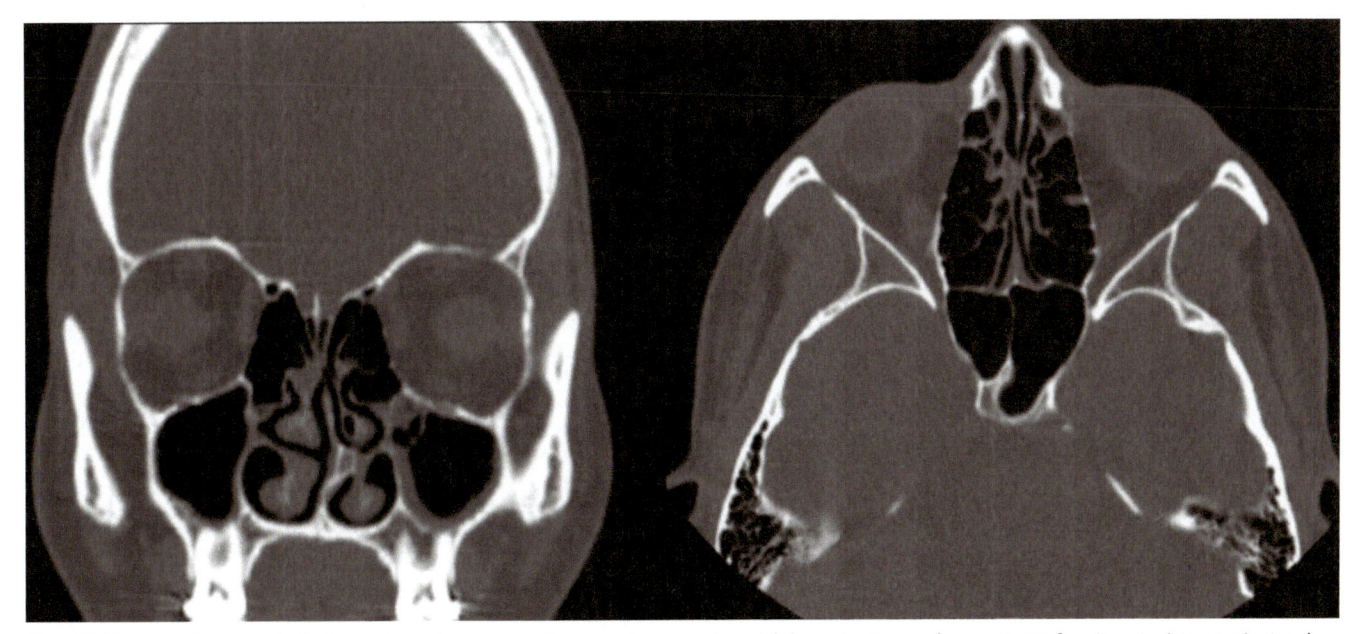

Fig. 5-5. Tomografia computadorizada dos seios paranasais em corte coronal e axial de paciente com hiposmia. Disfunção primária anatômica do nariz olfatório – fendas olfatórias estreitas. (Fonte: Arquivo pessoal dos autores.)

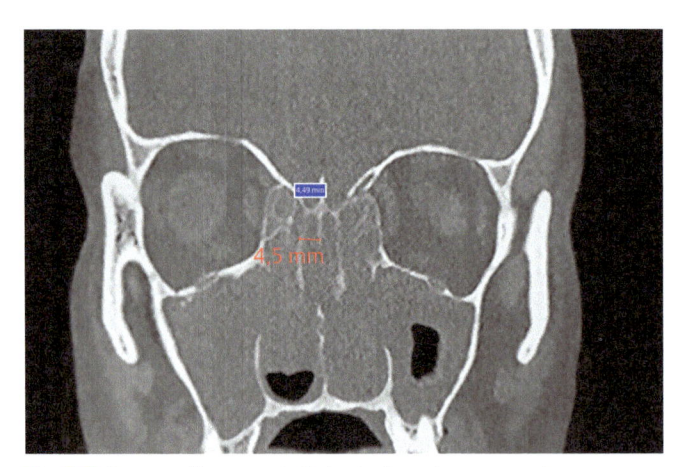

Fig. 5-6. Tomografia computadorizada dos seios paranasais em corte coronal: disfunção primária inflamatória do nariz olfatório – polipose nasal e alargamento com opacificação das fendas olfatórias (hamartoma).

Os Seios Paranasais

Os seios paranasais compreendem os seios maxilares, frontais e esfenoidais e se desenvolvem apenas no período pós-natal.

A função dos seios paranasais é a produção do óxido nítrico (NO), que é liberado através dos óstios sinusais e participa da regulação das trocas gasosas nos alvéolos pulmonares.[20]

A disfunção dos seios paranasais tem como principais manifestações a dor facial, rinorreia e tosse. As causas são várias, podendo ser primárias e estar relacionadas com obstrução anatômica dos seus óstios de drenagem, doenças infecciosas ou inflamatórias de origem dentária ou fúngica, tumores e outros. Ou secundárias a doenças inflamatórias do nariz respiratório ou nariz olfatório e doenças sistêmicas.

Como os três órgãos que compõem o nariz diferem em sua origem, a rinite olfatória pode coexistir com a rinite alérgica e com a sinusite paranasal. O raciocínio diagnóstico com o conceito de disfunção nasal crônica visa desmembrar a patologia para possibilitar um tratamento multifatorial adaptado à patologia de cada um dos três órgãos.

A otimização e sucesso do tratamento dependem da compreensão da doença e de um diagnóstico preciso. Para isso, uma anamnese detalhada, um exame físico minucioso e a realização de exames complementares são fundamentais.

ANAMNESE

A anamnese é o primeiro passo na avaliação do paciente. O sintoma de obstrução nasal é objetivamente entendido pelo otorrinolaringologista como o impedimento parcial ou total do livre trânsito de ar por uma ou ambas as fossas nasais. Contudo, essa manifestação clínica é bastante subjetiva, podendo ser referida como entupimento ou bloqueio nasal, ou mesmo podendo representar inúmeros outros problemas como falta de ar (dispneia), alterações de ordem emocional (ansiedade, depressão), ronco e apneia, entre outros. Portanto, o ponto de partida é procurar entender exatamente o que o paciente deseja expressar com a queixa.

A obstrução nasal é uma desordem do nariz respiratório, tendo suas principais causas relacionadas com as alterações do septo nasal e das conchas inferiores. No entanto, desordens do nariz olfatório e dos seios paranasais podem causar, secundariamente, obstrução nasal. O otorrinolaringologista deve conhecer as diversas causas de obstrução nasal para poder realizar uma investigação diagnóstica orientada e precisa. Deve ter em mente, também, que não é incomum observarmos a coexistência de mais de um fator obstrutivo ao mesmo tempo.[21]

Existem diversas causas locais e sistêmicas que levam um paciente a se queixar de obstrução nasal. O ciclo nasal acontece em cerca de 80% das pessoas a cada 3-8 h, porém, no indivíduo livre de doença, o grau de tumefação da mucosa geralmente é insuficiente para causar sintoma. Entretanto, qualquer doença que cause um intumescimento generalizado do revestimento mucoso intranasal pode fazer com que o ciclo nasal seja percebido de forma mais efetiva.[22] Alterações posturais, hormonais e de temperatura do corpo também podem tornar a presença do ciclo nasal mais evidente para o paciente. Por isso, é importante indagar a ele sobre a frequência do sintoma, períodos de piora e fatores desencadeantes.

A obstrução nasal bilateral é geralmente associada a processos inflamatórios crônicos da mucosa, como as rinites. A hipertrofia das conchas inferiores pode ser constante ou intermitente ou apresentar alternância de lado. É importante investigar a presença de sintomas associados, como rinorreia anterior e/ou posterior, dor e/ou pressão facial, prurido, espirros e alterações do olfato.

A obstrução nasal unilateral persistente é mais comumente causada pelas alterações do septo nasal. As deformidades septais/desvios do septo nasal são as principais causas locais de obstrução nasal. A intensidade e as características dos sintomas dependem do grau de deformidade e da sua localização nas fossas nasais. Assim, o impacto do desvio é maior quando ele ocorre na região mais estreita da cavidade nasal: a área da válvula nasal. Portanto, desvios mais anteriores, mesmo que menores, tendem a causar mais sintomas que grandes desvios posteriores.[23]

Apesar de extremamente comuns em pacientes com queixa de obstrução nasal, é frequente a presença de algum desvio de septo em indivíduos assintomáticos. No entanto, sua correção cirúrgica é indicada somente quando existe correlação com os achados clínicos do paciente.

Outras causas menos frequentes de obstrução nasal unilateral persistente são as hipertrofias de concha média (concha média bolhosa), os tumores e a atresia de coana unilateral, a qual, diferentemente da atresia bilateral, pode passar despercebida na infância e ser diagnosticada apenas na idade adulta.

Alterações estruturais da pirâmide nasal, das narinas, do vestíbulo e da válvula nasal também são causas importantes de obstrução nasal e devem ser avaliadas de maneira completa e específica.

Alterações no espaço nasofaríngeo como a hipertrofia adenoideana e tumores dessa região podem cursar com obstrução nasal.[21]

Conhecer sobre o tempo de evolução, grau de obstrução, lateralidade, fatores desencadeantes, sintomas associados, história prévia de traumatismo nasal, cirurgia nasal prévia e uso de medicamentos é fundamental para se chegar a um diagnóstico correto (Quadro 5-1).

Quadro 5-1. Causas específicas comuns de obstrução nasal[2]

Fisiológicas

Ciclo Nasal:
- Alterações posturais, hormonais (puberdade)

Não Fisiológicas

Inflamatórias:
- Rinite alérgica
- Rinites infecciosas: resfriado comum, *influenza* e rinossinusite por bactéria, por fungos, parasitas ou protozoários
- Rinites não alérgicas: idiopática (vasomotora), medicamentosa, irritativa (ocupacional), gestacional, induzida por substâncias, rinite não alérgica eosinofílica, hormonal (rinite gestacional, hipotireoidismo), rinite atrófica
- Pólipos nasais
- Rinites granulomatosas: Wegener, sarcoidose, outras
- Problemas relacionados com AIDS

Alterações estruturais:
- Insuficiência primária ou secundária da válvula nasal
- Desvio do septo nasal
- Hipertrofia de conchas nasais
- Atresia uni ou bilateral de coanas
- Corpos estranhos
- Displasia fibrosa, anomalias craniofaciais

- Estenose do orifício piriforme
- Traumáticas (fratura de ossos próprios do nariz com alteração da pirâmide nasal, septo e/ou cartilagens nasais, sinéquias nasais, hematoma e abscesso septal, perfuração de septo nasal)

Endócrinas ou metabólicas:
- Gravidez
- Uso de pílula anticoncepcional
- Hipotireoidismo

Tumores:
- Angiofibroma juvenil
- Estesioneuroblastoma
- Papiloma invertido
- Adenocarcinoma, sarcoma, melanoma, outros
- Cisto nasolabial

Alterações de fluxo aéreo:
- Rinite atrófica
- Síndrome do nariz vazio
- Perfuração ampla do septo nasal

Outras:
- Alteração de percepção nasal
- Hipertrofia adenoidiana
- Orofaringe: hipertrofia de tonsilas palatinas, do palato mole e da base da língua (síndrome da apneia obstrutiva do sono)
- Emocionais (ansiedade, pânico, depressão, outras)

EXAME FÍSICO

Após uma história clínica bem detalhada, o próximo passo é o exame físico no consultório. A associação da história clínica e do exame físico bem feitos fornece o diagnóstico etiológico da obstrução nasal na grande maioria dos casos. As etapas do exame físico compreendem a inspeção, palpação, avaliação da válvula nasal, além da rinoscopia anterior e endoscopia nasal.

Devemos sempre lembrar que a avaliação e a conduta diante de um paciente com queixa de obstrução nasal devem considerar que o nariz é um órgão dinâmico.[21]

Inspeção e Palpação

A avaliação física do nariz inicia-se durante a anamnese, quando pode-se observar a predominância de uma respiração nasal ou oral, a existência de algum esforço respiratório durante a fala e a presença de voz anasalada. Nesse momento, é possível identificar alterações estruturais da porção externa do nariz, como desvios da pirâmide nasal e laterorrinia, assimetrias faciais, pinçamento das cartilagens alares e estigmas alérgicos.

Na cadeira de exame, o primeiro passo é a palpação das estruturas nasais externas buscando avaliar irregularidades

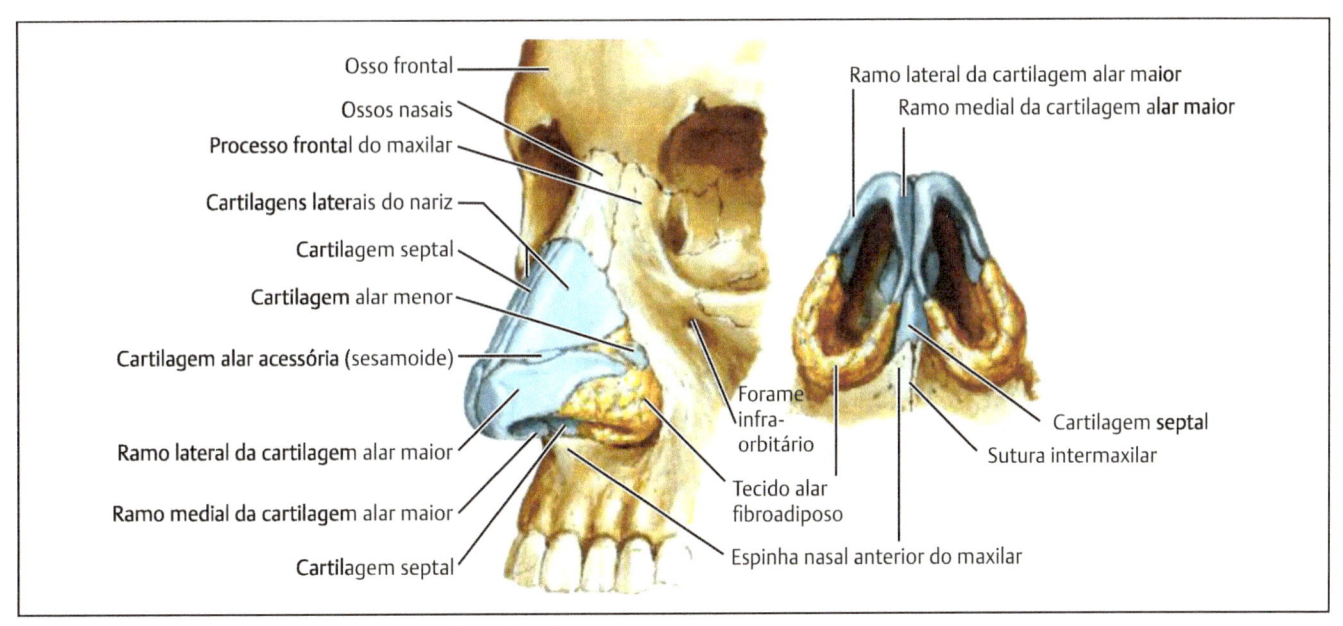

Fig. 5-7. Anatomia do nariz externo: vista anterolateral e inferior.[24]

ósseas e a posição, tensão, força e suporte das cartilagens laterais superiores e inferiores (Fig. 5-7).

Avaliação da Válvula Nasal

A área da válvula nasal estende-se da abertura das narinas até o bordo caudal das cartilagens laterais superiores, e compreende a válvula externa e a válvula interna. É o ponto mais estreito de toda a via aérea, o que gera mais da metade de toda a sua resistência, quebrando parte do fluxo laminar e transformando-o em turbulento.[25,26] Pequenas alterações na área transversal no nível da válvula nasal (septo anterior, osso piriforme, cartilagens laterais e seus revestimentos mucocutâneos e cabeça da concha inferior) resultam em grandes alterações no fluxo aéreo. Sendo assim, a área da válvula costuma ser o sítio mais comum de obstrução nasal.

Essa área tem comportamento altamente dinâmico. Durante a respiração nasal em repouso, os componentes cartilaginosos da área da válvula nasal resistem às pressões inspiratórias transmurais e impedem o seu colapso com a ajuda dos músculos dilatadores alares.[27] Sendo assim, cartilagens pequenas, finas, fracas, ou mal posicionadas podem não suportar a pressão inspiratória durante uma inspiração profunda ou forçada, permitindo o seu colapso. Além disso, alterações cíclicas geradas pela mucosa das conchas nasais inferiores e pelo tecido erétil do septo nasal anterossuperior causam obstrução intermitente na área da válvula nasal.

A avaliação da válvula nasal deve ser feita de forma dinâmica, e compreende a observação da respiração no repouso e durante a inspiração profunda ou forçada, avaliando a capacidade de sustentação do arcabouço cartilaginoso em inibir o seu colapso (Fig. 5-8).

A rinoscopia anterior inicia-se com a elevação delicada da ponta nasal utilizando o polegar, antes da introdução do espéculo nasal. Isso permite a avaliação da região do vestíbulo nasal, do tamanho das aberturas das narinas, das projeções das cartilagens laterais inferiores no vestíbulo causando estreitamento dos mesmos, dos desvios do septo caudal, das alterações da abertura piriforme e de retrações cicatriciais (Fig. 5-9).

Os pacientes que apresentam insuficiência da válvula nasal costumam demonstrar melhora da respiração com a abertura das narinas com espéculo, manobra de Cottle, inserção de dilatador nasal interno ou externo e elevação da ponta do nariz. Todas essas estratégias podem e devem ser utilizadas na avaliação dos pacientes que apresentem essa alteração, porém, deve-se ressaltar que, mesmo nos pacientes que não apresentam insuficiências valvulares, a tendência é de melhora da respiração com a realização desses testes. Portanto, eles devem ser feitos de forma muito cautelosa e controlada (Fig. 5-10).

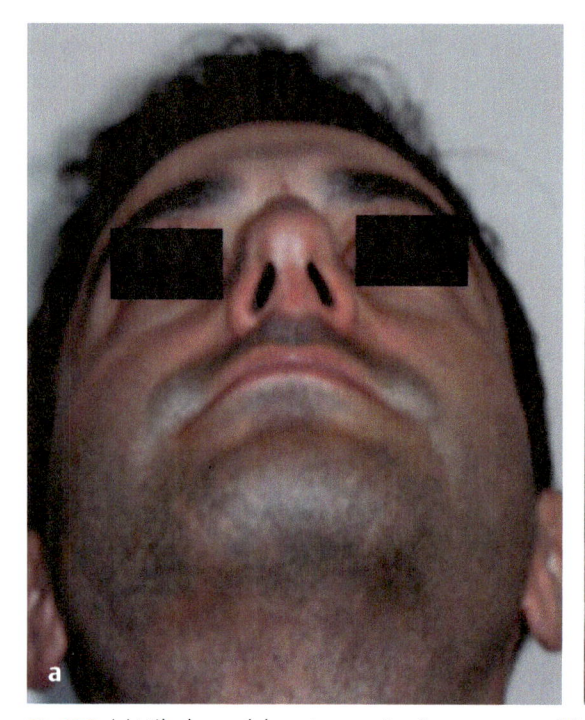

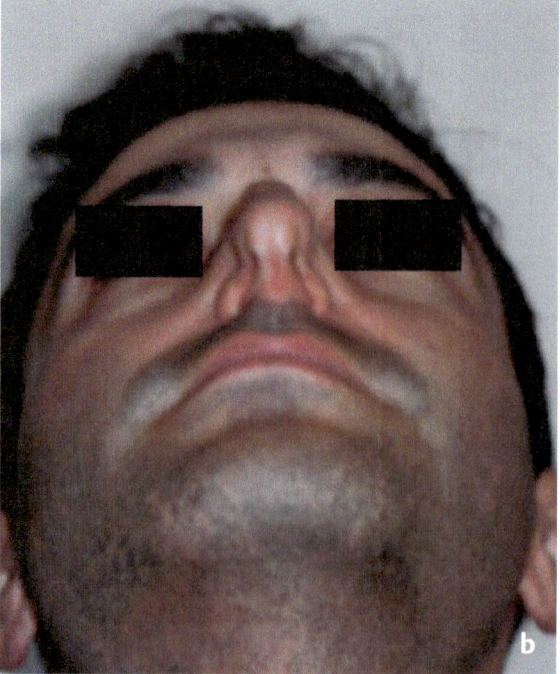

Fig. 5-8. (a) Válvula nasal durante a respiração no repouso. (b) Colapso da válvula nasal durante inspiração profunda.

CAPÍTULO 5 ■ AVALIAÇÃO CLÍNICA DA OBSTRUÇÃO NASAL

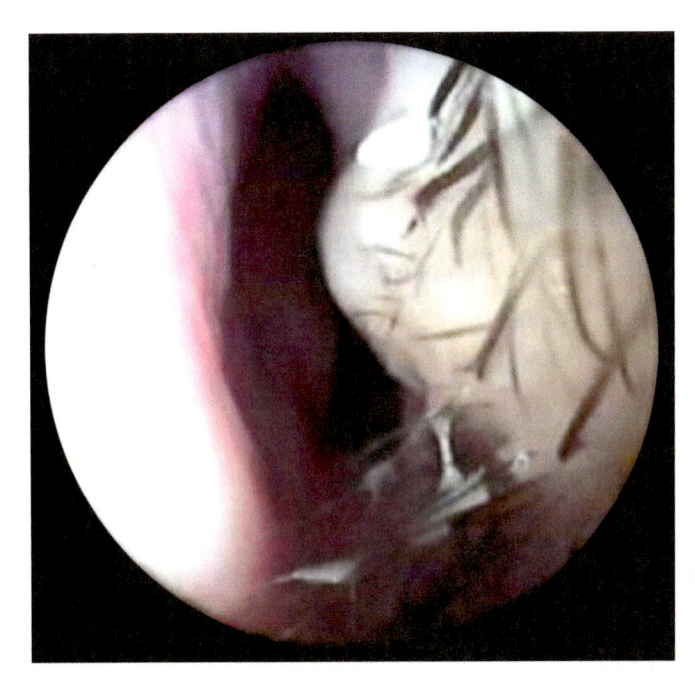

Fig. 5-9. Avaliação endoscópica mostrando projeção da cartilagem lateral inferior esquerda no vestíbulo nasal como causa de obstrução nasal.

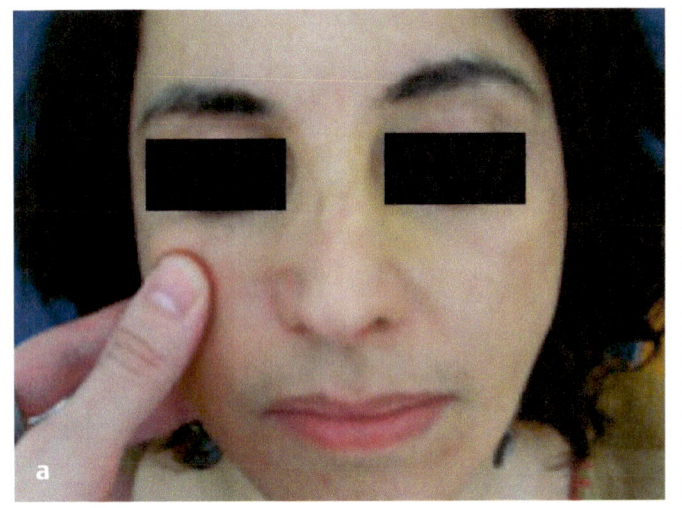

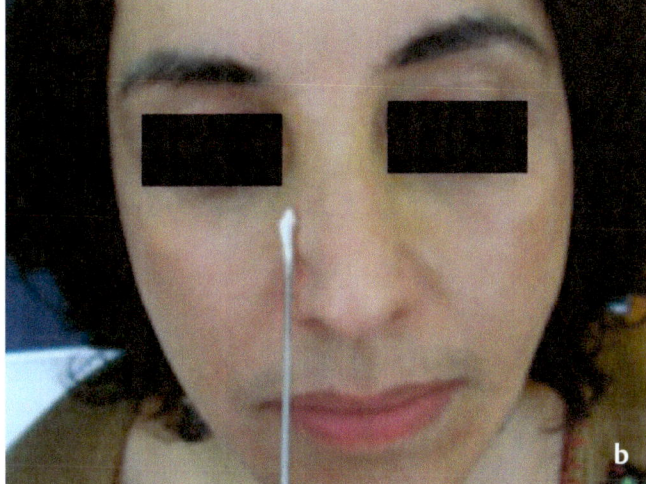

Fig. 5-10. (**a**) Manobra de Cottle: tração manual da bochecha lateralmente enquanto o paciente respira pelo nariz. (**b**) Manobra de Cottle modificada, mostrando a posição onde deve ser introduzido o estilete no interior do nariz, visando impedir o colapso da parede lateral durante a inspiração. (Fonte: Arquivo pessoal dos autores.)

Rinoscopia Anterior

A rinoscopia anterior com o espéculo nasal deve ser realizada antes e após vasoconstrição tópica da mucosa nasal.

Antes da aplicação de qualquer substância na mucosa nasal, deve ser avaliado o seu aspecto, coloração e turgescência. É importante observar a diferença de perviedade entre as duas fossas nasais e perguntar ao paciente se, naquele momento, ele nota diferença na passagem de ar entre os dois lados e qual ele considera mais pérvio. Com essa simples avaliação é possível correlacionar mais precisamente a queixa do paciente com as alterações encontradas no exame.

Após observar bem as estruturas da cavidade nasal *in natura*, deve ser inserida uma fita de algodão embebida em vasoconstritor nasal em ambas as cavidades, em íntimo contato com as conchas nasais médias e inferiores. Após alguns minutos, o algodão é removido e a avaliação de toda a cavidade nasal pode ser realizada de forma mais detalhada. Primeiramente, observa-se o grau de retração das conchas inferiores. Dessa forma, uma retração muito significativa indica que sua estrutura mucosa é mais relevante que sua estrutura óssea, sendo a hipertrofia mucosa uma causa importante da obstrução nasal. Já uma retração pequena associada a um relato de pouca melhora na perviedade nasal denota uma hipertrofia óssea da concha inferior, com indicação de tratamento diferente da condição descrita anteriormente. É de extrema importância perguntar novamente ao paciente qual fossa nasal está mais pérvia, se houve alguma melhora na respiração nasal após o uso do vasoconstritor e qual o grau da melhora. Essa correlação entre o relato do paciente e os achados do exame permite um diagnóstico acurado e um tratamento direcionado.

A avaliação das conchas médias é realizada buscando identificar o seu ponto de inserção na parede lateral do nariz, tamanho e aspecto da mucosa. O meato médio é parcialmente visto na rinoscopia anterior, possibilitando a identificação de pólipos ou degenerações polipoides da mucosa e, eventualmente, a presença de alguma secreção. O teto do nariz e as fendas olfatórias podem ser observados na rinoscopia anterior quando não existe um desvio da porção mais alta do septo nasal. A avaliação completa dos meatos e da fenda olfatória será realizada posteriormente, através da endoscopia nasal.

O septo nasal deve ser avaliado desde sua porção caudal até a porção mais posterior, na transição para a coana. Nem sempre a sua avaliação completa é possível através da rinoscopia anterior, devendo ser complementada com a endoscopia nasal.

É possível sinalizar defeitos anatômicos mais comuns do septo nasal:

1. Cristas ou esporões no assoalho como consequência do deslizamento do septo ao nível do sulco vomeriano, causando obstrução do corredor inferior das fossas nasais;
2. Deslocamento do bordo caudal do septo nasal, que se encontra projetado no vestíbulo lateralmente à columela, causando estreitamento da área da válvula nasal;
3. Projeção excessiva do bordo caudal do septo nasal causando o chamado "nariz de tensão", típico do nariz caucasiano, que normalmente se acompanha de fraqueza das estruturas laterais do nariz;
4. Ausência ou insuficiência do bordo caudal do septo, congênita ou causada por hematoma, abscesso ou cirurgia nasal prévia, cursando com deficiência na sustentação da ponta nasal e até mesmo ptose da mesma, o que leva à alteração da direção do fluxo aéreo e consequente sensação de obstrução nasal;
5. Alterações na espinha nasal, como tamanho ou projeções excessivas, hipoplasia ou desvio, interferindo na posição e sustentação da ponta nasal e, consequentemente, direção do fluxo aéreo;
6. Espessamento na região do bordo caudal do septo por superposição das cruras mediais das cartilagens laterais inferiores, causando alargamento da columela e estreitamento das narinas/válvula nasal externa;
7. Alargamento do septo em sua porção média/alta, na articulação com a lâmina perpendicular do etmoide, causando estreitamento no início das fendas olfatórias.

Endoscopia Nasal

A endoscopia nasal é uma extensão da rinoscopia anterior e deve sempre ser realizada em sua complementação. O exame permite uma inspeção mais detalhada de toda a cavidade nasal, teto nasal, fendas olfatórias, meato médio, recesso esfenoetmoidal, coana, rinofaringe, tubas auditivas, além de avaliar com detalhes o aspecto da mucosa, presença e características do muco nasal, presença de massas, pólipos, tumores e tecido adenoideano. Pode ser realizada com endoscópio rígido ou flexível, sendo que o último nos permite avaliar a orofaringe, hipofaringe e laringe. O endoscópio pode ser conectado a uma câmera, permitindo o acompanhamento do exame pelo paciente e a documentação através da filmagem.

EXAMES COMPLEMENTARES

Os testes específicos de avaliação do fluxo aéreo nasal são utilizados para uma avaliação objetiva, permitindo quantificar e representar graficamente o sintoma obstrutivo nasal. Os testes são:

- *Rinomanometria computadorizada*: teste dinâmico que mede a pressão transnasal e o fluxo aéreo (resistência nasal);
- *Rinometria acústica*: teste estático que calcula as áreas de secção transversal e o volume nasal.

Os exames de imagem compreendem a tomografia computadorizada dos seios paranasais (TC) e a ressonância nuclear magnética (RNM). A TC dos seios é o padrão-ouro de imagem para dissecção anatômica da cavidade nasal e dos órgãos vizinhos. A técnica apresenta de forma minuciosa a posição do septo nasal e suas relações com a parede lateral do nariz, porções óssea e mucosa das conchas inferiores, conchas médias e suas relações com o meato médio e com os seios paranasais, fendas olfatórias e sua perviedade, seios e seus recessos de drenagem e relação com a órbita e base do crânio, processos inflamatórios agudo e crônico, espessamentos de mucosa e fibrose. É importante que o exame seja realizado longe do período de agudização das doenças inflamatórias. Não se pode esquecer que esse é um exame estático, ou seja, não permite a avaliação do comportamento dinâmico da mucosa nasal e dos seios.

A RNM tem um papel restrito na avaliação da obstrução nasal, mas é importante na avaliação dos tumores e dos processos fúngicos, e sua extensão cerebral.

O teste de olfato é utilizado como uma avaliação objetiva e subjetiva da função olfatória e deve ser incluído na avaliação de todo paciente com queixa de obstrução nasal.

Os achados do exame físico e dos exames complementares devem ser interpretados com cautela e só apresentam valor quando correlacionados com a história clínica do paciente.

REFERÊNCIAS BIBLIOGRÁFICAS

1. Vacher L. L'insuffisance nasale. Press.Med.
2. da Costa SS, Cruz OL M, de Oliveira JAA. Otorrinolaringologia: Princípios e Prática. 2th ed. Artmed; 2006. p. 603-618.
3. Fokkens W, Lund V, Mullol J, Bachert C. European position paper on rhinosi-nusitis and nasal polyps. Rhinology 2012;23:1-298.
4. Orlandi R, Kingdom T, Hwang P. International consensus statement on allergy and rhinology: rhinosinusitis. In: International forum of allergy & rhinology; 2016:S22-09.
5. Jankowski R. The evo-devo origin of the nose, anterior skull base and midface. Paris: Springer; 2013.
6. Jankowski R. Revisiting human nose anatomy: phylogenic and ontogenic perspectives. Laryngoscope 2011;121(11):2461-7.
7. Jankowski R, Kuntzler S, Boulanger N, et al. Is pneumosinus dilatans an osteogenic disease that mimics the formation of aparanasal sinus? Surg Radiol Anat 2014;36(5):429-37.
8. Schepelmann K. Erytropoietic bone marrow in the pigeon: development of its distribution and volume during growth and pneumatization of bones. J Morphol 1990;203:21-34.
9. Aoki S, Dillon W, Barkovich A, Norman D. Marrow conversion before pneumatization of the sphenoid sinus: assessment with MR imaging. Radiology 1989;172:373-5.

10. Kuntzler S, Jankowski R. Arrested pneumatization: witness of paranasal sinuses development? Eur Ann Otorhinolaryngol Head Neck Dis 2014;131:167-70.
11. Lundberg J, Lundberg J, Settergreen G, et al. Nitric oxide, produced in the upper airways, may act in an "aerocrine" fashion to enhance pulmonary oxygen uptake in humans. Acta Physiol Scand 1995;155:467-8.
12. Jankowski R, Nguyen DT, Russel A, et al. Chronic nasal dysfunction. Eur Ann Otorhinolaryngol Head Neck Dis. 2018;135(1):41-49.
13. Marquez S, Tessema B, Clement P, Schaeffer S. Development of the ethmoid sinus and extramural migration; the anatomical basis of this paranasal sinus. Anat Rec 2008;291:1535-53.
14. Jankowski R, Bouchoua F, Coffinet L, Vignaud J. Clinical factors influencing the eosinophil infiltration of nasal polyps. Rhinology 2002;40:173-8.
15. Pinto RM. Neves, Soares M, Pereira OB, Costa JN, Cadar A. Rinosseptoplastia Funcional. Rio de Janeiro;1981.
16. Jankowski R. Eosinophils in the pathophysiology of nasal polyposis. Acta Otolaryngologica 1996;116(2):160-3.
17. Jankowski R. Nasalisation in the treatment of nasal polyposis. In: Onerci M, Ferguson B, editors. Nasal polyposis. Berlin Heidelberg: Springer - Verlag; 2010:265-74.
18. Lima N, Jankowski R, Georgel T, et al. Respiratory adenomatoid hamartoma must be suspected on CT-scan enlargement of the olfactory clefts. Rhinology 2006;44(4):264-9.
19. Nguyen DT, Gauchotte G, Arous F, et al. Respiratory epithelial adenomatoid hamartoma of the nose: an updated review. Am J Rhinol Allergy 2014;28(5):e187-e92.
20. Guimarães RES, Anjos GC, Becker CG, et al. Ausência de fluxo aéreo nasal e desenvolvimento dos seios maxilares. Rev. Bras. Otorrinolaringol. [Internet]. 2007;73 (2):161-164.
21. Stamm A, Simmen D, Jones N. Cirurgia Endoscópica Nasossinusal: Básica e Avançada. Revinter. Otimização do Diagnóstico, Tratamento Clínico e Cronologia da Cirurgia; 2006:22-39.
22. Chaban R, Cole P, Naito K. Simulated septal deviations. Arch Otolaryngol Head Neck Surg. 1988:114(4):413-5.
23. Haight JS, Cole P. The site and function of the nasal valve. Laryngoscope. 1983;93(1):49-55.
24. Netter Frank H. Atlas de Anatomia Humana: Netter. 7th ed. Rio de Janeiro: Elsevier; 2019.
25. Cole P, Roithmann R. The Nasal Valve and Current Technology. Am J Rhinol. 1996;10(1):23-38.
26. Cole P, Haight JS, Love L. Dynamic components of nasal resistance. Am Rev Respir Dis 132:1985:1229-1232.
27. Heinberg CE. and Kern, EB. The Cottle Sign: An Aid in the Physical Diagnose of Nasal Airflow Disturbances. 3rd Congress of the International Rhinologic Society, Bordeaux, 1973:89-94.

MEDIDAS OBJETIVAS DO FLUXO AERÍFERO NASAL

Giancarlo Bonotto Cherobin

INTRODUÇÃO

O fluxo respiratório interage com as paredes nasais durante sua passagem pela cavidade. O ar leva os odores às fossetas, tem 90% das partículas suspensas maiores que 5 μ retidas, chega à faringe com quase 100% de umidade relativa e temperatura próxima à corporal. Além de transportar o óxido nítrico produzido nos seios paranasais. Na expiração, a mucosa nasal recupera para o organismo parte do calor e da umidade do ar. Para que tudo isso ocorra, o ar deve passar pelo nariz em quantidade e qualidade adequadas. Conduzir o fluxo aerífero respiratório é função essencial do nariz.[1-4]

Compreender a natureza da interação ar-nariz é fundamental para o entendimento da obstrução nasal. Medidas objetivas buscam criar uma base sólida de evidências para a melhor compreensão do mundo.

MENSURAÇÕES MANUAIS DO FLUXO DE AR

As medidas objetivas do fluxo aerífero nasal remontam aos primórdios da otorrinolaringologia. Em 1894, Zwaardemaker recomendava medir a condensação de vapor do ar expirado pelo nariz em uma placa de metal. Glatzel buscou tornar o método mais quantificável ao acrescentar arcos com raios concêntricos ao metal.[5] A premissa do teste é a de que a condensação na placa de metal é uma medida indireta da vazão do fluxo aerífero nasal. Os resultados são reprodutíveis, com coeficiente de variação abaixo de 15%.[6] Mas deve se estar atento ao fato de o paciente ter capacidade de voluntariamente afetar o resultado. Avaliar a condensação em uma placa de metal é uma forma rápida, simples e não invasiva para investigar a presença do fluxo aerífero nasal em recém-nascidos. Nessa situação, a ausência de fluxo nasal uni ou bilateral pode decorrer de alterações congênitas como a atresia de coana.

O pico de fluxo inspiratório nasal (PFIN) é outra forma indireta de medir objetivamente o grau de obstrução. A variável é a vazão máxima do fluxo aerífero nasal obtida por esforço inspiratório máximo. Valores maiores que 120 L/min são considerados normais para adultos.[7] A diferença mínima clinicamente relevante do PFIN é de 20 L/min.[8]

O dispositivo é de plástico e desprovido de partes eletrônicas. Como o espelho de Glatzel, o resultado também pode ser controlado pelo paciente. Valores abaixo da referência podem refletir disfunções respiratórias não nasais e demandam investigação.[9]

RESISTÊNCIA NASAL

No começo do século XX foram realizados experimentos onde se media a diferença de pressão entre narina e coana (pressão transnasal) durante a respiração. O método foi chamado de rinomanometria.[10] O ar é um fluido e assim se desloca do local de maior pressão para o de menor. Na inspiração, a ação da musculatura respiratória torna a pressão dentro do pulmão menor que a pressão externa. É esta diferença de pressão que movimenta o ar, gerando a vazão do fluxo aerífero. A pressão transnasal (Fig. 6-1) é consequência da diferença de pressão entre os ambientes externo e intratorácico.

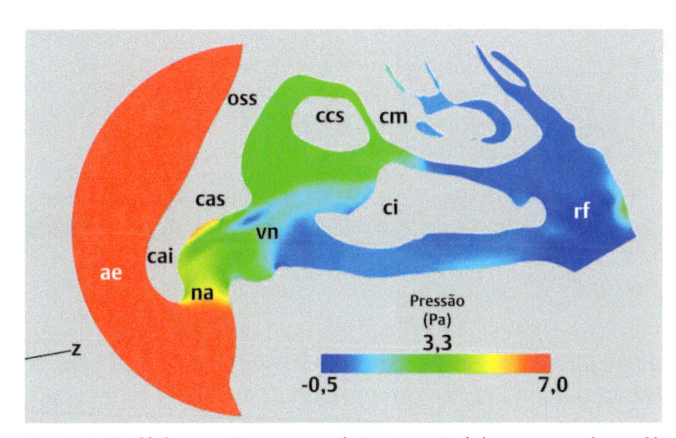

Fig. 6-1. Perfil da pressão transnasal. Corte sagital demonstrando perfil da pressão na cavidade nasal durante a inspiração. Quanto maior a diferença de pressão entre duas regiões, maior a resistência. ae: ambiente externo; cai: cartilagem alar inferior; cas: cartilagem alar superior; oss: osso nasal, vn: válvula nasal; ccs: corpo cavernoso do septo; cm: concha média; ci: concha inferior; rf: rinofaringe. Dados obtidos por CFD na vazão bilateral de 250 mL/s.

Somente com o desenvolvimento da rinomanometria computadorizada a resistência nasal pôde ser acessada (Fig. 6-2). O cálculo (Eq. 6-1) é realizado com a medida concomitante da pressão transnasal e da vazão do ar (Fig. 6-2a). Em condições normais o nariz é responsável por aproximadamente 50% da resistência das vias aéreas.[11,12] Portanto, o aumento de sua resistência afeta consideravelmente a energia consumida pelo sistema respiratório.

Eq. 6-1 Resistência $$Rn = \frac{\Delta P}{V}$$

Onde:
Rn é a resistência nasal
ΔP é a pressão transnasal
V é a vazão

A relação entre pressão transnasal e vazão não é linear. O aumento da vazão leva ao aumento da velocidade do ar, aumentando a turbulência do fluxo (Eq. 6-2). Isso é evidenciado na mudança de inclinação da curva de resistência, aproximando-se do eixo horizontal com o aumento da vazão (Fig. 6-2b). Portanto, para comparar valores de resistência é necessário que eles tenham a vazão ou a pressão transnasal igual. O valor de 150 Pa é a referência mais utilizada. Também são aceitos: 100 Pa, 75 Pa, método Bhroms ou de Rhoer ou vazão de 250 mL/s.[13]

Eq. 6-2 Número de Reynolds $$Ry = \frac{pvD}{m}$$

Onde:
Ry é o número de Reynolds*
p é a massa específica do fluido
v é a velocidade média do fluido
D é o diâmetro para o fluxo no tubo
m é a viscosidade dinâmica do fluido

*O número de Reynolds prediz se o fluxo será laminar, transicional ou turbulento. Quanto maior o número de Reynolds, maior a predisposição a turbulência. Note que o número de Reynolds aumenta com o incremento da velocidade do fluxo.

A pressão transnasal 150 Pa é facilmente atingida em uma cavidade nasal com obstrução. Mas em normais tal pressão demanda uma inspiração profunda, sendo que alguns indivíduos são incapazes de atingi-la mesmo com esforço inspiratório máximo. O valor 150 Pa foi escolhido como padrão porque por muitos anos os rinomanômetros foram incapazes de fornecer leituras confiáveis para fluxos e pressões muito baixas.[5] Atualmente, este problema técnico já foi superado.

Para a avaliação nasal bilateral valores de resistência abaixo de 0,30 Pa/cm³/s são considerados normais.[14,15] A resistência bilateral é menos influenciada pelo ciclo nasal, mantendo-se relativamente estável ao longo do dia. No entanto, costuma ter pouca correlação com a sensação subjetiva de obstrução nasal.[16,17] Independentemente de quanto cada cavidade nasal esteja obstruída, o indivíduo poderá não perceber a obstrução se o funcionamento em conjunto das duas mantiver a resistência baixa. O desconforto respiratório se torna evidente somente quando a resistência aumenta ao ponto de diminuir significativamente a vazão. A maioria dos indivíduos adultos muda de respiração nasal exclusiva para oral suplementar quando a resistência nasal supera 0,5 Pa/cm³/s. A respiração oral adiciona uma segunda via para a passagem do ar, diminuindo a resistência da via respiratória.[18]

Para a resistência nasal unilateral são relatados valores normais que vão de 0,01 a 0,81 Pa/cm³/s.[14] Bermüller *et al.* demonstraram que o valor 0,214 Pa/cm³/s em 150 Pa apresenta sensibilidade, especificidade e acurácia para distinguir cavidades nasais com e sem obstrução de respectivamente 0,77, 0,8 e 0,79.[19] A correlação da resistência unilateral com dados subjetivos é melhor do que nas avaliações bilaterais.[16] Em consequência do ciclo nasal, a resistência nasal unilateral está sujeita a variações de até quatro vezes no dia.[20]

Quando a resistência nasal é baixa, uma pequena pressão transnasal produz uma grande vazão (Eq. 6-1). Nesse caso, a curva de resistência fica com um posicionamento mais vertical (Fig. 6-2b). A pressão transnasal elevada resulta em baixa vazão quando a resistência está aumentada, aproximando a curva do eixo horizontal (Fig. 6-2c). Um *loop* pode-se formar quando a resistência for diferente entre a fase ascendente e a descendente da inspiração (Fig. 6-2d). Embora existam outras causas não orgânicas, o fenômeno é associado a mudanças no diâmetro da via aérea causadas pela mobilidade tecidual, como no colapso da válvula nasal.[5]

A rinomanometria de quatro fases mede a resistência nasal no platô da curva vazão por tempo (Fig 6-2a). A variável é chamada resistência efetiva. Ela reflete o valor de resistência mais prevalente durante a respiração. Vogt *et al.* analisou mais de 2.000 resultados de rinomanometria e demonstrou que esta variável tem correlação com medidas subjetivas. A transfomação logarítmica desta variável melhora a correlação com dados subjetivos. Isso é explicado pelo princípio de Weber-Fechner, que embora não universal, estabelece que a sensação a um estímulo aumenta linearmente enquanto o estímulo aumenta logaritmicamente. Este princípio é utilizado, por exemplo, na escala de decibéis para avaliação acústica.[5]

Maalouf *et al.* sugerem o teste FRIED (diferença entre vazão inspiratória e expiratória/*flow ratio inpiration expiration difference*) para diferenciar o colapso dinâmico da válvula nasal de outras causas obstrutivas. Em uma cavidade nasal imóvel, a resistência é igual na inspiração e na expiração. O que resulta em curvas de resistência espelhadas nos quadrantes em diagonal do gráfico do rinomanômetro (Fig. 6-2b, c). O colapso dinâmico da válvula nasal, presente apenas na inspiração, torna maior a resistência nessa fase da respiração. Os autores demonstraram que quando a vazão da expiração supera a da inspiração em mais de 8 mL/s, na pressão transnasal 100 Pa, a sensibilidade e a especificidade para diagnóstico de colapso de válvula é 82% e 59%, respectivamente.[21]

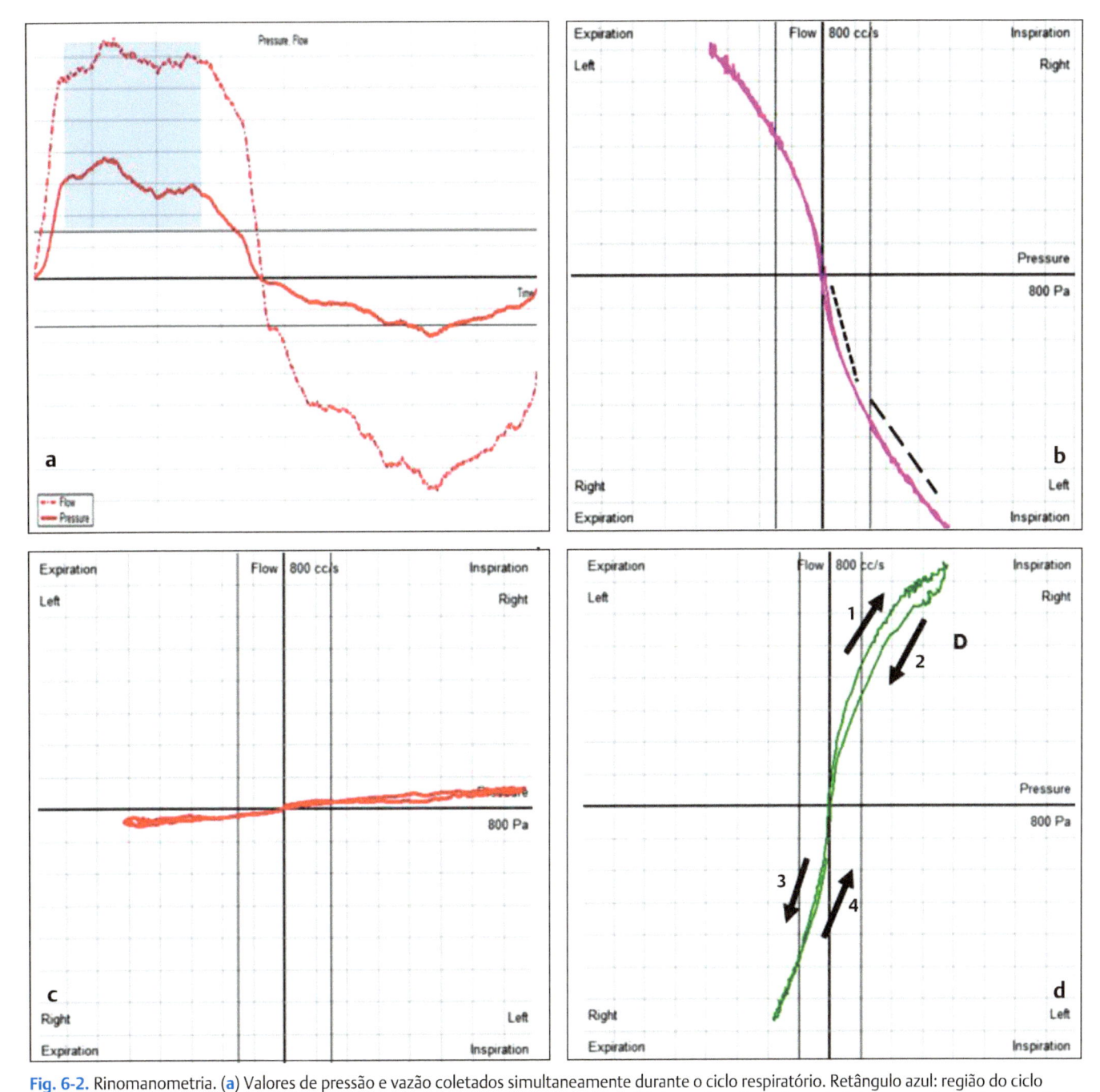

Fig. 6-2. Rinomanometria. (**a**) Valores de pressão e vazão coletados simultaneamente durante o ciclo respiratório. Retângulo azul: região do ciclo respiratório onde é calculada a resistência efetiva na rinomanometria de quatro fases. (**b**) Curva da resistência em indivíduo sem obstrução nasal. Linha de traços curtos: região da curva de resistência onde o fluxo é mais laminar; linha de traços longos: região onde o fluxo é mais turbulento. (**c**) Curva da resistência em indivíduo com obstrução nasal importante. (**d**) Formação de *loop* durante a inspiração por insuficiência dinâmica da válvula nasal. Setas 1 e 3: fase ascendente da inspiração e expiração, respectivamente. Setas 2 e 4: fase descendente da inspiração e expiração, respectivamente.

ÁREA DA SEÇÃO TRANSVERSAL

A rinometria acústica fornece informações sobre a cavidade nasal, a área da seção transversal e o volume da via aérea.[22] O equipamento funciona através da emissão e recapitação de ondas sonoras e tem precisão de 0,02 cm² na região da válvula nasal.[23] A precisão cai nas regiões mais posteriores. As ondas sonoras podem **vazar** para dentro do seio maxilar através da fontanela causando superestimação da área. O exame também fornece medidas pouco confiáveis de regiões localizadas posteriormente a um grande obstáculo, como um grande desvio de septo. Nessas situações, as ondas não conseguem transpor o obstáculo e retornar adequadamente ao equipamento.[16] Como o exame é feito com a respiração suspensa, não é possível documentar o colapso dinâmico da válvula nasal[13,24] com a rinometria acústica.

A curva do rinograma representa a área da seção transversal medida ao longo do eixo acústico. As inflexões na curva do rinograma (Fig. 6-3) são regiões de constrição na via aérea. Embora a equação de Hagen-Poiseuille (Eq. 6-3) represente o comportamento de um fluxo laminar com vazão fixa

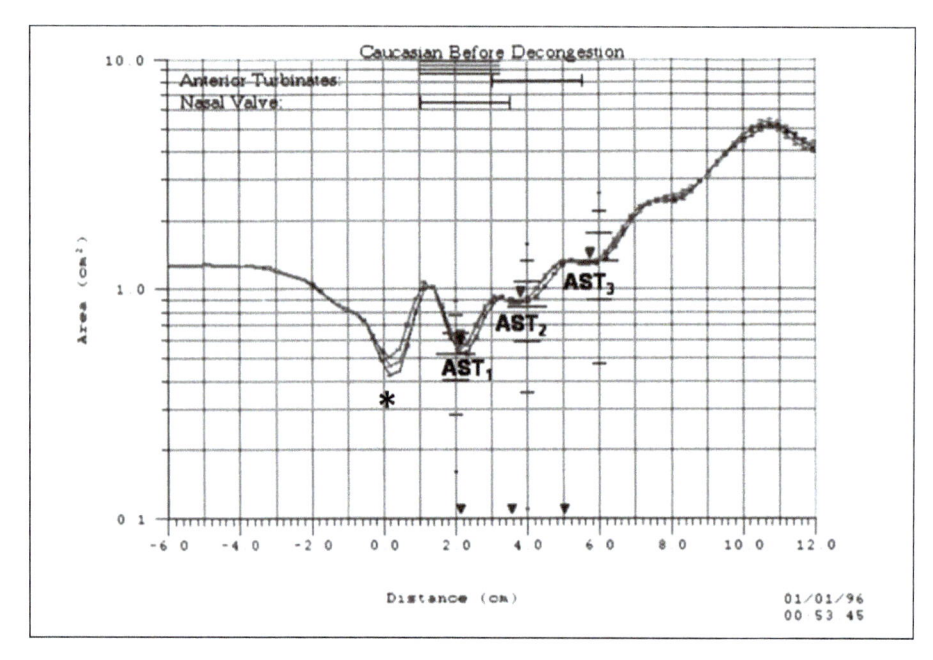

Fig. 6-3. Rinometria acústica. *Primeira inflexão do rinograma. AST_1: segunda inflexão. AST_2: terceira inflexão. AST_3: quarta inflexão.[27]

percorrendo um tubo cilíndrico de diâmetro constante, ela nos mostra como a área da seção transversal pode afetar a resistência. A válvula nasal, região com a menor seção transversal da cavidade nasal é responsavel por 56% da resistência nasal.[25] A diminuição da área desta região já estreita tem grande impacto na resistência nasal.[26]

Eq. 6-3 Hagen-Poiseuille $$R = \frac{8md}{\pi r^4}$$

Onde:
R é a resistência
d é o comprimento do tubo
m é a viscosidade dinâmica do fluido
r é o raio do tubo

Note que ao dobrar o raio da área da seção transversal a resistência diminui 16 vezes.

A relação entre o rinograma e a anatomia nasal é confusa na literatura médica. Em parte pela grande variação da nomenclatura de ambas.[22] Para Nigro *et al.* a primeira inflexão no rinograma parece estar relacionada com a conexão do equipamento com o nariz (Fig. 6-3).[22] Para Gomes *et al.* a segunda inflexão corresponde à válvula nasal (AST_1), valor de referência 0,54 cm² ± 0,13 cm²; a terceira inflexão está mais relacionada com a região ao cabeça da concha média (AST_2), valor de referência 0,98 cm² ± 0,31 cm²; e a quarta inflexão reflete a região intermediária das conchas média e inferior (AST_3), valor de referência 1,42 cm² ± 0,44 cm.[2,27]

A tomografia computadorizada também pode ser utilizada para avaliar a área da seção transversal. No entanto, no estudo de escoamento de fluidos, a área da seção transversal deve ser calculada perpendicularmente à direção do fluxo. Como a trajetória principal do fluxo aerífero nasal descreve um arco, a seção tranversal correta está mais inclinada em relação ao plano coronal nas regiões anterior e posterior da cavidade (Fig. 6-4). Nesses locais, a seção transversal é mais apropriadamente medida por reconstruções oblíquas entre o plano coronal e o axial.[23,28]

CORRELAÇÃO ENTRE DADOS SUBJETIVOS E OBJETIVOS

Não existe consenso na literatura sobre a existência universal de correlação entre resistência nasal ou área da seção transversal com dados subjetivos. No entanto, a correlação é mais consistentemente demonstrada quando se avaliam indivíduos sintomáticos e cada cavidade nasal separadamente.[16] Na população normal, a existência de correlação entre métodos objetivos e subjetivos é menos frequente. Isso cria um problema quando se quer avaliar o resultado de uma intervenção que obteve bom resultado, pois a correlação entre dados objetivos e subjetivos é menos provável.[16,17]

A discordância entre variáveis objetivas e subjetivas não deve desmotivar a obtenção das primeiras. Talvez seja justamente quando elas fornecem informação conflitante que a avaliação objetiva tenha maior relevância. Hopkins *et al.* relatam a história de uma cantora de ópera que se queixava de obstrução nasal durante suas apresentações. No entanto, seu exame de rinomanometria demonstrou que a resistência nasal diminuía enquanto ela cantava. O resultado fez ser descartado o uso de qualquer procedimento para ampliar a via aérea nasal da paciente.[29]

Métodos subjetivos medem o resultado da interpretação do sistema nervoso central (SNC) sobre as aferências relativas ao fluxo aerífero.[30] Avaliações múltiplas em um mesmo indivíduo costumam mostrar boa correlação entre dados objetivos e subjetivos.[6,20,31] Aparentemente, cada indivíduo apresenta sua própria calibração para a interpretar o fluxo aerífero respiratório.[6] As experiências pessoais, medos e expectativas do indivíduo, podem afetar a percepção sobre a qualidade da respiração nasal.[30] A boa comunicação entre médico e paciente também é fundamental. O significado de nariz entupido, cheio ou congesto pode ser diferente para os dois. Tais queixas podem estar relacionadas ou não com a restrição do

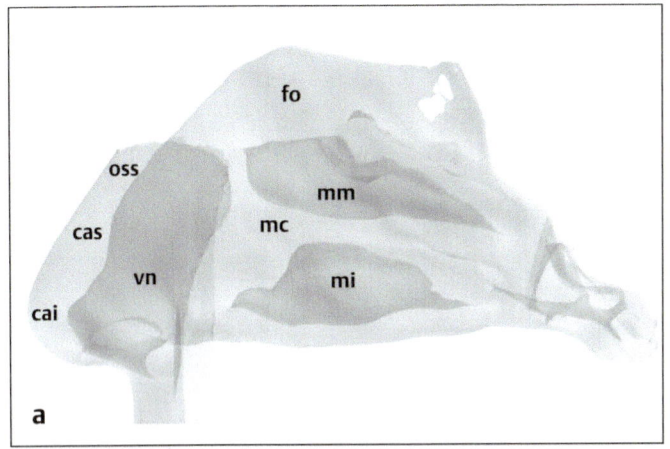

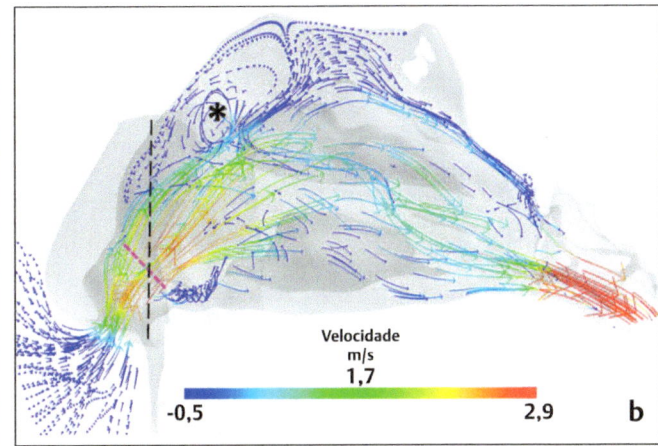

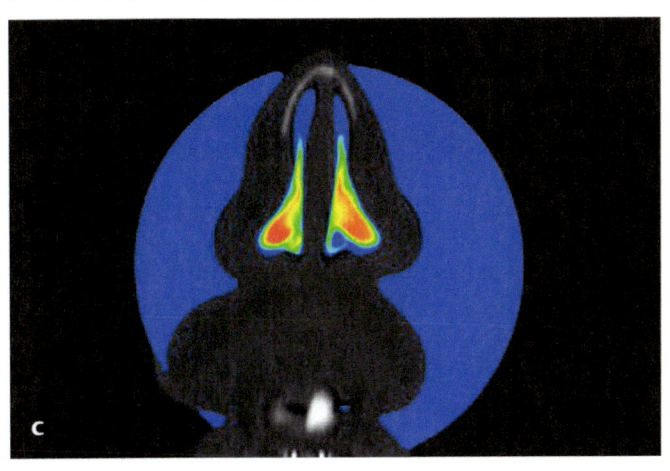

Fig. 6-4. Cavidade nasal e fluxo aerífero. (**a**) Cavidade e estruturas nasais vistas por transparência. cai: cartilagem alar inferior; cas: cartilagem alar superior; oss: osso nasal, vn: válvula nasal; mc: meato comum; mm: meato médio; mi: meato inferior; fo: fosseta olfativa. (**b**) As linhas de corrente representam a trajetória do fluxo aerífero. Note a trajetória do escoamento principal, onde a velocidade é maior. Linha tracejada preta: plano coronal na margem anterior da cabeça da concha inferior, região da válvula nasal; Linha tracejada rosa: plano ideal para a medida da área da seção transversal da válvula nasal, perpendicular à direção do fluxo. *: Vórtice comumente formado na região posterossuperior à válvula nasal. (**c**) Corte coronal da TC no plano da linha tracejada preta. A imagem da TC foi sobreposta ao perfil de velocidade. O fluxo aerífero está concentrado na metade inferior da cavidade nessa região. Dados obtidos por CFD na vazão bilateral de 250 mL/s.

fluxo de ar, como por exemplo quando causadas por edema nos seios paranasais.[20]

Métodos objetivos investigam variáveis relacionadas com a física do fluxo aerífero. Resistência e área da seção transversal apresentam boa correlação com o objetivo mecânico dos tratamentos, o aumento da via aérea nasal.[32] Como já mencionado, essas duas variáveis são boas para analisar indivíduos sintomáticos,[16] provavelmente porque se relacionam com a função primordial do nariz, via aérea para o fluxo respiratório.[1] Mas em condições normais, ou até em obstruções leves, quando não há desconforto respiratório relevante, o SNC parece priorizar informações vindas do próprio nariz.[33-36]

Estímulos térmicos e táteis no nariz são conduzidos por vias aferentes para o SNC. Embora ainda não haja consenso sobre a relevância do estímulo tátil para a percepção do fluxo aerífero nasal,[34] há indícios que os receptores de frio são elementos-chave nesse processo.[33,35,36] Na maioria dos ambientes, o ar é aquecido pelo nariz durante a inspiração. Essa troca de calor faz com que a mucosa se resfrie a cada inspiração.[3] Uma restrição na vazão do fluxo de ar causa menor resfriamento da mucosa, que é interpretado como obstrução nasal pelo SNC. O receptor TRMP8 é considerado o principal detector de frio dos seres humanos e só é ativado pela diminuição da temperatura ou por mentol.[33] O uso desta substância alivia a queixa de obstrução nasal por disparar os receptores TRPM8 da mucosa nasal, sinalizando falsamente ao SNC que houve resfriamento adequado dessa. O paciente sente que está respirando melhor, mas a resistência nasal não é alterada pela substância.[35] A sensação de nariz obstruído relatada na síndrome do nariz vazio também parece estar relacionada com a troca de calor entre nariz e ar.[36] Na ausência da concha inferior, o fluxo principal tende a acentuar a característica de jato, movendo-se em velocidade maior, por uma área mais estreita. Isso reduz a vazão nas proximidades das paredes nasais. A redução do volume de ar que entra em contato com a superfície pode afetar negativamente a troca de calor e água.[37]

ANATOMIA NASAL E FLUXO AERÍFERO

O clima parece ter contribuído para as variações da morfologia nasal da espécie humana. A teoria proposta se fundamenta nas seguintes observações: o nariz externo costuma ser estreito, alto e com as narinas voltadas para baixo em populações que se desenvolveram em climas frios e secos. Essa anatomia predispõe a maior turbulência, o que facilita a umidificação e o aquecimento do ar. Já em populações de climas úmidos e quentes o nariz externo tende a ser menor e mais largo, com as narinas mais voltadas para anterior. Essas características tornam o fluxo mais laminar, melhorando a eficiência energética do sistema. No entanto, ainda há discordância sobre o assunto e é provável que outras forças evolutivas tenham contribuído para a variabilidade da morfológica nasal.[38,39]

A válvula nasal é o local onde o fluxo aerífero chega à velocidade máxima no nariz, aproximadamente 3,5 m/s no pico da inspiração.[40] Devido à lei de conservação de mas-

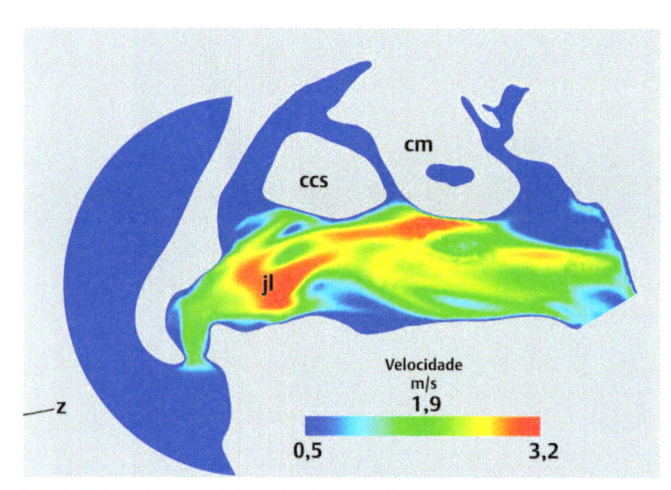

Fig. 6-5. Perfil da velocidade do fluxo aerífero, corte sagital. Note o aumento da velocidade do ar ao passar pela válvula nasal, criando o jato inspiratório JI. Dados obtidos por CFD na vazão bilateral de 250 mL/s.

Posterossuperiormente à válvula nasal é frequente a formação de um vórtice (Fig. 6-4b). Dois fatores contribuem para a formação desse vórtice:

1. O aumento súbido da área da seção transversal dessa região em relação à válvula;[42]
2. O jato de ar inspiratório, formado pela aceleração do ar ao passar pela válvula nasal (Fig. 6-5).[2,43]

A presença e tamanho dos vórtices estão diretamente relacionados com a altura da cavidade nasal nessa região e a velocidade do fluxo aerífero. Embora o significado funcional desses vórtices ainda não esteja claro, sabe-se que esses facilitam a mistura de partículas no ar.[2] Deste modo, sua formação nas proximidades da fosseta olfativa poderia contribuir para o olfato. Outra característica do vórtice é que boa parte do fluxo de ar contido nele fica em movimento circular, não contribuindo para a vazão efetiva da cavidade nasal. Portanto, ao avaliarmos essa região pelo corte coronal da TC é importante reconhecer que a parte superior da via aérea contribui pouco para a resistência nasal. Enquanto restrições ao fluxo na parte inferior dessa região afetarão o principal canal de escoamento do ar, com grande impacto na resistência (Fig. 6-4c).

Na região das conchas nasais, o principal trajeto do fluxo aerífero é pelo terço médio da cavidade, através dos meatos comum e médio (Fig. 6-6b e c). A região do terço inferior também é relatada como via principal em alguns indivíduos. Nesse caso, o fluxo se concentra mais medialmente na cavidade.[32,43] O meato inferior costuma ter pouca alocação de fluxo quando a anatomia está preservada[40] (Fig. 6-6b, c). Casey *et al.* demonstraram que indivíduos com obstrução nasal apresentam menor alocação de fluxo no terço médio da cavidade nasal

sa, a vazão é igual em qualquer seção transversal do fluxo. Assim, a área reduzida da válvula nasal leva ao aumento da velocidade do fluxo (Fig. 6-5). O que intensifica o efeito de Bernoulli. Esse gera uma força nas paredes nasais que é perpendicular à direção do fluxo e em sentido ao seu centro.[41] Caso as paredes da válvula nasal não possuam sustentação adequada, o efeito de Bernoulli contribuirá para o seu colapso na inspiração. Na expiração, a maior pressão dentro da cavidade nasal em relação ao ambiente externo produz uma força em sentido contrário ao efeito de Bernoulli, evitando o colapso da válvula.

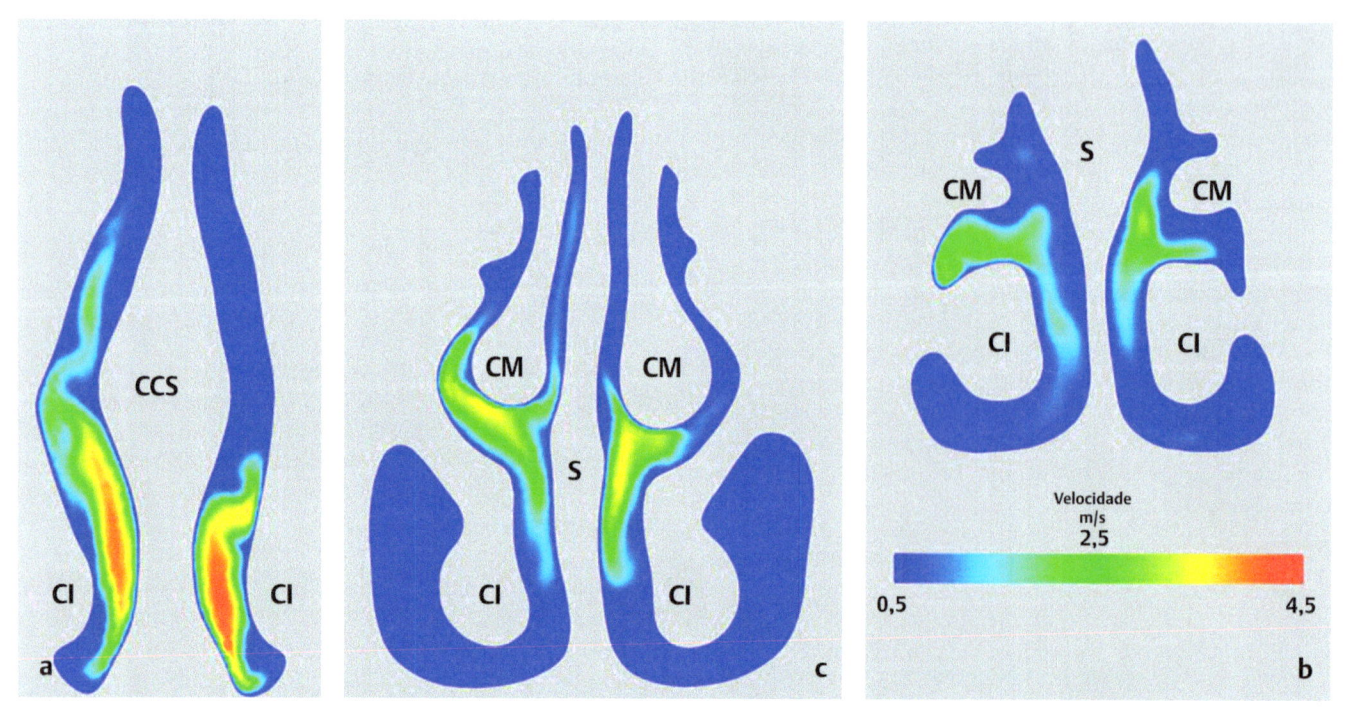

Fig. 6-6. Perfil da velocidade do fluxo aerífero, corte coronal. (**a-c**) Região da cabeça, corpo e calda da concha inferior, respectivamente. ccs: corpo cavernoso do septo nasal; ci: concha inferior; s: septo nasal; cm: concha média. Note em (**b**) que neste indivíduo o fluxo principal do lado direito passa principalmente pelo meato médio, enquanto do lado esquerdo está mais concentrado no meato comum. Dados obtidos por CFD na vazão bilateral de 250 mL/s.

do que indivíduos sem sintoma. Enquanto o fluxo nas regiões superiores e inferiores não foi diferente entre os dois grupos.[44]

Desvios de septo em regiões superiores da cavidade nasal geralmente afetam pouco a resistência. Isso porque há pouca alocação de fluxo nessas regiões. Na região posterior da cavidade, como a área da seção transversal é maior, apenas grandes desvios de septo causam repercussões significativas na resistência nasal.[26]

Wexler et al. relatam que a resistência nasal bilateral diminui aproximadamente 50% em consequência de uma redução de 2 mm na circunferência ao longo da concha inferior.[36] Apesar da redução na resistência, Siu et al. demonstraram que a alocação do fluxo em pacientes submetidos a redução parcial da concha inferior é similar à encontrada em normais.[45] A região anterior da cabeça da concha inferior faz parte da válvula nasal e geralmente é apontada como a mais relevante para a resistência nasal, mas o estudo de Lee et al. revelou que a região da concha que mais afeta a resistência nasal varia de indivíduo para indivíduo e até entre as cavidades de um mesmo nariz. A anatomia local e o tamanho relativo de cada seguimento da concha inferior é que determina o impacto na resistência, independentemente de sua localização anterior ou posterior na cavidade.[46]

A redução do tamanho da concha média também pode contribuir para diminuir a resistência nasal.[47] Quanto maior for a proximidade da concha média com a via principal de escoamento, maior será esse efeito. Como nos casos de conchas médias bolhosas que ocupam os meatos comum ou médio.[48] Alam et al.[47] observaram aumento do fluxo aerífero na fosseta olfativa após ressecção parcial da concha média, mas ainda não está elucidado se isso é benéfico ou não.

O terço superior da cavidade nasal, onde está contida a fosseta olfativa, recebe de 10% a 15% do fluxo aerífero.[2,32] O ato de fungar, quando se quer cheirar algo específico, aumenta o fluxo aerífero nas fossetas olfativas. A alocação de fluxo na região pode ser alterada por elementos anatômicos distantes como a válvula nasal. Zhao et al. apresentam um caso em que a redução da área da válvula nasal causou diminuição de alocação de fluxo na fosseta olfativa, mas ao se intensificar essa obstrução o fluxo veio a aumentar na região. Isso ocorreu em decorrência da criação de um grande vórtice posterior gerado pela maior velocidade do fluxo principal. O caso demonstra não ser possível deduzir a vazão das regiões da cavidade nasal simplesmente avaliando suas áreas livres.[49]

LAMINAR OU TURBULENTO?

Enquanto o fluxo turbulento causa maior resistência à passagem do ar pelo nariz, a turbulência facilita as outras funções nasais, como olfato, aquecimento, umidificação e filtração do ar.[41] A grande controvérsia que existe sobre o regime de escoamento do fluxo aerífero nasal provavelmente se deve à diferença de técnicas utilizadas e às variações entre indivíduos.[50] Fluxos puramente laminares ou completamente turbulentos são pouco prováveis na cavidade nasal normal durante a respiração tranquila. As evidências sugerem que o fluxo aerífero nasal é predominantemente laminar, com uma baixa porcentagem de turbulência, sendo está mais prevalente na região anterior da cavidade nasal.[42,43] Não por acaso, a região anterior do nariz possui alta capacidade de transferência de calor.[51] A turbulência também é mais presente nos momentos do ciclo respiratório próximos à mudança de sentido do fluxo, ao fim e ao começo da inspiração e expiração.[42]

FLUIDODINÂMICA COMPUTACIONAL

Medir a temperatura de toda a mucosa nasal, assim como avaliar as características do fluxo de ar dentro do nariz *in vivo* não é fácil. Isso decorre do tamanho reduzido da cavidade nasal, à sua sensibilidade, e porque a simples presença dos sensores na cavidade pode interferir no fenômeno a ser estudado. Por essas limitações, grande parte do conhecimento na área vem de estudos que utilizaram moldes ou cadáveres, em amostras únicas ou de poucos espécimes.[52-55]

O comportamento dos fluidos ao se movimentarem é descrito pela equação de Navier-Stokes, formulada no século XIX. Apenas com o surgimento do computador passou a ser possível usar a equação para o cálculo de fluxos complexos como o do ar passando pelo nariz. O método é chamado de fluidodinâmica computacional ou dinâmica computacional de fluidos, mais conhecida pela sigla em inglês CFD (*computational fluid dynamic*). É uma ferramenta da engenharia amplamente utilizada nas indústrias aeroespacial e automobilística.[41]

Para ser aplicada ao estudo do fluxo aerífero nasal, inicialmente é preciso fornecer a geometria da via aérea ao *software*. Esta informação é obtida através da reconstrução tridimensional de exames de imagem, geralmente tomografia computadorizada, por um processo conhecido como segmentação. Depois, são fornecidos dados de entrada para que a simulação numérica do fluxo de ar ocorra. Por exemplo, pode-se definir que a pressão transnasal é 150 Pa. A partir daí, o computador calculará a vazão e o comportamento do fluxo aerífero, nos permitindo saber o valor da resistência, além de qualquer outra variável biofísica relacionada com o escoamento, como por exemplo: repartição do fluxo na cavidade, velocidade, intensidade e local de turbulência, troca de calor e água, deposição de partículas, transporte do óxido nítrico, atrito ar-nariz, entre outros parâmetros físicos do fluxo aerífero.[32,43,49,50,56]

Por se basear em exames de imagens comuns na prática clínica e por ser executada em ambiente controlado, a CFD permite analisar em detalhes a física do fluxo aerífero nasal, de forma individualizada e padronizada.[57] Além disso, modificações na reconstrução tridimensional da anatomia nasal podem ser utilizadas para simular cirurgias ou alterações anatômicas, permitindo que seus impactos no fluxo aerífero respiratório sejam investigados.[26]

O uso da CFD para estimar a perda de calor da mucosa nasal para o ar durante a inspiração tem demonstrado consistente correlação com dados subjetivos.[32,43,58]

Zang et al. utilizaram a CFD para avaliar os resultados de procedimentos cirúrgicos para reestabelecer o condicionamento do ar em pacientes com rinite atrófica. Concluíram que estreitar a cavidade provê maior melhora nas variáveis físicas do que fechar a perfuração septal, sugerindo a adoção do primeiro procedimento quando não é possível realizar ambos no mesmo tempo cirúrgico.[59]

Hariri et al. utilizaram a técnica para investigar como o local de redução da concha inferior afeta a resistência nasal e o condicionamento do ar. Demonstraram não haver diferença na redução da resistência quando se compara o aumento da via aérea na região medial da concha inferior com a região inferior. Porém, a ampliação da via aérea na parte inferior da concha parece preservar mais a capacidade nasal de umidificar o ar. A redução da concha inferior também foi mais eficaz em diminuir a resistência nasal nos pacientes com resistência concentrada nessa região, evidenciando a importância de se saber como a resistência se distribui na cavidade de pacientes candidatos à intervenção cirúrgica.[60]

REFERÊNCIAS BIBLIOGRÁFICAS

1. Cole P. Further observations on the conditioning of respiratory air. J Laryngol Otol. 1953;67(11):669-81.
2. Doorly DJ, Taylor DJ, Gambaruto A M, et al. Nasal architecture: form and flow. Philos Trans A Math Phys Eng Sci. 2008;366(1879):3225-46.
3. Lindemann J, Leiacker R, Rettinger G, Keck T. Nasal mucosal temperature during respiration. Clin Otolaryngol Allied Sci. 2002;27(3):135-9.
4. Lundberg JON, Weitzberg E. Nasal nitric oxide in man. Thorax. 1999;54(10):947.
5. Vogt K, Jalowayski AA, Althaus W, Cao C, Han D, Hasse W, et al. 4-Phase-Rhinomanometry (4PR)--basics and practice 2010. Rhinol Suppl. 2010;21:1-50.
6. Brescovici S, Roithmann R. Modified Glatzel mirror test reproducibility in the evaluation of nasal patency. Braz J Otorhinolaryngol. 2008;74(2):215-22.
7. Chaaban M, Corey JP. Assessing nasal air flow: options and utility. Proc Am Thorac Soc. 2011;8(1):70-8.
8. Phagoo SB, Watson RA, Pride NB. Use of nasal peak flow to assess nasal patency. Allergy. 1997;52(9):901-8.
9. da Cunha IC, Ribeiro AC, Moreira CPA, et al. Reference values for peak nasal inspiratory flow in children and adolescents in Brazil. Rhinology. 2011;49(3):304-8.
10. Eccles R. A guide to practical aspects of measurement of human nasal airflow by rhinomanometry. Rhinology. 2011;49(1):2-10.
11. Hilberg O. Objective measurement of nasal airway dimensions using acoustic rhinometry: methodological and clinical aspects. Allergy. 2002;57 Suppl 70:5-39.
12. Wolf M, Naftali S, Schroter RC, Elad D. Air-conditioning characteristics of the human nose. J Laryngol Otol. 2004;118(2):87-92.
13. Clement PA, Gordts F. Standardisation Committee on Objective Assessment of the Nasal Airway IRS, Ers. Consensus report on acoustic rhinometry and rhinomanometry. Rhinology. 2005;43(3):169-79.
14. Moore M, Eccles R. Normal nasal patency: problems in obtaining standard reference values for the surgeon. J Laryngol Otol. 2012;126(6):563-9.
15. Suzina AH, Hamzah M, Samsudin AR. Active anterior rhinomanometry analysis in normal adult Malays. J Laryngol Otol. 2003;117(8):605-8.
16. Andre RF, Vuyk HD, Ahmed A, et al. Correlation between subjective and objective evaluation of the nasal airway. A systematic review of the highest level of evidence. Clin Otolaryngol. 2009;34(6):518-25.
17. Roithmann R, Cole P, Chapnik J, et al. Acoustic rhinometry, rhinomanometry, and the sensation of nasal patency: a correlative study. J Otolaryngol. 1994;23(6):454-8.
18. Cole P. Nasal and oral airflow resistors. Site, function, and assessment. Arch Otolaryngol Head Neck Surg. 1992;118(8):790-3.
19. Bermuller C, Kirsche H, Rettinger G, Riechelmann H. Diagnostic accuracy of peak nasal inspiratory flow and rhinomanometry in functional rhinosurgery. Laryngoscope. 2008;118(4):605-10.
20. Davis SS, Eccles R. Nasal congestion: mechanisms, measurement and medications. Core information for the clinician. Clin Otolaryngol Allied Sci. 2004;29(6):659-66.
21. Maalouf R, Bequignon E, Devars du MM, et al. A functional tool to differentiate nasal valve collapse from other causes of nasal obstruction: the FRIED test. J Appl Physiol (1985). 2016;121(1):343-7.
22. Eduardo NC, Faria Aguar NJ, Mion O, et al. A systematic review to assess the anatomical correlates of the notches in acoustic rhinometry. Clin Otolaryngol. 2009;34(5):431-7.
23. Terheyden H, Maune S, Mertens J, Hilberg O. Acoustic rhinometry: validation by three-dimensionally reconstructed computer tomographic scans. J Appl Physiol (1985). 2000;89(3):1013-21.
24. Corey JP, Patel A, Mamikoglu B. Clinical applications of acoustic rhinometry. Current Opinion in Otolaryngology & Head and Neck Surgery. 2002;10(1):22-5.
25. Hirschberg A, Roithmann R, Parikh S, Miljeteig H, Cole P. The airflow resistance profile of healthy nasal cavities. Rhinology. 1995;33(1):10-3.
26. Garcia GJ, Rhee JS, Senior BA, Kimbell JS. Septal deviation and nasal resistance: an investigation using virtual surgery and computational fluid dynamics. Am J Rhinol Allergy. 2010;24(1):e46-53.
27. de Oliveira CGA, Sampaio-Teixeira ACM, Trindade SHK, Trindade IEK. Nasal cavity geometry of healthy adults assessed using acoustic rhinometry. Brazilian Journal of Otorhinolaryngology. 2008;74(5):746-54.
28. Garcia GJM, Hariri BM, Patel RG, Rhee JS. The relationship between nasal resistance to airflow and the airspace minimal cross-sectional area. J Biomechan. 2016;49(9):1670-8.
29. Hopkins C, Earnshaw J, Roberts D. Re: Correlation between subjective and objective evaluation of the nasal airway. A systematic review of the highest level of evidence. Clin Otolaryngol. 2010;35(4):337-8.
30. Baraniuk JN. Subjective nasal fullness and objective congestion. Proc Am Thorac Soc. 2011;8(1):62-9.
31. Cilluffo G, Zicari AM, Ferrante G, et al. Assessing repeatability and reproducibility of Anterior Active Rhinomanometry (AAR) in children. BMC Medical Research Methodology. 2020;20(1):86.
32. Borojeni AAT, Garcia GJM, Moghaddam MG, et al. Normative ranges of nasal airflow variables in healthy adults. Int J Comput Assist Radiol Surg. 2020;15(1):87-98.
33. Bautista DM, Siemens J, Glazer JM, et al. The menthol receptor TRPM8 is the principal detector of environmental cold. Nature. 2007;448(7150):204-8.
34. Clarke RW, Jones AS, Charters P, Sherman I. The role of mucosal receptors in the nasal sensation of airflow. Clin Otolaryngol Allied Sci. 1992;17(5):383-7.
35. Eccles R, Jones AS. The effect of menthol on nasal resistance to air flow. J Laryngol Otol. 1983;97(8):705-9.
36. Wexler D, Segal R, Kimbell J. Aerodynamic effects of inferior turbinate reduction: computational fluid dynamics simulation. Arch Otolaryngol Head Neck Surg. 2005;131(12):1102-7.
37. Garcia GJ, Bailie N, Martins DA, Kimbell JS. Atrophic rhinitis: a CFD study of air conditioning in the nasal cavity. J Appl Physiol (1985). 2007;103(3):1082-92.
38. Zaidi AA, Mattern BC, Claes P, et al. Investigating the case of human nose shape and climate adaptation. PLoS Genet. 2017;13(3):e1006616-e.
39. Churchill SE, Shackelford LL, Georgi JN, Black MT. Morphological variation and airflow dynamics in the human nose. Am J Hum Biol. 2004;16(6):625-38.
40. Ishikawa S, Nakayama T, Watanabe M, Matsuzawa T. Visualization of flow resistance in physiological nasal respiration: analysis of velocity and vorticities using

numerical simulation. Arch Otolaryngol Head Neck Surg. 2006;132(11):1203-9.
41. JDA. Computational fluid mechanics: the basis with applications. Boston, Mass.: WCB/McGraw-Hill; 1995.
42. Kim JK, Yoon JH, Kim CH, Nam TW, Shim DB, Shin HA. Particle image velocimetry measurements for the study of nasal airflow. Acta Otolaryngol. 2006;126(3):282-7.
43. Zhao K, Jiang J. What is normal nasal airflow? A computational study of 22 healthy adults. Int Forum Allergy Rhinol. 2014;4(6):435-46.
44. Casey KP, Borojeni AA, Koenig LJ, Rhee JS, Garcia GJ. Correlation between Subjective Nasal Patency and Intranasal Airflow Distribution. Otolaryngol Head Neck Surg. 2017;156(4):741-50.
45. Siu J, Inthavong K, Shang Y, et al. Aerodynamic impact of total inferior turbinectomy versus inferior turbinoplasty - a computational fluid dynamics study. Rhinology. 2020;58(4):349-59.
46. Lee TS, Goyal P, Li C, Zhao K. Computational Fluid Dynamics to Evaluate the Effectiveness of Inferior Turbinate Reduction Techniques to Improve Nasal Airflow. JAMA Facial Plastic Surgery. 2018;20(4):263-70.
47. Alam S, Li C, Bradburn KH, Zhao K, Lee TS. Impact of Middle Turbinectomy on Airflow to the Olfactory Cleft: A Computational Fluid Dynamics Study. Am J Rhinol Allergy. 2019;33(3):263-8.
48. Li L, Zang H, Han D, Ramanathan M, Jr., Carrau R L, London N R Jr. Impact of a Concha Bullosa on Nasal Airflow Characteristics in the Setting of Nasal Septal Deviation: A Computational Fluid Dynamics Analysis. Am J Rhinol Allergy. 2020;34(4):456-62.
49. Zhao K, Dalton P. The way the wind blows: implications of modeling nasal airflow. Curr Allergy Asthma Rep. 2007;7(2):117-25.
50. Cherobin GB, Voegels RL, Pinna FR, et al. Rhinomanometry Versus Computational Fluid Dynamics: Correlated, but Different Techniques. Am J Rhinol Allergy. 2021;35(2):245-55.
51. Keck T, Leiacker R, Riechelmann H, Rettinger G. Temperature profile in the nasal cavity. Laryngoscope. 2000;110(4):651-4.
52. Hahn I, Scherer PW, Mozell MM. Velocity profiles measured for airflow through a large-scale model of the human nasal cavity. J Appl Physiol (1985). 1993;75(5):2273-87.
53. Levine SC, Levine H, Jacobs G, Kasick J. A technique to model the nasal airway for aerodynamic study. Otolaryngol Head Neck Surg. 1986;95(4):442-9.
54. Sullivan KJ, Chang HK. Steady and oscillatory transnasal pressure-flow relationships in healthy adults. J Appl Physiol (1985). 1991;71(3):983-92.
55. Mlynski G, Grutzenmacher S, Plontke S, Mlynski B, Lang C. Correlation of nasal morphology and respiratory function. Rhinology. 2001;39(4):197-201.
56. Bailie N, Hanna B, Watterson J, Gallagher G. An overview of numerical modelling of nasal airflow. Rhinology. 2006;44(1):53-7.
57. Rhee JS, Pawar SS, Garcia GJ, Kimbell JS. Toward personalized nasal surgery using computational fluid dynamics. Arch Facial Plast Surg. 2011;13(5):305-10.
58. Sullivan CD, Garcia GJ, Frank-Ito DO, et al. Perception of better nasal patency correlates with increased mucosal cooling after surgery for nasal obstruction. Otolaryngol Head Neck Surg. 2014;150(1):139-47.
59. Zhang Y, Zhou X, Lou M, et al. Computational Fluid Dynamics (CFD) Investigation of Aerodynamic Characters inside Nasal Cavity towards Surgical Treatments for Secondary Atrophic Rhinitis. Mathematical Problems in Engineering. 2019;2019:6240320.
60. Hariri BM, Rhee JS, Garcia GJM. Identifying patients who may benefit from inferior turbinate reduction using computer simulations. Laryngoscope. 2015;125(12):2635-41.

Parte II ASPECTOS CLÍNICOS

RINITE ALÉRGICA

Thiago Carvalho ▪ Olavo de Godoy Mion ▪ João Ferreira de Mello Jr.

INTRODUÇÃO

A rinite alérgica (RA) é a doença crônica mais comum, com prevalência de 10% a 40%[1] podendo chegar a 50% em alguns países, representando um problema de saúde global que causa grande ônus e incapacidades em todo o mundo.[2] A RA contribui para a redução da produtividade no trabalho e na escola, problemas de sono e prejuízo na qualidade de vida.[3] O efeito econômico da RA é frequentemente subestimado, pois os custos indiretos são substanciais, mas o efeito da RA na produtividade do trabalho é estimado em € 30 bilhões a € 50 bilhões por ano na União Europeia.[4,5]

O crescimento das pesquisas nas últimas décadas resultou em grandes avanços tecnológicos relacionados com a RA, como testes diagnósticos mais precisos, medicamentos mais eficazes e mais seguros, melhoras na imunoterapia alérgeno-específica. Os ensaios clínicos mostram melhoras expressivas nos sintomas. Entretanto, na vida real observamos grande dificuldade de adesão ao tratamento.[6] Talvez porque poucos pacientes com rinite alérgica atendidos no ambiente de cuidados primários para rinite alérgica seria elegível para estes estudos.[7] Muitos pacientes estão insatisfeitos com seu tratamento, por exemplo, porque o manejo não leva em consideração as suas necessidades, não há cura disponível, a adesão à terapia de longo prazo é pobre e/ou porque o paciente não compreende totalmente a condição.[2,6-8] Dados do mundo real obtidos por meio de tecnologia móvel oferecem uma nova visão sobre os fenótipos e sobre o gerenciamento de RA.[6]

Para tentar aumentar a adesão e otimizar o tratamento no dia a dia surgiram novas estratégias de abordagem dos pacientes com rinite alérgica como a medicina de precisão e a iniciativa ***Pract**icing **All**ergology* (PRACTALL).[9,10] Avaliação personalizada, diagnóstico mais preciso, nova definição de controle da doença e o tratamento individualizado guiado pelos consensos, mas adaptando para a realidade de cada paciente.[9-11]

Neste capítulo traremos os principais conceitos envolvidos na RA, linhas gerais sobre a fisiopatologia para apoiar a compreensão das estratégias farmacológicas, abordagem do paciente, os princípios da medicina de precisão, principais exames complementares e suas indicações, os medicamentos e suas caraterísticas mais importantes aliadas às estratégias dos principais consensos no tratamento da RA.

FISIOPATOLOGIA

A rinite alérgica é uma reação de hipersensibilidade tipo I caracterizada por inflamação onde predominam os eosinófilos, mediada por imunoglobulina E.[12] Primeiro ocorre a fase de sensibilização, onde os alérgenos são absorvidos pelas células dendríticas na mucosa nasal e induzem à geração de plasmócitos que produzem imunoglobulina E (IgE) específica do alérgeno que se liga aos mastócitos e basófilos entre outras células Th2. Em indivíduos sensibilizados ao alérgeno, a exposição subsequente ao alérgeno ativa basófilos e mastócitos na mucosa nasal, desencadeando a liberação de mediadores alérgicos (incluindo histamina e leucotrienos), levando aos sintomas agudos de rinite alérgica. A produção subsequente de citocinas pelas células Th2 específicas do alérgeno induz um infiltrado inflamatório (recrutamento de eosinófilos) em poucas horas, levando a mais sintomas e alterações nos aspectos funcionais da mucosa nasal que mimetizam a rinite crônica.[2,12,13] Dentro da fisiopatologia da RA também é importante ressaltar os seguintes eventos.

Sensibilização do Indivíduo Predisposto

Ocorre quando o indivíduo com uma tendência genética entra em contato pela primeira vez com determinado antígeno desenvolvendo o processo de sensibilização. O alérgeno inalante entra em contato com a mucosa nasal, é absorvido pelas células apresentadoras de antígeno que migram para os órgãos linfoides, onde o antígeno é apresentado às células T auxiliares (ou linfócitos Th0). Inicia um processo de diferenciação celular até os plasmócitos produtores de IgE. A IgE liberada no sangue liga-se à superfície dos mastócitos e basófilos finalizando a etapa de sensibilização do indivíduo.[12,14]

Reexposição

A reexposição ocorre quando um novo contato com o antígeno desencadeia uma cascata inflamatória mais importante gerando sintomatologia mais exuberante. Na reexposição ao alérgeno, ele estimula diretamente a IgE da membrana dos mastócitos e basófilos liberando mediadores inflamatórios em duas fases: imediata e tardia. A fase imediata ocorre em minutos é caracterizada por esta liberação dos mediadores alérgicos (histamina, leucotrienos entre outros) responsáveis pela sintomatologia. A fase tardia ocorre em 6 a 12 h e é caracterizada pela liberação de outros mediadores (quimiocinas, citocinas, interleucinas entre outros) e pelo recrutamento de outras células inflamatórias como eosinófilos, linfócitos Th2, basófilos entre outros).[14] Todo este processo inflamatório evolui em dias para remodelamento e hiper-responsividade nasal, denominada de inflamação alérgica crônica.[12,14]

Inflamação Mínima Persistente

É uma condição assintomática, porém com aumento na expressão de moléculas de adesão e de marcadores inflamatórios levando a resposta nasal rápida e intensa quando ocorre o contato com o alérgeno.[15]

Priming Nasal

O *priming* nasal pode ser causado pelo acúmulo aumentado de mastócitos ou basófilos, consequência da exposição repetida ao alérgeno, no local da reação alérgica, além da indução de hipersensibilidade inespecífica no nariz.[2]

Hiper-Reatividade Inespecífica

A interação entre o sistema imune e o sistema nervoso proporciona aumento de diversos componentes neurais na mucosa nasal levando à sintomatologia quando em contato com estímulos inespecíficos como odores, mudanças climáticas e poluição, que não atuam como alérgenos.[13] O processo inflamatório alérgico ocorre uma interação entre as principais células inflamatórias que produzem substâncias que estimulam o crescimento de fibras nervosas e atuam sobre receptores (quimioceptores e nociceptores).[16,17] Além disso, as terminações nervosas liberam substâncias pró-inflamatórias (substância P e CGRP – *Calcitonin Gene-Related Peptide*, entre outras). Esta retroalimentação gera um ambiente de hiper-reatividade que reage à estímulos inespecíficos.[17]

AVALIAÇÃO E DIAGNÓSTICO

Quadro Clínico

O diagnóstico da rinite alérgica é clínico, ou seja, baseia-se nas características dos pacientes e dos sintomas. A RA é definida pela presença dos sintomas nasais como obstrução nasal, rinorreia anterior e posterior, espirros, prurido nasal e hiposmia, ocorrendo durante dois ou mais dias consecutivos por mais de 1 hora na maioria dos dias,[12] no entanto precisamos de mais que isso para o diagnóstico. Os principais aspectos estão resumidos no Quadro 7-1.

Idade de Início

Uma das primeiras informações é a idade do paciente e a idade de início dos sintomas. O início dos sintomas das rinites alérgicas ocorre durante a infância,[18] mas raramente antes dos 2 anos de idade, sendo os sintomas nasais atribuídos à rinite do lactente (imaturidade da fisiologia nasal) ou a quadros infecciosos e até malformações.[12]

Sintomas Predominantes

Apesar de não serem exclusivos da RA, os sintomas são: obstrução nasal, espirros, rinorréia clara e prurido nasal, muitas vezes associados ao prurido ocular, pouco frequentes em outros tipos de rinites. De modo geral, os sintomas da RA são mais intensos que as rinites não alérgicas.[19] A obstrução nasal geralmente é em báscula, alternando o lado congestionado. A obstrução nasal é o sintoma que mais incomoda o paciente com rinite e o que mais impacta a qualidade de vida. A rinorreia geralmente é hialina ou aquosa, mas pode ter aspecto mucoide (um pouco mais viscosa e esbranquiçada) nos casos mais graves. O prurido nasal muitas vezes está associado ao prurido em outras regiões como olhos, garganta e orelhas. Os espirros frequentemente ocorrem em salvas e pela manhã ou quando em contato com o alérgeno.[12,19] Outros sintomas como hiposmia ou anosmia, ronco ou respiração desordenada do sono, plenitude auricular ou prurido e dor de garganta também podem estar presentes.[3,12]

Fatores Desencadeantes

Na RA, tipicamente os sintomas são desencadeados por alérgenos, proteínas capazes de desencadear uma reação de hipersensibilidade tipo I, com produção de IgE. Os principais alérgenos desencadeantes e forma de localizá-los estão relacionados no Quadro 7-2. Os pacientes referem piora dos sintomas quando entram em contato com poeira doméstica, mofo, animais, plantas/flores, etc. também podem relacionar a piora sazonal (polinização). No entanto, pelo aumento de alguns componentes neurais, os pacientes com RA também podem apresentar exacerbações com desencadeantes não alérgicos como poluição, ar frio e/ou seco (ar condicionado ou inverno), odores fortes, produtos químicos (irritante?) entre outros.[3,19]

Quadro 7.1. Principais achados de história, exame físico e exames complementares para os principais fenótipos de rinite

	História	Exame Físico	Exames Complementares
Rinite alérgica	- Sintomas: obstrução, rinorreia, espirros e prurido - Sintomas sazonais, preponderância de espirros e prurido - História familiar de atopia - Início precoce (< 20 anos) - Conjuntivite alérgica concomitante, dermatite atópica, asma, alergia alimentar e síndrome da apneia obstrutiva do sono (SAOS)	- Olheiras: coloração escura da pele periorbital - Linhas de Demie-Morgan: dobras da pálpebra inferior - Prega horizontal próxima à ponta do nariz - Palato ogival: estreitamento do palato duro - Mucosa: palidez, edema, hiperemia e secreção clara quando o paciente é sintomático. Possivelmente normal se assintomático	- Testes cutâneos para alérgenos inalantes - Testes IgE séricas específicas para alérgenos - Citológico nasal para eosinófilos (> 10%) (não utilizados rotineiramente e com considerável sobreposição)

Adaptado de Papadopoulos 2015.[10]

Quadro 7-2. Aeroalérgenos desencadeantes de alergias respiratórias

Ácaros pó domiciliar	*Dermatophagoides pteronyssinus, Dermatophagoides farinae, Blomia tropicalis*
Baratas	*Blatella germanica, Periplaneta americana*
Fungos	*Aspergillus* sp., *Cladosporium* sp., *Alternaria* sp., *Penicillium notatum*
Pelo de animais	Gato, cão, coelho, cavalo e roedores (*hamster, guinea pig*, furão doméstico, camundongos)
Pólens	Gramíneas – *Lolium multiflorum* (azevém), *Phleum pratense*
Ocupacionais	Trigo, poeira de madeira, detergentes, látex

Adaptado de Sakano *et al*. 2017.[12]

Antecedentes Pessoais e Familiares de Alergias

Nenhum gene ou polimorfismo isolado foi atribuído ao efeito hereditário na RA,[3] no entanto é conhecido que uma história familiar de RA é um fator de risco para o desenvolvimento da doença. Mecanismos genéticos compartilhados para RA e outras doenças alérgicas foram claramente identificados em estudos recentes. Portanto, o antecedente pessoal e/ou familiar de outras doenças alérgicas é frequentemente encontrado no paciente do RA.[3]

Exame Físico

O exame físico no paciente com RA é pouco específico, mas indispensável para descartar os diagnósticos diferenciais e avaliar eventuais comorbidades.[12] Em crianças, a RA pode estar associada à hipertrofia adenoamigdaliana. A presença de desvios septais, hipertrofias de conchas nasais e até mesmo pólipos nasais podem ser encontrados em adultos. Os casos moderados e graves são caracterizados pelo aumento e palidez (até o aspecto cianótico) das conchas inferiores, presença de secreção hialina (ou até mucoide/espessa). Além disso podemos observar alterações sugestivas de respirador oral, descritas no Quadro 7-1. A anamnese do paciente associada ao exame físico melhora a precisão do diagnóstico.[3]

Exames Complementares

Endoscopia Nasal

Cada vez mais a endoscopia nasal, seja com o endoscópio flexível, seja com a óptica rígida, vem deixando de ser um exame "complementar" para se tornar parte obrigatória do exame físico habitual dos pacientes com queixas nasais, principalmente a congestão. Devido ao alto custo do equipamento e baixa remuneração do exame, a endoscopia nasal ainda não é acessível a todos os otorrinolaringologistas. O objetivo da endoscopia nasal é ampliar a visão de rinoscopia anterior, permitindo melhor visibilização da cavidade nasal, especialmente a região média e posterior. A importância deste exame não está no diagnóstico de rinite alérgica, mas sim na contribuição para o diagnóstico diferencial e das comorbidades, os quais podem determinar o planejamento terapêutico.[12] Permite identificar desvios septais posteriores, presença de pólipos, hipertrofia de tonsila faríngea, drenagem de secreção, tumores, entre outras alterações.[12] A indicação da endoscopia nasal em crianças, mesmo com o alto índice de sucesso,[20] sempre deve ser avaliada com muita cautela considerando o potencial de contribuição diagnóstica, a colaboração da criança, a aceitação dos pais e a experiência do examinador, visto que o exame pode ser desagradável para a criança podendo causar traumas e resistência para exames físicos posteriores. O preparo da cavidade nasal é opcional e pode ser feito com anestésicos tópicos, vasoconstritores e deve ser descrito no laudo do exame, já que interfere na sua interpretação.

Pesquisas de IgE Específica

Preconizada nos casos em que o diagnóstico de RA necessita ser confirmado ou em pacientes cuja terapia médica empírica apropriada falhou,[3] a pesquisa de IgE específica pode ser feita pelos testes cutâneos, pesquisa sérica e provocação nasal.[3,10,12] O teste escolhido depende do perfil do paciente (suspeita clínica, comorbidades, medicações em uso, preferência, acessibilidade aos exames) e dos testes disponíveis na região.[12]

A sensibilidade média do teste cutâneo é de 85%, um pouco maior do que a dos testes de IgE específica sérica, dependendo do alérgeno testado e das características do paciente. Com base na precisão, conveniência, custo e rapidez dos resultados, o teste cutâneo é frequentemente escolhido como o instrumento de diagnóstico de primeira linha para detectar a sensibilidade aos aeroalérgenos. Nos casos em que os pacientes não conseguem suspender os medicamentos que afetam o teste cutâneo, a pesquisa de IgE específica sérica pode ser uma escolha melhor.[3] O Quadro 7-3 relaciona os principais medicamentos que afetam o resultado do teste cutâneo e devem ser suspensos antes da realização do exame.

Os corticosteroides tópicos intranasais não afetam o resultado do teste cutâneo de alergia, assim como os corticosteroides sistêmicos e os antagonistas dos receptores de leucotrieno. Os testes cutâneos não devem ser realizados em locais em tratamento com corticosteroides tópicos.

IgE Total Sérica (IgEt)

A pesquisa de IgE total tem pouco valor na prática clínica. Ela geralmente está aumentada na RA, assim como em várias outras doenças. Portanto, não deve ser solicitada na avaliação dos pacientes com rinite alérgica.[3,12]

IgE Específica Nasal

A pesquisa de IgE específica nasal é usada para o diagnóstico (padrão-ouro) de RA, apresentando sensibilidade e especificidade elevadas. Consiste no teste de provocação nasal com alérgenos inalatórios padronizados. Pode ser solicitado quando a história e os resultados de IgE sistêmica não são

Quadro 7-3. Medicamentos que afetam o teste cutâneo

- Anti-histamínicos
- Anti-histamínicos tópicos (nasais, oculares)
- Anti-IgE (omalizumabe)
- Antidepressivos tricíclicos
- Benzodiazepínicos
- Inibidores tópicos da calcineurina (p. ex.: tacrolimus, picrolimus)

Adaptado de Wise 2018.[3]

concordantes e para monitorar o progresso da imunoterapia.[2] O seu resultado tem base em parâmetros subjetivos (sintomas nasais e oculares) e objetivos (medidas de fluxo nasal). É uma importante forma de diferenciar a RA de alguns casos de rinites não alérgicas, especialmente a rinite eosinofílica não alérgica. A identificação do alérgeno permite planejar a higiene ambiental, assim como a imunoterapia. A Academia Europeia de Alergia e Imunologia publicou uma padronização do teste de provocação nasal para alérgenos em 2018, no entanto este exame ainda é realizado principalmente em centros de pesquisa.[3,21,22]

O Teste de Ativação de Basófilos (TAB)

O TAB representa uma técnica para o diagnóstico *in vitro* da sensibilidade a alérgenos inalatórios, utilizando uma amostra de sangue periférico. Pode ser uma opção para o diagnóstico de RA quando os testes de primeira linha são inconclusivos ou para medir a resposta a imunoterapia específica (ITE).[3,21]

Diagnóstico Molecular

O diagnóstico molecular (DM) ou diagnóstico por componentes moleculares alergênicos (*Component resolved diagnosis – CRD*) utiliza alérgenos nativos ou recombinantes purificados para identificar a sensibilidade de IgE a alérgenos individuais. Pode fornecer informações importantes como a detecção de anticorpos IgE séricos para moléculas específicas, podendo ser usadas como biomarcadores para prever a persistência de RA e o futuro aparecimento de comorbidades, como asma e/ou síndrome do pólen alimentar. Além disso, o diagnóstico molecular pode ser útil na compreensão da sensibilização cruzada e na proposição de imunoterapia onde a sensibilização molecular específica pode guiar o conteúdo da vacina.[2,3] Não é usado de rotina no diagnóstico de RA. Indicado principalmente nas alergias alimentares, mas pode auxiliar na investigação de polissensibilizações da rinite alérgica.[12]

Citologia e Histologia Nasal

A citologia nasal é um procedimento diagnóstico simples que avalia a mucosa nasal, reconhecendo e contando os tipos de células e sua morfologia. A amostragem das células da superfície da mucosa nasal é coletada via rinoscopia anterior.[3] Padrões citológicos específicos podem ajudar a discriminar entre várias formas de rinite, principalmente a rinite eosinofílica não alérgica, além de diversos outros fenótipos relacionados com o tipo celular predominante.[23] O tipo de célula inflamatória predominante no citológico nasal pode ser usado como preditor de prognóstico. A presença de eosinófilos é um fator de mau prognóstico, principalmente quando associado a mastócitos.[24] O predomínio destes dois tipos celulares são associados a sintomas mais intensos, piora da obstrução nasal, formação de pólipos, associação com asma e pior qualidade de vida.[25]

TRATAMENTO DA RINITE ALÉRGICA

Apesar dos diversos recursos medicamentosos eficazes e com bom nível de segurança, o tratamento da rinite alérgica ainda representa um desafio.[6] Primeiramente por ser uma doença crônica e não existir cura. Além disso, requer cuidados contínuos cujos resultados podem demorar para aparecer e, quando ocorre uma melhora rápida dos sintomas, o paciente abandona o tratamento. A adesão ao tratamento é o principal desafio.

Para melhorar a adesão os últimos consensos, em especial a iniciativa PRACTALL, propõem recomendações mais práticas no tratamento da rinite. Trazem também conceitos da medicina de precisão, principalmente o tratamento personalizado e a participação do paciente nas escolhas com qual medicação, via de acesso (oral ou nasal), posologia (uma ou mais vezes/dia), entre outras.

A iniciativa PRACTALL sugere uma nova definição de doença controlada, baseada nos parâmetros relacionados no Quadro 7-4, considerando as 4 semanas anteriores.

Na ausência do controle da rinite é adotado o tratamento baseado em quatro passos descritos no Quadro 7-5. Originalmente, a recomendação é que o escalonamento seja dos passos iniciais para os seguintes (estratégia *step-up*) até chegar no controle da rinite. Entretanto, para melhorar a adesão do paciente, é aceitável que o tratamento seja iniciado nos passos mais avançados para um alívio rápido e depois diminua as medicações, chegando nos primeiros passos (estratégia *step-down*).

A Figura 7-1 refere-se a um fluxograma para tratamento da RA publicado no IV Consenso Brasileiro[12] com base nas recomendações publicadas pela iniciativa ARIA e pelas Academias Europeia de Alergia e Imunologia e a Americana de Asma, Alergia e Imunologia e a Academia Americana de Otorrinolaringologia.

Os princípios da medicina de precisão (MP) também devem ser considerados no tratamento da RA. A partir do conhecimento dos mecanismos fisiopatológicos (endotipos) e das diversas expressões clínicas (fenótipos) de uma doença, a MP busca identificar as melhores estratégias de manejo que permitam chegar a um diagnóstico preciso, o que por sua vez facilita uma avaliação preditiva, preventiva e abordagem terapêutica ajustada às características e necessidades do paciente, promovendo sua participação ativa na tomada de decisões.[26] As três etapas da MP são:

1. *Fisiopatológica*: identificação dos mecanismos moleculares da doença e suas variantes;
2. *Diagnóstico/predição*: identificação de biomarcadores e ferramentas diagnósticas específicas;
3. *Manejo*: bloquear/interferir nesses mecanismos para prevenção e ou tratamento.[26]

Quadro 7-4. Critérios para a avaliação do controle da rinite

Critério de controle da rinite	Controlada
Sintomas	▪ Ausência de sintomas (congestão, rinorreia, espirros, prurido, gotejamento pós-nasal)
Qualidade de vida	▪ Ausência de distúrbios do sono ▪ Ausência de comprometimento das atividades diárias (escola/trabalho/*laser*)
Medida objetiva	▪ Pico de fluxo inspiratório nasal normal ▪ Teste da boca fechada normal*

*O paciente é solicitado a fechar a boca e respirar apenas pelo nariz por 30 segundos.
Adaptado de Papadopoulos 2015.[10]

CAPÍTULO 7 ▪ RINITE ALÉRGICA

Quadro 7-5. Tratamento farmacológico escalonado da rinite alérgica

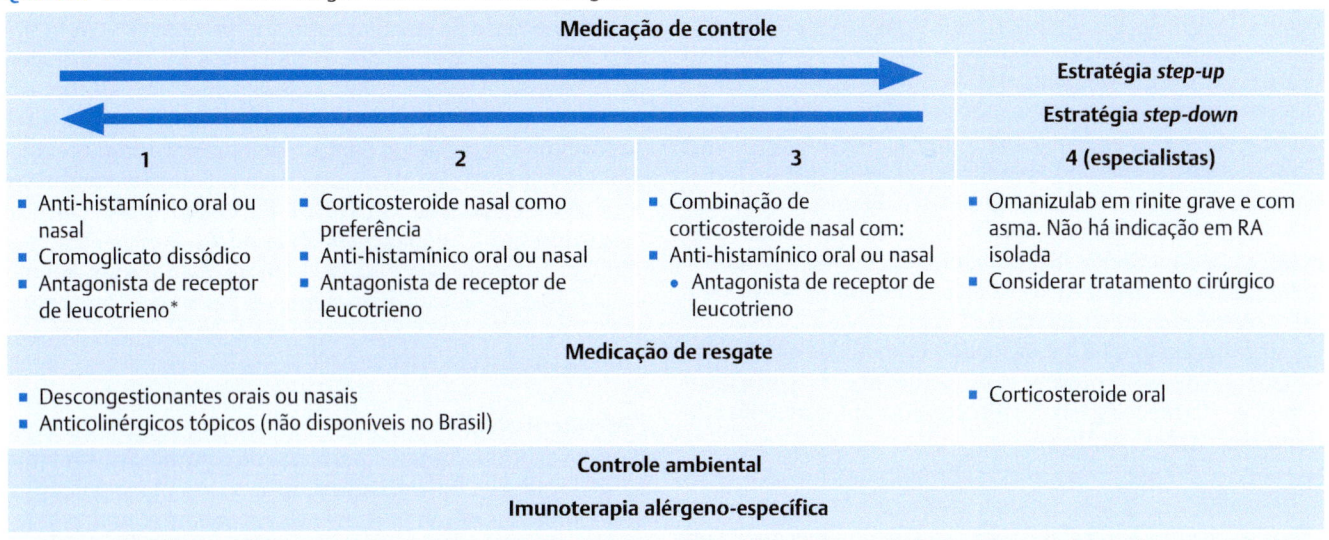

Medicação de controle			
			Estratégia *step-up* →
			← Estratégia *step-down*
1	**2**	**3**	**4 (especialistas)**
▪ Anti-histamínico oral ou nasal ▪ Cromoglicato dissódico ▪ Antagonista de receptor de leucotrieno*	▪ Corticosteroide nasal como preferência ▪ Anti-histamínico oral ou nasal ▪ Antagonista de receptor de leucotrieno	▪ Combinação de corticosteroide nasal com: ▪ Anti-histamínico oral ou nasal • Antagonista de receptor de leucotrieno	▪ Omanizulab em rinite grave e com asma. Não há indicação em RA isolada ▪ Considerar tratamento cirúrgico
Medicação de resgate			
▪ Descongestionantes orais ou nasais ▪ Anticolinérgicos tópicos (não disponíveis no Brasil)			▪ Corticosteroide oral
Controle ambiental			
Imunoterapia alérgeno-específica			

▪ No caso de falha terapêutica, antes de ir ao passo seguinte, deve-se reavaliar o diagnóstico, a aderência ao tratamento, avaliar a presença de comorbidades e de alterações anatômicas

*Pouca evidência como monoterapia no tratamento da RA isolada ou associada à asma.[3]
Adaptado de Papadopoulos 2015.[10]

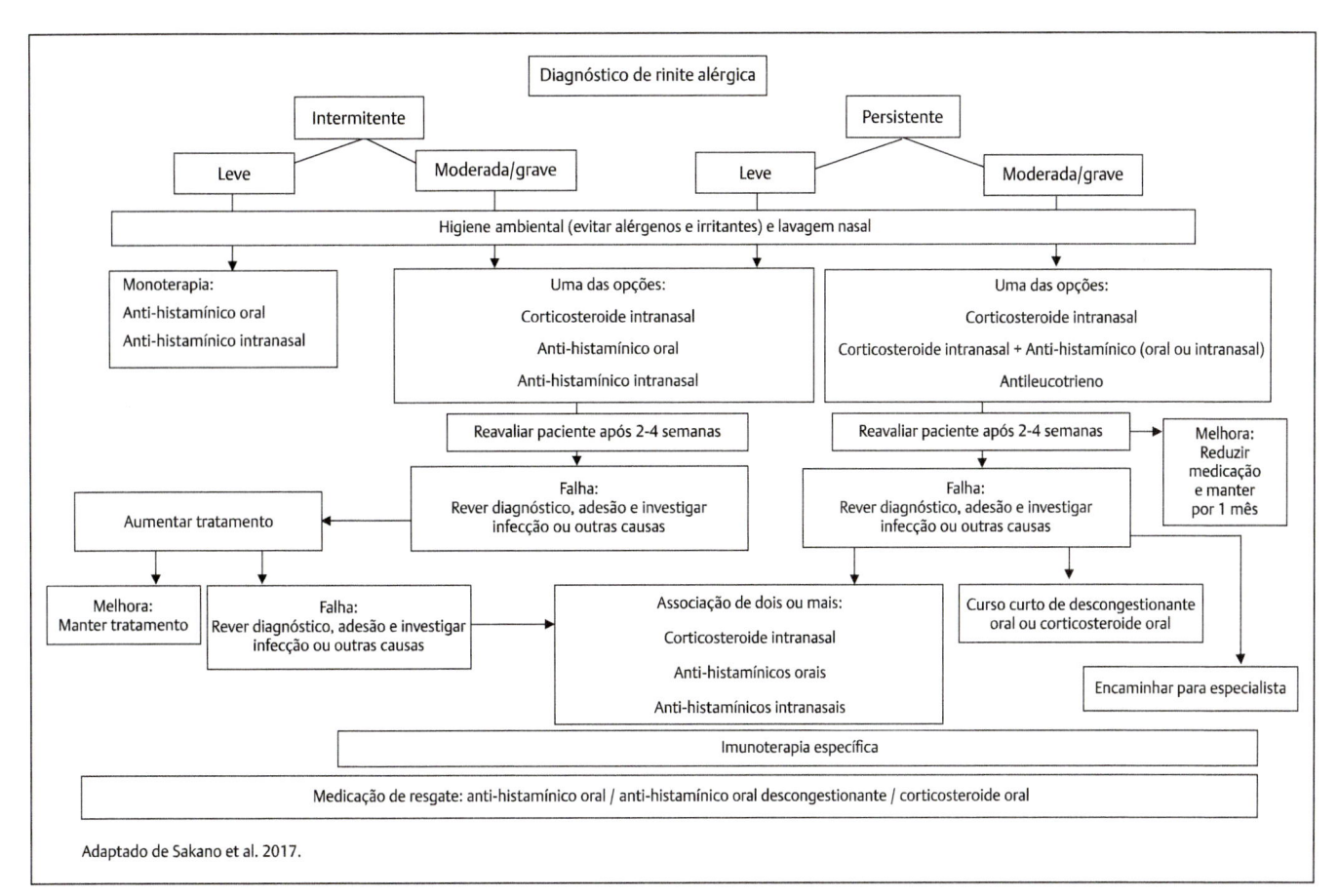

Fig. 7-1. Fluxograma para tratamento da rinite alérgica.

O tratamento personalizado (*personalized care*) respeita as características do indivíduo. Na previsão de sucesso (*prediction of success*) pode ser avaliado o *step down*, com maiores chances de melhora dos sintomas. As estratégias de prevenção (*prevention strategy*) a progressão da doença e suas complicações refere-se à higiene ambiental e ao tratamento da RA no sentido de prevenir o aparecimento ou a crise de asma. E a participação (*participation*) do paciente nas decisões do tratamento, considerando suas preferências e acessibilidade. A MP trata da individualização completa do manejo do paciente, desde o diagnóstico etiológico, o endotipo envolvido até o planejamento terapêutico.

O tratamento da RA é formado por medidas não farmacológicas (educação, prevenção de alérgenos e lavagem nasal) e medidas farmacológicas (farmacoterapia propriamente dita e imunoterapia específica).

Educação

Bousquet *et al.* (2020) em um artigo de revisão sobre RA, incluíram a educação do paciente como parte do tratamento.[2] Por ser uma doença crônica, o médico deve fornecer aos pacientes orientações sobre como identificar os possíveis fatores desencadeantes, os tratamentos disponíveis, os efeitos desejados e possíveis efeitos colaterais, forma de aplicação dos corticosteroides intranasais, etc, para melhorar a adesão ao tratamento.

Prevenção de Alérgenos

As evidências sobre o efeito da prevenção de alérgenos não são fortes, no entanto, os principais consensos recomendam a higiene ambiental e o controle na exposição aos alérgenos como parte do tratamento da RA.[3,10,12] A dificuldade em adotar todas as medidas e ainda ter que manter por 3 a 6 meses para o início do aparecimento gradual de algum benefício dificultam a adesão à higiene ambiental. Múltiplas medidas adotadas de forma simultânea proporcionam um resultado mais evidente.[12,27] Portanto, as orientações quanto à higiene ambiental devem ser avaliadas caso a caso e considerados o ambiente (domiciliar e profissional/escolar) em que o paciente vive, o impacto do ambiente na sintomatologia, a correlação clínica, a viabilidade na execução das medidas e o desejo do paciente em seguir as recomendações. Geralmente, os pais tendem a seguir as recomendações para os filhos/crianças, mas não para eles mesmos (os adultos).[8]

Rubini *et al.* (2007) revisaram as principais evidências sobre a higiene ambiental e elaboram uma lista detalhada de cuidados para diminuir a exposição aos alérgenos. Os destaques são a atenção ao quarto e sua limpeza, especialmente a roupa de cama, evitar atividades externas na época da polinização, procurar focos de umidade/mofo, limpeza da casa e evitar poluentes e fumaça de tabaco.

O uso de máscara facial decorrente da pandemia da COVID-19, demonstrou reduzir a gravidade dos sintomas de rinite alérgica em indivíduos cronicamente afetados com doença intermitente. Os mecanismos propostos incluem a filtração física do ar, bloqueando os alérgenos e a resposta fisiológica modificada pela respiração de ar úmido e quente. A utilização de máscaras com base em perfis pessoais de alérgenos pode ser considerada uma medida preventiva para minimizar a exposição do sistema respiratório a alérgenos inalatórios em ambientes de alto risco.[28]

Lavagem Nasal

A recomendação da lavagem nasal nos pacientes com RA também está presente em todos os consensos e possui alto nível de evidência. A solução salina nasal diminui os sintomas e melhora a qualidade de vida, seja usada isoladamente ou como adjuvante no tratamento da RA.[3] Melhores resultados e tolerabilidade podem ser alcançados com as soluções isotônicas, com leve alcalinidade (pH 7,2 a 7,4). A maior parte das pesquisas usaram a frequência de duas a três vezes ao dia, mas pode ser adaptada para cada caso, em *spray* ou grande volume, em adultos e crianças. Raramente os pacientes apresentam efeitos adversos, que são irritação local, otalgia, sangramento, cefaleia, ardência e rinorreia.[3,29]

Farmacoterapia

A farmacoterapia é a principal forma de controle dos sintomas na rinite alérgica. Por iniciativa própria ou orientado por pessoas próximas ou até por profissionais não médicos, muitas vezes o paciente experimenta algumas medicações antes de chegar ao médico. As opções para o tratamento da RA são inúmeras e variam desde medicamentos bem conhecidos e estudados há décadas até terapias alternativas e fitoterápicos. Os principais aspectos clínicos e farmacológicos de cada grupo serão abordados a seguir, correlacionando com a prática no cotidiano no tratamento da RA segundo os últimos consensos.

Anti-Histamínicos

Usados no tratamento da RA desde o início da década de 1940, os anti-histamínicos orais, sua eficácia e segurança já foram bem estabelecidas.[3,12] Estão disponíveis em formulações orais, intranasais e oculares e são tratamentos de primeira linha para pacientes com sintomas leves ou que não desejam usar um tratamento com corticosteroides tópicos intranasais. Os anti-histamínicos bloqueiam a ação da histamina agindo como antagonistas neutros do receptor ou agonistas inversos do receptor H1 da histamina.

Classicamente são divididos em dois grupos: primeira e segunda gerações. Os agentes de primeira geração são mais antigos e apresentam maiores riscos de efeitos adversos, como sedação, sonolência, fadiga, dificuldade para concentração e efeitos antimuscarínicos. A interação medicamentosa com antidepressivos tricíclicos, alguns antipsicóticos, betabloqueadores, antiarrítmicos e tramadol pode ocorrer. Não são recomendados para o tratamento da RA,[3,10,12] entretanto ainda podem ser comprados sem receitas, inclusive associados a descongestionantes sistêmicos e formulações para uso pediátrico.

Os agentes de segunda geração apresentam um perfil de segurança, baixo custo, não são sedantes e são mais recomendados no tratamento da RA. Proporcionam uma redução importante nos sintomas de prurido, espirros e rinorreia, mas pouco efetivos na obstrução nasal. Os anti-histamínicos orais costumam ser suficientes para o tratamento de RA leve, e muitos pacientes preferem medicamentos orais a outras formulações. Alguns anti-histamínicos H1 orais podem, com cautela, ser usados na gravidez ou em mulheres que amamentam (p. ex.: cetirizina, levocetirizina e loratadina).[2,3] O Quadro 7-6 relaciona os anti-histamínicos de acordo com sua classificação.

Quadro 7-6. Anti-histamínicos

Anti-histamínicos H1 de primeira geração	Anti-histamínicos H1 de nova geração
▪ Difenidramina ▪ Clorfeniramina ▪ Bromofeniramina ▪ Hidroxizina ▪ Prometazina ▪ Cetotifeno ▪ Clemastina ▪ Dexclorfeniramina ▪ Azatadina	▪ Cetirizina ▪ Desloratadina ▪ Fexofenadina ▪ Levocetirizina ▪ Loratadina ▪ Bilastina ▪ Ebastina ▪ Rupatadina

Adaptado de Sakano et al. 2017.[12]

Anti-Histamínicos Intranasais

Apesar de serem menos eficazes no tratamento da obstrução nasal da RA do que os corticosteroides intranasais, os anti-histamínicos intranasais são mais eficazes para os sintomas de prurido, espirros, coriza e sintomas oculares.[3]

O seu rápido início de ação e sua eficácia no tratamento dos sintomas colocam os anti-histamínicos como opção de terapia na RA.[2,3] Os efeitos adversos são incomuns e o principal é o gosto amargo, o que pode prejudicar a adesão em alguns casos. O cloridrato de azelastina é a única substância disponível no Brasil, porém raramente é encontrada. A associação com o propionato de fluticasona pode ser encontrada mais facilmente e é mais eficaz do que as substâncias isoladas na melhora dos sintomas da rinite alérgica. Pode ser usada como terapia de segunda linha quando os sintomas não são controlados com monoterapia.[30] A azelastina também apresenta um efeito anticolinérgico sendo liberada para o tratamento das rinites não alérgicas também.[31-33]

Corticosteroides Orais

Os corticosteroides, por atuarem de diversas formas no processo inflamatório são eficazes no tratamento da RA. Entretanto, a substância usada, a formulação e a via de administração são determinantes em cada caso. O costicosteroides de depósito, injetáveis, pelos riscos de efeitos colaterais, não são recomendados no tratamento da RA, especialmente injetados nas conchas nasais.[3] Os corticosteroides orais não são recomendados no tratamento de rotina, mas podem ser considerados como medicação de resgate, por curto período em casos selecionados.[3,10,12]

Corticosteroides Intranasais

O corticosteroide intranasal ainda é o tratamento de primeira linha para a RA. Proporciona redução importante de todos os sintomas da RA, inclusive os oculares, por causa da redução no reflexo naso-ocular. Apresenta ótimo perfil de segurança e efeitos adversos pouco frequentes. Além disso, reduzem a hiper-responsividade nasal quando usado antes da exposição ao antígeno.

O início da ação ocorre de 3 a 5 h até 60 h após a primeira dose. O uso diário e contínuo é o mais preconizado, mas existe a eficácia no uso conforme a necessidade em alguns casos. O uso profilático em pacientes com diagnóstico de RA sazonal alguns dias antes é recomendado.[3,12] A aplicação da forma adequada é muito importante para o sucesso do tratamento.

As diversas formulações existentes apresentam características farmacológicas um pouco diferentes quanto à potência, lipofilicidade e biodisponibilidade, no entanto até o momento não foi demonstrada diferença quanto à sua eficácia, sendo todas elas muito eficazes no tratamento dos sintomas da RA. Algumas substâncias se destacam na questão da segurança por apresentarem menor biodisponibilidade, como o furoato de mometasona, furoato de fluticasona e o propionato de fluticasona.[12] O único corticosteroide intranasal liberado em bula (categoria B) para gestantes é a budesonida, devendo ser usado na menor dose, pelo menor tempo necessário.[12] O Quadro 7-7 relaciona os principais corticosteroides intranasais, suas posologias, doses e idade mínima recomendada.

Os efeitos adversos não são frequentes e decorrem da irritação local podendo evoluir para epistaxes leve e raramente para perfuração septal. O direcionamento correto do jato para a parede lateral e evitando o septo pode impedir este tipo de complicação. Não foram demonstrados efeitos no eixo hipotálamo-hipofisário, na pressão ocular ou formação de catarata, no entanto na presença de glaucoma é recomendada a liberação/acompanhamento do oftalmologista.[3,34]

Descongestionantes

Os descongestionantes têm rápido efeito na obstrução nasal em pacientes com RA. A pseudoefedrina, principal descongestionante oral, age nos receptores adrenérgicos levando à vasoconstrição com duração de até 24 h em algumas formulações de liberação lenta, geralmente associada a anti-histamínicos orais. A fenilefrina não é mais recomendada por sua baixa eficácia; no entanto, ainda é comercializada em algumas

Quadro 7-7. Corticosteroides intranasais

Corticosteroide	Posologia	Dose	Idade
Beclometasona	1-2 jatos/narina 1-2×/dia	100-400 mcg/dia	> 6 anos
Budesonida	1-2 jatos/narina 1-2×/dia	64-400 mcg/dia	> 4 anos
Propionato de fluticasona	1-2 jatos/narina 1×/dia	100-200 mcg/dia	> 4 anos
Furoato de mometasona	1-2 jatos/narina 1×/dia	100-200 mcg/dia	> 2 anos
Triancinolona acetonida	1-2 jatos/narina 1-2×/dia	110-440 mcg/dia	> 4 anos
Furoato de fluticasona	1-2 jatos/narina 1× ao dia	55-110 mcg ao dia	> 2 anos
Ciclesonida	2 jatos/narina 1×/dia	200 mcg ao dia	> 6 anos

Adaptado de Sakano et al. 2017.[12]

associações com anti-histamínicos de primeira geração em formulações líquidas para uso pediátrico.

Efeitos colaterais como insônia, irritabilidade, palpitações, inapetência e aumento da pressão arterial demandam um cuidado especial em pacientes com hipertensão arterial, cardiopatas, doença vascular cerebral e hipertireoidismo. Além disso, considerar o risco-benefício em pacientes menores de 6 anos e em menores de 2 anos o uso não é recomendado.

A xilometazolina e a oximetazolina, descongestionantes tópicos, melhoram a congestão nasal por seu efeito alfa-adrenérgicos.[3,10,12] Os efeitos adversos ocorrem pela sua irritação local levando a queimação nasal, ressecamento, epistaxe e ulceração da mucosa. Para evitar a congestão nasal rebote e alterações na atividade mucociliar (rinite medicamentosa), recomenda-se o uso de no máximo 3 a 5 dias.[3,10,12,35]

Antagonistas dos Receptores de Leucotrienos

Os antagonistas dos receptores de leucotrienos são equivalentes ou inferiores ao anti-histamínico oral isoladamente e mais eficazes que o placebo no controle de sintomas da RA. As evidências não são suficientes para recomendar o seu uso como monoterapia de primeira linha na RA, mas podem ser considerados como segunda linha quando a asma está presente,[10,12] ou quando os corticosteroides intranasais são contraindicados.[3]

Cromoglicato Dissódico

O cromoglicato dissódico bloqueia a liberação de histamina pelos mastócitos, tendo a sua principal indicação na profilaxia da RA. Por ser menos eficiente que os corticosteroides intranasais e a necessidade de várias doses diárias (3 a 6) limitam seu uso na RA. Os efeitos adversos são raros e incluem irritação local, espirros, rinorreia e cefaleia. Pode ser uma alternativa aos corticosteroides intranasais, na prevenção dos sintomas a alérgenos conhecidos, por um período curto.[3,10,12]

Anticolinérgicos Intranasais

O brometo de ipratrópio tem seu efeito sobre as glândulas seromucosas diminuído à rinorreia. Deve ser usado várias vezes ao dia (até seis vezes) e os efeitos adversos incluem irritação, ressecamento e epistaxe.[3] A formulação para uso nasal não está disponível no Brasil.

Produtos Imunobiológicos (Omalizumab)

Os imunobiológicos são anticorpos que se ligam à IgE humana. O omalizumab diminui os sintomas e a necessidade de medicações de resgate, melhora qualidade de vida quando comparado com placebo, além de reduzir o risco de anafilaxia associada à imunoterapia, mas seu alto custo limita seu uso.[3] Não é recomendado de rotina no tratamento da RA, mas pode ser cogitado em conjunto com a imunoterapia, em indivíduos altamente sensíveis, polissensibilizados, com risco aumentado de anafilaxia.[3,12]

Probióticos

O interesse crescente no papel dos probióticos na prevenção e no tratamento de distúrbios alérgicos, dadas as evidências recentes de que o risco de atopia pode estar associado a uma disbiose do microbioma intestinal. Alguns estudos mostram os possíveis benefícios dos probióticos, aparentemente com pouco ou nenhum risco.[37,37] Embora esses estudos sugiram que pode haver uma promessa no uso de probióticos para a prevenção ou tratamento da alergia, são necessárias mais evidências para determinar sua eficácia, dosagem ideal e cepas necessárias para o tratamento.[3,36] Pelo seu baixo risco o uso de probióticos como adjuvante no tratamento da RA pode ser considerado.[3]

Terapia Combinada

Anti-Histamínico Oral e Descongestionante Oral

Diminuem de forma significante os sintomas de exacerbação aguda, especialmente da congestão nasal em pacientes com RA. Entretanto, devem ser usados com muita cautela pelo risco de efeitos colaterais dos descongestionantes orais.[3,10,12]

Anti-Histamínico Oral e Corticosteroide Intranasal

Apesar de serem usados com frequência na prática clínica, a combinação de anti-histamínico oral e corticosteroide intranasal não apresenta benefício adicional, quando comparada com o corticosteroide intranasal isolado.[3] O passo 3 de tratamento do Consenso Practall sugere esta combinação (Quadro 7-5), mas considera suas limitações.[10]

Anti-Histamínico Oral e Antagonistas dos Receptores de Leucotrienos

A superioridade da combinação de antagonistas dos receptores de leucotrienos e anti-histamínico oral à monoterapia destes agentes não está bem estabelecida e é inferior ao corticosteroide intranasal isoladamente. Sem efeitos adversos importantes, a terapia combinada é uma alternativa para o tratamento da RA, especialmente quando associada a asma, quando os corticosteroides intranasais não são bem tolerados e na falha da monoterapia com anti-histamínico oral.[3,12]

Corticosteroide Intranasal e Anti-Histamínico Intranasal

A associação de cloridrato de azelastina e propionato de fluticasona proporciona um início de ação rápida e eficaz no alívio dos sintomas da rinite superior às substâncias usadas isoladamente.[30] Os efeitos adversos são sonolência, cefaleia, epistaxe e desconforto nasal, mas o principal é o sabor desagradável, mas ocorrendo em menos de 5%.[3,30] Recomendada como terapia de segunda linha no tratamento da RA, quando a monoterapia não controla de forma adequada os sintomas.[3,10,12] A azelastina apresenta ainda um efeito anticolinérgico possibilitando o seu uso no tratamento das rinites não alérgicas também.[31-33]

Terapias Não Tradicionais e Alternativas

Muitos pacientes, procurando evitar o uso de medicamentos/substâncias químicas, buscam tratamentos alternativos. O conhecimento das principais alternativas, suas bases científicas e riscos é importante para podermos orientar de forma correta os pacientes com este perfil.

Acupuntura

Com um perfil de segurança importante, sugere-se um possível efeito imunomodulador da acupuntura. Apesar do baixo nível de evidência, a acupuntura pode ser considerada para os pacientes em busca de uma terapia adjuvante ou que querem evitar medicamentos.[3,39]

Mel e Terapias com Ervas

Apesar do uso milenar do mel e de terapias com ervas em diversas culturas, os estudos que avaliam sua eficácia apresentam baixa qualidade, além da falta de padronização dos extratos. Considerando os riscos de reações alérgicas com a ingestão de mel e seu uso restrito em diabéticos e pré-diabéticos e a falta de estudos clínicos robustos com formulações à base de plantas, não se pode fazer qualquer recomendação baseada em evidência referente ao o uso de tais terapias.[3]

Tratamento Cirúrgico

Os procedimentos cirúrgicos na RA tem como objetivo reduzir alguns sintomas, em especial a obstrução nasal, sintoma que mais incomoda os pacientes.[8] Nos quadros mais graves pode haver uma hipertrofia das conchas nasais refratária ao tratamento clínico, sendo indicada a cirurgia para sua redução volumétrica. As técnicas variam de acordo com a experiência do cirurgião e recursos disponíveis. A cirurgia do nervo vidiano e do nervo nasal posterior tem mostrado resultados satisfatórios para o tratamento dos casos refratários de rinites alérgicas e não alérgicas, com menores complicações quando feita via endonasal.[39,40]

Imunoterapia Específica (ITE)

O objetivo da ITE é induzir tolerância aos alérgenos e, portanto, reduzir os sintomas de doenças alérgicas. Para um efeito sustentado, deve ser feita por um período mínimo de 3 anos, de forma contínua ou pré-sazonal.[2] A evidência de eficácia foi demonstrada para grama, alguns tipos de pólen e para ácaros do pó doméstico, enquanto menos evidências estão disponíveis para pelos de animais ou fungos.[2]

A ITE é eficaz no tratamento da asma e da rinoconjuntivite alérgica, podendo levar à remissão da doença, prevenir sensibilizações a novos alérgenos e impedir o desenvolvimento da asma.[10] Pode ser aplicada por via subcutânea ou sublingual, em comprimidos ou gotas, seguindo as mesmas indicações e contraindicações, relacionadas nos Quadros 7-8 e 7-9, respectivamente. Podem ser usados alérgenos naturais ou modificados quimicamente (alergoides).[2] A ITE deve ser feita por profissional treinado e habilitado. Os efeitos adversos são raros, mas alguns são potencialmente graves se não forem conduzidos de forma adequada.[2]

Quadro 7-8. Indicações de imunoterapia específica

- Rinite alérgica moderada/grave
- Sintomas persistentes ou uso frequente de medicações
- Asma associada
- Paciente disposto a fazer o tratamento

Adaptado de Wise *et al.* 2018[3] e Sakano *et al.* 2017.[12]

Quadro 7-9. Contraindicações para ITE com aeroalérgenos

Contraindicações absolutas	Contraindicações relativas
Asma não controlada	Asma parcialmente controlada
Doença autoimune ativa	Doença autoimune em remissão
Neoplasia maligna	Uso de betabloqueadores
Gravidez (início da ITE)	Doenças cardiovasculares
Crianças < 2 anos	Crianças entre 2 e 5 anos
AIDS	Infecção pelo HIV (classificação A e B; CD4 > 200 células/mm³)
Doenças psiquiátricas	Infecções crônicas
Imunodeficiências	Uso de imunossupressores

Adaptado de Wise *et al.* 2018[3] e Sakano et al. 2017.[12]

CONDIÇÕES ASSOCIADAS

Algumas comorbidades e doenças associadas têm um impacto relevante no manejo do paciente com rinite alérgica. Elas podem auxiliar no diagnóstico, determinar detalhes do tratamento ou até mudar a evolução do quadro. Em crianças e adultos, a rinite é fator de risco para o desenvolvimento de asma,[3] independente da presença de alergia. A presença de asma na família também reforça o diagnóstico de alergia.[12]

A relação entre a RA e a rinossinusite ainda é um pouco controversa;[3] no entanto, existe a associação da atopia com a rinossinusite crônica na doença atópica do compartimento central (DACC), descrita por DelGadio, em 2017.[41] A DACC é definida por alterações edematosas e polipoides na região central da cavidade sinonasal associada a alérgenos por inalantes.[41] Se não for tratada, pode obstruir secundariamente os seios da face e uma progressão medial-lateral.

A conjuntivite frequentemente está associada à RA, em especial nas crianças, e tem um impacto importante na qualidade de vida. Portanto, é importante investigar a presença da rinoconjuntivite alérgica e avaliar um tratamento que proporcione um alívio dos sintomas oculares também.[3]

A dermatite atópica é caracterizada por prurido e lesões eczematosas. Na maioria das vezes, apresenta-se como a manifestação inicial de atopia em crianças que mais tarde desenvolvem RA e/ou asma, evolução conhecida como "a marcha atópica".[42]

A síndrome de alergia pólen-alimentar (PFAS – *pollen food allergy syndrome*) é caracterizada por manifestações alérgicas à ingestão de frutas, vegetais ou algumas especiarias em pacientes com alergia ao pólen. Clinicamente, manifesta-se com prurido, dor aguda, angioedema na mucosa oral e raramente ocorrem sintomas sistêmicos. Ocorre por uma reação cruzada da IgE específica para o pólen que reage com proteínas encontradas em determinadas frutas, vegetais e nozes.[3]

As crianças alérgicas têm uma prevalência aumentada de hipertrofia de adenoide em comparação com os não alérgicos em crianças de 8 a 14 anos, mas não em crianças de 1 a 7 anos.[3]

A associação entre a otite média e a alergia não foi bem estabelecida. As pesquisas epidemiológicas de associação entre a RA ou atopia e a otite média com efusão são controversas.[3]

CONCLUSÕES

Surgiram muitas evoluções tecnológicas nas últimas décadas relacionados com a RA como testes diagnósticos mais precisos, medicamentos mais eficazes e seguros, além de avanços na imunoterapia alérgeno-específica. A adesão ao tratamento é a grande dificuldade no manejo destes pacientes. Na tentativa de superar este desafio, os últimos consensos tentam aliar a medicina baseada em evidências e todos os seus avanços tecnológicos com o tratamento individualizado ajustado para realidade e preferências de cada paciente.

O consenso PRACTALL trouxe uma forma simples e fácil de avaliar o controle da rinite alérgica e um tratamento escalonado onde é possível subir ou descer de acordo com a situação do paciente. A educação/orientação do paciente permite com que ele entenda melhor sobre a doença e participe das decisões e auxiliar na adesão ao tratamento.

O corticosteroide intranasal ainda é o tratamento de primeira linha e as terapias combinadas vêm como alternativas naqueles casos refratários. As medicações de resgate são ótimas aliadas no alívio rápido dos sintomas nas crises, desde que usadas com cautela e orientando os possíveis efeitos adversos.

Com o avanço da cirurgia endonasal, os procedimentos cirúrgicos podem oferecer alguns benefícios nos casos de obstrução nasal ou rinorreia persistentes. A imunoterapia específica é o único tratamento que pode mudar o curso da doença e deve ser considerado nos casos moderados/graves e/ou com asma associada.

REFERÊNCIAS BIBLIOGRÁFICAS

1. Mallol J, Crane J, von Mutius E, et al. The International Study of Asthma and Allergies in Childhood (ISAAC) Phase Three: A global synthesis. Allergol Immunopathol (Madr). 2013;41(2):73-85.
2. Bousquet J, Anto JM, Bachert C, et al. Allergic rhinitis. Nat Rev Dis Prim. 2020;6(1).
3. Wise S K, Lin S Y, Toskala E, et al. International Consensus Statement on Allergy and Rhinology: Allergic Rhinitis. Int Forum Allergy Rhinol. 2018;8(2):108-352.
4. Colás C, Brosa M, Antón E, et al. Estimate of the total costs of allergic rhinitis in specialized care based on real-world data: the FERIN Study. Allergy Eur J Allergy Clin Immunol. 2017;72(6):959-966.
5. Stróżek J, Samoliński B, Kłak A, et al. The indirect costs of allergic diseases. Int J Occup Med Environ Health. 2019;32(3):281-290.
6. Menditto E, Costa E, Midão L, et al. Adherence to treatment in allergic rhinitis using mobile technology. The MASK Study. Clin Exp Allergy. 2019;49(4).
7. Costa DJ, Amouyal M, Lambert P, et al. How representative are clinical study patients with allergic rhinitis in primary care? J Allergy Clin Immunol. 2011;127(4):920-926.e1.
8. Neffen H, Mello JF, Sole D, et al. Nasal allergies in the Latin American population: Results from the Allergies in Latin America survey. Allergy Asthma Proc. 2010;31(SUPPL. 1).
9. Muraro A, Lemanske RF, Hellings PW, et al. Precision medicine in patients with allergic diseases: Airway diseases and atopic dermatitis - PRACTALL document of the European Academy of Allergy and Clinical Immunology and the American Academy of Allergy, Asthma & Immunology. J Allergy Clin Immunol. 2016;137(5):1347-1358.
10. Papadopoulos NG, Bernstein JA, Demoly P, et al. Phenotypes and endotypes of rhinitis and their impact on management: A PRACTALL report. Allergy Eur J Allergy Clin Immunol. 2015;70(5):474-494.
11. Hellings PW, Fokkens WJ, Bachert C, et al. Positioning the principles of precision medicine in care pathways for allergic rhinitis and chronic rhinosinusitis – A EUFOREA-ARIA-EPOS-AIRWAYS ICP statement. Allergy Eur J Allergy Clin Immunol. 2017;72(9):1297-1305.
12. Sakano E, Solé D, Cruz ÁA, et al. IV Consenso Brasileiro sobre Rinites 2017. Doc conjunto da Assoc Bras Alerg e Imunol Assoc Bras Otorrinolaringol e Cir Cérvico-Facial e Soc Bras Pediatr. 2017:1-43.
13. Bousquet J, Khaltaev N, Cruz AA, et al. Allergic Rhinitis and its Impact on Asthma (ARIA) 2008*. Allergy. 2008;63:8-160.
14. Sin B, Togias A. Pathophysiology of allergic and nonallergic rhinitis. In: Proceedings of the American Thoracic Society. Vol 8. Proc Am Thorac Soc; 2011:106-114.
15. Mello Jr JF, Mion O. Rinite Alérgica. In: Campos CAH, Costa HO de O, eds. Tratado de Otorrinolaringologia. Sociedade Brasileira de Otorrinolaringología. Vol 3. São Paulo: Roca; 2002:68-87.
16. Nassenstein C, Krasteva-Christ G, Renz H. New aspects of neuroinflammation and neuroimmune crosstalk in the airways. J Allergy Clin Immunol. 2018;142(5):1415-1422.
17. Breiteneder H, Diamant Z, Eiwegger T, et al. Future research trends in understanding the mechanisms underlying allergic diseases for improved patient care. Allergy Eur J Allergy Clin Immunol. 2019;74(12):2293-2311.
18. Greiwe J, Bernstein JA. Nonallergic Rhinitis: Diagnosis. Immunol Allergy Clin North Am. 2016;36(2):289-303.
19. Yum HY, Ha EK, Shin YH, Han MY. Prevalence, comorbidities, diagnosis, and treatment of non-allergic rhinitis: real-world comparison with allergic rhinitis. Clin Exp Pediatr. 2020.
20. Tsuji DH, Braga NA, Sennes LU, et al. Children behavior during videonasopharyngoscopy: Evaluation of 105 patients. Rev Bras Otorrinolaringol. 2002;68(2):175-179.
21. Vardouniotis A, Doulaptsi M, Aoi N, et al. Local Allergic Rhinitis Revisited. Curr Allergy Asthma Rep. 2020;20(7).
22. Augé J, Vent J, Agache I, et al. EAACI Position paper on the standardization of nasal allergen challenges. Allergy. 2018;73(8):1597-1608.
23. Heffler E, Landi M, Caruso C, et al. Nasal cytology: Methodology with application to clinical practice and research. Clin Exp Allergy. 2018;48(9):1092-1106.
24. Gelardi M, Iannuzzi L, Quaranta N, Landi M, Passalacqua G. NASAL cytology: Practical aspects and clinical relevance. Clin Exp Allergy. 2016;46(6):785-792.
25. Gelardi M, Maselli Del Giudice A, Fiorella ML, et al. Non-allergic rhinitis with eosinophils and mast cells constitutes a new severe nasal disorder. Int J Immunopathol Pharmacol. 2008;21(2):325-331.
26. Crisci CD, Ardusso LRF. A Precision Medicine Approach to Rhinitis Evaluation and Management. Curr Treat Options Allergy. 2020;7(1):93-109.
27. Rubini N de PM, Wandalsen GF, Rizzo MCV, et al. Guia prático sobre controle ambiental para pacientes com rinite alérgica. Arq Asma, Alerg e Imunol. 2017;1(1).
28. Dror AA, Eisenbach N, Marshak T, et al. Reduction of Allergic Rhinitis Symptoms with Face Mask Usage During the COVID-19 Pandemic. J allergy Clin Immunol Pract. 2020.
29. Fokkens WJ, Lund VJ, Hopkins C, et al. European Position Paper on Rhinosinusitis and Nasal Polyps 2020. Rhinology. 2020;58:1-464.
30. Debbaneh PM, Bareiss AK, Wise SK, McCoul ED. Intranasal Azelastine and Fluticasone as Combination Therapy for Allergic Rhinitis: Systematic Review and Meta-analysis. Otolaryngol - Head Neck Surg (United States). 2019;161(3):412-418.

31. Bachert C, Bousquet J, Hellings P. Rapid onset of action and reduced nasal hyperreactivity: new targets in allergic rhinitis management. Clin Transl Allergy. 2018;8:25.
32. Singh U, Bernstein J A, Haar L, et al. Azelastine desensitization of transient receptor potential vanilloid 1: A potential mechanism explaining its therapeutic effect in nonallergic rhinitis. Am J Rhinol Allergy. 2014;28(3):215-224.
33. Bernstein J A, Singh U. Neural abnormalities in nonallergic rhinitis. Curr Allergy Asthma Rep. 2015;15(4):18.
34. Valenzuela C V., Liu J C, Vila P M, et al. Intranasal Corticosteroids Do Not Lead to Ocular Changes: A Systematic Review and Meta-analysis. Laryngoscope. 2019;129(1):6-12.
35. Zucker S M, Barton B M, McCoul E D. Management of Rhinitis Medicamentosa: A Systematic Review. Otolaryngol - Head Neck Surg (United States). 2019;160(3):429-438.
36. Wang H T, Anvari S, Anagnostou K. The Role of Probiotics in Preventing Allergic Disease. Children. 2019;6(2):24.
37. Bourdillon A T, Edwards H A. Review of probiotic use in otolaryngology. Am J Otolaryngol - Head Neck Med Surg. 2021;42(2).
38. Zhang J, Zhang Y, Huang X, et al. Different Acupuncture Therapies for Allergic Rhinitis: Overview of Systematic Reviews and Network Meta-Analysis. Evidence-based Complement Altern Med. 2020;2020.
39. Chang M T, Song S, Hwang P H. Cryosurgical ablation for treatment of rhinitis: A prospective multicenter study. Laryngoscope. 2020;130(8):1877-1884.
40. Yan C H, Hwang P H. Surgical Management of Nonallergic Rhinitis. Otolaryngol Clin North Am. 2018;51(5):945-955.
41. DelGaudio J M, Loftus P A, Hamizan A W, et al. Central compartment atopic disease. Am J Rhinol Allergy. 2017;31(4):228-234.
42. Spergel J M, Paller A S. Atopic dermatitis and the atopic march. J Allergy Clin Immunol. 2003;112:S118-S127.

RINITE NÃO ALÉRGICA

Eduardo Baptistella ▪ Thanara Pruner da Silva

INTRODUÇÃO

Rinites não alérgicas são definidas como de origem inflamatória sem participação de mecanismos alérgicos. Ou seja, nas quais não ocorre uma reação de Gell e Coombs do tipo I mediada por IgE específica.

Pacientes têm rinite não alérgica quando os sintomas nasais inflamatórios crônicos não mostram reação positiva a um antígeno causador específico, portanto são diagnósticos de exceção às rinites alérgicas.

São afecções nasais que causam sintomas locais como obstrução, espirros, coceira, rinorreia e até hiposmia em quadros mais duradouros (Quadro 8-1).

RINITES INFECCIOSAS

Podem ser classificadas em agudas e crônicas. As agudas são as mais frequentes e predominantemente viral. Podem afetar adultos e crianças. Muitos microrganismos podem estar presentes no ar ambiental, sendo capazes de atacar a mucosa nasal, causando inflamação local e consequentemente os sintomas. As manifestações clínicas podem ser variáveis e comumente não há elevação de temperatura corporal ou complicações, terão resolução espontânea e o tratamento deve ser sintomático.

RINITES NÃO INFECCIOSAS

Compõem um grupo bastante heterogêneo em relação ao mecanismo de ação das rinites e incluem um número grande de afecções. E que ainda não sabemos a etiologia e fisiopatologia exata de várias dessas doenças.

Idiopática

Até 50% dos pacientes com rinite não alérgica não têm uma etiologia clara e conhecida como causadora dos sintomas nasais. Este tipo de rinite é chamado de rinite idiopática ou vasomotora. O mecanismo-chave envolvido na rinite idiopática é a hiper-reatividade nasal. Atualmente, relaciona-se aumento da substância P a neurônios nociceptivos em pacientes com rinite idiopática.

Irritativa e Ocupacional

Os sintomas deste tipo de rinite podem ser desencadeados exclusivamente por um ou mais agentes irritantes e que está excluído o mecanismo alérgico. Entre eles, diversos produtos químicos e gases, partículas de óleo diesel, fármacos, fatores físicos e exposição excessiva à luz. Podemos dividir em poluentes extradomiciliar e intradomiciliar. A rinite provocada ou piorada por poluição incide cada vez mais nos centros urbanos com grande número de indústrias e veículos automotores.

Os agentes irritantes atuam diretamente sobre as terminações nervosas da mucosa, provocando mecanismos reflexos, ou também vasodilatação intensa com transudação de líquido, decorrente do sistema nervoso autônomo parassimpático. Isto leva à obstrução nasal, rinorreia aquosa e espirros, poderá haver degranulação de mastócitos por mecanismo imunológico ou não imunológico.

Quando os sintomas nasais aparecem desencadeados pela inalação de substâncias ambientais nocivas à mucosa nasal e ocorre em ambientes de trabalho, constitui a rinite ocupacional.

Eosinofílica Não Alérgica (RENA)

Acomete principalmente adultos jovens, que apresentam sintomas perenes de rinite. A causa da rinite eosinofílica não alérgica não está definida. Caracteriza-se pela presença de eosinofilia nasal, pelo desencadeamento de sintomas por irritantes inespecíficos, associados a testes cutâneos negativos e níveis normais de IgE sérica.

Os sintomas são perenes, constituídos de espirros e prurido, coriza, obstrução nasal e pode ocorrer diminuição do olfato. Existe associação com hiper-reatividade brônquica inespecífica. Existe relação com intolerância ao ácido acetilsalicílico.

A sua evolução seria em três estágios:

1. Migração de eosinófilos dos vasos para as secreções;
2. Retenção de eosinófilos na mucosa;
3. Polipose nasal.

Aproximadamente 30% dos pacientes com RENA têm pólipos nasais e em alguns casos podem representar um estágio inicial de reação idiossincrásica à aspirina.

Quadro 8-1. Rinites infecciosas e não infecciosas

Rinites Infecciosas	Rinites não Infecciosas
▪ Viral ▪ Bacteriana ▪ Fúngica	▪ Idiopática ▪ Irritativa e ocupacional ▪ Eosinofílica não alérgica ▪ Hormonal e gestacional ▪ Fármacos e medicamentosa ▪ Idoso ▪ Gustatória

Hormonal e Gestacional

Alterações hormonais durante o ciclo menstrual, puberdade, gravidez, menopausa, assim como alterações endócrinas específicas, como hipotireoidismo e acromegalia, estão frequentemente associadas à rinite não alérgica.

Os estrógenos levam à congestão vascular no nariz, o que pode levar à obstrução nasal e/ou hipersecreção nasal. Betaestradiol e progesterona aumentam a expressão dos receptores H1 da histamina no epitélio nasal humano e em células do endotélio vascular e induzem a migração de eosinófilos e/ou a sua degranulação. Por outro lado, a testosterona diminui a ativação e a viabilidade eosinofílica.

Apesar das mudanças hormonais terem uma presumida etiologia na rinite gestacional ou também chamada rinite induzida pela gravidez, a fisiopatologia exata da rinite hormonal ainda não está totalmente esclarecida. O tabagismo parece ser o único fator de risco identificado para a rinite gestacional.

Fármacos e Medicamentosa

Muitos medicamentos podem causar sintomas nasais, principalmente obstrução nasal. A rinite induzida por fármacos pode ser dividida em dois subgrupos: por eventos adversos de tratamentos sistêmicos e por abuso de descongestionante nasal, mais conhecida como rinite medicamentosa.

Entre os eventos adversos de tratamentos sistêmicos podemos incluir uso oral prolongado de aspirina, ibuprofeno, e outros anti-inflamatórios não hormonais, betabloqueadores, sedativos, antidepressivos, contraceptivos orais, ou fármacos usados para o tratamento da disfunção erétil. Drogas peptidérgicas ativam os mastócitos pelo receptor G-protein-coupled, o receptor X2 relacionado com o mastócito G-protein-coupled (MRGPRX2), e esta interação pode ser responsável por algumas formas de rinite induzida por fármacos.

A rinite medicamentosa é induzida pelo uso prolongado de descongestionantes nasais, e a cessação do seu uso é recomendada.

Rinite por Abuso de Descongestionante Nasal

É uma das mais frequentes rinites não alérgicas, tem como principal sintoma a congestão nasal crônica. Na anamnese há relato de uso exagerado do descongestionante para o alívio dessa obstrução. Sendo a utilização aumentada progressivamente com o passar do tempo.

O descongestionante tópico tem início de ação muito rápido para gerar alívio do sintoma, porém causa efeitos danosos na mucosa nasal e sistemicamente no usuário crônico.

Essas soluções não são adequadas para uso contínuo. São soros fisiológicos associados à substância vasoconstritora. Os vasoconstritores presentes nos descongestionantes são do tipo imidazólicos (com efeitos predominantemente alfa 2) como a nafazolina e oximetazolina.

Tem efeito nos vasos da mucosa nasal, após a aplicação podem reduzir o fluxo sanguíneo da mucosa em cerca de 30%-40% e a longo prazo pode gerar destruição do epitélio e perfuração septal. Sintomas comuns como cefaleia, epistaxe e ressecamento da mucosa nasal.

Uma vez em contato com a mucosa são absorvidos na corrente circulatória geral inclusive. Então com o passar do tempo pode levar a alterações na pressão arterial sistêmica e frequência cardíaca. Não é adequado o uso contínuo destas substâncias.

Recomenda-se o uso apenas com prescrição e orientação médica, não devem ser utilizados por mais de 5 a 7 dias.

Idoso

Com o envelhecimento ocorrem mudanças fisiológicas na vasculatura e nos tecidos conectivos do nariz. Mudanças que podem contribuir ou predispor os pacientes a sintomas de rinite crônica.

Gustatória

A rinite gustatória é caracterizada por rinorreia aquosa que acontece após a ingestão de alimentos quentes ou condimentados ou apimentados. Acredita-se que seja induzida pelo reflexo gustatório associado ao sistema neural parassimpático peptidérgico hiperativo, não colinérgico, não adrenérgico.

RINITES INFECCIOSAS E NÃO INFECCIOSAS

Fisiopatologia e Quadro Clínico

Vários fatores influenciam os sintomas das rinites. Os sistemas simpático e parassimpático nasal e as terminações nervosas agem sobre as células mucosas, levando alterações fisiológicas que, em indivíduos hiper-reativos, como aqueles com rinite, levam a alterações importantes, influenciando o quadro clínico de maneira contundente.

A própria anatomia do nariz pode levar ao aparecimento de sintomas nasais, entre eles: fatores mecânicos, neoplasias nasais, granulomatoses, sarcoidose e alterações pós-cirurgias, além de defeitos ciliares (digenesia ciliar e fibrose cística).

Reflexo Nasonasal

É a resposta neural aos estímulos nervosos aferentes na cavidade nasal. A rinorreia é consequente de estímulos parassimpáticos e liberação de acetilcolina. As secreções nasais são produzidas pelas glândulas submucosas e por movimento de água e eletrólitos através do epitélio.

Temperatura Ambiente e Umidade do Ar

A temperatura do ambiente tem efeito na reatividade nasal. A estimulação térmica da pele causa mudanças na temperatura nasal. O ar quente e úmido previne a evaporação da superfície da mucosa, aumentando a osmolaridade das secreções nasais e reduzindo a ativação de mastócitos e a permeabilidade vascular. O ar frio e seco causa inflamação reversível e liberação de leucotrienos, prostaglandinas e tromboxanos, que cessam após a exposição ao estímulo.

Exercício

Durante o exercício ocorre diminuição do volume sanguíneo na mucosa nasal portanto descongestiona a mucosa, e está associado à redução da resistência aérea nasal.

Hiper-Reatividade

A resistência aérea nasal é determinada pelo tônus dos sinusoides venosos da submucosa, comandados pelo sistema simpático. Aumento dos estímulos adrenérgicos reduz a resistência aérea nasal. Pacientes com rinite têm uma resposta exagerada a histamina, metacolina, capsaicina e outras substâncias.

Óxido Nítrico

É um importante mediador da liberação de neuropeptídeos dos sistemas não adrenérgicos não colinérgicos e da atividade da musculatura lisa do endotélio vascular. Está associado na formação da secreção nasal, como mediador do processo neurogênico de exsudação vascular. O óxido nítrico tem papel no movimento ciliar de todo epitélio respiratório, o batimento ciliar aumenta sua frequência quando o óxido nítrico está presente e diminui quando em menor concentração.

Fatores Ambientais (Tabagismo e Poluição)

O fumo está associado a muitos problemas agudos e crônicos de nariz e seios paranasais, causando inflamação inespecífica e até neoplasias. A fumaça estimula terminações nervosas e inibe o transporte mucociliar e aumenta a produção de muco.

As cavidades nasais têm a função de filtrar o ar inspirado, porém nas grandes cidades o acúmulo de agentes irritantes ambientais tendem a ultrapassar a capacidade de filtração e acarretar piora de sintomas nasais com mais frequência.

MANIFESTAÇÕES CLÍNICAS E DIAGNÓSTICO

O diagnóstico de rinite é essencialmente clínico. Devem-se avaliar o tempo de evolução da rinite, seus sintomas e comorbidades.

Anamnese detalhada e exame físico proporciona as informações para determinação da causa e a tomada de decisões terapêuticas.

DIAGNÓSTICO DIFERENCIAL

O principal diagnóstico diferencial é com a rinite alérgica, além dos fatores mecânicos (desvio de septo, hipertrofia adenoideana, corpos estranhos nasais e atresia de coana), neoplasia benignas (como pólipos) e malignas, granulomatoses, sarcoidose, defeitos ciliares e rinorreia liquórica.

Exames Complementares Específicos

A confirmação da ausência ou presença de alergia é de suma importância. Pesquisa de IgE total e específica, além do **teste cutâneo alérgico** orientam o diagnóstico. A **citologia nasal** determina a presença de células na mucosa nasal e diferencia vários processos que acometem a mucosa. **Exames de imagem,** como tomografia computadorizada e videonasofaringoscopia, acabam complementando a avaliação do paciente.

TRATAMENTO

Os tratamentos para pacientes com **rinite não alérgica** dividem-se em não medicamentoso e medicamentoso.

Tratamento Não Medicamentoso

A prevenção deve ser sempre realizada: higiene ambiental e evitar contato com os fatores irritantes (produtos de limpeza, produtos químicos, fumaça e poluição). A lavagem com soluções salinas intranasais também está indicada, pois realiza a limpeza do muco nasal e melhora a aeração da mucosa nasal, levando a diminuição da inflamação local.

Tratamento Medicamentoso

Uso de descongestionantes para o alívio da congestão nasal. Pode ser realizado tópico ou sistêmico. Divididos em dois grupos: as catecolaminas (alfa 1) e os imidazólicos (alfa 2). São de ação rápida e não devem ser usados por mais de 5 a 7 dias sob pena de desencadear efeito rebote e rinite medicamentosa.

Uso de anti-histamínicos de primeira e segunda gerações são classicamente usados nas rinites alérgicas, porém eles tem outros efeitos, principalmente nos mediadores anti-inflamatórios e na ação inespecífica da hiper-reatividade não relacionada com o mecanismo da IgE.

Uso de antileucotrienos tem efeito anti-inflamatório e broncodilatador. Também reduzem a hiper-reatividade aérea a histamina, metacolina e monofosfato de adenosina.

Uso de corticoides tópicos é o padrão-ouro para o tratamento das rinites não alérgicas. Não são usados como medicamentos sintomáticos, mas sim anti-inflamatórios e portanto, de forma preventiva. Sua utilização diminui os espirros, rinorreia e edema das conchas nasais e consequentemente a obstrução nasal.

BIBLIOGRAFIA

Becker S, Rasp J, Eder K. et al. Non-allergic rhinitis with eosinophilia syndrome is not associated with local production of specific IgE in nasal mucosa. Eur Arch Otorhinolaryngol (2016) 273:1469.

Bousquet J, Khaltaev N, Cruz AA, et al. Allergic Rhinitis and its Impact on Asthma (ARIA) 2008 update (in collaboration with the World Health Organization, GA2LEN and AllerGen). Allergy. 2008;63 Suppl 86:8-160.

Hellings PW, Klimek L, Cingi C, et al. Non-allergic rhinitis: Position paper of the European Academy of Allergy and Clinical Immunology. Allergy. 2017:10.1111/all.13200.

Mion O, Mello Junior, JF. Rinites Não Alergicas. Tratado de Otorrinolaringologia. 2. ed. São Paulo: Editora Roca; 2011. Vol. 3. p. 47-64.

Sakano E, Sarinho ESC, Cruz AA, et al. IV Consenso Brasileiro sobre Rinites – 2017. Documento conjunto da Associação Brasileira de Alergia e Imunologia, Associação Brasileira de Otorrinolaringologia e Cirurgia Cérvico-Facial e Sociedade Brasileira de Pediatria.

Settipane RA. Other causes of rhinitis: mixed rhinitis, rhinitis medicamentosa,hormonal rhini-tis, rhinitis of the elderly, and gustatory rhinitis. Immunol Allergy Clin North Am. 2011;31:457-467.

Subramanian H, Gupta K, Ali H. Roles of Mas-related G proteincoupled receptor X2 on mast cell-mediated host defense, pseudoallergic drug reactions, and chronic inflammatory diseases. J Allergy Clin Immunol. 2016;138:700-710.

Varghese M, Glaum MC, Lockey RF. Drug-induced rhinitis. Clin ExpAllergy. 2010;40:381-384.

Wei J, Gerlich J, Genuneit J, et al. Hormonal factors and incident asthma and allergic rhinitis during puberty in girls. Ann Allergy Asthma Immunol. 2015;115:21-27.

RINOSSINUSITE AGUDA

Rogério Pezato ▪ Thiago Freire Pinto Bezerra ▪ Andrea Goldwasser David

INTRODUÇÃO

A rinossinusite (RS), por definição, é a inflamação da mucosa nasal e das cavidades paranasais. É difícil a diferenciação do acometimento apenas uma das duas regiões, exceto em casos de sinusite odontogênica. Parece um diagnóstico simples, porém a variedade de agentes etiológicos, a gravidade e a extensão da inflamação muitas vezes torna a RS um desafio para os médicos. Além disso, as diversas medicações para o tratamento frente aos diferentes quadros clínicos de uma mesma doença tornam esse assunto ainda mais interessante.

As infecções do trato respiratório superior são a causa mais comum de atendimentos médicos nos países em desenvolvimento tanto para população adulta quanto pediátrica. No entanto, não conseguimos estimar a real prevalência de rinossinusite aguda (RSA), pois existem divergências entre médicos e pacientes para definição do quadro. Outro fator que prejudica o conhecimento de sua real incidência baseia-se no fato de, apesar da RSA apresentar uma alta prevalência, apresentar uma baixa morbidade. Muitas vezes os pacientes não procuram atendimento médico.

Além disso, temos que considerar o impacto de fatores como variações regionais e sazonais que dependem do clima, além da poluição, componente genético da população, agentes biológicos e fatores culturais.

FISIOPATOLOGIA

Cada vírus apresenta particularidades infecciosas que variam desde o tipo de receptor de entrada nas células até forma e intensidade de ativação da cascata inflamatória. Fatores específicos do agente viral associados às individualidades do hospedeiro explicam os diferentes sintomas e a gravidade das RSA virais.

Cerca de 50% dos quadros da RSA viral são causados por rinovírus e coronavírus. Outros vírus que também causam são: vírus sincicial respiratório, vírus *influenza*, *parainfluenza*, adenovírus e enterovírus.[1,2]

O epitélio nasal participa ativamente da patogênese da RSA viral. Atua tanto como barreira mecânica quanto na ativação da resposta imune inata e adaptativa. As células do epitélio nasal são a porta de entrada dos vírus. Estes se aderem aos receptores de membrana e penetram as células por endocitose quando, imediatamente, iniciam o processo de replicação viral.[3-6] Em resposta à infecção, o epitélio nasal libera surfactantes antimicrobianos e muco,[7,8] além de expressar e secretar citocinas e quimiocinas que atuam na respostas imune contra patógenos.[9,10]

A cascata de inflamação iniciada pelas células epiteliais são responsáveis pelos sintomas como edema, ingurgitamento, extravazamento de secreção, produção de muco, prurido e obstrução sinusal. Outros fatores, como estimulação nervosa e neuromediadores, parecem desempenhar, também, papel na patogênese.

Os neutrófilos são as células responsáveis pelos primeiros sintomas da RSA. A ativação da resposta imune celular se dá, predominantemente, por células Th1. A secreção de TNFα e interferon-γ (IFN-γ) aumenta o recrutamento de linfócitos Th1 e células T citotóxicas. A interação dos elementos celulares e inflamatórios levam à eliminação dos vírus e de células infectadas.

A disfunção ciliar causada pela infecção viral e o processo inflamatório iniciado no epitélio nasal propiciam a persistência dos sintomas causando a RSA pós-viral e facilitam a instalação de infecção bacteriana secundária causando a RSA bacteriana.

Em estudo recente realizado pelos autores durante a pandemia de COVID-19, verificou-se que o vírus SARS-CoV-2 leva ao prolongamento na resposta ao teste da sacarina nos pacientes com dispneia, sugerindo que este vírus atue na barreira inata epitelial, favorecendo o acometimento pulmonar.

Outro fator importante é que, embora a dispneia seja o sintoma mais preocupante e a perda do olfato/gustação sejam fatores de alto valor preditivo,[11] em nossos estudos achamos a cefaleia e a coriza nasal como sintomas mais prevalentes, 79,2% e 62,2%, respectivamente, nos primeiros 10 dias de sintomatologia, dificultando seu diagnóstico diferencial com outras RSAs.

A disfunção ciliar gerada pela infecção viral é provavelmente uma das principais causas de infecção bacteriana secundária. Dentre outros mecanismos envolvidos para facilitar esse processo destaca-se a maior expressão de moléculas de adesão celular facilitando a entrada das bactérias nas células. A infecção por rinovírus promove a expressão de moléculas de adesão celular e a adesão bacteriana às células epiteliais respiratórias humanas primárias.[12-14] O ambiente torna-se favorável para a instalação bacteriana. *Streptococcus pneumoniae*, *Hemophilus influenzae* e *Moraxella catarrhalis* são as bactérias mais frequentes.[15]

DIAGNÓSTICO

A infecção aguda das cavidades paranasais ou RSA é aquela que ocorre em até 12 semanas de evolução e é classificada em resfriado comum, rinossinusite pós-viral, rinossinusite bacteriana. Os quadros presentes por uma duração maior que 12 semanas, são classificados como rinossinusite crônica (RSC). Essa classificação é estabelecida tanto pelo fator tempo de evolução dos sintomas quanto pela intensidade dos mesmos.[16] Embora seja considerada RSA quando os sintomas estão presentes até 12 semanas, são os primeiros 10 dias os mais importantes para classificá-la.

A rinossinusite é classificada quando detectamos a presença de pelo menos dois dos seguintes quatro sintomas (um deles precisa ser um dos dois primeiros – A ou B):

A) Rinorreia mucoide/mucopurulenta;
B) Obstrução/congestão nasal;
C) Dor ou presão na face;
D) Anosmia/hiposmia.

No entanto, vale destacar, que secreção purulenta apenas sinaliza inflamação, podendo ser de origem infecciosa viral, bacteriana ou até mesmo fúngica. Outros sintomas como tosse, obstrução nasal, rouquidão, dispepsia, cervicalgia, disfunção tubária, fadiga, febre, hiposmia e outros podem estar presentes mesmo como único sintoma, dificultando o diagnóstico.

O diagnóstico de RSA é sugestivo pela história clínica, contudo a presença de rinorréia purulenta posterior na orofaringe ou mesmo na inspeção com a abertura das fossas nasais ajudam muito a corroborar o diagnóstico de RSA.

A nasofibroscopia pode auxiliar a comprovar de forma objetiva a existência de inflamação nas cavidades paranasais, quando encontramos (Vídeo 9-1):

- Secreção purulenta no meato médio;
- Bloqueio do meato médio por edema/hiperemia/, lesões polipoides no meato médio.

EXAMES DE IMAGEM

Os exames de imagens não são recomendados para o diagnóstico de RSA. Como salientamos, o diagnóstico desta doença é clínico. Os exames de imagem servem para avaliar suspeitas de complicações quando o paciente apresenta sintomas ou sinais de alarme; ou quando o diagnóstico de RSA não pareça estar entre as primeiras opções, mas não encontramos outras causas que justifiquem.

Os raios X de seios da face é um exame pouco sensível e específico: pode mostrar opacificação dos seios, nível hidroaéreo (este é o sinal mais característico da RSA) ou espessamento de mucosa das cavidades paranasais. Contudo, muitas vezes este espessamento pode corresponder a processo inflamatório ou cirurgia prévia nasossinusal. Não costumamos pedir esse exame para avaliar RSA no dia a dia.

A tomografia computadorizada é um ótimo exame para avaliar as cavidades paranasais, principalmente na RSC. É ótima para avaliar a parte óssea, porém, repetindo, não deve ser utilizado para diagnóstico de RSA. É solicitada apenas quando o paciente apresenta sinais e sintomas de alarme sugestivos de complicação da RSA.

Outro exame que pode ajudar na propedêutica é a ressonância magnética, excelente para avaliar complicações que podem acometer as partes moles adjacente às cavidades paranasais, como o sistema nervoso central.

Conforme a complicação suspeitada, devemos solicitar uma TC ou RM, sendo a primeira mais barata e de mais fácil acesso, embora exponha o paciente à radiação.

Sintomas sistêmicos como sonolência, mal-estar e febre também podem ocorrer. Edema e hiperemia sobre a maxila, apesar de relatado por pacientes, não está relacionado com quadros de RSA, exceto quando há causa dentária envolvida.

Uma vez que a RSA é um contínuo iniciando por uma rinofaringite viral, em menor frequência evoluindo para uma rinossinusite viral ao acometer as cavidades paranasais e numa pequena porcentagem destes (0,5% a 2%) evoluem para RSA bacteriana, podemos classificar a RSA em:

RSA Viral ou Resfriado Comum

Normalmente com sintomas de intensidade leve, tendem a melhorar até o quinto dia, e duração menor que 10 dias.

RSA Bacteriana

Sugere-se quando houver uma duração maior que dez dias desde o início dos sintomas de nasofaringite, ou quando piora a intensidade após o quinto dia do início dos sintomas. Dificilmente, antes deste prazo, haverá infecção bacteriana secundária a uma RSA viral.

Segundo o EPOS 2020, seriam indicativos de RSA bacteriana a presença de 3 dos 5 sintomas. Com sinais de agravamento:

- Dupla doença, piora dos sintomas após o quinto dia, após uma aparente melhora;
- Elevação de proteína C-reativa ou velocidade de hemossedimentação de eritrócitos;
- Dor local intensa (geralmente unilateral);
- Rinorreia purulenta (geralmente unilateral);
- Febre > 37,8°C.

Muito cuidado pois as vezes o paciente conta como início dos sintomas apenas quando já houve piora do quadro, levando uma RSA bacteriana parecer viral, pois este ocultou a história prévia. Isso mostra a importância de se perguntar se não houve nenhum quadro sugestivo de nasofaringite nos últimos 14 dias.

DIAGNÓSTICO VIRAL X BACTERIANA

Estima-se que cerca de 60% dos pacientes com RSA viral ou bacteriana recebam antibiótico no primeiro dia de sintoma.[17-19] O tratamento precoce com antibiótico não influencia na melhora clínica quando a infecção bacteriana está instalada e também não impede as temidas complicações da RSA.[20-22] Além disso, antes do quinto dia de sintomas é impossível diferenciar quadro viral e bacteriano.[23] Considere que com menos de 10 dias de sintomas deva ser provavelmente quadro viral. Nesse caso, deve-se evitar prescrição de antibióticos a menos que ocorra piora após o quinto dia de sintomas ou piora após uma melhora.

Outros achados incorretamente podem nos tendenciar a interpretar como provável RSA bacteriana:

- Secreção nasal purulenta, referida pelo paciente ou em achado do exame físico, como fator independente, não significa infecção bacteriana;[24]

- Dor quando flexiona a cabeça mais para a frente também não determina gravidade e origem da infecção;
- Anormalidades de exames de imagem como tomografia, radiografia e ultrassonografia também não definem RSA bacteriana.

RSA Recorrente (RSAR)

Define-se quando há quatro ou mais episódios de rinossinusite pós-viral ou bacteriana em 1 ano com intervalos livres de sintomas entre as crises.[25-27]

No EPOS existe também a classificação pós-viral, que ficaria entre a infecção viral e a evolução bacteriana no nosso contínuo da doença, porém por acreditarmos que essa classificação não contribui muito para ajudar na conduta médica, apenas citamos aqui.

Por outro lado outros achados devem nos direcionar a pensar em infecção bacteriana:

- A dor na arcada dentária superior pode ser considerado um dos sintomas preditores de RSA;[28]
- Temperatura > 37,8°C está significativamente associada à presença de uma cultura bacteriológica positiva de secreção sinusal;[29]
- Para RSC o agravamento súbito dos sintomas pré-existentes sugere exacerbação do quadro e deve ser tratado como RSA.

FATORES PREDISPONENTES

Alergia e Refluxo Gastroesofágico

Apesar da tendência em relacionar alergias respiratórias e refluxo gastroesofágico com as infecções das cavidades paranasais, até o momento não existe evidência para isso.

Variações Anatômicas

Variações anatômicas das cavidades paranasais são mais relacionadas com a RSA recorrente, dentre elas, concha média bolhosa e células infraorbitárias.[30-33]

Imunodeficiências

A principal é a deficiência IgA e a imunodeficiência comum variável parecem estar relacionadas com a recorrência de sinusites após infecções virais.[34-38]

Infecções Odontogênica

São causas relacionadas a RSA e a RSAR de seio maxilar; por exemplo, fístula oroantral, doença periodontal ou abscesso periapical.[39]

Tabagismo

É fator de risco tanto para RSA quanto para RSAR. Alteração da flora bacteriana da nasofaringe,[40] comprometimento do batimento ciliar[41] e aumento dos níveis de metaloproteinase da matriz 9 (MMP-9)[42] podem explicar o maior risco de rinossinusites em adultos tabagistas e crianças expostas ao tabagismo passivo.

Doenças Crônicas

Asma brônquica, doenças cardiovasculares, neoplasia maligna, diabetes melito podem ser fatores predisponentes.

CULTURA

Embora seja fundamental diferenciar entre RSA bacteriana ou viral, a coleta de material por punção sinusal ou obtida em meato médio só é justificada em casos selecionados. na suspeita de complicação ou para fins de pesquisa.

Cuidado ao interpretar o resultado de cultura de *swab* nasal, pois tenha em mente que a cavidade nasal apresenta colonização por cepas bacterianas, muitas não patogênicas. Mesmo em indivíduos assintomáticos, existem bactérias que em certas circunstâncias atuam como flora bacteriana normal e às vezes de forma invasiva. Por isso, acredita-se que a doença nasossinusal depende do equilíbrio encontrado no microbioma. Além do exposto, vale ressaltar que o *swab* nasal coletado da fossa nasal não representa diretamente a microbiota das cavidades paranasais.

DIAGNÓSTICO DIFERENCIAL

Rinite Alérgica

Rinite alérgica é o tipo mais comum de rinite de origem não infecciosa. É mediada por IgE em resposta a aeroalérgenos.

A história de atopia e exposição a alérgenos, principalmente aeroalérgenos, sintomas oculares irritativos indicam rinossinusite alérgica; por outro lado, secreção purulenta, dor e anosmia são incomuns em quadros alérgicos.

A congestão dos óstios sinusais ocasionados pelo processo inflamatório de origem alérgica podem causar rinossinusite alérgica que cursa com sintomas semelhantes à RSA de origem infecciosa.

Outros tipos de rinites não infecciosas também podem ser diagnóstico diferencial: rinite vasomotora, irritativa, eosinofílica não alérgica, hormonal, medicamentosa (induzida por vasoconstritores nasais) ou induzida por fármacos (AAS, anti-hipertensivos, antipsicóticos, entre outros), gustatória, gestacional e atrófica. É importante ter em mente que rinites não infecciosas normalmente não acompanham febre, prostração e muitas vezes apresentam uma história de alta recorrência dos sintomas

Doença Dentária

Quando o paciente refere dor facial mal definida, com ou sem febre, e dor de dente pode dificultar a avaliação. No entanto, a ausência de sintomas nasais pode auxiliar na diferenciação. Avaliação odontológica e radiografia dentária são boas opções para auxiliar no diagnóstico.

Vasculites

Nesse caso as manifestações são mais exuberantes com granulações, úlceras e crostas nasais e geralmente acompanhadas de outros sintomas sistêmicos.

Na granulomatose de Wegener, em 80% a 90% dos casos há manifestações nasais e sinusais, porém a presença de crostas nasais com necrose, ulceração de mucosa e sintomas sistêmicos como emagrecimento, anorexia e fadiga indicam um componente inflamatório vascular subjacente. O diagnóstico é feito por biópsia. A presença de ANCAc está presente quando há doença generalizada ativa mas pode ter sensibilidade mais baixa quando a doença é limitada.

Outras vasculites como lúpus eritematoso sistêmico e síndrome de Churg-Strauss também se manifestam com sintomas nasossinusais.

Rinossinusite Fúngica Invasiva

Geralmente os sintomas são mais graves e a deterioração clínica é mais rápida. Abre-se suspeita principalmente em imunodeprimidos e diabéticos descompensados. O quadro inicial pode ser semelhante à RSA, porém alguns sintomas alertam para a gravidade deste quadro, como manifestações oftalmológicas como déficit visual e oftalmoplegia e neurológicas como déficits focais, convulsões e alteração de sensório.

A presença de crostas marrons, granulomas, tufos fúngicos, mucosa negra e material caseoso na rinoscopia em pacientes imunodeprimidos deve levantar suspeita.

Rinoliquorreia

Nesse caso, a secreção é transparente, tipo **água de rocha,** e sua exteriorização é intensificada com a flexão da cabeça e do corpo. Pode também se manifestar com sensação de gotejamento pós-nasal, a depender da localização da fístula liquórica.

Síndromes de Dor Facial

É muito comum pacientes relacionarem diretamente dor facial com sinusite. Para confundir ainda mais, muitos desses pacientes têm queixas nasais: congestão nasal, rinorreia e espirros são referidos na maioria dos casos.

As cefaleias primárias e dor mediofacial fazem parte do grupo de cefaleias que podem se confundir com quadros de RSA.

A dor mediofacial é caracterizada com pressão ou aperto na região média da face, normalmente bilateral e simétrica, podendo ter obstrução nasal associada e piora da dor ao se curvar.

Na cefaleia, por uso excessivo de medicamentos, ocorrem 15 ou mais episódios por mês, em um paciente com síndrome de cefaleia primária que usa medicação por mais de 10 ou 15 dias por mês por mais de 3 meses.[43]

RSA em Casos Específicos

Na UTI

É comum observar pacientes graves com RSA bacteriana. Dentre os fatores que influenciam na instalação do processo infeccioso e inflamatório destacam-se: tubos nasogástricos, ventilação mecânica, imunossupressão e posição supina. Nesse caso, tomografia computadorizada das cavidades paranasais e punção sinusal são artifícios que auxiliam no diagnóstico e no tratamento.

RSA em Imunossuprimidos

Nesses pacientes é importante o diagnóstico diferencial com RS fúngica invasiva. Devido à alta morbimortalidade desta doença, cabe realizar avaliação endoscópica precoce e biópsia de mucosa nasal em caso de dúvida.

SINAIS DE COMPLICAÇÕES NA RSA

As complicações da RSA geralmente se manifestam logo no início do quadro infeccioso e ao que parece o tratamento precoce com antibioticoterapia não influencia na sua prevenção.

Vale destacar nesta sessão os sinais de alerta para complicações da RSA, mais informações sobre o assunto estão em capítulo específico.

Na presença de algum sinal a seguir, o paciente deve ser hospitalizado e é indicado avaliação por especialista e exames complementares:

- Edema/eritema periorbitário;
- Proptose;
- Diplopia;
- Oftalmoplegia;
- Redução de acuidade visual;
- Cefaleia frontal grave, uni ou bilateral;
- Abaulamento em região frontal;
- Sinais de meningite;
- Sinais neurológicos;
- Redução da consciência.

TRATAMENTO

O tratamento da RSA depende da sua etiologia (viral ou bacteriana). Ambos os casos poderão ser tratados visando o controle dos sintomas e a redução do processo inflamatório. Contudo, a prescrição de antibióticos poderá ser indicada para quadros sugestivos de etiologia bacteriana, conforme sintomas, gravidade, tempo de doença, aderência e nível de compreensão do paciente. Os antibióticos devem ser indicados de forma precisa nesses casos uma vez que 2/3 tem resolução espontânea e seu uso precoce não previne as complicações; apresenta maior risco de efeitos colaterais que benefícios e ajuda no desenvolvimento de bactérias resistentes.

RSA Viral

Para os quadros virais, o tratamento baseia-se no controle de sintomas e redução do processo inflamatório. Nesse campo podemos oferecer diversas opções voltadas para as queixas dos pacientes.

A irrigação nasal com solução salina em alto volume e baixo fluxo mostra-se a melhor forma para limpeza nasal e remoção da secreção. Hoje já estão disponíveis no mercado dispositivos apropriados para oferecer essa forma de irrigação. Essa forma de lavagem nasal parece estar relacionada com a melhora da rinorreia purulenta e do gotejamento pós-nasal quando comparada com a instilação por meio de seringa.[44] A limpeza nasal além de aliviar os sintomas, remove meio de cultura de bactérias e permite a entrada e a absorção de medicações nasais, por isso, os autores deste capítulo sugerem prescrição de rotina na RSA.

Os corticoides nasais e sistêmicos diminuem a inflamação e podem reduzir a dor facial e a secreção nasal. O uso de corticoides nasal mostra-se efetivo na redução dos sintomas no adulto, porém os resultados de estudos são heterogêneos. Já em crianças, o uso de fluticasona ou budesonida parece não apenas melhorar os sintomas mas também a taxa de cura, no entanto o nível de evidência não é alto.[45,46]

Os corticosteroides sistêmicos são potentes anti-inflamatórios e apresentam algumas vantagens em relação ao tópicos nasais: início de ação mais rápido e níveis terapêuticos mais altos, além de sua absorção não depender do nível de obstrução nasal. Estudo sobre terapia sistêmica com corticosteroides no tratamento da RSA sugere que quando associado a antibióticos poderia ter efeito na redução dos sintomas.[47] Hoje, sabe-se que não existe alta evidência do real benefício do corticoide sistêmico, mas que seu uso está associado a diminuição da dor facial.[48-50]

Os descongestionantes tópicos ou orais podem ter efeito positivo para a depuração mucociliar na RSA bacteriana e devem ser usados principalmente nos sintomas obstrutivos.

Os anti-histamínicos auxiliam no controle da rinorreia e prurido nasal. Os anti-histamínicos e antileucotrienos não devem ser utilizados como tratamento na rotina para a RSA, tendo cuidado com o primeiro, pois pode aumentar a viscosidade do muco e dificultar seu *clearance* mucociliar. Por outro lado, pacientes com rinite alérgica tendem a melhorar mais rapidamente dos sintomas com uso de anti-histamínicos.

O tratamento homeopático e fitoterápico sugerem ter algum efeito terapêutico, porém mais estudos e maior aprofundamento são necessários, podendo ser utilizados em casos leves ou como adjuvantes.[16]

Analgésicos e anti-inflamatórios para dor e febre são sempre importantes, a dor é um dos principais sintomas que despertam a necessidade de procurar a emergência.

Novamente, não se deve cogitar o uso de antibiótico para casos suspeitos de RSA viral.

RSA Bacteriana
Sem Sinais de Agravamento
Podemos optar por, além das medicações para controle do processo inflamatório e dos sintomas descritos acima, oferecer ao paciente a receita de antibiótico para iniciar o uso após um período de observação dos sintomas por 24 a 48 h do tratamento inicial para ver se há melhora, restringindo o antibiótico aos casos que não responderem satisfatoriamente ou caso surgirem sinais de aumento de gravidade do quadro.

Com Sinais de Agravamento
Além das medicações para controle do processo inflamatório descritas acima para RSA viral e RSA bacteriana sem sinais de agravamento, quando o quadro clínico se estende por mais de 10 dias (lembrando que este número é apenas uma referência) ou apresenta uma piora após uma melhora (também chamado de dupla doença ou duplo adoecimento, normalmente após o 5º dia) deve-se suspeitar de RSA, além dos casos em que os pacientes apresentam critérios sugestivos de RSA como descrito acima.

Devemos prescrever antibióticos para os casos complicados ou presença de sinais sistêmicos como febre, queda no estado geral e em pacientes imunodeprimidos

Quando se opta pelo uso de antibiótico na RSA bacteriana, a amoxicilina permanece sendo a primeira opção por 10 dias. Embora os antibióticos betalactâmicos sejam boas escolhas, a associação com inibidores de betalactamase, as cefalosporinas de segunda geração e as quinolonas mostram-se também eficazes no tratamento e no alívio dos sintomas, podendo ser utilizados como primeira escolha, principalmente nos casos mais graves e em suspeita de resistência. Precisamos ter cuidado com o risco de reações adversas e efeitos colaterais das quinolonas.

Deve-se pensar em resistência bacteriana em crianças menores de 2 anos pela presença da Moraxella, idosos, imunodeficiências, diabetes melito descompensada e uso prévio de antibiótico nos últimos 3 meses.

Os macrolídeos, como a claritromicina, devem ser reservados para pacientes que não puderam fazer uso dos antibióticos descritos pelo risco de alergia, por gerarem muita resistência bacteriana, efeitos colaterais e custos.

PREVENÇÃO
Existe uma grande tendência à procura do tratamento que previna os resfriados ou a gripe. Através da vacinação para *influenza*, sarampo, rubéola, catapora é possível minimizar o acometimento mais severo por esses agentes.

Embora a vacina para os principais vírus do resfriado comum (rinovírus e coronavírus) não seja desenvolvida e aplicada na população geral, com a pandemia do COVID-19 passou a haver uma demanda global pela vacina contra o SARS-CoV-2, não pelos seus efeitos nasossinusais, mas principalmente por sua mortalidade causada por acometimento pulmonar e sistêmico.

Geralmente o paciente pede algo que "melhore a imunidade" de forma a reduzir os episódios de infecções das vias aéreas superiores (VAS).

Algumas medidas mostraram-se eficazes na prevenção de novos quadros de resfriado.

Atividade física moderada rotineira e uso de alguns probióticos e fitoterápicos parecem ter algum benefício em reduzir a incidência das RSA virais.[16]

A suplementação vitamínica é uma alternativa tentadora e muitas vezes solicitada por pacientes na tentativa de melhorar a resposta aos agentes virais. O uso diário da vitamina C, ao contrário do que se pensava, parece não interferir na prevenção de resfriados, podendo ser útil na diminuição do tempo da gravidade dos sintomas dos quadros virais.[51] O zinco parece ter algum efeito preventivo, porém não há recomendação, pois ainda faltam dados mais consistentes.[16]

Na prevenção, a introdução da vacina antipneumocócica reduziu complicações como meningite, bacteremia e otite média aguda, mas não impactou na RSA bacteriana. No entanto, desde a sua introdução houve mudança nos organismos envolvidos com diminuição do isolamento de *Streptococcus pneumoniae* isolado e aumento de *Haemophilus influenzae* entre adultos com sinusite maxilar aguda.

OBSERVAÇÕES FINAIS
O diagnóstico da RSA é clínico, exames de imagens devem ser reservados principalmente na suspeita de complicações.

As RSA virais normalmente melhoram após o quinto dia, infecções que se prolongam por mais de 10 dias ou com uma piora após uma recuperação, pode ser bacteriana.

Trate as RSAs virais apenas com sintomáticos.

Trate a maioria das RSAs bacterianas somente com sintomáticos, deixando o uso do antibiótico para os casos mais graves ou os que após 24 a 48 h de tratamento sintomático não apresentaram melhora.

REFERÊNCIAS BIBLIOGRÁFICAS

1. Fokkens WJ, Lund VJ, Mullol J, et al. European Position Paper on Rhinosinusitis and Nasal Polyps 2012. Rhinol Suppl 2012;23:3 p preceding table of contents, 1-298.
2. Eloy P, Poirrier AL, De Dorlodot C, et al. Actual concepts in rhinosinusitis: a review of clinical presentations, inflammatory pathways, cytokine profiles, remodeling, and management. Curr Allergy Asthma Rep 2011;11:146-62.
3. Braciale TJ, Sun J, Kim TS. Regulating the adaptive immune response to respiratory virus infection. Nat Rev Immunol. 2012;12:295-305.
4. Kolesnikova L, Heck S, Matrosovich T, et al. Influenza virus budding from the tips of cellular microvilli in differentiated human airway epithelial cells. J General Virol. 2013;94:971-6.
5. Tan KS, Ong HH, Yan Y, et al. In Vitro Model of Fully Differentiated Human Nasal Epithelial Cells Infected With Rhinovirus Reveals Epithelium-Initiated Immune Responses. J Infect Dis. 2018;217:906-15.
6. Tan KS, Yan Y, Koh WLH, et al. Comparative Transcriptomic and Metagenomic Analyses of Influenza Virus Infected Nasal Epithelial Cells From Multiple Individuals Reveal Specific Nasal Initiated Signatures. Front Microbiol 2018;9:2685.
7. Wang DY, Li Y, Yan Y, et al. Upper air-way stem cells: understanding the nose and role for future cell therapy. Curr Allergy Asthma Rep 2015;15:490.
8. Watelet JB, Van Zele T, Gjomarkaj M, et al. Tissue remodelling in upper airways: where is the link with lower airway remodelling? Allergy 2006;61:1249-58.
9. Clay CC, Reader JR, Gerriets JE, et al. Enhanced viral replication and modulated innate immune responses in infant airway epithelium following H1N1 infection. J Virol 2014;88:7412-25.
10. Wang Z, Wan Y, Qiu C, et al. Recovery from severe H7N9 disease is associated with diverse response mechanisms dominated by CD8+ T cells. Nature Communications 2015;6:6833.
11. Joffily L, Ungierowicz A, David AG et al. The close relationship between sudden loss of smell and COVID-19, Braz J Otorhinolaryngol. 2020;86:632-8.
12. Min JY, Shin SH, Kwon HJ, Jang YJ. Levocetirizine inhibits rhinovirus-induced bacterial adhesion to nasal epithelial cells through down-regulation of cell adhesion molecules. Ann Allerg Asthma Immunol 2012;108:44-8.
13. Wang JH, Lee SH, Kwon HJ, Jang YJ. Clarithromycin inhibits rhinovirus-induced bacterial adhesions to nasal epithelial cells. Laryngoscope 2010;120:193-9.
14. Wang JH, Kwon HJ, Jang YJ. Rhinovirus enhances various bacterial adhesions to nasal epithelial cells simultaneously. Laryngoscope 2009;119:1406-11.
15. Van Cauwenberge P, Ingels K. Effects of viral and bacterial infection on nasal and sinus mucosa. Acta Otolaryngol 1996;116:316-21.
16. Fokkens WJ, Lund VJ, Hopkins C, et al. European Position Paper on Rhinosinusitis and Nasal Polyps 2020. Rhinology. 2020;58:1-464.
17. Seresirikachorn K, Snidvongs K, Chitsuthipakorn W, et al. EPOS 2012 has better specificity compared to IDSA2012 for diagnosing acute bacterial rhinosinusitis. Rhinology 2018;56:241-4.
18. Jaume F, Quintó L, Alobid I, Mullol J. Overuse of diagnostic tools and medications in acute rhinosinusitis in Spain: a population based study (the PROSINUS study). BMJ open 2018;8:e018788.
19. Stjärne P, Odebäck P, Ställberg B, et al. High costs and burden of illness in acute rhinosinusitis: real-life treatment patterns and outcomes in Swedish primary care. Primary Care Respiratory Journal 2012;21:174-9.
20. Babar-Craig H, Gupta Y, Lund VJ. British Rhinological Society audit of the role of antibiotics in complications of acute rhinosinusitis: a national prospective audit. Rhinology 2010;48:344-7.
21. Hansen FS, Hoffmans R, Georgalas C, Fokkens WJ. Complications of acute rhinosinusitis in The Netherlands. Fam Pract 2011;29:147-53.
22. Stoll D, Klossek JM, Barbaza MO. Prospective study of 43 severe complications of acute rhinosinusitis. Rev Laryngol Otol Rhinol (Bord) 2006;127:195-201.
23. Aring AM, Chan MM. Current Concepts in Adult Acute Rhinosinusitis. Am Fam Physician 2016;94:97-105.
24. Ebell MH, McKay B, Dale A, et al. Accuracy of Signs and Symptoms for the Diagnosis of Acute Rhinosinusitis and Acute Bacterial Rhinosinusitis. Ann Fam Med 2019;17:164-72.
25. Benninger MS, Ferguson BJ, Hadley JA, et al. Adult chronic rhinosinusitis: Definitions, diagnosis, epidemiology, and pathophysiology. Otolaryngology - Head & Neck Surgery 2003;129:S1-32.
26. Leung R, Almassian S, Kern R, et al. Patient level decision making in recurrent acute rhinosinusitis: a cost-benefit threshold for surgery. Laryngoscope 2013;123:11-6.31.
27. Rosenfeld R M, Piccirillo J F, Chandrasekhar S S et al. Clinical practice guideline (update): adult sinusitis. Otolaryngol Head Neck Surg, 2015;152.
28. Ebell MH, McKay B, Dale A, et al. Accuracy of Signs and Symptoms for the Diagnosis of Acute Rhinosinusitis and Acute Bacterial Rhinosinusitis. Ann Fam Med 2019;17:164-72.
29. Hansen JG, Hojbjerg T, Rosborg J. Symptoms and signs in culture-proven acute maxillary sinusitis in a general practice population. APMIS 2009;117:724-9.
30. Costa ML, Psaltis AJ, Nayak JV, Hwang PH. Medical therapy vs surgery for recurrent acute rhinosinusitis. Int Forum Allergy Rhinol 2015;5:667-73
31. Alkire BC, Bhattacharyya N. An assessment of sinonasal anatomic variants potentially associated with recurrent acute rhinosinusitis. Laryngoscope 2010;120:631-4.
32. Jain R, Stow N, Douglas R. Comparison of anatomical abnormalities in patients with limited and diffuse chronic rhinosinusitis. Int Forum Allergy Rhinol 2013;3:493-6.
33. Loftus PA, Lin J, Tabaee A. Anatomic variants of the paranasal sinuses in patients with recurrent acute rhinosinusitis. International Forum of Allergy & Rhinology 2016;6:328-33.
34. Chee L, Graham SM, Carothers DG, Ballas ZK. Immune dysfunction in refractory sinusitis in a tertiary care setting. Laryngoscope 2001;111:233-5.
35. Wise MT, Hagaman DD. An immunological approach to chronic and recurrent sinusitis. Curr Opin Otolaryngol Head Neck Surg 2007;15:10-7.
36. Cunningham-Rundles C, Bodian C. Common variable immunodeficiency: clinical and immunological features of 248 patients. Clin Immunol 1999;92:34-48.
37. Carr TF, Koterba AP, Chandra R, et al. Characterization of specific antibody deficiency in adults with medically refractory chronic rhinosinusitis. Am J Rhinol Allergy 2011;25:241-4.
38. Edwards E, Razvi S, Cunningham-Rundles C. IgA deficiency: clinical correlates and responses to pneumococcal vaccine. Clin Immunol 2004;111:93-7.
39. Bomeli SR, Branstetter BFt, Ferguson BJ. Frequency of a dental source for acute maxillary sinusitis. Laryngoscope 2009;119:580-4.
40. Brook I. Effects of exposure to smoking on the microbial flora of children and their parents. Int J Pediatr Otorhinolaryngol 2010;74:447-50.
41. Tamashiro E, Xiong G, Anselmo-Lima WT, et al. Cigarette smoke exposure impairs respiratory epithelial ciliogenesis. Am J Rhinol Allergy 2009;23:117-22.

42. De S, Leong SC, Fenton JE, et al. The effect of passive smoking on the levels of matrix metalloproteinase 9 in nasal secretions of children. Am J Rhinol Allergy 2011;25:226-30.
43. Diener HC, Dodick D, Evers S, et al. Pathophysiology, prevention, and treatment of medication overuse headache. Lancet Neurol 2019;18:891-902.
44. Gelardi M, Mezzoli A, Fiorella ML, et al. Nasal irrigation with lavonase as ancillary treatment of acute rhinosinusitis: a pilot study. J Biol Regul Homeost Agents 2009;23:79-84.
45. Rahmati MB, Mohebi S, Shahmohammadi S, Rezai MS. Fluticasone nasal spray as an adjunct to Amoxicillin for acute sinusitis in children: a randomized controlled trial. Eur Rev Med Pharmacol Sci 2013;17:3068-72.
46. Barlan IB, Erkan E, Bakir M, et al. Intranasal budesonide spray as an adjunct to oral antibiotic therapy for acute sinusitis in children. Ann Allergy Asthma Immunol 1997;78:598-601.
47. Venekamp RP, Thompson MJ, Hayward G, et al. Systemic corticosteroids for acute sinusitis. Cochrane Database Syst Rev 2014.
48. Venekamp RP, Bonten MJ, Rovers MM, et al. Systemic corticosteroid monotherapy for clinically diagnosed acute rhinosinusitis: a randomized controlled trial. CMAJ: Canadian Medical Association Journal 2012;184:E751-7.
49. Ratau NP, Snyman JR, Swanepoel C. Short-course, low-dose oral betamethasone as an adjunct in the treatment of acute infective sinusitis: a comparative study with placebo. Clin Drug Investig 2004;24:577-82.
50. Gehanno P, Beauvillain C, Bobin S, et al. Short therapy with amoxicillin-clavulanate and corticosteroids in acute sinusitis: results of a multicentre study in adults. Scand J Infect Dis 2000;32:679-84.
51. Hemila H, Chalker E. Vitamin C for preventing and treating the common cold. Cochrane Database Syst Rev 2013:CD000980.

UMA INTRODUÇÃO A RINOSSINUSITE CRÔNICA, FENÓTIPOS E ENDÓTIPOS

Richard Voegels ■ Bruna Natalia Freire Ribeiro ■ Stefany de Melo Prata

INTRODUÇÃO

Rinossinusite crônica (RSC) é uma doença inflamatória dos seios paranasais com duração maior do que 12 semanas.[1-3] Classicamente dividida em dois fenótipos baseada na endoscopia nasal e tomografia computadorizada, rinossinusite crônica com polipose nasal (RSCcPN) e sem polipose nasal (RSCsPN).[1-3] Há alguns anos Bachert propôs que essa divisão em dois fenótipos clínicos não era suficiente para agrupar as manifestações clínicas, respostas ao tratamento e diversidade imunológica dos pacientes com RSC, sugerindo a presença de endótipos.[3-6]

Essa diferença entre pacientes com RSCcPN e RSCsPN não é universal, diferenças entre caucasianos e chineses com RSC relacionadas com a associação com asma, padrão microbiológico e perfil inflamatório sugerem que mesmo os endótipos diferem nas diversas regiões do mundo.[3-6] Em 2016 Wang publicou um estudo que avaliou o endótipo de pacientes na região de Benelux (Bélgica, Holanda e Luxemburgo), Adelaide (Austrália), Tochigi (Japão), Beijing e Chengdu (China) mostrou predomínio do endótipo eosinofílico (50%) nos pacientes com RSCcPN de Benelux, Adelaide e Tochigi quando comparados com Bejing e Chengdu, nos quais menos de 30% apresentaram esse endótipo.[5] Um estudo com a segunda geração de chineses vivendo nos Estados Unidos que apresentavam RSCcPN demonstrou que eles mantiveram o predomínio não eosinofílico de inflamação. Além disso, o endótipo pode mudar ao longo do tempo por exemplo na Tailândia onde observou-se um aumento no predomínio eosinofílico e colonização por *Staphylococcus aureus* em pacientes com RSCcPN nos últimos anos.[7]

A partir dessas ideias de que a divisão em RSCcPN e RSCsPN baseada nos achados clínicos não conseguem incluir a diversidade molecular que existe em cada subtipo e que o tratamento baseia-se na etiologia e no endótipo molecular de cada padrão inflamatório, Harvey e Cavada propuseram uma nova classificação fenótipica para RSC primária em 2019. Eles descrevem três fenótipos para RSC associados à inflamação da via aérea: alérgico, eosinofílico e não eosinofílico.[8] A partir de 2020 o EPOS incorpora essa nova divisão fenótipica.[1]

CLASSIFICAÇÃO DA RINOSSINUSITE CRÔNICA

A partir dos conceitos de endótipos e fenótipos e as novas classificações propostas ao longo dos últimos anos, a classificação da rinossinusite crônica foi atualizada no EPOS 2020 (Quadro 10-1).[1] A divisão classifica a RSC em primária ou secundária e localizada ou difusa, de acordo com acometimento anatômico. Na RSC primária é levado em consideração o endótipo inflamatório predominante, tipo 2 ou não tipo 2. RSC primária é representada pela inflamação crônica dos seios paranasais, refere-se ao acometimento nasossinusal sem evidência de etiologia secundária (exemplo neoplasia, odontogênica).[1]

A RSC primária localizada é dividida em tipo 2, correspondente ao fenótipo de rinossinusite fúngica alérgica e não tipo 2, correspondente ao fenótipo de rinossinusite isolada.[1] Do mesmo modo a RSC primária difusa é dividida em tipo 2 ou eosinofílica (eRSC) e não tipo 2 ou não eosinofílica (não eRSC).[1] A

Quadro 10-1. Controle clínico

EPOS 2020 – Avaliação do controle clínico no último mês			
	Controlada	Parcialmente controlada	Não controlada
Obstrução nasal[1]	Ausente ou não incomoda[2]	Presente maioria dos dias da semana[3]	Presente maioria dos dias da semana[3]
Rinorreia ou gotejamento posterior[1]	Pequena quantidade e e cor clara[2]	Mucopurulenta maioria dos dias da semana[3]	Presente maioria dos dias da semana[3]
Pressão ou dor facial[1]	Ausente ou não incomoda[2]	Presente maioria dos dias da semana[3]	Presente maioria dos dias da semana[3]
Alterações do sono ou fadiga[1]	Normal ou levemente alterado[2]	Alterado[3]	Alterado[3]
Endoscopia nasal	Mucosa saudável	Mucosa doente[4]	Mucosa doente[4]
Tratamento de resgate	Sem necessidade	Necessário pelo menos um ciclo de tratamento	Sintomas persistem apesar do tratamento de resgate

[1]Sintomas de RSC; [2]Para pesquisa VAS ≤ 5; [3]Para pesquisa VAS > 5; [4]Mostrando Pólipo nasal, secreção mucopurulenta ou mucosa inflamada.

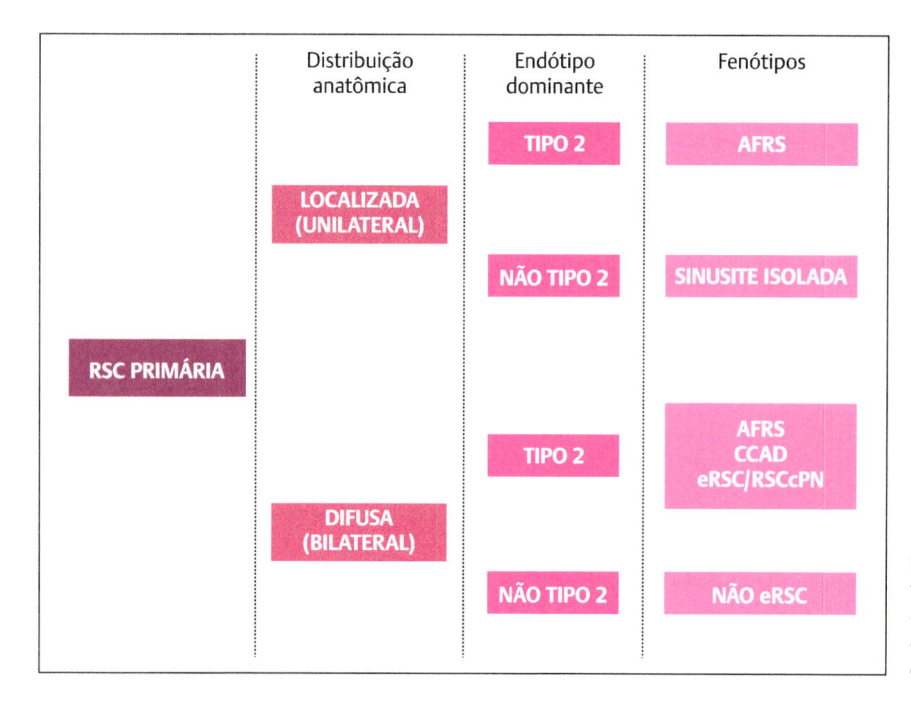

Fig. 10-1. RSC primária. AFRS: rinossinusite fúngica alérgica; CCAD: doença do compartimento central; eRSC: rinossinusite crônica eosinofílica; RSCcPN: rinossinusite crônica com polipose nasal.

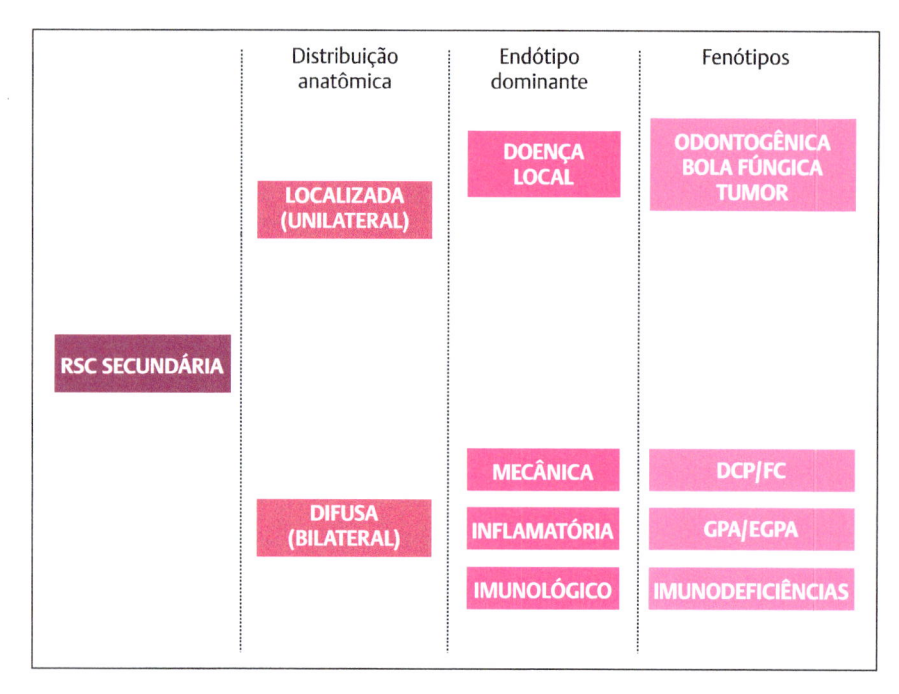

Fig. 10-2. RSC secundária. DCP: discinesia ciliar primária; FC: fibrose cística; GPA: granulomatose com poliangeíte; EGPA: granulomatose eosinofílica com poliangeíte.

eosinofilia tecidual é determinada através da quantificação histológica do número de eosinófilos, deve ser maior ou igual a 10 eosinófilos por campo de maior aumento (400×) (Fig. 10-1).[1,8]

A RSC secundária é dividida em localizada ou difusa, as quais são categorizadas em quatro grupos nos quais se incluem uma diversidade de fenótipos clínicos. A RSC secundária localizada tem a categoria de doença local na qual se enquadram bola fúngica, tumores ou odontogênica. A RSC secundária difusa é dividida em três categorias: mecânica, na qual se enquadram os fenótipos de fibrose cística e discinesia ciliar primária; inflamatória, na qual se enquadram os fenótipos de granulomatose com poliangeíte (doença de Wegener) e granulomatose com poliangeíte eosinofílica (doença de Churg-Strauss); e imunológico no qual se encaixam os fenótipos relacionados com as imunodeficiências (Fig. 10-2).[1]

DOENÇA DO COMPARTIMENTO CENTRAL

Doença do compartimento central (CCAD – *central compartment atopic disease*) é uma variante da RSC primária de padrão difuso tipo 2 associada à alergia.[1,8] Pacientes jovens com inflamação alérgica da via aérea, presença de padrão inflamatório Th2 com predomínio de IgE e sinais de outras atopias, exemplo; rinite alérgica, conjuntivite e dermatite. Podem ter história de asma alérgica na infância.[8]

Sintomas mais comuns são prurido, espirros e rinorreia. Conjuntivite associada é comumente vista. Apesar de apresentarem alterações endoscópicas e tomográficas a maioria dos pacientes não apresenta alterações olfatórias. Os sintomas respondem a corticoide. Rinossinusites agudas de repetição são menos comuns no fenótipo alérgico quando comparado com o eosinofílico.[8]

1. *Endoscopia nasal*: atopia manifesta-se como edema de concha média.[8-12] Os alérgenos inalatórios são depositados na cabeça da concha média levando ao edema e à inflamação da mucosa, demonstrado por Hamizan.[11] O edema pode progredir e envolver concha superior e septo nasal posterior. A degeneração polipoide é restrita às conchas, processo uncinado e complexo ostiomeatal, apesar de essas alterações à mucosa do etmoide, do maxilar e do esfenoide geralmente ser normal;[8,12]
2. *Tomografia*: a característica do fenótipo alérgico é o espessamento central das conchas e do septo com periferia quase normal, primeiramente descrito por Lund como sinal *black halo*.[8,10,13] Espessamento de tecidos moles em região central da cavidade nasal com teto e paredes laterais sem alterações. Essas alterações podem levar à obstrução causando retenção de mucosa que pode ser vista no exame tomográfico;[8,12]
3. *Histopatologia*: padrão Th2, portanto IgE total elevada. Raramente apresentam eosinofilia sérica, podem apresentar eosinofilia tecidual e cristais de Charcot-Leyden na mucina, resultado da degranulação de eosinófilos;[8]
4. *Testes alérgicos*: pacientes apresentam evidência de atopia no *prick teste* ou em testes séricos como *Immunocap/radioallergosorbent test* (RAST). Atopia tem relação clínica com os sintomas. Alérgenos perenes são comumente envolvidos, como ácaro.[8,11,12]

Tratamento consiste no controle alérgico como farmacoterapia e imunoterapia, antes ou após a cirurgia. A degeneração polipoide dificilmente resolve com tratamento tópico com corticoide, sendo necessária abordagem cirúrgica para remover as alterações existentes e prevenir a obstrução secundária.[8]

RINOSSINUSITE CRÔNICA
Eosinofílica
RSC eosinofílica (eRSC) é uma variante da RSC primária difusa tipo 2.[1] Hiposmia ou anosmia responsiva a corticoide é uma característica marcante na história dos pacientes. Outra característica é a história de rinossinusite aguda de repetição com uso de antibióticos em diversas ocasiões. Maioria dos pacientes tem asma de início tardio, os pacientes que não apresentam asma na avaliação inicial têm alta probabilidade de desenvolver ao longo dos anos. Doença respiratória exacerbada por aspirina é um subtipo de eRSC.[8]

Ao exame endoscópico nasal apresentam muco espesso e edema polipoide ou pólipos nasais. Edema de mucosa e o aspecto em "pele de laranja" é comum no início da doença.[8] No exame tomográfico existe velamento pansinusal, evidência de obstrução secundária e neo-osteogênese. A histopatologia é característica com eosinofilia tecidual (≥ 10 eosinófilos por campo maior aumento). Pode ser encontrada eosinofilia sérica.[1,8,14,15]

Não Eosinofílica
RSC não eosinofílica (não eRSC) é definida como RSC primária difusa não tipo 2. Pacientes por volta dos 60 anos sem história prévia de atopia. Apresentam hiposmia ou anosmia mas sem resposta com uso de corticoides e sintomas de via aérea inferior.[8]

Ao exame endoscópico nasal podem apresentar edema polipoide ou pólipos nasais. No exame tomográfico existe velamento pansinusal, difícil diferencia do padrão eosinofílico. A histopatologia evidencia neutrófilos.[8]

MANIFESTAÇÕES CLÍNICAS
Segundo EPOS, rinossinusite crônica em adultos é definida pela presença de dois ou mais sintomas dentre os seguintes: obstrução nasal, rinorreia anterior ou posterior, dor ou pressão facial e redução do olfato. É obrigatório que um dos sintomas seja obstrução nasal ou rinorreia. A duração deve ser maior ou igual a 12 semanas. Para a definição clínica é necessária a confirmação por meio de endoscopia nasal: pólipos nasais, secreção mucopurulenta, obstrução ou edema do meato médio; e/ou sinais radiológicos na tomografia computadorizada (TC) de alterações da mucosa do complexo osteomeatal e/ou seios paranasais. Propostas pelos autores do EPOS 2012 a substituição da hiposmia/anosmia pela tosse enquanto critério diagnóstico de rinossinusite nas crianças, já que este é o segundo sintoma mais frequentemente referido em idade pediátrica (50%-80%), sendo rinorreia o mais frequente (71%-80%).[1,2]

O EPOS classifica os sintomas de obstrução nasal, alteração do olfato, rinorreia e dor facial como sintomas cardinais da RSC. Perda de olfato é um sintoma cardinal da RSC, mas tem uma variedade de diagnósticos diferenciais.[1,2] A prevalência dos distúrbios do olfato na população é aproximadamente 3%-5% para anosmia e 15%-25% para hiposmia. RSC e infecção viral são responsáveis por 80% dos casos de hiposmia/anosmia.[16] Na RSC dois mecanismos explicam a diminuição do olfato, obstrução mecânica da fenda olfatória e o ambiente inflamatório. A dor facial apesar de um sintoma cardinal de RSC acompanha outras patologias e não deve ser considerada na RSC se dissociada de sintomas nasais ou alterações do exame físico.[1,2]

O EPOS classifica os sintomas: edema ou eritema periorbitário, alteração de globo ocular; visão dupla, oftalmoplegia, diminuição de acuidade visual, cefaleia severa, edema frontal, sinais de sepse ou meningite, alterações neurológicas, sintomas unilaterais, sangramento, crostas, cacosmia como de alarme. Na presença desses sintomas, o paciente deve ser avaliado por um especialista para diagnóstico diferencial com tumores ou doenças sistêmicas.[1,2]

Stevens publicou um estudo em 2019 demonstrando uma prevalência de mulheres entre pacientes com RSCsPN quando comparados com RSCcPN. Associação com atopia e asma nos pacientes com RSCcPN (p < 0,005). Em relação aos sintomas, na comparação entre os dois grupos, a alteração no olfato era sintoma mais prevalente nos pacientes com RSCcPN, enquanto os sintomas mais prevalentes nos pacientes com RSCsPN eram rinorreia, dor em face, cafeleia, tosse e fadiga (p < 0,005).[17]

O mesmo estudo avaliou os endotipos T1, T2 e T3 (Th17) e encontrou que entre todos os pacientes com RSC, aqueles que expressam o endótipo T2 apresentaram uma frequência maior de pólipos nasais, asma, perda de olfato e presença de mucina alérgica e eram menos propensos a apresentar rinorreia, tosse e presença de secreção purulenta. Além disso, o estudo reportou prevalência maior de endotipo T1 entre mulheres, e presença de secreção purulenta associada ao endotipo T3.[17]

REFERÊNCIAS BIBLIOGRÁFICAS

1. Fokkens WJ, Lund VJ, Hopkins C, et al. European Position Paper on Rhino-sinusitis and Nasal Polyps 2020 Rhinology. 2020:1-464.
2. Fokkens WJ, Lund VJ, Mullol J, et al. Europeanposition paper on rhinosinusitis and nasal polyps 2012. Rhinol Suppl 2012;(23):1-298.
3. Bachert C, Zhang N, Hellings PW, Bousquet J. Endotype-driven care pathways in patients with chronic rhinosinusitis. J Allergy Clin Immunol, 2018;141(5):1543-1551.
4. Bachert C, Zhang N, van Zele T, Gevaert P. Chronic rhinosinusitis: from one disease to different phenotypes. Pediatr Allergy Immunol. 2012:2-4.
5. Wang X, Zhang N, Bo M, et al. Diversity of TH cytokine profiles in patients with chronic rhinosinusitis: A multicenter study in Europe, Asia, and Oceania. J Allergy Clin Immunol. 2016;138(5):1344-1353.
6. Tomassen P, Vandeplas G, Van Zele T, et al. Inflammatory endotypes of chronic rhinosinusitis based on cluster analysis of biomarkers. J Allergy Clin Immunol. 2016;137(5):1449-1456.e4.
7. Katotomichelakis M, Tantilipikorn P, Holtappels G, et al. Inflammatory patterns in upper airway disease in the same geographical area may change over time. Am J Rhinol Allergy 2013;27:354-60.
8. Grayson JW, Cavada M, Harvey RJ. Clinically relevant phenotypes in chronic rhinosinusitis. J Otolaryngol Head Neck Surg. 2019;48(1):23.
9. Brunner JP, Jawad BA, McCoul ED. Polypoid change of the middle turbinate and paranasal sinus polyposis are distinct entities. Otolaryngol Head Neck Surg. 2017;157(3):519-23.
10. Hamizan AW, Loftus PA, Alvarado R, et al. Allergic phenotype of chronic rhinosinusitis based on radiologic pattern of disease. Laryngoscope. 2018;128(9):2015-21.
11. Hamizan AW, Christensen JM, Ebenzer J, et al. Middle turbinate edema as a diagnostic marker of inhalant allergy. Int Forum Allergy Rhinol. 2017;7(1):37-42.
12. DelGaudio JM, Loftus PA, Hamizan AW, et al. Central compartment atopic disease. Am J Rhinol Allergy. 2017;31(4):228-34.
13. Scadding G, Lund V. Investigative rhinology. 1st ed. London: Taylor & Francis; 2004.
14. Ho J, Hamizan AW, Alvarado R, Rimmer J, et al. Systemic predictors of eosinophilic chronic rhinosinusitis. Am J Rhinol Allergy. 2018;32(4):252-7.
15. McHugh T, Snidvongs K, Xie M, et al. High tissue eosinophilia as a marker to predict recurrence for eosinophilic chronic rhinosinusitis: a systematic review and meta-analysis. Int Forum Allergy Rhinol. 2018;8(12):1421-9.
16. Croy I, Nordin S. & Hummel T. (2014) Olfactory disorders and quality of life–an updated review. Chem. Senses 39(3),185-194.
17. Whitney W. Stevens, Anju T. Peters, Bruce K. Tan, et al. Associations Between Inflammatory Endotypes and Clinical Presentations in Chronic Rhinosinusitis, The Journal of Allergy and Clinical Immunology: In Practice, Vol 7, Issue 8, 2019:pp 2812-2820.e3.

EVOLUÇÃO NO TRATAMENTO DA RINOSSINUSITE CRÔNICA

CAPÍTULO 11

Wilma Terezinha Anselmo-Lima ▪ Edwin Tamashiro ▪ Fabiana Cardoso Pereira Valera

INTRODUÇÃO

A rinossinusite crônica (RSC) engloba um amplo espectro de condições inflamatórias que acometem o nariz e os seios paranasais, por um período mínimo contínuo de 12 semanas. Diferentes fatores etiopatogênicos têm sido identificados como causadores ou moduladores da RSC, embora os mecanismos fisiopatogênicos ainda não estejam totalmente elucidados. Em muitos casos, a complexa e heterogênea interação entre múltiplos fatores torna o tratamento desses pacientes um desafio, de difícil controle mesmo diante de abordagens clínicas e cirúrgicas consideradas apropriadas.

Por várias décadas, a RSC era entendida como uma doença inflamatória crônica consequente à colonização de bactérias patogênicas. Acreditava-se que a limpeza cirúrgica dos seios paranasais, especialmente através de acessos externos, como o de Caldwell-Luc, Lynch e Ermírio de Lima, poderiam curar a RSC. Até a década de 1990, praticamente todas as cirurgias nasossinusais no Brasil eram realizadas através de acessos externos ou assistidas com microscópios para visualização endonasal. Os resultados observados com essas técnicas cirúrgicas eram geralmente ruins, uma vez que a visualização e o acesso aos seios paranasais eram limitados.

Posteriormente, com o melhor entendimento da anatomia nasossinusal e especialmente da fisiologia do transporte mucociliar dos seios paranasais, acreditou-se que a inflamação presente nos seios paranasais era decorrente de bloqueios anatômicos nas vias de drenagem dos seios. O advento da técnica endoscópica no fiml dos anos 1970 e a evolução das técnicas endoscópicas nas décadas seguintes permitiram uma melhor abordagem aos óstios naturais dos seios paranasais por via endonasal. Quando havia a falha terapêutica após tratamento clínico, os pacientes eram então direcionados a tratamento cirúrgico, denominado na ocasião de cirurgia endoscópica funcional dos seios paranasais (do inglês *Functional Endoscopic Sinus Surgery* – FESS). O princípio fundamental da cirurgia endoscópica funcional era promover uma ampliação dos óstios e das vias de drenagem dos seios paranasais, para que houvesse uma melhor drenagem e ventilação dos seios. Uma evolução significativa da compreensão de tratamento das RSC, na época, foi a conscientização da importância do transporte mucociliar para a fisiopatologia nasossinusal. Como consequência, a mucosa nasossinusal, que era comumente retirada nos procedimentos externos, foi preferencialmente preservada na FESS, a fim de reestabelecer a fisiologia mucociliar.

No Brasil, a endoscopia nasal começou a ser difundida no fim da década de 1990, com a esperança de que a cura para esses pacientes estaria finalmente chegando. Apesar dos benefícios trazidos pela abordagem endoscópica endonasal e das consequentes evoluções cirúrgicas geradas a partir desta técnica, ainda eram observados índices insatisfatórios de persistência ou recorrência da RSC. Em muitos casos, o problema central não era simplesmente deformidades anatômicas causando alterações no transporte mucociliar em si, mas algo inerente na mucosa nasossinusal gerando inflamação crônica.

Paralelamente à evolução cirúrgica, observamos um grande avanço na compreensão da fisiopatogenia da RSC nas duas décadas subsequentes, com melhor entendimento das alterações histopatológicas e moleculares encontradas na RSC, incluindo parte da complexa interação entre o hospedeiro e fatores externos. A caracterização da RSC pela presença de pólipos nasais à endoscopia nasal (RSC com pólipos nasais *vs.* RSC sem pólipos nasais) trouxe uma maneira racional de direcionarmos tratamentos mais assertivos para diferentes formas da doença, pois era uma maneira razoável de predizer o prognóstico e a resposta a tratamentos.

No entanto, com a ampliação da investigação em outras populações não caucasianas e, principalmente, a melhor elucidação das vias celulares e moleculares envolvidas nos diferentes indivíduos, a simples distinção da RSC pela apresentação fenotípica tem sido insuficiente para predizer prognóstico e direcionar tratamentos mais efetivos para esses pacientes. A caracterização dos indivíduos com RSC baseada em endótipos, definida pelo conjunto de características biomoleculares relacionadas a mecanismos fisiopatogênicos comuns, tem sido a melhor estratégia para se abordar esses doentes, pois tem sido possível predizer o curso da doença e a resposta aos diferentes tratamentos, evitar efeitos indesejáveis com tratamentos poucos efetivos, além de direcionar o desenvolvimento de tratamentos específicos para diferentes formas da doença. Nesse sentido, as diretrizes mais recentes (*European Position Paper on Rhinosinusitis and Nasal Polyps 2020*[1] e *International Consensus Statement on Allergy and Rhinology: Rhinosinusitis* 2021[2]) reforçam a importância da endofenotipagem para identificar mais precisamente subtipos da doença que apresentam características semelhantes, para atingir os benefícios da medicina de precisão.

A classificação das RSCs, mais amplamente aceita atualmente, divide as RSCs em dois grandes grupos: RSC primária e RSC secundária.[3] As RSCs secundárias são decorrentes de uma causa identificável e conhecida, como aquelas decorrentes de alterações infecciosas locais (sinusite odontogênica, bola fúngica), autoimunes (p. ex.: granulomatose com poliangeíte), genéticas (fibrose cística, discinesia ciliar primária) ou tumorais.

As RSCs primárias, por sua vez, são aquelas em que não há um fator causal bem estabelecido ou identificável. Dentre as diferentes formas de apresentação clínica, podem ser ainda subdividas de acordo com a sua extensão (localizada vs. difusa) ou de acordo com o perfil inflamatório predominante (Inflamação do tipo 2 vs. Inflamação não tipo 2). Apenas como exemplo dessas variantes, podemos citar os casos de doença atópica do compartimento central, rinossinusite fúngica alérgica, doença respiratória exacerbada por aspirina, entre outros (vide Capítulo 10). Embora esta classificação ainda apresente algumas lacunas e não consiga englobar todos os subtipos de RSC, ela nos possibilita entender melhor o racional de tratamento para cada uma delas, direcionando tratamento específico de acordo com o perfil do paciente.

Anteriormente ao entendimento das diferentes formas de RSC com base em características endofenotípicas, as RSCs eram tratadas como uma doença inflamatória de provável etiologia infecciosa bacteriana. Por vários anos, até meados dos anos 2000, o tratamento clínico preconizado consistia no uso prolongado de corticoides e antibióticos.[4] Com a melhor compreensão de formas específicas de RSC, o tratamento clínico e cirúrgico tem sido personalizado de acordo com a causa ou fisiopatogenia subjacente, promovendo redução dos mecanismos inflamatórios ou potencialmente até a sua cura. Nos casos de RSC secundária, em que há uma causa identificável e passível de cura, como um foco odontogênico, a presença de colonização fúngica (bola fúngica) ou recirculação do seio, o tratamento cirúrgico (aliado às vezes ao tratamento clínico medicamentoso) é capaz de promover uma alta taxa de resolução nesses casos. Por outro lado, nas formas primárias de RSC, a subclassificação de acordo com a endofenotipagem pode auxiliar no direcionamento de tratamentos clínicos e cirúrgicos específicos.

De modo geral, um passo importante para se determinar o melhor tratamento clínico para um paciente com RSC primária é determinar se o padrão inflamatório é predominantemente de tipo 2 ou não tipo 2. Diversos parâmetros clínicos e laboratoriais são utilizados para predizer o perfil predominante de inflamação. O Quadro 11-1 resume os principais parâmetros atualmente utilizados para distinção dos perfis inflamatórios.

A atual base do tratamento das formas de RSC consiste no uso de corticoides tópico e/ou sistêmico, lavagem nasal com solução fisiológica e, ocasionalmente, antibióticos. Para aqueles que apresentam má resposta ou que tenham alta probabilidade de resposta negativa ao tratamento clínico, o tratamento cirúrgico torna-se uma opção, a fim de reduzir a carga inflamatória local, melhorar os sistemas de ventilação e drenagem dos seios e possibilitar acesso a terapias tópicas apropriadas. Outras formas adjuvantes e complementares de tratamento, como imunoterapia, dessensibilização a anti-inflamatórios não esteroidais (AINEs), imunobiológicos, entre outras, podem ser utilizadas em formas específicas de RSC. Dentre as principais opções terapêuticas atualmente existentes para RSC, podemos citar as seguintes formas, com as principais evidências direcionadas ao endótipo/fenótipo de cada forma da doença.

Quadro 11-1. Critérios clínicos e laboratoriais sugestivos de inflamação do tipo 2 e não tipo 2 em pacientes com RSC[5]

Inflamação tipo 2

Critérios clínicos (pelo menos 3)
- Idade de início entre 30-50 anos
- Melhora importante do olfato com corticosteroide oral
- Asma de início na vida adulta
- Presença de intolerância a AINE
- Presença de pólipos nasais bilaterais e de mucina eosinofílica

Critérios laboratoriais (pelo menos 1)
- Eosinofilia tecidual ≥ 10 células/campo maior aumento (400x)
- Eosinofilia sérica ≥ 250 células/μL
- IgE sérico total ≥ 100 UI/mL

Inflamação não tipo 2

Critérios clínicos
- Queixas mais frequentes são rinorreia ou dor facial
- Frequentemente não associada à asma
- Frequentemente sem atopia
- Presença de rinorreia purulenta

Critérios laboratoriais
- IgE sérico < 100 UI/mL
- Eosinofilia sérica < 250 células/μL
- Eosinofilia tecidual < 10 células/campo maior aumento (400x)

TRATAMENTO TÓPICO

Irrigação Nasal Com Soro Fisiológico ou Ringer Lactato

Lavagem nasal é universalmente indicada para todos os tipos de RSC, pois promove melhora do fluxo mucociliar, diminui o edema da mucosa nasal, reduz mediadores inflamatórios, interrompe e remove mecanicamente o muco espesso presente na cavidade nasal, biofilmes e antígenos, além de hidratar a camada sol do muco respiratório. Embora não haja uma forte recomendação de uso das soluções salinas em pacientes com RSC em função da qualidade dos ensaios clínicos que avaliaram essa questão, a experiência clínica mostra que a irrigação nasal traz um significativo alívio sintomático para os pacientes.

Em relação às irrigações salinas, ainda não existe consenso sobre a melhor concentração salina a ser utilizada. Tanto a irrigação nasal com solução salina isotônica, Ringer Lactato ou as soluções hipertônicas são eficazes em pacientes com RSC-cPN.[1,2,6,7] No entanto, a solução hipertônica tem como aspecto negativo o fato de muitos pacientes reclamarem de ardência, principalmente no pós-operatório.

As irrigações nasais com alto volume (acima de 60 mL por narina) parecem ter mais efeitos benéficos que as de baixo volume ou *sprays*, principalmente quando utilizadas em longo prazo (mais de 8 semanas de uso). Deve-se orientar o paciente quanto à técnica correta de utilização, para otimização dos efeitos benéficos e para que o paciente não descontinue o uso pelo desconforto ou pela baixa eficácia decorrente da técnica inadequada de aplicação. Apesar da irrigação nasal com solução fisiológica não ser indicada como um tratamento isolado para a RSC, a sua utilidade e seus benefícios são extremamente relevantes, especialmente no pós-operatório. Além da remoção mecânica de debris, a irrigação nasal facilita o acesso de medicações tópicas, acelera a cicatrização e auxilia no restabelecimento do transporte mucociliar.[8]

Corticoide *Spray*

Os corticoides na forma de *spray* são de fácil utilização, amplamente disponíveis no Brasil, e com bom perfil de segurança para a maioria dos corticoides em longo prazo, como o furoato de mometasona, furoato de fluticasona e proprionato de fluticasona.

Os *sprays* nasais são considerados medicação de primeira escolha tanto para o uso na RSCcPN como para a RSCsPN, por sua comprovada eficácia na redução dos sintomas, na melhora do olfato e melhor controle da doença. Em casos especificamente de pacientes com RSCcPN, o tratamento com corticoide nasal em *spray* também reduz o tamanho dos pólipos nasais e previne significativamente a recidiva dessas lesões.

No entanto, em geral, os *sprays* nasais promovem baixa penetração nos seios paranasais, limitando a sua ação quando a doença é mais extensa. Entre os possíveis efeitos adversos mais comuns estão a epistaxe e a cefaleia, especialmente se a aplicação não for realizada adequadamente.

Irrigação Nasal Com Corticoide

Testes com irrigação nasal com alto volume têm demonstrado melhor penetração do corticoide nos seios paranasais em relação às formas de *sprays*, gotas ou nebulização. As irrigações contendo corticoides nasais trazem benefícios superiores quando comparadas aos *sprays* de corticoides ou apenas soluções salinas, tanto em relação aos sintomas como aos escores endoscópicos e tomográficos ao longo de 12 meses de avaliação.[9] De uma forma geral, o benefício é maior nos pacientes já operados, uma vez que a ampliação dos óstios dos seios da face facilita a entrada do volume instilado.

Os principais corticoides usados nessa formulação são a budesonida, a fluticasona e a mometasona. Embora haja poucos estudos de segurança em longo prazo do uso de irrigação nasal com corticoides, a aplicação de doses habituais (p. ex.: budesonida 2 mg/dia ou fluticasona 3 mg/dia) tem se mostrado segura, não tendo influenciado no eixo hipotálamo-hipofisário ou na pressão intraocular em médio prazo ou longo prazo.[10,11]

Ao prescrever essa forma de tratamento, deve-se orientar corretamente o paciente para a aplicação correta quanto a posição da cabeça, pressão, fluxo e volume da irrigação, para que não haja desconforto sobre a tuba auditiva, a deglutição ou ineficácia de penetração da solução.

Outros dispositivos de aplicação tópica de corticoides, como os implantes de liberação lenta e prolongada, ainda não estão disponíveis no Brasil.

Antibióticos Tópicos

O raciocínio para o uso de antibióticos tópicos para o tratamento da RSC é interessante, considerando que, em muitos pacientes, a persistência de inflamação na mucosa nasossinusal pode ser decorrente da colonização de patógenos como *S. aureus* ou *P. aeruginosa*, capazes de formar biofilmes altamente resistentes a antibióticos administrados oralmente. A premissa seria atingir maiores concentrações do antibiótico na mucosa dos seios paranasais, ultrapassando a concentração de erradicação de biofilmes, e sem os efeitos colaterais indesejados do uso de antibióticos sistêmicos.

Essa forma de tratamento seria especialmente indicada para casos já operados, considerando que a penetração de medicamentos tópicos em seios não operados é de menos de 2-3% do volume total de solução irrigada.[12]

No entanto, a atual evidência não suporta a recomendação de uso de antibióticos tópicos em RSC, seja com ou sem pólipo nasal. Até o momento, os estudos trazem resultados inconsistentes, e a melhora clínica não foi significativa para a maioria dos pacientes. Alguns estudos com população específica (como pacientes com RSC recalcitrante após cirurgia endoscópica nasossinusal ou pacientes com fibrose cística[13,14]) sugerem que talvez haja algum benefício com o uso desse tipo de formulação, mas estudos mais robustos fazem-se necessários para essa conclusão.

Outros Agentes

O xilitol é um açúcar com 5 carbonos que tem como propriedade otimizar a atividade antimicrobiana inata nas secreções do trato respiratório. Três estudos randomizados controlados por placebo foram realizados, todos comparando a lavagem de solução salina com xilitol à mesma solução salina com placebo, sem identificar se os pacientes possuíam RSCcPN ou RSCsPN. Nos três estudos, a melhora clínica foi significantemente maior no grupo que utilizou o xilitol em comparação com o controle.[15-17] Considerando o ainda pequeno número de estudos sobre o tema, os consensos EPOS 2020[1] e ICAR 2021[2] sugerem o benefício, mas reforçam a necessidade de maior número de estudos que ajudem a identificar os maiores beneficiados com essa terapia.

Outros potenciais tratamentos tópicos, como probióticos, surfactantes, mel manuka ou prata coloidal, ainda precisam de evidências científicas mais robustas para serem indicados com segurança.

TRATAMENTO SISTÊMICO

Corticoide Oral

Os corticoides administrados oralmente melhoram de modo significativo os sintomas nasais, incluindo o olfato, reduzem o tamanho dos pólipos nasais e melhoram a qualidade de vida em pacientes com RSCcPN.[18] No entanto, cursos breves de corticoides orais não apresentam efeitos duradouros sobre os sintomas ou mesmo sobre os pólipos nasais após 3 meses do tratamento.

Para a rinossinusite fúngica alérgica, enquanto subtipo da RSC com inflamação tipo 2, a literatura recomenda limpeza cirúrgica dos seios acometidos seguida de corticoterapia oral prolongada. No entanto, não há ainda estudos controlados que tenham avaliado o efeito do corticoide (tópico ou sistêmico) nessa forma específica. Não existem ainda estudos que comprovem benefícios em relação à duração ideal de corticoides orais pós-operatórios. Até o momento, não há diferenciação de recomendação de corticoides entre a RSFA e outras formas de RSCcPN eosinofílicas.

Em função dos significativos efeitos colaterais promovidos pelo uso prolongado ou recorrente de corticoides sistêmicos (osteoporose, fraturas, hipertensão arterial, catarata, glaucoma, distúrbios do sono, ansiedade e depressão, diabetes melito, obesidade, doença do refluxo gastresofágico, úlcera péptica, entre outros), atualmente os principais consensos recomendam a mínima utilização de corticoides sistêmicos.[1,2] Podem ser utilizados como resgate de controle de sintomas em pacientes que estejam ainda sintomáticos, apesar do uso correto e regular de corticoide tópico, por períodos curtos (máximo 21 dias) em cada ciclo e idealmente menos de duas vezes ao ano.

Antibióticos Não Macrolídeos (Curto e Longo Prazos)

Durante muito tempo os antibióticos foram considerados o pilar do tratamento clínico para os pacientes com RSC, pelo entendimento de que a RSC era considerada uma infecção bacteriana crônica. Amoxicilina-clavulanato e cefalosporinas de segunda e terceira gerações eram recomendadas por até 30 dias, com opção das fluorquinolonas nos casos refratários.

Com o melhor conhecimento da fisiopatogenia e a observação de que os casos de RSC tratados com antibióticos em curto prazo não apresentavam resultados satisfatórios em longo prazo, o racional para o uso de antibioticoterapia em curto prazo tem sido cada vez menor. Até mesmo para casos de exacerbação aguda de RSC, os quais hipoteticamente são decorrentes de um recrudescimento de infecção bacteriana crônica ou de uma infecção aguda superposta, a utilização de amoxicilina-clavulanato por 14 dias não promoveu benefícios no controle dos sintomas ou escores endoscópicos em relação ao grupo controle (uso de corticoide tópico nasal).[19] Da mesma maneira, os estudos sobre doxiciclina prescrita em curto (< 3 semanas) ou longo prazos (> 3 semanas) para pacientes com RSCcPN ainda são controversos e escassos na literatura.[20,21] De modo geral, a recomendação dos principais consensos é a da não utilização de antibióticos não macrolídeos para quaisquer formas de RSC não complicada, especialmente para os casos sem exacerbação aguda.[1,2]

Apesar disso, a prescrição de antibióticos para RSC ainda continua sendo bastante frequente, especialmente entre médicos generalistas.[22] Entre as preocupações decorrentes do uso inapropriado de antibióticos estão a ocorrência de eventos adversos, como reações alérgicas, alterações gastrointestinais, além do desenvolvimento de resistência bacteriana, alto custo dos medicamentos e consequências negativas da alteração da microbiota em longo prazo.[23]

Por outro lado, a antibioticoterapia endovenosa deve ser reservada para pacientes com complicações e manifestações extrassinusais (orbitárias, ósseas e intracranianas).[12] Nesses casos, o uso do antibiótico guiado pela cultura do meato médio e pelo perfil do antibiograma é altamente recomendado.

Antibióticos Macrolídeos em Longo Prazo

Os macrolídeos são uma classe de antibióticos bacteriostáticos que possuem efeito contra bactérias gram-positivas e gram-negativas, tais como *Streptococcus pneumoniae*, *Haemophilus influenzae* e *Moraxella catarrhalis*.[24,25] Além do seu efeito antimicrobiano, o uso de macrolídeos em doses baixas (menores que a concentração mínima inibitória) e por longos períodos tem sido amplamente divulgado por causa efeitos anti-inflamatórios e imunomodulatórios comprovados, tanto *in vitro* como *in vivo*. Eles envolvem uma redução das citocinas pró-inflamatórias, como a IL-6, IL-8 e fator de necrose tumoral alfa (TNF-α), a redução da quimiotaxia de neutrófilos, a melhora no transporte mucociliar e um potencial efeito inibitório na formação de biofilme.[25]

As atuais evidências têm demonstrado que o uso prolongado (por mais de 3 meses) de macrolídeos traz melhores respostas em pacientes com RSC com baixa eosinofilia sérica e tecidual e baixos níveis de IgE, ou seja, com características predominantemente de inflamação não tipo 2. Ainda, em metanálise, Seresirikachor et al.[26] identificaram que o uso de macrolídeos por 24 semanas levou à melhora dos sintomas nasossinusais nos pacientes com RSCsPN, mas não em pacientes com RSCcPN.

Especificamente para a RSCsPN, apenas 3 estudos controlados e randomizados estão disponíveis em literatura,[27-29] sugerindo benefício na melhora do controle dos sintomas e melhora endoscópica, principalmente nos pacientes que apresentaram baixa eosinofilia.[25] No entanto, os consensos atuais reforçam a ausência de regularidade de resposta nos pacientes e questionam se tais inconsistências se devem à falta de padronização de doses, ao uso de medicamentos concomitantes, ao tempo de tratamento adotado nos diferentes ensaios clínicos, ou a não identificação de biomarcadores definitivos que estejam associados à melhor resposta ao tratamento com macrolídeos.

Nos pacientes com RSCcPN, o uso de macrolídeos tem sido indicado primariamente nos pacientes com má resposta ao uso de corticoides e com envolvimento de resposta neutrofílica, uma vez que a ação desse antibiótico tem se mostrado mais efetiva para resposta tipo 1, não eosinofílica.[2] Entretanto, dois estudos recentes observaram a ação da azitromicina usada como imunomodulador em pacientes portadores de pacientes com RSCcPN predominantemente eosinofílica, muitos com DREA ou asma associados, em estudos duplos-cegos controlados por placebo.[30,31] Em ambos os estudos, o grupo tratado com azitromicina acabou tendo menor índice de doença residual e menor índice de indicação de tratamento cirúrgico por persistência dos sintomas.

Uma grande preocupação é que, se utilizados em longo prazo, os macrolídeos possam induzir resistência bacteriana. Ainda, eventuais eventos adversos cardiovasculares e gastrointestinais têm sido reportados, o que gera uma preocupação para o uso universal em pacientes com RSC do tipo 1.

Diante do descrito, o grupo do EPOS 2020 considera baixo o nível de evidência para indicação do uso de macrolídeos em longo prazo no tratamento da RSC e ainda ressalta os potenciais riscos de eventos adversos. Para o ICAR 2021, os macrolídeos podem ser benéficos em pacientes individualizados, especialmente naqueles com RSCsPN, nos pacientes com RSCcPN predominantemente neutrofílico, ou naqueles que não responderam adequadamente aos corticoides. Ambos os consensos concluem, no entanto, que são necessários estudos mais amplos e bem controlados para se determinar a eficácia exata e a segurança dos macrolídeos em subtipos de RSC baseados em fenótipos e endótipos.

Antifúngicos

Alguns fungos (especialmente *Aspergillus* sp., *Bipolaris* sp., *Curvularia* sp. e *Alternaria* sp.) são capazes de promover respostas de hipersensibilidade nas vias aéreas. Tais fungos promovem recrutamento eosinofílico, liberam proteases e toxinas, levando aos consequentes dano mucoso e distúrbios no transporte mucociliar.[32,33] Considerando-se essa possível relação entre a presença de fungos em mucosa nasossinusal e uma resposta eosinofílica, alguns estudos randomizados controlados por placebo foram realizados com o objetivo de se avaliar o efeito de antifúngicos tópicos ou sistêmicos na melhora dos sintomas de pacientes com RSCcPN. No entanto, os resultados para os pacientes com RSCcPN não foram positivos, de forma que os consensos EPOS 2020 e ICAR 2021 contraindicam o uso desse medicamento nos pacientes com RSCcPN.[1,2]

Uma ressalva que tem sido apontada nos últimos anos é em relação à RSFA, ou rinossinusite fúngica eosinofílica. Estudos atuais têm demonstrado que a RSFA tem um fenótipo clínico e um endótipo distinto em relação às outras formas de RSCcPN, e há um racional teórico de possível benefício para esse tratamento.

A RSFA é responsável por 5-10% de todos os casos de RSCcPN em pacientes imunocompetentes. Uma revisão sistemática examinando antifúngicos tópicos e orais em pacientes com RSFA concluiu sua incapacidade de fazer uma recomendação em razão da baixa qualidade das evidências. Para o EPOS 2020, os antifúngicos orais podem ajudar a reduzir inflamação e a recidiva na RSFA (1b), como também reduzir a recorrência, mas não estão associados à melhora dos sintomas.[34,35] Já o ICAR 2021 considera possível o uso de antifúngicos tópicos ou orais em pacientes com RSFA de difícil controle ao tratamento convencional.

No entanto, ambos consensos concluem que existe a necessidade de estudos de qualidade que avaliem o uso desse tipo de medicamento especificamente para os pacientes com RSFA, para que se construam evidências sobre o tema.

Antileucotrienos

Alguns casos de RSCcPN eosinofílica, especialmente nos casos associados a asma e/ou DREA, têm como envolvimento fisiopatogênico uma provável desregulação do metabolismo do ácido araquidônico e da expressão de receptores eicosanoides, com desvio da metabolização promovida pelas cicloxigenases (COX) em direção às 5-lipoxigenases. Essa alteração metabólica gera uma notável diminuição na produção de prostaglandina E2 (PGE2) e um aumento na síntese de leucotrienos cisteínicos (CysLTs), além de maior responsividade em mastócitos e eosinófilos a esses CysLTs. Esse desbalanço metabólico gera, por fim, um aumento na produção de citocinas indutoras de eosinofilia.[36] Esse tem sido considerado um subtipo dos pacientes que apresentam RSCcPN tipo 2, mas com quadro clínico mais difícil de ser controlado e de pior prognóstico, com maior chance de recidivas.

Nesse contexto, alguns estudos foram desenvolvidos especificamente para avaliar o benefício clínico de antileucotrienos no tratamento de RSCcPN. O ICAR 2021 recomenda o uso de antileucotrieno como opção aos pacientes com RSCcPN que não responderam ao tratamento convencional. Já o EPOS 2020 ressalta que a qualidade dos atuais estudos não é suficiente para se recomendar o uso desse tipo de medicamentos para a RSCcPN.

Para pacientes com RSCsPN, ainda não há estudos controlados envolvendo o uso de antileucotrienos, exceto quando os pacientes apresentam comorbidades associadas, como rinite alérgica ou asma.

Anticorpos Monoclonais (Imunobiológicos)

Os anticorpos monoclonais, mais popularmente conhecidos como imunobiológicos, são anticorpos direcionados contra a ação específica de moléculas, sejam elas proteínas celulares ou mediadores inflamatórios. Dentre os imunobiológicos até então aprovados para doenças respiratórias, dois deles estão aprovados para uso em RSCcPN: o anti-IgE (omalizumabe) e o anti-IL-4/IL-13 (dupilumabe), cujas moléculas estão todas relacionadas ao perfil inflamatório do tipo 2.

Os biomarcadores para endofenotipagem e avaliação prognóstica são essenciais para uma estratificação e o uso racional desses novos tratamentos imunobiológicos direcionados.[37] A capacidade para predizer quais pacientes terão uma resposta favorável ao uso de anticorpos monoclonais vai ser um ponto chave na obtenção de uma relação custo-benefício favorável. Idealmente, poderemos ser capazes de discriminar e tratar esses pacientes precocemente, prevenindo a realização de múltiplas cirurgias e potencialmente o desenvolvimento de doença na via área inferior.[38-40]

Pacientes com RSCcPN cujos fenótipos ou endótipos estão associados a maior chance de recorrência (p. ex.: presença de asma, DREA ou eosinofilia) e pior resposta a tratamento convencional, seriam os principais beneficiados com o uso de imunobiológicos. Ainda são poucos os estudos que avaliaram a eficácia e a segurança com imunobiológicos em RSC até o presente momento, com casuística pequena, inclusive alguns deles com resultados conflitantes.[37]

De modo geral, os imunobiológicos voltados à RSC restringem-se aos casos de RSCcPN refratários ao tratamento convencional. Recentemente, membros da Academia Brasileira de Rinologia publicaram uma diretriz para recomendação de uso de imunobiológicos no Brasil, para orientar o uso desses fármacos em pacientes com RSC, de acordo com a nossa realidade.[5] Segundo essa diretriz, os pacientes devem apresentar um quadro de RSCcPN grave e não controlada, além de inflamação tipo 2 associada, para terem indicação ao tratamento (Quadro 11-2).

Outro aspecto relevante para a decisão de se usar essa terapia é a relação custo-benefício, pois ainda apresenta um custo bastante elevado quando comparado ao do tratamento clínico convencional e mesmo ao da cirurgia endoscópica

Quadro 11-2. Critérios para utilização de imunobiológicos em pacientes com RSC[5]

Presença obrigatória dos 3 critérios a seguir:
1. Persistência de sintomas após tratamento clínico e cirúrgico otimizado
2. Presença de pelo menos 3 critérios adiante:
    - Congestão nasal moderada a grave, aferida por escala visual analógica (EVA) maior ou igual a 5
    - Hiposmia grave ou anosmia aferida pelos testes validados no Brasil
    - SNOT-22 maior que 35
    - Asma não controlada
    - Pelo menos 2 ciclos de tratamento com corticoide oral no último ano
    - Pelo menos 1 cirurgia endoscópica nasossinusal prévia
3. Presença de pelo menos 1 dos critérios adiante:
    - Presença de pólipos nasais ocupando além dos meatos médios bilateralmente, confirmados por endoscopia nasal
    - Escore tomográfico de Lund-Mackay ≥ 10

nasossinusal.[41] Para otimizar o benefício do tratamento, os principais consensos não recomendam a administração dessas medicações como primeira linha, sendo reservada para pacientes com RSCcPN recalcitrante e que não responderam às demais terapias adjuvantes.[1,2,5,42,43]

O dupilumabe foi o primeiro imunobiológico com indicação de uso específico para RSCcPN autorizado pelas principais agências regulatórias internacionais (FDA e EMA em 2019) e no Brasil (2020). Recentemente, a Agência Nacional de Vigilância Sanitária (ANVISA) aprovou o omalizumabe para uso em rinossinusite crônica com pólipos nasais (RSCcPN) como tratamento complementar aos corticoides intranasais, em pacientes adultos acima de 18 anos.

O dupilumabe é um anticorpo monoclonal que age no receptor alfa da interleucina-4 e indiretamente age também na interleucina 13. É um medicamento que tem se mostrado eficaz para doenças do tipo 2, como asma, dermatite atópica e RSCcPN eosinofílica, com a redução de citocinas e quimiocinas pró-inflamatórias eosinofílicas (como IL-4, IL-13, proteína catiônica eosinofílica e eotaxinas). Em estudos duplos-cegos randomizados controlados por placebo em pacientes com RSCcPN, o tratamento com esse medicamento associado ao tratamento convencional esteve relacionado à melhora nos escores de qualidade de vida, nos sintomas nasossinusais (especialmente em congestão/obstrução nasal e alteração do olfato), e em escores endoscópicos e tomográficos de extensão da doença,[44] e o efeito benéfico tem, no geral, início rápido.[45] Além disso, os pacientes em uso de dupilumabe tiveram menor necessidade de cirurgias ou de uso de corticoide sistêmico para resgate do controle dos sintomas.[46] Importante salientar que a ação do dupilumabe não é duradoura, uma vez que o paciente volta a apresentar recidiva dos sintomas quando o medicamento é interrompido. Em estudo com pacientes com RSCcPN e asma associada ou com pacientes com DREA,[47] a adição do dupilumabe ao tratamento preexistente esteve associada à melhora acentuada tanto para os parâmetros nasossinusais como pulmonares.

Já o omalizumabe é um anticorpo anti-IgE e está indicado para doenças eosinofílicas (como asma, rinite alérgica, dermatite atópica e rinossinusite crônica) associadas ao aumento de IgE total sérico ou IgE específicos. Da mesma forma que o dupilumabe, seus estudos foram realizados nos pacientes com RSCcPN eosinofílica. O principal estudo duplo-cego randomizado controlado por placebo que avaliou o efeito do omalizumabe associado ao tratamento convencional em pacientes com RSCcPN evidenciou melhora dos sintomas nasossinusais (principalmente, congestão nasal) e dos parâmetros endoscópicos.[48] Outro estudo avaliou especificamente pacientes com RSFA recentemente submetidos à cirurgia e observou que o omalizumabe foi mais potente que o corticoide tópico para controle dos sintomas nasossinusais em até 6 meses de seguimento pós-operatório.

Em revisão sistemática para as diretrizes da EAACI (European Association of Allergy and Clinical Immunology), os autores observaram evidência de diminuição da necessidade de cirurgia ou de uso de corticoide tópico, melhora no escore SNOT-22 e no olfato para os dois imunobiológicos, tanto o dupilumabe como o omalizumabe.[42] O dupilumabe teve ainda a vantagem de estar associado a menos eventos adversos. Já outros imunobiológicos (reslizumabe e mepolizumabe) possuem evidência menos clara de benefício.

Quadro 11-3. Avaliação de resposta ao tratamento inicial (4-6 meses) com os imunobiológicos, devendo apresentar ao menos 2 dos seguintes critérios para manutenção do imunobiológico para além de 4-6 meses

- Melhora no olfato (pelo menos 1 grau da classificação olfatória – p. ex.: mudança de hiposmia moderada para hiposmia leve)
- Melhora na congestão nasal (pelo menos 2 pontos da EVA)
- Diminuição do pólipo nasal (diminuição de pelo menos 2 pontos do escore endoscópico de Lund-Kennedy, somando os lados direito e esquerdo)
- Controle da asma
- Redução ≥ 9 pontos no SNOT-22

No único estudo comparativo entre os dois imunobiológicos, tendo sido a comparação indireta, Peters et al.[49] observaram que o dupilumabe esteve associado a melhora mais importante no escore endoscópico, nos parâmetros relacionados a olfato e nos escores de sintomas nasossinusais do que o omalizumabe. Os pacientes tratados com dupilumabe tiveram ainda resposta mais consistente. No entanto, os autores concluem que um estudo direto, que comparasse as duas drogas no mesmo ensaio clínico, seria necessário para confirmar os resultados indiretos.

Um ponto adicional importante com essa terapia é a identificação dos pacientes que têm se beneficiado com o tratamento. As Diretrizes sobre imunobiológicos da ABR trazem a recomendação sobre a avaliação de resposta considerada adequada (Quadro 11-3). Apenas os pacientes que se incluem nos critérios mencionados é que se beneficiariam com a manutenção desse tratamento para além dos 4-6 meses iniciais.

Outro ponto importante é o esclarecimento de que essas terapias não promovem a cura para a doença inflamatória subjacente. Sendo assim, o conhecimento da exata patogênese da doença ainda permanece como a questão mais importante a ser esclarecida.

Por fim, é importante alertar sobre o desconhecimento dos efeitos colaterais em longo prazo e a potencial desregulação do sistema imune devida à modificação de cascatas específicas.

Imunoterapia Alérgeno-Específica (IT)

A imunoterapia alérgeno-específica tem sido indicada em alguns casos de RSC associados a atopia nasal e hipersensibilidade comprovada ao alérgeno. Dentre os grupos mais favoráveis, estão os pacientes com RSFA e com doença atópica do compartimento central (DACC).

A DACC é uma doença inflamatória do tipo 2, caracterizada por edema polipoide em concha média e estruturas centrais da cavidade nasal.[50] Ela acomete pacientes jovens, em torno dos 18 anos, cuja história está sempre voltada para associação com rinite alérgica, conjuntivite, dermatite e asma alérgica persistente desde criança. Esses casos estão associados à inflamação alérgica das vias aéreas, mediada por IgE, e costumam responder muito bem ao corticoide. Da mesma maneira, ocorre também melhora dos sintomas em pacientes sob uso de IT.[51]

Segundo uma recente revisão sistemática, há poucas evidências para apoiar o uso da IT como tratamento adjuvante em pacientes com RSCcPN, sendo principalmente indicada no pós-operatório.[52]

Nos casos com RSFA, segundo o EPOS 2020, a IT para antígenos fúngicos e não fúngicos pode melhorar os sintomas e reduzir a revisão da cirurgia (2b). Para o ICAR 2021, pode ser uma opção de tratamento razoável, porém ainda não respaldada por estudos controlados.

Dessensibilização a AINE

A dessensibilização a aspirina/AINEs tem sido utilizada em pacientes com DREA para alcançar uma melhora clínica dos sintomas e tem se mostrado uma ferramenta efetiva para o manejo dessa doença, com melhor estabilização da mucosa pós-operatória e redução do número de cirurgias revisionais.[53] Diversos benefícios têm sido reportados na literatura, como:

1. Melhora dos sintomas da RSCcPN (Grau 1A de evidência), especialmente para congestão nasal e olfato;
2. Melhor controle dos sintomas da asma (Grau 1B);
3. Redução na recorrência dos PN (Grau 2B);
4. Diminuição de cirurgias revisionais (Grau 2B);
5. Diminuição de necessidade de uso de corticoide tópico (Grau 2B) ou de corticoide oral;
6. Melhora na qualidade de vida.[54,55]

A dessensibilização tem indicações em pacientes com sintomas intratáveis apesar do manejo clínico, pólipos nasais recorrentes, realização de múltiplas cirurgias, uso frequente de corticoide oral para o controle nasal e/ou asma ou necessidade de uso de aspirina ou outros AINEs por outros motivos médicos. A dessensibilização a AINEs é considerada altamente eficaz, com recomendação 1A pelo EPOS 2020 e pelo ICAR 2021, de custo viável, especialmente para paciente do sistema público de saúde. Indicado para iniciar em 2 a 4 semanas após cirurgia.

A decisão pela dessensibilização deve ser sempre feita pela equipe multidisciplinar envolvendo profissionais da otorrinolaringologia e alergologia. Entre os diferentes protocolos de dessensibilização, os mais comuns envolvem a administração oral de aspirina em ambiente hospitalar até atingir a dose alvo de 1.300 mg/dia de aspirina, com redução gradual posteriormente até a dose contínua de 325 mg/dia.[53]

É bastante comum a interrupção do tratamento por efeitos colaterais decorrentes das altas doses de aspirina, especialmente irritação gástrica. Outras condições também necessitam da sua interrupção, como gestação, realização de cirurgias eletivas ou infecções como dengue, por exemplo. Nesses casos, quando a terapia é interrompida por mais de 48 h, a dessensibilização deve ser reiniciada em ambiente hospitalar.

CONCLUSÃO

Todos os pacientes com RSC devem ser continuamente avaliados, encorajados a manter o tratamento e orientados quanto ao correto uso dos seus respectivos tratamentos para melhor controle da sua doença.

Acreditamos que a identificação de características clínicas e de biomarcadores específicos para cada subtipo da RSC seja essencial para direcionarmos os tratamentos mais precisos para cada forma da doença, aumentando a eficácia, reduzindo efeitos adversos e melhorando seu prognóstico em longo prazo.

REFERÊNCIAS BIBLIOGRÁFICAS

1. Fokkens WJ, Lund VJ, Hopkins C, et al. European Position Paper on Rhinosinusitis and Nasal Polyps 2020. Rhinology. 2020;58:1-464.
2. Orlandi RR, Kingdom TT, Smith TL, et al. International consensus statement on allergy and rhinology: rhinosinusitis 2021. Internat Forum Allergy Rhinol. 2021;11(3):213-739.
3. Grayson JW, Hopkins C, Mori E, et al. Contemporary Classification of Chronic Rhinosinusitis Beyond Polyps vs No Polyps: A Review. JAMA Otolaryngol Head Neck Surg. 2020;146(9):831-8.
4. Kaszuba SM, Stewart MG. Medical management and diagnosis of chronic rhinosinusitis: A survey of treatment patterns by United States otolaryngologists. Am J Rhinol. 2006;20(2):186-90.
5. Anselmo-Lima WT, Tamashiro E, Romano FR, et al. Guideline for the use of immunobiologicals in chronic rhinosinusitis with nasal polyps (CRSwNP) in Brazil. Braz J Otorhinolaryngol. 2021.
6. Anselmo-Lima WT, Sakano E, Tamashiro E, et al. Rhinosinusitis: evidence and experience: October 18 and 19, 2013 - São Paulo. Braz J Otorhinolaryngol. 2015;81:S1-s49.
7. Sakano E, Sarinho ESC, Cruz AA, et al. IV Brazilian Consensus on Rhinitis - an update on allergic rhinitis. Braz J Otorhinolaryngol. 2017.
8. Gurrola J, 2nd, Borish L. Chronic rhinosinusitis: Endotypes, biomarkers, and treatment response. J Allergy Clin Immunol. 2017;140(6):1499-508.
9. Harvey RJ, Snidvongs K, Kalish LH, et al. Corticosteroid nasal irrigations are more effective than simple sprays in a randomized double-blinded placebo-controlled trial for chronic rhinosinusitis after sinus surgery. Int Forum Allergy Rhinol. 2018;8(4):461-70.
10. Smith KA, French G, Mechor B, Rudmik L. Safety of long-term high-volume sinonasal budesonide irrigations for chronic rhinosinusitis. Int Forum Allergy Rhinol. 2016;6(3):228-32.
11. Welch KC, Thaler ER, Doghramji LL, et al. The effects of serum and urinary cortisol levels of topical intranasal irrigations with budesonide added to saline in patients with recurrent polyposis after endoscopic sinus surgery. Am J Rhinol Allergy. 2010;24(1):26-8.
12. Barshak MB, Durand ML. The role of infection and antibiotics in chronic rhinosinusitis. Laryngoscope Investig Otolaryngol. 2017;2(1):36-42.
13. Ezzat WF, Fawaz SA, Rabie H, et al. Effect of topical ofloxacin on bacterial biofilms in refractory post-sinus surgery rhinosinusitis. Eur Arch Otorhinolaryngol. 2015;272(9):2355-61.
14. Mainz JG, Schädlich K, Schien C, et al. Sinonasal inhalation of tobramycin vibrating aerosol in cystic fibrosis patients with upper airway Pseudomonas aeruginosa colonization: results of a randomized, double-blind, placebo-controlled pilot study. Drug Des Devel Ther. 2014;8:209-17.
15. Lin L, Tang X, Wei J, Dai F, Sun G. Xylitol nasal irrigation in the treatment of chronic rhinosinusitis. American journal of otolaryngology. 2017;38(4):383-9.
16. Silva C, Silva F, Pauna HF, et al. Symptom assessment after nasal irrigation with xylitol in the postoperative period of endonasal endoscopic surgery. Braz J Otorhinolaryngol. 2020.
17. Weissman JD, Fernandez F, Hwang PH. Xylitol nasal irrigation in the management of chronic rhinosinusitis: a pilot study. Laryngoscope. 2011;121(11):2468-72.
18. Rudmik L, Soler ZM. Medical Therapies for Adult Chronic Sinusitis: A Systematic Review. Jama. 2015;314(9):926-39.
19. Sabino HA, Valera FC, Aragon DC, et al. Amoxicillin-clavulanate for patients with acute exacerbation of chronic rhinosinusitis: a prospective, double-blinded, placebo-controlled trial. Int Forum Allergy Rhinol. 2017;7(2):135-42.

20. Pinto BSAC, Bezerra TF, Pezato R, et al. Prospective open-label evaluation of long-term low-dose doxycycline for difficult-to-treat chronic rhinosinusitis with nasal polyps. Rhinology. 2017;55(2):175-80.
21. Van Zele T, Gevaert P, Holtappels G, et al. Oral steroids and doxycycline: two different approaches to treat nasal polyps. J Allergy Clin Immunol. 2010;125(5):1069-76.e4.
22. Hopkins C, Williamson E, Morris S, et al. Antibiotic usage in chronic rhinosinusitis: analysis of national primary care electronic health records. Rhinology. 2019;57(6):420-9.
23. Piltcher OB, Kosugi EM, Sakano E, et al. How to avoid the inappropriate use of antibiotics in upper respiratory tract infections? A position statement from an expert panel. Braz J Otorhinolaryngol. 2018;84(3):265-79.
24. Lasso A, Masoudian P, Quinn JG, et al. Long-term low-dose macrolides for chronic rhinosinusitis in adults - a systematic review of the literature. Clin Otolaryngol. 2017;42(3):637-50.
25. Oakley GM, Harvey RJ, Lund VJ. The Role of Macrolides in Chronic Rhinosinusitis (CRSsNP and CRSwNP). Curr Allergy Asthma Rep. 2017;17(5):30.
26. Seresirikachorn K, Suwanparin N, Srisunthornphanich C, et al. Factors of success of low-dose macrolides in chronic sinusitis: Systematic review and meta-analysis. Laryngoscope. 2019;129(7):1510-9.
27. Jiang RS, Wu SH, Tsai CC, et al. Efficacy of Chinese herbal medicine compared with a macrolide in the treatment of chronic rhinosinusitis without nasal polyps. Am J Rhinol Allergy. 2012;26(4):293-7.
28. Wallwork B, Coman W, Mackay-Sim A, et al. A double-blind, randomized, placebo-controlled trial of macrolide in the treatment of chronic rhinosinusitis. Laryngoscope. 2006;116(2):189-93.
29. Zeng M, Long XB, Cui YH, Liu Z. Comparison of efficacy of mometasone furoate versus clarithromycin in the treatment of chronic rhinosinusitis without nasal polyps in Chinese adults. Am J Rhinol Allergy. 2011;25(6):e203-7.
30. de Oliveira IS, Guimaraes AF, Arantes Pêgas GF, et al. Azithromycin for chronic eosinophilic rhinosinusitis with nasal polyp: a placebo-controlled trial. Rhinology. 2020;58(6):610-7.
31. Maniakas A, Asmar MH, Renteria AE, et al. Azithromycin in high-risk, refractory chronic rhinosinusitis after endoscopic sinus surgery and corticosteroid irrigations: a double-blind, randomized, placebo-controlled trial. Int Forum Allergy Rhinol. 2021;11(4):747-54.
32. Brescia G, Zanotti C, Parrino D, Barion U, Marioni G. Nasal polyposis pathophysiology: Endotype and phenotype open issues. Am J Otolaryngol. 2018;39(4):441-4.
33. Koennecke M, Klimek L, Mullol J, et al. Subtyping of polyposis nasi: phenotypes, endotypes and comorbidities. Allergo J Int. 2018;27(2):56-65.
34. Gan EC, Thamboo A, Rudmik L, et al. Medical management of allergic fungal rhinosinusitis following endoscopic sinus surgery: an evidence-based review and recommendations. Int Forum Allergy Rhinol. 2014;4(9):702-15.
35. Patro SK, Verma RK, Panda NK, et al. Efficacy of preoperative itraconazole in allergic fungal rhinosinusitis. Am J Rhinol Allergy. 2015;29(4):299-304.
36. Kowalski ML, Agache I, Bavbek S, et al. Diagnosis and management of NSAID-Exacerbated Respiratory Disease (N-ERD)-a EAACI position paper. Allergy. 2019;74(1):28-39.
37. Wagenmann M, Scheckenbach K, Chaker AM. Endotypes in Chronic Rhinosinusitis: Biomarkers Based on a Mechanistic Insight for Targeted Treatment? ORL J Otorhinolaryngol Relat Spec. 2017;79(1-2):78-84.
38. Avdeeva K, Fokkens W. Precision Medicine in Chronic Rhinosinusitis with Nasal Polyps. Curr Allergy Asthma Rep. 2018;18(4):25.
39. Sella GCP, Tamashiro E, Sella JA, et al. Asthma Is the Dominant Factor for Recurrence in Chronic Rhinosinusitis. J Allergy Clin Immunol Pract. 2020;8(1):302-9.
40. Khan A, Vandeplas G, Huynh TMT, et al. The Global Allergy and Asthma European Network (GALEN rhinosinusitis cohort: a large European cross-sectional study of chronic rhinosinusitis patients with and without nasal polyps. Rhinology. 2019;57(1):32-42.
41. Scangas GA, Wu AW, Ting JY, et al. Cost Utility Analysis of Dupilumab Versus Endoscopic Sinus Surgery for Chronic Rhinosinusitis With Nasal Polyps. Laryngoscope. 2021;131(1):E26-e33.
42. Agache I, Song Y, Alonso-Coello P, et al. Efficacy and safety of treatment with biologicals for severe chronic rhinosinusitis with nasal polyps: A systematic review for the EAACI guidelines. Allergy. 2021.
43. Bachert C, Han JK, Wagenmann M, et al. EUFOREA expert board meeting on uncontrolled severe chronic rhinosinusitis with nasal polyps (CRSwNP) and biologics: Definitions and management. J Allergy Clin Immunol. 2021;147(1):29-36.
44. Bachert C, Han JK, Desrosiers M, et al. Efficacy and safety of dupilumab in patients with severe chronic rhinosinusitis with nasal polyps (LIBERTY NP SINUS-24 and LIBERTY NP SINUS-52): results from two multicentre, randomised, double-blind, placebo-controlled, parallel-group phase 3 trials. Lancet. 2019;394(10209):1638-50.
45. Bachert C, Hellings PW, Mullol J, et al. Dupilumab improves health-related quality of life in patients with chronic rhinosinusitis with nasal polyposis. Allergy. 2020;75(1):148-57.
46. Desrosiers M, Mannent LP, Amin N, et al. Dupilumab reduces systemic corticosteroid use and sinonasal surgery rate in CRSwNP. Rhinology. 2021.
47. Laidlaw TM, Bachert C, Amin N, et al. Dupilumab improves upper and lower airway disease control in chronic rhinosinusitis with nasal polyps and asthma. Ann Allergy Asthma Immunol. 2021.
48. Gevaert P, Omachi TA, Corren J, et al. Efficacy and safety of omalizumab in nasal polyposis: 2 randomized phase 3 trials. J Allergy Clin Immunol. 2020;146(3):595-605.
49. Peters AT, Han JK, Hellings P, et al. Indirect Treatment Comparison of Biologics in Chronic Rhinosinusitis with Nasal Polyps. J Allergy Clin Immunol Pract. 2021.
50. DelGaudio JM. Central compartment atopic disease: the missing link in the allergy and chronic rhinosinusitis with nasal polyps saga. Internat Forum Allergy Rhinol. 2020.
51. DelGaudio JM, Loftus PA, Hamizan AW, et al. Central compartment atopic disease. Am J Rhinol Allergy. 2017;31(4):228-34.
52. DeYoung K, Wentzel JL, Schlosser RJ, et al. Systematic review of immunotherapy for chronic rhinosinusitis. Am J Rhinol Allergy. 2014;28(2):145-50.
53. Spies JW, Valera FC, Cordeiro DL, et al. The role of aspirin desensitization in patients with aspirin-exacerbated respiratory disease (AERD). Braz J Otorhinolaryngol. 2016;82(3):263-8.
54. Katial RK, Strand M, Prasertsuntarasai T, et al. The effect of aspirin desensitization on novel biomarkers in aspirin-exacerbated respiratory diseases. J Allergy Clin Immunol. 2010;126(4):738-44.
55. Rizk H. Role of aspirin desensitization in the management of chronic rhinosinusitis. Curr Opin Otolaryngol Head Neck Surg. 2011;19(3):210-7.

RINOSSINUSITES FÚNGICAS: ASPECTOS CLÍNICOS E MANEJO

Eduardo Macoto Kosugi ▪ Jonatas Figueiredo Villa ▪ Erica Hoppactah
Jéssica Ramos Fiel dos Santos ▪ Gabriela Ricci Lima Luz Matsumoto

INTRODUÇÃO

Os fungos são organismos muito bem adaptados e encontrados em todo nosso ambiente, inclusive na mucosa nasossinusal, tanto saudável quanto doente. Em relação à fisiopatogenia das doenças fúngicas nasossinusais, mais importante do que o tipo de fungo encontrado, é o status do sistema imune do paciente que será o determinante da apresentação clínica da doença. Pacientes imunocompetentes, p. ex., habitualmente não permitem invasão fúngica, porém podem apresentar hiper-reatividade ao fungo. Já pacientes imunossuprimidos podem apresentar doenças invasivas graves causadas pelos mesmos patógenos que provocaram apenas hiper-reatividade no imunocompetente.

Existem diversas classificações para as doenças fúngicas nasossinusais, as quais levam em consideração o tempo da doença (aguda até 4 semanas, subaguda entre 4 e 12 semanas, crônica acima de 12 semanas), a invasão da mucosa (invasivas e não invasivas), o status da imunidade do hospedeiro ou o papel do fungo na doença. A Figura 12-1 sumariza essa relação. Neste capítulo, focaremos as três entidades clínicas mais comuns dentre as rinossinusites fúngicas: rinossinusite fúngica alérgica (RSFA), rinossinusite fúngica invasiva (RSFI) e bola fúngica (BF).

RINOSSINUSITE FÚNGICA ALÉRGICA

Epidemiologia

A RSFA acomete principalmente jovens, com idade média de apresentação em torno de 20-35 anos (Fig. 12-2).[1,2] Apesar de alguma controvérsia, a maioria das evidências mais robustas mostra predomínio masculino.[3] Em relação à raça, por sua vez, pacientes não caucasianos geralmente são mais prevalentes no grupo de RSFA do que em grupos de pacientes com rinossinusite crônica (RSC) não relacionada a fungos.[3,4]

Fisiopatologia

A teoria mais prevalente sobre a RSC, em suas diversas formas, remonta a uma diminuição da integridade da mucosa nasossinusal associada a supercolonização por antígenos, o que geraria um estado de inflamação exacerbada. Na RSFA, por sua vez, ocorreria aumento de fungos nessa colonização.[5]

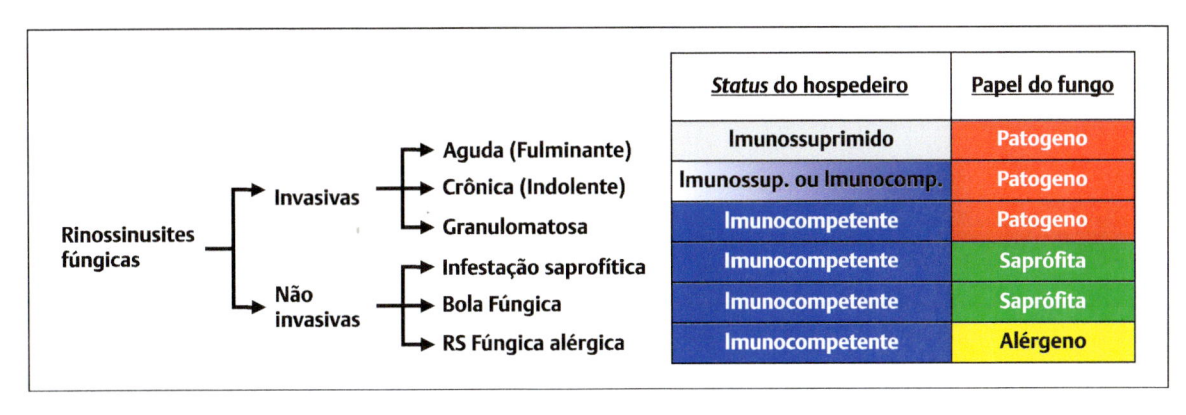

Fig. 12-1. Classificação das rinossinusites fúngicas.

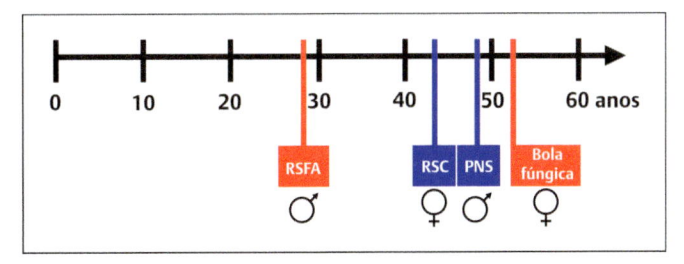

Fig. 12-2. Idade média de apresentação das rinossinusites fúngicas em relação à rinossinusite crônica com e sem pólipos. RSFA: rinossinusite fúngica alérgica; RSC: rinossinusite crônica sem pólipos; PNS: rinossinusite crônica com pólipos.

Na RFSA, assim como em outras formas de RSC, há uma disparidade da resposta imune adaptativa em resposta à falha da barreira imune inata, ocorrendo excesso de atividade da resposta Th2.[6] Especificamente em pacientes que evoluem com RFSA, são observadas algumas particularidades, como alterações de expressão genética, que possam regular a resposta imune a fungos, como o HLA-DQB1*03,[7] além de diminuição da atividade de linfócitos CD8, o que poderia justificar maior número de fungos na mucosa nasal de indivíduos doentes.[8]

Diante dessas associações, acredita-se que ocorra uma superestimulação da resposta inflamatória nasossinusal, desencadeada principalmente por produtos da parede celular de alguns tipos de fungos, como os da família *Aspergillus*: β-glucan, glicosidases e proteases fúngicas, entre outros. O estímulo fúngico, por sua vez, desencadeia a produção exacerbada de algumas citocinas (IL-4, IL-5 e IL-13), que causam inflamação generalizada da mucosa nasal e sinusal. Consequentemente, há produção da mucina alérgica – secreção bastante espessa e viscosa, de aspecto pegajoso, com coloração variando entre verde, marrom ou cinza, contendo eosinófilos íntegros e degradados, células epiteliais e cristais de Charcot-Leyden, dispostos em um padrão laminar, com raras hifas fúngicas –, que aumenta a pressão intrassinusal e leva à remodelação sinusal.[9-11] Apesar de a maioria dos casos apresentar resposta IgE mediada contra fungos, existem pacientes com mecanismos não IgE mediados, o que justificaria o uso dos termos "rinossinusite fúngica eosinofílica" e "mucina eosinofílica", mais abrangentes e corretos. Porém, "rinossinusite fúngica alérgica e mucina alérgica" são termos já consagrados e mais aceitos mundialmente e serão utilizados também neste capítulo.[6]

Apresentação Clínica

Os pacientes com RSFA usualmente apresentam queixa importante de obstrução nasal (devida aos pólipos) e rinorreia/crostas (devidas à mucina alérgica). Assim como outras RSC, os pacientes de RSFA podem apresentar também hiposmia e facialgia. Porém, podem também apresentar quadros não típicos de RSC, como cefaleia isolada, pelo aumento da pressão intrassinusal. Convém notar ainda que, em até 30% dos casos, pode ser observada doença francamente unilateral, especulando-se que a doença se iniciaria em uma das fossas nasais e, posteriormente, progrediria para o outro lado.[12,13]

Diagnóstico

O médico otorrinolaringologista, em especial na área da rinologia, deve sempre realizar endoscopia nasal para investigação inicial de um paciente em que haja suspeita de RSFA. Os principais achados associados à RSFA incluem presença de pólipos difusos, que podem ser uni ou bilaterais, e presença de secreção nasal, que pode ser hialina, purulenta ou até mesmo extremamente espessa, característica da mucina alérgica (descrita como "secreção em manteiga de amendoim"),[1,2] que pode ser vista no Vídeo 12-1. O pólipo unilateral por vezes faz com que o médico suspeite de neoplasia nasal.

Os exames de imagem são fundamentais para o diagnóstico da RSFA, sendo a tomografia computadorizada (TC) o exame inicial de escolha. Além da característica comum à presença de fungos na TC, como conteúdo com densidade de partes moles com focos de hiperdensidade simulando calcificações, a RSFA pode apresentar características marcantes à TC, que são unilateralidade e remodelação óssea (devida à pressão exercida pela mucina alérgica), dando um aspecto típico de múltiplas mucoceles, como visualizado nas Figuras 12-3 e 12-4.[13-16]

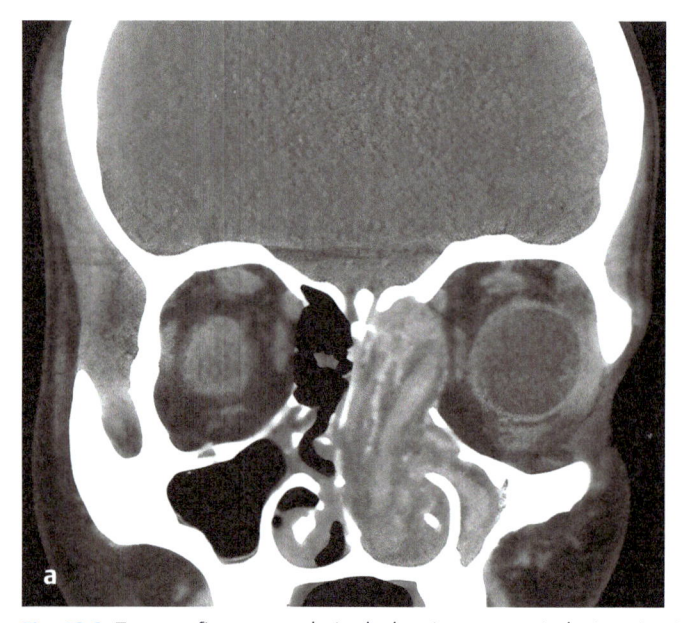

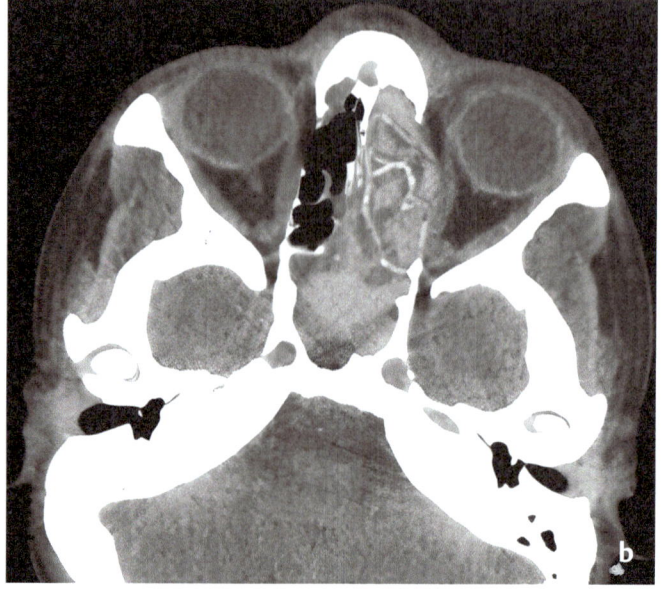

Fig. 12-3. Tomografia computadorizada de seios paranasais de rinossinusite fúngica alérgica. (**a**) Corte coronal e (**b**) corte axial. Observe a heterogeneidade do conteúdo em seio maxilar, etmoidal e esfenoidal esquerdos, com hiperdensidade central, característica das doenças fúngicas nasossinusais, e note a remodelação óssea em lâmina papirácea esquerda, simulando mucocele, característica da rinossinusite fúngica alérgica.

A ressonância magnética (RM) contribui para melhor definição das partes moles. Apesar de possuir maior importância nos quadros fúngicos invasivos, essa modalidade de exame pode ser utilizada na RFSA, principalmente para avaliar o aspecto da secreção fúngica e realizar diagnósticos diferenciais com quadros tumorais e pseudotumorais (como mucoceles). O aspecto da mucina ao exame de ressonância apresenta, por seu maciço conteúdo proteico, um hipossinal em T1 e a perda total de sinal em T2, conhecido como *signal void*.[17] Convém ressaltar, portanto, a extrema importância de interpretação conjunta dos exames de imagem, pois um observador menos atento poderia interpretar tais achados como presença de ar nos seios paranasais, incorrendo em erro diagnóstico (Fig. 12-5).

A análise histológica pode contribuir para o diagnóstico de RSFA e excluir a suspeita de neoplasias. É importante ressaltar que o tecido (pólipo) e a secreção devem ser enviados

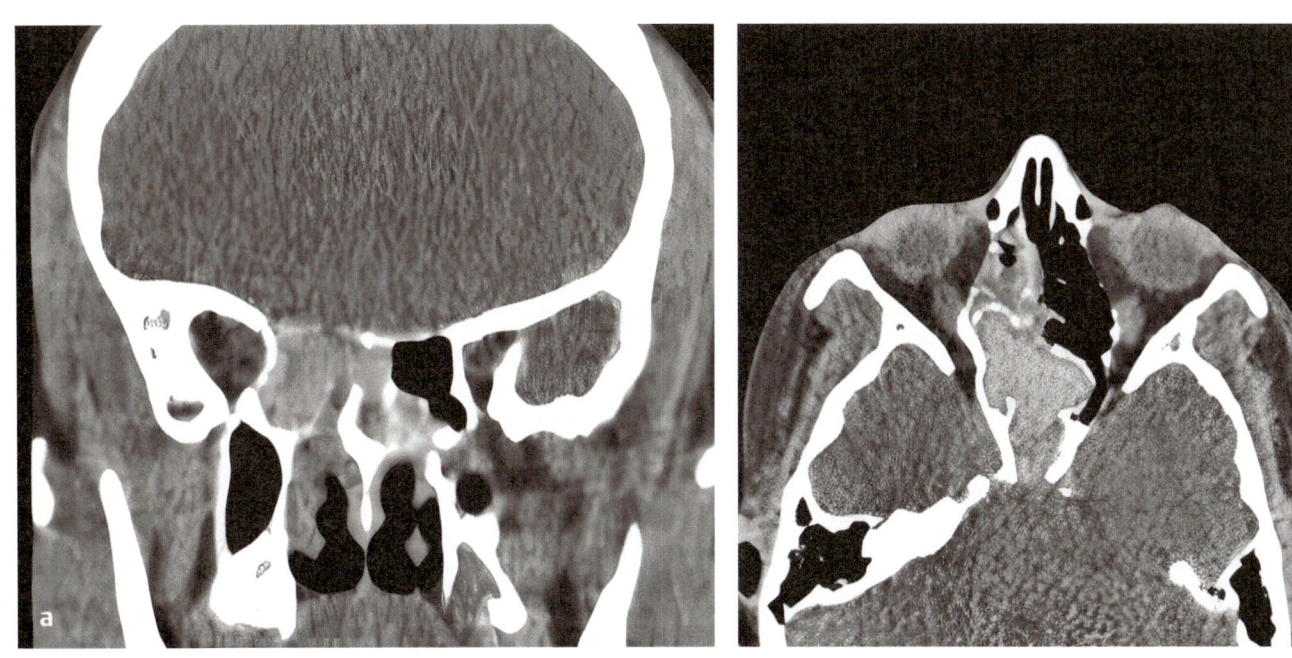

Fig. 12-4. Tomografia computadorizada de seios paranasais de rinossinusite fúngica alérgica. (**a**) Corte coronal e (**b**) corte axial. Observe a heterogeneidade do conteúdo em seio etmoidal e esfenoidal direitos, com hiperdensidade central, característica das doenças fúngicas nasossinusais, e note a remodelação óssea em septo intersinusal esfenoidal e teto esfenoidal, simulando mucocele, característica da rinossinusite fúngica alérgica.

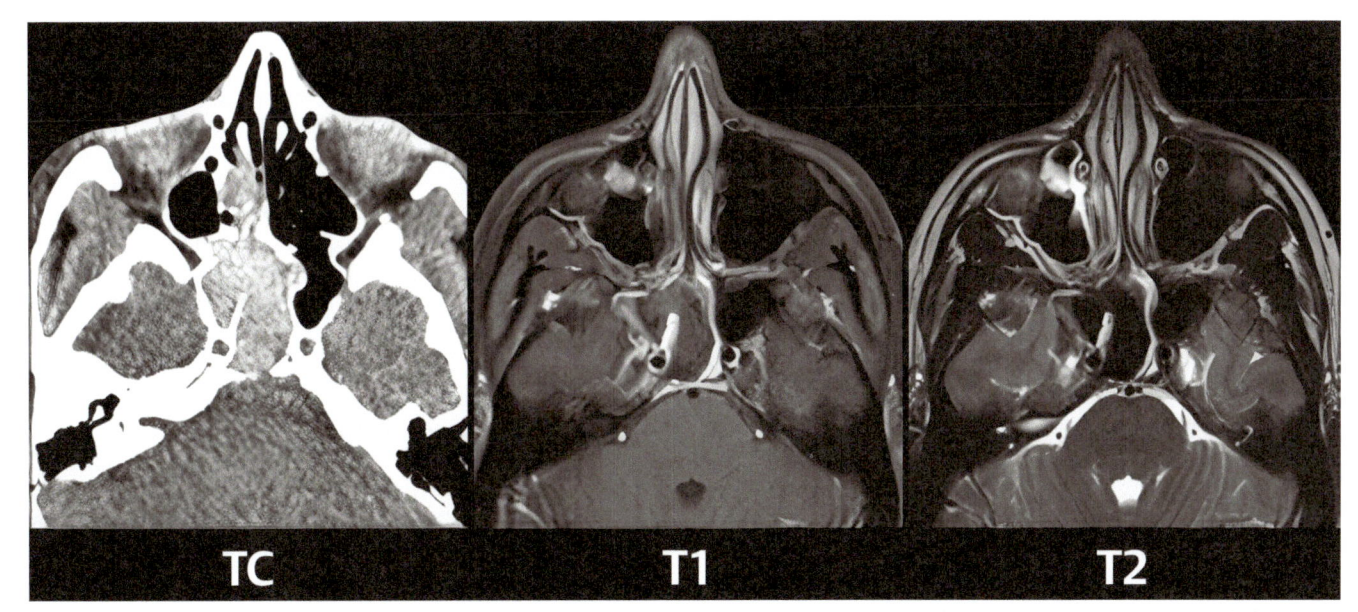

Fig. 12-5. Características radiológicas das rinossinusites fúngicas. Conteúdo fúngico em seio esfenoidal direito. Observe a heterogeneidade com hiperdensidade central e remodelação óssea de parede posterior à TC, o iso/hipossinal com realce periférico em T1 e a imagem negativa em T2, sinais típicos de conteúdo fúngico. TC: tomografia computadorizada; T1: ressonância magnética ponderada em T1; T2: ressonância magnética ponderada em T2.

Quadro 12-1. Critérios diagnósticos de Bent-Kuhn para rinossinusite fúngica alérgica

Critérios maiores	Critérios menores
▪ pólipos nasais ▪ Mucina eosinofílica sem invasão tecidual ▪ Achados tomográficos típicos ▪ Coloração positiva para fungos na histologia ▪ Hipersensibilidade do tipo I a fungos	▪ Asma ▪ Doença unilateral ▪ Eosinofilia sérica ▪ Cultura positiva para fungos ▪ Erosão óssea ▪ Cristais de Charcot-Leyden

separadamente, principalmente porque o fungo está presente somente na secreção, e não no tecido (já que é uma doença não invasiva). Ao se enviar tecido e secreção em conjunto, muito provavelmente a secreção será lavada e somente o tecido estudado. O tecido apresenta inflamação crônica normalmente com predomínio eosinofílico (> 10 eosinófilos por campo de grande aumento), sem invasão de elementos fúngicos. Outro ponto importante a se considerar é que fungos não são corados na coloração padrão (hematoxilina-eosina), sendo necessário o uso de coloração especial de prata (Gomori-Grocott) para sua correta identificação, ressaltando-se a necessidade de informar a suspeita de doença fúngica para o patologista.[18-20]

A positividade de cultura para fungos, apesar de poder ajudar na condução clínica de indivíduos com RFSA, não é considerada critério primordial para o diagnóstico da doença, pois tanto falso-positivos quanto falso-negativos podem ocorrer. Os primeiros ocorrem por conta da conhecida existência de fungos mesmo em mucosas nasais de indivíduos que não apresentam qualquer tipo de doença sinonasal.[21] Os falso-negativos, por sua vez, também são esperados, já que a positividade da cultura para fungos varia entre 60-100% nas evidências mais atuais.[22]

Visando sumarizar os diferentes aspectos diagnósticos da RFSA, podemos utilizar os critérios clássicos de Bent-Kuhn (Quadro 12-1), juntando aspectos clínicos, de imagem e anatomopatológicos. A tabela adiante lista tais critérios, sendo que os pacientes devem possuir todos os critérios maiores para firmar o diagnóstico clínico (sendo a confirmação realizada durante o ato cirúrgico). Os critérios menores, por sua vez, não são usados para definição diagnóstica, mas sim para prover mais confiança ao diagnóstico e prever individualidades nos pacientes acometidos com a doença.[23]

Tratamento

O tratamento da RSFA, como a maioria dos casos de RSC, deve contemplar tratamento combinado clínico e cirúrgico.[24] O uso de corticosteroide no período perioperatório, tanto no pré quanto no pós-operatório, tanto oral quanto tópico, parece agregar positivamente no controle da doença.[25] O tratamento cirúrgico, por sua vez, é fundamental e deve ser realizado de maneira agressiva, garantindo que haja retirada completa de debris fúngicos e mucina de todos os seios paranasais, além de amplo acesso aos seios para irrigação em alto volume com corticosteroides diluídos no pós-operatório.[26] Outros tratamentos mais modernos, visando atuar em pontos da cascata inflamatória da RFSA, como os anti-IgE, anti-IL-4 e anti-IL-5, demonstram grande potencial no tratamento das RSCs em geral, porém faltam estudos, no momento de elaboração deste capítulo, que demonstrem especificamente os benefícios desses fármacos na RFSA.[26]

Por fim, convém citar que, apesar de contraintuitivo, os estudos sobre uso de antifúngicos de forma sistêmica ou tópica não demonstraram claro benefício em sua utilização, apesar de existirem resultados conflitantes.[27,28] Dessa forma, no presente momento, os autores deste capítulo optam por não recomendar seu uso de forma rotineira, permanecendo a pedra central do tratamento da RSFA a combinação de técnicas cirúrgicas agressivas e controle em longo prazo da doença com corticosteroides tópicos.

BOLA FÚNGICA

Epidemiologia

A BF já foi considerada uma doença rara, porém nos últimos anos observa-se um aumento em sua incidência,[29] que pode estar artificialmente aumentada em razão da maior expectativa de vida e maior detecção através de avaliações radiológicas. Ela é mais prevalente nas mulheres em relação aos homens (2:1)[30] e é encontrada em pacientes mais velhos, entre 50 e 60 anos,[6] imunocompetentes (Fig. 12-2).[31,32]

Fisiopatologia

O fator de risco mais associado à formação da BF é o tratamento endodôntico prévio.[33] A continuidade ou contiguidade da inflamação periapical de dentes da arcada superior com relação ao assoalho do seio maxilar pode gerar inflamação na mucosa do seio, além disso a própria manipulação em excesso da região e os materiais usados no tratamento endodôntico[34] podem influenciar na coleção de hifas fúngicas, que cresceriam progressivamente na cavidade sinusal sem comprometer a mucosa adjacente.[35] Essa reação seria similar a de corpos estranhos em pacientes imunocompetentes.[31] Pode-se citar como exemplo o uso de selantes durante os tratamentos odontológicos, cuja maioria tem em sua composição óxido de zinco, que promove o crescimento de certos fungos, inclusive o *Aspergillus* spp.,[34] principal agente etiológico da BF.[31,32]

Não há evidência de correlação entre a formação de bola fúngica e variações anatômicas nasais, como desvio de septo, célula de Haller e concha bolhosa,[30] que poderiam obstruir o complexo ostiomeatal.[36]

Alguns estudos recentes têm demostrado que os pacientes possivelmente podem ter genética suscetível, imunodeficiência adquirida ou ainda diminuição do mecanismo de barreira imunitária local que possa predispor ao desenvolvimento da BF.[31]

Apresentação Clínica

A BF é uma coleção de hifas fúngicas que geralmente acomete um único seio paranasal, sendo o seio maxilar o mais afetado seguido do esfenoidal.[6,35] Os sintomas são pouco específicos e similares aos das rinossinusites crônicas não fúngicas:[36] quando acometem o seio maxilar, podem gerar obstrução nasal e rinorreia posterior; e, quando acometem o esfenoidal, cefaleia.[30] Podemos encontrar ainda cacosmia e facialgia e, menos comumente, convulsões, epistaxes, proptose, febre, tosse e alterações visuais, mais relacionados com complicações da doença.[6,35,37] Os pacientes podem apresentar sintomas intermitentes, intercalados por longos períodos, como meses a anos, ou ainda serem assintomáticos e diagnosticados apenas como achado de exame.[32,38]

Diagnóstico

Na TC, observa-se opacificação de um seio com conteúdo de diferentes densidades, sendo que as hiperdensidades apresentadas correspondem a metais como ferro, magnésio e manganês, que fazem parte da estrutura fúngica (Fig. 12-6).[39] Na RM, em T1 observa-se conteúdo iso ou hipointenso no seio acometido, e em T2 há ausência de sinal central circundada por um halo hiperintenso, que corresponde às mucosas hipertróficas do seio acometido.[39] Esses sinais em conjunto, acometendo um único seio, são muito característicos de BF, porém o diagnóstico definitivo só pode ser definido após estudo macroscópico e histológico da peça cirúrgica.[40]

Para o diagnóstico, podem-se ainda usar os critérios de DeShazo, que apresentam elevada acurácia:[41]

1. Evidência de opacificação do seio com ou sem calcificações floculentas;
2. Conteúdo mucopurulento, fétido ou com coloração semelhante à argila dentro de um seio paranasal;
3. Conglomeração densa de hifas emaranhadas, mas adjacente à mucosa sinusal;
4. Resposta inflamatória crônica de intensidade variável na mucosa adjacente aos elementos fúngicos. Esta resposta inclui linfócitos, plasmócitos, mastócitos e eosinófilos, sem predominância eosinofílica ou resposta granulomatosa. Mucina alérgica está ausente à hematoxilina-eosina;
5. Sem evidência histológica de invasão fúngica da mucosa, vasos sanguíneos ou osso adjacente, visualizado microscopicamente com colorações para fungos.

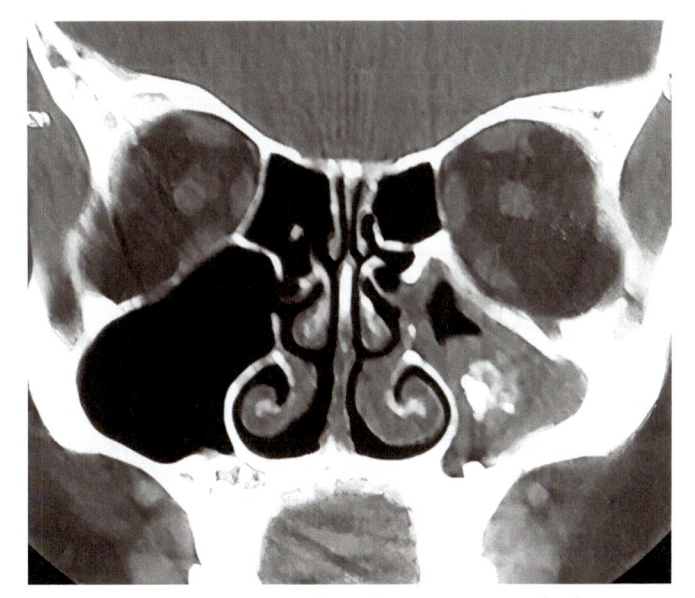

Fig. 12-6. Tomografia computadorizada em corte coronal. Observe a bola fúngica em seio maxilar esquerdo. Observe a heterogeneidade com hiperdensidade semelhante à calcificação, em decorrência do metabolismo metálico do fungo. Pode haver esclerose óssea reacional.

Tratamento

A melhor forma de tratamento é o cirúrgico,[42] já que não há evidências de eficácia no tratamento com corticosteroide oral, corticosteroide tópico, antifúngicos ou solução salina isoladamente.[6,31,32] Excepcionalmente, em casos de imunossupressão, há possibilidade de tratamento adjuvante com antifúngicos sistêmicos, como o fluconazol.[37] Os pacientes assintomáticos também têm indicação de tratamento cirúrgico, já que alguns estudos mostram que, quando a bola fúngica se encontra no seio esfenoidal, podem ocorrer complicações infecciosas orbitais[43] e até osteíte com inflamação de pares cranianos.[44] Além disso, alterações indolentes no maxilar são encontradas na maioria dos casos, em virtude de inflamação crônica, corroborando a indicação de tratamento cirúrgico mesmo em pacientes assintomáticos.[45]

São descritas na literatura duas formas de procedimento para remoção da bola fúngica no seio maxilar: Caldwell-Luc, cuja abertura do seio ocorre pela fossa canina, e o padrão ouro atual, que é a cirurgia endoscópica endonasal.[31] A abordagem dos seios paranasais por via endoscópica visa à abertura natural do óstio do seio acometido, no intuito de recuperar a sua drenagem e ventilação. Quando a bola fúngica acomete o seio esfenoidal ou o etmoidal, a abordagem de escolha é, respectivamente, esfenotomia endonasal ou etmoidectomia completa.[46] Além da abertura ampla do óstio principal, deve-se proceder à lavagem exaustiva do seio acometido com soro fisiológico para remoção completa das hifas. Por sua consistência parecida com argila, o conteúdo não é facilmente aspirado nem manipulado por pinças, então a lavagem é um método mais simples para a remoção das hifas (Vídeo 12-2).

O prognóstico da bola fúngica é bom, mas sua recorrência, apesar de baixa incidência, é possível, sendo sugerida uma abertura ampla do seio acometido.[47] A recorrência pode ocorrer por disfunção mucociliar persistente, e, caso permaneça sintomática, cirurgias mais agressivas são preconizadas, como a maxilectomia medial endoscópica modificada.[45]

RINOSSINUSITE FÚNGICA INVASIVA

Epidemiologia

A RSFI é uma doença que ocorre quase exclusivamente em indivíduos imunocomprometidos, consistindo em uma forma rara, agressiva e potencialmente letal de rinossinusite fúngica.[48-50] É definida como uma infecção fúngica nasossinusal em que se identificam hifas penetrando e invadindo a mucosa,[6,51] característica primordial para sua diferenciação das demais rinossinusites fúngicas.

Diabetes melito (DM) e neoplasias hematológicas são responsáveis por cerca de 90% das causas de imunossupressão relacionadas a RSFI.[6] Sendo os neutrófilos a principal linha de defesa contra fungos, é fácil concluir que pacientes neutropênicos constituem a população de maior suscetibilidade.[52] No entanto, outras condições também podem consistir em fator de risco para o desenvolvimento desse padrão de rinossinusite, tais como transplante de órgãos sólidos, infecção avançada pelo HIV[48] e uso de deferoxamina em virtude de sobrecarga de ferro.[51] Neste último caso, há afinidade de uma espécie de fungo (*Rhizopus*) pelo quelante, o que promove aporte reforçado desse mineral ao fungo e, acidentalmente, favorece seu desenvolvimento.[51]

Fisiopatologia

A RSFI consiste em qualquer infecção fúngica nasossinusal em que se pode identificar a presença de hifas penetrando a mucosa, rompendo sua barreira e adquirindo padrões infiltrativos.[6] O fungo habitualmente atinge as fossas nasais através da inalação de seus esporos, que desenvolvem hifas e adquirem comportamento infiltrativo na presença de resposta imunológica deficiente.[48,49] Através da invasão neurovascular, as hifas passam a promover trombose, infarto e necrose dos tecidos nasossinusais, podendo evoluir com comprometimento e destruição de estruturas adjacentes, como órbita e sistema nervoso central.[6,48,49]

Tem como agentes patogênicos mais comuns *Aspergillus, Mucor, Rhizomucor e Rhizopus*, sendo os três últimos pertencentes à ordem Zygomycota.[6,48,51,53] Dada sua afinidade por ambientes ácidos e ricos em glicose, é comum que fungos Zigomicetos sejam responsáveis por infecção em pacientes diabéticos descompensados.[51] Em contrapartida, indivíduos imunossuprimidos por outros mecanismos apresentam mais frequentemente infecções por *Aspergillus*, que também são os responsáveis pela maioria dos quadros de RSFI de maneira geral.[51,54] De qualquer maneira, as condições do hospedeiro são mais importantes que a patogenicidade do fungo para o desenvolvimento da doença.

Apresentação Clínica

Os sintomas iniciais podem ser discretos e inespecíficos e em nada diferirem de uma rinossinusite aguda (RSA) viral ou bacteriana.[48] Não há sintoma patognomônico para RSFI.[6] Facialgia, usualmente incompatível com a magnitude dos sinais observados em exame físico,[55] obstrução nasal e febre estão presentes em aproximadamente 65% dos pacientes acometidos.[6] Dada a agressividade da doença, a progressão dos sintomas pode ser súbita e, em questão de horas, evoluir com hipoestesia e edema facial, oftalmoplegia, proptose, diplopia e envolvimento do sistema nervoso central.[6,48,51] Nesse sentido, déficits focais relacionados ao III, IV e VI pares devem sempre levar a pensar em possível acometimento do seio cavernoso.[51] Importante notar também que, diferentemente das complicações orbitárias das RSAs, em que o paciente evolui com bastante edema e hiperemia palpebral seguida de proptose para somente depois apresentar oftalmoplegia e alteração de acuidade visual, no acometimento visual da RSFI o paciente costuma apresentar oftalmoplegia e diminuição da acuidade visual intensas, com poucos sinais inflamatórios oculares como hiperemia, edema ou quemose.

Diagnóstico

Para o diagnóstico de RSFI, duas condições básicas devem ser satisfeitas. A primeira delas é a presença de rinossinusite ou destruição tecidual constatadas através de exame de imagem.[6] A segunda, que é a mais importante e vital para o diagnóstico, é a comprovação de invasão fúngica em mucosa, submucosa, osso ou estruturas vasculares, realizada através de biópsia tecidual e análise histopatológica.[6,48]

Deve-se manter elevado índice de suspeição para RSFI em indivíduos imunocomprometidos que apresentem queixas nasossinusais, pois a sintomatologia inicial pode ser inespecífica e frustra,[51] levando a atrasos no diagnóstico. Infelizmente, porém, há casos já avançados que não mostram nenhum sintoma compatível com rinossinusite e evoluem subitamente com acometimentos graves resultantes da invasão neurovascular, podendo sofrer agravamento importante em poucas horas.[51]

Mediante suspeita clínica de RSFI (sintomas frustros nasossinusais em pacientes imunocomprometidos), o exame endoscópico é fundamental e urgente e deverá ser realizado em busca de alterações precoces discretas que possam existir, tais como isquemia de mucosa.[51] A isquemia de mucosa torna a mesma insensível e sem sangramentos ao toque (Vídeo 12-3). Já em estágios mais avançados podem ser observadas a aparência necrótica da mucosa, sobretudo da concha média, e presença de crostas enegrecidas (Vídeo 12-4).[6,51] A busca e a identificação de alterações da mucosa nasal ao exame endoscópico são de grande relevância em casos iniciais, nos quais a presença de alterações radiológicas ainda é incipiente e muito discreta, pouco contribuindo para o diagnóstico.[6]

A biópsia da mucosa nasal deverá ser realizada em regiões que apresentem aspectos alterados, sejam eles palidez, edema, ou mesmo a presença de crostas. A concha média é a estrutura nasal mais comumente envolvida em RSFI, porém estruturas como o septo e o assoalho também são frequentemente acometidas, devendo-se atentar para possíveis alterações nesses locais. Os seios mais acometidos são os seios maxilares e etmoidais, que normalmente só serão biopsiados durante intervenções cirúrgicas por serem de difícil acesso em paciente acordado.[56]

Achados radiológicos são tipicamente unilaterais.[6] A TC é o exame inicial de escolha[51,55] e poderá mostrar desde espessamento unilateral da mucosa nasossinusal, achado mais consistente em fases precoces da RSFI,[15] até invasão local e erosão óssea em casos mais avançados.[15,51] De forma complementar, é possível prosseguir numa investigação com RM.[51] O exame contrastado pode mostrar perda de realce em regiões de invasão vascular pelas hifas, sendo esse sinal mais sensível quando visto por RM – em que recebe a denominação de *black turbinate sign* – do que por TC.[5,57] A perda de realce pelo contraste é um indicativo de pior prognóstico[52]. A RM também se mostra muito útil para avaliar acometimento orbitário e intracraniano, sendo o exame de escolha quando há suspeita de extensão extranasossinusal.[48,51]

Tratamento

O tratamento precoce da RSFI tem papel primordial na sobrevida do paciente.[48] É baseado na administração de antifúngicos sistêmicos, desbridamento cirúrgico do tecido necrótico e reversão ou abrandamento da condição imunossupressora do indivíduo.[6,51,58] Infelizmente, a taxa de sobrevivência em RSFI tem se mantido sem melhora expressiva nos últimos 20 anos, permanecendo entre 50-60%. Consistem em fatores de pior prognóstico: idade avançada, falência renal ou hepática, invasão de seio cavernoso e intracraniana, anemia aplástica e neutropenia. Em oposição, imunossupressão por diabetes, administração de Anfotericina B lipossomal e realização de desbridamento cirúrgico contribuem para taxas de sobrevida mais elevadas.[6]

O tratamento antifúngico inicial de escolha é com Anfotericina B lipossomal,[48] droga com bons resultados para as principais espécies de fungos presentes na RSFI, apesar de envolver uma série de efeitos colaterais. Culturas de fungo adequadas têm papel importante, auxiliando na adequação terapêutica, possibilitando tratamento com Voriconazol em infecções por *Aspergillus*.[6] Tal droga apresenta melhor perfil de efeitos colaterais no tratamento de Aspergillus e eficácia comparável a da Anfotericina B lipossomal, apesar de ser pouco eficaz contra Zigomicetos.[51]

O desbridamento cirúrgico consiste em fator prognóstico positivo independente para RSFI, aumentando a taxa de sobrevivência e fornecendo material para análise histopatológica e confirmação do diagnóstico.[51] Deve-se desbridar e ressecar as estruturas acometidas até obter-se um tecido com margens sadias e sangrantes, o que pode incorrer em abordagens expandidas, como maxilectomias mediais e Draf III.[51] É possível realizar biópsia por congelação intraoperatória para avaliar presença de invasão fúngica e auxiliar na determinação da extensão cirúrgica. No entanto, essa prática possui valor preditivo negativo de 70%, consistindo em estratégia pouco confiável para esse fim quando adotada isoladamente.[6,51] Em casos mais avançados com envolvimento orbitário, há controvérsia quanto à necessidade de abordagens mais amplas e agressivas. As evidências atuais indicam que procedimentos como exenteração de órbita não melhoram a sobrevida,[59] devendo ser realizada apenas quando o olho se encontra completamente disfuncional.[48,51]

Apesar da reconhecida importância do tratamento antifúngico e do desbridamento cirúrgico, o principal determinante na recuperação do paciente é o restabelecimento da competência imunológica,[48,60] tendo sido associado a uma redução de 70% na taxa de mortalidade por RSFI em 1 mês.[6] Possivelmente por essa razão, a doença apresenta melhor prognóstico em indivíduos diabéticos, já que em geral apresentam maior facilidade na recuperação da função imunológica através do controle glicêmico. Não há evidência que sugira diferença de prognóstico a depender da espécie de fungo envolvida.[51] É fundamental que pacientes com RSFI sejam manejados por especialistas da área da doença de base do paciente, como endocrinologistas em caso de DM descompensado ou hematologistas nas neoplasias hematológicas, pois sem a reversão do quadro de base ou da imunossupressão o prognóstico é bastante reservado, mesmo com antifúngicos sistêmicos e desbridamento cirúrgico.[48,60]

REFERÊNCIAS BIBLIOGRÁFICAS

1. Medikeri G, Javer A. Optimal management of allergic fungal rhinosinusitis. J Asthma Allergy. 2020;13: 323-32.
2. Tanveer U, Gul A, Aqil S. Incidence and recurrence of allergic fungal sinusitis at tertiary care facility. Indian J Otolaryngol Head Neck Surg. 2019;71:1832-6.
3. Wise SK, Ghegan MD, Gorham E, Schlosser R J. Socioeconomic factors in the diagnosis of allergic fungal rhinosinusitis. Otolaryngol Head Neck Surg. 2008;138(1):38-42.
4. Miller JD, Deal AM, McKinney KA, et al. Markers of disease severity and socioeconomic factors in allergic fungal rhinosinusitis. Int Forum Allergy Rhinol. 2014;4(4):272-9. Int Forum Allergy Rhinol. 2014;4(4):272-9.
5. Tyler MA, Luong AU. Current concepts in the management of allergic fungal rhinosinusitis. Immunol Allergy Clin North Am. 2020;40(2):345-59.
6. Fokkens WJ, Lund VJ, Hopkins C, et al. European position paper on rhinosinusitis and nasal polyps 2020. Rhinology. 2020;58:1-464.
7. Schubert MS, Hutcheson PS, Graff RJ, et al. HLA-DQB1*03 in allergic fungal sinusitis and other chronic hypertrophic rhinosinusitis disorders. J Allergy Clin Immunol. 2004;114(6):1376-83.
8. Pant H, Macardle P. CD8(+) T cells implicated in the pathogenesis of allergic fungal rhinosinusitis. Allergy Rhinol. 2014;5(3):146-56.
9. Kim JH, Yi JS, Gong CH, Jang YJ. Development of Aspergillus protease with ovalbumin-induced allergic chronic rhinosinusitis model in the mouse. Am J Rhinol Allergy. 2014;28(6):465-70.
10. Porter P, Susarla SC, Polikepahad S, et al. Link between allergic asthma and airway mucosal infection suggested by proteinase-secreting household fungi. Mucosal Immunol. 2009;2(6):504-17.
11. Patel NN, Triantafillou V, Maina IW, et al. Fungal extracts stimulate solitary chemosensory cell expansion in noninvasive fungal rhinosinusitis. Int Forum Allergy Rhinol. 2019;9(7):730-7.
12. Marple BF. Allergic fungal rhinosinusitis: A review of clinical manifestations and current treatment strategies. Med Mycol. 2006;44:S277-S284.
13. Al Qahtani A, Alshaikh N, Alzarei A, et al. Contralateral sinus involvement of surgically treated unilateral allergic fungal rhinosinusitis. Eur Arch Otorhinolaryngol. 2017;274(8):3097-101.
14. Mukherji SK, Figueroa RE, Ginsberg LE, et al. Allergic fungal sinusitis: CT findings. Radiology. 1998;207(2):417-22.
15. Ni Mhurchu E, Ospina J, Janjua AS, et al. Fungal rhinosinusitis: a radiological review with intraoperative correlation. Can Assoc Radiol J. 2017;68(2):178-86.
16. Sedaghat AR, Bhattacharyya N. Radiographic density profiles link frontal and anterior ethmoid sinuses behavior in chronic rhinosinusitis. Int Forum Allergy Rhinol. 2012;2(6):496-500.
17. Manning SC, Merkel M, Kriesel K, et al. Computed tomography and magnetic resonance diagnosis of allergic fungal sinusitis. Laryngoscope. 1997;107(2):170-6.
18. Lamb D, Millar J, Johnston A. Allergic aspergillosis of the paranasal sinuses. J Pathol. 1982;137:56.
19. Chakrabarti A, Kaur H. Allergic Aspergillus Rhinosinusitis. J Fungi (Basel). 2016;2(4):32.
20. Das A, Bal A, Chakrabarti A, et al. Spectrum of fungal rhinosinusitis; histopathologist's perspective. Histopathology. 2009;54(7):854-9.
21. Marple BF. Allergic fungal rhinosinusitis: current theories and management strategies. Laryngoscope. 2001;111(6):1006-19.
22. Manning SC, Holman M. Further evidence for allergic fungal sinusitis. Laryngoscope. 1998;108(10):1485-96.
23. Bent JP 3rd, Kuhn FA. Diagnosis of allergic fungal sinusitis. Otolaryngol Head Neck Surg. 1994;111(5):580-8.
24. Galal N, Shawky A, El-Fouly M, et al. Level of total and specific fungus IgE in allergic fungal sinusitis: how it affects management and follow-up. Pan Arab J Rhinol. 2016;6(2):45-50.
25. Mullings WP, Al-Salman R, Javer AR. Managing allergic fungal rhinosinusitis. Cur Otorhinolaryngol Rep. 2018;6:263-70.
26. Tyler MA, Luong U. Current understanding of allergic fungal rhinosinusitis. World J Otorhinolaryngol Head Neck Surg. 2018;4(3):179-85.
27. Sacks PL, Harvey RJ, Rimmer J, et al. Topical and systemic antifungal therapy for the symptomatic treatment of chronic rhinosinusitis. Cochrane Database Syst Rev. 2011;(8):CD008263.

28. Khalil Y, Tharwat A, Abdou AG, et al. The role of antifungal therapy in the prevention of recurrent allergic fungal rhinosinusitis after functional endoscopic sinus surgery: a randomized, controlled study. Ear Nose Throat J. 2011;90(8):E1-7.
29. Nicolai P, Lombardi D, Tomenzoli D, et al. Fungus ball of the paranasal sinuses: experience in 160 patients treated with endoscopic surgery. Laryngoscope. 2009;119(11):2275-9.
30. Yoon YH, Xu J, Park SK, et al. A retrospective analysis of 538 sinonasal fungus ball cases treated at a single tertiary medical center in Korea (1996-2015). Int Forum Allergy Rhinol. 2017;7(11):1070-5.
31. Jiang RS, Huang WC, Liang KL. Characteristics of sinus fungus ball: a unique form of rhinosinusitis. Clin Med Insights Ear Nose Throat. 2018;11:1179550618792254.
32. Dufour X, Kauffmann-Lacroix C, Ferrie JC, et al. Paranasal sinus fungal ball: epidemiology, clinical features and diagnosis. A retrospective analysis of 173 cases from a single medical center in France, 1989-2002. Med Mycol. 2006;44(1):61-7.
33. Mensi M, Piccioni M, Marsili F, et al. Risk of maxillary fungus ball in patients with endodontic treatment on maxillary teeth: a case-control study. Oral Surg Oral Med Oral Pathol Oral Radiol Endod. 2007;103(3):433-6.
34. Nicolai P, Mensi M, Marsili F, et al. Maxillary fungus ball: zinc-oxide endodontic materials as a risk factor. Acta Otorhinolaryngol Ital. 2015;35(2):93-6.
35. Bosi GR, Braga GL, Almeida TS, Carli A. Fungus ball of the paranasal sinuses: report of two cases and literature review. Int Arch Otorhinolaryngol. 2012;16(2):286-90.
36. Tsai TL, Guo YC, Ho CY, Lin CZ. The role of ostiomeatal complex obstruction in maxillary fungus ball. Otolaryngol Head Neck Surg. 2006;134(3):494-8.
37. Ferguson BJ. Fungus balls of the paranasal sinuses. Otolaryngol Clin North Am. 2000;33(2):389-98.
38. Seo YJ, Kim J, Kim K, et al. Radiologic characteristics of sinonasal fungus ball: an analysis of 119 cases. Acta Radiol. 2011;52(7):790-5.
39. Kim SC, Ryoo I, Shin JM, et al. MR Findings of Fungus Ball: Significance of High Signal Intensity on T1-Weighted Images. J Korean Med Sci. 2020;35(3): e22.
40. Roithmann R, Shankar L, Hawke M, et al. Diagnostic imaging of fungal sinusitis: eleven new cases and literature review. Rhinology. 1995;33(2):104-10.
41. DeShazo RD, O'Brien M, Chapin K, et al. Criteria for the diagnosis of sinus mycetoma. J Allergy Clin Immunol. 1997;99(4):475-85.
42. Costa F, Polini F, Zerman N, et al. Surgical treatment of Aspergillus mycetomas of the maxillary sinus: review of the literature. Oral Surg Oral Med Oral Pathol Oral Radiol Endod. 2007;103(6):e23-9.
43. Bowman J, Panizza B, Gandhi M. Sphenoid sinus fungal balls. Ann Otol Rhinol Laryngol. 2007;116(7):514-9.
44. Hendriks T, Leedman S, Quick M, Acharya A. Non-invasive fungal sinusitis resulting in multiple cranial nerve neuropathies. BMJ Case Rep. 2019;12(4): e229094.
45. Nomura K, Ikushima H, Ozawa D, et al. Endoscopic modified medial maxillectomy for fungal ball of the hypoplastic maxillary sinus with bony hypertrophy. J Craniofac Surg. 2018;29(3):e304-7.
46. Costa F, Polini F, Zerman N, et al. Surgical treatment of Aspergillus mycetomas of the maxillary sinus: review of the literature. Oral Surg Oral Med Oral Pathol Oral Radiol Endod. 2007;103(6):e23-9.
47. Nomura K, Asaka D, Nakayama T, et al. Sinus fungus ball in the Japanese population: clinical and imaging characteristics of 104 cases. Int J Otolaryngol. 2013;2013:731640.
48. Dwyhalo KM, Donald C, Mendez A, Hoxworth J. Managing acute invasive fungal sinusitis. J Am Acad Physician Assist. 2016;29(1):48-53.
49. Fernandez IJ, Crocetta FM, Demattè M, et al. Acute invasive fungal rhinosinusitis in immunocompromised patients: role of an early diagnosis. Otolaryngology Head Neck Surg. 2018;159(2):386-93.
50. Burton BN, Jafari A, Asmerom B, et al. Inpatient mortality after endoscopic sinus surgery for invasive fungal rhinosinusitis. Ann Otol Rhinol Laryngol. 2019;128(4):300-8.
51. Deutsch PG, Whittaker J, Prasad S. Invasive and non-invasive fungal rhinosinusitis - a review and update of the evidence. Medicina (Kaunas). 2019;55(7):319.
52. Shanbag R, Rajan NR, Kumar A. Acute invasive fungal rhinosinusitis: our 2 year experience and outcome analysis. Eur Arch Otorhinolaryngol. 2019;276(4):1081-7.
53. Turner JH, Soudry E, Nayak JV, Hwang PH. Survival outcomes in acute invasive fungal sinusitis: a systematic review and quantitative synthesis of published evidence. Laryngoscope. 2013;123(5):1112-8.
54. Erami M, Shams-Ghahfarokhi M, Jahanshiri Z, et al. Rhinocerebral mucormycosis due to Rhizopus oryzae in a diabetic patient: a case report. J Mycol Med. 2013;23(2),123-9.
55. Singh V. Fungal rhinosinusitis: unravelling the disease spectrum. J Maxillofac Oral Surg. 2019;18(2):164-79.
56. Craig JR. Updates in management of acute invasive fungal rhinosinusitis. Curr Opin Otolaryngol Head Neck Surg. 2019;27(1):29-36.
57. Safder ES, Carpenter JS, Roberts TD, Bailey N. The "Black Turbinate" sign: an early MR imaging finding of nasal mucormycosis. Am J Neuroradiol. 2010;31(4):771-4.
58. Ferguson BJ. Definitions of fungal rhinosinusitis. Otolaryngol Clin North Am. 2000;33(2),227-35.
59. Kalin-Hajdu E, Hirabayashi KE, Vagefi MR, Kersten RC. Invasive fungal sinusitis: treatment of the orbit. Curr Opin Ophthalmol. 2017;28(5):522-33.
60. DelGaudio JM, Clemson LA. An early detection protocol for invasive fungal sinusitis in neutropenic patients successfully reduces extent of disease at presentation and long term morbidity. Laryngoscope. 2009;119(1):180-3.

COMPLICAÇÕES DAS RINOSSINUSITES

CAPÍTULO 13

Gilvan Vinícius de Azevedo Maia ▪ Fábio de Rezende Pinna ▪ Marcus Miranda Lessa

INTRODUÇÃO

As rinossinusites tornam-se complicadas quando há extensão do processo infeccioso para além dos limites do revestimento ósseo dos seios paranasais, tanto no contexto de quadros agudos quanto nos crônicos agudizados, podendo resultar em eventos graves e até mesmo fatais.

EPIDEMIOLOGIA E MICROBIOLOGIA

Sua incidência é rara e mais frequente em crianças, com uma complicação para cada 12 mil casos de rinossinusites, em comparação com os adultos, cuja complicação é uma para cada 32 mil casos nesse grupo.[1] Essa predominância na faixa pediátrica poderia ser explicada por fatores imunológicos, anatômicos e vasculares. Nas crianças mais jovens, haveria imaturidade do sistema imune, além de barreiras ósseas mais frágeis e maior vascularização associada ao processo de pneumatização dos seios, o que facilitaria a disseminação extrassinusal do processo infeccioso por meio de um fluxo retrógrado no sistema venoso avalvular.

A antibioticoterapia é responsável por melhorar a evolução e o desfecho das complicações, embora estudos recentes não evidenciem redução da ocorrência de complicações com o uso de antibióticos nas rinossinusites agudas.[2]

A microbiologia das rinossinusites complicadas normalmente envolve agentes polimicrobianos, dos quais se destacam espécies de *Streptococcus* e *Staphylococcus* mais comumente, todavia não é incomum ocorrer associação com *Staphylococcus aureus* e anaeróbios. *Haemophilus influenzae* e *Moraxella catarrhalis* raramente são encontrados.[3]

CLASSIFICAÇÃO

As complicações das rinossinusites são classificadas em: orbitárias, intracranianas e ósseas. As complicações orbitárias são as mais comuns (60-75%), seguidas das intracranianas (15-20%) e das ósseas mais raramente (5-10%), podendo haver concomitância em um mesmo paciente.

COMPLICAÇÕES ORBITÁRIAS

A órbita faz limite com todos os seios paranasais, sendo uma região frequentemente envolvida nas rinossinusites complicadas. A via de acometimento pode ser direta, através da lâmina papirácea fina/deiscente ou mesmo por osteomielite, ou indireta, através de veias sem válvulas ou, menos comumente, por vasos linfáticos e estruturas perineurais. O septo orbitário é uma eversão da periórbita, constituindo uma barreira anatômica que separa a órbita das pálpebras superior e inferior, definindo o limite anterior da cavidade orbitária e sendo importante parâmetro para a classificação da extensão orbitária da infecção e de sua gravidade.

As complicações orbitárias são mais frequentemente relacionadas às rinossinusites etmoidais e maxilares, desenvolvendo-se em média de cinco a sete dias após o início da rinossinusite. Deve-se suspeitar de complicação orbitária em qualquer paciente que apresente proptose, quemose ou sinais de celulite periorbitária (Fig. 13-1). Casos mais graves podem-se manifestar com dor ocular intensa, oftalmoparesia e alteração da acuidade visual, incluindo amaurose.

O diagnóstico é clínico, porém este deve ser complementado por tomografia computadorizada (TC) de seios paranasais, órbitas e crânio com contraste, para confirmação, classificação e melhor definição de conduta terapêutica.

Com o propósito de sistematizar o diagnóstico e a conduta, foram propostas diferentes classificações para as complicações orbitárias, sendo as mais utilizadas as de Chandler (1970)[4] e de Mortimore (1997).[5]

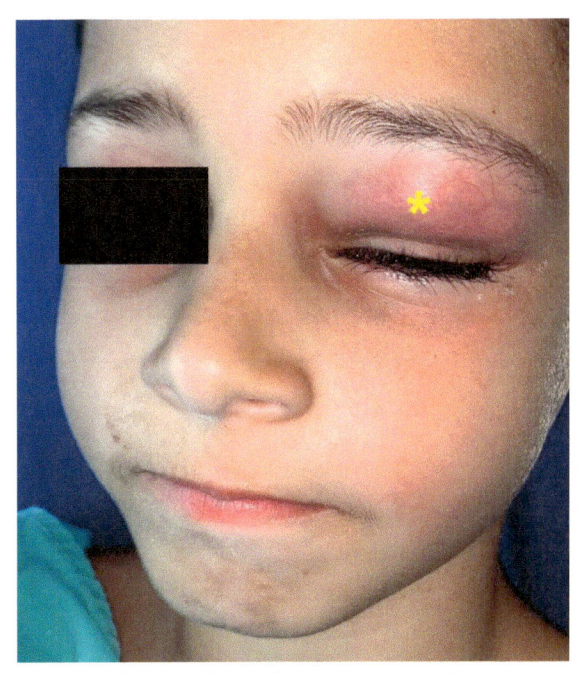

Fig. 13-1. Complicação orbitária de rinossinusite aguda. Notam-se edema e hiperemia palpebrais (★), além de proptose de olho esquerdo com dificuldade de abertura ocular.

147

Classificação
Chandler

Classifica as complicações orbitárias de acordo com a progressão clínica, em cinco níveis (I a V), como ilustram o Quadro 13-1 e a figura 13-2.

A classificação de Chandler permite uma estratificação com base em critérios clínicos, porém não apresenta ordenação no sentido de gravidade (Chandler II mais grave que o III) e também inclui uma complicação intracraniana não orbitária, a trombose de seio cavernoso, no grupo V.

Quadro 13-1. Classificação de Chandler

	Descrição	Sinais e Sintomas
I	Celulite periorbitária/pré-septal ou edema inflamatório	Hiperemia e edema palpebral. Sem limitação da motricidade ocular extrínseca ou diminuição da acuidade visual
II	Celulite orbitária	Proptose, quemose e hiperemia conjuntival podem estar presentes. Pode ocorrer limitação ou fixação do globo ocular por edema ou espasmo muscular, além de alterações de acuidade visual
III	Abscesso subperiosteal (Fig. 13-3)	Proptose e deslocamento inferolateral do olho. Restrição e dor à movimentação ocular. Inicialmente, sem alterações importantes de acuidade visual
IV	Abscesso orbitário	Proptose, oftalmoplegia, alteração de acuidade visual podendo levar a amaurose
V	Trombose de seio cavernoso	Disseminação do processo através das veias orbitárias para o seio cavernoso, cursando com edema periorbital, ptose, proptose, quemose, oftalmoplegia, dor ocular e facial. Pode ocorrer neuropatia dos seguintes nervos cranianos: III, IV, V1, V2 e VI. Possível evolução para perda visual, meningite, sepse e acometimento ocular bilateral (sinal sugestivo). Na fundoscopia, pode ser observada a ingurgitação das veias da retina. Mais comumente associada a infecção por *S. aureus* e em seios etmoidais ou esfenoidais[6]

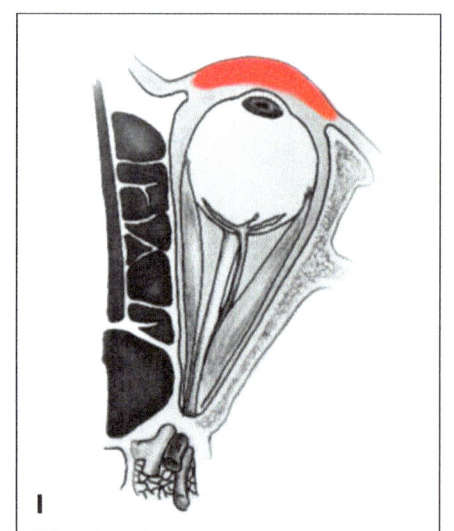

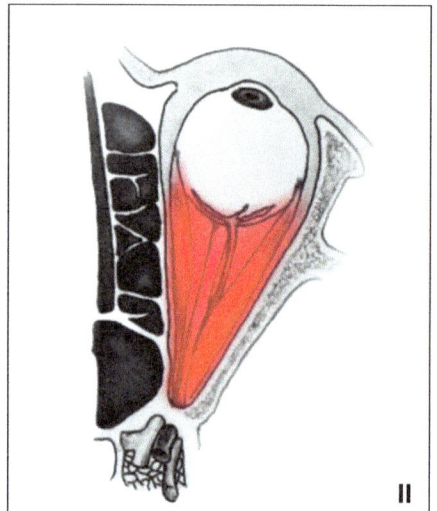

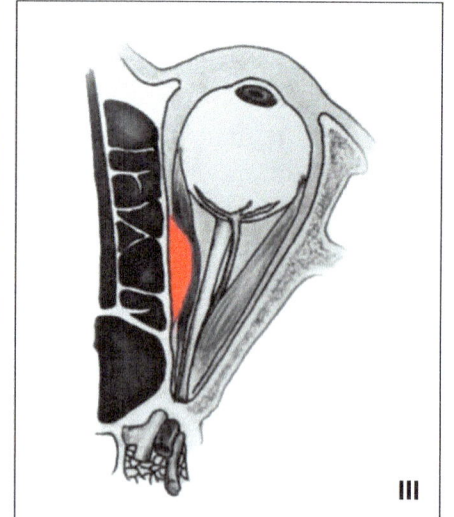

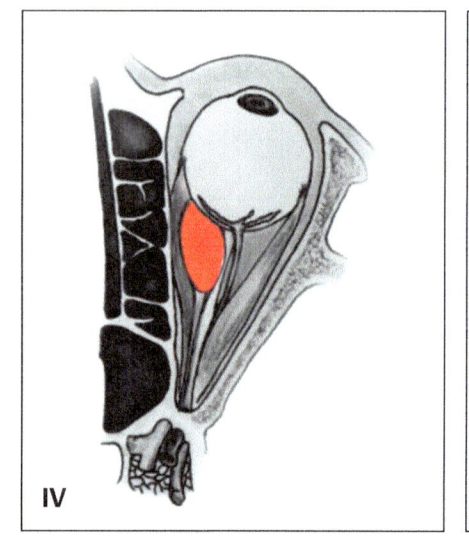

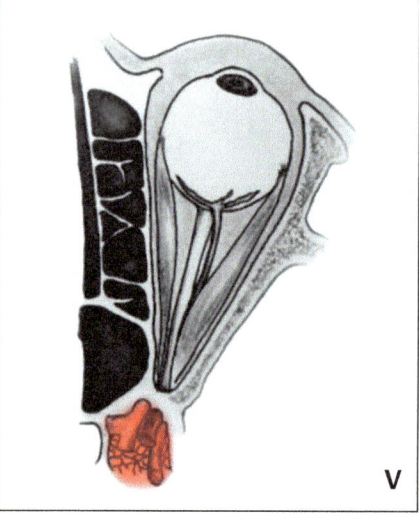

Fig. 13-2. Classificação de Chandler. Ilustração por Gilvan Maia e Alice Pan.

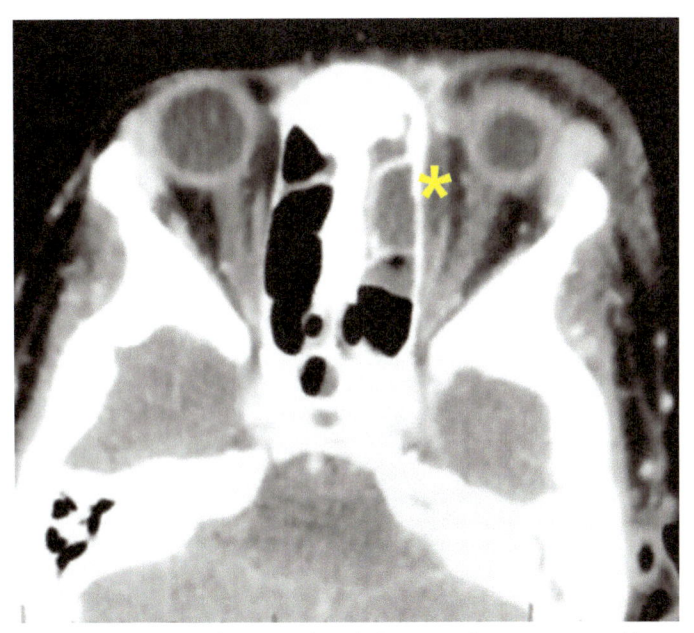

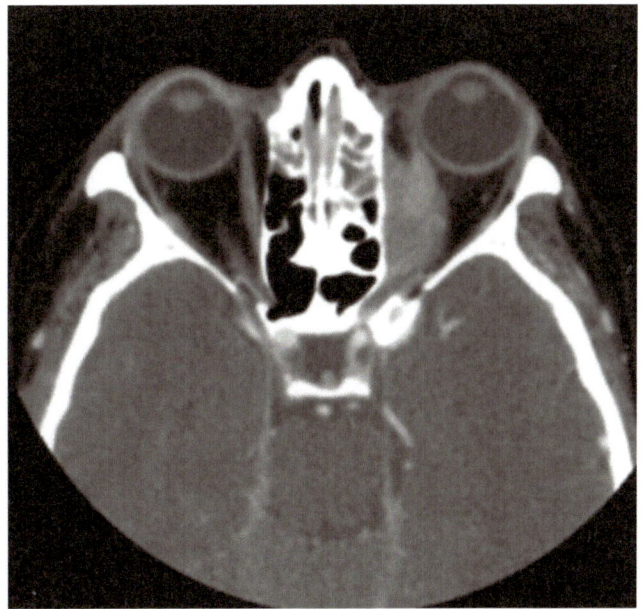

Fig. 13-3. Abscesso subperiosteal medial à esquerda. Corte tomográfico em plano axial, com contraste, evidenciando abscesso subperiosteal medial à esquerda (★), além de edema pré-septal, discreta densificação de gordura orbitária e velamento de etmoide anterior ipsilateralmente.

Mortimore

Publicada em 1997, baseia-se em critérios tomográficos e ordena evolutivamente as complicações orbitárias.

Críticas à classificação de Mortimore consistem na falta de especificação do espaço extraconal, que não se restringiria apenas à região subperiosteal. De forma similar às outras classificações, inclui a região pré-septal como sítio de complicação orbitária das rinossinusites sem considerar que a região, na verdade, seria externa à órbita (Quadro 13-2).[7]

Velasco e Cruz

Em 2007, o grupo de Otorrinolaringologia da Faculdade de Medicina de Ribeirão Preto, da Universidade de São Paulo, propôs uma nova classificação de modo a simplificar e livrar de incertezas o diagnóstico e o manejo das complicações orbitárias.[8] As complicações são classificadas segundo critérios tomográficos em: celulite orbitária, abscesso subperiosteal e abscesso orbitário (Quadro 13-3).

Síndrome da Fissura Orbitária Superior

Os processos infecciosos do seio esfenoidal e etmoidal posterior apresentam um grande potencial de morbimortalidade em decorrência da proximidade destes com estruturas orbitárias nobres, o seio cavernoso e o sistema nervoso central. O envolvimento da região posterior da órbita pode resultar na síndrome da fissura orbitária superior (SFOS), uma entidade rara caracterizada pelo acometimento de III, IV, VI, primeira divisão do V nervo (Fig. 13-4). Geralmente os pacientes apresentam

Quadro 13-2. Classificação de Mortimore

	Descrição
I	Pré-septal A) Celulite B) Abscesso
II	Pós-septal (subperiosteal) A) Celulite/flegmão B) Abscesso

III	Pós-septal (intraconal)
	A) Celulite
	  i. Localizada (sd. do ápice orbitário)
	  ii. Difusa
	B) Abscesso

Quadro 13-3. Classificação de Velasco e Cruz

	Descrição
Celulite orbitária	Há infiltração difusa da gordura caracterizada pelo aumento da densidade da gordura extra ou intraconal. Os limites de transição entre a gordura normal e a com densidade aumentada são tipicamente graduais e não bem definidos
Abscesso subperiosteal	Abscesso subperiosteal é diagnosticado quando a periórbita está elevada, no mínimo, de uma parede óssea orbitária adjacente ao seio paranasal. O periósteo destacado é bem demarcado, definindo a borda da coleção de fluido
Abscesso orbitário	Abscesso orbitário é definido sempre que densidade heterogênea for encontrada (com ou sem aspecto de círculo) dentro da gordura orbitária

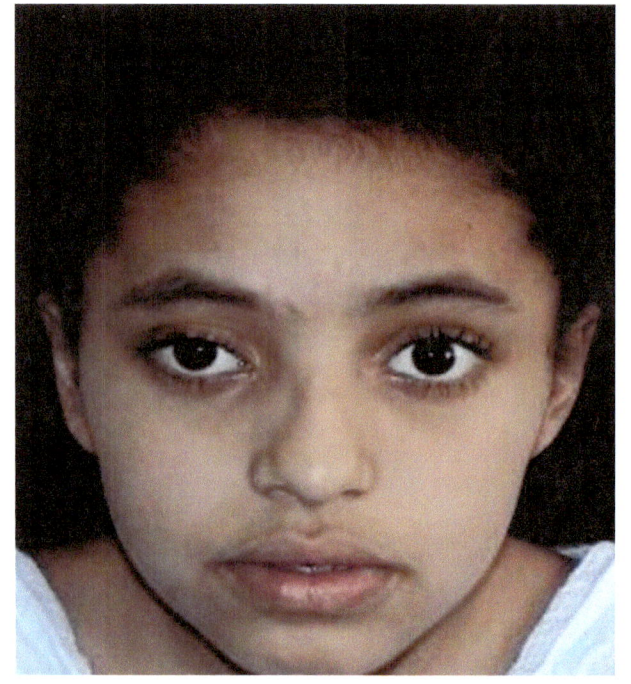

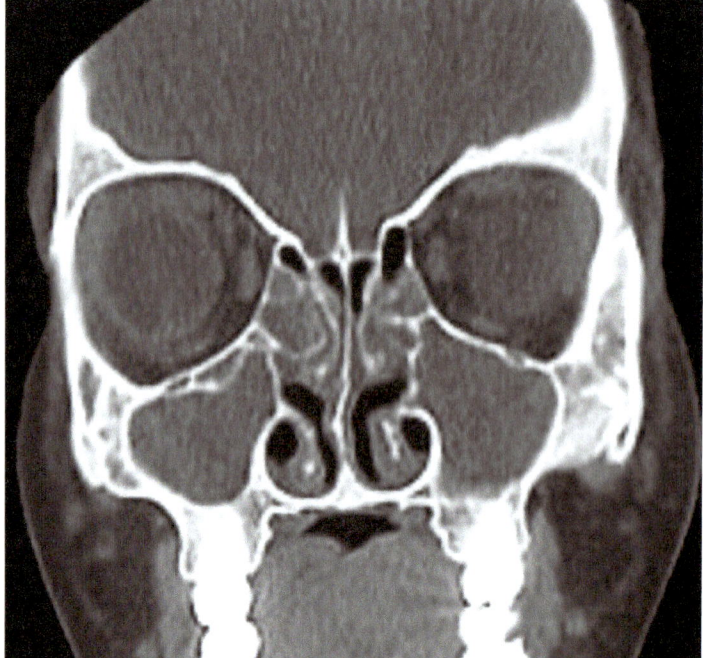

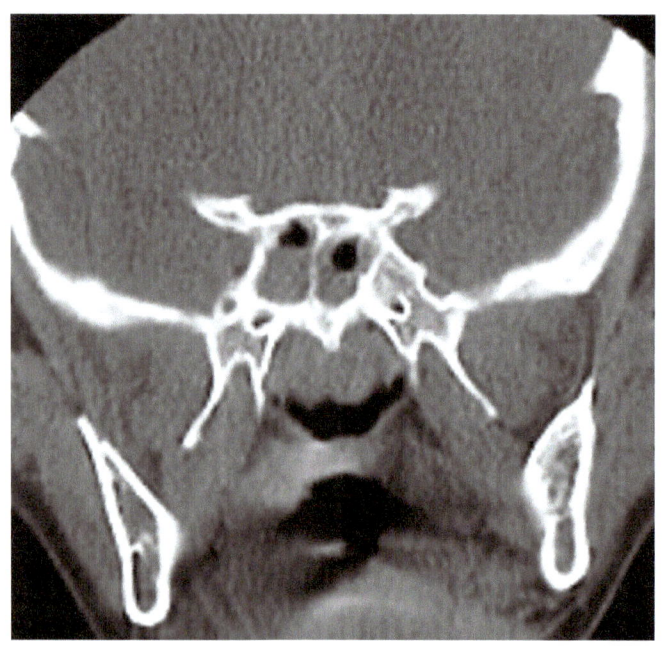

Fig. 13-4. Paciente com ptose e restrição de motricidade ocular extrínseca à direita em contexto de rinossinusite aguda, porém com TC sem presença de abscesso, apenas com velamento pansinusal, o que poderia corroborar a hipótese de disseminação hematogênica do processo infeccioso.

exoftalmia, oftalmoplegia, dor retro-orbitária, pupilas midriáticas fixas, ptose, anestesia da região periorbitária.[9]

Síndrome do Ápice Orbitário

Forma de acometimento orbitário que cursa com lesões vasculonervosas do III, IV, VI, VI nervos cranianos (fissura orbitária superior) e do nervo óptico (II nervo craniano, que passa no canal óptico). Manifesta-se como oftalmoplegia, ptose palpebral, midríase, hipoestesia, amaurose, dor ocular intensa.

Tratamento

O tratamento das complicações depende da severidade e extensão do processo inflamatório. Em geral, todos os casos complicados devem ser internados para antibioticoterapia endovenosa e avaliação de necessidade de cirurgia, além de acompanhados quanto à evolução clínica, oftalmológica e laboratorial com exames como leucograma e proteína C reativa (PCR), por exemplo.[10-12]

Existem diversas opções para antibioticoterapia, devendo-se atentar para a cobertura de gram-positivos principalmente, mas também de anaeróbios e eventualmente de gram-negativos. Um esquema empírico comumente utilizado é o de clindamicina com ceftriaxone endovenosos, que pode ser mudado após resultados de culturas. A antibioticoterapia endovenosa deve ser mantida minimamente por até 48 h após a melhora clínica, podendo ser modificada para via oral na alta e mantida por cerca de 14 dias no total, a depender da evolução clínica. Excepcionalmente, alguns casos de celulite

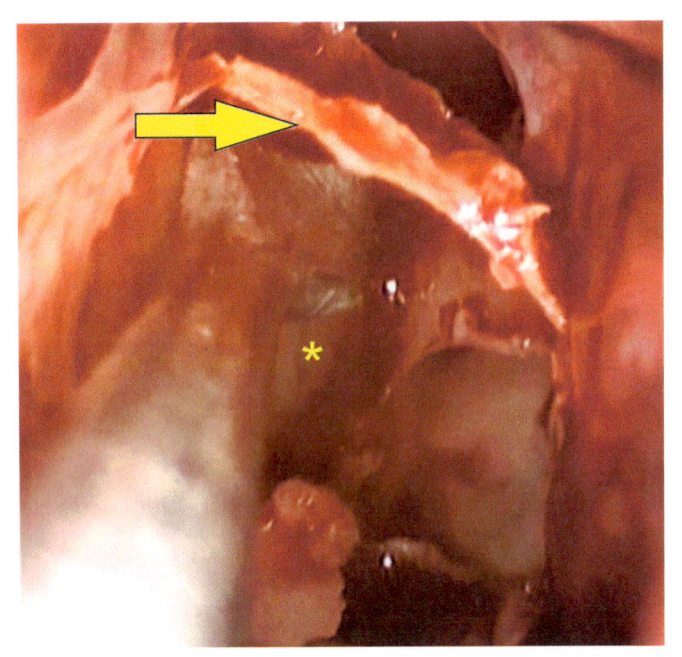

Fig. 13-5. Retirada de lâmina papirácea (seta) para exposição de periórbita direita (★).

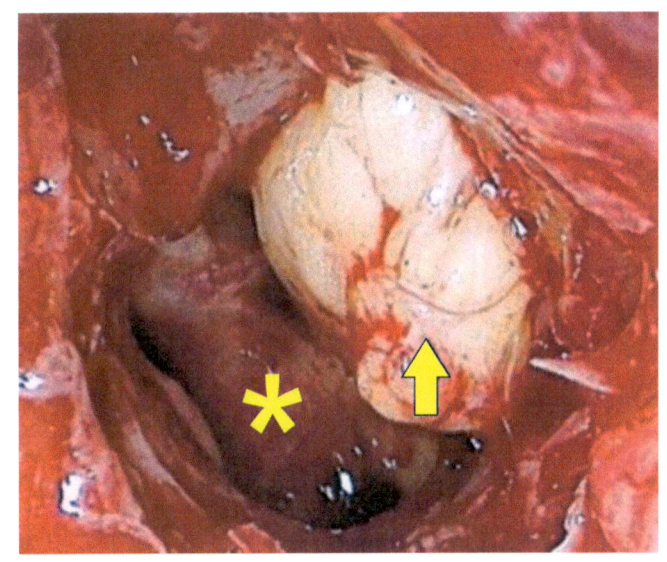

Fig. 13-7. Gordura orbitária exposta após incisão horizontal da periórbita (seta) à esquerda. Etmoidectomia anteroposterior para acesso e esfenoidotomia (★).

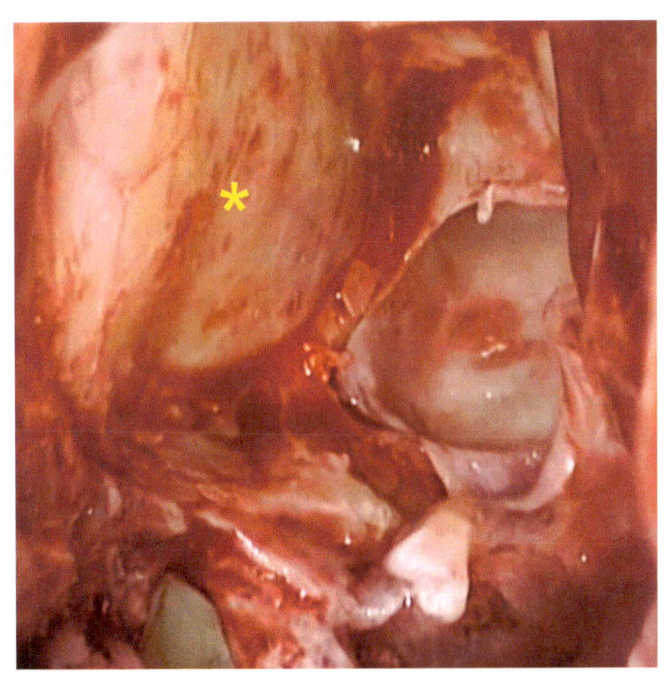

Fig. 13-6. Periórbita direita com ampla exposição, após sinusotomia etmoidal, maxilar, esfenoidal e descompressão de lâmina papirácea.

pré-septal podem ser tratados com antibiótico oral e sem internação, desde que não haja sinais de acometimento orbitário e que se faça seguimento cauteloso.[13]

Não existe consenso no uso da corticoterapia, porém, caso não haja contraindicação, pode ser útil para alívio do edema e da proptose.

Devem ser abordados cirurgicamente os casos em que há diminuição de acuidade visual, abscesso ou piora/ausência de melhora com 48 h de antibiótico endovenoso. As modalidades de acesso podem variar, mas hoje a via endoscópica é a preferida, com sinusotomia etmoidal ampla e dos demais seios acometidos e descompressão orbitária da lâmina papirácea (Figs. 13-5 e 13-6). Nos casos de abscessos orbitários não subperiosteais, pode ser necessária incisão na periórbita para drenagem e exposição de gordura (Fig. 13-7). Abscessos palpebrais ou subperiosteais não mediais podem ser mais bem acessados externamente de forma isolada ou complementar à via endoscópica.

Embora a abordagem cirúrgica seja o tratamento padrão, é possível adotar tratamento conservador, principalmente no manejo de pacientes pediátricos e para abscessos subperiosteais pequenos e sem repercussões oculares importantes.[14] Pode-se adotar conduta conservadora, se obedecidos os seguintes critérios: melhora clínica evidente dentro de 24 a 48 h; ausência de piora na acuidade visual; abscesso subperiosteal medialmente localizado e pequeno (< 0,5-1 mL); ausência de envolvimento sistêmico significativo.[12]

COMPLICAÇÕES INTRACRANIANAS

As complicações intracranianas das rinossinusites são raras, porém com alta morbimortalidade: cerca de 23% de incidência de sequelas e 6% de mortalidade.

Originam-se majoritariamente de rinossinusites frontoetmoidais, mas também das esfenoidais. A via de disseminação mais relevante nesses casos é a hematogênica por meio de drenagem por vasos venosos, embora também possa ocorrer por contiguidade.

A complicação intracraniana mais frequente é o empiema subdural (33%), seguido por abscesso cerebral (27%), meningite (24%), abscesso extradural (20%; Fig. 13-8) e pelas tromboses venosas de seio cavernoso e seio sagital superior (15%).

O diagnóstico não costuma ser simples, já que alguns casos podem ser assintomáticos ou ter sintomas inespecíficos. Deve-se suspeitar de complicação intracraniana e realizar TC com contraste nos casos de: cefaleia persistente de evolução bifásica, alteração de nível de consciência ou sinais

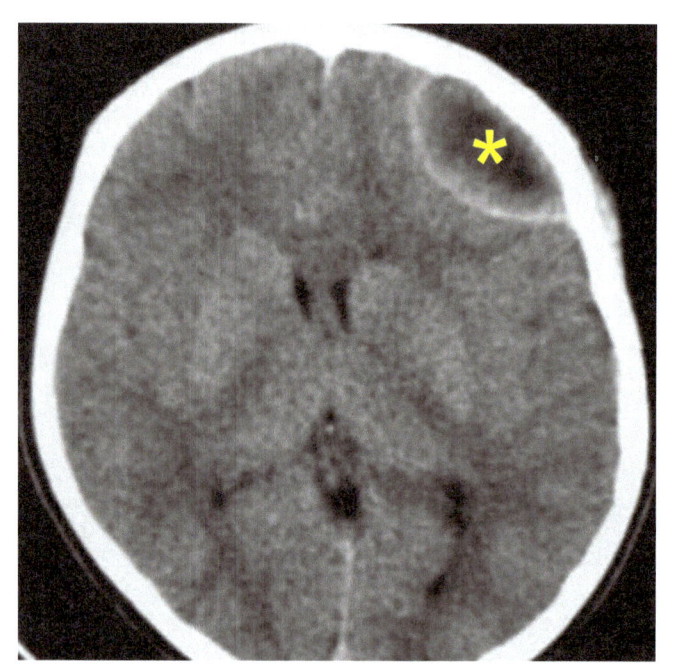

Fig. 13-8. Abscesso extradural em região frontal esquerda. TC axial evidenciando lesão hipoatenuante (*) com realce periférico ao contraste em região frontal extradural esquerda, compatível com empiema extradural.[18]

neurológicos focais, febre persistente ou no contexto de outras complicações orbitárias ou osteomielite. Nos casos de suspeita de trombose de seio cavernoso, a ressonância magnética com contraste é o exame de escolha para confirmação e complementação diagnóstica.

O tratamento envolve internação hospitalar, antibiótico endovenoso de amplo espectro e com cobertura para sistema nervoso central, corticoterapia endovenosa, manejo multidisciplinar com abordagem cirúrgica dos seios paranasais envolvidos e drenagem neurocirúrgica, se houver abscesso.[15,16]

A antibioticoterapia endovenosa nos casos de abscesso deve ser mantida por 4 a 8 semanas. Uma possível combinação seria cefalosporina de terceira geração (p. ex.: ceftriaxone) com metronidazol e vancomicina (cobertura para gram-positivos, principalmente *S. aureus*). Os esquemas iniciais podem variar de acordo com o protocolo de cada serviço, sendo usualmente modificados após resultados de culturas dos abscessos.

A corticoterapia auxilia na redução do edema cerebral e no controle do processo inflamatório, reduzindo a morbidade do processo e sendo usado rotineiramente nos casos de complicação intracraniana.

Nos casos de trombose de seio venoso, mais notavelmente na trombose do seio cavernoso (Fig. 13-9), o tratamento segue o mesmo racional das outras complicações intracranianas, dando-se ênfase à cobertura antibiótica para *S. aureus* e incluindo a anticoagulação, medida que, embora ainda controversa, parece agregar benefício terapêutico, se não houver contraindicação.[17]

COMPLICAÇÕES ÓSSEAS

Grupo mais raro de complicações, sendo a osteomielite do osso frontal a mais comum delas. A forma principal de disseminação é a hematogênica através de veias diploicas, mas também pode ocorrer por contiguidade. Acomete mais frequentemente crianças e jovens adultos, que apresentam díploe mais extensa e vascularizada. O agente etiológico predominante é o *S. aureus*, embora outros aeróbios e anaeróbios possam estar envolvidos. Pode-se manifestar como tumor frontal amolecido, flutuante, sem flogismo evidente, denominando-se neste caso tumor de Pott *(Pott's puffy tumor)* ou abscesso subperiosteal do osso frontal (Figs. 13-10 e 13-11).

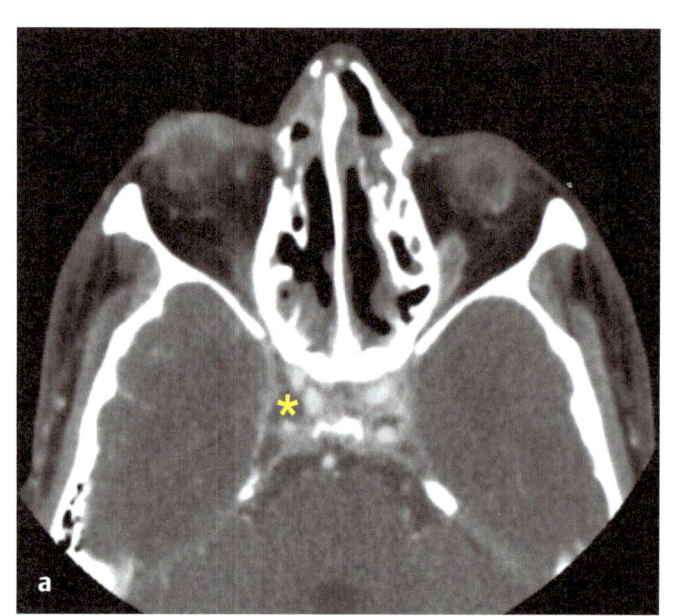

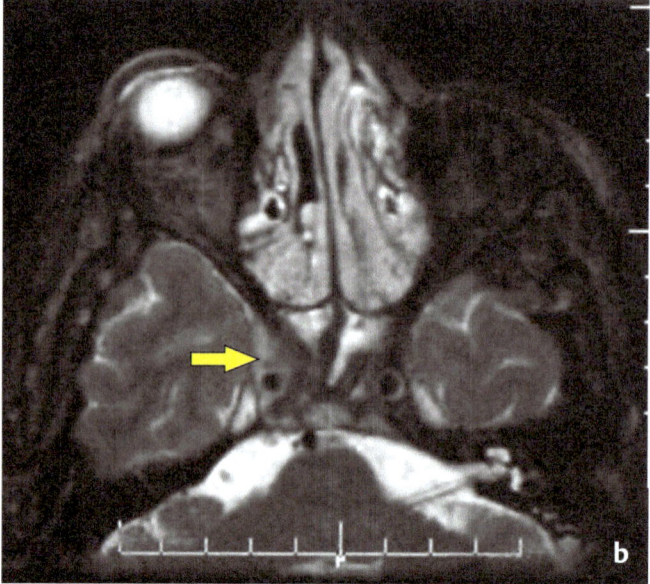

Fig. 13-9. (a) Tomografia computadorizada de seios paranasais em corte axial, janela de partes moles, com contraste, evidenciando falha de enchimento e dilatação do seio cavernoso de forma mais evidente à direita (★). (b) Ressonância magnética em T2, corte axial, mostrando sinal heterogêneo e pouco mais intenso em seio cavernoso direito (seta), corroborando o diagnóstico de trombose séptica de seio cavernoso.

A tomografia com contraste é o exame mais utilizado para diagnóstico e planejamento terapêutico, com ela é possível detectar áreas de rarefação óssea, sequestro, abscessos e avaliar outras complicações envolvendo o seio frontal (Fig. 13-12). De forma complementar, podem-se utilizar a cintilografia com tecnécio para o diagnóstico de osteomielite e a cintilografia com gálio para monitoramento após ou durante o tratamento, embora na maior parte das vezes isso não seja necessário.

O tratamento consiste em internação para antibioticoterapia endovenosa por 6 a 12 semanas e cirurgia para drenagem do seio acometido com desbridamento do osso infectado.

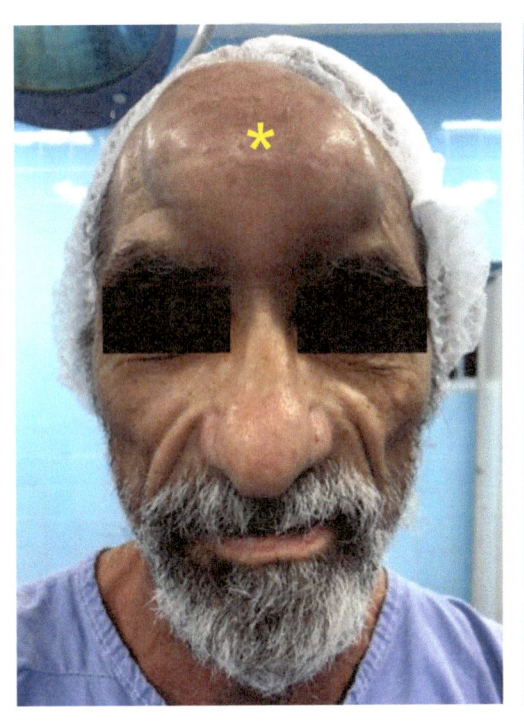

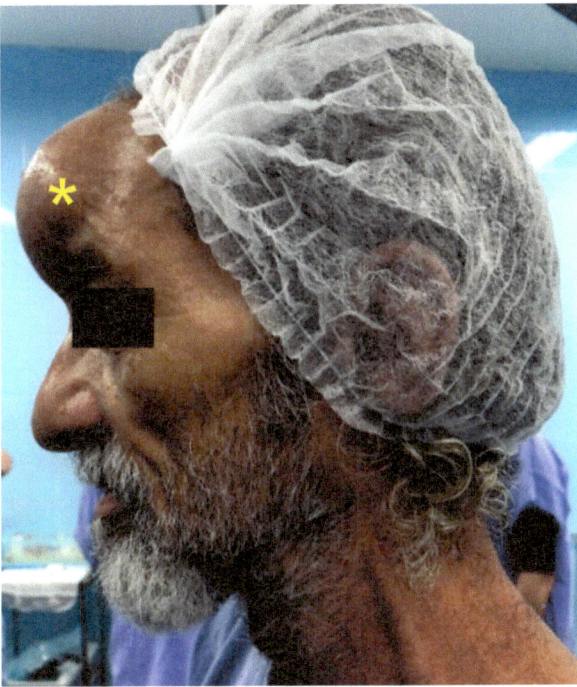

Fig. 13-10. Tumor de Pott. Paciente apresentando abaulamento frontal amolecido, flutuante, sem flogismo evidente, compatível com abscesso frontal subperiosteal ou tumor de Pott.

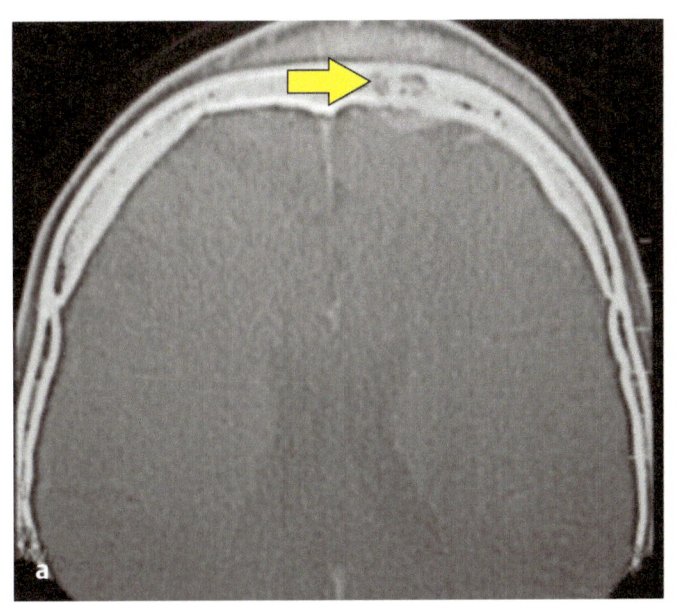

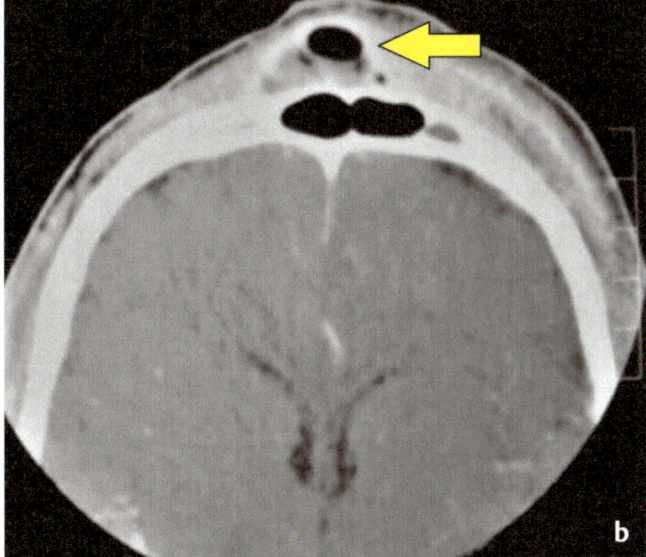

Fig. 13-11. Tumor de Pott. TC axial evidenciando esclerose óssea (**a**) e coleção subperiosteal (**b**), ambos sinais compatíveis com osteomielite frontal.[19]

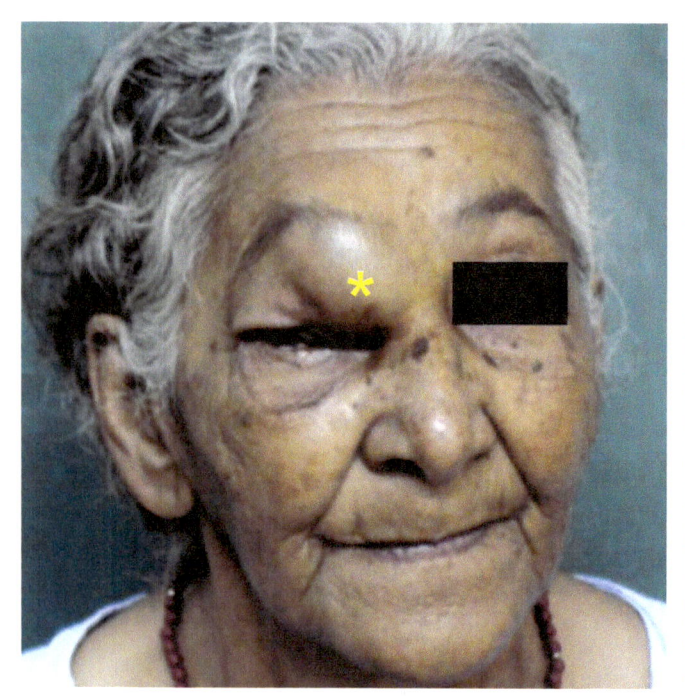

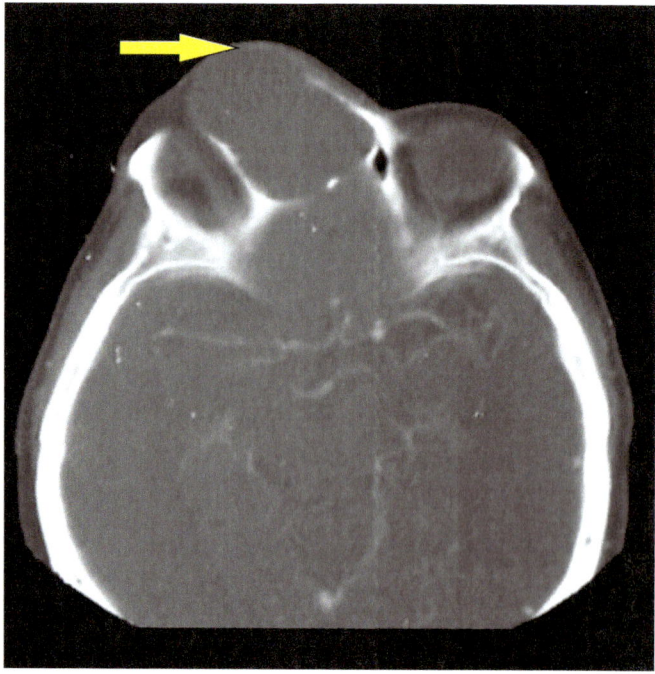

Fig. 13-12. Mucopiocele frontoetmoidal direita com reabsorção óssea da tábua anterior do frontal direito (seta) e abaulamento amolecido (★).

REFERÊNCIAS BIBLIOGRÁFICAS

1. Hansen FS, Hoffmans R, Georgalas C, Fokkens WJ. Complications of acute rhinosinusitis in The Netherlands. Fam Pract. 2012;29(2):147-53.
2. Babar-Craig, Gupta Y, Lund VJ. British Rhinological Society audit of the role of antibiotics in complications of acute rhinosinusitis: a national prospective audit. Rhinology 2010;48 344-7.
3. Mulvey CL, Kiell EP, Rizzi MD, Buzi A. The Microbiology of Complicated Acute Sinusitis among Pediatric Patients: A Case Series. Otolaryngol Head Neck Surg. 2019;160(4):712-719.
4. Chandler, JR, Langenbrunner DJ, Stevens ER. The pathogenesis of orbital complications in acute sinusitis. Laryngoscope. 1970;80:1414-28.
5. Mortimore S, Wormald PJ. The Groote Schuur hospital classification of the orbital complications of sinusitis. J Laryngol Otol. 1997;111(8):719-23.
6. Plewa MC, Tadi P, Gupta M. Cavernous Sinus Thrombosis. [Updated 2021 Feb 3]. In: StatPearls [Internet]. Treasure Island (FL): StatPearls Publishing; 2021.
7. Voegels RL, Pinna F de R. Classificação de complicações orbitárias de rinosinusites: respostas simples e práticas. Rev. Bras. Otorrinolaringol. [Internet]. 2007;73(5):578-578.
8. Cruz AAV, Demarco RC, Valera FCP, et al. Complicações orbitárias da rinosinusite aguda: uma nova classificação. Rev. Bras. Otorrinolaringol. [Internet]. 2007;73(5):684-688.
9. Pinna F de R, Dutra DL, Neves MC, et al. Superior orbital fissure syndrome due to sinusitis: report of two cases. Am J Rhinol. 2005;19(4):417-20.
10. Anselmo-Lima Wilma T, Sakano Eulalia. Rinossinusites: evidências e experiências. Braz. j. otorhinolaryngol. [Internet]. 2015;81:1-49.
11. Associação Brasileira de Otorrinolaringologia e Cirurgia Cervico-Facial. Tratado de Otorrinolaringologia. 3. ed. Elsevier; 2017.
12. Fokkens WJ, Lund VJ, Hopkins C, et al. European Position Paper on Rhinosinusitis and Nasal Polyps. Rhinology. 2020;29:1-464.
13. Stoll D, Klossek JM, Barbaza MO, Groupe O R L I. [Prospective study of 43 severe complications of acute rhinosinusitis]. Revue de Laryngologie - Otologie - Rhinologie. 2006;127(4):195-201.
14. Christina Najarian, Ann-Marie Brown. What Is the Best Treatment for a Subperiosteal Abscess? A Case Report in a Pediatric Patient. J Pediat Health Care. 2019;33(4):489-493.
15. Kastner J, et al. Review on orbital and intracranial complications after acute rhinosinusitis. Rhinology. 2010;48(4):457-61.
16. Bayonne E, Kania R, Tran P, Huy B, Herman P. Intracranial complications of rhinosinusitis. A review, typical imaging data and algorithm of management. Rhinology. 2009;47(1):59-65.
17. Coutinho J, de Bruijn SFTM, deVeber G, Stam J. Anticoagulation for cerebral venous sinus thrombosis. Cochrane Database System Rev. 2011;8:CD002005.
18. Souza LA de, Verde RCL, Lessa BF, et al. Complicação orbital e intracraniana devido à rinosinusite aguda: relato de caso. Arq Intern Otorrinolaringol. 2011;15(2):241-244.
19. Verde RCL, Souza LA de, Lessa BF, et al. (2012). Evolução clínica e tomográfica da osteomielite frontal: relato de caso. Arq Intern Otorrinolaringol. 2011;16(1):130-134.

ALTERAÇÕES NASOSSINUSAIS NO IDOSO

Roberto Campos Meirelles

INTRODUÇÃO

Estima-se que até 2030 cerca de 20% da população dos Estados Unidos terá 65 anos ou mais.[1] Até um terço dos pacientes atendidos por otorrinolaringologista têm mais de 65 anos. A rinossinusite é a sexta causa mais comum de doença crônica na população idosa.[2]

Com o envelhecimento, o sistema imune torna-se menos responsivo, caracterizando o processo conhecido como imunossenescência. Algumas alterações são frequentes, como aumento da rinorreia, aumento dos volumes nasais, atrofia da mucosa nasal e outras mudanças que podem resultar na percepção de aumento da obstrução nasal. Existe tendência de diminuição do olfato, que, algumas vezes, pode corresponder a uma manifestação precoce de doença neurodegenerativa. Com base nessas alterações, foi proposto o termo *Presbynasalis* para a descrição do nariz e seios paranasais envelhecidos, de forma semelhante ao que ocorre com presbiacusia, presbifonia e presbifagia.[3]

ALTERAÇÕES ANATÔMICAS

O esqueleto facial tem a tendência geral de aumentar ou expandir-se continuamente com a idade. A altura vertical facial aumenta continuamente, a menos que seja interrompida por fatores como perda de dentes. Homens e mulheres diferem na taxa e extensão das alterações ósseas faciais com o envelhecimento.[4,5] Os homens têm cristas da sobrancelha mais proeminentes, bordas orbitais de formato diferente, abertura piriforme maior e uma mandíbula maior do que as mulheres.[6] Em mulheres, por volta dos 50 anos, especialmente logo após a menopausa, ocorre um momento de envelhecimento mais acentuado do que nos homens, levando a uma face mais plana, tecidos moles flácidos, dobras nasolabiais mais profundas, áreas visíveis menores dos olhos, lábios mais finos e nariz e orelhas mais longos.[7] Essa remodelação do esqueleto facial ocorre independentemente do estado da dentição, embora a perda da dentição acelere significativamente a reabsorção óssea da maxila e mandíbula.[8]

Região Periorbital

A abertura orbital aumenta com a idade, tanto em área como na largura.[9]

A borda orbital retrai mais nas porções superomedial e inferolateral, embora com taxas diferentes. As mudanças na borda orbital inferolateral manifestam-se mais cedo, na meia-idade, enquanto no quadrante superomedial a reabsorção pode ser observada apenas em idade mais avançada. O quadrante inferomedial da órbita também tem tendência a retroceder na velhice, especialmente em homens.[9,10] A parte central das bordas orbital superior e inferior são mais estáveis, com pouca ou nenhuma reabsorção ocorrendo com a idade.[11-13]

Terço Médio da Face

O esqueleto do terço médio da face é formado pela maxila no terço médio e pelo corpo e arco do zigoma no terço lateral. A retrusão do terço médio facial ocorre com o envelhecimento tanto em pacientes dentados como nos edentados.[11] Ocorre reabsorção óssea significativa com perda de projeção da maxila, bem mais suscetível à idade do que o zigoma.[14]

Modificações Perinasais

Com o passar dos anos, o nariz se alonga e a ponta nasal se inclina, com a columela e as cruras laterais se deslocando posteriormente. Ocorrem mudanças na base óssea que suporta o nariz na juventude, levando o osso nasal e os processos ascendentes dos maxilares a serem responsáveis por muitas das alterações de tecidos moles vistas no nariz com o envelhecimento. A abertura piriforme aumenta à medida que as bordas dos ossos nasais retrocedem com a idade.[12] Ocorre maior reabsorção no processo ascendente da maxila, com o deslocamento posterior da borda óssea sendo maior na abertura piriforme inferior, que é a área crítica para o suporte das cruras laterais e das válvulas nasais externas.[15] Isso se manifesta clinicamente como deslocamento posterior da base alar em relação à posição fixa do canto medial.[15,16] A perda óssea do local contribui para o aprofundamento do sulco nasolabial, que anteriormente tinha sido atribuído apenas à frouxidão e à queda dos tecidos moles.[17] A espinha nasal anterior também recua com o envelhecimento, embora em ritmo mais lento, e isso reduz o suporte que contribui para a retração da columela, com rotação da ponta para baixo e alongamento aparente do nariz com o envelhecimento.[18]

Face Inferior

A mandíbula dentada se expande continuamente com o envelhecimento.[19] O comprimento aumenta em ambos os sexos, alteração confirmada por cefalogramas laterais.[20] Verifica-se aumento na largura e altura da mandíbula depois de certa idade.[21]

O envelhecimento facial resulta de uma combinação de alterações de tecidos moles e ósseas, com perda óssea em áreas específicas do esqueleto facial, contribuindo significativamente para o aparecimento de obstrução nasal e uma face envelhecida. Assim, as alterações geradas por mudanças no esqueleto facial devem ser abordadas para se obter uma aparência natural de rejuvenescimento facial.[22]

Tecido Conectivo

Os tecidos fibroconectivos tornam-se mais fracos em virtude da atrofia das fibras de colágeno e da diminuição da musculatura facial. Isso contribui para a perda de suporte da ponta e subsequente ptose nasal. Ocorrem fragmentação da cartilagem septal e retração da columela. Essas alterações estruturais podem diminuir o fluxo de ar nasal e causar sintomas de obstrução nasal.[23]

Mucosa Nasal

Frequentemente, há atrofia da mucosa nasal com o avanço da idade causada por um afinamento tanto do epitélio quanto da membrana basal,[24] afetando de forma variável o fluxo de ar nasal e alterando a depuração mucociliar. Essas mesmas mudanças são observadas na pós-menopausa em mulheres.[25]

Surgem, então, alterações em alguns aspectos da fisiologia nasal, que podem levar à diminuição do fluxo de ar.[26] O tempo de depuração mucociliar nasal se estende com o aumento da idade.[27] A atrofia do epitélio da mucosa nasal junto com a desidratação podem levar a um muco excessivamente espesso, surgindo secura nasal, epistaxe e crostas mucosas de forma mais comum em pacientes geriátricos.[28] Há diminuição na frequência de batimento ciliar acompanhada por alterações dos microtúbulos.[29,30] A vascularização nasal também muda à medida que os vasos submucosos se tornam menos patentes, resultando na diminuição da capacidade de aquecer e umidificar o ar inalado. Consequentemente, os indivíduos mais velhos são mais suscetíveis a sofrer de secura nasal.[31]

O sistema imunológico também é afetado com a idade, com duas alterações principais observadas: imunossenescência e desenvolvimento de inflamação crônica, levando ao aumento da suscetibilidade às infecções e às doenças autoimunes.[32]

A área olfativa é caracterizada por uma grande abundância de neurônios bipolares do nervo olfatório com a presença de lactoferrina, IgA, IgM e lisozima, que previnem a entrada de patógenos intracranianos através da placa cribriforme, sendo que essas funções vão diminuindo com a idade avançada.[33]

Alterações Radiológicas

Quase todos os volumes do espaço aéreo nasal estão aumentados em adultos mais velhos, independentemente do sexo e do tamanho da cabeça. Os volumes aéreos aumentam em cerca de 17 a 75%. Observa-se também perda difusa da densidade óssea no crânio, com comprometimento mais evidente na placa cribriforme. Parece não existirem diferenças relacionadas à idade na estenose óssea do forame olfatório.[34]

Olfato

A função olfativa se deteriora com a idade, aumentando a incidência de disfunção após 60 anos, mais frequente em homens do que em mulheres. São fatores predisponentes:

- Fumo;
- Uso intenso de álcool;
- Doenças nasossinusais;
- Síndrome de Down.[35]

A diminuição do olfato com a idade é vista em cerca de 20% dos pacientes após os 65 anos; em pacientes com mais de 80 anos, em até 62,5%.[36]

O neuroepitélio olfatório sofre modificações, tornando-se mais fino, e a densidade dos receptores diminui e sofre alterações no padrão habitual. Essas mudanças são mais pronunciadas em fumantes.[37] Não há apenas a diminuição na percepção de odores, mas também na distinção entre diferentes aromas.[38]

Estudos em animais demonstraram que ocorre a perda de neurônios olfatórios na cavidade nasal e a substituição do neuroepitélio olfatório por epitélio respiratório, com diminuição na proliferação de células basais tanto no estado normal quanto após ferimentos.[35]

A perda do olfato é um sintoma inicial da doença de Parkinson presente em cerca de 90% dos pacientes afetados e precede os sintomas motores em aproximadamente 4 a 6 anos. Também ocorre em outros distúrbios, como doença de Alzheimer, doença de Huntington, esclerose múltipla, neuromielite óptica e lúpus eritematoso sistêmico. Embora seja frequente, apenas 9% dos pacientes têm essa percepção e fazem a queixa, ficando expostos a risco de acidentes com cozinha, vazamentos de gás natural e, inadvertidamente, de consumir comida estragada.[39]

A neuroinflamação, independentemente da causa, ocorre por ataque autoimune, desempenhando papel importante no início da disfunção olfativa, sugerindo que a estratégia terapêutica para a disfunção do olfato deva ser projetada para melhorar a neuroinflamação.[40] Logo, a farmacoterapia baseada em evidências para suprimir ou melhorar a disfunção olfatória ainda não foi estabelecida, mas resultados preliminares sugerem que o treinamento olfativo pode ser útil para melhorar alguns aspectos de comprometimento olfatório.[35]

PARTICULARIDADES NASOSSINUSAIS RELACIONADAS AO IDOSO

Microbioma Nasal

O microbioma do trato respiratório superior muda com a idade e o estilo de vida. A transição entre a pele e a cavidade nasal é um abrigo de comensais e patógenos oportunistas, como *Staphylococcus aureus, S. epidermidis, Propionibacterium Cutibacterium acnes, Dolosigranulum pigrum, Finegoldia magna, Corynebacterium* spp.*, Moraxella* spp.*, Peptoniphilus* spp. e *Anaerococcus* spp.[41,42] Mesmo que o microbioma seja amplamente individual, observam-se mudanças nos perfis da comunidade bacteriana em idosos e em estações, como inverno e verão.[43]

As estruturas da comunidade microbiana em outros locais da cavidade nasal e abaixo da nasofaringe são distintas, especialmente em adultos.[41,44] A comunidade microbiana da parte anterior das fossas nasais difere significativamente daquelas de outras locais como nasofaringe, língua, mucosa bucal e orofaringe, porém essas variações distintas reduzem gradualmente durante o envelhecimento, enquanto a comunidade nasal de idosos acima de 65 anos muda para uma população mais orofaríngea. Essas mudanças são consequência da imunossenescência e levam ao aumento de marcadores pró-inflamatórios e diminuição da capacidade de tratamento do estresse imunológico, favorecendo a abertura de novos nichos ambientais.[33]

Além dos componentes bacterianos e virais, a cavidade nasal contém uma comunidade arqueológica única e altamente diversa, denominada *Archae*, distinto dos vírus e bactérias. Também habitam o trato gastrointestinal, cavidade oral, pele e outras áreas.[45] A comunidade arquea da cavidade nasal assemelha-se a dos arqueomas da pele e do intestino. A importância da *Archae* no nariz foi apoiada por uma correlação recente de presença do Archeal Metano na sinusite refratária.[46] Outro achado interessante foi de Koskinen *et al*. Eles observaram que o microbioma de indivíduos hipósmicos diferiu significativamente dos normósmicos na comunidade e diversidade.

Os médicos têm grandes expectativas de terapias dirigidas por microbioma, estando otimistas sobre soluções terapêuticas emergentes no futuro.[33]

Cavidade Nasal e Olho Seco

A doença do olho seco afeta até 30% dos adultos e é particularmente crônica e grave em idosos. Existem dois mecanismos interconectados responsáveis pelo olho seco:

1. Disfunção funcional relacionada à idade;
2. Inflamação não controlada nos idosos desencadeada por mecanismos imunopatológicos independentes da deficiência lacrimal e da evaporação. Nas investigações dos sistemas imunológicos da mucosa nasal e ocular na imunopatologia, constatou-se o elo de conexão entre o sistema imune da mucosa ocular e o tecido linfoide nasal.[48,49] Esses dois sistemas são imunologicamente interdependentes,[50] o que sugere ser o tecido linfoide nasal um fator importante que afeta a gravidade da doença inflamatória no olho seco.[51]

Via Nasal Para Medicamentos

A via nasal para administração de medicamentos vem sendo exaustivamente pesquisada, pois tem vantagens importantes e pode ser útil em idosos que apresentem restrições medicamentosas. Para tanto, o nariz deverá estar funcionando adequadamente para permitir o máximo efeito do fármaco.

A administração nasal é tradicionalmente usada apenas para tratamento local. O uso da via nasal para administração sistêmica de medicamentos é facilitado pela alta vascularização da mucosa e por ter uma área de superfície relativamente grande para absorção sistêmica rápida e direta dos compostos administrados, permitindo início rápido de ação e efeito terapêutico ideal.[28]

A via intranasal permite transportar drogas diretamente para o cérebro ao longo dos nervos olfatório e trigêmeo. Existem duas vias, uma intracelular e outra extracelular. A via intracelular começa por células sensoriais olfatórias, seguindo pelo bulbo olfatório e depois para os neurônios olfatórios, distribuindo a droga para outras regiões do cérebro. Na via extracelular, as drogas são transportadas diretamente para o líquor passando através do epitélio nasal e, em seguida, através do espaço perineural até o espaço subaracnóideo do cérebro.[52]

Entretanto, a defesa mucociliar é um fator limitante, pois atua eliminando o fármaco do local de absorção, reduzindo seu tempo de permanência e, consequentemente, o tempo disponível para o transporte à corrente sanguínea. Para minimizar esse problema foram criados intensificadores de permeabilidade nasal e inibidores enzimáticos que atuam na redução da degradação enzimática e no aumento da permeabilidade.[53]

Evitar o metabolismo da passagem gastrointestinal e hepática oferece a oportunidade de se atingir maior biodisponibilidade e, portanto, uma possível redução da dose. Isso é especialmente verdadeiro para pequenas moléculas lipofílicas, como o propranolol e o fentanil, que têm alta permeabilidade na mucosa nasal.[28]

Existem estudos sobre o uso de *spray* nasal com teriparatida, hormônio da paratireoide para o tratamento da osteoporose, e com donepezil, que tem um perfil de efeito colateral gastrointestinal notável, e também outra formulação contendo tacrina, ambos medicamentos usados para Alzheimer.[28,53]

Em pacientes idosos, a deficiência de vitamina B12 é relativamente comum, afetando entre 2 a 30% da população.[54] A reposição oral de vitamina B12 diariamente provou ser adequada para curar a deficiência vitamínica, com bom perfil de segurança. A via de administração nasal teve um desenvolvimento com o surgimento de formas comerciais de pós-secos por pulverização intranasal ou géis nasais de cianocobalamina, como a administração de 500 mcg/0,1 mL por via intranasal uma vez por semana, aprovada nos Estados Unidos como terapia para deficiência de vitamina B12, incluindo anemia perniciosa.

Vários estudos, embora com baixa qualidade metodológica, documentaram a utilidade clínica da terapia nasal de vitamina B12, em termos de farmacocinética, eficácia e segurança.[54,55,56]

Cromatografia Nasal

O nariz humano tem sido usado como detector na análise por cromatografia gasosa para avaliar compostos odoríferos relacionados ao aroma e à qualidade do vinho. Várias técnicas olfatométricas estão disponíveis para acessar a descrição, a intensidade e a duração do odor de cada composto. A olfatometria pode ser associada à cromatografia gasosa uni ou multidimensional. A cromatografia multidimensional pode ajudar a resolver compostos excluídos e detectar vestígios importantes nos componentes para o aroma. A identificação de compostos ativos de odor pode ajudar a diferenciar vinhos de acordo com o "terroir"*, tipos de cultivos de uvas utilizadas na vinificação ou tipos de envelhecimento, entender o papel da infecção fúngica das uvas na qualidade do vinho, encontrar

---

* ***Terroir*** é uma das palavras mais usadas no mundo do vinho e, provavelmente, uma das menos compreendidas pelos leigos. Entender esse termo é complexo por não haver qualquer palavra equivalente para a tradução do seu significado. Isso em qualquer outra língua, não apenas no português. Falar de *terroir* é falar de um conjunto de fatores como topografia, geologia, pedologia, drenagem, clima, microclima, castas, intervenção humana, cultura, história, tradição.

a melhor prática de gestão na vinha e vinificação para obter a maior qualidade. Comparadas a todas essas técnicas, a avaliação semiológica do nosso olfato está engatinhando nos primórdios.[57]

Diagnóstico pelo Olfato – Nariz Eletrônico

Outro ponto importante que exige um bom funcionamento do olfato é a aplicação no diagnóstico auxiliar pelo médico. Por exemplo, na doença hepática, caracterizada pela exalação da respiração de compostos orgânicos voláteis peculiares, com padrões específicos para discriminar indivíduos com cirrose de fígado, para avaliar a gravidade da doença e, eventualmente, prever condições clínicas adversas. A análise da respiração pode ser útil também para detectar e estadiar a encefalopatia hepática e para prever esteato-hepatite em pacientes com doença hepática gordurosa não alcoólica.[58]

Importante o desenvolvimento de equipamentos denominados narizes eletrônicos, que analisam a respiração exalada em certas condições patológicas, como a doença pulmonar obstrutiva crônica, causa muito comum de morte no mundo. Atualmente, narizes eletrônicos têm sido extensivamente usados na pesquisa da respiração. Investigações mais recentes relataram que esses narizes poderiam potencialmente distinguir endotipos diferentes (ou seja, neutrofílicos *vs.* eosinofílicos) e que são capazes de detectar microrganismos nas vias aéreas responsáveis pelas exacerbações. No entanto, existem fatores fisiológicos e relacionados a doenças que podem afetar os resultados, como tabagismo e apneia obstrutiva do sono, nos quais a composição de compostos orgânicos voláteis no ar exalado pode ser diferente em virtude dos vários fatores endógenos (inflamação das vias aéreas, cinética alterada) e ambientais (tabagismo, medicamentos).[59]

RINITES E RINOSSINUSITES

Incidência

A prevalência de rinite alérgica está em torno de 7 a 13% nas pessoas de 65 a 75 anos e em 6% naquelas com mais de 75 anos, parecendo aumentar com a idade e ser maior em mulheres. A prevalência anual de rinossinusite crônica (RSC) é relatada como de 13 a 16%. Em pessoas de 60 anos ou mais foi de 4,7%, com a RSC emergindo como a sexta condição crônica mais comum em idosos.[60]

Fisiopatologia

Os três principais fatores que influenciam o desenvolvimento de RSC são:

- Diminuição das defesas da barreira mucosa;
- Inflamação crônica;
- Mais recentemente, um microbioma alterado.[61-64]

Na população geriátrica ocorre diminuição da depuração mucociliar, afinamento da mucosa nasal e também diminuição na porcentagem de água por peso corporal, levando à secreção de muco mais espesso e prejudicando sua função através da redução do suprimento de sangue.[24] O desequilíbrio microbiano na mucosa nasossinusal pode desempenhar um papel na persistência da doença.[64] Vários genes/moléculas, como *SPINK5, S100A7, S100A8/9, DCPH1, NDRG1, SPRR* e *p63*, estão envolvidos na modulação da função da barreira física na RSC.[65] No tecido nasossinusal de pacientes com mais de 60 anos, existe uma diminuição na proteína S100, que medeia a atividade inflamatória, defende contra patógenos e promove o reparo epitelial,[66] facilitando assim o aumento do risco de colonização microbiana anormal. Estudos mostram proporções aumentadas de *Staphylococcus aureus* com níveis diminuídos de *Corynebacterium* e *Propionibacterium*.[67] Logo, as terapias para pacientes idosos devem exigir um manejo diferente ou tratamentos direcionados adicionais para controlar a doença.[68]

Medicamentos que Induzem a Rinite

A rinite induzida por medicamentos é causada pelo uso contínuo e prolongado de medicamentos orais e tópicos, sendo bastante frequente o uso excessivo de gotas descongestionantes tópicas, que causam fenômeno de rebote com congestão nasal severa, crônica, levando à dependência nos pacientes com efeitos adversos para o sistema cardiocirculatório. Entre os principais medicamentos utilizados por via oral envolvidos na etiologia estão: ácido acetilsalicílico, anti-inflamatórios não esteroidais, alfa e beta-bloqueadores, inibidores da acetilcolinesterase, bloqueadores dos canais de cálcio, diuréticos, inibidores da fosfodiesterase e psicotrópicos. Entre os medicamentos tópicos nasais ou drogas temos:

- Oximetazolina;
- Efedrina, fenilefrina;
- Anfetaminas;
- Cocaína.[69]

Doença do Refluxo Gastroesofágico

A relação da doença do refluxo gastresofágico (DRGE) com a rinite alérgica e a rinossinusite crônica (RSC) é fraca; no entanto, os estudos apoiam o conceito de que o tratamento de episódios frequentes da DRGE pode ter um efeito positivo na rinite e rinossinusite em geral.[70]

Pacientes com RSC tiveram mais refluxo gastresofágico e, significativamente, mais exposição ao bolo alimentar nas posições ereta e supina, sugerindo que a DRGE pode ser um fator causal ou contribuinte da RSC, na qual o suco gástrico de teor ácido contribui promovendo a exposição da mucosa que leva à dilatação dos espaços intercelulares proximais. Tal mecanismo poderia exacerbar a inflamação na mucosa das vias aéreas superiores e seios paranasais.[71]

A RSC refratária, que não melhora com terapia médica, foi associada ao risco aumentado de DRGE. À semelhança da asma e da RA, foi proposto que há um efeito citotóxico direto do refluxo na mucosa respiratória.[70]

Contudo, não existem evidências suficientes para uma relação causal entre DRGE e RSC (EPOS 2020).

Obesidade

Entre as doenças otorrinolaringológicas associadas à obesidade, encontram-se otite média, perda auditiva, rinossinusite crônica e apneia obstrutiva do sono. A relevância da obesidade na rinite alérgica ainda não foi esclarecida e permanece controversa.[73]

Em pesquisa extensa na Coreia do Sul, foi observado que a prevalência de RSC em pacientes com síndrome metabólica (alto nível de triglicerídeos, nível reduzido de lipoproteínas de alta densidade e pressão arterial elevada) foi significativamente maior do que em pacientes sem síndrome metabólica.[74]

Obesidade é relatada como causa de distúrbios imunológicos e de aumento nos níveis de mediadores inflamatórios.[75] A adiponectina tem vários efeitos metabólicos, anti-inflamatórios e antiproliferativos, e verifica-se que na obesidade seus níveis estão baixos, facilitando a inflamação e a fibrose. O aumento do índice de massa corporal está associado à presença de rinite alérgica e rinossinusite crônica.

A síndrome da apneia obstrutiva do sono (SAOS) está intimamente relacionada à síndrome metabólica e tem mecanismos fisiopatológicos sobrepostos.[76] Vários mecanismos têm sido sugeridos para explicar a SAOS, independente da obesidade, aumentando o risco de síndrome metabólica.[77] Esses mecanismos podem ser associados a citocinas, estresse oxidativo, hipóxia intermitente e ativação seletiva de reações inflamatórias sistêmicas.

Recentemente, os médicos estão reconhecendo que o desenvolvimento de SAOS subsequente a fragmentação do sono pode contribuir para ganho de peso acelerado. Muitos pacientes relatam aumentos rápidos do peso no ano anterior ao diagnóstico de SAOS.[78] Estima-se que cerca de 58% da SAOS moderada a grave é devida à obesidade.[79] Na obesidade grave, estima-se que a prevalência da apneia do sono varie entre 40 e 90%.[78]

Rinossinusite Crônica e Acidente Vascular Cerebral

Múltiplos estudos observacionais, totalizando cerca de 450.000 participantes, mostraram que o risco de acidente vascular cerebral (AVC) entre pacientes com RSC foi significativamente maior do que em indivíduos sem RSC.[80] Pacientes com RSC tiveram aproximadamente 80% de risco excessivo de AVC.[81]

Os fatores de risco bem estabelecidos para AVC incluem hipertensão arterial, diabetes melito, fibrilação atrial, dislipidemia e inatividade física.[81] Na fisiopatologia da relação RSC/AVC, têm papel importante os efeitos hostis na integridade e função da célula endotelial e a presença de diversas citocinas inflamatórias, como proteína C reativa, interleucina-1 e interleucina-6, que podem ativar células imunológicas e células musculares lisas na camada subendotelial, resultando em aterogênese acelerada. As citocinas inflamatórias também podem ativar de forma cruzada a cascata de coagulação, levando a formação de trombo e eventos tromboembólicos.[80,81]

A infecção intracraniana decorrente de complicação de RSC pode se espalhar para o interior da artéria, resultando em vasculite cerebral, comprometendo o fluxo sanguíneo para o parênquima cerebral e causando isquemia cerebral.[81] Atentar também para os medicamentos usados para tratar RSC que podem desempenhar papel significativo no aumento do risco de AVC, como, por exemplo, os descongestionantes e os corticosteroides.[80]

Tratamento

Na inflamação crônica decorrente do envelhecimento, os níveis sistêmicos de citocinas pró-inflamatórias, como interleucina (IL) –1b, tumor fator de necrose – a e IL-6, tendem a aumentar acima do limiar normal.[82,83]

Os idosos parecem apresentar um endotipo particular, diferente daqueles com RSC em adulto, que é caracterizada por uma possível perda dependente da idade da função dos eosinófilos em vias aéreas superiores e inferiores.[84] Isso poderia potencialmente apoiar a ideia de que, embora os eosinófilos se infiltrem no tecido da polipose, eles podem ser menos funcionalmente ativos.[85]

Na verdade, a ideia de uma apresentação fisiopatológica modulada pela idade distinta da RSC do adulto pode ser considerada uma hipótese, exigindo ajuste de estratégias farmacológicas de tratamento para resultados ideais; de dieta específica; e de modificação de comportamento, visando à redução da inflamação sistêmica e ao envelhecimento saudável.[86]

Medicamentos Orais

Os idosos representam uma população única para gerenciar em razão das múltiplas comorbidades médicas e da polifarmácia.[87]

Antibióticos

As interações medicamentosas com macrolídeos são comuns (especialmente com claritromicina), e foram descritos eventos cardíacos adversos com azitromicina.[88] Antibióticos de amplo espectro, como as cefalosporinas de terceira geração, fluoroquinolonas e clindamicina, também podem causar colite por *Clostridium difficile*, que é mais comum e fatal em idosos em comparação com adultos mais jovens.[39]

Corticosteroides

Tratamentos sistêmicos com corticosteroides para RSC com polipose precisam ser administrados com cautela e monitorados em pacientes idosos pelo risco de efeitos adversos significativos, como insuficiência adrenal, osteoporose, diabetes melito, catarata, glaucoma, hipertensão arterial, psicose, hematomas na pele, fraqueza muscular, gastrite, úlcera péptica e outros.[89]

Anti-Histamínicos

Existem efeitos adversos potenciais dos anti-histamínicos de primeira geração e dos descongestionantes associados e devem-se usá-los com muita cautela. Descongestionantes orais podem causar hipertensão arterial, dor de cabeça e agravamento de glaucoma.

Os anti-histamínicos de primeira geração (p. ex.: clorfeniramina, difenidramina, triprolidina, e hidroxizina) podem causar vários efeitos adversos, como confusão mental, sedação acentuada, arritmias e problemas de coordenação. Outros efeitos colaterais indesejáveis desses medicamentos incluem efeitos anticolinérgicos (boca seca, visão turva); alteração cognitiva e efeitos no sistema nervoso central; efeitos cardiovasculares; e interações com fluoxetina, cimetidina, macrolídeos e cetoconazol. Embora esses anti-histamínicos de primeira geração controlem os sintomas da rinite alérgica de forma eficaz, seus efeitos colaterais limitam sua utilidade, especialmente em pacientes mais velhos.[39,90,91]

Antagonistas do receptor H1 de segunda geração fornecem tratamento excelente, seguro e eficaz em pacientes idosos, graças a uma taxa de passagem relativamente baixa através da barreira hematoencefálica. Isso resulta em muito menos sedação, e quanto maior a especificidade para o receptor H1, menores efeitos colaterais anticolinérgicos e antisserotonérgicos. Fexofenadina, cetirizina, loratadina, levocetirizina, desloratadina, bilastina e ebastina são mais comumente usadas em idosos. Interações com outros medicamentos são relativamente mínimas. Embora geralmente mais seguros, devem ser usados com cautela em pacientes com doenças hepática ou renal.[90] Pacientes com insuficiência renal devem tomar doses menores diariamente, porque são excretadas pelos rins.[92,93]

Antileucotrienos

O receptor de antagonista do leucotrieno, por exemplo, montelucaste, é bem tolerado em todas as idades, incluindo o paciente idoso.[89]

Descongestionantes

Os descongestionantes orais (pseudoefedrina e similares) podem gerar muitos efeitos colaterais, como hipertensão, palpitações, dor de cabeça, agitação, tremor, insônia, mucosa seca, retenção urinária e exacerbação de glaucoma ou tireotoxicose. Deve-se ter muito cuidado na sua utilização.[92]

Medicamentos Tópicos

Na questão da farmacoterapia, nenhum estudo sugere aumento dos efeitos colaterais para esteroides intranasais. O uso de corticoide intranasal não está associado a um risco significativo de elevar a pressão intraocular ou desenvolver catarata subcapsular posterior. A presença de glaucoma, entretanto, é o verdadeiro evento adverso clínico de preocupação.[94]

Os anti-histamínicos tópicos (azelastina, levocabastina e olopatadina) têm efeitos que são comparáveis aos anti-histamínicos sistêmicos de segunda geração, mas têm vantagens adicionais de início de ação mais rápido e de não induzir efeitos adversos ou reações sistêmicas.

O brometo de ipratrópio tópico antes da ingestão do alimento desencadeador demonstrou ser um tratamento eficaz na rinite gustatória. Tem poucos efeitos colaterais locais, como epistaxe e ressecamento nasal. Este medicamento deve, no entanto, ser evitado em pacientes com glaucoma de ângulo fechado ou com retenção urinária em virtude de hipertrofia da próstata.[96] No tratamento da rinorreia em pacientes com doença de Parkinson, houve também boa resposta ao brometo de ipratrópio intranasal.[95]

Os descongestionantes locais ou sistêmicos aliviam a obstrução nasal graças a sua atuação nos vasos alfa-adrenérgicos, produzindo vasoconstrição. O principal efeito colateral dos descongestionantes tópicos é seu potencial para induzir o fenômeno de rebote, se usado por mais de 5 dias consecutivos, o que pode levar à rinite medicamentosa.[39]

CIRURGIA OTORRINOLARINGOLÓGICA NO IDOSO

Cerca de 35% de todos os procedimentos cirúrgicos de internação são realizados em pacientes com 65 anos ou mais.[97] Esses dados não são específicos da otorrinolaringologia, mas é provável que o perfil etário de nossos pacientes seja similar.

Fomos treinados para entender que os pacientes pediátricos não são apenas "adultos pequenos ou em miniatura". Da mesma forma, os pacientes geriátricos não são apenas "adultos idosos". Eles têm problemas especiais e requerem intervenção diagnóstica e terapêutica bem informada.[98]

A Academia Americana de Otorrinolaringologia e Cirurgia de Cabeça e Pescoço deixa claro que conhecimentos especiais de otorrinolaringologia geriátrica são importantes em todas as subespecialidades, exceto na otorrinolaringologia pediátrica, na tomada de decisões cirúrgicas.[99]

A cirurgia não deve ser negada aos pacientes simplesmente porque eles são "velhos". Primeiro porque velho é difícil de definir, e, atualmente, mais e mais pessoas estão vivendo além dos 100 anos. Negar uma cirurgia a um homem de 80 anos, condenando-o a sofrer de um problema potencialmente corrigível por mais 15 a 20 anos, não é uma atitude correta. Precisamos nos preocupar com a qualidade de vida. Por outro lado, qualquer cirurgia que seja improvável de melhorar a qualidade de vida ou que apresente um risco elevado de vida sem que propicie um benefício concomitante (p. ex.: algumas cirurgias de câncer avançado em câncer de pescoço) pode não ser apropriada nesta população.[99]

A cirurgia é eficaz para indivíduos mais velhos; no entanto, devem-se avaliar o estado funcional, as comorbidades e o risco anestésico de cada paciente geriátrico no pré-operatório para determinar se a cirurgia é uma opção adequada.[99]

O Colégio Americano de Cirurgiões preconiza a necessidade de melhorar a avaliação pré-operatória. A tomada de decisão abrange mais do que a mortalidade e morbidade cirúrgica. Deve-se considerar a manutenção da independência, da qualidade de vida, do retorno pelo menos aos níveis de atividade funcional pré-operatória, das consequências prováveis, da reserva fisiológica, dos efeitos cognitivos associados à anestesia geral nos idosos e dos desejos do paciente em relação à qualidade de vida e longevidade.[100]

A avaliação de índices de fragilidade é útil e esclarecedora. Existe um modelo de índice de fragilidade específico para cirurgia do trauma, uma população particularmente vulnerável, com quinze variáveis, que provou ser um instrumento eficaz para prever disposição de alta em pacientes geriátricos. Outros instrumentos de avaliação da fragilidade foram usados para prever a sobrevivência cirúrgica e os resultados, embora a maioria dos otorrinolaringologistas não esteja usando avaliação de fragilidade rotineiramente. Existem exceções, como o Centro Médico da Universidade de Pittsburgh, onde avaliações direcionadas de pacientes idosos mostraram grande valor.[101]

A septoplastia e a turbinoplastia melhoram os sintomas e reduzem o uso de medicamentos. Além disso, os escores de qualidade de vida em pacientes geriátricos que apresentam obstrução nasal devida a desvio septal e hipertrofia das conchas inferiores mostram melhora evidente após a cirurgia.[102,103]

Na cirurgia para a rinite alérgica, a literatura apoia a ressecção submucosa da concha como sendo a de eficácia mais longa. Para pacientes geriátricos incapazes de tolerar anestesia geral, a ablação por radiofrequência pode ser feita com segurança e com bons resultados no consultório sob anestesia local.[104]

Análise através do questionário SNOT-22 associado a um método de pontuação baseado na endoscopia no pré-operatório e nas reavaliações pós-operatórias em 3, 6 e 12 meses mostra que a cirurgia endoscópica nasossinusal na população geriátrica é um tratamento seguro e eficaz para tratar RSC refratária ao tratamento médico.[105]

A literatura recente apoiou fortemente a hipótese de que a asma em adultos mais velhos é fenotipicamente distinta da condição observada em pacientes mais jovens. No campo da RSC com polipose, um grande desafio reside na investigação dos diferentes endotipos em grandes séries (biomarcadores no sangue e no tecido de pólipos) para estabelecer diagnósticos racionais e modalidades de terapêutica médica e/ou cirúrgica, e qual o melhor acompanhamento para esse transtorno.[106]

Na rinoplastia, a satisfação do paciente geralmente é avaliada por uma escala visual analógica, que vai de insatisfeito até satisfeito. As principais indicações na faixa etária geriátrica foram nariz desviado, nariz com deformidade após infecção, nariz em sela e cosmética adicional à septoplastia. Os pacientes idosos fazem rinoplastia para resolver seus desejos há muito acalentados. Se os pacientes idosos não têm risco da condição geral, os cirurgiões não precisam desencorajar o paciente que deseja melhorar sua aparência.[107]

Foi verificado em pacientes acima de 40 anos submetidos a rinoplastia e estudo anatomopatológico do material retirado que a matriz cartilaginosa apresentou degeneração fibrinoide com diminuição significativa do número de condrócitos e aumento da fibrose pericondral, menor número de vasos sanguíneos e diminuição da porcentagem de feixes de colágeno, além de cartilagens fracas. A cartilagem lateral inferior é a cartilagem mais afetada pelo processo de envelhecimento. Devem-se considerar essas informações no planejamento cirúrgico.[108]

Uma patologia frequente, o carcinoma basocelular de face, tem ocorrência com maior incidência nas regiões da bochecha (28%), nasal (26,5%), orbitária (17,5%), frontal (15,0%) e labial superior (7,5%) e inferior (1,5%), sem diferença significativa entre os lados, e a idade foi o único fator que afetou o tamanho do tumor. A idade do paciente variou de 30 a 95 anos, com idade média de 71,5 anos no momento do diagnóstico.[109]

REFERENCIAS BIBLIOGRÁFICAS

1. Ortman JM, Velkoff VA, Hogan H. An Aging Nation: The Older Population in the United States, Current Population Reports, P25-1140. Washingon, DC: U.S. Census Bureau; 2014.
2. Bryan M, Chin-Ho W. Changes in the Facial Skeleton With Aging: Implications and Clinical Applications in Facial Rejuvenation. Aesth Plast Surg 2012;36:753-760.
3. John M, DelGaudio MD, Nicholas J. Panella, MD. Presbynasalis. International Forum of Allergy & Rhinology, 2016;Vol. 10,1083-87.
4. Jacobson AL. Radiographic cephalometry. Chicago: Quintessence Publishing Co; 1995.
5. Ferrario VF, Sforza C, Poggio CE, et al. Effects of growth and development on cephalometrics shapes in orthodontic patients: a Fourier analysis. Eur J Orthod 1997;19:669.
6. Rosas A, Bastir M. Thin plate spline analysis of allometry and sexual dimorphism in the human craniofacial complex. Am J Phys Anthropol 2002;117:236.
7. Windhager S, Mitteroecker P, Rupić I, et al. Facial aging trajectories: A common shape pattern in male and female faces is disrupted after menopause. Am J Phys Anthropol. 2019;169:678-688.
8. Bolin A. Proximal alveolar bone loss in a longitudinal radiographic investigation. Swed Dent J Suppl 1986;35:1-108.
9. Kahn DM, Shaw RBJr Aging of the bony orbit: a threedimensional computed tomographic study. Aesthet Surg J, 2008;28:258-264.
10. Pessa JE, Chen Y. Curve analysis of the aging orbital aperture. Plast Reconstr Surg 2002;109:751-755.
11. Pessa JE. An algorithm of facial aging: verification of Lambros's theory by three-dimensional stereolithography, with reference to the pathogenesis of midfacial aging, scleral show, and the lateral suborbital trough deformity. Plast Reconstr Surg 2000;106:479-488 (discussion 489-490).
12. Shaw RBJr, Kahn DM. Aging of the midface bony elements: a three-dimensional computed tomographic study. Plast Reconstr Surg 2007;119:675-681.
13. Mendelson BC, Hartley W, Scott M, et al. Age-related changes of the orbit and midcheek and the implications for facial rejuvenation. Aesthet Plast Surg 2007;31:419-42.
14. Flowers RS. Periorbital aesthetic surgery for men: eyelids and related structures. Clin Plast Surg 1991;18:689-729.
15. Pessa JE, Peterson ML, Thompson JW, et al. Pyriform augmentation as an ancillary procedure in facial rejuvenation surgery. Plast Reconstr Surg 1999;103:683-68626.
16. Pessa JE, Zadoo VP, Mutimer KL, et al. Relative maxillary retrusion as a natural consequence of aging: combining skeletal and soft tissue changes into an integrated model of midfacial aging. Plast Reconstr Surg 1998;102:205-212.
17. Barton FE, Gyimesi I. Anatomy of the nasolabial fold. Plast Reconstr Surg 1997;100:1276-1280.
18. Edelstein DR. Aging of the normal adult nose. Laryngoscope 1996;1(106):1-25.
19. Pecora NG, Baccetti T, McNamara JA Jr. The aging craniofacial complex: a longitudinal cephalometric study from late adolescence to late adulthood. Am J Orthod Dentofac Orthop 2006;134:496-505.
20. Pessa JE, Slice DE, Hanz KR, et al. Aging and the shape of the mandible. Plast Reconstr Surg 2008;121:196-200.
21. Shaw RB Jr, Katzel EB, Koltz PF, et al. Aging of the mandible and its aesthetic implications. Plast Reconstr Surg 2010;125:332-342.
22. Bryan M, Chin-Ho W. Changes in the Facial Skeleton With Aging: Implications and Clinical Applications in Facial Rejuvenation. Aesth Plast Surg 2012;36:753-760.
23. Edelstein DR. Aging of the normal nose in adults. Laryngoscope 1996;106:Pt 2:26-49.
24. Loftus PA, Wise SK, Nieto D, et al. Intranasal volume increases with age computed tomography volumetric analysis in adults. Laryngoscope 2016;126(10):2212-5.
25. Nappi C, Di Spiezio S A, Guerra G, et al. Functional and morphologic evaluation of the nasal mucosa before and after hormone therapy in postmenopausal women with nasal symptoms. Fertil Steril 2003;80(3):669-71.
26. Lindemann J, Sannwald D, Wiesmiller K. Age-related changes in intranasal air conditioning in the elderly. Laryngoscope. 2008;118(8):1472-5.
27. Paul B, Menon SS, Vasthare R, et al. Effect of bidi smoking on nasal mucociliary clearance: a comparative study. J Laryngol Otol. 2018;132(12):1077-1082.
28. Quinn HL, Hughes CM, Donnelly R F. Novel methods of drug administration for the treatment and care of older patients. Int J Pharm. 2016;512(2):366-373.
29. Ho JC, Chan KN, Hu WH, et al. The effect of aging on nasal mucociliary clearance, beat frequency, and ultrastructure of respiratory cilia. Am J Respir Crit Care Med 2001;163(4):983-8.
30. Busse PJ, Mathur SK. Age-related changes in immune function: effect on airway inflammation. J Allergy Clin Immunol 2010;126(4):690-9 (quiz: 700-91).

31. Bende M. Blood flow with 133Xe in human nasal mucosa in relation to age, sex and body position. Acta Otolaryngol 1983;96(1-2):175-9.
32. Franceschi C, Campisi J. Chronic inflammation (inflammaging) and its potential contribution to age-associated diseases. J Gerontol 2014;69(suppl 1):S4-9.
33. Kumpitsch C, Koskinen K, Schöpf V, Moissl-Eichinger C. The microbiome of the upper respiratory tract in health and disease BMC Biology 2019,17(1):87.
34. Kimia GG, Zachary MS, Elliott DM, et al. Radiologic changes in the aging nasal cavity. Rhinology. 2019;57(2):117-124.
35. Kenji K, Shu K, Rumi U, et al. Age-Related Olfactory Dysfunction: Epidemiology, Pathophysiology, and Clinical Management. Frontiers in Aging Neuroscience 2020;12:208.
36. Murphy C, Schubert CR, Cruickshanks KJ, et al. Prevalence of olfactory impairment in older adults. JAMA 2002;288(18):2307-12.
37. Schriever VA, Reither N, Gerber J, et al. Olfactory bulb volume in smokers. Exp Brain Res 2013;225(2):153-7.
38. Seiberling KA, Conley DB. Aging and olfactory and taste function. Otolaryngol Clin North Am 2004;37(6):1209-28.
39. Constanza JV, Marc A. Tewfik. Rhinosinusitis and Allergies in Elderly Patients. Clin Geriatr Med; 2018,34:217-231.
40. Shin T, Kim J, Ahn M, Moon C. Olfactory Dysfunction in CNS Neuroimmunological Disorders: a Review. Mol Neurobiol. 2019;56(5):3714-3721.
41. Camarinha-Silva A, Wos-Oxley M L, Jáuregui R, et al. Validating T-RFLP as a sensitive and high-throughput approach to assess bacterial diversity patterns in human anterior nares. FEMS Microbiol Ecol. 2011;79:98-108.
42. Wos-Oxley ML, Plumeier I, Von Eiff C, et al. A poke into the diversity and associations within human anterior nare microbial communities. ISME J. 2010;4(7):839-51.
43. Costello EK, Lauber CL, Hamady M, et al. Bacterial community variation in human body habitats across space and time. Science. 2009;326:1694-7.
44. Wilson M. Microbial inhabitants of humans. Cambridge: Cambridge Univ. Press; 2005.
45. Mahnert A, Blohs M, Pausan M-R, Moissl-Eichinger C. The human archaeome: methodological pitfalls and knowledge gaps. Emerg Top Life Sci. 2018;2:469-82.
46. Sogodogo E, Fellag M, Loukil A, et al. Nine cases of methanogenic archaea in refractory sinusitis, an emerging clinical entity. Front Public Heal. 2019;7:38.
47. Koskinen K, Reichert JL, Hoier S, et al. The nasal microbiome mirrors and potentially shapes olfactory function. Sci Rep. 2018;8:1-11.
48. Nesburn AB, Bettahi I, Zhang X, et al. Topical/mucosal delivery of sub-unit vaccines that stimulate the ocular mucosal immune system. Ocul Surf. 2006;4:178-187.
49. Kuper CF, Koornstra PJ, Hameleers DM, et al. The role of nasopharyngeal lymphoid tissue. Immunol Today. 1992;13: 219-224.
50. Chentoufi AA, Dasgupta G, Nesburn AB, et al. Nasolacrimal duct closure modulates ocular mucosal and systemic CD4(+) T-cell responses induced following topical ocular or intranasal immunization. Clin Vaccine Immunol. 2010;17:342-353.
51. Farid M, Agrawal A, Fremgen D, et al. Age-related Defects in Ocular and Nasal Mucosal Immune System and the Immunopathology of Dry Eye Disease. Ocular Immunology & Inflammation, Early Online, 2016;24 (3):327-47.
52. Tyler P, Crowe M. Heather West Greenlee, Anumantha G. Kanthasamy, Walter H. Hsu, Mechanism of intranasal drug delivery directly to the brain. Life Sci. 2018;195:44-52.
53. Hira C, Bapi G, Bappaditya C, Uttam K M, Pinaki S, Rakesh K T. Pharmacokinetic and Pharmacodynamic Features of Nanoemulsion Following Oral, Intravenous, Topical and Nasal Route. Current Pharmaceutical Design, 2017;23, 2504-2531.
54. Emmanuel A, Zulfiqar A-A, Thomas V. Systematic Review and Pragmatic Clinical Approach to Oral and Nasal Vitamin B12 (Cobalamin) Treatment in Patients with Vitamin B12 Deficiency Related to Gastrointestinal Disorders. J Clin Med. 201826;7(10):304.
55. van ADZ, Merkus FW, Russel FG, Hoefnagels W H. Nasal absorption of hydroxocobalamin in healthy elderly adults. Br J Clin Pharmacol. 1998;45:83-6.
56. García-AA, Torrado-Santiago S, Goya L, Torrado JJ. Spray-dried powders as nasal absorption enhancers of cyanocobalamin. Biol Pharm Bull. 2001;24:1411-6.
57. Welke JE, Hernandes KC, Nicolli KP, et al. Role of gas chromatography and olfactometry to understand the wine aroma: Achievements denoted by multidimensional analysis. J Sep Sci. 2021;44(1):135-168.
58. Antonio V, Umberto V-G, Anna S, et al. Exhaled breath analysis in hepatology: State-of-the-art and perspectives. World J Gastroenterol 2019;25(30):4043-4050.
59. Simone S, Panaiotis F, Martina M, et al. The Role of Electronic Noses in Phenotyping Patients with Chronic Obstructive Pulmonary Disease. Biosensors 2020,10(11):171.
60. Benninger MS, Ferguson BJ, Hadley JA, et al. Adult chronic rhinosinusitis: definitions, diagnosis, epidemiology, and pathophysiology. Otolaryngol Head Neck Surg 2003;129:S1-32.
61. Tomassen P, Vandeplas G, Van Zele T, et al. Inflammatory endotypes of chronic rhinosinusitis based on cluster analysis of biomarkers. J Allergy Clin Immunol. 2016;137:1449-1456.
62. Hamilos DL. Drivers of chronic rhinosinusitis: Inflammation versus infection. J Allergy Clin Immunol. 2015;136:1454-1459.
63. Mahdavinia M, Keshavarzian A, Tobin M, Landay A, Schleimer R. A comprehensive review of the nasal microbiome in chronic rhinosinusitis (CRS). Clin Exp Allergy. 2016;46:21-41.
64. Stevens WW, Lee RJ, Schleimer RP, Cohen NA. Chronic rhinosinusitis pathogenesis. J Allergy Clin Immunol. 2015;136:1442-1453.
65. Jiao J, Wang C, Zhang L. Epithelial physical barrier defects in chronic rhinosinusitis. Expert Rev Clin Immunol. 2019;15:679-88.
66. Cho SH, Hong SJ, Han B, et al. Age-related differences in the pathogenesis of chronic rhinosinusitis. J Allergy Clin Immunol. 2012;129:858-60.
67. Ramakrishnan VR, Feazel LM, Gitomer SA, et al. The microbiome of the middle meatus in healthy adults. PLoS One. 2013;8(12):e85507.
68. Kang JH, Hwang SM, Chung I Y. S100A8, S100A9 and S100A12 activate airway epithelial cells to produce MUC5AC via extracellular signal-regulated kinase and nuclear factor-Kb pathways. Immunology. 2015;144:79-90.
69. Shana MZ, Blair MB, Edward DM. Management of Rhinitis Medicamentosa: A Systematic Review. Otolaryngol Head Neck Surg. 2019;160(3):429-438.
70. Elizabeth JH & Douglas R. M. Impact of Gastroesophageal Reflux Disease on Mucosal Immunity and Atopic Disorders Clin Rev Allergy Immunol. 2019;57(2):213-22
71. Katle EJ, Hatlebakk JG, Grimstad T, et al. Gastro-oesophageal reflux in patients with chronic rhinosinusitis investigated with multichannel impedance - pH monitoring rhinology. Rhinology. 2017;55(1):27-33.
72. Fokkens WJ, Lund VJ, Hopkins C. European Position Paper on Rhinosinusitis and Nasal Polyps. EPOS 2020. Rhinology. 2020;58(2):82-111.

73. Jung SY, Park DC, Kim SH, Yeo SG. Role of Obesity in Otorhinolaryngologic Diseases. Curr Allergy Asthma Rep. 2019;19(7):34.
74. Lee EJ, Hwang HJ, Jung CM, et al. The relationship between chronic rhinosinusitis and metabolic syndrome. Am J Rhinol Allergy. 2017;31:222-7.
75. Ahn J-C, Kim J-W, Lee CH, Rhee C-S. Prevalence and Risk Factors of Chronic Rhinosinusitus, Allergic Rhinitis, and Nasal Septal Deviation: Results of the Korean National Health and Nutrition Survey 2008-2012. JAMA. 2016;142:162-7.83.
76. Xu S,Wan Y, Xu M, Ming J, Xing Y, An F, et al. The association between obstructive sleep apnea and metabolic syndrome: a systematic review and meta-analysis. BMC Pulm Med. 2015;15:105.
77. Lam JC, Mak JC, Ip MS. Obesity, obstructive sleep apnea and metabolic syndrome. Respirology. 2012;17(2):223-36.
78. Peppard P E, Young T, Barnet J H, et al. Increased prevalence of sleep disordered breathing in adults. Am J Epidemiol. 2013;177(9):1006-14.
79. Newman AB, Foster G, Givelber R, et al. Progression and regression of sleep-disordered breathing with changes in weight: the Sleep Heart Health Study. Arch Intern Med. 2005;165(20):2408-13.
80. Wattanachayakul P, Rujirachun P, Ungprasert P. Risk of Stroke among Patients with Chronic Rhinosinusitis: A Systematic Review and Meta-analysis. J Stroke Cerebrovasc Dis. 2019;28(5):1185-191.
81. Kang JH, Wu CS, Keller JJ, et al. Chronic rhinosinusitis increased the risk of stroke: a 5-year follow-up study. Laryngoscope. 2013;123:835-840.
82. Salvioli S, Monti D, Lanzarini C, et al. Immune system, cell senescence, aging and longevity-inflamm-aging reappraised. Curr Pharmacol Des. 2013;19:1675-1679.
83. Nicoletti C. Age-associated changes of the intestinal epithelial barrier: local and systemic implications. Expert Rev Gastroenterol Hepatol. 2015;9:1467-1469.
84. Busse PJ, Mathur SK. Age-related changes in immune function:effect on airway inflammation. J Allergy Clin Immunol. 2010;126:690-699.
85. Cho SH, Hong SJ, Han B, et al. Age-related differences in the pathogenesis of chronic rhinosinusitis. J Allergy Clin Immunol. 2012;129:858-860.e2.
86. Renteria AE, Endam LM, Desrosiers M. Do aging Factors Influence the Clinical Presentation and Management of Chronic Rhinosinusitis? Otolaryngology 2017;156(4):598-605.
87. Antimisiaris D, Cutler T. Managing polypharmacy in the 15-minute office visit. Prim Care 2017;44(3):413-28.
88. Fokkens WJ, Lund VJ, Mullol J, et al. EPOS 2012: European Position Paper on Rhinosinusitis and Nasal Polyps 2012. A summary for otorhinolaryngologists. Rhinology. 2012;50(1):1-12.
89. Shaw AC, Goldstein DR, Montgomery RR. Age-dependent dysregulation of innate immunity. Nat Rev Immunol. 2013;13:875-87.
90. Bozek A. Pharmacological management of allergic rhinitis in the elderly. Drugs Aging. 2017;34(1):21-8.
91. Penagos M, Compalati E, Tarantini F, et al. Efficacy of mometasone furoate nasal spray in the treatment of allergic rhinitis. Meta-analysis of randomized, doubleblind, placebo-controlled, clinical trials. Allergy. 2008;63(10):1280-91.
92. Hansen J, Klimek L, Hormann K. Pharmacological management of allergic rhinitis in the elderly: safety issues with oral antihistamines. Drugs Aging. 2005;22(4):289-96.
93. Simons FE. The antiallergic effects of antihistamines (H1-receptor antagonists) J Allergy Clin Immunol. 1992;90(4 Pt 2):705-15.
94. Valenzuela CV, Liu JC, Vila PM. Intranasal Corticosteroids Do Not Lead to Ocular Changes: A Systematic Review and Meta-analysis. Laryngoscope. 2019;129(1):6-12
95. Ah-kee EY, Egong E, Shafi A, et al. A review of drug-induced acute angle closure glaucoma for non-ophthalmologists. Qatar Med J. 2015;2015(1):6.
96. Waibel KH, Chang C. Prevalence and food avoidance behaviors for gustatory rhinitis. Ann Allergy Asthma Immunol 2008;100(3):200-5.
97. Shapiro DP. Geriatric demographics and the practice of otolaryngology. Ear Nose Throat J. 1999;78(6):418-21.
98. Sataloff RT. Geriatric surgery in otolaryngology. ENT-Ear, Nose & Throat J. Editorial, March 2018;50-52.
99. Sataloff RT, Johns MM, Kost KM (eds.) Geriatric Otolaryngology. New York: Thieme Medical Publishers and the American Academy of Otolaryngology–Head and Neck Surgery; 2015.
100. Boyd CM, Darer J, Boult C, et al. Clinical practice guidelines and quality of care for older patients with multiple comorbid diseases:Implications for pay for performance. JAMA. 2005;294(6):716-24.
101. Joseph B, Pandit V, Zangbar B, et al. Validating trauma-specific frailty index for geriatric trauma patients: A prospective analysis. J Am Coll Surg 2014;219(1):10-17.
102. Busaba NY, Hossain M. Clinical outcomes of septoplasty and inferior turbinate reduction in the geriatric veterans' population. Am J Rhinol 2004;18(6):343-7.
103. Yu MS, Kang SH, Kim BH, et al. Radiofrequency turbinoplasty for nonallergic rhinitis in geriatric patients. Am J Rhinol Allergy. 2015;29(5):e134-137.
104. Bhandarkar ND, Smith TL. Outcomes of surgery for inferior turbinate hypertrophy. Curr Opin Otolaryngol Head Neck Surg 2010;18(1):49-53.
105. Anubhuti DA; Rout K; Jena D. Outcomes of Endoscopic Sinus Surgery in Geriatric Patients: An Institutional Study. Indian J Otolaryngol Head Neck Surg. 2020;72(4):508-51.
106. Marioni G, Zanotti C, Brescia G. Chronic rhinosinusitis with nasal polyps in the elderly: Assessing current evidence. Asthma Proc 2018;39:9-13.
107. Hye Ran Hong et al. Aesthetic Motivation of Geriatric Rhinoplasty. The Surgical Outcome. J Craniofac Surg 2015;26: 1936-1939.
108. Hesham AH, Mohamed AMG, Ahmed M Al-B, et al. Histological and Anthropometric Changes in the Aging Nose. Aesthet Surg J. 2019;39(9):943-952 Oda T.
109. Takao O, Hiroshi K, Shoichi W, Akimichi M. Facial site distribution of basal cell carcinoma in Japanese. Experimental Dermatology. 2019;28(1):69-71.

MANIFESTAÇÕES NASAIS DAS DOENÇAS SISTÊMICAS

CAPÍTULO 15

Tatiana R. T. Abdo ▪ Renata R. M. Pilan ▪ Deusdedit Brandão Neto

INTRODUÇÃO

O otorrinolaringologista tem um papel importante no diagnóstico de doenças sistêmicas por meio de sua apresentação na cavidade nasal. As manifestações dessas doenças são muito variadas e abrem grandes possibilidades de diagnósticos diferenciais com etiologias: genética, infecciosas, autoimunes, granulomatosas, neoplásicas, entre outras. Como muitas vezes os sinais e sintomas são relativamente semelhantes, é de suma importância a avaliação meticulosa, com detalhamento na anamnese, no exame físico, na biópsia em alguns casos e a solicitação racional de exames complementares para o diagnóstico preciso.

DOENÇAS COM ALTERAÇÕES NO TRANSPORTE MUCOCILIAR

Fibrose Cística

Introdução

A fibrose cística (FC) é uma doença genética autossômica recessiva com acometimento multissistêmico. É causada por uma mutação no cromossomo 7, no gene *CFTR* (*Cystic Fibrosis Transmembrane Regulator*) regulador da função do canal de cloreto, com implicações em glândulas exócrinas de diversos órgãos, em especial no trato respiratório.

Epidemiologia

Nas populações europeias e norte-americana é considerada a doença autossômica recessiva mais letal que acomete os caucasianos, sem predominância por sexo, ocorrendo em 1 a cada 3.000 nascidos vivos. No Brasil, ocorre aproximadamente em 1 a cada 7.500 nascidos vivos e afeta todas as raças, sendo mais comum em brancos, menos comum em afrodescendentes e mais prevalente nas regiões Sul e Sudeste.[1]

Existem mais de 1.800 mutações descritas, que podem acometer a função do canal de cloreto em diferentes graus (classes I, II e III – comprometimento severo; classes IV e V – função residual presente) e, portanto, trazendo fenótipos variáveis da doença, sendo que a maioria dos pacientes possui ao menos uma cópia da mutação Delta F508, que compromete mais severamente o transporte do cloro (classe II).

Fisiopatologia

No epitélio respiratório, a alteração do funcionamento do canal de cloro determina uma estase crônica de muco espesso, com dificuldade de ação do *clearance* mucociliar, resultando em rinossinusite crônica (RSC) e bronquiectasias decorrentes da colonização crônica por bactérias patogênicas, causando exacerbações frequentes e doença pulmonar progressiva, principal causa da morbimortalidade da doença.

Estudos recentes têm demonstrado a importância da colonização das cavidades paranasais como possível reservatório de bactérias e fonte de reinfecção pulmonar, levando a crer que um tratamento mais precoce e agressivo da doença nasossinusal poderá causar impacto na evolução da doença, cujo maior objetivo é prevenir ou retardar infecções crônicas pulmonares.[2-4]

Quadro Clínico

Os sistemas respiratório, digestivo e reprodutivo normalmente são os mais afetados pelo acúmulo do muco espesso. Sintomas podem estar presentes desde o nascimento, sendo comum no quadro clínico:

- Íleo meconial;
- Déficit de peso e crescimento;
- Infecções respiratórias frequentes causadas pelas bactérias *Pseudomonas aeruginosa* (Pa), *Staphylococcus aureus* ou *Haemophilus infuenzae*;
- Bronquiectasias;
- Diarreia/Esteatorreia;
- Rinossinusite crônica (com pólipos nasais em 50%);
- Suor salgado;
- Infertilidade (azoospermia obstrutiva por agenesia congênita bilateral dos ductos deferentes).

Queixas espontâneas de sintomas nasossinusais são reportadas em apenas 10-20% dos pacientes com FC. Entretanto, quando questionados especificamente sobre a presença desses sintomas, 62 a 80% dos pacientes preenchem critério diagnóstico para RSC.[5] Pólipos nasais estão presentes em 50% dos pacientes, podendo ser encontrados mesmo na infância, sendo nesse caso mandatória a investigação para fibrose cística em crianças com tal achado.

Em exames tomográficos, os achados compatíveis com RSC são encontrados em 93% dos pacientes[6] e em quase 100% da população pediátrica com FC, independente da presença ou não de sintomas.

Hipoplasia de seio frontal e esfenoide são achados frequentes, especialmente em pacientes homozigotos DF508.[7]

165

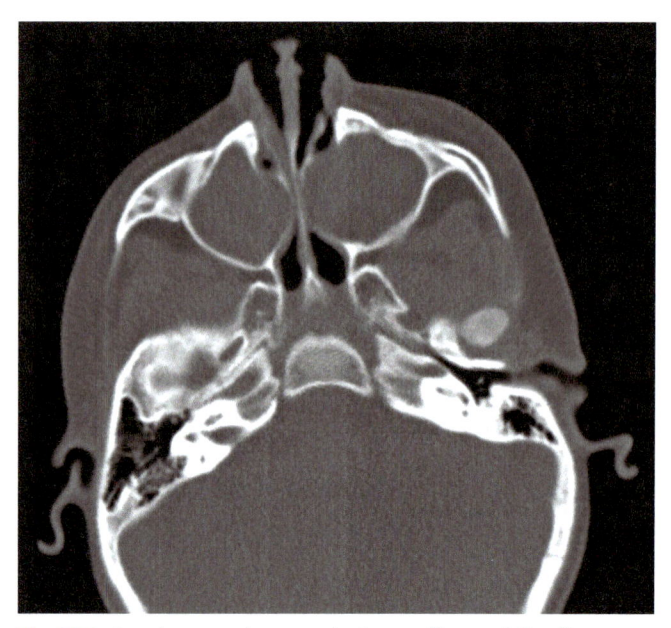

Fig. 15-1. Pseudomucocele em paciente com fibrose cística. Repare no abaulamento medial da parede lateral do nariz, estreitando a cavidade nasal.

O abaulamento medial da parede lateral, nomeado como pseudomucocele, é um sinal bem característico encontrado em crianças com FC, podendo causar um estreitamento importante da cavidade nasal e progredir com desmineralização do uncinado (Fig. 15-1).

Diagnóstico

O diagnóstico de fibrose cística é feito a partir de uma suspeita clínica (teste de triagem neonatal – teste do pezinho, antecedente familiar ou sintomas clínicos característicos) **associada** ao teste do suor alterado e/ou identificação de duas mutações patogênicas no gene *CFTR*. A triagem neonatal para fibrose cística identifica os recém-nascidos com risco de ter a doença, mas não confirma o diagnóstico.

O teste do suor (ou iontoforese) avalia a concentração de cloro no suor, com resultado positivo para valores iguais ou maiores que 60 mEq/L, sendo dois testes positivos confirmatórios do diagnóstico de FC.

É recomendável que seja realizado o teste genético para identificação das mutações no gene *CFTR* pela precisão do diagnóstico, para o planejamento familiar e por implicações prognósticas, pois existem novos medicamentos que atuam em mutações específicas (corretores e potencializadores da proteína CFTR).

Tratamento ORL

Lavagem nasal auxilia na remoção mecânica das secreções nasossinusais. Não há estudos na população FC, mas, extrapolando-se dados de estudos na população não FC e compreendendo-se a fisiopatologia da doença, há recomendação de lavagem nasal diária e, em especial, com alto volume (> 150 mL) de solução fisiológica.[8]

Não há estudo clínico randomizado que comprove benefício do uso de corticoide tópico nessa população, ainda considerando que os pólipos na FC tendem a ser mais neutrofílicos e menos eosinofílicos em comparação com a população não FC. Entretanto, apesar disso, ele é muitas vezes indicado pelo efeito anti-inflamatório e pela resposta terapêutica favorável relatada pelos pacientes.

Em exacerbações nasossinusais, é comum a necessidade de antibiótico via oral e, por vezes, antibiótico tópico na lavagem nasal, com ação contra os patógenos mais comuns nessa população (*Pseudomonas aeruginosa*, *Staphylococcus aureus*, entre outros). Considerar também a colonização e a resistência bacterianas do paciente, que podem ser verificadas por meio de exames de cultura de secreção nasal, escarro ou de lavado broncoalveolar.

Cirurgia nasossinusal é uma opção terapêutica importante para casos refratários às medidas clínicas e acontece em 20 a 60% dos pacientes fibrocísticos em algum momento da vida. Apresenta bons resultados em relação à melhora dos sintomas, da qualidade de vida e do aspecto endoscópico nasal. Há resultados controversos na literatura em relação à melhora da função pulmonar com a cirurgia nasossinusal, entretanto deve-se ter em mente que a doença pulmonar é progressiva na FC.[9] Alguns protocolos associando cirurgia e tratamento adjuvante perioperatório têm demonstrado que, além do benefício da melhora da sintomatologia, pode haver um adiamento ou a reversão do *status* infeccioso, principalmente nos pacientes com colonização intermitente de *Pseudomonas*.[10]

Em pacientes transplantados, há evidência de benefício com cirurgia extensa dos seios paranasais pós-transplante com o objetivo de erradicar a colonização dos seios paranasais pós-transplante e, possivelmente, reduzir a infecção do enxerto, melhorando a sobrevida dos pacientes.[11]

Não há uma técnica cirúrgica preconizada como padrão para esses casos, mas o objetivo da cirurgia é remover secreção, criar amplas cavidades para facilitar a higiene nasal e permitir distribuição de medicamentos tópicos. Em geral, cirurgias mais agressivas com aberturas maxilares mais amplas, como mega-antrostomias ou maxilectomia medial modificada, são recomendadas.[12]

DISCINESIA CILIAR PRIMÁRIA

Introdução

Discinesia ciliar primária (DCP) é um grupo de doenças geneticamente e clinicamente heterogêneas. É caracterizada pela alteração funcional dos cílios, causando no epitélio respiratório um comprometimento do *clearance* mucociliar.

Foram identificadas mutações em mais de 50 genes responsáveis pela estrutura e função ciliar, e novos genes continuam a ser descobertos. Esses genes estão distribuídos em diferentes cromossomos, sendo as mutações DNAI1 e DNAH5 envolvidas em 40% dos casos, causando alteração no braço externo da dineína.[13]

Epidemiologia

Poucos países têm registro da prevalência de DCP, variando entre 1:2.200 a 1:40.000 indivíduos. Possivelmente, é uma doença subdiagnosticada pela dificuldade de se fazerem testes confirmatórios. Homens e mulheres são igualmente acometidos, e não há predisposição por raça. História familiar de DCP e consanguinidade entre os ascendentes são fortes fatores de risco.

Fisiopatologia

O epitélio respiratório consiste em aproximadamente 80% de células ciliadas e 20% de células caliciformes, sendo recoberto por duas camadas de muco nasal. Partículas inaladas e patógenos ficam retidos no muco e são direcionados pelo movimento ciliar em direção ao trato gastrointestinal para sua eliminação. Esse *clearance* mucociliar é uma das principais funções de defesa do trato respiratório, e para ser efetivo são necessárias uma produção de muco apropriado e uma coordenada movimentação dos cílios.

As mutações causadoras da DCP acometem a função ciliar. Em alguns casos, ocorre alteração estrutural do cílio e, consequentemente, sua movimentação é prejudicada; em outros casos, a ultraestrutura é normal à microscopia eletrônica, mas há incoordenação na movimentação ciliar (movimento discinético). O defeito ultraestrutural mais comum é a ausência ou o encurtamento do braço externo de dineína, ou uma combinação da ausência/encurtamento do braço interno e externo da dineína.[13-14]

Quadro Clínico

A apresentação clínica mais comum é congestão nasal crônica, rinossinusite, doença de orelha média, tosse crônica, bronquiectasias e infertilidade. Anormalidades na lateralidade de órgãos (*situs inversus* ou *situs ambiguus*) estão presentes em um subgrupo de pacientes, caracterizando a síndrome de Kartagener.

Em 70% dos pacientes com DCP nascidos a termo, há um desconforto respiratório neonatal sem causa identificável, com necessidade de suplementação de oxigênio ou internação em UTI neonatal. Em crianças, é comum encontrarmos rinorreia hialina/mucoide constante, por vezes purulenta, durante quadros infecciosos; otite secretora submetida à timpanotomia para tubo de ventilação evoluindo com otorreia persistente no pós-operatório. Importante lembrar de diagnósticos diferenciais, como fibrose cística e imunodeficiências, diante desse quadro clínico.

Rinossinusite crônica afeta mais de 70% dos pacientes com DCP, sendo que 15 a 30% podem apresentar pólipos nasais, causando grande impacto na qualidade de vida.

Estudos têm demonstrado a colonização simultânea de *Pseudomonas aeruginosa* em seios paranasais e pulmão, indicando a possibilidade de um reservatório de bactérias nas cavidades paranasais.[15] Achados tomográficos comuns são velamento de seios, hipoplasia ou aplasia, em especial do seio frontal.

O diagnóstico costuma ser tardio mesmo em países desenvolvidos, com centros especializados, nos quais a maioria dos pacientes com DCP (70%) relata ter visitado o médico mais de 40 vezes antes de ser encaminhado a testes específicos.[16]

Diagnóstico

O diagnóstico de DCP envolve exames complexos, demorados e custosos, que exigem prática e habilidade do examinador e, geralmente, estão disponíveis apenas em grandes centros especializados. Nenhum exame é considerado padrão ouro, e para confirmação do diagnóstico é necessária uma combinação de testes ou repetição de exames.

1. *Dosagem de óxido nítrico nasal*: em pacientes com DCP, o nível de óxido nítrico exalado é extremamente baixo, tornando-o um bom exame de triagem para maiores de 5 anos, pois necessita da cooperação do paciente;
2. *Videomicroscopia de alta velocidade*: avalia a função dos batimentos ciliares em qualitativamente normal, discinética ou imóvel, com a visualização direta do padrão de batimento ciliar através de microscopia. Pode estar alterada por causas secundárias de discinesia, como rinossinusite aguda, resultando em falso-positivo;
3. *Microscopia eletrônica de transmissão*: pode evidenciar alterações ultraestruturais, como a ausência de braço externo de dineína (mais frequente), ou alterações dos túbulos centrais. Entretanto, 20-25% dos pacientes têm exame normal;
4. *Imunofluorescência*: anticorpos imunofluorescentes direcionados a componentes estruturais do axonema para visualização de anormalidades do cílio;
5. *Teste genético*: o sequenciamento do genoma trouxe um grande avanço ao diagnóstico de DCP, com muitas mutações descobertas. É um teste de custo elevado; como se descobrem novas mutações com o tempo, ele não exclui o diagnóstico, caso seja negativo.

Aplicação do questionário PICADAR pode ser uma ferramenta auxiliar em locais onde os exames diagnósticos são indisponíveis. Pergunta-se sobre nascimento, sintomas respiratórios neonatais, admissão à UTI neonatal, defeito de lateralidade de órgãos, rinite persistente, doença de orelha média ou perda auditiva; e, de acordo com a pontuação obtida, é possível inferir a probabilidade de se ter o diagnóstico de PCD.[17]

Tratamento ORL

Não há estudos clínicos randomizados nesta população. Em geral, o tratamento é extrapolado de trabalhos em pacientes com FC ou experiência pessoal, sem evidência científica de benefício. Pela fisiopatologia causando *clearance* mucociliar ineficiente, recomenda-se lavagem nasal com solução salina. Corticosteroides tópicos são frequentemente usados. Indicações cirúrgicas são baseadas na sintomatologia do paciente e quando há falha de controle com medidas clínicas. Há um único estudo clínico prospectivo em pacientes com DCP, no qual a cirurgia (FESS) associada a tratamento clínico adjuvante reduziu a colonização pulmonar crônica por *Pseudomonas aeruginosa*, estabilizou a função pulmonar, além de ter melhorado os sintomas e a qualidade de vida (Quadro 15-1).[18]

Quadro 15-1. Epidemiologia, fisiopatologia, quadro clínico e exames nas doenças com alterações do transporte mucociliar

	Alterações do transporte mucociliar			
Doenças sistêmicas com manifestação nasal	Epidemiologia (pontos de destaque)	Fisiopatologia	Quadro clínico (pontos de destaque)	Exames
Fibrose Cística	▪ Sem predileção por sexo ▪ Mais frequente em brancos (acomete todas as raças) ▪ Mais frequente nos estados do Sul e Sudeste do Brasil	▪ Mutação no gene do CFTR do cromossomo 7 ▪ Mais de 1.800 mutações descritas ▪ DeltaF508 mutação mais frequente	▪ RSC (pólipos em 50%) ▪ Bronquiectasia ▪ Infertilidade ▪ Infecção por patógenos atípicos (Pseudomonas)	▪ Teste de Triagem Neonatal ▪ Dosagem de cloro no suor ▪ Teste Genético ▪ Tomografia: pansinusopatia pseudomucocele ▪ Hipoplasia frontal e esfenoide
Discinesia ciliar primária	▪ Sem predileção por sexo ou raça ▪ Pais consanguíneos	▪ Mutação pode estar em vários cromossomos ▪ Mais de 50 mutações descritas ▪ Ausência ou encurtamento do braço externo da dineína é alteração mais comum	▪ RSC (pólipos em 30%) ▪ Bronquiectasia ▪ Otite média secretora (otorreia persistente pós-TV) ▪ Infertilidade ▪ Situs inversus (50%)	▪ Dosagem de NO ▪ Videomicroscopia ▪ Microscopia Eletrônica ▪ Imunofluorescência ▪ Teste Genético ▪ Questionário PICADAR (quando não há possibilidade de exames complementares)

IMUNODEFICIÊNCIAS

A rinossinusite crônica e as rinossinusites de repetição são doenças prevalentes que podem ser manifestações clínicas de pacientes com imunodeficiências e representar um enorme desafio no tratamento, pois podem ser refratárias aos tratamentos clínico e cirúrgico.[19-21] Uma metanálise com 1.418 indivíduos com RSC, proveniente de 13 estudos, constatou que 23% dos pacientes com RSC de difícil tratamento e 13% dos indivíduos com RSC recorrente apresentavam deficiências de imunoglobulina.[19]

As imunodeficiências (IMDs) podem ser classificadas em primárias ou secundárias. As primárias são doenças hereditárias caracterizadas pela ausência ou função prejudicada de elementos do sistema imune (células B, células T, fagócitos ou complemento), e a mais comum é a deficiência de imunoglobulinas. Em contraste, as IMDs secundárias são alterações adquiridas do sistema imune causadas por um fator externo (infecções, desnutrição, tratamento quimioterápico e transplante de órgãos) (Quadro 15-2).[19-24]

As imunoglobulinas agem primariamente opsonizando as bactérias encapsuladas; de acordo com essa ação, os pacientes com hipogamaglobulinemia tendem a ser suscetíveis a infecções por espécies de estreptococos, Haemophilus influenzae e Moraxella catarrhalis e, consequentemente, predispostos a desenvolver rinossinusites, pneumonias, bronquiectasia e otite média.[19-21]

Quadro 15-2. Tipos de imunodeficiências associadas a RSC

Tipo de IMD	Características	Associação com RSC
ICV	Redução da resposta humoral em virtude dos baixos níveis de IgG associados a níveis reduzidos de IgA e/ou IgM	Alta prevalência de RSC (36 a 52% dos pacientes com ICV)
Deficiência de IgA	Redução dos níveis de IgA (< 0,07g/L) na presença de níveis normais de IgG e IgM	Associação variável na literatura (6% a nenhuma associação)
Deficiência de subclasses de IgG	Deficiência em alguma das subclasses (IgG1, IgG2, IgG3, IgG4) na presença de níveis de IgG normais	Alta prevalência de deficiência de subclasses em pacientes com RSC (5 a 50%)
SAD	Reduzida resposta à imunização na presença de níveis normais de imunoglobulinas	Alta prevalência de SAD em pacientes com RSC refratária (12 a 67%)
Hipogamaglobulinemia ligada ao X	Ausência de células B maduras, consequentemente com baixos níveis de imunoglobulinas	Alta prevalência de RSC (42 a 48% dos pacientes)
HIV	Reduzida imunidade celular devida à destruição de células CD4 pelo HIV	Alta prevalência de RSC (12 a 54% dos pacientes com HIV)
Doenças hematológicas malignas e transplantados de medula óssea	Neutropenia devida a doenças hematológicas malignas	Alta prevalência de RSC em pacientes com leucemia, linfoma e mieloma. Prevalência pode ser ainda mais alta em pacientes transplantados (5 a 44%)

(Continua)

Quadro 15-2. *(Cont.)* Tipos de imunodeficiências associadas a RSC

Tipo de IMD	Características	Associação com RSC
Uso de drogas imunossupressoras	Variável dependendo do tipo de droga imunossupressora, mais frequentemente afeta imunidade celular	Alta prevalência de RSC
Diabetes melito	Redução da função fagocitária em virtude da crônica exposição à hipoglicemia	Sem aumento da prevalência da RSC. Nos pacientes com RSC e DM, observam-se pólipos, cultura positiva para *Pseudomonas aeruginosa* e outros Gram-negativos e melhora menos acentuada dos sintomas no pós-operatório

Fonte: modificada de Samargandy.[22]

Imunodeficiências Primárias

As principais causas de hipogamaglobulinemia primária são:

1. *Imunodeficiência comum variável:* a imunodeficiência comum variável (ICV) é a mais frequente deficiência de anticorpos sintomática. É um grupo heterogêneo de alterações que envolvem as funções imunológicas das células B e T, assim chamada por ser uma forma frequente e variável por apresentar quadro clínico variável. A idade de início geralmente é na vida adulta, e cursa com rinossinusites, otites, pneumonias de repetição, infecções intestinais, urinárias, doenças autoimunes e neoplasias.[21]
Em 2015, foi publicado o Documento do Consenso Internacional sobre ICV, propondo seis critérios diagnósticos para essa condição:[21]
   - Característica clínica: infecção, autoimunidade ou doença linfoproliferativa;
   - Níveis séricos de IgG baixos (2 medidas com diferença de 3 semanas);
   - IgA e/ou IgM baixos;
   - Falta de resposta de anticorpos a antígenos proteicos após imunização ou exposição ao antígeno em, no mínimo, duas avaliações;
   - Exclusão de outras causas de deficiência de produção de imunoglobulinas;
   - Estudos genéticos para formas monogênicas de ICV.

2. *Deficiência de IgA:* a deficiência de IgA é a deficiência de imunoglobulina mais comum na população em geral. A prevalência relatada varia entre 1:400 a 1:3.000. A maioria dos pacientes é assintomática, mas uma deficiência de IgA parece predispor os pacientes a infecções sinopulmonares e gastrointestinais.[21]
3. *Deficiência de subclasses de IgG:* a IgG possui quatro variantes ou subclasses, cada uma com funções ligeiramente diferentes. As deficiências das subclasses são diagnosticadas quando o nível sérico de IgG é normal mas uma ou mais das subclasses são deficientes. A deficiência da subclasse de IgG é um diagnóstico controverso, e os especialistas discordam cada vez mais acerca da importância desse achado como causa de infecções repetidas.[20,21]
4. *Deficiência seletiva de anticorpos:* a deficiência seletiva de anticorpos (SAD) é diagnosticada quando os pacientes apresentam níveis séricos normais de IgG mas reduzidos níveis de IgG específica para pneumococo. Infecções respiratórias recorrentes por vírus e bactérias são características clínicas desses pacientes.[20,21]
5. *Agamaglobulinemia ligada ao X:* a agamaglobulinemia ligada ao X apresenta infecções recorrentes no trato respiratório em meninos. Os sintomas se desenvolvem após os seis meses de idade, quando a proteção passiva contra imunoglobulinas maternas se perde.[20,21]

Diagnóstico

A história clínica dos pacientes com suspeita de IMD deve conter dados sobre: início do quadro clínico, história familiar, infecções de repetição (otites, rinossinusites, pneumonias), infecções por encapsulados (deficiência de anticorpos), infecção por Cândida (deficiência de células T), infecções por germes atípicos, quadros de difícil tratamento, uso de medicamentos, doenças autoimunes, histórico de neoplasias, transplante de órgãos e bronquiectasias.[21,23]

A avaliação laboratorial inicial, que pode ser feita pelo otorrinolaringologista através do hemograma completo, da sorologia para HIV, da dosagem quantitativa das imunoglobulinas (IgA, IgG, IgM, IgE), da dosagem de subclasses de IgG e da análise da resposta de anticorpos a antígenos vacinais proteicos como o tétano, o sarampo e a rubéola e polissacarídicos como o pneumococo, revela a integridade funcional desse setor.[21,23]

A avaliação laboratorial em todos os pacientes que apresentam RSC não é recomendada, pois é provável que produza mais resultados falsos-positivos do que positivos reais. No entanto, recomenda-se que, na presença das características clínicas descritas anteriormente e nas rinossinusites refratárias ao tratamento, essa investigação imunológica seja realizada.[20,21,23]

Tratamento

Para muitos pacientes com RSC que apresentam deficiências humorais leves em testes laboratoriais, opções específicas de tratamento não estão disponíveis (como deficiência de IgA) ou podem não estar indicadas (como nas deficiências de subclasses de IgG). É de suma importância que o diagnóstico e suas implicações sejam estabelecidos em colaboração com um imunologista clínico.[20,21,23]

Reposição de Imunoglobulina

A base do tratamento da hipogamaglobulinemia é a terapia de reposição de imunoglobulina intravenosa ou subcutânea. No entanto, a decisão sobre iniciar a reposição de imunoglobulina intravenosa e a supervisão contínua desse tratamento devem ser feitas por um imunologista clínico.[19,21-23]

O benefício da reposição de imunoglobulina no tratamento da RSC crônica refratária é ainda controverso. Em uma série de 31 casos de uma única instituição, a maioria com ICV, os pacientes tiveram menos infecções sinopulmonares e uma redução significativa nos escores de Lund-Mackay ao receberem terapia de reposição de imunoglobulina. No entanto, um estudo europeu anterior não encontrou um impacto tão favorável da terapia.[20,22]

Antibióticos Profiláticos

Vários antibióticos e esquemas são utilizados, e muitas vezes na metade da dose usual. Podem ser usados betalactâmicos, sulfametoxazol-trimetropin e azitromicina. São poucos os ensaios controlados no contexto de hipogamaglobulinemia. Não há consenso no uso de antibioticoterapia profilática na RSC refratária.[20,22]

Vacinação

Pacientes com baixos níveis de anticorpos para sorotipos pneumocócicos responderam favoravelmente às vacinações pneumocócicas conjugadas, reduzindo a necessidade de antibióticos.[19,21,23]

Cirurgia

A eficácia da cirurgia no contexto de hipogamaglobulinemia comparada à RSC idiopática não foi ainda estabelecida. Um estudo de caso-controle comparando o resultado da cirurgia endoscópica funcional dos seios paranasais (FESS) em pacientes com RSC imunodeficiências (principalmente secundárias) e RSC controle constatou que os pacientes imunodeficientes apresentavam a mesma taxa de sucesso que os controles.[20,22]

Imunodeficiência Secundária: HIV

Os pacientes com HIV apresentam uma imunodeficiência secundária ao vírus, com comprometimento da imunidade celular, humoral e do *clearance* mucociliar.[20-22]

Esses pacientes frequentemente apresentam rinite associada ou não a episódios recorrentes de rinossinusite aguda ou rinossinusite crônica. A rinossinusite crônica pode estar presente em 20 a 60% dos pacientes durante o curso da doença.[20-22]

Existe uma forte correlação entre a ocorrência de infecções, os agentes etiológicos e a contagem de linfócitos T CD4:

1. *CD4 acima de 500 células/mm³*: não está usualmente associada a infecções oportunistas;
2. *CD4 entre 200 e 500 células/mm³*: pode estar associada a infecções oportunistas;
3. *CD4 abaixo de 200 células/mm³*: ocorrem as pneumonias por *Pneumocystis*, as esofagites fúngicas e as meningites por criptococos;
4. *CD4 abaixo de 50 células/mm³*: infecções disseminadas por fungos, bactérias e CMV.[25]

Os sintomas variam de habituais a tosse persistente e perda de peso. Esses pacientes apresentam aumento na incidência de *S. aureus*, *P. aeruginosa*, fungos, micobactérias e CMV.[20-22]

Exames de imagem têm papel importante no diagnóstico desses pacientes para avaliação da extensão da doença, presença de tumores e complicações (Fig. 15-2). O isolamento do agente está indicado em pacientes refratários ao tratamento ou CD4 abaixo de 50. E a realização de biópsia e de exame anatomopatológico com o objetivo de descartar linfomas não Hodgkin, sarcoma de Kaposi ou sinusite fúngica invasiva pode ser necessária.[20-22,25]

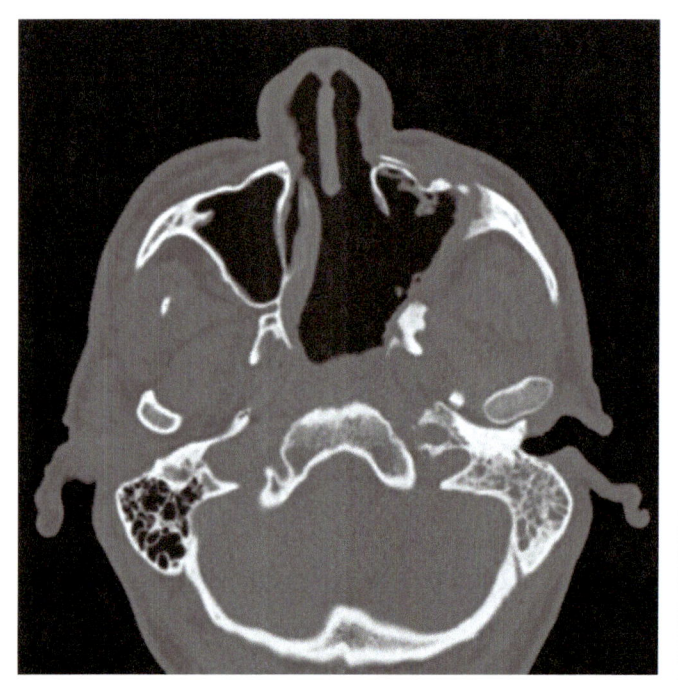

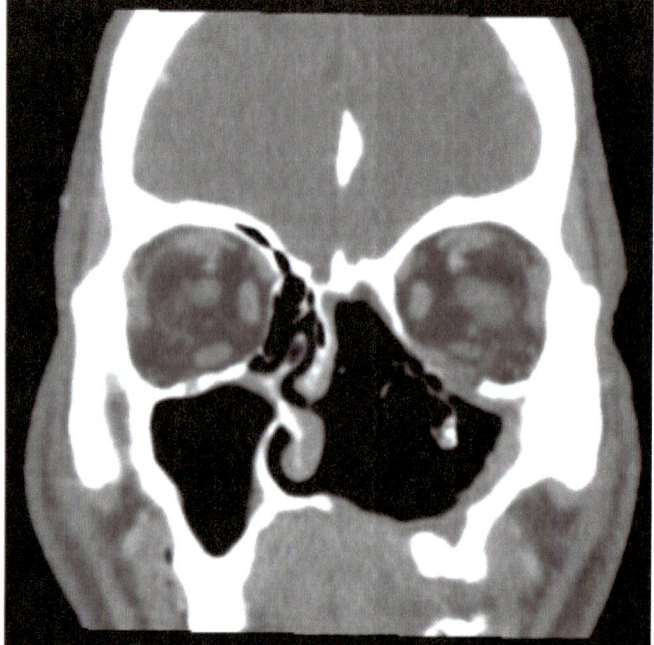

Fig. 15-2. Paciente HIV-positivo em uso irregular de coquetel, com tuberculose nasal e CD4 abaixo de 200.

Tratamento

Os antibióticos habituais são os recomendados para as categorias 1 e 2, sempre tendo em mente a possibilidade de aumento da incidência de *Staphilococcus* e *Pseudomonas*.[20,25]

Para as outras categorias, a cultura e a antibioticoterapia específica são recomendadas, bem como o tratamento por 3 semanas para RSA e 6 semanas para RSC. A partir da categoria 3, a profilaxia com antibióticos (sulfa) pode ser recomendada, com evidência de redução de risco de se desenvolverem sinusites em 39 semanas de observação.[25]

A sinusectomia é uma opção de tratamento para os pacientes refratários ao tratamento clínico, com melhora da ventilação dos seios e melhora do acesso das medicações. Em um estudo retrospectivo, observaram-se melhora dos sintomas, redução do número de infecções e diminuição da severidade dos sintomas.[20,22]

DOENÇA VASCULAR: TELANGIECTASIA HEMORRÁGICA HEREDITÁRIA (THH) OU SÍNDROME DE RENDU-OSLER-WEBER

A THH é caracterizada por malformações vasculares da pele e das mucosas do nariz e do trato gastrointestinal, bem como do cérebro, pulmão e fígado. É subdiagnosticada, sendo comum um longo atraso no diagnóstico.[26] É uma doença genética autossômica dominante, com uma prevalência estimada em 1:5.000 indivíduos.[27]

O sintoma mais comum de THH é a epistaxe, que costuma ser severa e recorrente; e tem uma expressão relacionada à idade, ocorrendo em mais de 90% dos pacientes adultos. O sangramento nasal pode durar horas, o que acarreta um grande impacto psicossocial, com isolamento, dificuldades de manter-se empregado, restrição de viagens e dificuldade na execução de atividades diárias.[28] Sangramentos do trato gastrointestinal ocorrem em cerca de 30% dos pacientes e podem tanto ser evidentes como silenciosos, agravando o quadro de anemia desencadeado pelos sangramentos nasais.

Ao exame físico, percebemos telangiectasias na pele da face, nos lóbulos da orelha, nos lábios, na língua, nas mucosas nasal e oral. Muitas vezes são vistas crostas hemáticas na cavidade nasal e estigmas de sangramento recente (Fig. 15-3).

Critérios de Curaçao (diagnóstico definido se 3 ou mais destes):[29]

1. *Epistaxe*: espontânea, recorrente;
2. *Telangiectasias*: múltiplas em locais característicos (lábios, cavidade oral, dedos, nariz);
3. *Lesões viscerais*: como telangiectasia gastrointestinal; malformação arteriovenosa pulmonar, cerebral, hepática, espinhal;
4. *História familiar*: parente de primeiro grau com THH de acordo com estes critérios.

Exames genéticos podem identificar as mutações nos genes *ENG* (THH tipo I) e *ACVRL-1* (THH tipo II), mas ainda enfrentam problemas relacionados com a disponibilidade e o elevado custo.

O tratamento inicial consiste na hidratação da mucosa nasal com soluções tópicas. Em caso de falha, pode-se optar entre ablação por radiofrequência e/ou ácido tranexâmico

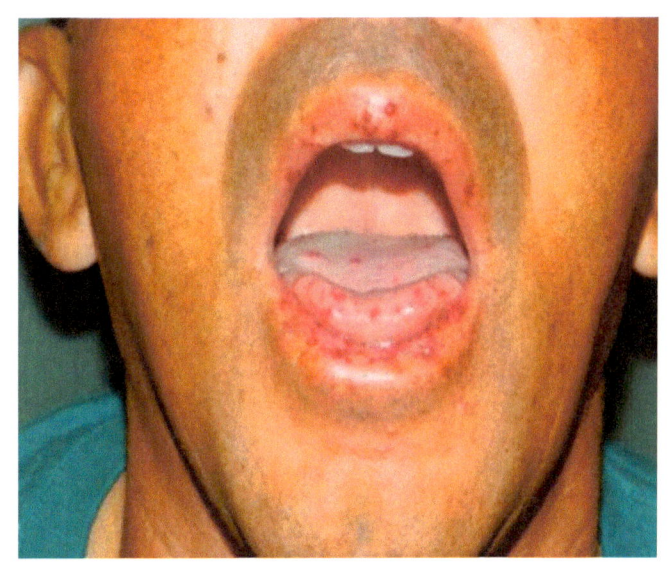

Fig. 15-3. Telangiectasias em lábios e língua.

500 mg 2×/dia, aumentando gradualmente até 1.000 mg 4×/dia ou 1.500 mg 3×/dia.[30-31]

Se os sangramentos persistirem, é possível associar o uso de agentes antiangiogênicos sistêmicos: o bevacizumabe IV é administrado como indução (5 mg/kg a cada 2 semanas por 6 doses) seguido de manutenção (dosagem variável; 5 mg/kg a cada 1-3 meses é uma opção). Ainda não se sabe o risco de terapia de manutenção no longo prazo. É importante monitorar esses pacientes para hipertensão, proteinúria, infecção, retardo na cicatrização de feridas, TEV. A talidomida oral também pode ser considerada, embora os efeitos colaterais muitas vezes limitem o uso em longo prazo. Tanto a dermosseptoplastia quanto o fechamento narinário de Young apresentam resultados limitados, mas podem ser discutidos com os pacientes refratários a todos os outros tratamentos.[30-31]

DOENÇAS GRANULOMATOSAS NÃO INFECCIOSAS

Granulomatose com Poliangeíte

Introdução

Granulomatose com poliangeíte (GPA), antigamente denominada granulomatose de Wegener, é uma vasculite caracterizada por granulomas necrotizantes no trato respiratório associada a glomerulonefrite. Sinais e sintomas otorrinolaringológicos da GPA são as manifestações iniciais da doença.

Em sua forma generalizada, a GPA é uma doença grave e, se não tratada, tem sobrevida média de 5 meses em decorrência de falência renal ou pulmonar.

Epidemiologia

Acomete pessoas de todas as raças e idades, sendo 40 anos a idade mais comum para início dos sintomas. Acomete homens e mulheres em igual proporção.

A prevalência mundial é estimada entre 23 e 156 casos por milhão de habitantes e possui incidência anual de 3 a 14,4 por milhão.[32]

Fisiopatologia

Trata-se de uma vasculite de pequenos e médios vasos, cujo conhecimento da etiologia e patogênese ainda permanece incompleto, sendo o evento desencadeador da GPA relacionado ao ambiente (infecção e/ou toxinas) e fator de risco individual, como predisposição genética ou regulação epigenética.[33]

Em 80% dos pacientes, a GPA é associada a positividade do anticorpo anticitoplasma de neutrófilos contra proteinase 3 (ANCA-c), sendo que em 2/3 dos pacientes a alta na titulação do anticorpo tem associação com a ativação da doença.

Quadro Clínico

Em **80 a 95%** dos pacientes, os sintomas iniciais são manifestações otorrinolaringológicas, por isso a importância em suspeitar da doença para um diagnóstico precoce. **GPA generalizada** tipicamente inclui envolvimento renal e pulmonar e sintomas sistêmicos, como febre, astenia, anorexia e redução de peso. Em **25%** dos casos, os sintomas são apenas nasossinusais, sendo chamada de **GPA limitada ou localizada**.[34]

Sintomas nasais podem ser muito variáveis, desde uma rinossinusite aguda de difícil resolução a um grande comprometimento das estruturas nasossinusais, com perfuração de septo e erosão óssea das cavidades paranasais, além de poder evoluir para um selamento de dorso nasal. Rinorreia mucossanguinolenta, redução do olfato, cacosmia, formação de crostas nasais são sintomas frequentes. Mesmo na ausência de doença ativa, a perda da função normal da mucosa leva ao ressecamento nasal e à formação de crostas.

Endoscopia nasal pode apresentar mucosa comprometida em qualquer local da cavidade nasal, com aspecto friável, sendo a perfuração septal um dos achados iniciais mais frequentes. Infecção crônica da cavidade nasal por *Staphilococcus aureus* é comum. Tomografia de seios paranasais podem evidenciar destruição da cavidade nasal, seios maxilares, células da mastoide, assim como osteíte esclerosante e espessamento ósseo (Figs. 15-4 e 15-5).

Sintomas otológicos, como otite média crônica uni ou bilateral, paralisia facial e perda auditiva condutiva ou neurossensorial, estão presentes em 19-61% dos pacientes. Estenose subglótica ocorre em 10-20% dos pacientes e pode ser o sintoma inicial de GPA, sendo mais comum na infância.[34]

Diagnóstico

Os componentes principais do diagnóstico de GPA são quadro clínico, avaliação sorológica do ANCAc e biópsia do órgão afetado. O ANCAc por imunofluorescência é o melhor teste de triagem pela maior sensibilidade, e o ELISA é o mais específico para confirmação diagnóstica, com a combinação de exames atingindo sensibilidade de 91% e especificidade de 99%. Em casos de GPA generalizada, o ANCAc está elevado em 90-95% dos casos, entretanto na GPA limitada ele pode estar presente em 46-70%.[34] Algumas reações a drogas podem induzir sintomas semelhantes a vasculite e positivar ANCA, dentre elas propiltiouracil (PTU), levamizol e cocaína.

Biópsia é indicada, sobretudo nos casos com diagnóstico indefinido, ANCA negativo ou doenças limitadas. Praticamente 50 a 70% das biópsias têm resultados inconclusivos. Para melhorar acurácia desta, deve-se direcionar a retirada de fragmentos para lesões macroscópicas,[35] se possível amostra com 0,5 a 1 cm. Anatomopatológico evidencia granulomas necrotizantes perivasculares.

Biópsias são importantes para excluir possíveis diagnósticos diferenciais como granulomas infecciosos, sarcoidose e doenças malignas, particularmente o linfoma de células T/NK.

Tratamento ORL

A doença é controlada por uso de imunossupressores como ciclofosfamida, metotrexate, corticoides e biológicos, como o rituximabe, o que muda drasticamente a evolução desta e melhora a sobrevida.

Em relação ao tratamento ORL, a lavagem nasal com alto volume para redução de crostas, o tratamento de exacerbações de RSC com antibioticoterapia oral e, muitas vezes, com uso de soluções nasais com antibiótico tópico podem ajudar.

Cirurgia nasal para correções funcionais tem indicações muito limitadas, entretanto as cirurgias de reconstrução de dorso nasal apresentam bons resultados, devendo ser realizadas no período de estabilidade/remissão da doença.[36]

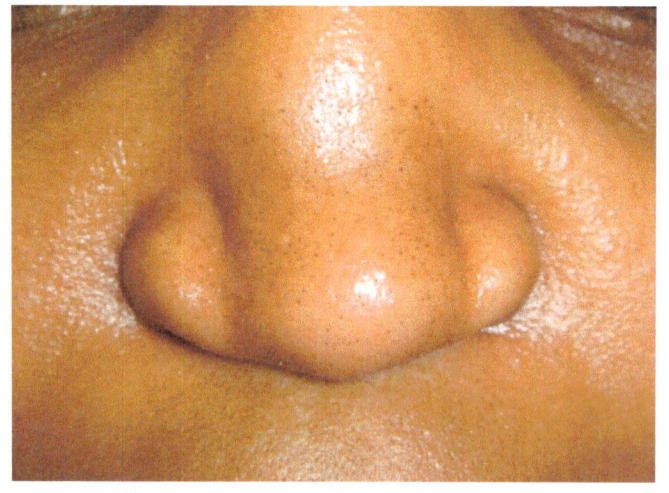

Fig. 15-4. Selamento de dorso em paciente com GPA + doença de Crohn.

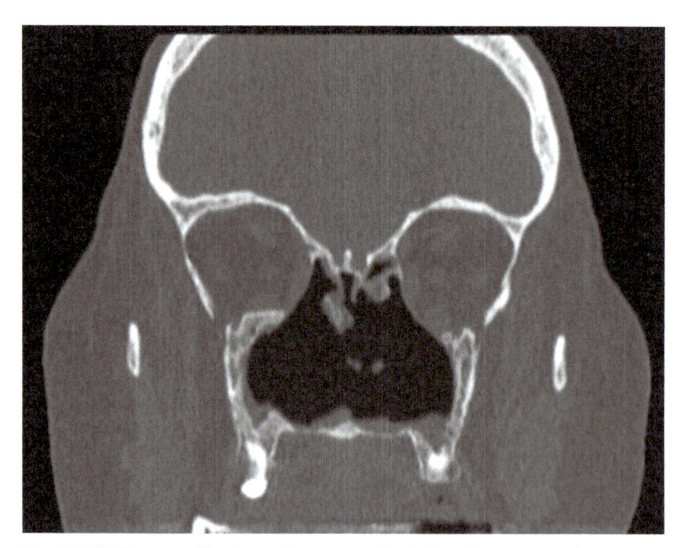

Fig. 15-5. Tomografia de paciente com GPA. Erosão extensa das estruturas nasossinusais.

Granulomatose Eosinofílica com Poliangeíte

A granulomatose eosinofílica com poliangeíte (GEPA), antigamente conhecida como síndrome de Churg-Strauss, é uma vasculite autoimune sistêmica primária que acomete vasos sanguíneos em todo o corpo. Como visto no próprio nome, está muito relacionada com quadros de eosinofilia tecidual e sanguínea, ocasiona necrose de órgão-alvo, bem como o desenvolvimento de asma tardia.

É a mais rara das três doenças relacionadas com anticorpos anticitoplasma de neutrófilo (ANCA) e acomete, a cada ano, entre 1 e 3 indivíduos por milhão de pessoas. Apesar de controversa e com pouca evidência, parece haver uma discreta predileção pelo sexo masculino, e o diagnóstico costuma ocorrer por volta dos 50 anos de idade.[37,38]

De etiologia ainda desconhecida, suspeita-se que na GEPA os indivíduos acometidos desencadeiem uma resposta imune após serem expostos a um antígeno não identificado, como inalante, medicamento, vacina ou vírus. Pela forte associação com quadro de asma tardio, especula-se que alérgenos possam ser os gatilhos para a resposta imune. Entretanto, quando testados para os alérgenos mais frequentes, menos de ⅓ dos pacientes com GEPA apresentam positividade.

Para otorrinolaringologistas, a história de asma *tardia* de difícil controle, associada a quadro de rinossinusite crônica com ou sem polipose, que melhora significativamente com corticoide oral deve sempre levantar a suspeita de GEPA. Os pacientes podem apresentar ainda otite média secretora com ou sem efusão, otorreia e formação de crostas nasais. Com a progressão da doença, podem ocorrer lesões de diversos órgãos, como pele, coração e rins (Fig. 15-6).

Recente publicação compilou os critérios diagnósticos para GEPA:[39]

- História ou presença de asma;
- Nível de eosinófilos no sangue de 10% ou uma contagem absoluta de eosinófilos > 1.000 células/mL.
- A presença de 2 dos seguintes achados:
  - Biópsia: vasculite eosinofílica;
  - Biópsia: infiltração eosinofílica perivascular ou inflamação granulomatosa rica em eosinófilos;
  - Neuropatia (mono ou polineuropatia por déficit motor ou anormalidade da condução nervosa);
  - Infiltrados pulmonares;
  - Anormalidade nasossinusal;
  - Cardiomiopatia;
  - Glomerulonefrite (hematúria, cilindros eritrocitários, proteinúria);
  - Hemorragia alveolar (por lavagem broncoalveolar);
  - Púrpura palpável;
  - Positividade de ANCA (anti-MPO [mieloperoxidase], ANCA-p).

O manejo deve iniciar o mais precocemente possível com acompanhamento multidisciplinar envolvendo o reumatologista e demais especialistas relacionados aos órgãos/sistemas afetados. Em geral, os pacientes respondem bem à corticoterapia em dose elevada. A prednisona é a droga de escolha para a maioria dos casos com manifestações que ameacem a vida ou órgãos em uma posologia de 1 mg/kg/dia. Pode haver necessidade de associar imunossupressores em pacientes que não respondam bem ao corticoide isoladamente ou que mantenham lesão em órgãos-alvo.[38]

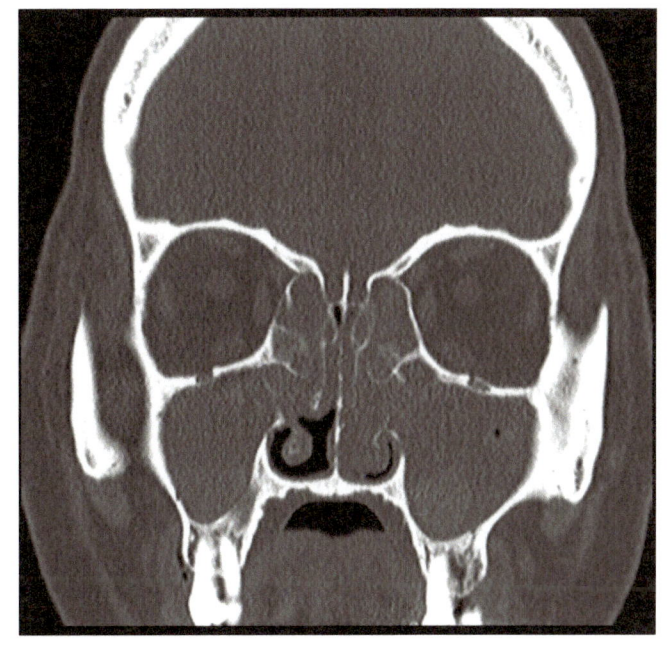

Fig. 15-6. Tomografia computadorizada em pacientes com Churg-Strauss geralmente apresenta atenuação de partes moles em múltiplos seios, com possíveis áreas de conteúdo heterogêneo em alguns seios.

Recentemente, os imunobiológicos vêm ganhando força no tratamento de doenças autoimunes. Para a GEPA, o mepolizumab é a medicação que tem demonstrado efeitos mais promissores no controle da doença sistêmica, como também dos sintomas nasossinusais. Os indivíduos geralmente são tratados com 300 mg da droga, 1× ao mês. A limitação se deve ao seu elevado custo de tratamento.[39]

Sarcoidose

A sarcoidose é uma doença granulomatosa crônica não caseosa que acomete múltiplos órgãos, especialmente pele e olhos, e tem predomínio de alterações em trato respiratório inferior (cerca de 90% dos pacientes). A sua distribuição etária é bimodal, com picos na segunda e quinta décadas de vida. De modo geral, é mais prevalente em pacientes de origem escandinava, mas alguns subtipos são mais comuns em populações específicas: uveíte crônica em população negra nos EUA, lúpus pérnio em porto-riquenhos e eritema nodoso em europeus. A sarcoidose cardíaca, manifestação mais rara e relacionada à maior morbimortalidade, é aparentemente mais comum no Japão.[40] O tabagismo está inversamente relacionado ao desenvolvimento de sarcoidose.

Os dados epidemiológicos de acometimento do trato respiratório superior são escassos, mas estima-se que ocorram em cerca de 0,7 a 6% dos casos.[41] De etiologia desconhecida, diversas causas são especuladas, entre elas a resposta inflamatória a um antígeno ambiental em indivíduos geneticamente suscetíveis.

No Brasil, o diagnóstico da sarcoidose costuma acontecer de modo tardio. Um dos motivos é a alta incidência de tuberculose no país, que cursa com sintomas respiratórios e sistêmicos muito parecidos, além de apresentar linfadenopatia, que à biópsia também apresenta granulomas.[42]

Manifestações clínicas

A doença apresenta um espectro de atividade muito amplo, partindo de quadros muito leves com resolução espontânea até formas fulminantes com elevado risco de morte. Do ponto de vista nasossinusal, os pacientes apresentam sintomas inespecíficos, que frequentemente são confundidos com quadros agudos ou crônicos de rinossinusite. Dentre esses sinais e/ou sintomas estão congestão nasal, rinorreia, gotejamento posterior, facialgia, cefaleia, epistaxe e formação de crostas nasais.

É importante atentar para queixas sistêmicas em pacientes que não apresentam boa evolução com o tratamento clínico habitual para rinossinusites e, especialmente, os sintomas pulmonares: fadiga e cansaço intenso, taquipneia, hemoptise, entre outros. Cerca de 1/3 dos pacientes podem apresentar linfadenopatia palpável, 25% alterações cutâneas como lúpus pérnio e 10% apresentam comprometimento neurológico (neurossarcoidose), em que a paralisia facial periférica é a forma mais comum. Vale ficar atento ainda a febre persistente e perda de peso em quadros clínicos arrastados.

Exame Físico e Diagnóstico

Assim como os sintomas nasossinusais, as manifestações perceptíveis ao exame físico podem ser inespecíficas. Podem-se visualizar regiões com sinais inflamatórios (edema e hiperemia) ou até mesmo a formação de granulomas em septo nasal, cornetos e/ou paredes laterais. Em alguns pacientes podem surgir lesões bastante características da doença, com nódulos amarelados sobre uma mucosa de coloração vermelho-vivo. Nos pacientes com lesões granulomatosas, é importante proceder à biópsia para o diagnóstico diferencial com outras doenças infecciosas ou autoimunes, como hanseníase, tuberculose, actinomicose, Wegener e Churg Strauss.

O diagnóstico da sarcoidose é de exclusão das doenças pulmonares granulomatosas, incluindo tuberculose e histoplasmose. O exame mais importante é a biópsia dos órgãos acometidos, que apresentará granuloma não caseoso. Os exames complementares não são conclusivos, mas podem contribuir na construção do raciocínio clínico:[40]

- *Hemograma*: anemia (4-20%), leucopenia (40%);
- *Ureia e creatinina*: podem estar elevadas;
- *AST e ALT*: elevadas;
- Hipercalcemia;
- *ECG*: alteração de condução;
- *RX de tórax*: adenopatia hilar e/ou paratraqueal predominantemente no lobo superior, infiltrados bilaterais; derrames pleurais (raros) e calcificações em casca de ovo (muito raras) foram observados;
- *Prova de função pulmonar*: padrão obstrutivo e restritivo ou misto.

Tratamento

Para controle dos sintomas nasossinusais, deve-se necessariamente alcançar um bom controle da doença sistêmica. Isso se dará através do uso de corticoides orais e medicações imunossupressoras, como o Metotrexate. Em pacientes com hipercalcemia e/ou manifestações neurológicas e dermatológicas, pode ser usada a hidroxicloroquina. O uso intranasal de corticoides e soluções salinas parecem apresentar resultados escassos.[43,44]

A cirurgia endonasal é uma opção em pacientes selecionados com refratariedade no controle dos sintomas nasossinusais.[44] Os pacientes devem ser alertados sobre a possibilidade de demora na cicatrização nasal após a cirurgia em virtude da doença de base (Quadro 15-3).

Quadro 15-3. Epidemiologia, quadro clínico, exames e anatomopatológico de doenças granulomatosas não infecciosas

Doenças granulomatosas não infecciosas				
Doenças sistêmicas com manifestação nasal	Epidemiologia (pontos de destaque)	Quadro clínico (pontos de destaque)	Exames	Anatomopatológico
GPA (Wegener)	▪ Acomete todas as idades e raças ▪ Homens e mulheres em igual proporção ▪ Manifestação inicial por volta dos 40 anos	▪ Sintomas iniciais otorrinolaringológicos em 90% dos casos ▪ Pneumopatia ▪ Nefropatia ▪ Pode ter apresentação restrita à região nasossinusal (GPA limitado)	▪ ANCAc + em 90% dos casos generalizados (menor sensibilidade em casos limitados – 46 a 70%)	▪ 50-70% das biópsias não conclusivas ▪ Direcionar para lesão macroscópica (0,5 a 1 cm de diâmetro) ▪ AP: granulomas necrotizantes perivasculares
GEPA (Churg-Strauss)	▪ Discreta predileção pelo sexo masculino ▪ Diagnóstico por volta dos 50 anos	▪ Asma de início tardio associada ao quadro de RSC (sem ou com polipose), que responde ao corticoide oral ▪ Otite média secretora	▪ Eosinofilia sérica > 10% ▪ ANCAp +	▪ Biópsia: infiltração eosinofílica perivascular, vasculite com células gigantes, granulomas intersticiais e eosinófilos
Sarcoidose	▪ Picos nas 2ª e 5ª décadas de vida	▪ Acomete sistema linfático, pulmoes, pele e olhos ▪ Fadiga, febre persistente, redução de peso ▪ Forma pulmonar é mais frequente 90% ▪ Forma nasal até 6% com quadro de obstrução, epistaxe, eritema e nódulos múltiplos amarelados, mas sem ulceração ▪ Linfadenopatia palpável e glândulas salivares envolvidas em 1/3 dos pacientes	▪ Endoscopia nasal: formações de granulomas/nodulação em septo nasal, cornetos e/ou parede lateral ▪ RX tórax: alargamento do mediastino ▪ Hipercalcemia PPD anérgico	▪ AP: granulomas epitelioides não caseosos

DOENÇAS INFECCIOSAS BACTERIANAS

Hanseníase

Causada pelo *Mycobacterium leprae*, a hanseníase é uma doença infectocontagiosa, de caráter crônico e evolução insidiosa. Seus sinais e sintomas mais frequentes são manchas e áreas da pele com diminuição de sensibilidade térmica, tátil e dolorosa, que podem estar em qualquer parte do corpo, em decorrência da lesão neural. O nariz é um dos principais órgãos acometidos pela hanseníase, afetado severamente e no início da doença, muitas vezes antes de manifestações na pele ou nos nervos.

O ambiente social parece ter importância na transmissão da doença, sendo o grupo mais suscetível as classes sociais mais pobres. Pode acometer ambos os sexos, encontrando-se em maior número entre homens. A transmissão ocorre por contágio direto, por meio de contato prolongado com pacientes multibacilíferos não tratados.[45]

Em relação às manifestações nasais, os sintomas mais relatados são obstrução nasal, crostas, epistaxe recorrente e alteração do olfato. À endoscopia nasal, podemos encontrar lesões infiltrativas, ulcerações, perfuração septal, palidez de mucosa, crostas, atrofia das estruturas, ressecamento da mucosa e sinais de sangramento recente.[46] A destruição do septo nasal predispõe à formação do nariz em sela.

Anatomopatológico evidencia infiltração perivascular e neural específica da hanseníase.

O diagnóstico é essencialmente clínico e epidemiológico, realizado por meio da análise da história e das condições de vida do paciente, do exame dermatoneurológico, para identificar lesões ou áreas de pele com alteração de sensibilidade e/ou comprometimento de nervos periféricos.[45]

Pesquisas demonstram a alta sensibilidade de exames de detecção de *M. leprae* no nariz, como *swab* nasal, exame histopatológico da mucosa nasal e PCR de muco e mucosa nasal, especialmente em pacientes virchowianos. A intradermorreação de Mitsuda mede a capacidade de formação de granuloma do tipo tuberculoide e avalia a capacidade de resposta imune/celular do hospedeiro diante do bacilo, fornecendo apenas o prognóstico, pois cerca de 90% da população é Mitsuda-positiva e, portanto, não se trata de teste diagnóstico.

Tuberculose

Trata-se de uma doença infecciosa crônica, cujos agentes etiológicos são bactérias do complexo *Mycobacterium tuberculosis*. Sobre a epidemiologia, no Brasil, em 2012, a incidência da tuberculose variou de 26 a 39 casos/100.000 habitantes. Segundo a Organização Mundial da Saúde (OMS), o Brasil ocupa a 20ª posição na lista de países de alta carga de tuberculose e a 19ª na lista de alta carga de coinfecção TB-HIV.[47]

Os sinais e sintomas clínicos mais frequentes são: anorexia, fadiga, perda de peso, dores torácicas, febre e, em certos casos, hemoptise e derrame pleural. As queixas otorrinolaringológicas que chamam atenção para o diagnóstico de tuberculose são tosse, disfonia, disfagia/odinofagia e dispneia.

Em relação ao acometimento nasal, é de ocorrência rara e em geral secundária a TB pulmonar. O sintoma mais referido é a obstrução nasal acompanhada de episódios de epistaxe e rinorreia mucopurulenta. Classicamente, a doença é primeiramente vista como tumoração septal rósea/púrpura ou como infiltração da mucosa com ulceração superficial sangrante ao toque. Pode ocorrer acometimento da pele da face e do ducto lacrimal. Envolvimento da pirâmide óssea é raro. Se não tratada, evolui com destruição da maxila e etmoide, com extensão orbitária e intracraniana.

A avaliação diagnóstica com propedêutica armada inicia-se com radiografia de tórax, cultura de escarro e a intradermorreação com *Purified Protein Derivate* (PPD), cuja pápula maior que 10 mm sugere infecção ativa. Esse teste é importante na triagem inicial e apresenta 90% de positividade. Sorologia anti-HIV é também fundamental em pacientes com manifestações extrapulmonares (associação de 9,7%). Tanto lesões nasais como laríngeas devem ser biopsiadas. O histopatológico evidencia granulomas caseosos de células gigantes, com BAAR.

Sífilis

É uma doença considerada sexualmente transmissível, e seu agente etiológico é o *Treponema pallidum*. Pode ter relação com HIV em até 25% dos casos.[25,49]

Baseando-se nas manifestações clínicas, a sífilis pode ser classificada em quatro estágios:[25,49]

- *Sífilis primária*: cancro no local de entrada do parasita – lesão ulcerada, com bordas elevadas, indolor, acompanhada de linfadenopatia local dolorosa. Surge de 10 a 90 dias, com média de 21 dias após a inoculação. Essa lesão persiste por 2 a 6 semanas e evolui para cura espontânea;
- *Sífilis secundária:* rash cutâneo, artrite, hepatite, meningite, alopecia, linfadenopatia, glomerulonefrite são os mais frequentes achados. Iniciam-se de 2 a 12 semanas após o contato;
- *Latência*: após o estágio da sífilis secundária, o paciente se mantém assintomático por período variável;
- *Sífilis terciária*: sífilis cardiovascular, neurossífilis, sífilis gomosa, *tabes dorsalis*. Cerca de 30% dos pacientes não tratados evoluem para esta fase. As lesões destrutivas em diferentes órgãos podem ocorrer até 25 anos após a exposição inicial.

Sífilis Nasal

O cancro da sífilis primária pode surgir em orofaringe e mucosa nasal. A sífilis secundária pode apresentar-se como rinite, laringite, faringite e tonsilites.[25,48,49]

Existe acometimento nasal em cerca de 1% dos casos diagnosticados. São de especial atenção a rinite persistente bilateral do lactante e as gomas nasais, que podem causar perfuração septal e nariz em sela. O tratamento dessas deformidades deve ser postergado até três anos após o fim do tratamento, especialmente em casos de sífilis terciária.[25,48,49]

Para o diagnóstico são solicitados exames sorológicos. Entre os inespecíficos, destaca-se o VDRL (*Venereal Disease Research Laboratory*), podendo ser usado como *screening* ou ainda como controle terapêutico após 30 dias. O VDRL se torna positivo mais tardiamente na sífilis primária, porém na secundária a chance de ser positivo é de 99%. Após o tratamento da doença, o VDRL deve se normalizar de 12 meses (primária) a 24 meses (secundária). Quando usado como controle, o aumento dos títulos em quatro vezes ou mais após o tratamento indica a necessidade de novo tratamento.[25,48,49]

Quadro 15-4. Tratamento[48,49]

Classificação	Padrão ouro
Sífilis primária, sífilis secundária e latente recente	Penicilina G benzatina, 2,4 milhões UI, IM, dose única
Sífilis terciária ou tardia latente ou com duração ignorada	Penicilina G benzatina, 2,4 milhões UI, IM, semanal, por três semanas

O FTAbs (*Fluorescent Treponemal Antibody Absorption*) é específico, contudo positiva-se apenas a partir da terceira semana de infecção e mantém-se positivo por toda a vida.[25,48,49]

Outras ferramentas diagnósticas são: pesquisa direta em campo escuro, que identifica o *T. Pallidum* no cancro duro e em lesões secundárias, e o anatomopatológico com coloração pela prata ou imunofluorescência.[48,49]

Todos os pacientes devem ser seguidos com VDRL a cada 3 meses durante o primeiro ano após o tratamento. Para o paciente em que não ocorre decréscimo nos títulos de VDRL ao menos em duas aferições consecutivas deve ser cogitada a possibilidade de neurossífilis. O retratamento deve ser realizado em pacientes com aumento nos títulos em, ao menos, duas diluições sequenciais.[48,49]

Os parceiros sexuais dos últimos 3 meses de todos os pacientes tratados também devem ser tratados, inclusive em caso de sorologia negativa (Quadro 15-4).[49]

Actinomicose

A actinomicose é uma infecção rara, crônica, causada por bactérias, cujo agente etiológico, frequente, é o *Actinomyces israelii*. Esse microrganismo tem a cavidade oral como seu reservatório natural. Como não são virulentos, requerem uma lesão na integridade das membranas e tecido desvitalizado para invadir tecidos profundos e causar doenças.[25,48,50]

O quadro clínico mais frequente é o comprometimento da região cervicofacial, chegando a 50-70% dos casos. É comumente encontrada na faixa etária entre 15 e 35 anos e no sexo masculino. A infecção típica ocorre em seguida à cirurgia oral ou em pacientes com má higiene oral. A actinomicose cervicofacial é caracterizada no estágio inicial por dor e tumefação nodular de consistência dura dos tecidos moles da região perimandibular. O acometimento do nariz e das cavidades paranasais é raro. Geralmente decorre de lesões na mucosa oral do palato ou de infecções de dentes da maxila, levando a rinossinusites crônicas, necrose de maxila e outras estruturas da cavidade nasal, fístula oroantral e deformidades externas do nariz.[25,48,50]

O diagnóstico pode ser sugerido pelo exame histopatológico. Culturas em meios anaeróbios seletivos confirmam o diagnóstico.[48,50]

O tratamento é com penicilina G endovenosa, 12 a 24 milhões de unidades por dia (em infusão contínua ou divididas em 6 vezes/dia), durante 1 a 2 semanas, continuado por via oral por 6 a 12 meses. Drenagem cirúrgica, desbridamento de tecidos necróticos e exérese de trajetos fistulosos podem ser necessários em alguns casos.[48,50]

Rinoscleroma

Rinoscleroma é uma infecção crônica granulomatosa, lentamente progressiva, que afeta o nariz e os seios paranasais em 95% dos casos. É uma doença rara, podendo ser assintomática por vários anos. O nariz é a estrutura comprometida com maior frequência, evoluindo com deformidades da pirâmide nasal causadas pelas lesões granulomatosas. Eventualmente, estende-se para laringe, nasofaringe, cavidade oral e cavidades paranasais e, em menor frequência, para lábios, traqueia e brônquios. O agente etiológico é *Klebsiella rhinoscleromatis*.[25,48,51]

Apresenta três fases evolutivas:

- *Catarral*: rinorreia, crostas e obstrução nasal, podendo durar semanas ou meses;
- *Granulomatosa*: nódulos e lesões infiltrativas; no nariz podem causar alargamento da pirâmide nasal e destruição do septo;
- *Cicatricial*: estenose do vestíbulo do nariz e da laringe.

Ao exame físico nasal podem ser encontradas grandes massas nodulares ou pólipos, às vezes confundidas com tumores malignos. Acometimento do antro maxilar é frequente.[25,48,51]

A cultura em meio de ágar MacConkey isola o agente.

O tratamento medicamentoso preconizado atualmente é com ciprofloxacino. Deve ser usado por até dois dias após a remissão dos sintomas. Se houver estenose cicatricial, tanto do nariz quanto da laringe, é necessário tratamento cirúrgico (Quadro 15-5).[25,48,51]

Quadro 15-5. Epidemiologia, quadro clínico, exames e anatomopatológico de doenças granulomatosas infecciosas bacterianas

Doenças sistêmicas com manifestação nasal	Epidemiologia (pontos de destaque)	Quadro clinico (pontos de destaque)	Exames	Anatomopatológico
Hanseníase	▪ Relação com baixo nível socioeconômico ▪ Contato íntimo e prolongado com bacilíferos	▪ Manchas e áreas da pele com diminuição de sensibilidade térmica, tátil e dolorosa ▪ Rinite congestiva, crostas, epistaxe recorrente, alteração do olfato, atrofia da mucosa, perfuração septal, lesões osteocartilaginosas, pode evoluir para selamento do dorso nasal	▪ Avaliação dermatoneurológica ▪ Exame baciloscópico do esfregaço dérmico ▪ PCR no muco e na mucosa nasal ▪ Reação de Mitsuda não tem valor diagnóstico, apenas prognóstico	▪ Exame histopatológico: infiltração perivascular e neural ▪ Pesquisa de BAAR nas lesões nasais e orais
Tuberculose	▪ Indivíduos com HIV tem 10x mais chance de infectar-se	▪ Geralmente secundária a TB pulmonar ▪ Mucosa nasal sangrante, aspecto granulomatoso; rinorreia mucopurulenta ▪ Tosse, disfonia, disfagia/odinofagia, dispneia	▪ PPD ▪ RX tórax ▪ Escarro com pesquisa BAAR e cultura	▪ BX (AP): granulomas caseosos de células gigantes de Langerhans com BAAR
Sífilis		▪ Cancro da sífilis primária pode surgir em orofaringe e mucosa nasal ▪ Sífilis secundária pode apresentar-se com rinite, laringite, faringite ▪ Gomas nasais com deformidade nasal, perfuração septal, nariz em sela	▪ Raspado da lesão para pesquisa do treponema em campo escuro ▪ VDRL ▪ FTA-ABS	▪ AP com coloração pela prata ou imunofluorescência
Actinomicose	▪ 15 a 35 anos comumente no sexo masculino ▪ Má higiene oral	▪ Acometimento do nariz é raro e geralmente decorre de lesões na mucosa oral, palato ou de infecções de dente, da maxila	▪ Confirmado por cultura	▪ Diagnóstico pode ser sugerido pelo exame histopatológico (grânulos de enxofre no exame histológico)
Rinoscleroma		▪ Fase catarral ▪ Fase granulomatosa ▪ Fase cicatricial	▪ Cultura em meio Ágar MacConkey isola o agente *Klebsiella rhinoscleromatis*	▪ AP: células de Miculicks (histiócitos vacuolizados) ▪ Cultura com isolamento do agente

DOENÇAS INFECCIOSAS PARASITÁRIAS
Leishmaniose

A leishmaniose é uma doença infecciosa causada por uma variedade de protozoários do gênero *Leishmania*, transmitidos ao hospedeiro através da picada da fêmea de mosquitos flebotomíneos infectados de reservatórios animais. Não há transmissão de pessoa a pessoa. São vetores dessa doença os mosquitos *Phlebotomus* e *Lutzomyia*, também conhecidos popularmente como mosquitos-palha, birigui ou cangalha. São mosquitos que picam apenas áreas do corpo descobertas e que apresentam uma peculiaridade de voo: curtas distâncias, em voos saltitantes. Isso leva a uma maior chance das inoculações ocorrerem em membros inferiores desnudos. O período de incubação pode variar entre duas semanas e dois anos, com o tempo médio de dois a três meses.[52]

No Brasil são conhecidos três padrões epidemiológicos:

- *Silvestre*: ocorre como uma zoonose de animais silvestres, transmitida em zonas de vegetação primária, como florestas;
- *Ocupacional e lazer*: ocorre pela exploração de florestas e derrubada de matas para construção de infraestrutura como hidrelétricas, estradas, usinas, bases militares ou mesmo pela exploração comercial ou turística da natureza;
- *Rural e periurbano*: relacionado à expansão migratória, com ocupação de encostas e a maior proximidade dos centros urbanos de matas secundárias ou residuais.

A doença pode apresentar formas clínicas distintas, dependendo da espécie de *Leishmania* envolvida, bem como da maturidade e capacidade do sistema imunológico do indivíduo infectado.

Uma linfadenopatia localizada pode preceder e desaparecer antes do surgimento das lesões cutâneas. A leishmaniose tegumentar ou cutânea (LC) causa lesões na pele, mais comumente ulcerações no local de inoculação do protozoário, de lenta cicatrização, e que ficaram conhecidas como úlceras de Bauru. Na manifestação mais clássica da forma cutânea localizada, aparecem lesões indolores arredondadas ou ovaladas, com extensão variando de milímetros a alguns centímetros; apresentam uma base eritematosa e firme com bordas bem delimitadas e elevadas. Caso ocorra infecção bacteriana secundária da região ulcerada, o paciente pode apresentar dor e formação de secreção purulenta sobre o fundo da ferida. Nas formas cutâneas disseminadas, porém, evolui de forma lenta com formação de placas e múltiplas nodulações não ulceradas recobrindo grandes extensões cutâneas.

Cerca de 3 a 5% dos pacientes apresentam a progressão da doença para a leishmaniose mucosa (LM). O protozoário pode se disseminar por via hematogênica ou linfática para mucosas nasais, da cavidade oral, rino e orofaringe, lábios, palato, língua e laringe. Acomete mais homens e geralmente surge após a melhora clínica das lesões da LC, com início insidioso e poucos sintomas. Entretanto, as lesões ulceradas são progressivamente destrutivas e desfigurantes dos tecidos acometidos. Noventa por cento dos casos ocorrem em até 10 anos após a LC; destes, 50% ocorrem nos primeiros dois anos após a cicatrização das lesões cutâneas. Por isso é sempre importante questionar os pacientes com lesões suspeitas se em algum momento apresentou lesões ulceradas indolores que demoraram a cicatrizar em outras regiões do corpo.[52]

Os pacientes se queixam de obstrução nasal, epistaxe intermitente autolimitada, formação de crostas nasais, disfagia, odinofagia, rouquidão, dispneia e tosse. O local mais comumente acometido na cavidade nasal é a região cartilaginosa anterior do septo, região de maior confluência arteriovenosa conhecida como zona de Kiesselbach e facilmente visível na rinoscopia anterior. Os pacientes com LC podem apresentar lesões mucosas nasais indolores, então é de suma importância a realização de rinoscopia nesses pacientes.

Os pacientes podem apresentar eritema, infiltração, erosão e ulceração com fundo granuloso ao exame. A formação de crostas e a produção de secreção seropurulenta ocorrem por infecções bacterianas secundárias. Como comentado anteriormente, a progressão da doença pode acarretar lesões agressivas e destrutivas acometendo septo nasal e palato mole. Nas formas mais avançadas, pode haver mutilações com perda parcial ou total do nariz, lábios, pálpebras, causando deformidades e consequente estigma social (Figs. 15-7 a 15-9).

A forma mais grave, conhecida como Visceral ou Kalazar, é mais comum em crianças em razão da maior fragilidade do sistema imunológico. Pode acometer fígado, baço, gânglios linfáticos e medula óssea, sendo possível levar à morte quando não tratada.

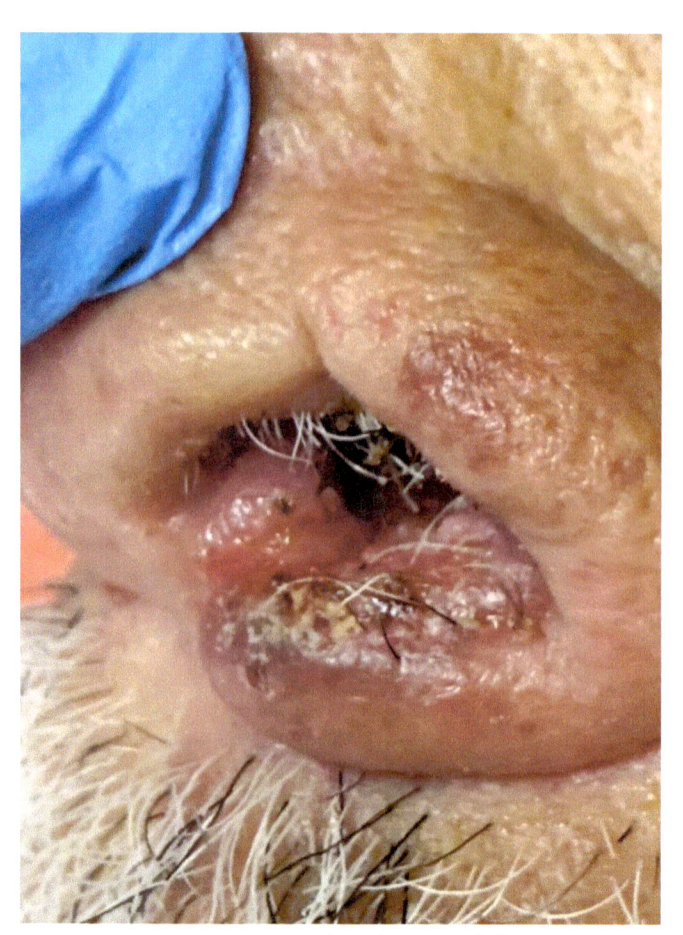

Fig. 15-7. Lesão cutaneomucosa ulcerada em vestíbulo nasal esquerdo.

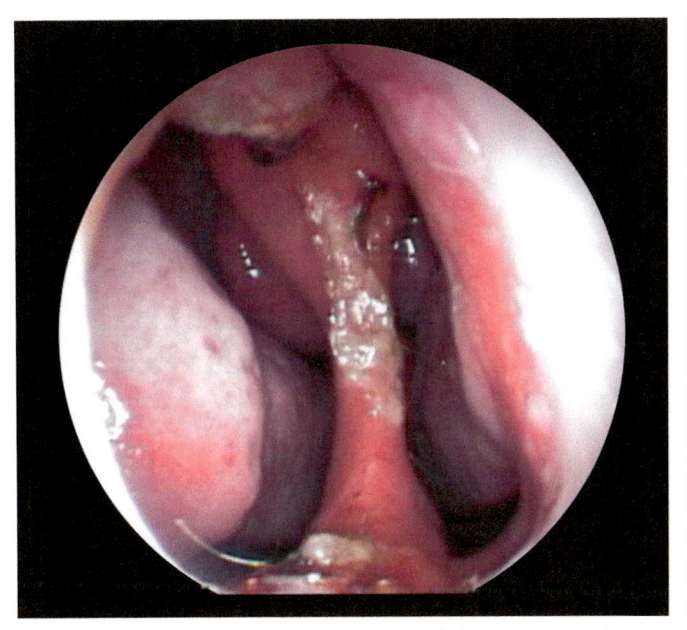

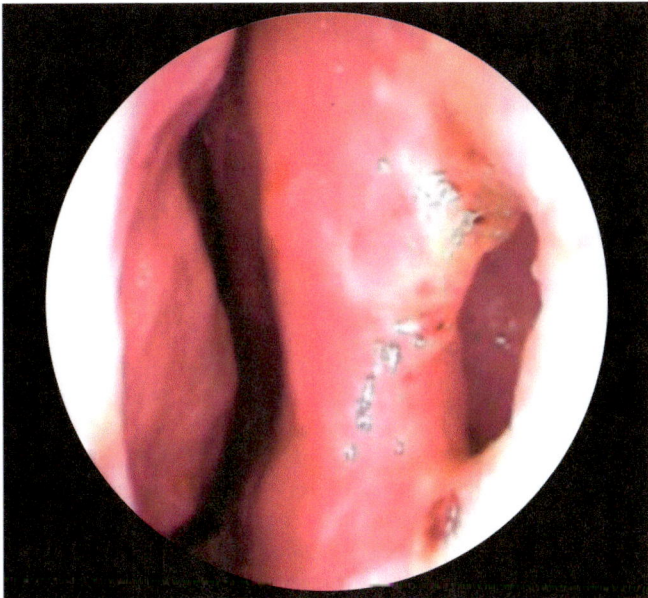

Fig. 15-8. Perfuração septal e doença em atividade. (Imagens cedidas por Dr. Marcus Lessa.)

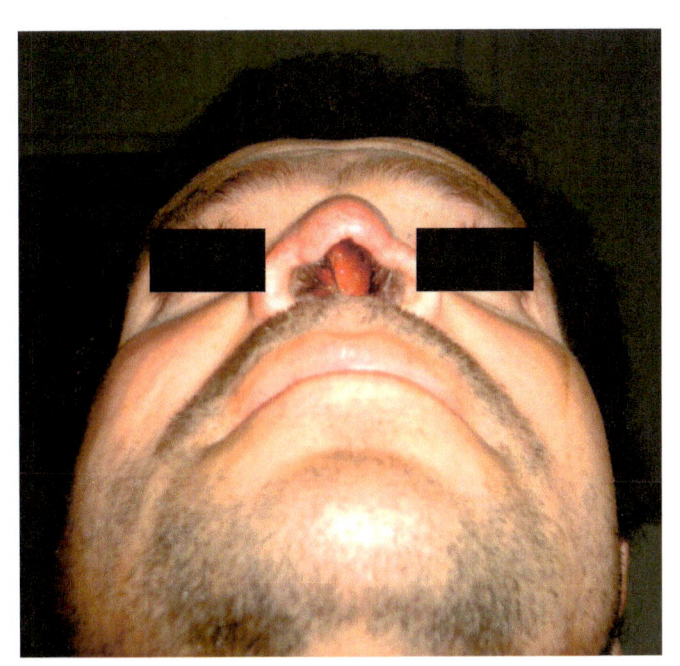

Fig. 15-9. Lesão destrutiva do septo nasal. (Imagem cedida por Dr. Marcus Lessa.)

Diagnóstico

A suspeita clínica pela história epidemiológica positiva e pela visualização de lesões características gera um diagnóstico clínico que necessita de confirmação laboratorial.

Os exames laboratoriais disponíveis são:

- Pesquisa direta do protozoário em aspiração, esfregaços ou biópsias das lesões;
- Isolamento em cultivo *in vitro* (meios de cultivo);
- Biópsias das bordas das úlceras;
- Sorologia para leishmaniose com pesquisa de IgG;
- RT-PCR.

O manejo desses casos deve ser feito em conjunto com infectologista. A recomendação do Ministério da Saúde para tratamento das leishmanioses no Brasil tem como primeira escolha o antimoniato de N-metilglucamina (Sb^{+5}). Nas lesões mucosas preconiza-se o uso de 20 mg Sb^{+5}/kg/dia, durante 30 dias seguidos, preferencialmente em regime hospitalar. Se em 12 semanas após o término do tratamento não houver cicatrização completa, o esquema deverá ser repetido. Em caso de não resposta, utilizar uma das drogas de segunda escolha, como a anfotericina B e a pentamidina. É importante atentar que essas drogas apresentam toxicidade considerável.

Rinosporidiose

A rinosporidiose é uma doença infecciosa crônica causada pelo *Rhinosporidium seeberi*, um protozoário hidrófilo que tem como hospedeiros habituais peixes e répteis, mas acidentalmente humanos e animais domésticos de maior porte. É uma doença que costuma acometer mais homens, jovens e em regiões tropicais e subtropicais, como alguns estados do Nordeste.[53]

Esses parasitas têm tropismo pelas mucosas da rino e da orofaringe, pela conjuntiva ocular, pelo reto e pela genitália externa. Causam lesões polipoides sésseis ou pediculadas, vascularizadas e friáveis, com sangramento ao toque. O aspecto macroscópico dessas lesões se assemelha à superfície de morangos. Os dois principais sintomas são obstrução nasal e epistaxe progressivamente mais intensos com a evolução da doença e crescimento das lesões.

O diagnóstico é eminentemente clínico, pautado na epidemiologia e no aspecto das lesões, com sua confirmação realizada no exame histopatológico. Exames de imagem, como tomografia computadorizada com contraste e ressonância nuclear magnética, podem ser úteis na definição da extensão da doença e para exclusão de outros diagnósticos diferenciais no pré-operatório.

O tratamento preconizado é a ampla ressecção das lesões com eletrocauterização das áreas de inserção. Independente da agressividade durante a cirurgia, as taxas de recidiva são elevadas, devendo o paciente ser monitorizado endoscopicamente para detecção precoce das mesmas. Até o momento, não há medicações efetivas para o seu tratamento.[53-54]

DOENÇAS FÚNGICAS

Histoplasmose

A histoplasmose é uma doença causada pelo fungo *Histoplasma capsulatum*, acontecendo mais frequentemente nas Américas e na África, especialmente em países subdesenvolvidos. Os fungos são encontrados principalmente em áreas fechadas com fezes de morcegos e/ou pássaros (pombos), baixa luminosidade e temperatura moderada (25°C). Na fase de esporos, podem ser facilmente carreados pelo vento a longas distâncias. A evolução da doença parece ser influenciada por três fatores: o estado imunológico do hospedeiro, a virulência da variante do fungo e a quantidade de fungos inalada.[55]

Não acarreta sintomas na maior parte dos imunocompetentes, com raros pacientes apresentando tosse seca, febre baixa e fadiga. Entretanto, pode ganhar contornos dramáticos quando associada a quadros de imunossupressão, como em pacientes transplantados, com AIDS e em quimioterapia. Nesses, se não diagnosticados precocemente, o fungo pode se disseminar por via hematogênica para outros órgãos, ensejando elevadas taxas de mortalidade.[56]

As principais manifestações nasais são feridas ulceradas irregulares na região anterior do septo nasal, que podem evoluir para perfuração, em assoalho da cavidade nasal, cornetos inferiores, e podem estar cobertas por crostas. Além disso, os sangramentos nasais intermitentes podem ocorrer em fases mais tardias.

O diagnóstico pode ser feito por sorologia para histoplasma (IgM positivo nas primeiras 3 semanas e IgG positivo em até 6 semanas) e pesquisa direta do fungo em raspados ou biópsias das lesões nasais. Exames radiológicos de tórax são importantes para avaliação de acometimento pulmonar.[56]

As opções terapêuticas em ordem de escolha pela gravidade da doença: itraconazol, voriconazol e posaconazol e anfotericina B, com as formas mais graves sendo manejadas em ambiente hospitalar.[56]

Paracoccidioidomicose

A paracoccidiodomicose é uma doença fúngica sistêmica e endêmica, na qual os pulmões costumam servir como porta de entrada para a infecção primária. Muitos indivíduos infectados sequer desenvolvem sintomas, enquanto alguns poucos pacientes podem apresentar formas agressivas da doença. É causada pelo *Paracoccidioides brasiliensis*, um fungo autóctone da América Latina e especialmente prevalente em países como Brasil e Colômbia. No nosso território, é mais incidente nos estados de Minas Gerais, Rio de Janeiro e São Paulo, sendo mais frequente em homens. Apresenta duas formas clínicas: juvenil (aguda ou subaguda), que inicia com sinais e sintomas em crianças, adolescentes ou adultos jovens; crônica, com início das manifestações clínicas entre os 30 e 60 anos de idade. Essa última pode-se manifestar em viajantes de áreas não endêmicas que estiveram em regiões consideradas reservatórios naturais mesmo após décadas.[57,58]

A forma crônica tem maior relevância na prática otorrinolaringológica, uma vez que apresenta sinais e sintomas multifocais, mas principalmente respiratórios e mucocutâneos após longo período de incubação. A lesão típica, chamada de estomatite moriforme, é descrita como ulceração com fundo granuloso e avermelhado, com pontilhado hemorrágico, e acomete as mucosas nasal, oral e laríngea. Lesões laríngeas podem ser localizadas ou extensas, causando destruição de cartilagens como epiglote e aritenoides. Pode acometer gengivas e região periodontal com perda de elementos dentários. O acometimento da pele da face, bem como dos lábios pode ocorrer por disseminação hematogênica, contiguidade com lesões mucosas ou pela inoculação direta do fungo no local.[59]

O diagnóstico é feito pelo achado de fragmentos clássicos do fungo com aspecto em roda de leme na pesquisa direta em produtos de biópsia ou esfregaços das lesões. O exame sorológico com dosagem de IgG e IgM pode ser útil na confirmação e no seguimento evolutivo.[58]

O tratamento é pautado na utilização de antifúngico sistêmico de acordo com a gravidade da doença. Em quadros brandos, inicia-se o tratamento com itraconazol, enquanto que nas formas grave opta-se inicialmente pela anfotericina B, e com a evolução, pode ser substituída pelo itraconazol.[57-59]

Mucormicose

A mucormicose é uma doença fúngica invasiva, com elevado risco de vida, causada por fungos pertencentes à ordem Mucorales. A mucormicose pode-se manifestar de diversas formas clínicas, desde infecção localizada a disseminada. A forma localizada rino-órbito-cerebral, também conhecida como rinossinusite fúngica invasiva aguda, acomete pacientes imunossuprimidos (leucemia, transplante de medula, uso de imunossupressores) e diabéticos descompensados.[60]

Os sintomas nasais costumam ser inespecíficos e podem iniciar como secreção purulenta com ou sem epistaxe, associados a congestão e diminuição da sensibilidade dentro do nariz. Alguns pacientes com aplasia de medula podem apresentar apenas secreção hialina, em virtude do déficit de células de defesa. Ulceração nasal e necrose frequentemente são relatadas. Os sintomas faciais incluem dor e dormência que, muitas vezes, chamam a atenção pela grande intensidade. No exame físico visualiza-se uma mucosa acinzentada, desvitalizada, que progride para áreas pretas de escara à medida que ocorre a necrose. As áreas de necrose podem ser vistas no septo nasal, no palato, na pálpebra, na face, nas conchas médias ou áreas orbitais. Por vezes ocorrem fístulas oronasais através do palato. É importante salientar que a ausência de escara não exclui mucormicose rino-orbitária. O exame físico neurológico, bem como o de pares cranianos, é imprescindível para suspeição de comprometimento neurológico (Figs. 15-10 e 15-11).[61]

O diagnóstico é confirmado pela identificação de hifas em biópsia de áreas suspeitas com a característica em forma de fita não septada ou pauciseptada, em 90 graus, e reforçado pela demonstração de trombose dos vasos, significando angioinvasão.[60,61]

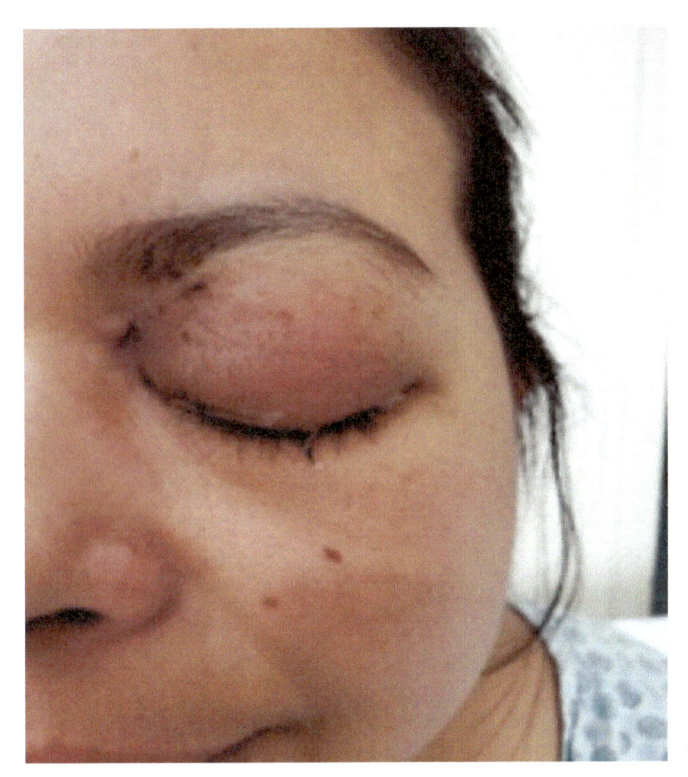

CAPÍTULO 15 ▪ MANIFESTAÇÕES NASAIS DAS DOENÇAS SISTÊMICAS

Fig. 15-10. Edema de pálpebra superior e face como primeiro sinal de sinusite fúngica invasiva em paciente diabética.

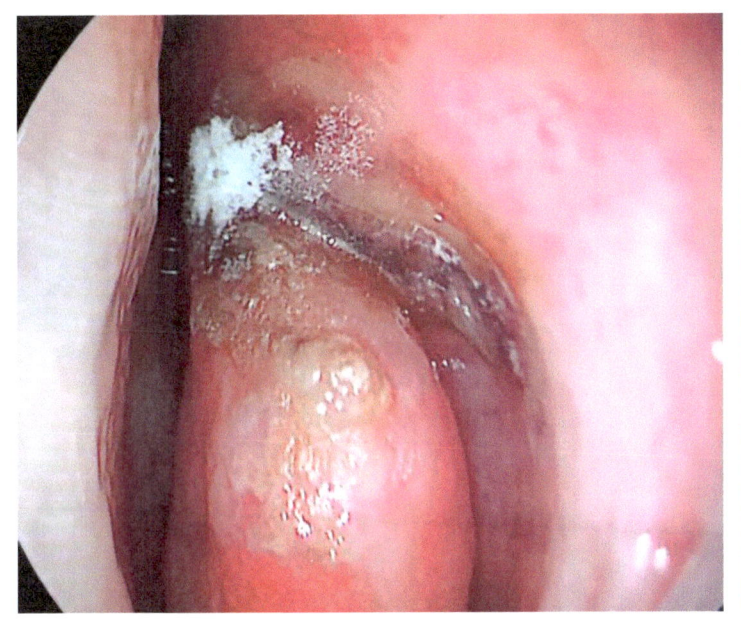

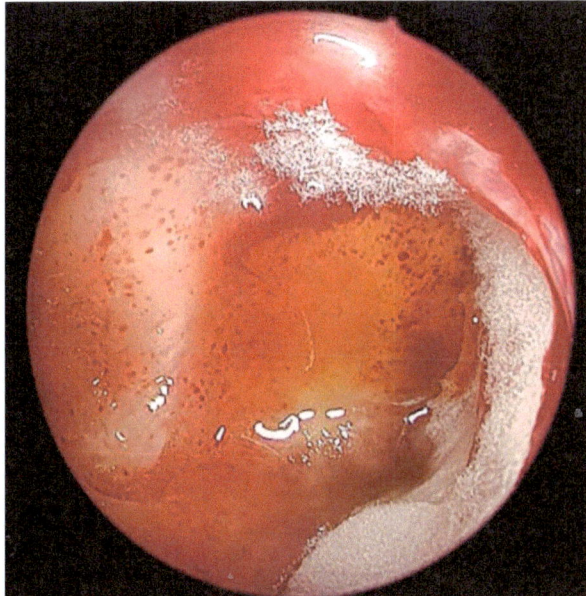

Fig. 15-11. Sinais endoscópicos sugestivos de sinusite fúngica invasiva. (Imagens cedidas pela Dra. Fernanda Machado).

Exames de imagem (TC com contraste e RM ponderada em T2 com saturação de gordura) são úteis na definição da extensão da doença.[62] Os principais achados dos exames de imagem são relativos à predileção por envolvimento unilateral de etmoide e esfenoide. Pode haver extensão além dos seios paranasais com parede óssea intacta (pela tendência de invasão de vasos), inflamação e infiltração de gordura retroantral (achado inicial). Achados mais específicos, porém mais tardios, são destruição pontilhada das paredes ósseas/ erosão óssea, que ocorre após necrose importante do tecido mole, quando a doença já está avançada; disseminação orbital através da lâmina papirácea por extensão direta ou através de vasos etmoidais; e invasão intracraniana. Na suspeita de comprometimento intracraniano ou orbitário, a ressonância nuclear magnética com contraste é o exame de imagem de escolha, associada à tomografia (que é superior para visualização de estruturas ósseas). Outra utilidade da ressonância é visualizar áreas de infarto da mucosa: locais desvitalizados e necróticos pela angioinvasão das hifas se apresentam como uma área focal de ausência de difusão do contraste de gadolínio na ressonância magnética. Esse achado foi descrito na literatura por Safder *et al.* como *the black turbinate sign*,

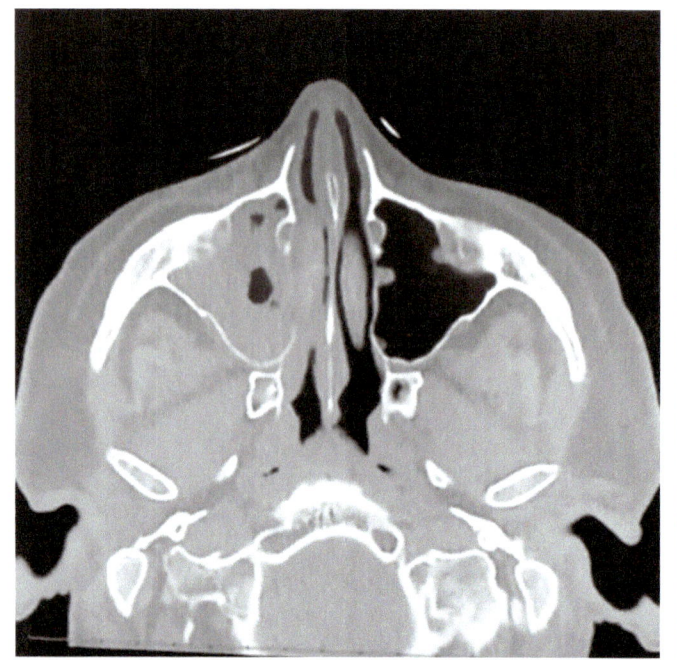

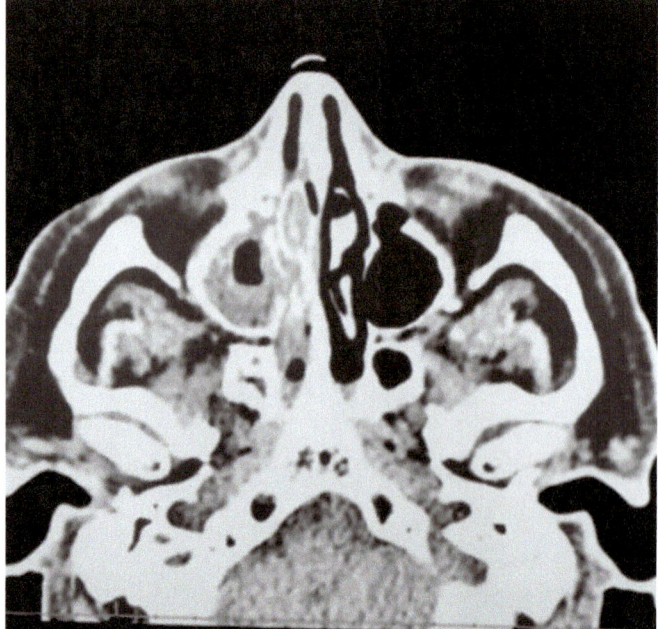

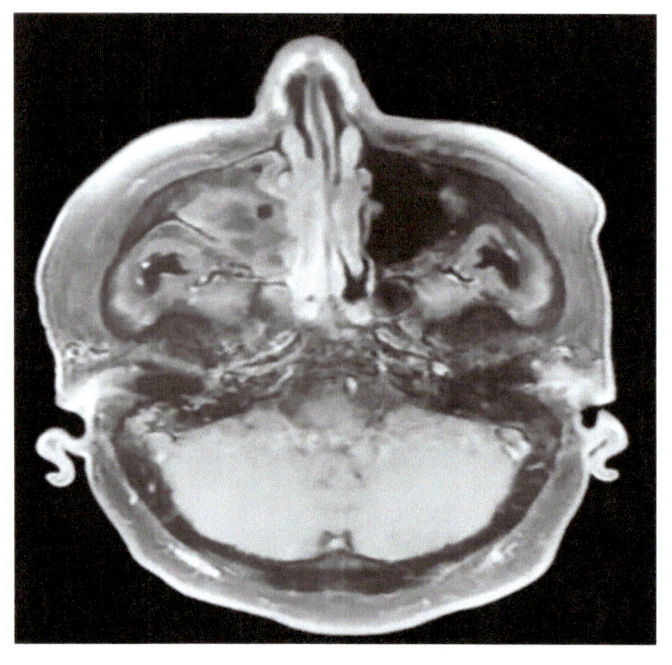

Fig. 15-12. Densificação dos planos gordurosos da fossa pterigopalatina e retroantrais, sinal radiológico sugestivo de sinusite fúngica invasiva.

ou seja, o sinal do corneto que não contrasta, o que corresponderia, segundo os autores, a um sinal precoce da RM de mucormicose nasal (Fig. 15-12).[61,62]

O tratamento é baseado em cirurgia, quando possível, correção dos fatores subjacentes e terapia antifúngica agressiva. A anfotericina B lipossomal é tida como a droga de primeira linha, seguida da anfotericina B de complexo lipídico para pacientes sem sinais de invasão do SNC. Outras drogas têm demonstrado bons resultados, como posaconazol e isavuconazol. Ainda assim, as taxas de mortalidade giram entre 32 e 70%.[61,63]

DOENÇA RELACIONADA AO IgG-4

É uma doença imunomediada que causa lesões fibroinflamatórias em aparentemente qualquer parte do corpo humano. Além de incomum, foi aceita como entidade clínica independente há pouco tempo, o que dificulta o estabelecimento de um perfil epidemiológico acurado. Muitas vezes se apresenta como uma doença multiorgânica e tem como diagnósticos diferenciais diversas patologias, como: cânceres, infecção ou outras condições imunomediadas, como síndrome de Sjögren ou vasculites. Pode levar a disfunção orgânica, falência de órgãos e morte.[64]

A maioria das lesões em cavidades nasais e base do crânio demonstrou na TC um padrão de atenuação homogênea inespecífica, com realce difuso ao contraste, e na RM um padrão de intensidade de sinal iso ou hipointenso em T2 e hipointenso em T1.[65] A dosagem de IgG4 ajuda no estabelecimento do diagnóstico. O seguimento do paciente deve ser feito com reumatologista. O tratamento hoje é pautado no uso de glicocorticoides; e algumas drogas têm demonstrado potencial efeito benéfico, como rituximab.[66]

LINFOMA EXTRANODAL DE CÉLULAS NK/T TIPO NASAL

Antigamente era chamado de granuloma letal de linha média, granuloma mediofacial ou reticulose polimorfa. Doença rara que acomete mais frequentemente adultos de meia-idade, do sexo masculino e com alta prevalência em países asiáticos e em nativos da América Central e do Sul.[25,67]

Na maioria dos casos, os sintomas iniciais são inespecíficos, como rinorreia, obstrução nasal e epistaxe, que mimetizam quadros infecciosos nasossinusais e dificultam o diagnóstico precoce. Com a evolução, observamos edema, necrose e destruição das estruturas adjacentes. A disseminação extranasal ocorre em 1/3 a 1/4 dos pacientes e pode acometer pele, pulmão, trato gastrointestinal, rins, pâncreas, testículos e cérebro, além de aparecimento de febre, CIVD e pancitopenia.[25,67]

A suspeita diagnóstica surge em pacientes com quadros de rinossinusites agudas refratárias ao tratamento, também é frequente esses pacientes referirem muitos tratamentos com antibióticos previamente ao diagnóstico.[25,67]

A confirmação diagnóstica através de biópsia e anatomopatológico muitas vezes é difícil pela presença de necrose e infecção secundária na amostra. A realização de pesquisa de EBV por hibridização *in situ* positiva fortalece o diagnóstico.[25,67]

O tratamento é com radioterapia associada à quimioterapia, com sobrevida em 5 anos de 20 a 65% (Fig. 15-13).[25,67]

OUTRAS DOENÇAS

Algumas outras doenças também podem ter manifestação na cavidade nasal, mas dificilmente se manifestam como sintoma inicial: lúpus eritematoso sistêmico, doença de Behçet, pênfigo e doença de Chron (Quadro 15-6).

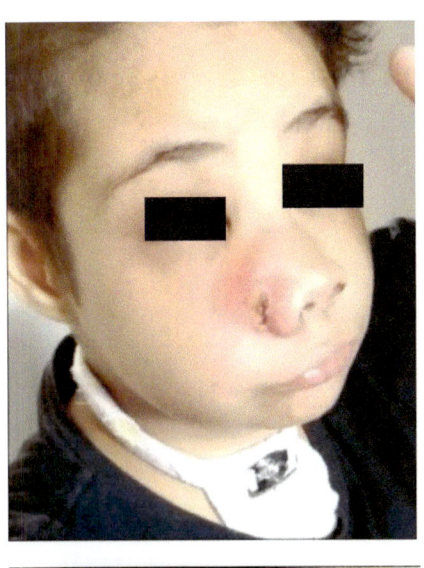

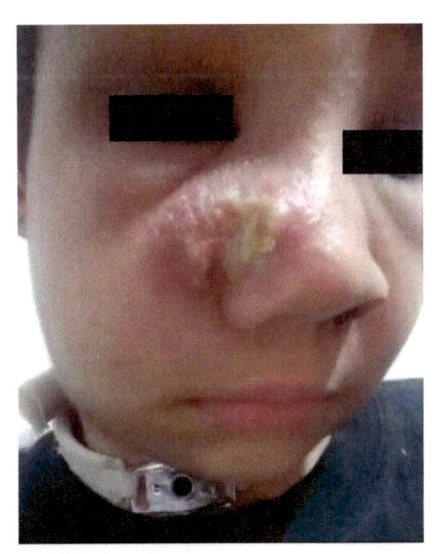

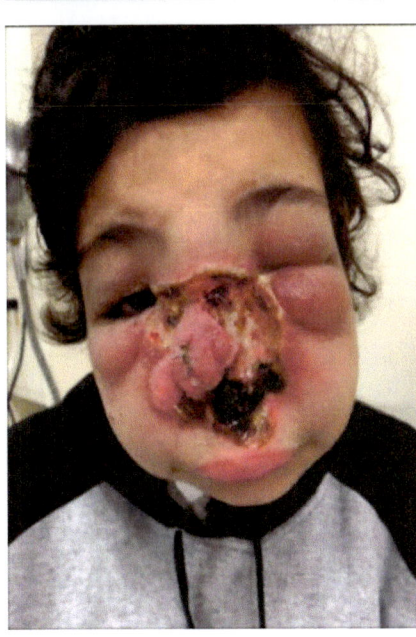

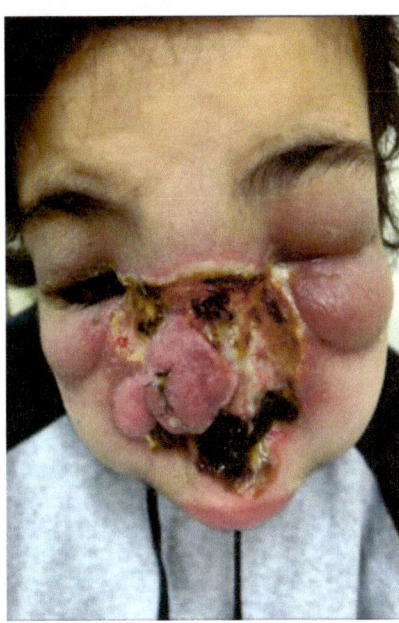

Fig. 15-13. Paciente com linfoma NK/T tipo nasal, evolução rápida e agressiva.

Quadro 15-6. Epidemiologia, quadro clínico, exames e anatomopatológico de doenças granulomatosas infecciosas parasitárias e fúngicas

Doenças sistêmicas com manifestação nasal	Epidemiologia (pontos de destaque)	Quadro clínico (pontos de destaque)	Exames	Anatomopatológico
Doenças granulomatosas infecciosas parasitárias				
Leishmaniose	■ Antecedente de lesão cutânea: base eritematosa e firme com bordas bem delimitadas e elevadas no local da inoculação (úlcera de Bauru)	■ Ulceração com fundo granuloso no septo anterior, processo infiltrativo, destruição total do nariz e lábio superior ■ Pode acarretar lesões agressivas e destrutivas acometendo septo nasal e palato mole	■ Pesquisa direta do protozoário em aspiração, esfregaços ou biópsias das lesões ■ Isolamento em cultivo *in vitro* (meios de cultivo) ■ Biópsias das bordas das úlceras ■ Sorologia para leishmaniose com pesquisa de IgG	■ Infiltrado inflamatório crônico inespecífico, com predomínio de linfócitos, plasmócitos e histiócitos. Pode ter granulomas tuberculoides ■ Pode ser encontrado parasita na amostra ■ Imuno-histoquímica ■ PCR
Doenças granulomatosas infecciosas fúngicas				
Histoplasmose	■ Trabalhadores de galinheiros ou grutas (fezes das aves) ■ Homens brancos > 50 anos ■ Formas disseminadas: imunodeprimidos ou extremos de idade	■ Feridas ulceradas irregulares na região anterior do septo nasal, que podem evoluir para perfuração, em assoalho da cavidade nasal, cornetos inferiores e podem estar cobertas por crostas	■ Sorologia para histoplasmose ■ Pesquisa direta do fungo em raspados ou em biópsias das lesões nasais ■ RX tórax	■ Granulomas de células epitelioides, que geralmente sofrem necrose coagulativa cercados por infiltrado inflamatório crônico
Paracoccidioidomicose	■ Trabalhadores rurais ■ 30 a 60 anos ■ 15 homens: 1 mulher ■ Alta incidência no Sul e Sudeste ■ Coexistência com TB em 5-10%	■ Estomatite moriforme: ulceração com fundo granuloso e avermelhado, com pontilhado hemorrágico e acomete as mucosas nasal, oral e laríngea	■ Sorologia por imunodifusão dupla (sensibilidade 60-90% e especificidade superior a 90%) ■ Pesquisa direta do fungo (padrão ouro) e cultura: escarro, aspirado linfonodal, ou raspado das lesões. Achado: fungo birrefringente em aspecto roda de leme	■ Biópsia pulmonar, linfonodal ou das lesões ■ Achado: fungo birrefringente em aspecto roda de leme
Mucormicose	■ Indivíduos imunocomprometidos	■ Palidez, isquemia, mucosa desvitalizada evoluindo para necrose ■ Sintomas faciais: dor e dormência de grande intensidade	■ Exames de imagem (TC com contraste e RM ponderada em T2 com saturação de gordura) ■ Sinal do *Black Turbinate*	■ AP: identificação histopatológica de fungos invasivos no tecido
Outras doenças				
IgG-4	■ Indivíduos de meia-idade – idade avançada	■ Órbita é local mais acometido	■ Aumento de IgG4 sérico	■ > 10 células IgG4 por campo de aumento. Infiltração de glândulas exócrinas por células plasmáticas IgG4+ com fibrose
Linfoma T/NK	■ Acomete principalmente o sexo masculino ■ 40 a 50 anos	■ É frequente a perfuração septal ou ulceração da pele ou do palato ■ Aparece febre irregular, emagrecimento por toxemia e dificuldades alimentares ■ Durante evolução ocorrem grandes destruições do maciço centrofacial		■ Deve-se fazer biópsia mais profunda e das margens ulceradas ■ Imuno-histoquímica importante auxiliar no diagnóstico ■ Tumor infiltra vasos e causa necrose, o que histologicamente assemelha-se à GPA ■ Presença de linfócitos atípicos no AP

CONCLUSÃO

Rinossinusites de difícil resolução, lesões nasais infiltrativas, mucosa friável, crostas, perfuração septal sempre requerem a suspeita de uma doença sistêmica, e nesse contexto deve ser feita uma ampla investigação. Muitas vezes cabe ao otorrinolaringologista fazer o diagnóstico, em virtude de a doença pela cavidade nasal ser o local de manifestação inicial, melhorando o prognóstico do paciente, reduzindo desfechos destrutivos e, em alguns casos, letais.

REFERÊNCIAS BIBLIOGRÁFICAS

1. Athanazio R A, Vergara A A, Ribeiro A F, et al. Diretrizes Brasileiras de Diagnóstico e Tratamento da Fibrose Cística. J Bras Pneumol. 2017;43(3):219-45.
2. Folkesson A, Jelsbak L, Yang L, et al. Adaptation of Pseudomonas aeruginosa to the cystic fibrosis airway: an evolutionary perspective. Nat Rev Microbiol. 2012;10(12):841-51.
3. Aanæs K. Bacterial sinusitis can be a focus for initial lung colonisation and chronic lung infection in patients with cystic fibrosis. J Cyst Fibros. 2013;12 Suppl 2:S1-20.
4. Maestrali F G O, Pilan R R M, Athanazio R, et al. Cystic fibrosis microbiome: analysis of nasal middle meatus and sputum in different lung disease stages. Rhinology Online. 2020;3:225-237.
5. Mainz J G, Koitschev A. Management of chronic rhinosinusitis in CF. J Cyst Fibros. 2009;S10-4.
6. Boari Jr L C N P. Diagnosis of chronic rhinosinusitis in patients with cystic fibrosis: correlation between anamnesis, nasal endoscopy and computed tomography. Braz J Otorhinolaryngol. 2005;71(6):705-10.
7. Orlandi R R, Wiggins R H 3rd. Radiological sinonasal findings in adults with cystic fibrosis. Am J Rhinol Allergy. 2009;23(3):307-11.
8. Chong L Y, Head K, Hopkins C, et al. Saline irrigation for chronic rhinosinusitis. Cochrane Database of Systematic Reviews 2016, Issue 4. Art. No.:CD011995.
9. Yin M, Gao X, Di L, et al. Effect of Endoscope Sinus Surgery on Pulmonary Function in Cystic Fibrosis Patients: A Meta-Analysis. Laryngoscope. 2021;131(4):720-725.
10. Alanin M C, Aanaes K, Høiby N, et al. Sinus surgery postpones chronic Gram-negative lung infection: cohort study of 106 patients with cystic fibrosis. Rhinology. 2016;54(3):206-13.
11. Hughes A, Adil E A. Is Endoscopic Sinus Surgery Beneficial Post Lung Transplant in Cystic Fibrosis Patients? Laryngoscope. 2020.
12. Chang M T, Patel Z M. Update on long-term outcomes for chronic rhinosinusitis in cystic fibrosis. Curr Opin Otolaryngol Head Neck Surg. 2020;28(1):46-51.
13. Bhatt R, Hogg C. Primary ciliary dyskinesia: a major player in a bigger game. Breathe (Sheff). 2020;16(2):200047.
14. Kuehni C E, Lucas J S. Diagnosis of primary ciliary dyskinesia: summary of the ERS Task Force report. Breathe (Sheff). 2017;13(3):166-178.
15. Alanin M C. Bacteriology and treatment of infections in the upper and lower airways in patients with primary ciliary dyskinesia: adressing the paranasal sinuses. Dan Med J. 2017;64(5):B5361.
16. Sommer J U, Schäfer K, Omran H, et al. ENT manifestations in patients with primary ciliary dyskinesia: prevalence and significance of otorhinolaryngologic co-morbidities. Eur Arch Otorhinolaryngol. 2011;268(3):383-8.
17. Behan L, Dimitrov B D, Kuehni C E, et al. PICADAR: a diagnostic predictive tool for primary ciliary dyskinesia. Eur Respir J. 2016;47(4):1103-12.
18. Alanin M C, Aanaes K, Høiby N, et al. Sinus surgery can improve quality of life, lung infections, and lung function in patients with primary ciliary dyskinesia. Int Forum Allergy Rhinol. 2017;7(3):240-247.
19. Schwitzguébel A J, Jandus P, Lacroix J S, et al. Immunoglobulin deficiency in patients with chronic rhinosinusitis: Systematic review of the literature and meta-analysis. J Allergy Clin Immunol. 2015;136(6):1523-1531.
20. Fokkens W J, Lund V J, Hopkins C, et al. European Position Paper on Rhinosinusitis and Nasal Polyps 2020. Rhinology. 2020;20;58:1-464.
21. Chiarella S E, Grammer L C. Immune deficiency in chronic rhinosinusitis: screening and treatment. Expert Rev Clin Immunol. 2017;13(2):117-123.
22. Samargandy S, Grose E, Chan Y, et al. Medical and surgical treatment outcomes in patients with chronic rhinosinusitis and immunodeficiency: a systematic review. Int Forum Allergy Rhinol. 2021;11(2):162-173.
23. Halderman A A, Lane A P. Organism and Microbiome Analysis: Techniques and Implications for Chronic Rhinosinusitis. Otolaryngol Clin North Am. 2017;50(3):521-532.
24. Huwyler C, Lin S Y, Liang J. Primary Immunodeficiency and Rhinosinusitis. Immunol Allergy Clin North Am. 2020;40(2):233-249.
25. Kennedy D W, Hwang P H. Rhinology: Diseases of Nose, Sinuses, and Skull Base. Ed. Thieme;2012.
26. Pierucci P, Lenato G M, Suppressa P, et al. A long diagnostic delay in patients with hereditary haemorrhagic telangiectasia: a questionnaire-based retrospective study. Orphanet J Rare Dis. 2012;7:33.
27. Dakeishi M, Shioya T, Wada Y, et al. Genetic epidemiology of hereditary hemorrhagic telangiectasia in a local community in the northern part of Japan. Hum Mutat. 2002;19:140-8.
28. Aassar O S, Friedman C M, White R I Jr. The natural history of epistaxis in hereditary hemorrhagic telangiectasia. Laryngoscope. 1991;101(9):977-980.
29. McDonald J, Bayrak-Toydemir P, DeMille D, et al. Curaçao diagnostic criteria for hereditary hemorrhagic telangiectasia is highly predictive of a pathogenic variant in ENG or ACVRL1 (HHT1 and HHT2). Genet Med. 2020;22(7):1201-1205.
30. Al-Samkari H. Hereditary hemorrhagic telangiectasia: systemic therapies, guidelines, and an evolving standard of care. Blood. 2021;137(7):888-895.
31. Faughnan M E, Mager J J, Hetts S W, et al. Second International Guidelines for the Diagnosis and Management of Hereditary Hemorrhagic Telangiectasia. Ann Intern Med. 2020;173(12):989-1001.
32. Comarmond C, Cacoub P. Granulomatosis with polyangiitis (Wegener): clinical aspects and treatment. Autoimmun Rev. 2014;13(11):1121-5.
33. Csernok E, Gross W L. Current understanding of the pathogenesis of granulomatosis with polyangiitis (Wegener's). Expert Rev Clin Immunol. 2013;9(7):641-8.
34. Wojciechowska J, Krajewski W, Krajewski P, Kręcicki T. Granulomatosis With Polyangiitis in Otolaryngologist Practice: A Review of Current Knowledge. Clin Exp Otorhinolaryngol. 2016;9(1):8-13.
35. Beltrán Rodríguez-Cabo O, Reyes E, Rojas-Serrano J, et al. Increased histopathological yield for granulomatosis with polyangiitis based on nasal endoscopy of suspected active lesions. Eur Arch Otorhinolaryngol. 2018;275(2):425-429.
36. Pendolino A L, Unadkat S, Zhang H, et al. The role of surgery in antineutrophil cytoplasmic antibody-associated vasculitides affecting the nose and sinuses: A systematic review. SAGE Open Med. 2020;8:2050312120936731.
37. Groh M, Pagnoux C, Baldini C, et al. Eosinophilic granulomatosis with polyangiitis (Churg-Strauss) (EGPA) Consensus Task Force

recommendations for evaluation and management. Eur J Intern Med. 2015;26(7):545-553.
38. Yates M, Watts R A, Bajema I M, et al. EULAR/ERA-EDTA recommendations for the management of ANCA-associated vasculitis [published correction appears in Ann Rheum Dis. 2017:76(8):1480]. Ann Rheum Dis. 2016;75(9):1583-1594.
39. Damask C C, Ryan M W, Casale T B, et al. Targeted Molecular Therapies in Allergy and Rhinology. Otolaryngol Head Neck Surg. 2021;164:S1-S21.
40. American Thoracic Society. Statement on sarcoidosis: joint statement of the American Thoracic Society (ATS), the European Respiratory Society (ERS) and the World Association of Sarcoidosis and Other Granulomatous Disorders (WASOG), adopted by the ATS Board of Directors and by the ERS Executive Committee, February 1999. Am J Respir Crit Care Med. 1999;160:736-755.
41. Send T, Tuleta I, Koppen T, et al. Sarcoidosis of the paranasal sinuses. Eur Arch Otorhinolaryngol. 2019;276(7):1969-1974.
42. Rodrigues M M, Coletta E N A M, Ferreira R G, Pereira C A C. Delayed diagnosis of sarcoidosis is common in Brazil. J Bras Pneumol. 2013;39(5):539-546
43. Aubart F C, Ouayoun M, Brauner M, et al. Sinonasal involvement in sarcoidosis: a case-control study of 20 patients. Medicine (Baltimore) 2006;85(6):365-371
44. Panselinas E, Halstead L, Schlosser RJ, & Judson, MA. (2010). Clinical Manifestations, Radiographic Findings, Treatment Options, and Outcome in Sarcoidosis Patients with Upper Respiratory Tract Involvement. Southern Medical Journal, 103(9), 870-875.
45. Brasil. Ministério da Saúde. Secretaria de Políticas de Saúde. Departamento deAtenção Básica. Guia para o Controle da hanseníase. Brasília: Ministério da Saúde, 2002.
46. Martins A C C, Castro J C, Moreira J S. Estudo retrospectivo de dez anos em endoscopia das cavidades nasais de pacientes com hanseníase. Rev Bras Otorrinolaringol. 2005;71(5):609-616.
47. Brasil. Ministério da Saúde. Panorama da tuberculose no Brasil: diagnóstico situacional a partir de indicadores epidemiológicos e operacionais [recurso eletrônico]/Ministério da Saúde, Secretaria de Vigilância em Saúde, Departamento de Vigilância das Doenças Transmissíveis. – Brasília: Ministério da Saúde, 2018.
48. Tratado de Otorrinolaringologia/Organização Shirley Pignatari, Wilma Terezinha Anselmo-Lima. 3. ed. Rio de Janeiro: Elsevier; 2018.
49. Brasil. Ministério da Saúde. Secretaria de Vigilância em Saúde. Departamento de Doenças de Condições Crônicas e Infecções Sexualmente Transmissíveis. Protocolo Clínico e Diretrizes Terapêuticas para Atenção Integral às Pessoas com Infecções Sexualmente Transmissíveis (IST)/Ministério da Saúde, Secretaria de Vigilância em Saúde, Departamento de Doenças de Condições Crônicas e Infecções Sexualmente Transmissíveis. – Brasília:Ministério da Saúde, 2020.
50. Batzakakis D, Karkos PD, Papouliakos S, et al. Nasal actinomycosis mimicking a foreign body. Ear Nose Throat J. 2013;92(7):E14-6.
51. Simons M E, Granato L, Oliveira R C, Alcantara M P. Rhinoscleroma: case report. Braz J Otorhinolaryngol. 2006;72(4):568-71.
52. Brasil. Ministério da Saúde. Secretaria de Vigilância em Saúde. Departamento de Vigilância das Doenças Transmissíveis. Manual de vigilância da leishmaniose tegumentar [recurso eletrônico]/Ministério da Saúde, Secretaria de Vigilância emSaúde, Departamento de Vigilância das Doenças Transmissíveis. – Brasília: Ministério da Saúde, 2017. Edição eletrônica da 2ª edição do livro: Manual de Vigilância da Leishmaniose Tegumentar Americana, atualizado.
53. Almeida F A, Feitoza L M, Pinho J D, et al. Rhinosporidiosis: the largest case series in Brazil. Rev Soc Bras Med Trop. 2016;49(4):473-476.
54. Ali G M, Goravey W, Al Hyassat S A, et al. Recurrent nasopharyngeal rhinosporidiosis: Case report from Qatar and review of the literature. IDCases. 2020;21:e00901. Published 2020;3.
55. Guerra B T, Almeida-Silva F, Almeida-Paes R, et al. Histoplasmosis Outbreaks in Brazil: Lessons to Learn About Preventing Exposure. Mycopathologia. 2020;185(5):881-892.
56. Wheat L J, Freifeld A G, Kleiman M B, et al. Clinical practice guidelines for the management of patients with histoplasmosis: 2007 update by the Infectious Diseases Society of America. Clin Infect Dis. 2007;1:45(7):807-25.
57. Queiroz-Telles F V, Peçanha P P M, Rosa Jr M, et al. New Insights on Pulmonary Paracoccidioidomycosis. Semin Respir Crit Care Med. 2020;41(1):53-68.
58. Arias R D, Alzate J A, Giraldo M Á M, et al. Thinking in paracoccidioidomycosis: a delayed diagnosis of a neglected tropical disease, case report and review of clinical reports and eco-epidemiologic data from Colombia since the 2000. BMC Infect Dis. 2020;20(1):119.
59. Palheta-Neto F X, Moreira J S, Martins A C C, et al. Estudo de 26 casos de Paracoccidioidomicose avaliados no Serviço de Otorrinolaringologia da Fundação Oswaldo Cruz (FIOCRUZ). Rev. Bras. Otorrinolaringol. [Internet]. 2003;69(5):622-627.
60. Jeong W, Keighley C, Wolfe R, et al. The epidemiology and clinical manifestations of mucormycosis: a systematic review and meta-analysis of case reports. Clin Microbiol Infect. 2019;25(1):26-34.
61. AK A K, Gupta V. Rhino-orbital Cerebral Mucormycosis. 2021 Feb 8. In: StatPearls [Internet]. Treasure Island (FL): StatPearls Publishing. 2021;32491361.
62. Raab P, Sedlacek L, Buchholz S, Stolle S, Lanfermann H. Imaging Patterns of Rhino-Orbital-Cerebral Mucormycosis in Immunocompromised Patients: When to Suspect Complicated Mucormycosis. Clin Neuroradiol. 2017;27(4):469-475.
63. Brunet K, Rammaert B. Mucormycosis treatment: Recommendations, latest advances, and perspectives. J Mycol Med. 2020;30(3):101007.
64. Wallace Z S, Naden R P, Chari S, et al. The 2019 American College of Rheumatology/European League Against Rheumatism classification criteria for IgG4-related disease. Ann Rheum Dis. 2020;79(1):77-87.
65. Behzadi F, Suh C H, Jo V Y, et al. Imaging of IgG4-Related Disease in the Head and Neck: A Systematic Review, Case Series, and Pathophysiology Update [published online ahead of print, 2021 Jan 28]. J Neuroradiol. 2021;S0150-9861(21)00031-6.
66. Brito-Zerón P, Bosch X, Ramos-Casals M, Stone JH. IgG4-related disease: Advances in the diagnosis and treatment. Best Pract Res Clin Rheumatol. 2016;30(2):261-278.
67. Miyake M M, Oliveira M V, Miyake M M, et al. Clinical and otorhinolaringological aspects of extranodal NK/T cell lymphoma, nasal type. Braz J Otorhinolaryngol. 2014;80(4):325-9.

ABORDAGEM CLÍNICA ONCOLÓGICA DOS TUMORES MALIGNOS NASOSSINUSAIS

Daniel Herchenhorn ▪ Juliana Tarouquella ▪ Thamires Oliveira Silva

INTRODUÇÃO

Os tumores malignos nasossinusais compreendem os tumores da cavidade nasal e dos seios paranasais.[1] São tumores considerados raros, e, por esta razão, há poucos ensaios clínicos esclarecedores sobre a melhor abordagem terapêutica sistêmica.[2] Em função da anatomia e da disseminação local desses tumores, muitas vezes é difícil precisar a origem exata da lesão.

As lesões malignas do vestíbulo nasal não serão abordadas neste capítulo, pois são consideradas câncer de pele, e, portanto, apresentam terapêutica e prognóstico diferentes.[1]

EPIDEMIOLOGIA

Representam cerca de 3% das neoplasias malignas de cabeça e pescoço, com taxa de incidência geral de 0,56 casos a cada 100.000 habitantes por ano nos EUA.[2] São mais frequentes em homens e costumam surgir após os 40 anos de idade, no entanto os tumores de glândulas salivares menores e o estesioneuroblastoma podem ocorrer em crianças e jovens.[1]

FATORES DE RISCO

Dentre os fatores de risco relacionados estão a exposição ocupacional (formaldeído, pó de madeira, couro e tecido),[3,4] a poluição do ar,[5] a fumaça do tabaco[6] e os vírus, a depender da histologia. O Papilomavírus Humano (HPV) está envolvido na transformação maligna do papiloma invertido do seio paranasal, assim como no carcinoma de células escamosas.[7,8] O vírus Epstein-Barr (EBV), por sua vez, costuma estar relacionado com os linfomas nasossinusais.[9,10]

A fumaça do tabaco relaciona-se com o carcinoma de células escamosas,[6] enquanto que exposições crônicas ao pó de madeira (indústria de móveis, serraria e carpintaria) e ambientes ricos em poeiras, como fábrica de calçados, panificação e indústria de moagem de farinha, estão envolvidos com o adenocarcinoma, principalmente da cavidade nasal e do seio etmoidal.[1] Sabe-se que indivíduos expostos a inalação crônica de pó de madeira têm um risco 500 a 900 vezes maior de desenvolver adenocarcinoma nasossinusal quando comparados a população geral.[3,4]

APRESENTAÇÃO CLÍNICA

Indivíduos com neoplasia nasossinusal e doença localizada costumam ser assintomáticos ou apresentam sintomas inespecíficos, como dor facial ou dentária e obstrução e/ou sangramento nasal, tornando difícil o diagnóstico em fases mais precoces da doença.[1,3] Assim, o diagnóstico tende a ser tardio, quando já existe comprometimento de estruturas adjacentes,[1] principalmente porque as estruturas ósseas dos seios paranasais são finas e oferecem pouca resistência ao crescimento tumoral.

As lesões da cavidade nasal e do seio etmoidal podem-se estender para a fossa craniana anterior através da placa cribriforme ou para órbita por meio da lâmina papirácea, podendo levar a anosmia ou deslocamento do globo ocular, respectivamente.[1] Na maioria das vezes, o crescimento ocorre entre o osso e a dura-máter, e, eventualmente, invade esta última e os lobos frontais, tornando possível a disseminação leptomeníngea.[1] A lesão pode invadir o septo nasal e o osso nasal até a pele e estender-se para os seios maxilares, etmoidais e para a órbita, quando o tumor é oriundo da parede lateral da cavidade nasal.[1]

Os tumores do seio esfenoidal estendem-se por meio da parede lateral óssea e alcançam o seio cavernoso, comprimindo nervos cranianos que atravessam por essa região (III, IV, V1, V2, VI). Pode haver extensão pela fossa craniana média ou pelo nervo infraorbital, causando sintomas como diplopia, visão turva, proptose e parestesia em topografia do nervo trigêmeo. Cefaleia e paralisias relacionadas com os nervos cranianos são os principais sintomas ocasionados pelo tumor de seio esfenoidal.[1]

Quando se trata de tumores dos seios maxilares, todas as paredes do seio podem ser invadidas e os sintomas dependerão do local de origem.[1] As lesões anterolaterais crescem e podem invadir os alvéolos dentários, levando ao amolecimento dos dentes. Lesões mediais crescem para cavidade nasal e as mais posteriores se estendem para a base do crânio.[1] A presença de trismo indica comprometimento da musculatura pterigóidea.

A tríade clássica, composta por assimetria facial, tumor palpável ou visível na cavidade oral e tumor intranasal visível, está presente em cerca de 40-60% dos indivíduos com doença avançada.[11]

HISTOLOGIA

A maioria dos tumores nasossinusais é oriunda dos seios maxilares, dos seios etmoidais e da cavidade nasal, sendo o tipo histológico mais comum o carcinoma de células escamosas. Os tumores oriundos das glândulas salivares menores (carcinoma adenoide cístico) representam cerca de 10-15% das neoplasias desta região.[1] Também são frequentes o carcinoma nasossinusal indiferenciado (SNUC), adenocarcinomas, o carcinoma neuroendócrino de pequenas células (*oat cell*) e carcinomas mucoepidermoides. De apresentação menos usual, os linfomas representam cerca de 5% dos casos, enquanto que os melanomas representam 1% dessas neoplasias.[1] Outras histologias relacionadas são angiossarcomas, rabdomiossarcomas, sarcoma de Ewing, condrossarcoma, osteossarcoma, meningiomas e neuroblastomas olfatórios (estesioneuroblastomas).[1]

Também se pode encontrar como histologia o linfoma nasal de células T/*Natural Killer* (NK), doença conhecida como granuloma letal da linha média, que tipicamente se apresenta como uma doença agressiva, podendo levar a óbito por hemorragia, sepse, inanição ou por extensão para o sistema nervoso central.[1]

DIAGNÓSTICO

A avaliação inicial requer exame físico minucioso, incluindo avaliação clínica de possível acometimento dos pares de nervos cranianos. O exame endoscópico é necessário para diagnóstico histopatológico e para a avaliação da extensão local.[1] Tanto a tomografia computadorizada (TC) quanto a ressonância magnética (RM) do crânio/seios da face e do pescoço são exames complementares fundamentais para o estadiamento. A TC oferece definição superior do arcabouço ósseo e da invasão óssea, enquanto que a RM permite melhor definição do acometimento dos tecidos moles e do envolvimento dos nervos cranianos.[12-14] A TC de tórax pode ser útil para descartar a presença de implantes pulmonares e a tomografia computadorizada por emissão de pósitrons (PET-CT), apesar de não obrigatória, pode auxiliar na melhor identificação de envolvimento linfonodal cervical ou de metástases a distância.[15]

ESTADIAMENTO

O sistema de estadiamento utilizado é o estabelecido pelo American Joint Committe on Cancer (AJCC).[1,16] Neste sistema, o estadiamento T dos tumores dos seios etmoidais e da cavidade nasal é diferente do estadiamento T dos tumores maxilares, e não existe um sistema de estadiamento padrão para tumores do seio frontal ou esfenoidal (Quadro 16-1).

Quadro 16-1. Sistema de estadiamento AJCC 8ª edição – Câncer da cavidade nasal e dos seios paranasais (TNM)[16]

T	Tumor primário – seio maxilar
Tx	O tumor primário não pode ser avaliado
Tis	Carcinoma *in situ*
T1	Tumor limitado à mucosa do seio maxilar sem erosão ou destruição óssea
T2	Tumor causa erosão ou destruição óssea; extensão para o palato duro e ou meato nasal médio; não inclui extensão para parede posterior do seio maxilar e fossas pterigóideas
T3	Tumor invade qualquer uma das estruturas: osso da parede posterior do seio maxilar, tecido subcutâneo, assoalho ou parede medial da órbita, fossa pterigóideas e seios etmoidais
T4	Doença local moderadamente avançada ou muito avançada
T4a	Doença local moderadamente avançada. Tumor invade a órbita anterior, pele da bochecha, fossas pterigóideas, fossa infratemporal, placa cribriforme, esfenoide ou seios frontais
T4b	Doença local muito avançada. Tumor invade qualquer uma das estruturas: ápice orbital, dura-máter, cérebro, fossa craniana média, nervos cranianos que não a divisão maxilar trigeminal (V2), nasofaringe ou *clivus*
T	Tumor primário – cavidade nasal ou seio etmoidal
Tx	O tumor primário não pode ser avaliado
Tis	Carcinoma *in situ*
T1	Tumor restrito a qualquer sítio, com ou sem invasão óssea
T2	Tumor invade dois sítios em uma única região ou se estende envolvendo região adjacente dentro do complexo nasoetmoidal, com ou sem invasão óssea
T3	O tumor estende-se para invadir a parede medial ou o assoalho da órbita, seio maxilar, palato ou placa cribriforme
T4	Doença local moderadamente avançada ou muito avançada
T4a	Doença local moderadamente avançada. O tumor invade qualquer uma das estruturas: órbita anterior, pele do nariz ou da bochecha, extensão mínima para fossa craniana anterior, fossas pterigóideas, esfenoide ou seios frontais
T4b	Doença local muito avançada. O tumor invade qualquer uma das estruturas: ápice da órbita, dura-máter, cérebro, fossa craniana média, outros nervos cranianos (exceto V2), nasofaringe ou *clivus*

Quadro 16-1. *(Cont.)* Sistema de estadiamento AJCC 8ª edição – Câncer da cavidade nasal e dos seios paranasais (TNM)[16]

cN	Linfonodos regionais – clínico (cN)
Nx	Linfonodos regionais não podem ser avaliados
N0	Sem metástase de linfonodo regional
N1	Metástase em um único linfonodo ipsilateral, 3 cm ou menor na maior dimensão, sem extensão extranodal
N2a	Metástase em um único linfonodo ipsilateral > 3 cm e < 6 cm na maior dimensão sem extensão extranodal
N2b	Metástases em múltiplos linfonodos ipsilaterais, nenhum maior que 6 cm na maior dimensão e sem extensão extranodal
N2c	Linfonodos bilaterais ou contralaterais, nenhum maior que 6 cm na maior dimensão e sem extensão extranodal
N3a	Metástase em linfonodo maior que 6 cm na maior dimensão e sem extensão extranodal
N3b	Metástase em qualquer linfonodo com extensão extranodal clinicamente evidente
pN	**Linfonodos regionais – patológico (pN)**
Nx	Linfonodos regionais não podem ser avaliados
N0	Sem metástase de linfonodo regional
N1	Metástase em um único linfonodo ipsilateral, 3 cm ou menor na maior dimensão, sem extensão extranodal
N2a	Metástase em um único linfonodo ipsilateral ≤ 3 cm e com extensão extranodal; ou Metástase em um único linfonodo > 3 cm e < 6 cm na maior dimensão sem extensão extranodal
N2b	Metástases em múltiplos linfonodos ipsilaterais, nenhum > 6 cm na maior dimensão e sem extensão extranodal
N2c	Linfonodos bilaterais ou contralaterais, nenhum > 6 cm na maior dimensão e sem extensão extranodal
N3a	Metástase em linfonodo > 6 cm na maior dimensão e sem extensão extranodal
N3b	Metástase em um único linfonodo ipsilateral > 3 cm na maior dimensão e com extensão extranodal; ou Múltiplos linfonodos ipsilaterais, bilaterais ou contralaterais, qualquer um com extensão extranodal; ou Um único linfonodo contralateral de qualquer tamanho e com extensão extranodal
M	**Metástase a distância**
M0	Sem metástase a distância
M1	Metástase a distância

Grupos de estágio prognóstico			
T	N	M	E
Tis	N0	M0	0
T1	N0	M0	I
T2	N0	M0	II
T3	N0	M0	III
T1, T2, T3	N1	M0	III
T4a	N0, N1	M0	IVA
T1, T2, T3, T4a	N2	M0	IVA
Qualquer T	N3	M0	IVB
T4b	Qualquer N	M0	IVB
Qualquer T	Qualquer N	M1	IVC

DISTRIBUIÇÃO LINFÁTICA

O plexo linfático da mucosa nasal provavelmente não é muito abundante, visto a relativa baixa incidência de metástase linfonodal ao diagnóstico (cerca de 10-15% nos tumores da cavidade nasal e do seio etmoidal).[1] Esse plexo possui a peculiaridade de ser dividido em dois grupos que não se comunicam: o plexo linfático olfatório e o plexo linfático respiratório. O plexo olfatório apresenta uma rede de comunicação com os espaços subaracnóideos e segue posteriormente ao longo do plexo linfático que acompanha a veia jugular, terminando na base do crânio no espaço faríngeo lateral; já o plexo respiratório da cavidade nasal termina nos linfonodos retrofaríngeos laterais ou nos linfonodos do nível II.[1]

Na mucosa dos seios paranasais observa-se maior escassez de vasos linfáticos,[1] sendo o acometimento linfonodal raro na doença inicial confinada aos seios da face. Quando ocorre comprometimento ganglionar, os linfonodos retrofaríngeos são os primeiros no sistema de drenagem, sendo também acometidos os periparotídeos, bem como os do nível IB e nível II.[1] A incidência de metástases linfonodais aumenta em doenças mais avançadas, principalmente quando há envolvimento da cavidade oral. Diante disso, tumores T2 do seio maxilar tendem a ter maior acometimento linfonodal do que T3 e T4, uma vez que se estendem para o palato duro ou para cavidade nasal, áreas de maior plexo linfático.[17]

METÁSTASES A DISTÂNCIA

As metástases a distância são incomuns na apresentação da doença. Em lesões localmente avançadas, a disseminação leptomeníngea pode estar presente.[18] Quando há metástases à distância, o pulmão, o fígado e os ossos são os locais de maior prevalência.[19,20]

Deve-se considerar a realização de PET-CT, quando disponível, nos casos de doenças localmente avançada e metastática (estágio III ou IV).[19,20]

TRATAMENTO

O tratamento dos tumores nasossinusais costuma ser multimodal[21,22] e pode incluir cirurgia, radioterapia (RT) e quimioterapia (QT), além de imunoterapia, terapia-alvo e anticorpos monoclonais, a depender do estadiamento, da histologia e da *performance* clínica do paciente.

Os impactos da doença e da terapêutica na funcionalidade e na estética do indivíduo tornam essenciais o acompanhamento psicossocial, odontológico, nutricional e, por vezes, a reabilitação com profissionais de fonoaudiologia e fisioterapia, sendo de extrema importância a avaliação multidisciplinar desses pacientes. A cessação do tabagismo e do etilismo,[23] quando presentes, é fundamental na redução do risco de recorrência da doença e do surgimento de outros tumores relacionados com essas exposições.

A ressecção cirúrgica completa, quando possível, é o tratamento de escolha,[1] pois oferece os melhores resultados oncológicos. O tratamento cirúrgico pode ser por via aberta ou endoscópica,[24] e, por vezes, há necessidade de técnicas de reconstrução para garantir a estética e a funcionalidade do paciente.[1,25] As abordagens endoscópicas evidenciaram menor morbimortalidade pós-operatória, conferindo menor risco de complicações.[26] Os principais eventos adversos graves relacionados com os procedimentos cirúrgicos abertos são: meningite, hemorragia, infecção de ferida operatória, pneumoencefalia e extravasamento de liquor, trismo e cegueira.[1,27,28]

A RT adjuvante na grande maioria das vezes é indicada, especialmente pela dificuldade de obtermos margens cirúrgicas satisfatórias nesta região e pela alta incidência de recidivas locorregionais mesmo após ressecções radicais.[1,24] O tratamento adjuvante com radioterapia ocorre entre 4 a 6 semanas após a cirurgia, com doses que variam de 60-74 Gy.[1] Dentre as principais complicações relacionadas estão a retinopatia por radiação, que pode levar a perda visual,[1] o glaucoma neovascular e complicações mais graves como osteorradionecrose e necrose cerebral, sendo algumas destas reações consideradas tardias, podendo ocorrer até alguns anos após o término da terapia. Alguns pacientes podem apresentar uma síndrome transitória, em geral aguda, pós-radiação, que inclui vertigem, cefaleia, redução das funções cerebrais e letargia; esta costuma surgir 2 a 3 meses após o término do tratamento e tem duração de um a dois meses.[2] Também podem ocorrer meningite asséptica, sinusite crônica e otite média serosa, além de estreitamento da cavidade nasal, ulcerações e destruição de septo e osso nasal, bem como necrose maxilar.[1]

A adição de quimioterapia (QT) ao tratamento multimodal (RT e/ou cirurgia) está usualmente indicada nos tumores irressecáveis, em que o indivíduo tem boas condições clínicas para tratamento e há intenção curativa, e nos tumores com margens positivas ou extensão extracapsular no cenário pós-operatório.

No contexto paliativo, a quimioterapia pode ser utilizada isoladamente ou como terapia concomitante à RT, à imunoterapia ou à terapia com anticorpos monoclonais. Vale lembrar que não há ensaios clínicos randomizados específicos para pacientes com câncer nasossinusal que demonstrem de forma definitiva o impacto da quimioterapia na sobrevida desses pacientes,[29-34] sendo assim resultados de outros cânceres escamosos de cabeça e pescoço são extrapolados para essa condição.

Doença Locorregional
Estádios I e II (T1-T2 N0 M0)

Os tumores da cavidade nasal e dos seios etmoidais ressecáveis devem ser tratados com cirurgia e radioterapia adjuvante.[35,36] Com exceção dos carcinomas nasossinusais indiferenciados e dos carcinomas neuroendócrinos de pequenas células, reserva-se a cirurgia isolada para tumores com estadiamento T1N0M0, de baixo grau, sem invasão perineural e margem de ressecção negativa.[37] O esvaziamento linfonodal profilático neste estadiamento deve ser evitado, em especial para os tumores de baixo grau. Caso haja doença residual, margem positiva, histologia de alto grau e/ou extensão extracapsular após a cirurgia, pode-se ofertar quimiorradiação concomitante como terapia adjuvante, favorecendo-se o uso de platina,[3,23,38] desde que o paciente apresente *performance* clínica adequada.

Nos tumores maxilares, com exceção do carcinoma adenoide cístico, se após a primeira abordagem cirúrgica a margem for negativa e não houver invasão perineural, linfática ou vascular, pode-se optar por seguimento clínico. A presença destes demanda terapia adjuvante com RT ou quimiorradioterapia. Se após a primeira abordagem cirúrgica houver margem positiva, está indicada a reabordagem, com intuito de ampliação de margem, devendo-se considerar RT adjuvante nos casos de margem negativa e RT ou terapia combinada (QT e RT) adjuvante nos casos de margem positiva.[23] No tumor adenoide cístico, ressecção cirúrgica seguida de RT do sítio primário é o tratamento preferencial.[23]

Em pacientes com contraindicação cirúrgica, a RT exclusiva ou a quimiorradioterapia são tratamentos alternativos.

Doença Localmente Avançada
Estádios III (T3N0M0; T1-3N1M0), IVA (T4aN0-2M0; T1-4aN2M0), IVB (T1-4N3M0; T4bN0-3M0)

Na doença localmente avançada, a cirurgia continua sendo o tratamento de escolha,[1] desde que a morbidade conferida seja aceitável, devendo ser avaliado terapia adjuvante com RT isolada *versus* terapia combinada com QT e RT, a depender da presença de fatores preditivos de recidiva e da histologia.[1,24] Em tumores irressecáveis pode-se considerar terapia de indução com QT ou RT ou terapia definitiva com quimiorradiação exclusiva.

Terapia Adjuvante (Pós-Operatório)

Nos tumores da cavidade nasal e dos seios etmoidais T3-T4a, indica-se RT ou quimiorradioterapia adjuvante.[23]

Nos tumores maxilares T3-4aN0, indica-se ressecção cirúrgica seguida de RT adjuvante, incluindo profilaxia do pescoço, quando a histologia é compatível com carcinoma escamoso ou indiferenciado, com adição de quimioterapia à RT, caso haja presença de fatores adversos (margem cirúrgica positiva e extensão extranodal).[23] Na presença de envolvimento linfonodal, inclui-se a dissecção de linfonodos do pescoço, seguida de RT do sítio primário e do pescoço ou quimiorradioterapia, se presença dos fatores anteriormente citados.[23]

Na terapia combinada concomitante com QT e RT adjuvante, favorecemos o uso de cisplatina[29,31,33] (100 mg/m² intravenosa a cada 21 dias por 3 ciclos ou, de forma alternativa, 40 mg/m² semanal).

O esvaziamento cervical e a RT pós-operatória são recomendados para todos os pacientes com envolvimento dos linfonodos cervicais ao diagnóstico ou posteriormente. O esvaziamento profilático é controverso e não está claro se há impacto na sobrevida global, sendo aceitável a morbidade em tumores T3 e T4 de alto grau, em que o risco de acometimento nodal se eleva de forma acentuada, fornecendo também dados prognósticos importantes.[39]

Terapia de Indução

Quimioterapia de indução[30,34] e radioterapia neoadjuvante são abordagens discutíveis. Embora possam reduzir o volume de doença, facilitando a extensão cirúrgica, nos tumores resistentes a QT e RT, uma lesão antes ressecável pode se tornar irressecável, caso não responda a terapia. Além disso, a radioterapia pré-operatória pode prejudicar a cicatrização[40] e implementar dificuldades na técnica cirúrgica. A dose da RT pré-operatória varia de 50-60 Gy.[1]

A quimioterapia de indução também pode reduzir o volume de área irradiada e consequentemente proteger estruturas nobres adjacentes do campo da radiação.

Nos casos em que a ressecção cirúrgica ideal não é viável, pode-se optar por QT de indução nos carcinomas nasossinusais indiferenciados e carcinomas neuroendócrinos de pequenas células. A indução pode ser feita com dois a três ciclos de cisplatina e etoposídeo[41] ou esquema alternativo com docetaxel, cisplatina e fluoracil[42] – este último apenas para carcinomas indiferenciados – seguido de RT ou quimiorradioterapia definitiva para os pacientes com resposta completa. Para aqueles com resposta limitada a QT e doença ressecável, deve-se ofertar ressecção cirúrgica com RT ou quimiorradioterapia adjuvante, devendo-se dar preferência a terapia combinada nestes casos.[23]

Terapia Combinada Exclusiva

A terapia exclusiva com RT e QT concomitante pode ser considerada em tumores ressecáveis em pacientes com contraindicação cirúrgica por limitação clínica.

Nos tumores irressecáveis, o tratamento com quimiorradiação pode ser realizado com ou sem quimioterapia de indução, a depender da localização e extensão da lesão.[23,43-45] Os esquemas de terapia combinada de RT e QT são à base de platina.[3,23,38]

Para tumores extensos, em que a ressecção aberta é necessária, com possibilidade de margem macroscópica positiva via abordagem endoscópica, alguns autores defendem o uso de quimiorradiação como terapia definitiva. Nos carcinomas indiferenciados, os resultados de sobrevida ao se comparar a terapia cirúrgica com radioterapia adjuvante *versus* quimiorradiação definitiva são semelhantes, podendo esta abordagem conferir menor morbidade quando comparada a primeira. A técnica endoscópica seguida de RT é sempre preferível, quando possível ressecção macroscópica total, pois confere menor morbidade comparada aos tratamentos anteriores, sem prejuízo nos resultados.[46]

Doença Metastática
Estádio IVC (T1-4N0-3M1)

Tratamento multimodal com ressecção, RT e ou QT também é recomendado para tumores recorrentes e, em casos selecionados, na doença metastática. Doença metastática a distância geralmente é tratada apenas com QT, enquanto recorrência locorregional pode incluir nova abordagem cirúrgica mais extensa (ressecção craniofacial), reirradiação e quimiorradioterapia. O suporte clínico deve ser considerado a depender da *performance* clínica do paciente.[23]

Recomenda-se para doença metastática o uso de QT à base de platina, preferencialmente cisplatina ou carboplatina e 5-fluorouracil associado ou não ao cetuximabe, um anticorpo monoclonal quimérico humano-murino que compete na ligação do domínio extracelular do fator de crescimento epidérmico (EGFR) evitando a ligação de fatores endógenos que possam ativá-lo. Esquema alternativo para pacientes com contraindicação ao uso de fluoropirimidina é a associação de cisplatina e docetaxel ao cetuximabe, seguida de cetuximabe de manutenção, caso disponível, até toxicidade inaceitável ou

Quadro 16-2. Opções terapêuticas sistêmicas na doença metastática ou recorrente

Terapias sistêmicas no câncer nasossinusal metastático ou recorrente

PD-L1 CPS = 0

- Cisplatina 100 mg/m² IV D1 + 5-Fluorouracil 1.000 mg/m² IV em infusão contínua 24 h D1-D4 + Cetuximabe 250 mg/m² IV semanal (dose de ataque de 400 mg/m²) a cada 3 semanas, por 6 ciclos, seguido de Cetuximabe de manutenção
- Carboplatina AUC 5 IV D1+ 5-Fluorouracil 1.000 mg/m² IV em infusão contínua 24 h D1-D4 + Cetuximabe 250 mg/m² IV semanal (dose de ataque de 400 mg/m²) a cada 3 semanas, por 6 ciclos, seguido de Cetuximabe de manutenção
- Cisplatina 75 mg/m² IV D1 + Docetaxel 75 mg/m² IV D1 a cada 3 semanas + Cetuximabe 250 mg/m² IV D1, D8 e D15 (no D1: 400 mg/m² dose de ataque), seguido de cetuximabe 250 mg/m² semanal

PD-L1 CPS ≥ 1

- Pembrolizumabe 200 mg IV D1 + Cisplatina 100 mg/m² IV D1 (ou Carboplatina AUC 5 IV D1) + 5-Fluorouracil 1.000 mg/m² IV em infusão contínua 96 h (D1-D4), a cada 3 semanas por 6 ciclos; após, manter Pembrolizumabe isolado até progressão de doença ou toxicidade limitante
- Pembrolizumabe 200 mg IV em monoterapia a cada 3 semanas

Outras opções

- Cisplatina 75 mg/m² IV (ou carboplatina AUC 5 IV D1) + Paclitaxel 175 mg/m² IV D1 a cada 3 semanas
- Cisplatina 75 mg/m² IV D1 + 5-Fluorouracil 1.000 mg/m² IV em infusão contínua 24 h D1-D4 a cada 3 semanas

CPS: índice que avalia o número de células que expressam PD-L1 (células tumorais e do ambiente tumoral, tais como linfócitos e macrófagos); IV: intravenoso; D1: dia 1; D1-D4: dia 1 ao dia 4; AUC: área sobre a curva que indica a concentração sérica da droga e sua disponibilidade – utilizada para cálculo da dose da carboplatina. Dados extrapolados de outros cânceres de cabeça e pescoço.

progressão de doença.[47-51] Os taxanos também representam uma opção terapêutica em monoterapia.[52-55]

Primeira linha ou linhas subsequentes para tumor recorrente, irressecável ou metastático pode incluir a imunoterapia isolada ou associada à quimioterapia. O regime preferencial é a associação de pembrolizumabe à platina (cisplatina ou carboplatina) e ao 5-fluorouracil. O pembrolizumabe é indicado para tumores com hiperexpressão de PD-L1 e com CPS maior ou igual a 1. Terapêutica subsequente pode incluir nivolumabe se houver progressão de doença durante ou após regime com platina e/ou pembrolizumabe, desde que não tenha sido utilizado anteriormente.[23,56-59]

Se houver comorbidade limitante, pode-se optar por QT isolada, quimioterapia metronômica, cirurgia citorredutora e até mesmo terapia de suporte clínico (Quadro 16-2).

PROGNÓSTICO

O controle locorregional da doença é o principal fator de morbimortalidade nos tumores da cavidade nasal; as taxas de controle local em 5 anos variam de 60-80% e costumam corresponder a taxa de sobrevida global.[59] Fatores prognósticos incluem: estágio T, histologia, invasão de estruturas adjacentes, tais como órbita, placa cribriforme, dura-máter e seio cavernoso, bem como a relação com o HPV.

Em geral, a taxa de sobrevida global dos tumores dos seios paranasais em cinco anos é de 50%,[17,21] com variação significativa a depender do estadiamento e da histologia.

SEGUIMENTO CLÍNICO

Por se tratar de doença com alta chance de recorrência, os pacientes devem ter seguimento clínico no primeiro ano a cada 1 a 3 meses, no segundo ano a cada 2 a 4 meses, do terceiro ao quinto ano a cada 4-8 meses e após o quinto ano a cada 12 meses. Neste acompanhamento deve-se realizar o exame físico completo, com avaliação minuciosa da cabeça e do pescoço (incluindo seios paranasais, glândulas salivares, lábios, cavidade oral, orofaringe, laringe, hipofaringe e nasofaringe), bem como exames de imagem (TC contrastada ou RM), além de avaliação complementar com dosagem de TSH a cada 6-12 meses após a irradiação do pescoço, imagem do tórax e avaliação da fala, audição e deglutição, além de avaliação dentária e suporte psicossocial.[23]

OUTROS TIPOS HISTOLÓGICOS DE TUMORES NASOSSINUSAIS

Carcinoma Adenoide Cístico

Surgem das glândulas salivares menores dos seios paranasais; estendem-se localmente por meio da destruição óssea e invasão perivascular e perineural. Por esta razão, apresentam altas taxas de recorrência local e metástases a distância, principalmente para pulmão e ossos.[60] No carcinoma adenoide cístico do seio maxilar, T1-T2 N0, deve-se optar por ressecção cirúrgica seguida por RT adjuvante, exceto em casos de margens negativas e ausência de invasão perineural, em que se considera observação.[23]

Em muitos casos de doença avançada, pode-se apenas proceder à observação, uma vez que a doença pode demorar anos para evoluir. Deste modo, terapias para ressecção de metástases, em especial do pulmão, podem ser indicadas. No caso de pacientes com doença de crescimento rápido e/ou sintomáticos, discute-se a opção de terapia sistêmica. Há poucos estudos utilizando quimioterapia, em geral com resultados desapontadores e toxicidade considerável. Um único estudo randomizado com doentes em progressão avaliou o uso de axitinibe, uma droga oral anti-VEGF e, portanto, antiangiogênica, que demonstrou controle de doença em todos os pacientes, porém com raros casos de resposta mensurável.[61]

Carcinoma Nasossinusal Indiferenciado (SNUC)

Neoplasia maligna rara, de crescimento rápido, pouco diferenciada, que surge da mucosa da cavidade nasal ou dos seios paranasais. Está associado a pior prognóstico, apresentando-se, com frequência, de forma localmente avançada ou com metástases à distância, mesmo quando há controle local da doença.[62] O tratamento de escolha é trimodal com cirurgia, QT e RT (neo ou adjuvante).[1]

Papiloma Invertido

Neoplasia benigna, localmente agressiva, associada ao carcinoma de células escamosas (5% dos casos).[63,64] O tratamento baseia-se na ressecção cirúrgica endoscópica, podendo-se associar a RT para tumores não ressecados de maneira completa ou se houver relação com carcinoma de células escamosas. Recorrência local é comum.[65,66]

Linfoma

O tipo histológico mais comum é o linfoma difuso de grandes células B, porém também se pode observar o linfoma não Hodgkin do tipo NK ou de células T. A terapia é baseada na combinação de QT e RT e a profilaxia do sistema nervoso central (SNC) é discutível.[67,68]

Melanoma

O melanoma nasossinusal tem prognóstico reservado, sendo o tratamento primário em doenças ressecáveis a associação de cirurgia e RT adjuvante caso haja margem positiva ou incerta.[69,70] De acordo com a National Comprehensive Cancer Network (NCCN), considera-se a adição de terapia sistêmica adjuvante com imunoterapia (em geral drogas como pembrolizumabe ou nivolumabe) em pacientes com tumor de alto risco, como aqueles com linfonodos comprometidos. Em doença irressecável ou metastática a terapia primária é sistêmica. Neste caso, monoterapia com anti-PD-1 (pembrolizumabe ou nivolumabe) ou imunoterapia combinada anti-PD-1 e anti-CTLA4 (nivolumabe e ipilimumabe) são os regimes preferenciais (categoria 1), assim como o uso de terapia-alvo direcionada a mutação BRAF V600 (dabrafenibe/trametinibe ou vemurafenibe/cobimetinibe ou encorafenibe/binimetinibe).

Neuroblastoma Olfatório

O neuroblastoma olfatório (estesioneuroblastoma) é uma neoplasia maligna rara de origem neuroectodérmica. Representa cerca de 2% das neoplasias nasossinusais.[71] É discretamente mais comum em homens do que em mulheres e costuma ocorrer entre 35-70 anos de idade.[72]

O sintoma mais comum associado à doença é a obstrução nasal em decorrência da presença de uma massa polipoide marrom-avermelhada localizada no alto da cavidade nasal, podendo o indivíduo também apresentar epistaxe, secreção nasal e/ou dor.[71] Se o tumor se estender para a placa cribriforme, pode levar a anosmia; se houver extensão orbital, pode haver dor, proptose, diplopia e lacrimejamento excessivo; se houver extensão para tuba auditiva, sintomas como dor de ouvido e otite média podem estar presentes; e se houver extensão ao seio frontal, o sintoma pode ser cefaleia.

As síndromes paraneoplásicas são raras, mas, quando presentes, são associadas à produção de hormônios, incluindo a síndrome do hormônio adrenocorticotrófico ectópico,[73] síndrome de secreção inapropriada de ADH (SIADH),[74] hipercalcemia[75] e hiponatremia.[76]

O diagnóstico é definido por análise histopatológica e pode exigir análise por microscopia eletrônica e imunohistoquímica. Os sistemas de estadiamentos mais utilizados são o sistema de Kadish[77] (Quadro 16-3) e o de Dulguerov (Quadro 16-4).[78]

O sistema de estadiamento de Kadish é o mais utilizado; o estágio C não diferencia os pacientes com extensão de doença intracraniana, no entanto este envolvimento confere pior prognóstico, com maior risco de recorrência local ou metástases a distância. Os neuroblastomas olfatórios costumam ser doenças de crescimento indolente, sendo a apresentação inicial mais frequente variável entre Kadish A-C. Uma análise do National Cancer Database (NCDB) demonstrou que dos 1.167 pacientes com este diagnóstico, 34% tinham doença limitada a cavidade nasal ou seios da face (estágio A ou B de Kadish), 53% estágio C e 8% estágio D.[79] Já o sistema de estadiamento segundo Dulguerov é com base na modificação do sistema de estadiamento TNM, e, portanto, permite diferenciar o tumor que invade estruturas intracranianas.

Tanto a TC quanto a RM são exames necessários para diferenciar o tumor de outras causas de obstrução nasal e fundamentais para o estadiamento da doença. A origem na cavidade nasal superior medial da concha média é altamente sugestiva de neuroblastoma olfatório. O PET-CT com FDG[80] ou imagem baseada em receptor de somatostatina (SRI) podem ser exames necessários em doenças localmente avançadas (Kadish ≥ C) ou de alto grau (Hyams grau III ou IV), em que há maior risco de metástase linfonodal ou a distância.

A maioria dos neuroblastomas olfatórios expressa receptores de somatostatina, podendo ser identificados por exames de imagem com base nesses receptores, como: OctreoScan (indium-111 pentetreotide scanning) e PET Gálio (Ga-68 DOTATATE), que podem ser utilizados tanto para estadiamento da doença quanto para seguimento clínico.[81,82]

Quadro 16-3. Sistema de estadiamento Kadish para neuroblastoma olfatório[78]

Estágio	Definição
A	Tumor confinado à cavidade nasal
B	Tumor envolve a cavidade nasal e os seios paranasais
C	Extensão para além da cavidade nasal e dos seios paranasais (envolvimento da lâmina cribriforme, da base do crânio, da órbita ou da cavidade intracraniana)
D	Tumor com metástase linfonodal regional (cervical) ou metástase a distância

Quadro 16-4. Sistema de estadiamento Dulguerov para neuroblastoma olfatório[85]

Estágio	Definição
T1	Tumor envolve a cavidade nasal e/ou os seios paranasais (exceto seio esfenoidal), poupando células etmoidais mais superiores
T2	Tumor envolve a cavidade nasal e/ou os seios paranasais (incluindo o seio esfenoidal) com extensão ou erosão da lâmina cribriforme
T3	Tumor com extensão orbitária ou projetando-se para dentro da fossa craniana anterior
T4	Tumor envolvendo o cérebro
N0	Sem envolvimento de linfonodo cervical
N1	Presença de metástase em linfonodo cervical
M0	Sem metástase a distância
M1	Metástase a distância

O sistema de classificação de Hyams[82] (Quadro 16-5) é histológico e classifica os tumores de I a IV, com base na atividade mitótica e na presença de necrose. Está diretamente relacionado com o prognóstico, de modo que os graus I e II tendem a apresentar maior sobrevida global, quando comparados aos graus III e IV.[83,84]

Macroscopicamente o material da biópsia do estesioneuroblastoma é de aparência polipoide, hemorrágico (por causa do rico e frágil suprimento vascular) e de consistência amolecida. Achados microscópicos, como as pseudorrosetas de Homer-Wright (células tumorais em torno de um núcleo de material fibrilar róseo), são encontrados em cerca de 50% dos neuroblastomas olfatórios; rosetas tipo Flexner (verdadeiras) também podem ser encontradas em tumores de alto grau.[71,83]

Esses tumores são geneticamente heterogêneos e mutações envolvendo *TP53*, *PIK3CA*, *NF1* e *CDKN2A* são relatadas, assim como alterações ou amplificações do *FGFR3* e *CCND1*. A hipermetilação do DNA (ilhas de CpG) e mutações pontuais *IDH2* também podem estar relacionadas a tumores de maior grau de Hyams.[85-87]

A imuno-histoquímica pode auxiliar o diagnóstico; as células tumorais assumem coloração para calretinina[88] e marcadores neuroendócrinos também podem estar presentes: CD56, cromogranina, sinaptofisina, assim como imunorreatividade para SoX10 e S100. Tipicamente há negatividade para pancitoqueratinas.

O tratamento costuma ser multimodal (cirurgia, RT e/ou QT). Em razão da raridade da doença, e, portanto, do baixo número de pacientes em estudos observacionais, o tratamento sistêmico ideal não foi estabelecido. O tratamento cirúrgico pode ser realizado por cirurgia endoscópica ou aberta, assim como se pode optar por abordagem transfacial ou craniofacial combinada.[89,90] Há uma tendência em indicar cirurgia mais conservadoras em indivíduos em estágios iniciais da doença (Kadish A/B) e em tumores de baixo grau de Hyams, desde que haja garantia de margens cirúrgicas livres de neoplasia.[90] Radioterapia modulada por intensidade (IMRT) e terapia por emissão de feixes de prótons são técnicas de radioterapia que implicam em menor toxicidade das estruturas adjacentes (retina, nervo óptico, quiasma óptico, tronco encefálico e cérebro).[91]

Pacientes com estágio A e B de Kadish são tratados com ressecção endoscópica endonasal da base anterior do crânio.[90]

Os indivíduos com estágio C podem ser tratados com ressecção endoscópica craniofacial combinada.[92] Para pacientes com indicação de RT pós-operatória indica-se dose mínima de 54 Gy em 30 sessões, por 6 semanas.[93,94]

O papel da QT antes, concomitante ou depois da RT é pouco definido e demanda mais estudos.[95-103]

O tratamento do pescoço ou a profilaxia do mesmo com linfadenectomia seletiva ou RT é sugerido para pacientes com alto risco de doença disseminada (estágio C de Kadish ou grau III ou IV de Hyams),[92] porém alguns especialistas defendem o uso de cirurgia de resgate e/ou RT de resgate para metástase linfonodal cervical, visto a toxicidade dessa abordagem.[99,104]

Há risco de doença metastática mesmo após tratamento local definitivo, sendo o principal sítio de metástase o osso. Metástase para órgãos viscerais conferem pior prognóstico. O regime de quimioterapia preferencial tem sido a combinação de cisplatina e etoposídeo, tendo em vista a atividade em outros tumores oriundos do neuroectoderma. Combinações que não incluam cisplatina também podem ter atividade contra a doença, como: irinotecano associado a docetaxel ou doxorrubicina, ifosfamida, vincristina e temozolamida. A resposta à quimioterapia costuma ser de curta duração, porém a combinação de quimioterapia com cirurgia com ou sem radioterapia foi associada a ganho de sobrevida global.[105-116] Quimioterapia de indução é indicada para pacientes pediátricos, pois, nesta população, implicou em alta taxa de resposta.[117,118]

Estudos com terapia-alvo dirigida estão em desenvolvimento para melhor compreensão da patogênese molecular do estesioneuroblastoma. O uso de sunitinibe, um inibidor de receptor de tirosina quinase, por exemplo, resultou em aumento de sobrevida livre de progressão de doença após cirurgia e radioterapia.[119]

Recentemente, uso de terapia nuclear com Lutécio-Octreotato 177 emergiu como uma ferramenta teragnóstica, que pode ser utilizada no diagnóstico e no tratamento, em linhas subsequentes, do estesioneuroblastoma uma vez que o mesmo expressa receptores de somatostatina.[120,121] Infelizmente, em virtude da raridade deste tumor, este tratamento baseia-se apenas em relatos de casos ou séries muito pequenas, não podendo ser considerado rotineiro.

Pelo risco de recorrência, a vigilância após o tratamento é recomendada. Aproximadamente 10 a 20% dos pacientes podem apresentar recorrência local ou regional em 10 anos e o tratamento da recorrência aumenta a sobrevida livre de progressão de doença.[122]

Recomenda-se, no seguimento clínico, a solicitação de exames de imagem (RM do crânio, com atenção a face e a base do crânio) a cada 2 a 3 meses após o término do tratamento e posteriormente a cada 6 meses por 2 anos, e exames anuais por 5 anos. Caso haja presença de linfonodos ou suspeita de metástase a distância, pode-se realizar PET-CT com FDG ou Octreoscan ou PET com Gálio (Ga-68 DOTATE). Deve-se manter o acompanhamento clínico desses pacientes após 5 anos, individualizando a conduta na prescrição de exames de imagem de acordo com o risco de recidiva.

Quadro 16-5. Sistema de classificação histológica de Hyams para neuroblastoma olfatório[84]

Grau	Definição
I	Matriz fibrilar proeminente, células tumorais com núcleos uniformes, ausência de atividade mitótica e/ou necrose
II	Alguma matriz fibrilar; pleomorfismo nuclear moderado, com alguma atividade mitótica. Não há necrose
III	Matriz fibrilar mínima; presença de rosetas tipo Flexner; atividade mitótica mais proeminente e pleomorfismo nuclear; alguma necrose pode ser observada
IV	Ausência de matriz fibrilar ou rosetas; pleomorfismo nuclear acentuado e aumento da atividade mitótica com necrose frequente

REFERÊNCIAS BIBLIOGRÁFICAS

1. De Vita, V. Cancer – Principles and pratice of oncology. 11th ed. Lippincott-Raven; 2020.
2. Turner JH, Reh DD. Incidence and survival in patients with sinonasal cancer: a historical analysis of population-based data. Head Neck 2012;34:877.
3. Llorente JL, López F, Suárez C, Hermsen MA. Sinonasal carcinoma: clinical, pathological, genetic and therapeutic advances. Nat Rev Clin Oncol 2014;11:460.
4. IARC Working Group on the Evaluation of Carcinogenic Risks to Humans. Arsenic, metals, fibres, and dusts. IARC Monogr Eval Carcinog Risks Hum 2012;100:11.
5. Calderón-Garcidueñas L, Delgado R, Calderón-Garcidueñas A, et al. Malignant neoplasms of the nasal cavity and paranasal sinuses: a series of 256 patients in Mexico City and Monterrey. Is air pollution the missing link? Otolaryngol Head Neck Surg 2000;122:499.
6. Zheng W, McLaughlin JK, Chow WH, et al. Risk factors for cancers of the nasal cavity and paranasal sinuses among white men in the United States. Am J Epidemiol 1993;138:965.
7. Kim JY, Yoon JK, Citardi MJ, et al. The prevalence of human papilloma virus infection in sinonasal inverted papilloma specimens classified by histological grade. Am J Rhinol 2007;21:664.
8. Alos L, Moyano S, Nadal A, et al. Human papillomaviruses are identified in a subgroup of sinonasal squamous cell carcinomas with favorable outcome. Cancer 2009;115:2701.
9. Feng YF, Wu QL, Zong YS. Correlation of immunophenotype of sinonasal non-Hodgkin's lymphoma to Epstein-Barr virus infection. Ai Zheng 2007;26:1170.
10. Mitarnun W, Suwiwat S, Pradutkanchana J. Epstein-Barr virus-associated extranodal non-Hodgkin's lymphoma of the sinonasal tract and nasopharynx in Thailand. Asian Pac J Cancer Prev 2006;7:91.
11. Thawley SE, Panje WR, Batsakis JG, et al. Comprehensive management of head and neck tumors. 2nd ed. Philadelphia: WB Saunders; 1999.
12. Loevner LA, Sonners AI. Imaging of neoplasms of the paranasal sinuses. Neuroimaging Clin N Am 2004;14:625.
13. Das S, Kirsch CF. Imaging of lumps and bumps in the nose: a review of sinonasal tumours. Cancer Imaging 2005;5:167.
14. Gomaa MA, Hammad MS, Abdelmoghny A, et al. Magnetic resonance imaging versus computed tomography and different imaging modalities in evaluation of sinonasal neoplasms diagnosed by histopathology. Clin Med Insights Ear Nose Throat 2013;6:9.
15. Broski SM, Hunt CH, Johnson GB, et al. The added value of 18F-FDG PET/CT for evaluation of patients with esthesioneuroblastoma. J Nucl Med 2012;53:1200.
16. Kraus DH, Lydiatt WM, Patel SG, et al. Nasal cavity and paranasal sinuses. In: Amin MB, editor. AJCC cancer staging manual. 8th ed. New York: Springer; 2017.p.137.
17. Cantù G, Bimbi G, Miceli R, et al. Lymph node metastases in malignant tumors of the paranasal sinuses: prognostic value and treatment. Arch Otolaryngol Head Neck Surg 2008;134:170.
18. Dagan R, Bryant CM, Mendenhall WM, et al. Isolated leptomeningeal progression from sinonasal carcinomas: Implications for staging workup and treatment. Head Neck 2019;41:2647.
19. Bogaerts S, Vander Poorten V, Nuyts S, et al. Results of endoscopic resection followed by radiotherapy for primarily diagnosed adenocarcinomas of the paranasal sinuses. Head Neck 2008;30:728.
20. Jansen EP, Keus RB, Hilgers FJ, et al. Does the combination of radiotherapy and debulking surgery favor survival in paranasal sinus carcinoma? Int J Radiat Oncol Biol Phys 2000;48:27.
21. Guntinas-Lichius O, Kreppel MP, Stuetzer H, et al. Single modality and multimodality treatment of nasal and paranasal sinuses cancer: a single institution experience of 229 patients. Eur J Surg Oncol 2007;33:222.
22. Lee MM, Vokes EE, Rosen A, et al. Multimodality therapy in advanced paranasal sinus carcinoma: superior long-term results. Cancer J Sci Am 1999;5:219.
23. National Comprehensive Cancer Network, Inc. 2021, All Rights Reserved. Guidelines.
24. Robbins KT, Ferlito A, Silver CE, et al. Contemporary management of sinonasal cancer. Head Neck 2011;33:1352.
25. Futran ND, Mendez E. Developments in reconstruction of midface and maxilla. Lancet Oncol 2006;7:249.
26. Lund VJ, Stammberger H, Nicolai P, et al. European position paper on endoscopic management of tumours of the nose, paranasal sinuses and skull base. Rhinol Suppl 2010;1.
27. Solero CL, DiMeco F, Sampath P, et al. Combined anterior craniofacial resection for tumors involving the cribriform plate: early postoperative complications and technical considerations. Neurosurgery 2000;47:1296.
28. Ganly I, Patel SG, Singh B, et al. Complications of craniofacial resection for malignant tumors of the skull base: report of an International Collaborative Study. Head Neck 2005;27:445.
29. Licitra L, Locati LD, Cavina R, et al. Primary chemotherapy followed by anterior craniofacial resection and radiotherapy for paranasal cancer. Ann Oncol 2003;14:367.
30. Lee MM, Vokes EE, Rosen A, et al. Multimodality therapy in advanced paranasal sinus carcinoma: superior long-term results. Cancer J Sci Am 1999;5:219.
31. Hoppe BS, Nelson CJ, Gomez DR, et al. Unresectable carcinoma of the paranasal sinuses: outcomes and toxicities. Int J Radiat Oncol Biol Phys 2008;72:763.
32. Hanna EY, Cardenas AD, DeMonte F, et al. Induction chemotherapy for advanced squamous cell carcinoma of the paranasal sinuses. Arch Otolaryngol Head Neck Surg 2011;137:78.
33. Kang JH, Cho SH, Kim JP, et al. Treatment outcomes between concurrent chemoradiotherapy and combination of surgery, radiotherapy, and/or chemotherapy in stage III and IV maxillary sinus cancer: multi-institutional retrospective analysis. J Oral Maxillofac Surg 2012;70:1717.
34. Airoldi M, Garzaro M, Valente G, et al. Clinical and biological prognostic factors in 179 cases with sinonasal carcinoma treated in the Italian Piedmont region. Oncology 2009;76:262.
35. Dulguerov P, Jacobsen MS, Allal AS, et al. Nasal and paranasal sinus carcinoma: are we making progress? A series of 220 patients and a systematic review. Cancer 2001;92:3012.
36. Thorup C, Sebbesen L, Danø H, et al. Carcinoma of the nasal cavity and paranasal sinuses in Denmark 1995-2004. Acta Oncol 2010;49:389.
37. Gil Z, Carlson DL, Gupta A, et al. Patterns and incidence of neural invasion in patients with cancers of the paranasal sinuses. Arch Otolaryngol Head Neck Surg 2009;135:173.
38. Mendenhall WM, Amdur RJ, Morris CG, et al. Carcinoma of the nasal cavity and paranasal sinuses. Laryngoscope 2009;119:899.
39. Sangal NR, Lee YJ, Brady JS, et al. The role of elective neck dissection in the treatment of maxillary sinus squamous cell carcinoma. Laryngoscope 2018;128:1835.
40. Dirix P, Nuyts S, Geussens Y, et al. Malignancies of the nasal cavity and paranasal sinuses: long-term outcome with conventional or three-dimensional conformal radiotherapy. Int J Radiat Oncol Biol Phys 2007;69:1042.

41. Amit M, Abdelmeguid AS, Watcherporn T, et al. Induction chemotherapy response as a guide for treatment optimization in sinonasal undifferentiated carcinoma. J Clin Oncol 2019;37:504.
42. Posner MR, Hershock DM, Blajman CR, et al. Cisplatin and fluorouracil alone or with docetaxel in head and neck cancer. N Engl J Med 2007;357:1705-15.
43. Department of Veterans Affairs Laryngeal Cancer Study Group. In: Wolf GT, Fisher SG, et al. Induction chemotherapy plus radiation compared with surgery plus radiation in patients with advanced laryngeal cancer. N Engl J Med 1991;324:1685.
44. Spaulding MB, Fischer SG, Wolf GT. Tumor response, toxicity, and survival after neoadjuvant organ-preserving chemotherapy for advanced laryngeal carcinoma. The Department of Veterans Affairs Cooperative Laryngeal Cancer Study Group. J Clin Oncol 1994;12:1592.
45. Pignon JP, le Maître A, Maillard E, et al. Meta-analysis of chemotherapy in head and neck cancer (MACH-NC): an update on 93 randomised trials and 17,346 patients. Radiother Oncol 2009;92:4.
46. Xu CC, Dziegielewski PT, MacGaw WT et al. Sinonasal Undifferentiated Carcinoma (SNUC): the Alberta experience and literature review. J Otolaryngol Head Neck Surg 2013;42(1):2.
47. Lokich J, Anderson N. Carboplatin versus cisplatin in solid tumors: an analysis of the literature. Ann Oncol 1998;9:13.
48. Havlin KA, Kuhn JG, Myers JW, et al. High-dose cisplatin for locally advanced or metastatic head and neck cancer. A phase II pilot study. Cancer 1989;63:423.
49. Guigay J, Aupérin A, Fayette J et al. Cetuximab, docetaxel, and cisplatin versus platinum, fluoracil, and cetuximab as first-line treatment in patients with recurrent or metastatic head and neck squamous-cell carcinoma (GORTEC 2014-01 TPExtreme): a multicenter, open-label, randomized, phase 2 trial. The Lancet Oncology 2021; 22 (4): 463-75.
50. Vermorken JB, Mesia R, Rivera F, et al. Platinum-based chemotherapy plus cetuximab in head and neck cancer. N Engl J Med 2008;359:1116.
51. Rivera F, García-Castaño A, Vega N, et al. Cetuximab in metastatic or recurrent head and neck cancer: the EXTREME trial. Expert Rev Anticancer Ther 2009;9(10):1421-8.
52. Guardiola E, Peyrade F, Chaigneau L, et al. Results of a randomised phase II study comparing docetaxel with methotrexate in patients with recurrent head and neck cancer. Eur J Cancer 2004;40:2071.
53. Catimel G, Verweij J, Mattijssen V, et al. Docetaxel (Taxotere): an active drug for the treatment of patients with advanced squamous cell carcinoma of the head and neck. EORTC Early Clinical Trials Group. Ann Oncol 1994;5:533.
54. Colevas AD, Posner MR. Docetaxel in head and neck cancer: a review. Am J Clin Oncol 1998;21:482.
55. Forastiere AA, Shank D, Neuberg D, et al. Final report of a phase II evaluation of paclitaxel in patients with advanced squamous cell carcinoma of the head and neck: an Eastern Cooperative Oncology Group trial (PA390). Cancer 1998;82:2270.
56. Pembrolizumab injection. United States Prescribing Information. US National Library of Medicine.
57. Ferris R L, Blumenschein G Jr, Fayette J, et al. Nivolumab for Recurrent Squamous-Cell Carcinoma of the Head and Neck. N Engl J Med 2016;375:1856.
58. Cohen EEW, Soulières D, Le Tourneau C, et al. Pembrolizumab versus methotrexate, docetaxel, or cetuximab for recurrent or metastatic head-and-neck squamous cell carcinoma (KEYNOTE-040): a randomised, open-label, phase 3 study. Lancet 2019;393:156.
59. Burtness B, Harrington KJ, Greil R, et al. Pembrolizumab alone or with chemotherapy versus cetuximab with chemotherapy for recurrent or metastatic squamous cell carcinoma of the head and neck (KEYNOTE-048): a randomized, open-label, phase 3 study. The Lancet 2019; 394:1915-28.
60. Chweya CM, Low CM, Van Gompel JJ, et al. Population-based analysis on the effect of nodal and distant metastases in sinonasal adenocarcinoma. Head Neck 2021;43:128.
61. HO AL, Dunn L, Sherman EJ et al. A phase II study of axitinib (AG-013736) in patients with incurable adenoid cystic carcinoma. Ann Oncol 2016;27(10):1902-8.
62. Dantas AN, Morais EF, Macedo RAP, et al. Características clinicopatológicas e invasão perineural do carcinoma adenoide cístico. Braz J Otorhinolaryngol São Paulo 2015 May/Jun; 81:3.
63. Righi PD, Francis F, Aron BS, et al. Sinonasal undifferentiated carcinoma: A 10-year experience. Ame J Otolaryngol 1996;17(3):167-71.
64. Mendenhall WM, Hinerman RW, Malyapa RS, et al. Inverted papilloma of the nasal cavity and paranasal sinuses. Am J Clin Oncol 2007;30:560.
65. Melroy CT, Senior BA. Benign sinonasal neoplasms: a focus on inverting papilloma. Otolaryngol Clin North Am 2006;39:601.
66. Guillemaud JP, Witterick IJ. Inverted papilloma of the sphenoid sinus: clinical presentation, management, and systematic review of the literature. Laryngoscope 2009;119:2466.
67. Dragonetti A, Gera R, Sciuto A, et al. Sinonasal inverted papilloma: 84 patients treated by endoscopy and proposal for a new classification. Rhinology 2011;49:207.
68. Proulx GM, Caudra-Garcia I, Ferry J, et al. Lymphoma of the nasal cavity and paranasal sinuses: treatment and outcome of early-stage disease. Am J Clin Oncol 2003;26:6.
69. Laskin JJ, Savage KJ, Voss N, et al. Primary paranasal sinus lymphoma: natural history and improved outcome with central nervous system chemoprophylaxis. Leuk Lymphoma 2005;46:1721.
70. Samstein RM, Carvajal RD, Postow MA, et al. Localized sinonasal mucosal melanoma: Outcomes and associations with stage, radiotherapy, and positron emission tomography response. Head Neck 2016;38:1310.
71. Thompson LD, Wieneke JA, Miettinen M. Sinonasal tract and nasopharyngeal melanomas: a clinicopathologic study of 115 cases with a proposed staging system. Am J Surg Pathol 2003;27:594.
72. Thompson LD. Olfactory neuroblastoma. Head Neck Pathol 2009;3:252.
73. Kuan EC, Nasser HB, Carey RM, et al. A population-based analysis of nodal metastases in esthesioneuroblastomas of the sinonasal tract. Laryngoscope 2019;129:1025.
74. Koo BK, An JH, Jeon KH, et al. Two cases of ectopic adrenocorticotropic hormone syndrome with olfactory neuroblastoma and literature review. Endocr J 2008;55:469.
75. Gabbay U, Leider-Trejo L, Marshak G, et al. A case and a series of published cases of esthesioneuroblastoma (ENB) in which long-standing paraneoplastic SIADH had preceded ENB diagnosis. Ear Nose Throat J 2013;92:E6.
76. Sharma S, Lasheen W, Walsh D. Paraneoplastic refractory hypercalcemia due to advanced metastatic esthesioneuroblastoma. Rhinology 2008;46:153.
77. Ward PD, Heth JA, Thompson BG, Marentette LJ. Esthesioneuroblastoma: Results and outcomes of a single institution's experience. Skull Base 2009;19:133.
78. Kadish S, Goodman M, Wang CC. Olfactory neuroblastoma. A clinical analysis of 17 cases. Cancer 1976;37:1571.

79. Dulguerov P, Calcaterra T. Esthesioneuroblastoma: the UCLA experience 1970-1990. Laryngoscope 1992;102:843.
80. Konuthula N, Iloreta AM, Miles B, et al. Prognostic significance of Kadish staging in esthesioneuroblastoma: An analysis of the National Cancer Database. Head Neck 2017;39:1962.
81. Fujioka T, Toriihara A, Kubota K, et al. Long-term follow-up using 18F-FDG PET/CT for postoperative olfactory neuroblastoma. Nucl Med Commun 2014;35:857.
82. Rostomily RC, Elias M, Deng M, et al. Clinical utility of somatostatin receptor scintigraphic imaging (octreoscan) in esthesioneuroblastoma: a case study and survey of somatostatin receptor subtype expression. Head Neck 2006;28:305.
83. Gains JE, Aldridge MD, Mattoli MV, et al. 68Ga-DOTATATE and 123I-mIBG as imaging biomarkers of disease localisation in metastatic neuroblastoma: implications for molecular radiotherapy. Nucl Med Commun 2020;41:1169.
84. Hyams VJ, Batsakis JG, Michaels L. Tumors of the upper respiratory tract and ear. In: Atlas of Tumor Pathology, Armed Forces Institute of Pathology 1988.
85. Dulguerov P, Allal AS, Calcaterra TC. Esthesioneuroblastoma: a meta-analysis and review. Lancet Oncol 2001;2:683.
86. Gay LM, Kim S, Fedorchak K, et al. Comprehensive genomic profiling of esthesioneuroblastoma reveals additional treatment options. Oncologist 2017;22:834.
87. Lazo de la Vega L, McHugh JB, Cani AK, et al. Comprehensive molecular profiling of olfactory neuroblastoma identifies potentially targetable FGFR3 amplifications. Mol Cancer Res 2017;15:1551.
88. Capper D, Engel NW, Stichel D, et al. DNA methylation-based reclassification of olfactory neuroblastoma. Acta Neuropathol 2018;136:255.
89. Wooff JC, Weinreb I, Perez-Ordonez B, et al. Calretinin staining facilitates differentiation of olfactory neuroblastoma from other small round blue cell tumors in the sinonasal tract. Am J Surg Pathol 2011;35:1786.
90. Nichols AC, Chan AW, Curry WT, et al. Esthesioneuroblastoma: the massachusetts eye and ear infirmary and massachusetts general hospital experience with craniofacial resection, proton beam radiation, and chemotherapy. Skull Base 2008;18:327.
91. Mays AC, Bell D, Ferrarotto R, et al. Early stage olfactory neuroblastoma and the impact of resecting dura and olfactory bulb. Laryngoscope 2018;128:1274.
92. Madani I, Bonte K, Vakaet L, et al. Intensity-modulated radiotherapy for sinonasal tumors: Ghent University Hospital update. Int J Radiat Oncol Biol Phys 2009;73:424.
93. Wang EW, Zanation AM, Gardner PA, et al. ICAR: endoscopic skull-base surgery. Int Forum Allergy Rhinol 2019;9:S145.
94. Foote RL, Morita A, Ebersold MJ, et al. Esthesioneuroblastoma: the role of adjuvant radiation therapy. Int J Radiat Oncol Biol Phys 1993;27:835.
95. Ozsahin M, Gruber G, Olszyk O, et al. Outcome and prognostic factors in olfactory neuroblastoma: a rare cancer network study. Int J Radiat Oncol Biol Phys 2010;78:992.
96. Fitzek MM, Thornton AF, Varvares M, et al. Neuroendocrine tumors of the sinonasal tract. Results of a prospective study incorporating chemotherapy, surgery, and combined proton-photon radiotherapy. Cancer 2002;94:2623.
97. Eich HT, Hero B, Staar S, et al. Multimodality therapy including radiotherapy and chemotherapy improves event-free survival in stage C esthesioneuroblastoma. Strahlenther Onkol 2003;179:233.
98. Zappia JJ, Carroll WR, Wolf GT, et al. Olfactory neuroblastoma: the results of modern treatment approaches at the University of Michigan. Head Neck 1993;15:190.
99. Loy AH, Reibel JF, Read PW, et al. Esthesioneuroblastoma: continued follow-up of a single institution's experience. Arch Otolaryngol Head Neck Surg 2006;132:134.
100. Argiris A, Dutra J, Tseke P, Haines K. Esthesioneuroblastoma: the Northwestern University experience. Laryngoscope 2003;113:155.
101. Bartel R, Gonzalez-Compta X, Cisa E, et al. Importance of neoadjuvant chemotherapy in olfactory neuroblastoma treatment: Series report and literature review. Acta Otorrinolaringol Esp 2018;69:208.
102. Su SY, Bell D, Ferrarotto R, et al. Outcomes for olfactory neuroblastoma treated with induction chemotherapy. Head Neck 2017;39:1671.
103. Miller KC, Marinelli JP, Van Gompel JJ, et al. Utility of adjuvant chemotherapy in patients receiving surgery and adjuvant radiotherapy for primary treatment of esthesioneuroblastoma. Head Neck 2019;41:1335.
104. Cranmer LD, Chau B, Rockhill JK, et al. Chemotherapy in esthesioneuroblastoma/olfactory neuroblastoma: An analysis of the surveillance epidemiology and end results (SEER) 1973-2015 database. Am J Clin Oncol 2020;43:203.
105. Peacock JG, Harmsen WS, Link MJ, et al. Risk of delayed lymph node metastasis in clinically N0 esthesioneuroblastoma. J Neurol Surg B Skull Base 2017;78:68.
106. Resto VA, Eisele DW, Forastiere A, et al. Esthesioneuroblastoma: the Johns Hopkins experience. Head Neck 2000;22:550.
107. Weiden PL, Yarington CT Jr, Richardson RG. Olfactory neuroblastoma. Chemotherapy and radiotherapy for extensive disease. Arch Otolaryngol 1984;110:759.
108. Sheehan JM, Sheehan JP, Jane JA Sr, Polin RS. Chemotherapy for esthesioneuroblastomas. Neurosurg Clin N Am 2000;11:693.
109. Mishima Y, Nagasaki E, Terui Y, et al. Combination chemotherapy (cyclophosphamide, doxorubicin, and vincristine with continuous-infusion cisplatin and etoposide) and radiotherapy with stem cell support can be beneficial for adolescents and adults with estheisoneuroblastoma. Cancer 2004;101:1437.
110. Wade PM Jr, Smith RE, Johns ME. Response of esthesioneuroblastoma to chemotherapy. Report of five cases and review of the literature. Cancer 1984;53:1036.
111. McElroy EA Jr, Buckner JC, Lewis JE. Chemotherapy for advanced esthesioneuroblastoma: the Mayo Clinic experience. Neurosurgery 1998;42:1023.
112. Chamberlain MC. Treatment of intracranial metastatic esthesioneuroblastoma. Cancer 2002;95:243.
113. Heros DO, Hochberg FH. Treatment of esthesioneuroblastoma with chemotherapy: a report of two cases. J Neurooncol 1988;6:141.
114. Kim DW, Jo YH, Kim JH, et al. Neoadjuvant etoposide, ifosfamide, and cisplatin for the treatment of olfactory neuroblastoma. Cancer 2004;101:2257.
115. Kiyota N, Tahara M, Fujii S, et al. Nonplatinum-based chemotherapy with irinotecan plus docetaxel for advanced or metastatic olfactory neuroblastoma: a retrospective analysis of 12 cases. Cancer 2008;112:885.
116. Turano S, Mastroianni C, Manfredi C, et al. Advanced adult esthesioneuroblastoma successfully treated with cisplatin and etoposide alternated with doxorubicin, ifosfamide and vincristine. J Neurooncol 2010;98:131.
117. Wick W, Wick A, Küker W, et al. Intracranial metastatic esthesioneuroblastoma responsive to temozolomide. J Neurooncol 2004;70:73.
118. El Kababri M, Habrand JL, Valteau-Couanet D, et al. Esthesioneuroblastoma in children and adolescent:

experience on 11 cases with literature review. J Pediatr Hematol Oncol 2014;36:91.
119. Venkatramani R, Pan H, Furman WL, et al. Multimodality treatment of pediatric esthesioneuroblastoma. Pediatr Blood Cancer 2016;63:465.
120. Preusser M, Hutterer M, Sohm M, et al. Disease stabilization of progressive olfactory neuroblastoma (esthesioneuroblastoma) under treatment with sunitinib mesylate. J Neurooncol 2010;97:305.
121. Schneider RJ, Shatzkes DR, Scharf SC, et al. Neuroradiological and neuropathological changes after ^{177}Lu-octreotate peptide receptor radionuclide therapy of refractory esthesioneuroblastoma. Operative Neurosurgery 2018;15(6): 100-9.
122. Makis W, MacCann K, McEwan A, et al. Esthesioneuroblastoma (olfactory neuroblastoma) treated with 111In-octreotide and 177Lu-DOTATATE PRRT. Clinical Nuclear Medicine 2015; 40: 317-21.
123. Rimmer J, Lund VJ, Beale T, et al. Olfactory neuroblastoma: a 35-year experience and suggested follow-up protocol. Laryngoscope 2014;124:1542.

DOR OROFACIAL

Mariana Mafra Junqueira ■ Andreia Fortini Guimarães ■ RaphaeL Callado de Cerqueira Campos
Adriana Bruno ■ Norma Fleming ■ Roberto Cisne de Paula ■ Paulo Niemeyer Filho

INTRODUÇÃO

A dor orofacial é a descrita como dor na parte anterior da cabeça, incluindo a cavidade oral. As delimitações anatômicas são abaixo da linha orbitomeatal, a parte externa dos ouvidos lateralmente e acima do pescoço. No entanto, as cefaleias também podem acontecer dentro da região oral e dores orofaciais podem ser referidas para a cabeça. A importância está nas características dessas desordens e não simplesmente em sua localização.[1]

As causas mais comuns de dor orofacial crônica são as desordens temporomandibulares (DTM), a síndrome da boca ardida e a dor neuropática trigeminal pós-traumática. O tratamento farmacológico é muito comum em pacientes com dor orofacial: um a cada dois pacientes precisam de medicamentos para tratamento da dor. As evidências desse tratamento, no entanto, são fracas e os resultados divergentes.

A dor orofacial pode ser de origem odontogênica, sinogênica, musculoesquelética ou neuropática. Com frequência investigada inicialmente como uma dor relacionada com os seios paranasais ou aos dentes, por muitas vezes os pacientes passam por longos períodos de sofrimento sem um diagnóstico correto. Em um estudo de série de casos com 973 pacientes que tiveram o diagnóstico de rinossinusite, apenas 1 em 10 tiveram confirmação com endoscopia ou tomografia computadorizada dos seios paranasais. Sendo assim, um diagnóstico correto pode ser feito com significativo atraso, impactando na qualidade de vida do indivíduo.[1]

Mais de um terço da população mundial é acometido por dor crônica, com custo alto não só relacionado ao sistema de saúde, mas também pela perda de produtividade. O sofrimento causado pela dor crônica gera redução de funcionalidade, depressão, uso e abuso de substâncias. A dor é considerada crônica, de acordo com a International Association for the Study of Pain, após três meses de duração. Os estudos considerados impactantes em dor crônica não levam em consideração apenas a intensidade de dor, usando as mais diferentes escalas apropriadas ao tipo de dor e faixa etária, mas também os desfechos recomendados pelo estudo IMMPACT (Interpretation of Chronic Pain Clinical Trial), sendo eles: dor, capacidade funcional, humor ou funcionamento emocional, avaliação reportada pelo participante sobre melhora e satisfação com o tratamento, sintomas e efeitos adversos, e aderência ao tratamento.[2]

A dor orofcial é muito limitante à vida do indivíduo e compreende um grande número de diagnósticos diferenciais que se confundem e podem ser somados em um mesmo indivíduo, envolvendo um tratamento não só interdisciplinar, como de várias especialidades médicas. Em 2020, foi publicada a Classificação Internacional da Dor Orofacial (International Classification of Orofacial Pain, ICOP). Essa classificação foi alinhada com a Classificação Internacional de Cefaleias – 3 (International Headache Classification Disorders – IHCD-3), com os Critérios Diagnósticos da Disfunção Temporomandibular (DC/TMD), com a Classificação Internacional de Doenças (CID-11) e com os critérios da International Association for the Study of Pain (IASP) para cefaleia e dor orofacial.[3,4,5]

INERVAÇÃO DA FACE E DA CAVIDADE ORAL

O nervo trigêmeo é o maior nervo craniano, e converge para a parte superior e ventral da ponte, sendo composto de um importante componente sensorial e um componente motor menor, rostromedial.

O nervo trigêmeo é formado por três nervos que se convertem no gânglio trigeminal:

1. Nervo oftálmico (V1);
2. Nervo maxilar (V2);
3. Nervo mandibular (V3).

Eles são responsáveis pelas sensações da face. O nervo oftálmico (V1) entra no crânio através da órbita pela fissura orbitária superior e corre na parede lateral do seio cavernoso. O nervo maxilar (V2) entra na base do crânio através do forame rotundo, e o nervo mandibular (V3) entra no crânio através do forame oval. Esse forame é o alvo para o bloqueio do gânglio trigeminal por radioscopia.

O nervo maxilar é um nervo puramente sensorial, inervando o terço médio da face, da parte inferior do nariz e do lábio superior, através da bochecha, até a têmpora. O V2 inerva o seio maxilar, bem como os dentes anteriores superiores, por meio do nervo alveolar superior médio e do anterior. Em seguida, estende-se pela face superior da fossa pterigopalatina e entra na órbita pela fissura orbitária inferior. O ramo terminal do nervo maxilar é o nervo infraorbital, que sai do crânio através do forame infraorbital para inervar a pele e a mucosa subjacente da pálpebra inferior ao lábio superior. Enquanto o nervo maxilar está na fossa pterigopalatina, ele está conectado ao gânglio pterigopalatino, através do qual dá os ramos para a cavidade nasal, faringe e palato. O ramo zigomático-temporal do nervo maxilar supre a porção lateral da face e da têmpora.[6]

A região temporal pode ser dividida em fossa supratemporal e infratemporal, separadas pelo arco zigomático. Marcos ósseos, contendo as partes inferiores dos músculos temporal e masseter, bem como os músculos pterigóideo lateral e medial, definem a fossa infratemporal anterior, posterior e superior. O nervo mandibular (V3) é feito de uma grande raiz sensorial originada na porção anterolateral do gânglio trigêmeo e uma pequena raiz motora passando abaixo do gânglio em um compartimento fascial separado, unindo-se à raiz sensorial. As duas raízes saem da fossa craniana média através do forame oval e combinam-se em um único tronco imediatamente fora do forame oval. O nervo mandibular então segue através da fossa infratemporal, que contém o músculo pterigóideo lateral (LPM). O nervo atravessa o músculo anteroinferiormente e profundamente na fossa infratemporal, logo anterior à artéria meníngea média.[7]

O nervo trigêmeo estende-se da cavidade trigeminal, localizada na fossa média até a fossa posterior, à cisterna cerebelopontina, passando através do poro trigeminal. A cisterna trigeminal é uma evaginação da cisterna cerebelopontina, onde as raízes do nervo trigêmeo se localizam como uma mão em luva, formando o plexo trigeminal.

Esse plexo se dispõe na porção retrogasseriana. A zona de entrada do trigêmeo na ponte é localizada na porção cisternal do ângulo cerebelopontino, chamada *trigeminal root entry zone* (TREZ) ou zona de entrada da raiz do trigêmeo. O gânglio trigeminal localizado na cavidade de Meckel apresenta múltiplas projeções no tronco cerebral e no córtex, com os tratos trigêmino-talâmico, tem formação nos núcleos espinhal, pontino e mesencefálico, e um núcleo motor responsável pela inervação da musculatura da mastigação.[8]

O gânglio esfenopalatino é também denominado gânglio pterigopalatino e é o maior grupo extracraniano de neurônios. O gânglio é constituído de fibras simpáticas e parassimpáticas, situado profundamente na fossa pterigopalatina. Essa fossa é triangular, formada anteriormente pela borda posterior do seio maxilar, posteriormente pelo processo pterigoide interno, medialmente pela placa perpendicular do osso palatino e lateralmente pela fissura pterigomaxilar. A fossa aloja profundamente o gânglio esfenopalatino e seus ramos e mais anteriormente a artéria maxilar e seus ramos. O gânglio esfenopalatino está envolvido em vários tipos de dor orofacial, como as cefaleias trigeminais autonômicas, posteriormente descritas nesse capítulo, e a neuralgia do trigêmeo, sendo inclusive alvo de procedimentos também em dores miofasciais da face e do pescoço.[9]

A inervação da face e da cavidade oral é muito complexa com comunicação dos pares cranianos entre si e desses nervos cranianos com os nervos espinhais. Isso permite que, por exemplo, a dor com origem na região cervical seja referida na face pela ligação do trigêmeo através do seu núcleo espinhal com os nervos espinhais, havendo, portanto, uma ligação occipitotrigeminal, ou seja, dor na região de inervação do nervo occipital pode ser referida na área do trigêmeo.

Sendo assim, outras áreas importantes de inervação, quando consideradas as dores orofaciais, são a da inervação alta da coluna cervical e a dos nervos occipitais maior, menor e terceiro nervo occipital. O nervo occipital maior apresenta um trajeto longo, passando através de músculos e fáscias. No seu trajeto extradural, o nervo possui um gânglio que se localiza dorsomedialmente à articulação facetária de C1-C2. Após nascer da região interlaminar C1-C2, o nervo corre superiormente e posteriormente entre o músculo oblíquo inferior da cabeça e o semiespinhal, sendo essa uma área comum de encarceramento, *entrapment*. No seu caminho superiormente, ele passa através da aponeurose do trapézio, e corre no plano subcutâneo até o vértice do crânio.[10]

O terceiro nervo occipital, comumente chamado pela sua sigla em inglês TON (*Third Occipital Nerve*), é o ramo medial da raiz dorsal de C2-C3, ou seja, da raiz de C3. O ramo profundo do ramo medial de C2-C3 inerva a articulação facetária, e o TON é o ramo superficial que nasce do ramo medial que cruza a articulação facetária de C2-C3. O terceiro nervo occipital é vulnerável a trauma da coluna cervical de desaceleração. Após inervar a articulação, o nervo cursa superiormente e corta os músculos semiespinhal, esplênio e trapézio. O nervo occipital menor é um nervo puramente sensitivo, ele nasce do ramo dorsal da raiz de C2, algumas vezes, por variação anatômica da raiz de C3. Ele emerge superficialmente fazendo parte do plexo cervical, correndo na borda posterior do ECOM (músculo esternocleidomastóideo), próximo ao nervo espinhal acessório.[11]

O gânglio estrelado é outro alvo importante de intervenção no tratamento de dores orofaciais neuropáticas. O gânglio estrelado é parte do sistema nervoso autonômico. A cadeia cervical simpática é composta dos gânglios superior, medial e inferior e, em 80% dos casos, o gânglio inferior está fusionado ao primeiro gânglio da cadeia simpática torácica, formando o gânglio cervicotorácico ou estrelado. O gânglio é localizado medialmente aos músculos escalenos, lateral ao músculo *longus coli*, ao esôfago e à traqueia, normalmente anterior ao processo transverso de C7, posteriormente à artéria vertebral. O alvo do bloqueio guiado por ultrassonografia ou radioscopia é normalmente o processo transverso de C6, com volume de 5 a 7 mL que se difundiria ao gânglio estrelado. Sendo realizado dessa forma, o bloqueio é mais seguro, reduzindo o risco de pneumotórax ou de punção dos vasos vertebrais que já estão fora do forame vertebral no nível de C7.

A abordagem da anatomia do gânglio estrelado nesse capítulo se faz necessária pela abordagem intervencionista desse gânglio em dores neuropáticas de face e pescoço, muitas vezes combinada com bloqueios trigeminais ou occipital.

NEURALGIA DO TRIGÊMEO

A incidência é maior entre as mulheres e aumenta com a idade. A prevalência ao longo da vida foi estimada em 0,16-0,3% em estudos de base populacional. A idade média de início é de 53 anos na NT clássica e 43 anos na NT secundária, mas a idade de início pode variar desde idades inferiores até a velhice.[12]

Também denominada de *tic douloureux*, a dor da neuralgia do trigêmeo é unilateral, em choques, de início abrupto e períodos de alívio, em uma ou mais divisões do trigêmeo, normalmente ativada por estímulos inócuos.[12] É altamente característico que a dor seja desencadeada por estímulos sensoriais inócuos no lado afetado da face. Os estímulos sensoriais podem ser extraorais e intraorais. Os fatores desencadeantes mais frequentes envolvem atividades diárias normais, como leve toque, falar, mastigar, escovar os dentes e vento frio contra o rosto.[13] Pode aparecer sem causa aparente ou ser causada por alguma compressão do gânglio.

Critérios diagnósticos:[3]

A) Paroxismos recorrentes de dor facial unilateral na distribuição de uma ou mais divisões do trigêmeo, sem irradiação além da área do nervo, que preencha os critérios B e C.
B) A dor tem todas as características seguintes:
 1. A dor tem duração de uma fração de segundos a dois minutos;
 2. A dor tem forte intensidade;
 3. Dor como choque elétrico, aguda, em facada, em pontada.
C) Dor desencadeada por um estímulo inócuo na área de distribuição dos ramos do trigêmeo.
D) A dor não se enquadra em nenhum diagnóstico melhor do que na classificação ICOP ou ICDH-3.

A NT afeta mais frequentemente a 2ª e/ou a 3ª divisão do trigêmeo, e o lado direito é ligeiramente mais afetado do que o lado esquerdo. A NT bilateral é muito rara na NT clássica e deve levantar a suspeita de NT secundária.[3]

Em poucos pacientes, a dor pode irradiar para outra divisão do nervo trigêmeo. A dor pode modificar-se com o tempo e os paroxismos podem ser mais longos. Uma minoria de pacientes irá referir paroxismos de dor por mais de 2 minutos. A dor pode tornar-se mais grave com o tempo. Alguns ataques de dor podem acontecer de forma espontânea, mas, normalmente, os ataques são desencadeados por estímulos inócuos na área de inervação do trigêmeo. Tradicionalmente, os sintomas autonômicos, como lacrimejamento e rinorreia, não têm sido associados à NT.

Uma característica também muito comum do curso da NT são os períodos imprevisíveis de remissão completa, que podem durar meses ou até anos. Este fenômeno incomum na dor neuropática é provavelmente atribuído a uma redução na excitabilidade e remielinização parcial.

As recomendações de tratamento geralmente são as mesmas na NT clássica e secundária. Os bloqueadores dos canais de sódio são eficazes na maioria dos pacientes com NT e o número necessário para tratar da carbamazepina é de 1,7. No entanto, os efeitos colaterais, incluindo sonolência, tontura, erupção cutânea e tremor, são frequentes e o número necessário para causar danos (*number need to harm – NNT*) da carbamazepina é 24 para efeitos colaterais graves e 3,4 para efeitos colaterais menores. A oxcarbazepina pode ser preferida em decorrência do menor risco de interações medicamentosas e melhor tolerabilidade em relação à carbamazepina. A falha do tratamento normalmente não se deve à ineficácia do medicamento, mas sim a efeitos colaterais indesejáveis que causam a interrupção ou a redução da dosagem a um nível insuficiente. Além disso, muitos pacientes com NT se beneficiam do tratamento complementar combinando carbamazepina ou oxcarbazepina com lamotrigina, baclofeno, pregabalina ou gabapentina. O tratamento combinado deve ser considerado quando a carbamazepina ou oxcarbazepina não puderem atingir a dosagem total por causa dos efeitos colaterais.[13]

De acordo com as diretrizes internacionais, caso algum desses bloqueadores dos canais de sódio seja ineficaz ou não possa atingir a dosagem terapêutica em razão dos efeitos colaterais, um encaminhamento para uma consulta cirúrgica seria um próximo passo razoável. A cirurgia também deve ser considerada quando os medicamentos, embora eficazes, não possam atingir a dosagem terapêutica em virtude dos eventos adversos.

Em pacientes refratários ao tratamento médico, com um conflito neurovascular, a descompressão microvascular (DMV) é o tratamento de primeira escolha e promove a maior duração da ausência de dor em comparação a outras técnicas cirúrgicas. Os tratamentos neurocirúrgicos de segunda escolha são procedimentos de lesão periférica, direcionados ao gânglio trigêmeo quimicamente por bloqueio de glicerol, mecanicamente por compressão de balão ou termicamente por termocoagulação por radiofrequência. Esses procedimentos são eficazes em aproximadamente 50% dos pacientes após cinco anos, e complicações menores, como perda sensorial (12-50%), problemas mastigatórios (compressão do balão [até 50%]) e nova sensação de queimação ou anestesia dolorosa (12%) são relativamente prevalentes.[13]

Neuralgia do Trigêmeo Clássica

A neuralgia do trigêmeo (NT) clássica ou primária ocorre quando não há outra causa aparente além do conflito neurovascular com compressão da raiz do trigêmeo, e esta alteração está presente em cerca de metade dos pacientes com NT. Os critérios diagnósticos da neuralgia clássica são os seguintes:[3]

A) Paroxismos recorrentes de dor unilateral;
B) Demonstração em imagem de ressonância magnética ou durante neurocirurgia de descompressão neurovascular (não apenas contato) com mudanças morfológicas da raiz do trigêmeo, como alterações atróficas (desmielinização, perda neuronal, mudanças na microvasculatura), distorção, distensão, achatamento e de deslocamento do nervo.[3]

A área mais comum de compressão é na *root entry zone* ou zona de entrada da raiz do gânglio trigeminal. A compressão por uma artéria está claramente mais associada a sintomas do que a compressão por uma veia. As alterações atróficas do nervo trigêmeo podem ser demonstradas por imagens de alta resolução e correlacionam-se significativamente com a gravidade da compressão.[3]

A literatura apoia o uso da descompressão neurovascular microcirúrgica como tratamento de escolha na NT clássica para alívio da dor sem parestesia associada. Além disso, é a modalidade de tratamento com menor chance de falha e de necessidade de outras intervenções. A suspeita pré-operatória ou a confirmação do conflito vascular implica em um maior grau de sucesso com o tratamento.[14]

A ressonância magnética (RM) tem sido investigada extensivamente no seu valor em identificar compressão vascular pré-operatória. Na previsão de conflito na cirurgia, a ressonância magnética teve uma sensibilidade de 87% e especificidade de 50%, respectivamente. Por outro lado, a ressonância magnética previu com precisão o conflito intraoperatório (valor preditivo positivo) em 95% dos casos, e a ausência de conflito (valor preditivo negativo) em 27%.[10] Esses resultados revelam que a ressonância magnética é mais precisa na previsão de conflito do que na ausência de conflito na cirurgia. Uma combinação de três sequências de alta resolução (ponderada em T2 tridimensional [3D], time-of-flight 3D e angiorressonância juntamente com gadolínio ponderado em T1 3D) provou ser confiável na detecção de contato vascular e na previsão do grau de compressão radicular. O exame de imagem pode ser feito usando RM de 3 Tesla (T) ou 1,5 T, mas a compressão neurovascular é mais claramente delineada com a resolução de 3 T do que com 1,5 T. Dessa forma, varreduras de alta resolução podem melhorar os valores preditivos da ressonância magnética.[12,15-17]

A presença de compressão vascular pela RM deve exigir perseverança na busca de conflito vascular quando esse se mostrar evasivo. A relação entre o nervo trigêmeo e os vasos sanguíneos adjacentes (artéria, veia ou nenhum) deve ser avaliada com base no contato morfológico entre as paredes externas do vaso agressor e o nervo trigêmeo. Ramos arteriais adjacentes ao nervo trigêmeo devem ser identificados seguindo as artérias cerebelares superiores ou anteriores/posteriores inferiores na ressonância magnética.

A ausência de conflito neurovascular na cirurgia leva à conclusão de que, mesmo em pacientes com NT clássica, um conflito vascular não é encontrado de forma consistente. Bons resultados em tais pacientes são atribuídos à manipulação do nervo ou descompressão de um vaso que não foi visualizado no intraoperatório. Assim, em vista da interpretação de falso-positivo e falso-negativo da ressonância magnética, o tratamento da NT com descompressão microvascular deve ser fortemente baseado no diagnóstico clínico. Por outro lado, a ausência de conflito neurovascular na RM de alta resolução não deve anular sua indicação no tratamento de um paciente com NT clássica.

Neuralgia do Trigêmeo Clássica Puramente Paroxística

Refere-se à neuralgia com paroxismos sem a dor contínua de fundo.

Critérios diagnósticos:[3]

A) Paroxismos recorrentes de dor facial unilateral respeitando os critérios da neuralgia clássica anteriormente descritos;
B) O paciente não apresenta dor entre os ataques na área de distribuição do nervo.

A dor paroxística normalmente responde bem à terapia farmacológica, pelo menos no início do quadro.

Neuralgia do Trigêmeo Clássica com Dor Contínua

A neuralgia com dor contínua era anteriormente denominada dor facial atípica ou neuralgia de trigêmeo tipo 2.

Critérios diagnósticos:[3]

A) Paroxismos recorrentes de dor facial unilateral respeitando os critérios da neuralgia clássica anteriormente descritos;
B) Dor contínua ou quase contínua entre os ataques, ipsilateral à área dos paroxismos.

A sensibilização central ou a periférica podem contribuir para a dor contínua.

Neuralgia do Trigêmeo Secundária

A neuralgia do trigêmeo secundária é atribuída a uma doença de base.

Critérios diagnósticos:[3]

A) Paroxismos recorrentes de dor facial unilateral respeitando os critérios da neuralgia clássica anteriormente descritos. Pode ser uma dor apenas paroxística ou paroxística associada a uma dor contínua;
B) Uma doença de base diagnosticada que explica a neuralgia;
C) Não se enquadra melhor em outro diagnóstico pela ICOP ou ICDH-3.

Os tumores do ângulo cerebelopontino, malformações vasculares e esclerose múltipla (EM) são causas conhecidas de neuralgia do trigêmeo secundária. Outras causas menos frequentes são deformidades ósseas da base do crânio, doenças do tecido conectivo, fístula dural arteriovenosa e causas genéticas de neuropatia ou hiperexcitabilidade neuronal.

A neuralgia atribuída à esclerose múltipla acontece em 2-5% dos pacientes com esclerose múltipla e pode ser bilateral. EM é uma doença complexa, onde muitos genes aumentam modestamente a suscetibilidade à doença, além de vários fatores ambientais bem definidos, em particular a exposição à vitamina D ou à luz ultravioleta B (UVB), infecção pelo vírus de Epstein-Barr (EBV), obesidade e tabagismo. A esclerose múltipla (EM) é a doença incapacitante não traumática mais comum que afeta adultos jovens. As apresentações mais comumente vistas são neurite óptica, síndromes do tronco cerebral e medula espinhal.[17,18]

Os sintomas de neuralgia do trigêmeo raramente são uma característica inicial da esclerose múltipla. A lesão na ponte afeta os terminais centrais intrapontinos dos aferentes trigeminais que se projetam para o núcleo trigeminal do tronco cerebral. Lesões pontinas afetando os neurônios de segunda ordem do trato trigêmino-talâmico podem levar à dor não paroxística e/ou disestesia, e, portanto, devem ser diagnosticadas como dor neuropática central atribuída a esclerose múltipla (ICHD-3 13.13.1).

A ressonância magnética de crânio é o melhor método para se diagnosticar causas secundárias de neuralgia. Na neuralgia do trigêmeo relacionada com a esclerose múltipla, a ressonância evidencia placas na zona de entrada da raiz trigeminal ou na ponte afetando os aferentes primários intrapontinos. Outros métodos de investigação podem incluir o estudo neurofisiológico do reflexo trigeminal ou o potencial evocado trigeminal, ambos úteis nos pacientes que não podem fazer ressonância magnética. Os pacientes com neuralgia do trigêmeo relacionada com a EM beneficiam-se menos do tratamento medicamentoso ou cirúrgico do que aqueles com neuralgia do trigêmeo clássica.

Neuralgia do Trigêmeo Idiopática

Neuralgia do trigêmeo sem testes eletrofisiológicos ou ressonância magnética mostrando anormalidades significativas.

Critérios diagnósticos:[3]

A) Paroxismos recorrentes de dor facial unilateral respeitando os critérios da neuralgia clássica anteriormente descritos. Pode ser uma dor apenas paroxística ou paroxística associada a uma dor contínua;

B) Nem a neuralgia do trigêmeo clássica nem a neuralgia do trigêmeo secundária podem ter sido diagnosticadas, ou seja, devem ter sido excluídas, com adequada investigação;
C) Nenhum outro diagnóstico que se encaixe nas classificações ICOP ou ICDH-3.

O contato entre o nervo e uma alça vascular pode existir sem alterações anatômicas do nervo. Quando há alterações morfológicas do nervo, como deslocamento ou desmielinização, trata-se de um caso de neuralgia clássica, mas, quando há apenas o contato, pode então ser considerada uma neuralgia idiopática. A neuralgia idiopática pode ser apenas paroxística ou paroxística com dor contínua de fundo.

DOR NEUROPÁTICA TRIGEMINAL

Dor facial na distribuição de um ou mais ramos do nervo trigêmeo causada por outro distúrbio e com clínica sugestiva de dano neural.

Esta combinação é diferente da neuralgia do trigêmeo. Existem alterações somatossensoriais clinicamente detectáveis na distribuição trigeminal, e alodinia mecânica e hiperalgesia/alodinia ao frio são comuns, atendendo aos critérios da IASP para dor neuropática. As áreas alodínicas podem ser muito maiores do que as zonas de gatilho pontilhadas presentes em neuralgia do trigêmeo.

Dor Neuropática Trigeminal Atribuída a Herpes-Zóster

Trata-se de uma dor unilateral, com menos de três meses de duração, distribuída em um ou mais ramos do nervo trigêmeo, associada a outros sintomas ou sinais clínicos de herpes-zóster agudo.

Critérios diagnósticos:

A) Dor unilateral na região de um ou mais ramos do nervo trigêmeo com menos de três meses de duração;
B) Um ou mais dos achados abaixo:
   1. Erupção herpética que respeita a distribuição de um ou mais ramos do nervo trigêmeo;
   2. O vírus varicela-zóster (VZV) pode ser encontrado no LCR (líquido cefalorraquidiano) por reação de polimerase em cadeia (PCR);
   3. Detecção viral do vírus varicela-zóster (VZV) por ensaio de imunoflorescência direta ou detecção do DNA do vírus por PCR detectado em células retiradas das lesões;
   4. Nenhum outro diagnóstico que se encaixe nas classificações ICOP ou ICDH-3.

O herpes-zóster acomete o gânglio trigeminal em 10-15% dos casos, sendo o acometimento isolado do oftálmico em 80% dos casos (Fig. 17-1). Raramente o paciente pode apresentar dor sem aparecimento de lesões na pele, o que é chamado de herpes-zóster *sine herpete*. Nesses casos, o diagnóstico é realizado pela detecção do DNA do VZV no LCR.

O zóster de face apresenta-se com dor em queimação, choques, facada, formigamento e normalmente é acompanhado de alodinia. O zóster oftálmico pode estar acompanhado de paralisia do terceiro, quarto e sexto nervos cranianos.[3]

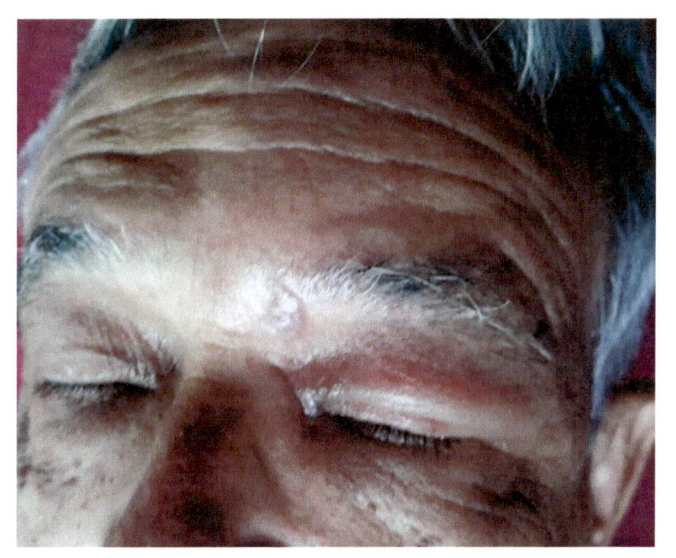

Fig. 17-1. Herpes-zóster acometendo V1 à esquerda.

Neuralgia Pós-Herpética Trigeminal

Dor unilateral na distribuição de um ou mais ramos do trigêmeo com pelo menos 3 meses de duração. As alterações sensoriais podem ser variáveis.

Critérios diagnósticos:

A) Dor unilateral na região de um ou mais ramos do nervo trigêmeo com mais de três meses de duração, persistente ou recorrente, preenchendo os critérios descritos em C;
B) A dor é distribuída nas mesmas áreas do ramo ou ramos do trigêmeo acometidas pelo vírus;
C) O desenvolvimento da dor tem relação temporal com a infecção aguda pelo vírus varicela-zóster;
D) Nenhum outro diagnóstico que se encaixe nas classificações ICOP ou ICDH-3.

A dor normalmente aparece quando ainda há vesículas na fase aguda da doença e permanece com a sua evolução, podendo aparecer cicatrizes claras, violáceas ou crostas. A neuralgia pós-herpética é mais comum em idosos acima de 65 anos. Os pacientes normalmente mostram déficit sensorial e alodinia na área envolvida.

Dor Neuropática Trigeminal Pós-Traumática

Anteriormente era chamada de anestesia dolorosa ou neuropatia trigeminal pós-traumática dolorosa. A dor pós-traumática do trigêmeo pode-se apresentar de forma unilateral, bilateral ou apenas oral, seguida e causada por dano do nervo trigêmeo, com outros sintomas e sinais clínicos de disfunção do trigêmeo. A dor pode ser persistente ou recorrente por mais de três meses.

Critérios diagnósticos:

A) A dor é neuroanatomicamente correspondente à área de inervação de um ou mais ramos do nervo trigêmeo, persistente ou recorrente por mais de três meses, preenchendo os critérios C e D;
B) Ambos os critérios abaixo:
   1. História de lesão térmica, mecânica, por radiação ou química de ramos do nervo trigêmeo;

2. Teste diagnóstico confirmatório da lesão periférica do nervo trigêmeo que expliquem a dor.
C) Início dentro de 6 meses após a lesão;
D) Associada a sinais e sintomas sensoriais na mesma distribuição do nervo acometido;
E) Nenhum outro diagnóstico que se encaixe nas classificações ICOP ou ICDH-3.

Os testes diagnósticos utilizados para evidência de lesão do nervo podem ser radiológicos, cirúrgicos ou estudos de condução do nervo, entre outros. As lesões podem ser leves a moderadas, podem acontecer após procedimentos invasivos, extração dentária, implantes dentários, etc. A lesão pós-ganglionar por radiação pode acontecer após 3 meses da área irradiada. Os sintomas podem ser negativos ou positivos (como hipoalgesia ou hiperalgesia).

Alguns pacientes submetidos a cirurgias ablativas do trigêmeo podem evoluir com dor neuropática do trigêmeo pós-trauma que pode coexistir com a neuralgia do trigêmeo clássica. Nessa categoria, podem ser citadas as cirurgias oncológicas com manipulação e ressecção tumoral ao redor dos ramos do trigêmeo, podendo deixar sequelas em um ou mais ramos.[3,19]

Dor Neuropática Trigeminal Atribuída a Outras Desordens (Doenças)

Dor oral ou facial que corresponde a distribuição de um ou mais nervos, podendo ser uni ou bilateral, causada por uma condição de base, persistindo ou recorrendo por mais de 3 meses, acompanhada por outros sinais ou sintomas clínicos de disfunção do nervo. A dor neuropática trigeminal pode ser causada por tumores, lesões de esclerose múltipla e também doenças sistêmicas.

Dor Neuropática Trigeminal Idiopática

Dor facial de distribuição bilateral ou unilateral de um ou mais ramos do trigêmeo indicativa de dano neuronal, persistente ou recorrente por mais de 3 meses, sem causa aparente ou etiologia desconhecida.

Essa descrição foi baseada na classificação da ICOP para auxiliar no diagnóstico, permitindo guiar melhor o tratamento e a investigação com exames de imagem ou de condução do nervo. Para o otorrinolaringologista, além do diagnóstico diferencial, é interessante o conhecimento da inervação da área, da preservação dos nervos em cirurgias e das medidas que podem ser tomadas para minimizar a dor nessa região.

Tratamento Farmacológico das Neuralgias do Trigêmeo

Ataques únicos de neuralgia do trigêmeo são geralmente muito curtos para ser tratados por intervenção médica. As exacerbações agudas da neuralgia do trigêmeo são caracterizadas por uma frequência de ataque muito alta e, muitas vezes, podem levar à desidratação e anorexia, pois a ingestão de líquidos e alimentos pode desencadear a dor. De acordo com a literatura, os opioides não são eficazes em doses seguras e devem ser evitados. As injeções de lidocaína em áreas-gatilho podem fornecer algum alívio em curto prazo.[12,13]

Os antiepilépticos carbamazepina e oxcarbazepina são os medicamentos de primeira escolha para o tratamento de longo prazo da neuralgia do trigêmeo, mas o tratamento costuma ser dificultado por efeitos colaterais. Portanto, se um medicamento não é suficientemente eficaz, o outro deve ser experimentado. No entanto, se o primeiro medicamento causar uma reação alérgica, deve-se tomar cuidado em consequência de possível reação cruzada. Os medicamentos devem ser titulados lentamente até a dose mais alta necessária para controlar a dor com monitoramento contínuo dos efeitos colaterais. Os pacientes devem ser encorajados a alterar a dosagem dependendo da intensidade da dor e dos efeitos colaterais, conforme ocorrem períodos de remissão parcial ou completa. Se a carbamazepina e a oxcarbazepina forem ineficazes ou mal toleradas, lamotrigina, gabapentina, toxina botulínica tipo A, pregabalina, baclofeno ou fenitoína podem ser usados como complemento ou monoterapia. Outras opções secundárias, como anestésicos locais, bloqueios do nervo occipital maior e topiramato são usadas por alguns especialistas, mas as evidências são escassas e ensaios clínicos randomizados são necessários (Quadro 17-1).[12]

Quadro 17-1. Tratamento farmacológico das neuralgias faciais

Droga	Dose inicial	Intervalo de dose	Titulação	Desmame	Comentários	Efeitos colaterais
Carbamazepina	200-400 mg	200-1.800 mg; 2-4×/d	200 mg a cada 3 dias	100 mg a cada 7-14 dias	Laboratório e ECG são mandatórios. Diminui concentração plasmática de anticoncepcional oral e warfarin	Perda óssea, hiponatremia (refazer laboratório mensalmente), fadiga, tonteira, ataxia, náusea, leucopenia. Contraindicada quando houver BAV no ECG
Oxcarbazepina	300-600 mg	300-2.700 mg; 2-4×/d	300 mg a cada 3 dias	150 mg a cada 7-14 dias	Laboratório e ECG são mandatórios. Diminui concentração plasmática de anticoncepcional oral	Perda óssea, hiponatremia (refazer laboratório mensalmente), tonteira, ataxia, náusea, fadiga, cefaleia, diplopia

Quadro 17-1. *(Cont.)* Tratamento farmacológico das neuralgias faciais

Droga	Dose inicial	Intervalo de dose	Titulação	Desmame	Comentários	Efeitos colaterais
Lamotrigina	25 mg	25-800 mg; 2×/d	25 mg a cada 14 dias, 50 mg a cada 14 dias, depois 50 mg a cada 7 dias, passando para 2×/d	25 mg a cada 7-14 dias	Laboratório e ECG são aconselháveis. Titular lentamente para não fazer *rash*. Evitar em pacientes com insuficiência renal grave. Reação alérgica cruzada com carbamazepina e oxcarbazepina	Perda óssea, tonteira, cefaleia, fadiga, ataxia, náuseas, mesmo com titulação lenta
Gabapentina	300 mg	300-3.600 mg; 3×/d	300 mg a cada 3 dias	300 mg a cada 7-14 dias	Laboratório e ECG são aconselháveis. Diminuir a dose em idosos e na insuficiência renal. Antiácidos devem ser tomados com intervalo de 2 horas	Febre, tonteira, fadiga, ataxia, distúrbios de concentração
Pregabalina	150 mg	150-600 mg; 2×/d	150 mg a cada 7 dias	150 mg a cada 7-14 dias	Laboratório e ECG são aconselháveis. Diminuir a dose em idosos e na insuficiência renal. Precaução na insuficiência cardíaca e no uso associado de agentes depressores do SNC e opioides	Cefaleia, sonolência, fadiga, sintomas do TGI
Baclofeno	10 mg	5-100 mg; 3×/d	5 mg a cada 3 dias	10 mg a cada 7-14 dias	Laboratório e ECG são aconselháveis. Pode haver alucinações com a retirada muito rápido. Diminuir a dose na insuficiência renal. Precaução no paciente com doença cerebrovascular, Parkinson, epilepsia, doenças psiquiátricas	Náuseas, sonolência, fadiga, sintomas do TGI
Fenitoína	5 mg/kg	50-500 mg; 2-3×/d	50 mg a cada 7 dias	25 mg a cada 7-14 dias	Laboratório e ECG são mandatórios. Alto risco de osteoporose e deficiência de folato com o uso prolongado. Diminuir a dose na alteração de função renal e hepática. Diminui eficácia oral dos anticoncepcionais orais. Aumenta o metabolismo da carbamazepina	Tonteira, nistagmo, prurido, náuseas. Contraindicado em alguns distúrbios de condução do ritmo cardíaco
Toxina Botulínica	25-100 unidades	25-195 unidades			Pode ser repetida a cada 3 meses. Causa paresia transiente dos músculos da face. Precaução nos pacientes com desordens neuromusculares	Assimetria transitória de face, edema e hematoma

NEURALGIA DO GLOSSOFARÍNGEO

Introdução

Descrita inicialmente por Weisenburg, em 1910,[20] em um paciente de 35 anos com tumor do ângulo pontocerebelar, a neuralgia glossofaríngea (NGF) é uma síndrome rara de dor facial com incidência estimada em 0,2-0,7/100.000 indivíduos/ano.[21,22,23] É caracterizada por episódios paroxísticos graves de dor lancinante tipo choque elétrico percebida no canal auditivo externo, na base ipsilateral da língua, amígdalas e na área do ângulo da mandíbula. A dor usualmente se inicia na região da garganta, irradiando-se para o ouvido. Pode ser desencadeada ao falar, mastigar, engolir ou tossir. Pode vir acompanhada por síncope, hipotensão, bradicardia ou assistolia, por envolvimento concomitante do nervo vago, sendo chamada de neuralgia vagoglossofaríngea.[23] A NGF representa 0,2-1,3% dos diagnósticos de síndromes de dor facial, porém pode ser facilmente confundida com neuralgia trigeminal (NT).[23]

A maioria dos pacientes com NGF não apresenta etiologia aparente ou qualquer outro déficit neurológico, caracterizando a síndrome como idiopática. Um pequeno grupo manifesta a síndrome secundária à lesão estrutural na área que afeta a distribuição do IX e X nervos.[21]

Anatomia do Nervo Glossofaríngeo

A anatomia detalhada do nervo glossofaríngeo (IX) ajuda a entender melhor os sintomas da NGF e seus fatores desencadeantes.[23] A seguir, temos um resumo do trajeto do nervo glossofaríngeo com seus ramos sensitivos e motores.

O nervo glossofaríngeo tem origem na medula abaixo do nervo facial (VII), na junção pontomedular, entre o bulbo inferior e o pedúnculo cerebelar inferior. O nervo deixa o crânio através do forame jugular. Ele é responsável por inúmeras funções, tais como: sensibilidade somática e visceral, inervação motora e ação parassimpática.

O nervo glossofaríngeo fornece sensibilidade somática de toque, dor e temperatura do terço posterior da língua, faringe, ouvido médio, e na área próxima ao meato acústico externo. Ele também fornece inervação motora para o músculo estilofaríngeo, responsável pela elevação da faringe durante a fala e o ato de engolir, além de contribuir para o reflexo de vômito.

As fibras pré-ganglionicas surgem do núcleo salivatório inferior na ponte, deixando o nervo glossofaríngeo via nervo timpânico, juntando-se ao nervo petroso menor para fazer sinapse no gânglio ótico e fornecendo inervação parassimpática para a glândula parótida.

O nervo glossofaríngeo tem função sensitiva visceral por meio de aferência por barorreceptores e quimiorreceptores carotídeos.

Definição pela Classificação da Associação Internacional de Cefaleia (ICHD – 3)

A NGF é descrita pela Sociedade Internacional de Cefaleia (IHS) como uma dor transitória em facada, percebida na orelha ou ouvido, base da língua, fossa amigdaliana ou no ângulo da mandíbula.[24] A dor pode acometer a distribuição dos ramos auriculares e faríngeos do nervo vago, ou do nervo glossofaríngeo.[23] A IHS divide a NGF em dois tipos: clássica e sintomática. No tipo clássico, a dor é intermitente e sem nenhuma causa aparente ou déficit neurológico. No tipo sintomático, a dor pode ser mais persistente e pode haver déficit sensitivo na distribuição dos nervos afetados.

O Quadro 17-2 descreve os critérios para diagnóstico.[24]

Etiologia

A grande maioria dos casos de NGF é idiopática. O exame físico do paciente pode mostrar apenas *trigger points* ou pontos-gatilho que podem deflagrar a crise de dor quando estimulados, e os exames radiológicos podem não apresentar qualquer anormalidade.[23] Os casos idiopáticos são possivelmente causados por desmielinização grave ou degeneração axônica das fibras dos nervos IX e X.

A NGF secundária pode ser causada por compressão direta do nervo por estruturas vasculares ou tumores intracranianos, tais como tumores do ângulo pontocerebelar, carcinomas laríngeos e nasofaríngeos, tumores de base de crânio, de orofaringe ou de língua. Já foram descritos casos de ganglioneuromas do nervo glossofaríngeo.[25] A compressão do nervo pode ser por outras estruturas, como o ligamento estilo-hióideo calcificado, processo estiloide alongado (síndrome de Eagle), abscesso parafaríngeo, trauma, extração dentária e processos inflamatórios em geral, incluindo síndrome de Sjogren.[20,26,27]

A síndrome de Eagle foi descrita inicialmente em 1949 por W. W. Eagle. Trata-se de uma ossificação anormal do processo estiloide, levando a um aumento de tamanho e calcificação anormal do ligamento estilo-hioide. Está presente mais frequentemente em pacientes entre a quarta e a sexta década de vida.[28]

A maioria dos casos secundários são em decorrência de uma compressão vascular do nervo que pode acontecer desde sua saída na medula até o forame jugular.[29]

Tratamento Conservador

O tratamento farmacológico da NGF inclui os analgésicos comuns, anticonvulsivantes, corticoides e antidepressivos, que podem ser utilizados isoladamente ou em combinação.[21] Carbamazepina é a droga de primeira linha. Entre os outros anticonvulsivantes, podem ser utilizados fenitoína, lamotrigina, oxcarbazepina, gabapentina e pregabalina. Quando existe comprometimento cardiovascular importante, deve ser administrada atropina para prevenir complicações cardíacas.

NEURALGIA DO NERVO INTERMÉDIO

A neuralgia do nervo intermédio, ou neuralgia geniculada, corresponde a uma manifestação clínica de paroxismos súbitos de otalgia excruciante que geralmente dura de alguns segundos a alguns minutos, envolvendo o nervo intermédio (nervo intermédio de Wrisberg).

O nervo intermédio possui três tipos de fibras: aferentes sensitivo-somáticas da superfície do ouvido, membrana timpânica, área da pele retroauricular e regiões da faringe; aferentes viscerais (paladar) dos ⅔ anteriores da língua, assoalho da boca e palato; eferentes viscerais (parassimpáticas) para as glândulas lacrimal, sublingual, submandibular e nasopalatinas.[30] A inervação sensitiva do canal auditivo é complementada pelos nervos trigêmeo, glossofaríngeo e vago. A dor frequentemente é desencadeada por estímulo sensitivo ou mecânico na parede posterior do conduto auditivo. A dor pode estar associada a alterações como lacrimejamento, salivação ou do paladar.

A neuralgia do nervo intermédio ocorre tipicamente em mulheres de meia-idade. Embora a incidência exata seja desconhecida, é considerada muito menos comum do que a neuralgia do trigêmeo.

Não se sabe ao certo o que exatamente causa a neuralgia do nervo intermédio. A grande maioria dos casos é idiopática. No entanto, a hipótese principal considera que a condição é

Quadro 17-2. Critérios diagnósticos para NGF pela IHS[24]

A) Ataques de dor facial paroxística com duração de segundos a 2 minutos preenchendo B e C
B) A dor tem todas as características seguintes:
   1. Unilateral
   2. Distribuição na parte posterior da língua, fossa amigdaliana, faringe, ângulo da mandíbula e/ou no ouvido
   3. Intensa, em facada, em choque
   4. Desencadeada ao engolir, mastigar, tossir e/ou bocejar
C) Ataques de dor têm padrão individual
D) Não há evidência de déficit neurológico (NGF clássica) ou presença de lesão que é responsável pela dor demonstrada por exames ou cirurgia (NGF sintomática)
E) Não atribuído a outro distúrbio

causada pela irritação do nervo intermédio, provavelmente por compressão de um vaso sanguíneo, semelhante à neuralgia do trigêmeo, neuralgia do glossofaríngeo e neuralgia do vago glossofaríngeo. Os vasos mais acometidos no conflito vascular são a artéria cerebelar posterior e inferior (PICA), a artéria cerebelar anterior e inferior (AICA), artéria vertebral ou um de seus ramos.[31] Essa teoria é apoiada pela observação de que muitos pacientes relatam benefícios após a descompressão vascular.

No entanto, dado que há vários outros nervos cranianos com aferentes no ouvido, não está claro se todos os casos são devidos à irritação do nervo intermédio ou realmente devidos à irritação de outros nervos aferentes próximos. De fato, muitos relatos de casos descrevem a descompressão de vários nervos cranianos para obter alívio dos sintomas.

Além disso, existem outras etiologias desta síndrome clínica: esclerose múltipla e lesão em massa no ângulo cerebelopontino ou síndrome de Ramsay Hunt, conhecida como 'neuropatia do nervo intermédio atribuída ao herpes-zóster' no ICHD-3, uma possível síndrome familiar que tem um padrão de herança autossômico dominante ou dominante ligado ao X.

Apresentação Clínica

Os critérios de diagnóstico clínico para neuralgia do nervo intermédio são definidos pela Classificação Internacional de Distúrbios de Cefaleia, 3ª edição (ICHD-3) como:

A) Pelo menos três ataques de dor unilateral;
B) A dor está localizada no canal auditivo, às vezes irradiando para a região parietoccipital;
C) A dor tem pelo menos três das quatro características a seguir:
   1. Recorrente em ataques paroxísticos com duração de alguns segundos a minutos;
   2. Intensidade severa;
   3. Tiro ou esfaqueamento em qualidade;
   4. Precipitada pela estimulação de um gatilho na parede posterior do canal auditivo e/ou região periauricular.
D) Nenhum déficit neurológico clinicamente evidente;
E) Não mais bem explicada por outro diagnóstico ICHD-3.

A ICHD-3 comenta ainda que distúrbios de lacrimejando, salivação e/ou paladar às vezes acompanham a dor da neuralgia do nervo intermédio, e que a dor pode resultar em efeitos psicológicos secundários e prejuízo à qualidade de vida.

Características Radiográficas

O principal papel da imagem é identificar causas potenciais. A TC não é capaz de visualizar o nervo intermédio e pode detectar apenas uma lesão de massa óbvia.

O nervo intermédio só é visível na RM 3 T, especialmente em imagens de seção fina ponderadas em T2. O contraste deve ser administrado para avaliar o realce anormal do nervo ou estruturas circundantes. Além disso, a RM é necessária para avaliar uma alça vascular ectásica compressiva, mais comumente na zona de entrada da raiz do complexo nervo intermediário-nervo vestibulococlear.

Além disso, em um estudo, a ressonância magnética funcional foi usada para demonstrar que a estimulação do nervo facial em um paciente com neuralgia do nervo intermediário reproduziu os sintomas otológicos e resultou na ativação do tronco cerebral ipsilateral correspondente à distribuição aferente do nervo intermédio.[32] Não está claro se esta técnica tem muito potencial para utilidade clínica de rotina.

Tratamento e Prognóstico

O tratamento farmacológico assemelha-se ao tratamento da neuralgia do trigêmeo, sendo a carbamazepina a droga de primeira linha.[33] Outras opções são a lamotrigina, gabapentina e antidepressivos tricíclicos.

Quando o tratamento farmacológico falha, os procedimentos intervencionistas podem ser úteis. O bloqueio-teste do nervo intermédio pode ser realizado de maneira percutânea, guiado por ultrassonografia, radioscopia ou tomografia computadorizada.

Quando o bloqueio é positivo, ou seja, o paciente tem melhora da dor, porém por tempo limitado, pode-se realizar a termocoagulação por radiofrequência, com expectativa de um tempo mais longo de melhora da dor. Existem vários relatos de casos e estudos de intervenção neurocirúrgica (descompressão microvascular ou excisão do nervo intermédio). Em várias séries de casos, resultados "excelentes" foram relatados após a intervenção neurocirúrgica ipsilateral correspondente à distribuição aferente do nervo intermédio.

DESORDENS TEMPOROMANDIBULARES E DOR MIOFASCIAL

Desordem Temporomandibular

A desordem temporomandibular (DTM) é um tipo de dor crônica presente na região orofacial que acomete mais de 5% da população adulta.[34] É uma das três principais condições de dor crônica mais comuns, junto com dores de cabeça e nas costas.[35]

A DTM tem fisiopatologia complexa e pode estar associada a uma variedade de outras condições de dor crônica, como a fibromialgia, a síndrome do intestino irritável e a cefaleia. Ela pode ser de origem muscular, articular ou neuropática.

A DTM tem um impacto negativo na qualidade de vida dos pacientes e está associada a uma alta taxa de utilização de serviços de saúde. É importante que os profissionais que recebem estes pacientes, sejam capazes de diagnosticar e fornecer o tratamento adequado de acordo com a prática baseada em evidências e identificar quando encaminhar os pacientes para cuidados especializados.[36]

A presença de fatores de risco, como, por exemplo, ansiedade, depressão, dificuldade de lidar com a dor e condições de dor crônica em outras partes do corpo, pode ajudar a identificar quais pacientes necessitarão de encaminhamento para tratamento multidisciplinar.[37]

A DTM deve ser tratada de forma integral, incorporando a educação do paciente e o incentivo ao autocuidado. As formas de tratamento da DTM devem incluir a fisioterapia, a psicologia clínica, a farmacoterapia, o uso de dispositivos intraorais e a avaliação minuciosa dos pilares que determinam a estabilidade do sistema estomatognático.

A associação entre características da oclusão dentária e as DTMs não está estabelecida. Apenas discrepâncias importantes entre a posição de relação cêntrica e a máxima intercuspidação dental foram associadas à DTM.[38]

Além disso, padrões complexos de referência da dor para estruturas adjacentes são muito comuns na região orofacial. O resultado é a necessidade do manejo da dor orofacial e da DTM por diversas especialidades, como a odontologia, a fisioterapia, a otorrinolaringologia, a oftalmologia, a neurologia, a neurocirurgia, a psiquiatria e a psicologia, a fim de se obter o diagnóstico e tratamento adequados para o paciente.

Dor Miofascial

A dor miofascial é um tipo de dor muscular e uma das entidades encontradas no diagnóstico das DTMs. Com ou sem limitação da abertura da boca, é o diagnóstico mais comum nas DTMs.[39] Também se relaciona com a cefaleia tensional e com a fibromialgia. Para se entender a dor miofascial, é importante ter conhecimento da sua principal característica que é a presença de dor referida e pontos-gatilho. Para isso, é necessário conhecer os mecanismos neurais que explicam esse padrão de dor, como a convergência e a sensibilização central.

Características Clínicas

A função especializada dos músculos mastigatórios, a presença de articulações bilaterais com dentes em oclusão e seus importantes papéis na mastigação produzem características clínicas específicas nas DTMs. Além disso, a íntima relação anatômica com várias estruturas produz um padrão complexo de dor referida. Como já dito, a característica principal da dor miofascial é a existência de pontos-gatilho ou *trigger points*. Estes são caracterizados por uma banda rígida ou um nódulo no músculo. A origem da dor são os pontos-gatilho, e a pressão sobre eles, em pacientes com dor miofascial, resulta em dor intensa em lugares que seguem padrões característicos de referência da dor dos músculos afetados. O músculo ao redor do ponto-gatilho é geralmente endurecido e pode-se apresentar como nódulos ou como uma banda rígida. Dados sugerem que os pontos-gatilho são encontrados em áreas de junção neuromuscular na placa motora e que estas são tonicamente ativadas, resultando numa contração localizada, que, junto com outras placas motoras adjacentes ativas, contribuem para a formação dessa banda rígida ou nódulo. A contração contínua dessa área resulta numa hipóxia localizada e no acúmulo de mediadores pró-inflamatórios, e este é considerado o fator primário no início da dor muscular, sendo provavelmente decorrente de mudanças no controle nervoso simpático.

Os pontos-gatilho estão associados à uma resposta *twitch* característica quando são estimulados, além de provocar dor referida e alguns sintomas autonômicos. Estes pontos podem ser ativos, e induzir os sinais clínicos da dor, ou latentes, ao induzir dor quando são palpados. Essa condição latente pode sugerir que o músculo está com uma sobrecarga e pode ativar um ponto-gatilho.

Os músculos mastigatórios têm diferentes funções na mecânica do sistema estomatognático. No fechamento da boca, temos o masseter, o temporal e o pterigóideo medial em ação. O pterigóideo lateral está envolvido com movimento de abertura e protrusão da mandíbula e também com a estabilização do disco articular e o côndilo, enquanto o músculo digástrico relaciona-se com a abertura da boca. Outros músculos pericranianos e cervicais também estão envolvidos no suporte e estabilidade mandibular durante a mastigação, a fala e a deglutição.

A dor à palpação, geralmente presente nos músculos mastigatórios e ipsilaterais, é um fator característico dos pacientes com dor miofascial. O masseter é o músculo mais afetado (mais de 60%), o pterigóideo medial e o temporal afetam aproximadamente 40 a 50% dos casos, geralmente de forma unilateral. O esternocleidomastóideo, o trapézio e o suboccipital acometem 30 a 45% dos pacientes e comumente se manifestam de forma bilateral com os pontos-gatilho e as áreas doloridas no próprio músculo, no tendão ou na fáscia. A dor miofascial é predominante nos músculos relacionados com o fechamento da boca e caracteriza-se por uma dor regional unilateral. Os pacientes relatam a dor normalmente em áreas ao redor do ouvido, no ângulo e corpo da mandíbula e na região temporal. Padrões de dor referida incluem áreas intraorais, auriculotemporais, supraorbitais e maxilares, dependendo dos músculos envolvidos e da intensidade da dor.

Embora a dor miofascial seja uma síndrome de dor tipicamente unilateral, ela também pode ocorrer bilateralmente, em particular quando associada a desordens de dores generalizadas, como na fibromialgia.

A referência da dor para os dentes pode estar mais evidente e pode causar um erro no diagnóstico como se fosse uma patologia dental. A dor referida de pontos-gatilho na parte mais profunda dos músculos pode reportar a dor para áreas que incluem a articulação temporomandibular e o ouvido podendo causar erro de diagnóstico, sendo confundida com problemas no ouvido ou na articulação temporomandibular (ATM).

Um histórico de dor detalhado deve ser anotado incluindo questões específicas relacionadas com disfunção mastigatória com dor na função, limitação de movimentos e barulhos articulares. A localização da dor deve ser mostrada por meio de desenhos que delimitam a área afetada e o padrão da dor referida.

Um registro da abertura de boca deve ser anotado em milímetros e qualquer desvio deve ser pontuado. O relato e a qualidade da dor devem ser descritos, e é essencial nos pacientes com dor muscular. A palpação deve ser realizada nos músculos mastigatórios, pericranianos, cervicais e na ATM, assim se pode localizar as áreas doloridas e os pontos-gatilho. A reação do paciente resultante destes procedimentos também deve ser anotada. Esses exames na dor miofascial são cruciais para o diagnóstico. Como já dito, os pontos-gatilho no músculo referem a dor para um local distinto da área dolorida do músculo o qual acaba refletindo numa sensibilidade generalizada no músculo afetado. O diagnóstico da dor miofascial é fundamentado na história clínica e no exame físico do paciente.

A qualidade da dor é maçante, pesada, sensível ou dolorida e raramente latejante. Descritores afetivos da dor, como dor cansativa e dor perturbadora, são frequentemente relatados na dor miofascial.

Há também uma forte relação entre a ocorrência de zumbido, DTM e dor miofascial. Os achados nos mostram a importância de explorar os sinais de DTM em pacientes com zumbido, bem como zumbido naqueles que se queixam de disfunção temporomandibular.[40]

Pode haver desvio da mandíbula na abertura e sensação de ouvido tampado, tontura e dor no pescoço. A tontura tem sido associada à dor no músculo esternocleidomastóideo e à sensação de tamponamento do ouvido, com espasmo do músculo pterigóideo medial. Alguns pacientes que relatam zumbido apresentam vários músculos doloridos. O zumbido também melhora com o tratamento da dor miofascial junto com outros sinais e sintomas da DTM. O exame clínico geralmente pode revelar uma limitação de abertura bucal com menos de 40 mm de distância interincisal que também pode estar associada a uma patologia da articulação temporomandibular, o que pode ser clinicamente difícil de diagnosticar.

Alguns pacientes experimentam a dor mais intensa pela manhã ou no final da tarde, outros não têm um padrão fixo e raramente a dor faz com que o paciente acorde durante o sono. Dias sem dor podem ser relatados e, num dia, a média da duração da dor pode ser de aproximadamente 5 horas. A dor miofascial é tipicamente caracterizada pela cronicidade com início relatado meses até anos previamente. O padrão de dor varia consideravelmente entre os pacientes. A dor pode ser agravada durante a função muscular e ter picos que ocorrem espontaneamente. Na realidade, dor na função pode ser a queixa principal do paciente.

A dor miofascial precisa ser diferenciada de outras condições que afetam os músculos mastigatórios. A miosite, por exemplo, é condição secundária a uma infecção ou trauma. Os músculos afetados geralmente apresentam edema, vermelhidão e podem estar associados a infecções dentárias ou periodontais. Há uma relação de causa e efeito que pode estar acompanhada por limitação da abertura bucal. A miosite pode preceder ou estar associada a uma contração dolorosa ou mioespasmo de um ou mais músculos, e o seu aparecimento é agudo. O tratamento envolve a erradicação efetiva da causa inicial e a prescrição de analgésicos está relacionada com a intensidade da dor. Fisioterapia ativa ajuda no restabelecimento da abertura normal da boca. A dor muscular aguda instala-se de 24 a 48 horas após a sobrecarga muscular e é semelhante a dor muscular resultante de exercício físico exagerado. O tratamento deve ter como objetivo diminuir a sintomatologia e restabelecer a função com analgésicos e fisioterapia. O clínico deve estar alerta para contribuição de comorbidades sistêmicas, como hipotireoidismo, uso de estatinas, doenças do tecido conjuntivo, além de síndromes que podem causar a mialgia difusa que também devem ser investigadas.

Bandeira Vermelha ou Sinal de Alerta

Os diagnósticos diferenciais de DTM e dor miofascial incluem uma série de condições graves que os médicos devem ter em mente ao avaliar um paciente com suspeita de DTM. Os médicos devem estar cientes que certos sinais e sintomas de **bandeira vermelha** podem imitar as DTMs e, nestes casos, devem ser encaminhados com urgência para os serviços especializados.

Pacientes com mais de 50 anos, apresentando início repentino de DTM com sintomas como cefaleia e distúrbios visuais, devem ser encaminhados para rastreamento de arterite de células gigantes (arterite temporal), uma condição com morbidade potencialmente grave, incluindo cegueira permanente. A taxa de hemossedimentação (VHS) e a proteína C reativa (PCR) podem ser realizadas para esses pacientes, pois, quando ambos os testes estão dentro da normalidade, o paciente pode ser considerado como não tendo arterite de células gigantes. A associação de sintomas sistêmicos, como perda progressiva de peso com sinais ou sintomas neurológicos e dor de cabeça, deve levar ao encaminhamento para o neurologista. Também é importante que o clínico faça a triagem dos sinais e sintomas sugestivos de malignidade e conduza o paciente para um cirurgião craniomaxilofacial. Tal encaminhamento seria indicado também para pacientes com DTM e história prévia de carcinoma de cabeça e pescoço, presença de lesões suspeitas da mucosa oral, como ulceração persistente e eritroplasia, linfadenopatia, trismo profundo ou anormalidades dos nervos cranianos. Além disso, edemas persistentes, geralmente indolores, da ATM devem ser considerados para neoplasia de ATM, como condrossarcoma ou osteocondroma. Da mesma forma, avaliação pelo otorrino deve ser considerada para pacientes que demonstram sangramento nasal repetido, cheiro alterado e dificuldade para engolir.

Fatores Psicológicos, Estresse e Sono

Componentes psicológicos são fatores relevantes para as DTMs e para as atividades parafuncionais como o bruxismo. O alívio do estresse psicológico melhora a fadiga muscular, o espasmo e a dor em pacientes com dor miofascial.

O bruxismo pode ser definido como uma atividade involuntária da musculatura da mandíbula caracterizada por um apertamento ou ranger dos dentes e pode ocorrer com o paciente acordado ou dormindo. Além disso, o bruxismo pode ser um fenômeno primário ou associado a um distúrbio psiquiátrico, neurológico, pós-traumático ou relacionado ao uso de drogas, como antidepressivos, fumo e álcool. Nas crianças, o bruxismo é muito comum e tende a diminuir com a idade, embora não esteja associado aos fatores citados acima. O bruxismo noturno acontece nos estágios do sono 1 e 2 e raramente no sono profundo (estágios 3 e 4), e não é observado durante o sono REM, quando o limiar de despertar é muito alto.

Pacientes com DTM miofascial apresentam mais distúrbios do sono do que indivíduos-controle e uma qualidade de sono inferior, além de dor orofacial transitória pela manhã e bruxismo do sono.[41]

A presença de estresse, secundário à vida normal, foi associada ao aumento na frequência de bruxismo. Uma relação positiva também foi encontrada entre aumento dos níveis de epinefrina urinária e a atividade noturna do músculo masseter relacionando o bruxismo noturno ao estresse. A etiologia do bruxismo parece estar relacionada com mudanças no sistema nervoso autonômico e central e pode estar sendo modulada pelo estresse. O bruxismo pode causar hipertrofia muscular e dano severo aos dentes. É possível que a sobrecarga muscular possa iniciar ou ativar pontos-gatilho em indivíduos susceptíveis. A associação entre bruxismo, dor miofascial e desarmonias oclusais não está evidenciada.

A susceptibilidade do indivíduo desempenha um importante papel na dor miofascial. Alguns pacientes podem estar mais susceptíveis a desenvolver pontos-gatilhos secundários a uma lesão muscular e isto está relacionado com sua genética; outros, influenciados por traços físicos. A modulação da dor e a farmacogenômica podem-se relacionar com traços psicológicos do indivíduo e determinar o estabelecimento e progressão da doença. Além de parâmetros ambientais, tais como a etnia, a cultura e o estresse, as variáveis do paciente, como a disposição para buscar e aderir ao tratamento, também atuam no aparecimento e curso da doença. O gênero também pode interferir e isso pode ser expresso via interação entre hormônios e por vias nociceptivas, assim como questões culturais associadas ao gênero. Todos esses agentes podem contribuir para dor miofascial em um paciente e não contribuir em outro, o que requer uma avaliação minuciosa desses fatores para se entender o estabelecimento da dor miofascial. Ainda não temos condições de quantificar o peso destes fatores no paciente isolado, então temos que focar num plano de tratamento com base no mecanismo e adequar o tratamento individualmente nos casos de dor miofascial.

Abordagens Terapêuticas

Placas Oclusais

Placas oclusais ainda são comumente usadas no tratamento da dor miofascial, apesar da escassez de evidências que apoiam o papel da parafunção e oclusão no desenvolvimento das DTMs.[42]

As placas de estabilização oclusal permanecem como uma opção terapêutica importante, embora pareçam ter se tornado um dispositivo potencialmente terapêutico com especificidade puramente mecânica na qual, segundo alguns autores, ainda é indistinguível de um placebo. As placas podem ser feitas de acrílico rígido ou material macio, e são normalmente usadas à noite. A placa de Michigan, também conhecida como placa de estabilização, é uma placa de acrílico rígido, comumente projetada para o arco superior, que cobre todos os dentes do arco. A placa Michigan é ajustada para dar oclusão de relação cêntrica, eliminando interferências posteriores, fornecendo guia incisal anterior e guia lateral canina. Elas podem ser indicadas para pacientes que apresentam ou estão em risco de traumas dentais ou trauma periodontal.

Os mecanismos exatos dos benefícios derivados da terapia com placa oclusal ainda não estão claros. No entanto, foi demonstrado que as placas rígidas de Michigan podem funcionar centralmente, diminuindo a estimulação sensorial-motora e aumentando o nível de atividade nas redes frontoparietal--occipital e cerebelar.

Outras pesquisas sobre o processamento central da dor, com foco no papel do córtex insular, demonstraram que a melhora da dor com a placa de Michigan é resultante da diminuição da representação insular e do aumento da simetria condilar durante a oclusão. Se a terapia com placas for empregada, os dentistas também devem garantir que os pacientes recebam educação sobre a sua condição e orientação sobre autocuidado, além de exercícios e relaxamento.

Farmacoterapia

Para o tratamento farmacológico da dor miofascial, relaxantes como o diazepam e a ciclobenzaprina são comumente usados. Porém, devem ser utilizados por períodos reduzidos. A associação do carisoprodol ao AINE diclofenaco sódico, ao paracetamol e à cafeína tem um efeito positivo mais rápido no controle da dor muscular.

Os ADTs também foram propostos por alguns autores para tratamento de primeira linha para dor miofascial, particularmente a amitriptilina e a nortriptilina com doses baixas de 10-35 mg por dia. Outros propõem um tratamento de segunda linha com gabapentina e pregabalina para os não respondem ou para aqueles que não toleram os ADTs.

Fisioterapia

Fisioterapia para a dor miofascial é considerada uma estratégia de tratamento desejável, por causa do seu baixo nível de invasividade e da oportunidade de capacitar os pacientes para autogerir sua condição. A lógica por trás da fisioterapia é melhorar a dor muscular e a função articular, por meio do uso de alongamento dos músculos, treinamento postural e relaxamento muscular. Essas técnicas são normalmente utilizadas em conjunto com técnicas de autocuidado e compressas térmicas. Os pacientes podem-se beneficiar da fisioterapia para o tratamento de exacerbações agudas de DTM, no entanto os benefícios de longo prazo para DTM crônica ainda não estão comprovados.

Programas de exercícios físicos podem ser uma abordagem eficaz no tratamento da intensidade da dor, no aumento do limiar de dor à pressão e da amplitude de movimento entre pacientes com dor miofascial.[43]

Laserterapia

Terapia de *laser* de baixa potência (LLLT – *low-level laser therapy*) refere-se a *lasers* da Classe IIIb com menos de 600 mW de potência. Eles não aquecem a pele ou o tecido subjacente, e a profundidade de penetração é determinada pelo comprimento de onda. Esta terapia não é invasiva nem térmica, é segura e bioestimulante. O mecanismo de ação exato é desconhecido, mas existem muitos mecanismos propostos pelos quais a laserterapia exerce seus efeitos positivos no tratamento da dor miofascial.

Um dos mecanismos sugere que ela melhora a microcirculação local, resultando no aumento do suprimento de oxigênio para as células hipóxicas relacionadas com a área do ponto de gatilho. Além disso, parece ter um efeito biológico positivo no tecido mole após lesão de duas formas: melhora a angiogênese por meio do aumento da secreção de fator de crescimento e formação de vasos colaterais na região lesada e modula marcadores inflamatórios bioquímicos produzindo efeitos anti-inflamatórios locais em células e tecidos moles. Há evidências de qualidade moderada de que a laserterapia de baixa potência parece ser eficaz na redução da dor em pacientes com dor miofascial nas DTMs.[44]

Meditação Mindfulness (Atenção Plena)

O interesse por técnicas complementares mente-corpo, para a redução da dor em adultos, surge em razão do importante papel da inibição descendente no processamento central da dor e das limitações dos tratamentos focados puramente no corpo. Dessa forma, o estudo da meditação foi estimulado. Esse tipo de meditação tem raízes nas tradições de meditação asiáticas. Kabat-Zinn conceituou a meditação *mindfulness* ou atenção plena, para um público ocidental, separando-a de suas raízes religiosas, mas mantendo a intenção e o formato da meditação intactos. Assim, ele foi o pioneiro do programa de redução do estresse com base na atenção plena (MBSR) que foi ensinado com sucesso por mais de 25 anos nos EUA e no mundo todo. Por ter sido operacionalizado, foi estudado em vários ensaios clínicos. A meditação *mindfulness* utiliza atividades cotidianas, como sentar e andar, e as transforma em meditação por meio da atenção concentrada e sem julgamentos nas sensações corporais, pensamentos ou emoções. O programa MBSR, em adultos mais velhos, apresenta efeitos positivos sobre a depressão e a ansiedade, ambos conhecidos por influenciar a experiência de dor. A meditação de atenção plena melhorou significativamente a função física autorrelatada e melhorou o enfrentamento da dor, medido por meio de uma maior capacidade de aceitar a dor e do envolvimento em atividades diárias.

Embora o mecanismo da meditação da atenção plena não tenha sido totalmente elucidado, existem vários estudos de neuroimagem que oferecem pistas. A meditação *mindfulness*, portanto, oferece uma terapia complementar para a dor que é particularmente útil em adultos com potenciais efeitos centrais positivos e efeitos mensuráveis na função e no enfrentamento.[45]

A meditação também foi estudada na dor miofascial. Dor crônica, raiva, ansiedade, estresse e depressão têm um impacto significativo em certas áreas do cérebro e também nas fibras musculares em um nível subcelular, levando à sua progressão. Podemos esperar melhora clínica com a meditação, pois ela reduz o estresse e a morbidade psicológica, que podem ser osgatilhos na origem da dor. A carga simpática é comum a indivíduos com essa condição, e a meditação reduz o tônus simpático, estabilizando a função autonômica. Em virtude do efeito no membro simpático, o relaxamento muscular ocorre como um subproduto da meditação. O cérebro desempenha um papel fundamental na geração e modulação da dor miofascial. Ela é uma síndrome de sensibilização central e é razoável considerar a meditação como uma intervenção paliativa. Estudos de neuroimagem funcional revelaram que uma rede de regiões cerebrais no sistema límbico, ínsula, PFC e tálamo está envolvida no processamento da informação da dor em geral e, especialmente, da informação nociceptiva miofascial. A meditação aumenta a atividade nas mesmas regiões do cérebro que participam da dor miofascial. A meditação reduz a experiência de dor (sofrimento) ao desacoplar a dimensão sensorial (sensação de dor) da resposta de alarme intrínseca (reação emocional à dor). O cérebro é altamente plástico e responde prontamente às mudanças no grau de atenção plena.[46]

Meditação Bajuanjin também se mostrou uma intervenção eficaz para aliviar a dor musculoesquelética e melhorar a qualidade do sono entre indivíduos com doenças crônicas.[47]

Considerações Finais

A dor miofascial é comum na prática clínica musculoesquelética, seja como um distúrbio doloroso primário ou secundário. Além de causar dor muscular local e função limitante, pode estar associada a disfunção simpática, estressores emocionais, desalinhamento postural e distúrbios do sono. É extremamente importante ter uma abordagem multidisciplinar para o tratamento. A educação do paciente e o envolvimento em treinamento e exercícios ativos são necessários para o restabelecimento funcional. Farmacoterapia, fisioterapia, laserterapia, *mindfulness* e terapia de agulhamento podem ser adicionadas para tratar as queixas primárias e os sintomas de comorbidade. Mesmo com uma variedade de ferramentas disponíveis para tratamento, a dor miofascial continua ser uma das condições de dor musculoesquelética mais desafiadoras.

Em suma, a região craniofacial é o local de algumas das condições de dor aguda e crônica mais comuns, frequentemente associadas a um significado psicológico e emocional especial, fazendo com que o manejo dessas condições possa ser muito difícil. Por isso, a necessidade de comunicação e interação entre os diferentes profissionais que atuam na região craniofacial.

CEFALEIAS
Introdução

O tema cefaleias é tão vasto quanto comum no dia a dia médico. Neste caso, devemos apresentar as cefaleias primárias em um contexto de dor orofacial.

Segundo um estudo de revisão de prevalência sobre a carga global da cefaleia, encontrou-se na população adulta uma média de 46% de cefaleia geral, 11% de migrânea, 42% de cefaleia do tipo tensão (CTT) e 3% de cefaleia crônica diária (CCD).[48] Em relação aos países e continentes, Ásia, Austrália, Europa e Estados Unidos apresentaram uma prevalência próxima aos 50%, que foi marcadamente inferior (20%) na África. Nas Américas do Sul e Central, a prevalência global foi de 40%.[48]

Ziegeler e May, em 2019, publicaram um estudo de prevalência da apresentação de dor facial em indivíduos com cefaleia entre quase 3.000 pacientes atendidos no centro universitário terciário de cefaleias (University Medical Center Hamburg-Eppendor). O resultado encontrado referente à queixa de dor facial em pacientes com cefaleias primárias foi: em Migrânea – 2,3% (44 de 1.935); em Cefaleia em Salvas – 14,8% (42 de 283); em Hemicrania Paroxística – 21,4% (9 de 20); em Hemicrania Contínua – 21,4% (9 de 42); 20% de SUNCT (*Short-lasting Unilateral Neuralgiform headaches attacks with Conjunctival injection and Tearing* – Crise de cefaleia neuralgiforme unilateral breve com hiperemia conjuntival e lacrimejamento) e de SUNA (*Short-lasting Unilateral Neuralgiform headaches attacks with cranial Autonomic symptoms*).[49] Isso posto, salientamos a necessidade do conhecimento destas cefaleias primárias pelo profissional que cuidará de dor orofacial.

Seguiremos a Classificação Internacional das Cefaleias 3, versão em português (ICHD-3).[50] Será observado que, nos critérios a serem usados para o diagnóstico, haverá, para quase todas as cefaleias, o item: não melhor explicada por outro diagnóstico da ICHD-3. Considerar outro diagnóstico possível (o diagnóstico diferencial) é uma parte rotineira do processo do diagnóstico clínico. Para a maioria dos propósitos, os pacientes recebem um diagnóstico de acordo com os fenótipos de cefaleia que apresentam no momento ou que tenham apresentado no último ano.[49]

Cefaleia primária, secundária ou ambas? Quando uma cefaleia nova ocorre pela primeira vez em estreita relação temporal com outro transtorno que é reconhecido como uma causa de cefaleia, ou preenche outros critérios de ocorrência como consequência de tal transtorno, a nova cefaleia é codificada como uma cefaleia secundária, atribuída ao transtorno causal. Isso permanece verdadeiro mesmo quando a cefaleia tem características de uma cefaleia primária (migrânea, cefaleia do tipo tensão, cefaleia em salvas ou uma das outras cefaleias trigêmino-autonômicas).[50]

Neste capítulo, abordaremos como diagnosticar migrânea com ou sem aura, cefaleia tipo tensão (CTT) e cefaleias trigêmino-autonômicas, a saber: cefaleia em salvas (CS), hemicrania paroxística (HP), crise de cefaleia neuralgiforme unilateral breve com hiperemia conjuntival e lacrimejamento (SUNCT) e crises de cefaleia neuralgiforme unilateral com sintomas autonômicos cranianos (SUNA).

Migrânea

A migrânea é uma cefaleia primária comum e com grande impacto na qualidade de vida do paciente. Figura no *ranking* do Global Burden of Disease Survey como a terceira maior causa de incapacidade no mundo, tanto em homens quanto em mulheres abaixo de 50 anos,[50] com maior prevalência no sexo feminino.[48] A combinação de alta prevalência, dor severa e sintomas neurológicos debilitantes faz com que o impacto social da migrânea esteja além das demais cefaleias primárias.[51]

Na ICHD-3, esta cefaleia é dividida em dois grandes grupos, a saber: migrânea sem aura (mais prevalente) e migrânea com aura.

Migrânea sem aura é uma síndrome clínica caracterizada por cefaleia com características específicas e seus sintomas associados; migrânea com aura é primariamente caracterizada pelos sintomas neurológicos focais transitórios que habitualmente precedem ou, às vezes, acompanham a cefaleia.[50]

Alguns pacientes apresentam sintomas antes da aura, chamados sintomas prodrômicos, que podem começar horas ou um a dois dias antes dos outros sintomas de uma crise de migrânea sem aura. Eles incluem várias combinações de fadiga, dificuldade de concentração, rigidez cervical, sensibilidade à luz e/ou ao som, náusea, visão borrada, bocejos e palidez. Os sintomas "posdrômicos", mais comumente cansaço, dificuldade para se concentrar e rigidez cervical, podem seguir a resolução da cefaleia, persistindo por até 48 horas; esses sintomas são menos estudados. A migrânea sem aura, a mais comum, é uma cefaleia tipicamente unilateral, sem preferência por lado, embora alguns pacientes a reportem como bilateral. Migrânea ocorrendo persistentemente do mesmo lado tem sido observada em até metade dos pacientes.[51] A dor é de caráter pulsante, de intensidade moderada a forte, incapacitante, que piora com atividades de vida diária, muitas vezes, levando o paciente ao leito. Acompanha-se de náuseas e eventualmente vômitos que, quando ocorrem, geralmente promovem alívio na dor. Também vem acompanhada de fotofobia e de fonofobia concomitantemente (Quadro 17-3). A dor pode durar de 4 a 72 horas, muitas vezes, recorrendo nesse período mesmo após uso de medicação analgésica. Um subgrupo de pacientes típicos apresenta dor localizada na face, que é chamada na literatura de "migrânea facial"; não há evidências de que estes indivíduos formem um subgrupo separado de pacientes com migrânea.[50]

As auras são crises recorrentes, com duração de minutos, de sintomas completamente reversíveis unilaterais visuais, sensoriais ou outros sintomas oriundos do sistema nervoso central, que geralmente se desenvolvem gradualmente e são habitualmente seguidos por cefaleia e sintomas migranosos associados (Quadro 17-4).

A aura visual é o tipo mais comum de aura, ocorrendo em mais de 90% dos pacientes com migrânea com aura, ao menos em algumas crises. Ela frequentemente se apresenta como um espectro em fortificação: uma figura de zigue-zague próxima ao ponto de fixação que pode gradualmente espalhar-se para a direita ou a esquerda e assumir uma forma lateralmente convexa com uma borda cintilante angulada, deixando um escotoma absoluto ou de graus variáveis em seu rastro. A seguir, em frequência, estão os distúrbios sensoriais na forma de parestesias, que se movem lentamente a partir do ponto de origem, afetando uma parte maior ou menor de um lado do corpo, da face e/ou da língua. Sensação de dormência pode ocorrer no seu rastro, porém a dormência também pode ser o único sintoma. Menos frequentes são os distúrbios da fala, habitualmente afásicos, mas frequentemente difíceis de classificar.[50]

Quadro 17-3. Migrânea sem aura 1.1[50]

A) Pelo menos 5 crises preenchendo os critérios B a D
B) Cefaleia durando de 4 a 72 horas (sem tratamento ou com tratamento ineficaz)
C) A cefaleia possui ao menos duas das seguintes características:
  1. Localização unilateral
  2. Caráter pulsátil
  3. Intensidade da dor moderada ou forte
  4. Exacerbada por movimentos ou levando o indivíduo a evitar atividades físicas rotineiras (por exemplo: caminhar ou subir escadas)
D) Durante a cefaleia, pelo menos um dos seguintes:
  1. Náusea e/ou vômitos
  2. Fotofobia e fonofobia
E) Não mais bem explicada por outro diagnóstico da ICHD-3

Quadro 17-4. Migrânea com aura 1.2[50]

A) Pelo menos 2 crises preenchendo os critérios de B e C
B) Um ou mais dos seguintes sintomas de aura totalmente reversíveis:
  1. Visual
  2. Sensorial
  3. Fala e/ou linguagem
  4. Motor
  5. Tronco cerebral
  6. Retiniano
C) Pelo menos três das seis seguintes características:
  1. Ao menos um sintoma de aura alastra-se gradualmente por ≥ 5 minutos
  2. Dois ou mais sintomas de aura ocorrem em sucessão
  3. Cada sintoma de aura individual dura 5-60 minutos (1)
  4. Ao menos um sintoma de aura é unilateral (2)
  5. Ao menos um sintoma de aura é positivo (3)
  6. A aura é acompanhada, ou seguida dentro de 60 minutos, por cefaleia
D) Não mais bem explicada por outro diagnóstico da ICHD-3

Notas:
(1) Quando, por exemplo, três sintomas ocorrerem durante a aura, a duração máxima é 3 × 60 minutos. Sintomas motores podem durar até 72 h.
(2) A afasia é sempre considerada um sintoma unilateral, já a disartria pode ou não ser.
(3) Cintilações e sensação de agulhadas (parestesias) são sintomas positivos de aura. (ICHD-3).

Apesar de migrânea ser tão prevalente, ainda é bastante subdiagnosticada. Um dos diagnósticos errados mais feitos em pacientes com migrânea é o de dor de origem sinusal. Em um estudo feito nos Estados Unidos[52] com pacientes que imaginavam ter uma cefaleia de origem sinusal, o principal motivo atribuído seria a localização da dor em topografia sinusal (98%), seguido pelo fato de ter como gatilho as mudanças climáticas (83%), diagnóstico sugerido por um médico (78%) e associação da dor com rinorreia (73%). Esse estudo achou o diagnóstico de migrânea em 52% desses pacientes, provável migrânea em 23% e migrânea crônica em 11%. Essa dificuldade diagnóstica tem origem em alguns aspectos importantes a serem considerados: a topografia da dor é similar nos dois casos; os sintomas de patologias nasossinusais podem apresentar-se como sintomas autonômicos comuns em pacientes com migrânea; esses sintomas, assim como os gatilhos mencionados no estudo, são típicos gatilhos de crises migranosas. Esses aspectos devem ser bem conhecidos pelo otorrinolaringologista ao avaliar tais queixas para evitar que o diagnóstico seja feito de forma errada, atrasando o tratamento correto.

Portanto, vemos que pacientes com sintomas nasossinusais devem ser criteriosamente avaliados no que diz respeito ao diagnóstico diferencial de cefaleia por doença sinusal *versus* migrânea.

Cefaleia Tipo Tensão

A cefaleia do tipo tensão (CTT) é muito comum, com uma prevalência vitalícia na população geral variando entre 30% e 78% em diferentes estudos e tendo um alto impacto socioeconômico.[50]

Estudos populacionais mais recentes apresentam uma variabilidade muito grande nos resultados dessas aferições, sendo de 2% em Hong Kong, 12,9% em Singapura, 13% no Brasil, 16,2% na Coréia, 36% no Canadá, 38,3% na Alemanha e 86,5% na Dinamarca. Essas diferenças podem talvez ser imputadas às diferentes metodologias empregadas ou mesmo às diferenças individuais.[1] Quando as CTTs se tornam crônicas (CTTC), causam sofrimento considerável, diminuem a capacidade de trabalho ou mesmo o impedem, interferem na qualidade de vida e determinam grande impacto socioeconômico.[53]

Desde a primeira classificação das cefaleias da Sociedade Internacional de Cefaleias (IHS), a CTT continuou dividida em episódica (CTTE) e crônica CTTC), o que se provou extremamente útil. Desde a segunda classificação, a forma episódica foi subdividida em infrequente (CTTEi) e frequente (CTTEf), sendo isso tudo determinado pelo número de dias com crise por ano e por mês, o que se manteve na atual classificação de 2018 (ICHD-3). Na CTTEi, o paciente deverá ter < 12 dias por ano de dor; na CTTEf, as crises ocorrerão em ≥ 12 dias e < 180 dias por ano, ficando a CTTC, como na IHCD de 1988, com ≥ 180 dias por ano (Quadros 17-5 a 17-7).

Ainda, segundo a ICHD-3, as CTTs podem ser subdivididas quando associadas ou não a alterações funcionais dos músculos pericranianos (músculos frontal, temporal, masseter, pterigóideo lateral, esternocleidomastóideo, esplênio da cabeça e trapézio), de acordo com a presença da sensibilidade dolorosa verificada por meio da palpação manual.

A dor da CTT é tipicamente bilateral, de qualidade em pressão ou aperto e de intensidade leve a moderada. A dor não piora com a atividade física rotineira e não é associada à náusea, mas fotofobia ou fonofobia (somente uma) pode estar presente. A associação de dolorimento muscular nesse tipo de cefaleia é detectado pela palpação manual, que deverá ser feita com pequenos movimentos giratórios e uma pressão firme com o segundo e terceiro dedos sobre o músculo frontal, temporal masseter, esternocleidomastóideo, esplênio da cabeça e trapézio.[50]

Não podemos deixar de comentar que o dolorimento pericraniano pode também ocorrer nos pacientes com migrânea e principalmente na migrânea crônica,[54,55] o que muitas vezes já aponta, além da cronificação da migrânea, para uma possível associação de outras patologias, como desordem

Quadro 17-5. Cefaleia tipo tensão infrequente – 2.1[50]

A) Pelo menos 10 episódios de cefaleia ocorrendo < 1 dia/mês em média (< 12 dias/ano) e preenchendo os critérios de B-D
B) Duração de 30 minutos a 7 dias
C) Ao menos duas das quatro seguintes características
 1. Localização bilateral
 2. Qualidade em pressão ou aperto (não pulsátil)
 3. Intensidade fraca a moderada
 4. Não agravada por atividade física rotineira, como caminhar ou subir escadas
D) Ambos os seguintes:
 1. Ausência de náuseas ou vômitos
 2. Não mais do que um dos seguintes: fotofobia ou fonofobia
E) Não mais bem explicada por outro diagnóstico da ICHD-3

Quadro 17-6. Cefaleia tipo tensão frequente – 2.2[50]

A) Ao menos 10 episódios de cefaleia ocorrendo em média em 1-14 dias/mês por > 3 meses (≥ 12 e < 180 dias por ano) e preenchendo os critérios B-D
B) Duração de 30 minutos a 7 dias
C) Ao menos duas das quatro seguintes características:
 1. Localização bilateral
 2. Qualidade em pressão ou aperto (não pulsátil)
 3. Intensidade fraca a moderada
 4. Não agravada por atividade física rotineira, como caminhar ou subir escadas
D) Ambas as seguintes:
 1. Ausência de náuseas ou vômitos
 2. Fotofobia ou fonofobia (apenas uma delas pode estar presente)
E) Não mais bem explicada por outro diagnóstico da ICHD-3

Quadro 17-7. Cefaleia tipo tensão crônica – 2.3[50]

A) Cefaleia ocorrendo em média em ≥ 15 dias/mês, por 3 meses (≥ 180 dias/ano) e preenchendo os critérios B-D
B) Duração de horas a dias ou sem remissão
C) Ao menos duas das quatro seguintes características
 1. Localização bilateral
 2. Qualidade em pressão ou aperto (não pulsátil)
 3. Intensidade fraca a moderada
 4. Não agravada por atividade física rotineira, como caminhar ou subir escadas
D) Ambos os seguintes:
 1. Não mais do que um dos seguintes: fotofobia, fonofobia ou náusea leve
 2. Ausência de náusea moderada ou intensa, ou de vômitos
E) Não mais bem explicada por outro diagnóstico da ICHD-3

temporomandibular (DTM). Em 2008, avaliamos a prevalência da queixa de cefaleia em pacientes portadores de DTM, no RDC (Research Diagnostic Criteria for TMD). Foram atendidos em clínicas de dor orofacial universitárias (41 pacientes). Comparamos com a prevalência de cefaleias naqueles atendidos na Clínica de Cefaleia da faculdade de medicina UERJ (42 pacientes), de acordo com a Classificação das cefaleias 2 da IHS 2004. Os resultados foram avaliados pelo teste c2 de Friedman.[56] A DTM articular (DTMart) foi a menos frequente, porém foi aquela em que houve maior uso excessivo de analgésico, o que pode sugerir maior intensidade de dor. Já a DTM miofascial (DTMmio) foi a que apresentou maior prevalência de cefaleia crônica. Isto nos mostra a importância deste gatilho nesta cefaleia crônica.[57]

Cefaleias Trigêmino-Autonômicas (CTAs)

Segundo a ICHD-3, os aspectos clínicos compartilhados pelas CTAs são a cefaleia unilateral, e, habitualmente, as manifestações autonômicas parassimpáticas cranianas proeminentes, as quais são lateralizadas e ipsilaterais à cefaleia. Estudos humanos e experimentais de imagem funcional sugerem que essas síndromes ativam um reflexo trigêmino-parassimpático humano normal, com os sinais clínicos de disfunção simpática craniana sendo secundários.[50]

Nestas cefaleias, quando diagnosticadas, o paciente deve ser submetido a exames de imagem cerebral, principalmente ressonância magnética, em decorrência das várias descrições de lesões.[58]

Neste grupo iremos apresentar o diagnóstico da cefaleia em salvas (CS), hemicrania paroxística (HP) e as SUNCT e SUNA.

Cefaleia em Salvas

Considerada a cefaleia primária de maior intensidade, também é conhecida como a cefaleia dos homens.

A idade de início é geralmente entre os 20 e 40 anos. Por razões desconhecidas, os homens são afetados com frequência três vezes maior que as mulheres.[50]

São crises de dor forte, estritamente unilateral, na região orbital, supraorbital, temporal ou em qualquer combinação destas áreas, durando de 15 a 180 minutos e ocorrendo desde uma vez a cada dois dias até oito vezes por dia. A dor associa-se a um ou mais dos seguintes aspectos, todos ipsilaterais à dor: injeção conjuntival, lacrimejamento, congestão nasal, rinorreia, sudorese na fronte e na face, miose, ptose e/ou edema palpebral, com inquietude e/ou agitação.[50]

O termo salva reconhece a periodicidade como o principal achado clínico desta cefaleia. Significa uma crise individual dentro do período de salva. Minicrise é um período de crise durando menos do que sete dias.[54]

As crises agudas envolvem ativação na região da substância cinzenta hipotalâmica posterior. A cefaleia em salvas pode ser autossômica dominante em cerca de 5% dos casos.[50]

As crises ocorrem em séries que duram semanas ou meses (chamados de períodos de salvas ou surtos), separadas por períodos de remissão que habitualmente duram meses ou anos.

A salva pode ser episódica ou crônica (Quadros 17-8 e 17-9).

Na salva episódica, as crises ocorrem em períodos que duram de sete dias a um ano, separadas por períodos

Quadro 17-8. Cefaleia em salvas – 3.1[50]

A) Ao menos 5 crises preenchendo os critérios B-D
B) Dor forte ou muito forte unilateral, orbitária, supraorbital e/ou temporal, durando de 15-180 minutos (quando não tratada)
C) Um dos ou ambos os seguintes:
   1. Pelo menos 1 dos seguintes sintomas ou sinais ipsilaterais a cefaleia:
      a) Injeção conjuntival e/ou lacrimejamento
      b) Congestão nasal e/ou rinorreia
      c) Edema palpebral
      d) Sudorese frontal e facial
      e) Miose e/ou ptose
   2. Sensação de inquietude ou de agitação
D) Ocorrendo em uma frequência entre 1 a cada 2 dias a 8 por dia
E) Não mais bem explicada por outro diagnóstico da ICHD-3

Quadro 17-9. Cefaleia em salvas crônica – 3.1.2[50]

A) Crises preenchendo os critérios 3.1 da cefaleia em salvas e o critério B abaixo
B) Ocorrendo sem um período de remissão, ou com remissões durando < 3 meses, por ao menos 1 ano

assintomáticos que duram um mês ou mais. Já na salva crônica, que pode ocorrer em 10 a 15% dos pacientes, as crises ocorrem por mais de um ano sem remissão ou com períodos durando menos do que um mês.

Cerca de 10-15% dos pacientes apresentam cefaleia em salvas crônica, sem esses períodos de remissão. Em uma série ampla com bom acompanhamento, um quarto dos pacientes apresentou somente um único período de salvas. Estes pacientes preenchem os critérios e devem ser codificados como 3.1 para cefaleia em salvas. Durante um período de salvas em cefaleia em salvas episódica, e em qualquer momento de cefaleia em salvas crônica, as crises ocorrem regularmente e podem ser provocadas por álcool, histamina ou nitroglicerina.[50]

Hemicrania Paroxística

Ottar Sjaastad e Inge Dale, em 1976,[59] descreveram dois casos seus com crises de cefaleia de curta duração e ocorrendo frequentemente (6-18/24 h). Nesta descrição inicial, a dor é excruciantemente severa, unilateral (sempre do mesmo lado) não acompanhada de fenômenos visuais, náusea/vômito, mas acompanhada por congestão nasal e lacrimejamento do lado sintomático. A dor máxima é sentida na região temporal, embora, durante as crises severas, o hemicrânio inteiro está envolvido, e o pescoço, ombro e membro superior ipsilateral de uma forma difusa. O padrão da crise difere claramente da cefaleia em salvas tanto pela frequência da crise quanto pelo padrão temporal de longo prazo. Neste mesmo artigo, os autores relatam a falta de eficácia com numerosas drogas e descrevem a resposta impressionante, rápida e de efeito contínuo à indometacina. A indometacina administrada oralmente parece ser recuperada no liquor e em pequena quantidade, parecendo ser de relevância este local de ação na HP crônica.[59]

Após esta descrição inicial seguiram-se várias e importantes publicações e, atualmente, na classificação de 2018, há critérios para as formas episódica e crônica desta hemicrania paroxística.

Quadro 17-10. Hemicrania Paroxística – 3.2[50]

A) Ao menos 20 crises preenchendo os critérios B-E
B) Dor forte unilateral, orbitária, supraorbital e/ou temporal, durando de 2-30 minutos
C) Um ou ambos dos seguintes:
   1. Ao menos um dos seguintes sintomas ou sinais ipsilaterais à cefaleia:
      a) Injeção conjuntival e/ou lacrimejamento
      b) Congestão nasal e/ou rinorreia
      c) Edema palpebral
      d) Sudorese frontal e facial
      e) Miose e/ou ptose
   2. Sensação de inquietude ou de agitação
D) Ocorrendo em uma frequência > 5 por dia
E) Prevenidas de forma absoluta por doses terapêuticas de indometacina
F) Não mais bem explicada por outro diagnóstico da ICHD-3

Quadro 17-11. Hemicrania Paroxística Episódica 3.2.1[50]

A) Crises preenchendo os critérios 3.2 de hemicrania paroxística e ocorrendo em surtos
B) Ao menos dois surtos durando de 7 dias a um ano (quando não tratada) e separados por períodos de remissão sem dor de ≥ 3 meses

Quadro 17-12. Hemicrania Paroxística Crônica – 3.2.2[50]

A) Crises preenchendo os critérios 3.2 de hemicrania paroxística e o critério B a seguir
B) Ocorrendo sem um período de remissão, ou com remissões durando < 3 meses, por ao menos um ano

A dor estritamente unilateral, forte é orbital, supraorbital, temporal ou ocorre em qualquer combinação dessas áreas, durando 2-30 minutos e ocorrendo várias ou muitas vezes ao dia. As crises são habitualmente associadas a injeção conjuntival, lacrimejamento, congestão nasal, rinorreia, sudorese frontal e facial, miose, ptose e/ou edema palpebral, ipsilaterais à dor. Elas respondem de forma absoluta à indometacina.[50]

Contrastando com a cefaleia em salvas, não há a predominância masculina. Inicia geralmente na fase adulta, embora haja casos relatados em crianças.[54]

Segundo a ICHD-3, a hemicrania paroxística pode ser episódica ou crônica. Na hemicrania paroxística episódica, as crises ocorrem em períodos que duram de sete dias a um ano, separadas por períodos sem dor, ou com períodos de remissão durando mais de três meses. Já na hemicrania paroxística crônica, as crises ocorrem por mais de um ano sem remissão, ou com períodos de remissão durando menos de três meses (Quadros 17-10 a 17-12).[50]

Crise de Cefaleia Neuralgiforme Unilateral Breve com Hiperemia Conjuntival e Lacrimejamento (SUNCT) e com Sintomas Autonômicos Cranianos (SUNA)

É uma cefaleia primária que, na ICHD-3, foi colocada no corpo da classificação como crise de dor cefálica estritamente unilateral, moderada ou forte, durando de segundos a minutos, ocorrendo ao menos uma vez por dia e habitualmente associada a lacrimejamento proeminente e vermelhidão do olho ipsilateral. Na classificação de 2018,[50] onde ambas, SUNCT e SUNA, já estavam no corpo da classificação, coloca-se inicialmente o critério geral no grupo 3 das cefaleias primárias trigêmino-autonômicas para SUN – sem especificar quais os sinais autonômicos e incluindo todos os possíveis a saber: injeção conjuntival e/ou lacrimejamento, congestão nasal e/ou rinorreia, edema palpebral, sudorese facial e da região frontal, miose e/ou ptose. Nota-se que tais sinais autonômicos cranianos (SACs) também fazem parte de outras cefaleias classificadas no grupo, isto é, cefaleias trigêmino-autonômicas.

Então, este grupo recebeu o código 3.3 (Quadro 17-13), reforçando que ainda não há a separação de quais SACs serão importantes na especificação das cefaleias incluídas neste grupo 3.3.

As crises de maior duração são caracterizadas por múltiplas "estocadas" ou por um padrão de "dente de serra". São reconhecidos dois tipos 3.3 de crises de cefaleia neuralgiforme unilateral breve na ICHD-3:[50]

- 3.3.1 Crises de cefaleia neuralgiforme unilateral breve com injeção conjuntival e lacrimejamento (SUNCT) (Quadro 17-14);
- 3.3.2 Cefaleia de curta duração, unilateral, neuralgiforme, com sintomas autonômicos cranianos (SUNA) (Quadro 17-15).

Quadro 17-13. Crises de Cefaleia Neuralgiforme Unilateral Breve – 3.3[50]

A) Ao menos 20 crises preenchendo os critérios B-D
B) Dor cefálica unilateral moderada ou forte, com distribuição orbital, supraorbital, temporal e/ou outra distribuição trigeminal, durando de 1-600 segundos e ocorrendo em estocadas únicas, séries de estocadas ou padrão de **dente de serra**
C) Ao menos um dos cinco seguintes sintomas ou sinais autonômicos cranianos ipsilaterais à dor:
   1. Injeção conjuntival e/ou lacrimejamento
   2. Congestão nasal e/ou rinorreia
   3. Edema de pálpebra
   4. Sudorese frontal e facial
   5. Miose e/ou ptose
D) Ocorrendo com uma frequência de, ao menos, uma por dia
E) Não mais bem explicada por outro diagnóstico da ICHD-3

Nota: Durante uma parte, mas menos da metade, do período ativo de 3.3, crises de cefaleia neuralgiforme unilateral breve, as crises podem ser menos frequentes.

Quadro 17-14. Crises de Cefaleia Neuralgiforme Unilateral com Hiperemia Conjuntival e Lacrimejamento (SUNCT) – 3.3.1[50]

A) Crises preenchendo os critérios 3.3 de crises de cefaleia neuralgiforme unilateral breve e o critério B a seguir.
B) Ambos os seguintes, ipsilaterais à dor:
   1. Injeção conjuntival
   2. Lacrimejamento

Quadro 17-15. Crises de Cefaleia Neuralgiforme Unilateral com Sintomas Autonômicos Cranianos (SUNA) – 3.3.2[50]

A) Crises que preencham os critérios 3.3 de crises de cefaleia neuralgiforme unilateral breve e o critério B, a seguir
B) Não mais que um dos seguintes, ipsilaterais à dor:
   1. Injeção conjuntival
   2. Lacrimejamento

Tanto a SUNCT quanto a SUNA podem habitualmente ser desencadeadas sem um período refratário. Isso contrasta com a neuralgia do trigêmeo, que normalmente tem um período refratário após cada crise.[50] Estes termos são acrônimos do inglês S (*Shortlasting*) U (*Unilateral*) N (*Neuralgiform*). Na SUNCT, acrescenta-se C (*Conjunctival injection*) e T (*Tearing*) e, na SUNA, acrescenta-se A (*Autonomic symptoms*). Neste capítulo, continuaremos usando os acrônimos em inglês SUNCT e SUNA. São formas raras de cefaleia.

A SUNCT poderá ser uma subforma da SUNA, embora esta afirmação exija mais estudos. Entretanto, são classificadas como subtipos distintos.[60]

Há a descrição de pacientes em que SUNCT e neuralgia do trigêmeo se sobrepõem. A diferenciação clínica é complexa. Esses pacientes devem receber os dois diagnósticos. Tem sido mencionada associação em pacientes com SUNCT e cefaleia em salvas. A significância fisiopatológica dessa sobreposição ainda não está totalmente esclarecida.[60]

Cohen *et al.*, em 2006,[62] publicaram um estudo prospectivo em 52 pacientes com SUNCT e SUNA (SUNCT 43 e SUNA 9). Os fenótipos de SUNCT e de SUNA foram caracterizados nesta grande série de pacientes. A idade média de início foi por volta dos 51 anos. Foram identificados três tipos de crises: estocadas, grupos de estocadas e crises com apresentação em dente de serra.

A duração média das estocadas foi de 58 segundos (1-600 s); o grupo de estocadas, 396 segundos (10-1.200 s); e o de dente de serra, 1.160 segundos (5-120.000 s). A frequência das crises foi na média de 59 crises/dia (2-600), e isto dependendo, em grande parte, do tipo de crise. A dor era orbital, supraorbital ou temporal em 38 pacientes com SUNCT (88%) e 7 pacientes com SUNA (78%); também ocorreu em região retro-orbital e lateral, topo e parte posterior da cabeça; em V2 e V3, dente, pescoço e orelha.

Todos os pacientes com SUNCT tinham injeção conjuntival e lacrimejamento. Em dois pacientes com SUNA, houve injeção conjuntival, em quatro, lacrimejamento, mas em nenhum houve ambos. Outros sintomas autonômicos incluíram obstrução nasal, rinorreia, edema palpebral, sudorese/vermelhidão facial e vermelhidão auricular.

O estímulo cutâneo disparou crises em 74% de SUNCT, mas somente em 22% dos pacientes com SUNA. A maioria (95% SUNCT e 89% SUNA) não apresentou período refratário entre as crises. Para SUNCT, 58% e, para SUNA, 56% dos pacientes ficaram agitados com as crises.

Diante destes achados clínicos, os autores propõem um novo conjunto de critérios diagnósticos para estas síndromes para melhor abranger a apresentação clínica de ambas, que incluiria maior alcance na duração da crises, maior distribuição da dor trigeminal, gatilho cutâneo e falta de período refratário.[62]

Segundo a ICHD-3, a literatura sugere que o mais comum mimetizador de SUNCT é uma lesão da fossa posterior.

Os critérios diagnósticos estão no Quadro 17-12. Na SUNCT não há predileção por lado, com localização nas regiões oculares, periocular, auricular, temporal, occipital, sem cruzar a linha média. Parece acometer mais indivíduos do gênero masculino em relação ao feminino em uma proporção 2:1.[54] É acompanhada de injeção ocular e nasal, lacrimejamento, rinorreia e sudorese frontal ipsilateral. Pode ser desencadeada pela mastigação, escovação e vento na face. O bloqueio anestésico da área afetada não alivia ou elimina a dor. Responde mal ao tratamento com carbamazepina, gabapentina associada à carbamazepina, indometacina, lítio, amitriptilina, verapamil, valproato de sódio e/ou prednisona.[54]

Tratamento Intervencionista da Dor

Bloqueio Anestésico do Gânglio Trigeminal Guiado por Fluoroscopia

O bloqueio anestésico do gânglio trigêmeo pode ser realizado quando o tratamento conservador não estiver sendo eficaz, ou quando o paciente passa a apresentar efeitos colaterais indesejados das medicações analgésicas, em um cenário no qual não tenha uma lesão que seja cirúrgica (alça vascular, por exemplo). Ele também é realizado como teste prévio a procedimentos como neurólise do gânglio com substâncias neurolíticas, compressão por balão ou ablação por radiofrequência.

O gânglio trigeminal, ou gasseriano, surge do tronco cerebral e divide-se em seus três ramos primários, o nervo oftálmico (V1), o nervo maxilar (V2) e o nervo mandibular (V3), logo antes de sair do crânio pela fissura orbital superior, forame rotundo e forame oval, respectivamente.

O gânglio trigeminal é mais comumente acessado através do forame oval (FO). A cabeça é posicionada ligeiramente virada para o lado oposto do afetado e uma visão fluoroscópica submentoniana é usada para identificar o FO próximo à junção da placa pterigoide com a crista petrosa. São realizadas assepsia e antissepsia da face. O anestésico local é instilado no tecido mole ao longo da trajetória prevista da agulha. O ponto de entrada da agulha é geralmente 2,5 cm lateral e imediatamente abaixo da comissura labial. Uma agulha espinhal 20 G é avançada em direção ao FO, em uma trajetória alinhada com a pupila ipsilateral e um plano AP que divide ao meio uma linha imaginária que separa o ângulo entre o meato acústico externo e o canto lateral do olho. A fluoroscopia é repetida quando a agulha entra em contato com a base do crânio, e a trajetória é ajustada até que o FO seja inserido. O fluoroscópio é girado em uma vista lateral e, sob fluoroscopia constante, a agulha é avançada em direção à linha clival. O avanço da agulha deve ser interrompido quando uma vista lateral mostrar o posicionamento apropriado no forame oval, diretamente inferior à sela túrcica. Pode haver o refluxo de LCR pela agulha, identificando o correto posicionamento na cisterna trigeminal. Na vista lateral, as fibras V2 são encontradas aproximadamente na linha clival, com as V1 sendo mais profundas e as V3 mais superficiais. O contraste iodado de 0,1 a 0,5 mL é usado para verificar o correto posicionamento da agulha, e então é administrado o anestésico local, com ou sem corticoide, em um volume não superior a 3 mL (Fig. 17-2).[63]

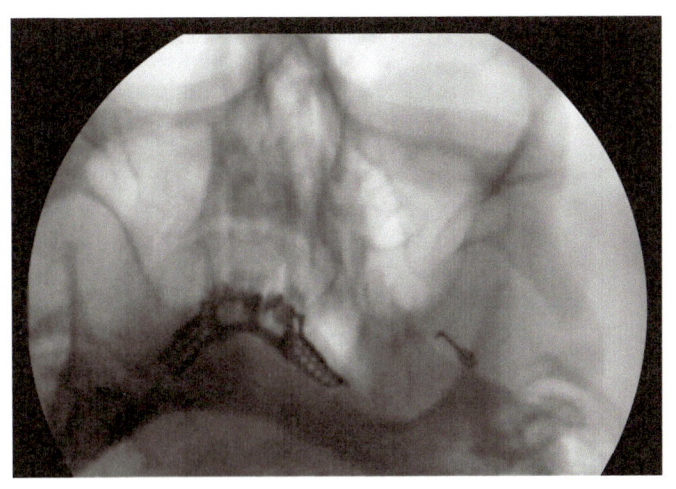

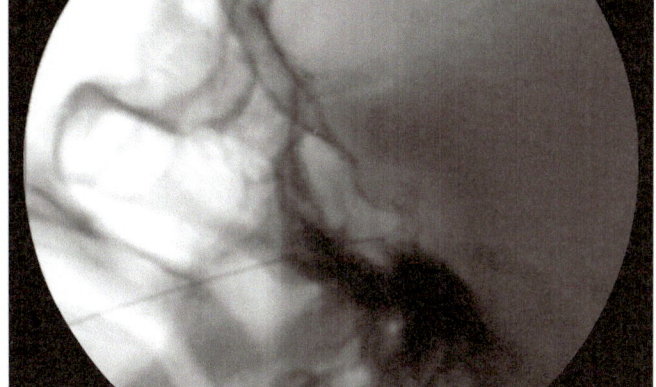

Fig. 17-2. Imagens do bloqueio do gânglio trigêmeo por fluoroscopia.

Bloqueio Neurolítico do Gânglio Trigeminal Guiado por Fluoroscopia

O bloqueio neurolítico do gânglio trigêmeo e seus ramos é indicado para pacientes com câncer primário ou metastático de cabeça e pescoço com dor intensa associada. No cenário de dor associada ao câncer, os bloqueios neurolíticos são mais comuns, embora a ablação térmica e a por radiofrequência pulsada tenham sido descritas.

A técnica do bloqueio é semelhante ao bloqueio anestésico, porém, em vez de injetar anestésico local, é realizada a neurólise com 0,3 a 0,5 mL de agente neurolítico. Podem ser utilizados glicerol e fenol glicerinado, além de álcool absoluto. Idealmente deve-se injetar o neurolítico em incrementos de 0,1 mL até se observar o efeito desejado. Quando soluções neurolíticas hiperbáricas são utilizadas, como o glicerol e o fenol glicerinado, o paciente deve ser colocado em posição sentada, com a cabeça em flexão, antes que a solução seja injetada. Isso é realizado para evitar a dispersão da solução para o ramo oftálmico. Se o álcool absoluto for utilizado, o paciente deve permanecer em posição supina.

Bloqueio do Ramo Maxilar

O nervo maxilar (NM) é a segunda divisão do nervo trigêmeo e também é conhecido como a divisão V2 do gânglio trigêmeo. Possui várias áreas de encarceramento ou *entrapment*, como forame rotundo e forame infraorbital, e diagnósticos e tratamentos adequados podem ajudar a diminuir os sintomas de dor e melhorar a qualidade de vida dos pacientes. A compressão do nervo maxilar apresenta-se com dor de característica neuropática e parestesia localizada nas áreas de inervação. Os sintomas costumam ser unilaterais na localização e intermitentes na duração.

O nervo maxilar pode sofrer encarceramento ou *entrapment* à medida que atravessa o forame rotundo e quando sai do forame infraorbital como o nervo infraorbital. O nervo maxilar também pode sofrer *entrapment* em casos de fraturas malar e traumatismo dentário por um tumor ou fibrose das estruturas adjacentes.[6]

Bloqueio Guiado por Fluoroscopia

O paciente é posicionado em decúbito dorsal e o ponto médio do arco zigomático, o côndilo mandibular, o processo coronoide e as áreas da incisura mandibular são identificados por fluoroscopia. A fossa pterigopalatina é visualizada como uma estrutura em forma de V superior aos molares superiores e inferior à órbita. Uma agulha Quincke de 3,5 polegadas de calibre 22 é inserida mediante controle fluoroscópico e direcionada em um plano perpendicular ao crânio em direção à fossa pterigopalatina. Uma vez que a placa pterigopalatina é encontrada, a agulha é, em seguida retirada, e redirecionada anteriormente e superiormente a aproximadamente 45° em direção à raiz superior do nariz.[6]

Bloqueio Guiado por Ultrassonografia

A abordagem via ultrassonografia também é realizada através da fossa pterigopalatina, identificada entre o processo coronoide e o côndilo mandibular, abaixo do arco zigomático. O paciente é posicionado preferencialmente em decúbito lateral. Após assepsia e anestesia local, uma agulha espinhal 22 G é inserida entre o processo coronoide e o côndilo mandibular, abaixo do arco zigomático, até tocar a placa pterigóidea lateral. Quando isso acontecer, a agulha é levemente tracionada e redirecionada em direção à pupila do olho ipsilateral, até chegar próxima à fissura pterigopalatina e ao nervo maxilar. Com a agulha no lugar, são injetados 4-5 mL de anestésico local com corticoide.[64]

Bloqueio do Ramo Mandibular

O nervo mandibular (NM), o ramo V3 do gânglio trigêmeo, inerva o ramo motor da mastigação e os ramos sensoriais da face inferior. O nervo pode sofrer encarceramento na área do forame oval, bem como por anomalia vascular, displasia fibrosa, tecido cicatricial e schwannoma, causando dor facial unilateral.

O envolvimento do nervo mandibular produz dor no queixo, na cavidade oral inferior, nos dentes inferiores e tecidos bucais, bem como na língua. Como o nervo auriculotemporal é um ramo do nervo mandibular, a compressão mandibular também pode se manifestar como dor na têmpora. A dor pode ser de caráter neuropático, com queimação e dores em choque, intermitentes ou constantes. Também pode haver diminuição da sensação ao toque. A dor pode aumentar com a mastigação ou bocejo. O diagnóstico adequado e a injeção e/ou tratamento cirúrgico podem levar à melhora dos sintomas.[7]

Bloqueio Guiado por Fluoroscopia

Existem duas abordagens fluoroscópicas diferentes para o nervo mandibular – periférica e do trigêmeo. Na periférica, a fluoroscopia em visão lateral é usada para identificar a fossa pterigopalatina como uma estrutura em forma de V superior aos molares superiores e inferior à órbita. Uma agulha Quincke de 3,5 polegadas de calibre 22 é inserida mediante controle fluoroscópico e direcionada em um plano perpendicular ao crânio em direção à fossa pterigopalatina. Uma vez que a placa pterigopalatina lateral é encontrada, a agulha é então redirecionada posteroinferiormente. A localização deverá ser confirmada numa incidência AP e com a presença de parestesia ou contração muscular de um estimulador de nervo periférico.[7]

Bloqueio Guiado por Ultrassonografia

A abordagem via ultrassonografia também é realizada através da fossa pterigopalatina, identificada entre o processo coronoide e o côndilo mandibular, abaixo do arco zigomático. O paciente é posicionado preferencialmente em decúbito lateral. Após assepsia e anestesia local, uma agulha espinhal 22 G é inserida entre o processo coronoide e o côndilo mandibular, abaixo do arco zigomático, até tocar a placa pterigóidea lateral. Quando isso acontecer, a agulha é levemente tracionada e, com a agulha no lugar, são injetados 4-5 mL de anestésico local com corticoide.[64]

Bloqueio do Glossofaríngeo

O procedimento inicial para tratamento da NGF por meio percutâneo é a infiltração do nervo glossofaríngeo com anestésico, com ou sem corticoide. Esse procedimento serve como um "bloqueio-teste" para avaliar o possível benefício do paciente com um procedimento mais duradouro, como a termocoagulação por radiofrequência. O nervo pode ser alcançado por meio de punção por agulha, guiada por radioscopia ou ultrassonografia. A referência óssea é o processo estiloide. A Figura 17-3a mostra o posicionamento da agulha para o bloqueio. A Figura 17-3b mostra a anatomia de punção para o procedimento de infiltração do nervo glossofaríngeo guiado por ultrassonografia.

O primeiro relato de termocoagulação percutânea do nervo glossofaríngeo para tratamento de NGF foi publicado em 1979 por Lazorthes e Verdie.[29] Desde então, vários casos foram publicados com resposta satisfatória ao procedimento.[65,66] O objetivo deste método é realizar uma ablação térmica seletiva das fibras de dor, por meio de eletrodo isolado com ponta ativa, conectado a fonte de calor. Utilizamos um método de imagem para guiar o procedimento, sendo mais comuns os raios X (radioscopia), a ultrassonografia ou tomografia computadorizada.

O nervo glossofaríngeo pode ser alcançado através do forame jugular, com a cânula passando pelo meato auditivo interno e margem inferior da órbita até alcançar o forame. Outra técnica descrita para atingir o nervo glossofaríngeo é através do processo estiloide. O nervo encontra-se junto com o nervo vago, veia jugular e artéria carótida, imediatamente posterior ao processo estiloide. Assim que o nervo é alcançado, um estímulo sensitivo é transmitido para a ponta da cânula de bloqueio, e o passando deve referir a sensação de dor ou parestesia no território do nervo glossofaríngeo. A lesão térmica pode ser ablativa (radiofrequência convencional – temperatura acima de 60 graus) ou não ablativa (radiofrequência pulsada – temperatura até 45 graus). Alguns pacientes, além da melhora da dor, podem experimentar efeitos adversos, como: redução da sensibilidade na faringe e região amigdaliana, reflexo de vômito, secura da boca, e ageusia do lado afetado.[22] O paciente deve ser monitorizado durante o procedimento, para se detectar qualquer estímulo ao nervo vago (X), como

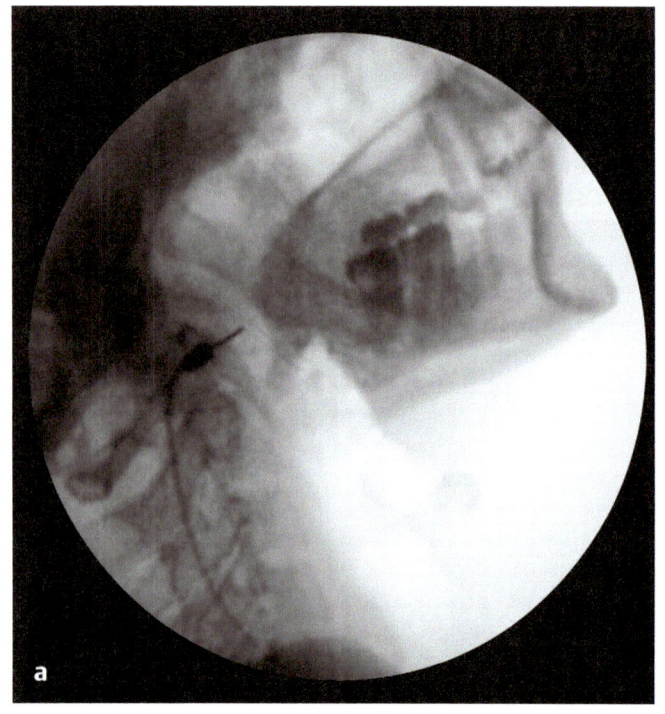

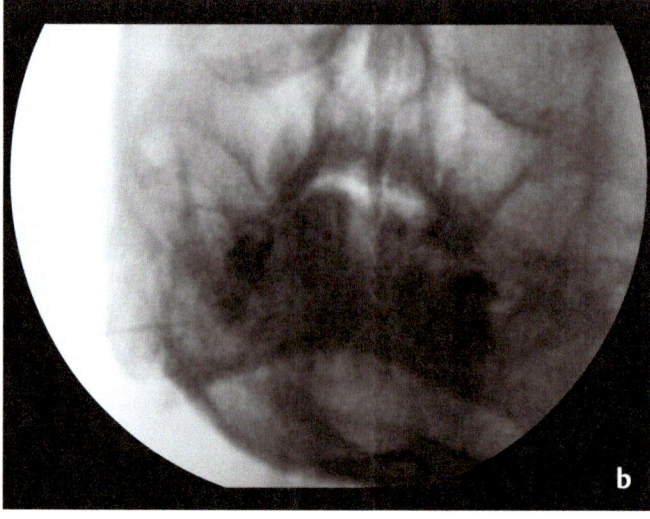

Fig. 17-3. Cânula de termocoagulação por radiofrequência localizada na topografia do nervo glossofaríngeo. (**a**) Mostra posicionamento da agulha para o bloqueio. (**b**) Anatomia de punção para o procedimento de infiltração do nervo.

bradicardia ou hipotensão. Caso isso ocorra, o procedimento deve ser interrompido.

Esse procedimento já foi validado por vários trabalhos, incluindo um estudo com grande população e intervenção guiada por TC.[67]

Um trabalho publicado em 2020[68] descreve um caso de síndrome de Eagle associado à NGF, manejado com sucesso por radiofrequência pulsada do nervo glossofaríngeo. E outra publicação descreve a técnica de posicionamento da cânula de radiofrequência guiada por radioscopia.[69]

Bloqueio do Gânglio Esfenopalatino

O gânglio esfenopalatino (SPG) é um gânglio misto parassimpático e simpático que se encontra em estreita aproximação com o nervo maxilar na fossa pterigopalatina e tem múltiplas conexões com as fibras dos nervos trigêmeo e facial, apesar do bloqueio do gânglio esfenopalatino ser indicado *off-label* para dor orofacial na área do trigêmeo.

As indicações na literatura mais comuns sao neuralgia do trigêmeo, dor neuropática trigeminal, cefaleias trigeminais autonômicas, neuralgia pós-herpética e, mais recentemente, para cefaleia pós-raquianestesia. Indicações para dores miofasciais na cabeça e região cervical têm sido encontradas na literatura, sendo o racional a conexão existente entre os ramos do trigêmeo e esfenopalatino no núcleo espinhal trigeminal. O bloqueio pode ser feito de forma superficial de forma bastante invasiva com anestésicos locais, corticosteroides e até mesmo fenol a 6%.

Transmucoso ou Intranasal

O bloqueio transmucoso do gânglio esfenopalatino é realizado em ambiente ambulatorial para alívio de dores orofaciais, por meio de um *swab* embebido com anestésico local. O paciente é posicionado em decúbito dorsal e um *swab* embebido com anestésico é colocado na parte posterior da mucosa nasofaríngea da concha nasal média. A difusão para o gânglio através da mucosa nasal é imprevisível. O *swab* ou uma agulha podem ser usados para colocação do anestésico por meio da técnica endoscópica sob visão direta, podendo ser realizada no consultório do otorrinolaringologista.[70]

Por Radioscopia – Via Infrazigomática

Esse bloqueio é guiado por radioscopia, com posicionamento adequado do arco em C. O objetivo é o posicionamento da agulha na porção superior da fossa pterigopalatina. O paciente é posicionado em decúbito dorsal com a cervical em posição neutra e o processo coronoide é identificado. Solicita-se ao paciente que abra e feche a boca por diversas vezes e a área de entrada da agulha corresponde à área anterior e ligeiramente inferior ao meato auditivo externo. A agulha é avançada de forma perpendicular até a placa pterigopalatina lateral, e, quando atingir a placa, a agulha é direcionada ligeiramente superior e anterior, entrando na fossa pterigopalatina inferior ao nervo maxilar, sendo a imagem confirmada em visão anteroposterior.[70,71]

Por Tomografia Computadorizada

Na tomografia computadorizada, o procedimento é feito de forma mais confortável, sendo possível observar os vasos e as partes moles. O ponto de entrada da agulha é localizado inferiormente ao arco zigomático, a agulha é avançada tangenciando o arco até a placa pterigopalatina e as posições são corrigidas até a entrada na fossa, podendo também ser confirmada com contraste a posição da ponta da agulha. Essa técnica permite também bloquear o nervo mandibular na saída do *foramen rotundum* (Fig. 17-4).[70,71]

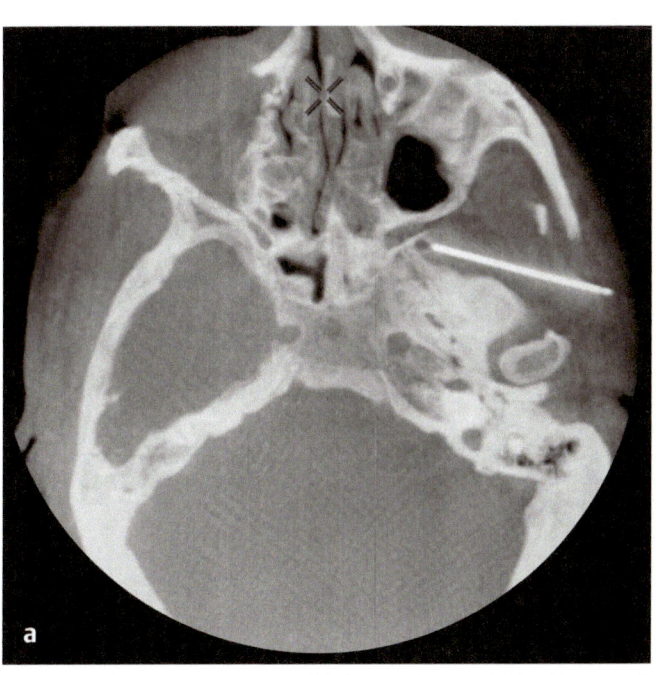

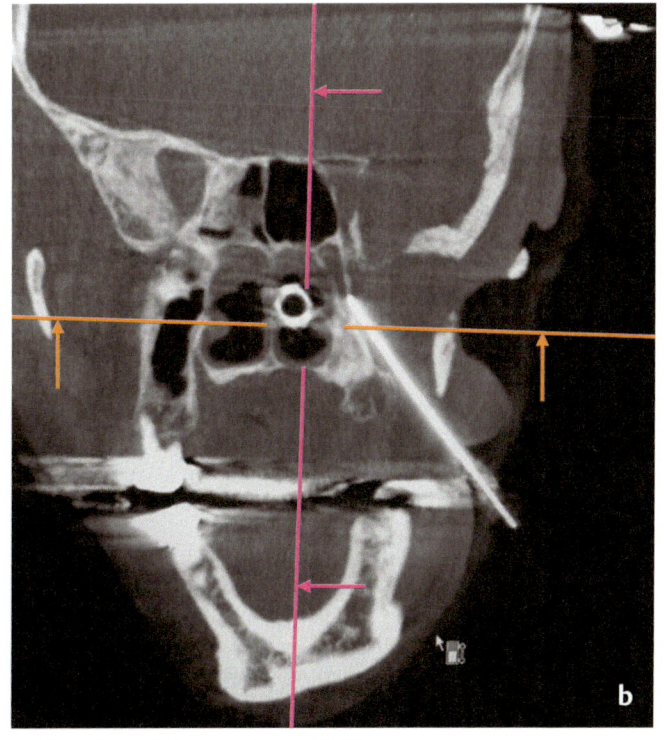

Fig. 17-4. Bloqueio do nervo mandibular guiado por TC (**a**) e bloqueio do gânglio esfenopalatino guiado por TC (**b**).

Bloqueio do Gânglio Estrelado

O bloqueio do gânglio estrelado, que também pode ser denominado gânglio cervical inferior, é indicado em dores neuropáticas de face, região de cabeça e pescoço e relacionadas aos dermátomos altos da região torácica, podendo ser usado para melhora da dor em neuralgia pós-herpética, síndrome de dor regional complexa, em membro superior e dores relacionadas com invasões tumorais.[71]

O bloqueio pode ser realizado às cegas ou guiado por ultrassonografia, radioscopia e tomografia computadorizada. O bloqueio guiado por US é simples, pode ser realizado à beira-leito e ainda permite a visualização dos vasos sanguíneos. O bloqueio pode ser realizado na altura de C6, sendo fácil identificá-la pelo tubérculo de Chassaignac ou ligeiramente inferior, na superfície do músculo *longus coli*. Após a realização do bloqueio, principalmente no nível de C6, pode ser identificada a síndrome de Horner, ptose palpebral, miose, hiperemia da hemiface, também podendo ocorrer bloqueio do nervo laríngeo recorrente. A rouquidão e disfagia podem ser observadas pelo paciente após o bloqueio.[71]

Tratamento Cirúrgico das Neuralgias do Trigêmeo e Glossofaríngeo

Descompressão Neurovascular do Trigêmeo

O conceito de descompressão vascular dos nervos cranianos foi introduzido por Janetta, em 1967, fundamentado nos trabalhos de Dandy e Gardner.[72,73,84]

A descompressão neurovascular diferencia-se especialmente por ser o único método não destrutivo. Assim, os distúrbios pós-cirúrgicos da sensibilidade da face são exceção, fazendo com que a qualidade dos resultados seja melhor e a satisfação do paciente maior.

A seleção dos pacientes para descompressão neurovascular é eminentemente clínica em portadores de neuralgia típica já tendo passado pela fase de boa resposta ao tratamento clínico. É a primeira opção de tratamento cirúrgico aos pacientes que se apresentem em bom estado geral, independente da idade cronológica.[76]

Todos os pacientes devem ser investigados com tomografia ou ressonância magnética no pré-operatório, não especificamente com a intenção de confirmar a compressão vascular, mas principalmente para avaliar a possibilidade de outras patologias.

Os pacientes são operados em decúbito lateral, mediante anestesia geral. Realiza-se uma pequena craniotomia retromastoide que exponha inicialmente a confluência e os limites dos seios lateral e sigmoide. A cirurgia é então realizada pelo ângulo superior da craniotomia, profundamente entre o VII nervo e o tentório.

As compressões vasculares são facilmente identificadas na origem da raiz. Consideramos como compressão apenas os casos em que a raiz está evidentemente deslocada ou deformada pelo vaso.

O achado cirúrgico mais frequente é a compressão da raiz do trigêmeo pela artéria cerebelar superior (ACS), sozinha ou acompanhada por outros vasos. Nos primeiros 70 casos que operamos,[75] esses achados estiveram presentes em 57% dos casos. Sindou *et al.* observaram esses achados em 88% de seus pacientes (Fig. 17-5).[77]

A artéria cerebelar anterior inferior (ACAI) foi um achado de 9% de nossos casos;[75] sozinha ou acompanhada, chega a 25% dos casos.[77] Esta comprime a raiz em sua porção posterior-inferior em ramo único.

Em nossos casos, descrevemos as veias participando em 21% das compressões.[74,75] A observação da literatura estatística revelou ausência da compressão vascular em 18 a 28% dos casos.[78-80]

Não é raro encontrarmos vasos que apenas tocam a raiz ou estão em paralelo com esta, sem distorcê-la, principalmente com as veias. Nos casos de dúvida ou quando não há compressão, realizamos a neurólise da raiz (Fig. 17-6).[81,82]

É preciso cuidado, entretanto, pois a manipulação da raiz do trigêmeo, em especial sua secção ou neurólise, pode desencadear bradicardia intensa por estimulação do reflexo trigeminovagal.[83] Caso isso ocorra, é recomendável a interrupção momentânea da neurólise e o uso de atropina.

As complicações da descompressão neurovascular não são frequentes, mas, como em todo procedimento cirúrgico, estão, em parte, relacionadas com a experiência do cirurgião. Os riscos associados ao procedimento incluem anestesia geral (óbito, 0,3%), perda sensorial (5%) e fístula liquórica (7%), com internação média variando de 2 a 4 dias.[96-98]

É controversa a indicação da descompressão neurovascular na presença de vasos megadólicos, seja pela dificuldade técnica de obter-se uma boa descompressão, seja pela maior morbidade na manipulação desses vasos, em geral da artéria vertebral ou basilar. Atualmente, preferimos um método percutâneo para esses pacientes e também para os que já foram submetidos à descompressão neurovascular e apresentaram recidiva.

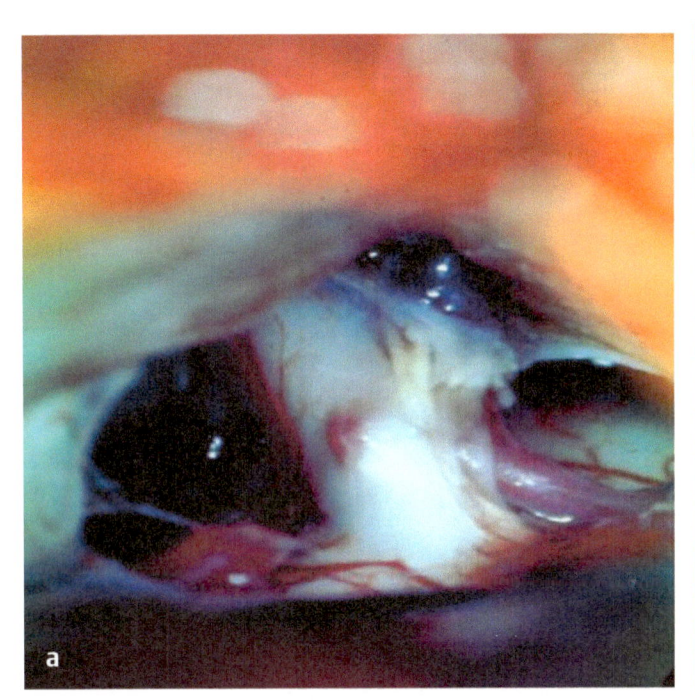

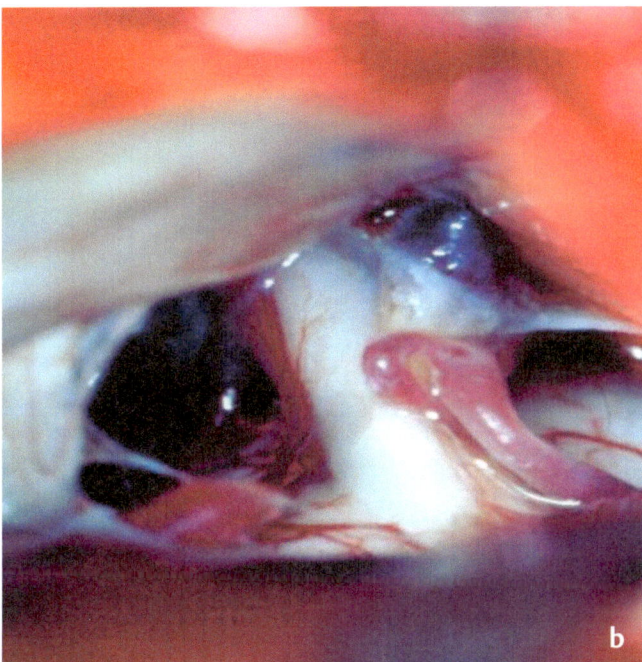

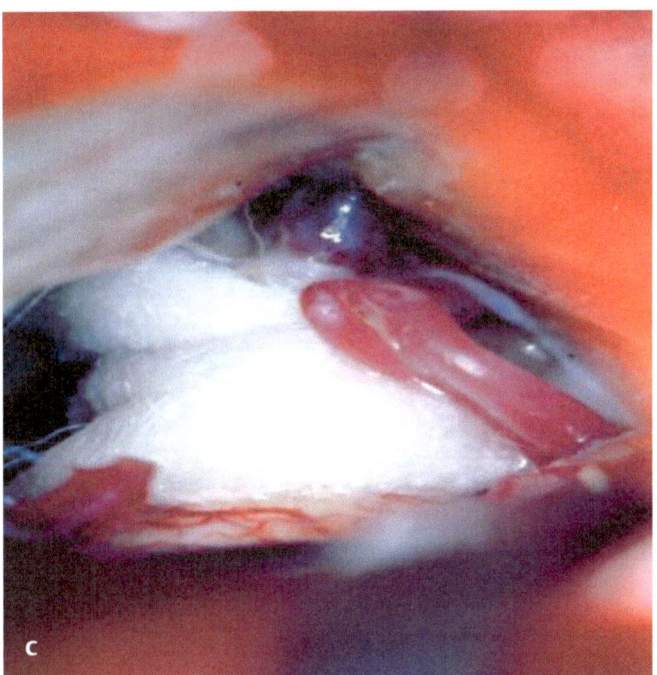

Fig. 17-5. (a) Em maior aumento, vê-se a raiz do trigêmeo, no centro do campo, intensamente comprimida pela alça da ACS, que quase transfixa a raiz. (b) Após a mobilização da artéria e sua transposição para a face superior da raiz, vê-se a alça da ACS que a comprimia. (c) Aspecto final após se envolver em Teflon® desfiado.

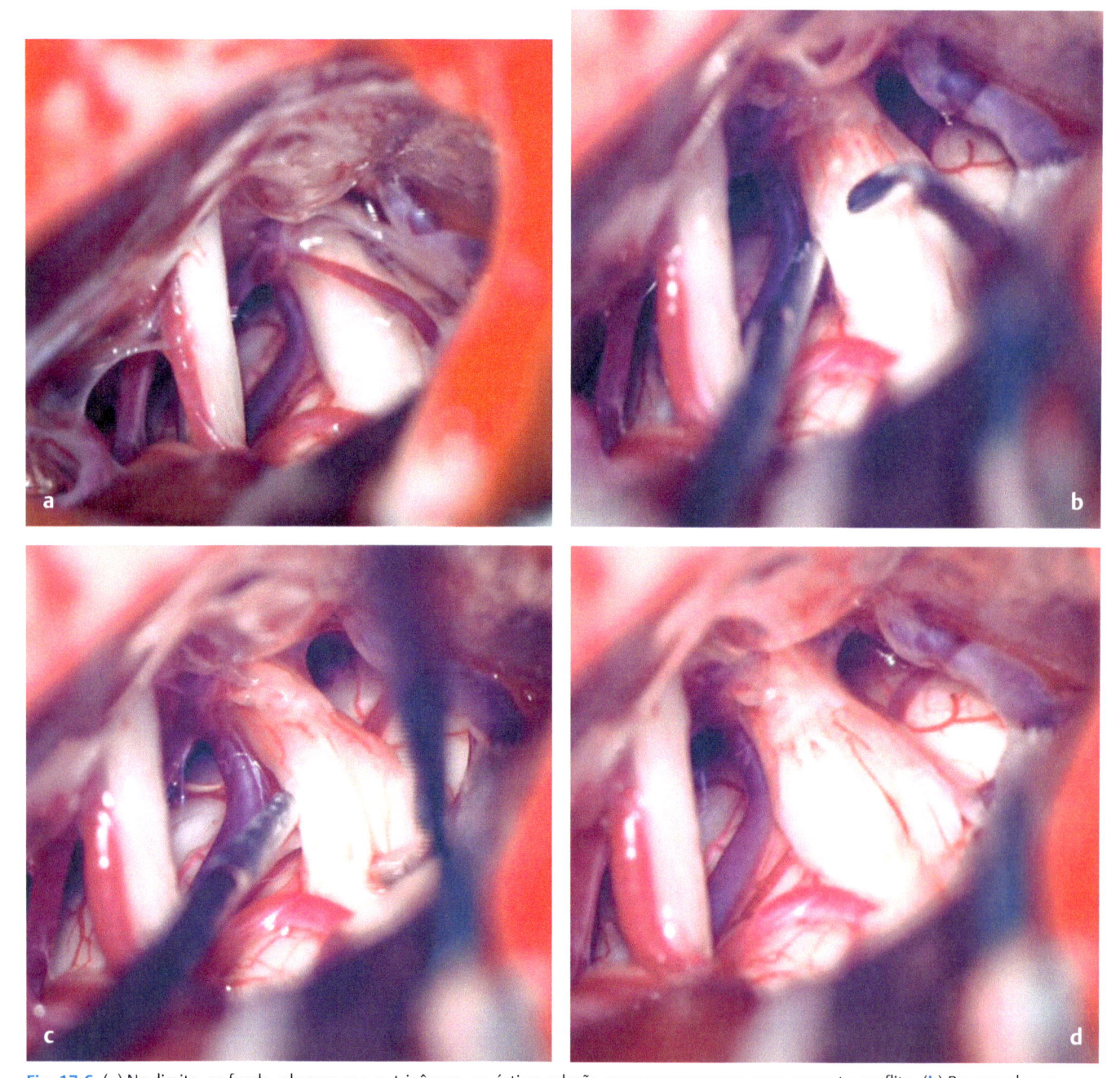

Fig. 17-6. (a) Na direita, ao fundo, observa-se o n. trigêmeo, em íntima relação com vasos venosos, sem aparente conflito. (b) Repousado um gancho com angulação de 90 graus, delicadamente, abaixo da raiz para a sua sustentação, e com outro gancho reto, as fibras são divulsionadas no sentido longitudinal. (c) O movimento é repetido de três a quatro vezes. (d) Imagem final mostrando a raiz em seu estado pós-neurólise.

Rizotomias Percutâneas do Trigêmeo

Embora a descompressão microvascular seja considerada o padrão ouro para o tratamento, as técnicas percutâneas permanecem uma opção eficaz para pacientes selecionados. Os tratamentos percutâneos comumente realizados para neuralgia do trigêmeo incluem: compressão por balão, rizotomia com glicerol e termocoagulação por radiofrequência. Em todos os três tratamentos, o alívio da dor deriva da lesão ablativa às fibras da dor no nervo trigêmeo. Entretanto, eles diferem na seletividade das lesões ao nervo trigêmeo e no tipo de lesão induzida.[85,86]

A rizotomia por balão não requer interação do paciente durante o procedimento e é normalmente realizada mediante anestesia geral, conferindo maior conforto ao paciente. É a técnica percutânea mais utilizada atualmente.

A rizotomia por balão originou-se dos primeiros trabalhos de Shelden e Pudenz na década de 1950.[87] Mullan e Lichtor, em 1983, desenvolveram a técnica percutânea após reconhecer que a dormência facial gerada pela lesão do gânglio de Gasser estava relacionada com um melhor alívio da dor.[87-90] Em 1996, Brown *et al.* modificaram a técnica e preconizaram o uso de uma agulha romba para minimizar a lesão vascular.[85]

O paciente é posicionado em decúbito dorsal com cabeça neutra, com auxílio de coxim que confere leve extensão. A radioscopia intraoperatória se faz imprescindível. Os pontos de referência incluem um ponto de entrada da agulha localizado a 2 cm lateral da comissura labial. Após a introdução, a agulha é dirigida a um ponto imaginário localizado 2 cm anterior ao meato acústico externo e em direção à linha pupilar média.

Uma vez que a agulha atinge a base do crânio, o forame oval é localizado pelo retorno do líquido cefalorraquidiano ou por meio de fluoroscopia. A agulha interna é removida, e então um cateter de Fogarty-4 é introduzido. O balão é inflado com contraste iodado, a uma pressão de aproximadamente 1.000 a 1.200 mmHg por 60 a 90 segundos.[91-93] Classicamente, o balão atinge a desejável forma de pera quando totalmente inflado, limitado inferiormente pelo osso petroso e superiormente pela borda dural. Após a compressão desejada, a cânula e o cateter-balão são removidos e a pressão é mantida no local da punção da pele.

Uma complicação em potencial no intraoperatório é a bradicardia, secundária ao reflexo trigêmino-vagal. Esses eventos são transitórios, e, em sua totalidade, responsivos à administração de atropina ou ao uso de marca-passo transcutâneo.[83,98]

Apesar de suas altas taxas de recorrência, a rizotomia por balão oferece excelente alívio da dor inicial, com taxas de até 94% em algumas séries.[94] Pacientes incapazes de tolerar a anestesia geral ou aqueles com risco cardiovascular significativo são geralmente maus candidatos.

Radiocirurgia do Trigêmeo

Com uma abordagem não invasiva, a radiocirurgia com Gamma Knife® ganhou popularidade nos últimos anos. Embora estudos de longo prazo estejam em andamento, doses direcionadas de 70 a 90 Gy para a zona de entrada da raiz do trigêmeo demonstraram boas taxas de controle da dor, entre 50 a 75%, em 5 anos.[99,101] O aumento das doses de radiação fornece um alívio mais eficaz da dor, mas está associado a taxas aumentadas de parestesias ou dormência, variando de 10 a 32% em estudos publicados.[99,101,102] Casos refratários podem ser retratados, embora vários tratamentos acarretem risco aumentado de disfunção nervosa.

Neuralgia do Glossofaríngeo

A descompressão microvascular é uma modalidade cirúrgica eficaz na neuralgia do glossofaríngeo, entretanto nem sempre é identificado um vaso conflitante ou mesmo se este existe.

A secção simultânea do Hipoglosso (IX) e das raízes superiores do Vago (X) mostra um resultado eficaz, reduzindo significativamente os sintomas, nos casos em que o conflito vascular é duvidoso.[103-106]

Em séries recentes, essa manobra mostra um alívio inicial da dor de 94% dos pacientes, em 10 anos.[109]

No entanto, apesar da rizotomia melhorar a chance de controle da dor em longo prazo, esta manobra pode levar à disfagia e paralisia das cordas vocais.[101]

O monitoramento neurofisiológico do n. vago, parece ter alguma contribuição ao ajudar a distinguir as raízes motoras e sensoriais e reduzir a chance de disfagia no pós-operatório.[107,108]

PERSPECTIVAS FUTURAS SOBRE DOR OROFACIAL

A dor orofacial crônica não odontogênica apresenta alta complexidade, primeiramente porque a inervação da cabeça, face e região cervical é complexa, com inervação de pares cranianos e de nervos espinhais cervicais com alta comunicação entre eles em seus trajetos. A dor facial é subdiagnosticada, subtratada e as opções específicas de tratamento são muito limitadas. Muitas vezes, a dor orofacial é diagnosticada de forma simplória e tratada como neuralgia do trigêmeo. Atualmente, há inúmeros diagnósticos que melhor nos permitem buscar um tratamento mais adequado.

A complexidade da inervação permite que as cefaleias e a neuralgia do trigêmeo sejam tratadas com estímulos ou bloqueios do nervo occipital maior, da musculatura occipital, do nervo vago ou do gânglio esfenopalatino. Isso significa que sinais transmitidos pelo sistema trigeminal podem ser modulados interferindo no sistema occipital, sistema parassimpático (mediado pelo nervo facial) e pelo nervo vago. E todos esses sistemas são interconectados.

Um modelo simplista usado para explicar essa interconexão, chamado de rede nociceptiva craniana (*cranial nociceptive network* – CNN), poderia ser de acordo May A:

$$CNN = a_1 V_{(1-3)} + a_2 VII + a_3 X + a_4 C_{(1-3)}$$

com a_1 sendo o fator de peso em cada um dos nervos individualmente.

REFERÊNCIAS BIBLIOGRÁFICAS

1. Banido A, Watson D, Ram B, Ah-See K. Orofacial Pain. BMJ 2018;361:k1517.
2. Smith SM, et al. Interpretation of chronic pain clinical trial outcomes: IMMPACT recommended considerations. Pain 2020;161:2446-61.
3. Pigg M, et al. International classification of orofacial pain (ICOP). 1st ed. Cephalagia 2020;40(2):129-221.
4. Scholz J, Finnerup NB, Attal N, et al. The IASP classification of chronic pain for ICD-11. Pain 2019;160(1):53-9.
5. Svensson P, May A. Classification: The key to understanding facial pain. Cephalalgia 0 (0):1-4.
6. Trescot A. Peripheral nerve entrapments. Clinical Diagnosis and Management. p. 205-16.
7. Trescot A. Peripheral nerve entrapments. Clinical Diagnosis and Management. p. 217-28.
8. Bernard F, Mercier P, Sindou M. Morphological and functional anatomy of the trigeminal triangular plexus as an anatomical entity: a systematic review. Surgical and Radiologic Anatomy 2019;41:625-37.
9. Kastler A, Cadel G, Comte A, et al. Alcohol percutaneous neurolysis of the shenopalatine ganglion in the management of refractory craniofacial pain. Neuroradiology 2014.
10. Janjua MB, Reddy S, El Ahmadieh TY, et al. Occipital neuralgia: A neurosurgical perspective. Journal of Clinical Neuroscience 2019.
11. Trescot A. Peripheral nerve entrapments. Clinical Diagnosis and Management. p. 127-30.
12. Bendtsen L, Zakrzewska J, Heinskou TB, et al. Advances in diagnosis, classification, pathophysiology, and management of trigeminal neuralgia. Lancet Neurol 2020;19:784-96.
13. Maarbjerg S, Di Stefane G, Bendtsen L, Cruccu G. Trigeminal neuralgia – diagnosis and treatment. Cephalalgia 2017;0(0):1-10.

14. Leal PR, Barbier C, Hermier M, et al. Atrophic changes in the trigeminal nerves of patients with trigeminal neuralgia due to neurovascular compression and their association with the severity of compression and clinical outcomes. Journal of Neurosurgery 2014;120:1484-95.
15. Antonini G, Di Pasquale A, Cruccu G, et al. Magnetic resonance imaging contribution for diagnosing symptomatic neurovascular contact in classical trigeminal neuralgia: a blinded case-control study and meta-analysis. Pain. 2014;155:1464-71.
16. Hitchona PW, Bathlab G, et al. Predictability of vascular conflict by MRI in trigeminal neuralgia. Clinical Neurology and Neurosurgery 2019;182:171-176.
17. Cruccu G, Finnerup NB, Jensen TS, et al. Trigeminal neuralgia: new classification and diagnostic grading for clinical practice and research. Neurology 2016;87:220-8.
18. Cruccu G, Biasiotta A, Di Rezze S. Trigeminal neuralgia and pain related to multiple sclerosis. Pain 2009:143(3):186-91.
19. Baad-Hansen L, Benoliel R. Neuropathic orofacial pain; Facts and fiction. Cephalalgia 2017;37(7):670-9.
20. Weinsenburg TH. Cerebello-pontine tumor diagnosed for six years as tic doloreux. The symptons of irritation of the ninth and twelfth cranial nerves. JAMA 1910;54:1600-4.
21. Pearce JM. Glossopharyngeal neuralgia. Eur Neurol 2006;55:49-52.
22. Franzini A, Messina G, Franzini A, et al. Treatments of glossopharyngeal neuralgia: towards standart procedures. Neurol Sci 2017;38: S51-S55.
23. Blumenfeld A; Nikolskaya G. Glossopharyngeal neuralgia. Curr Pain Headaches Rep 2013;17:343.
24. Headache Classification Subcommittee of the International Headache Society. The international classification of headache disorders. 2nd ed. Cephalalgia 2004;24 Suppl 1:9-160.
25. Chowdhury F, Rumi J, Zainab F, Hakim M. Ganglioneuroma of glossopharyngeal nerve in a patient with glossopharyngeal neuralgia: A case report. Journal of the Japan Neurosurgical Society 2019.
26. Koratkar H, Parashar V, Koratkar S. A review of neuropathic pain conditions affecting teeth. Gen Dent 2010;58(5):436-41.
27. Urban PP, Keilmann A, Teichmann EM, Hopf HC. Sensory neuropathy of the trigeminal, glossopharyngeal, and vagal nerves in Sjögren's syndrome. J Neurol Sci 2001;186(1-2):59-63.
28. Dey A, Mukherji S. Eagle's syndrome: A diagnostic challenge and surgical dilemma. J Maxillofac Oral Surg 2020.
29. Lazorthes Y, Verdie JC. Radiofrequency coagulation of the petrous ganglion in glossopharyngeal neuralgia. Neurosurgery 1974;4:512-16.
30. Peris CM, Oushy S, Perry A, et al. Nervus intermedius and the surgical management of geniculate neuralgia. J Neurosurg 2019;131:343-51.
31. Pirillo V, Prontera A, Rizzo P, Schwarz A. Microvascular decompression of the nervus intermedius. World Neurosurgery 2018.
32. Inoue T, Shima A, Hirai H, et al. Nervus intermedius neuralgia treated with microvascular decompression: A case report and review of the literature. NMC Case Rep 2017 Jun 8;4(3):75-8.
33. Wilhour D, Nahas S. The neuralgias. Current Neurology and Neuroscience Reports 2018;18:69.
34. GE MM, Waite PD et al., editors. Peterson's principles of oral and maxillofacial surgery. 3rd ed. Shelton, CT: Pmph USA;2012.
35. Dworkin SF. The OPPERA study: Act one. J Pain 2011;12(11 Suppl): T1-T3.
36. Ghurye S, McMillan R. Pain-related temporomandibular disorder – Current perspectives and evidence-Based management. Dent Update 2015;42(6):533-6, 539-42, 545-6.
37. Osiewicz M, Lobbezoo F, Ciapała B, Pytko-Polończyk J, Manfredini D. Pain predictors in a population of temporomandibular disorders patients. Journal of Clinical Medicine 2020; 9(2):452.
38. Manfredini D, Lombardo L, Siciliani G. Temporomandibular disorders and dental occlusion. A systematic review of association studies: end of an era? J Oral Rehabil 2017;44:908-23.
39. Manfredini D, Guarda-Nardini L, Winocur E, et al. Research diagnostic criteria for temporomandibular disorders: a systematic review of axis I epidemiologic findings. Oral Surg Oral Med Oral Pathol Oral Radiol Endod 2011;112:453-62.
40. Omidvar S, Jafari Z. Association between tinnitus and temporomandibular disorders: A systematic review and meta-analysis. Ann Otol Rhinol Laryngol 2019;128:662-75.
41. Lavigne GJ, Sessle BJ. The neurobiology of orofacial pain and sleep and their interactions. J Dent Res 2016;95:1109-16.
42. Riley P, Glenny AM, Worthington HV, et al. Oral splints for temporomandibular disorder or bruxism: a systematic review. Br Dent J 2020;228:191-7.
43. Guzman MJ, Cavero-Redondo I, Martinez V, et al. Effect of physical exercise programs on myofascial trigger points related dysfunctions: A systematic review and meta-analysis. Pain Med 2020.
44. Munguia F, Jang J, Salem M, et al. Efficacy of low-level laser therapy in the treatment of temporomandibular myofascial pain: A systematic review and meta-analysis. Journal of Oral & Facial Pain and Headache 2018;32(3):287-97
45. Karp JF, Shega JW, Morone NE, Weiner DK. Advances in understanding the mechanisms and management of persistent pain in older adults. BJA: British Journal of Anaesthesia 2008;101(1):111-20.
46. Panta P. The possible role of meditation in myofascial pain syndrome: A new hypothesis. Indian J Palliat Care 2017;23(2):180-7.
47. Zou L, Yeung A, Quan X. Systematic review and meta-analysis of mindfulness - Based (Baduanjin) exercise for alleviating musculoskeletal pain and improving sleep quality in people with chronic diseases. Int J Environ Res Public Health 2018;15:206.
48. Stovner LJ, Hagen K, Jensen R, et al. The global burden of headache: a documentation of headache prevalence and disability worldwide. Cephalalgia 2007;27(3):193-210.
49. Ziegeler C, May A. Facial presentations of migraine, TACs, and other paroxysmal facial pain syndromes. Neurology 2019;93(12):e1138- e1147.
50. Classificação Internacional das Cefaleias/Comitê de Classificação das Cefaleias da Sociedade Internacional de Cefaleia; Fernando Kowacs (coordenador); tradução Fernando Kowacs, Djacir Dantas Pereira de Macedo, Raimundo Pereira da Silva-Néto. 3. ed. São Paulo: Omnifarma; 2018.
51. Sharav Y, Katsarava Z, Benoliel R. Migraine and possible facial variants: Neurovascular facial pain. In: Sharav Y, Benoliel R, editors. Orofacial pain and headache. 2nd ed. Hanover Park: Ed Quintessence Publishing Co, Inc; 2015. cap 10, p. 319-62.
52. Eross E, Dodick D, Eross M. The sinus, allergy and migraine study (SAMS). Headache 2007;47(2):213-24.
53. Queiroz LP, Perez MFP, Piovesan EJ, et al. A nationwide population-based study of tension-type headache in Brazil. Headache 2009;49:71-8.
54. Posso I, et al. Tratado de dor: publicação da Sociedade Brasileira para Estudo da Dor. In:Fleming NRP, Pereira Junior FJ, Fleming FP. Cefaleias primárias. 1. ed. Rio de Janeiro:Atheneu; 2017. cap. 53, p. 719-34.
55. Fleming NRP. Alterações musculares nas cefaléias crônicas-nossa abordagem, Abstract. Arquivos de NeuroPsiquiat 1998;56(1):114.

56. Fleming NRP, Sousa JA, Pereira Jr FJ, Telles-Ribeiro C. Prevalence of headaches in the population of patients with TMD according to IHS Classification of Headache – 2004. Poster D077, apresentado no 13th Congress of the International Headache Society – Stockholm Sweden, no período de 28 de junho a 1 de julho de 2007. Cephalalgia 2007; 27(6):665.
57. Fleming NRP, Sousa JA, Pereira Jr FJ, Nascimento O. Comparison of the prevalence of chronic headache in patients with TMD and headache. Poster E044, apresentado no 13th Congress of the International Headache Society – Stockholm Sweden, no período de 28 de junho a 1 de julho de 2007. Cephalalgia 2007; 27(6):702.
58. Cittadini E, Matharu MS. (2009). Symptomatic trigeminal autonomic cephalalgias. The Neurologist 2009;15(6):305-12.
59. Sjaastad O, Dale I. A new (?) clinical headache entity "Chronic Paroxysmal Hemicrania"2. Acta Neurol Scandinav 1976;54(2):140-59.
60. Weng H-Y, Cohen AS, Schankin C, Goadsby PT, Phenotypic and treatment outcome data on SUNCT and SUNA, including a randomized placebo-controlled trial. Cephalagia 2018; 38(9)1554-63.
61. Benoliel R, Sharav Y, Haviv Y, Almoznino G. Tic, triggering, and tearing: from CTN to SUNHA. Headache 2017;57(6):997-1009.
62. Cohen AS, Matharu MS, Goadsby PJ. Sort-lasting unilateral neuralgiform headache attacks with conjunctival injection and tearing (SUNCT) or cranial autonomic features (SUNA) – a prospective clinical study of SUNCT and SUNA. Brain 2006;129(Pt 10):2746-60.
63. Waldman S. Atlas of interventional pain management. 4th ed. Elsevier; 2015.
64. Waldman S. Comprehensive atlas of ultrasound-guided pain management injection techniques. 1st ed. Wolters Kluwer; 2014.
65. Arias MJ. Percutaneous radiofrequency thermocoagulation with low temperature in the treatment of essential glossopharyngeal neuralgia. Surg Neurol 1986;25:94-6.
66. Isamat F, Ferran E, Acebes JJ. Selective percutaneous thermocoagulation rhizotomy in essential glossopharyngeal neuralgia. J Neurosurgery 1981;55:575-80.
67. Wang X, Tang Y, Zeng Y, Ni J. Long-term outcomes of percutaneous radiofrequency thermocoagulation for glossopharyngeal neuralgia. Medicine 2016;95(48):e5530.
68. Swain BP, Vidhya S, Kumar S. Eagle's syndrome managed successfully by pulsed radiofrequency treatment. Cureus 2020; 12(9): e10574.
69. Kesayan T, Koehler N. Fluoroscopy-guided glossopharyngeal nerve radiofrequency ablation. Pain Medicine 2020;00(0):1-2.
70. Piagkou M, et al. Pterygopalatine ganglion and its role in various pain syndromes: From anatomy to clinical practice. Pain Practice 2012;12(5): 399-412.
71. Waldman SD. Atlas of interventional pain medicine. 4 ed. 2015.
72. Janetta PJ. Arterial compression of the trigeminal nerve at the pons in patients with trigeminal neuralgia. J Neurosurg 1967;26:159-96.
73. Dandy WE. Concerning the cause of trigeminal neuralgia. Am J Surg 1934;24:447-55.
74. Niemeyer P F. Tratamento cirúrgico da neuralgia do trigêmeo com preservação da sensibilidade. Arq NeuroPsiquiat. 1980;381-6.
75. Niemeyer PF. Descompressão neurovascular na neuralgia do trigêmeo – Análise de 70 casos. Arq NeuroPsiquiat 1983;41:321-31.
76. Ashkan K, Marsh H. Microvascular decompression for trigeminal neuralgia in the elderly: A review of the safety and efficacy. Neurosurgery 2004;55:840-50.
77. Sindou M, Howeidy T, Acevedo G. Anatomical observations during microvascular descompression for idiopathic trigeminal neuralgia. Acta Neurochir 2002;144:1-13.
78. Majoe CBLM, Hulsmans FJG, Verbeeten B, et al. Comparison of two MR imaging techniques in the demonstration of neurovascular contact. Radiology 1997;204:455-60.
79. Taarnhoj P. Descompression of the posterior trigeminal root in trigeminal neuralgia, a 30 year follow-up review. J Neurosurg 1982;57:14-7.
80. Van LH, Tew JM, Keller JT, Nurre M. A 10 year experience in the treatment of trigeminal neuralgia. J Neurosurg 1982;57:757-64.
81. Hardy DG, Rhoton AL. Microsurgical relationships of the superior cerebellar artery and the trigeminal nerve. J Neurosurg 1978;49:669-73.
82. Pelletier VA, Poulos DA, Lende RA. Functional localization in the trigeminal root. J Neurosurg 1974;40:504-13.
83. Schaller B, Probst R, Strebel S, Gratzl O. Trigeminocardiac reflex during surgery in the cerebellopontine angle. J Neurosurg 1999;90:215-20.
84. McLaughlin MR, Janetta PJ, Clyde BL, et al. Microvascular descompression of cranial nerves: lessons learned after 4400 operations. J Neurosurg 1999; 90:1-8.
85. Brown JA, Hoeflinger B, Long PB, et al. Axon and ganglion cell injury in rabbits after percutaneous trigeminal balloon compression. Neurosurgery 1996;38(5):993-1003; discussion 1003-1004.
86. Preul MC, Long PB, Brown JA, et al. Autonomic and histopathological effects of percutaneous trigeminal ganglion compression in the rabbit. J Neurosurg 1990;72(6):933-40.
87. Abdennebi B, Bouatta F, Chitti M, Bougatene B. Percutaneous balloon compression of the gasserian ganglion in trigeminal neuralgia: long-term results in 150 cases. Acta Neurochir (Wien) 1995;136(1-2):72-74.
88. Woodhall B, Odom GL. Stilbamidine isethionate therapy of tic douloureux. J Neurosurg 1955;12(5):495-500.
89. Shelden CH, Pudenz RH, Freshwater DB, Crue BL. Compression rather than decompression for trigeminal neuralgia. J Neurosurg 1955;12(2):123-6.
90. Mullan S, Lichtor T. Percutaneous microcompression of the trigeminal ganglion for trigeminal neuralgia. J Neurosurg 1983;59(6):1007-12.
91. Lobato RD, Rivas JJ, Sarabia R, Lamas E. Percutaneous microcompression of the gasserian ganglion for trigeminal neuralgia. J Neurosurg 1990;72(4):546-53.
92. Zanusso M, Curri D, Landi A, et al. Pressure monitoring inside Meckel's cave during percutaneous microcompression of gasserian ganglion. Stereotactic Funct Neurosurg 1991;56(1):37-43.
93. Brown JA, Pilitsis JG. Percutaneous balloon compression for the treatment of trigeminal neuralgia: results in 56 patients based on balloon compression pressure monitoring. Neurosurg Focus 2005;18(5):E10.
94. Brown JA, McDaniel MD, Weaver MT. Percutaneous trigeminal nerve compression for treatment of trigeminal neuralgia: results in 50 patients. Neurosurgery 1993;32(4):570-3.
95. Cohen-Gadol AA. Microvascular decompression surgery for trigeminal neuralgia and hemifacial spasm: nuances of the technique based on experiences with 100 patients and review of the literature. Clin Neurol Neurosurg 2011;113(10):844-53.
96. Sarsam Z, Garcia-Finana M, NurmikkoTJ,VarmaTR, Eldridge P.The long-term outcome of microvascular decompression for trigeminal neuralgia. J Neurosurg 2010;24(1):18-25.
97. Chakravarthi PS, Ghanta R, Kattimani V. Microvascular decompression treatment for trigeminal neuralgia. J Craniofac Surg 2011;22(3):894-8.

98. Brown JA, McDaniel MD, Weaver MT. Percutaneous trigeminal nerve compression for treatment of trigeminal neuralgia: results in 50 patients. Neurosurgery 1993;32(4):570-3.
99. Young B, Shivazad A, Kryscio RJ, et al. Long-term outcome of high-dose Gamma Knife surgery in treatment of trigeminal neuralgia. J Neurosurg 2013;119(5):1166-75.
100. Kondziolka D, Zorro O, Lobato-Polo J, et al. Gamma Knife stereotactic radiosurgery for idiopathic trigeminal neuralgia. J Neurosurg 2010;112(4):758-65.
101. Massager N, Murata N, Tamura M, et al. Influence of nerve radiation dose in the incidence of trigeminal dysfunction after trigeminal neuralgia radiosurgery. Neurosurgery 2007;60(4):681-7; discussion 687-8.
102. Pollock BE, Phuong LK, Foote RL, et al. High-dose trigeminal neuralgia radiosurgery associated with increased risk of trigeminal nerve dysfunction. Neurosurgery 2001;49(1):58-62; discussion 62-4.
103. Robson JT, Bonica J. The vagus nerve in surgical consideration of glossopharyngeal neuralgia. J Neurosurg 1950;7:482-4.
104. Uihlein A, Love JG, Corbin KB. Intracranial section of the glossopharyngeal nerve; sensory changes observed postoperatively. AMA Arch Neurol Psychiatry 1955;74:320-4.
105. Chawla JC, Falconer MA. Glossopharyngeal and vagal neuralgia. 1967;3:529–31.
106. King J. Glossopharyngeal neuralgia. Clin Exp Neurol 1987;24:113-121.
107. Taha JM, Tew JM Jr, Keith RW, Payner TD. Intraoperative monitoring of the vagus nerve during intracranial glossopharyngeal and upper vagal rhizotomy: technical note. Neurosurgery 1994;35:775-7.
108. Harries AM, Dong CCJ, Honey CR. Use of endotracheal tube electrodes in treating glossopharyngeal neuralgia: technical note. Stereotact Funct Neurosurg 2012;90:141-4.
109. Zoe ET, Katherine GH, Fran AH, et al. Pain-free survival after vagoglossopharyngeal complex sectioning with or without microvascular decompression in glossopharyngeal neuralgia. J Neurosurg 2019;132(1):232-8.

Parte III ASPECTOS CIRÚRGICOS

SEPTOPLASTIA

Leonardo Bomediano Sousa Garcia ■ Nathalia Coronel Fenolio

INTRODUÇÃO

Os desvios do septo nasal são alterações anatômicas bastante frequentes na população brasileira. Um recente estudo epidemiológico demonstrou que 56,9% dos indivíduos da cidade de São Paulo apresentam algum tipo de desvio obstrutivo do septo nasal.[1] Pela alta prevalência, constituem uma das cirurgias mais realizadas pelo otorrinolaringologista, com a finalidade principal de melhora na qualidade de vida dos pacientes.

A septoplastia foi inicialmente descrita no final do século XIX e sua técnica cirúrgica consistia basicamente na remoção completa do septo do nariz. Atualmente, munidos de maior conhecimento da fisiologia e da anatomia nasal, é possível identificar os prejuízos da remoção completa septal tanto para a respiração como para a sustentação da estrutura nasal externa. Sendo assim, técnicas mais conservadoras, eficazes e com menores índices de complicações foram adotadas.[2,3]

A cirurgia do desvio de septo visa principalmente corrigir a obstrução nasal e, quando necessário, também facilitar o acesso cirúrgico à rinofaringe e aos seios da face. Além disso, este tipo de abordagem pode exercer papel importante na obtenção de enxertos cirúrgicos, tais como cartilagem, osso e/ou mucosa, para realização de outros procedimentos como correções de defeitos da base de crânio e na realização de rinosseptoplastias.

Deste modo, o cirurgião precisa ser capaz de manejar o septo nasal e posicioná-lo na linha média, com técnica que seja eficaz e que, ao mesmo tempo, preserve a estrutura nasal externa e a integridade da mucosa septal.

Assim, uma completa avaliação clínica, bem como uma precisa indicação cirúrgica, aliada à escolha da técnica adequada são fundamentais para oferecer aos pacientes um ótimo e duradouro resultado.[4,5]

ANATOMIA DO SEPTO NASAL

O septo nasal é composto por uma estrutura membranosa e osteocartilaginosa, apoiada sobre o osso palatino e recoberta por pericôndrio, periósteo, submucosa e mucosa.

Caudalmente, o septo é constituído pela porção membranosa e cartilagem quadrangular. A primeira conecta a porção cartilaginosa do septo às cartilagens alares. A cartilagem quadrangular conecta-se superiormente ao osso nasal, posterossuperiormente à lâmina perpendicular do etmoide, posteroinferiormente ao vômer e inferiormente à crista maxilar.

A espinha nasal anterior é a porção caudal da pré-maxila e apresenta um sulco no qual o septo caudal está apoiado.

A área K (*keystone area*) representa a união da cartilagem quadrangular com a lâmina perpendicular do etmoide, no dorso do nariz.[6]

Na região posterior, o septo nasal através do osso vômer e juntamente com o processo pterigoide do osso esfenoide formam a margem medial das coanas. Superiormente, a mucosa septal estende-se ao teto e à parede lateral da cavidade nasal, constituindo parte da mucosa olfatória. Nela estão situados os ramos terminais do nervo olfatório, que atravessam forames da lâmina crivosa do etmoide e seguem para o bulbo olfatório, próximo ao córtex frontal.

CONSIDERAÇÕES PARA O INÍCIO DA CIRURGIA

Diferentes tipos de desvios e suas diversas localizações permitem variações das técnicas cirúrgicas.[7] A habilidade do cirurgião e o conhecimento destas inúmeras técnicas possibilitam uma combinação diferente para cada paciente. Descreveremos, aqui, formas de realizar septoplastia para desvios anteriores e posteriores.

Os desvios do septo em sua porção mais posterior (áreas III, IV e V – classificação de Cottle) são os mais comuns. Descreveremos minuciosamente sua abordagem (Fig. 18-1).

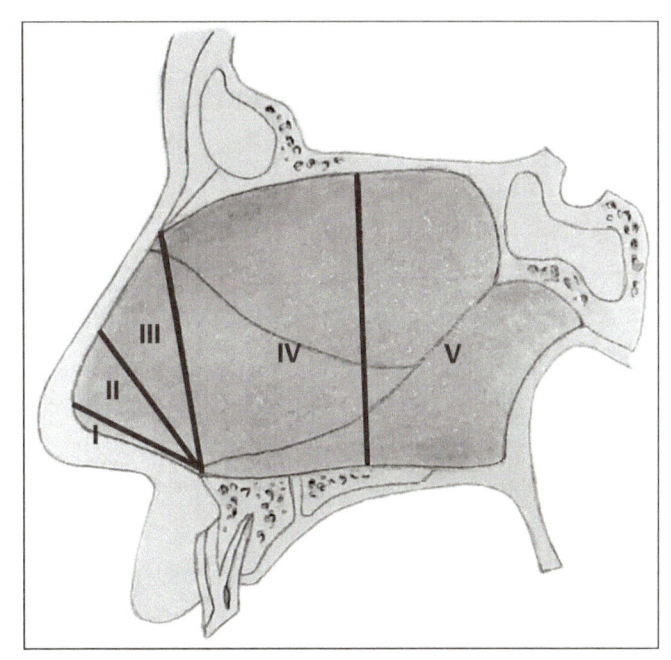

Fig. 18-1. Classificação de Cottle.

Os desvios do septo mais anteriores ou caudais (áreas I e II – classificação de Cottle), apesar de não serem os mais frequentes, causam muitas queixas ao paciente, justamente por estarem localizados na região mais estreita de passagem do ar inspirado. Também, podem ser responsáveis por deformidades estéticas na ponta nasal.[8] Abordaremos esta técnica específica de septoplastia mais adiante.

A cirurgia pode ser realizada por meio de anestesia geral ou local com ou sem sedação. Nossa preferência é por realizar sempre a cirurgia mediante anestesia geral.

A mesa cirúrgica deve ter sua altura ajustada de modo que permita ao cirurgião fácil visualização e manipulação das duas fossas nasais. O dorso levemente elevado é recomendado, por reduzir o fluxo sanguíneo para a região cefálica.

A avaliação da anatomia da pirâmide nasal para identificação de irregularidades prévias no dorso deve ser realizada anteriormente ao início da cirurgia, principalmente em pacientes cuja porção alta do septo será manipulada, pelo risco de perda de suporte do dorso nasal, caso haja instabilidade da área K. Irregularidades prévias no dorso desses pacientes podem ser fator de confusão após a ressecção de septo nasal, caso não sejam notadas no pré-operatório.

Em seguida, é feita a inspeção da cavidade nasal com espéculo para avaliação das características do desvio de septo e a escolha do lado em que a incisão será realizada. Cirurgiões destros tendem a preferir incisar o lado esquerdo e os canhotos, o lado direito do septo. A escolha também pode ser de acordo com o lado do desvio, com preferência para incisão e elevação de retalho mucoso contralateral ao desvio. Em caso de necessidade de acesso aos seios da face unilaterais, considerar incisão contralateral ao acesso, para evitar sujar a ótica no local da incisão.

VASOCONSTRIÇÃO

Ao início da cirurgia, a vasoconstrição tópica com algodão embebido em adrenalina ou outro vasoconstritor (p. ex.: oximetazolina e nafazolina) nas fossas nasais facilita a visualização da cavidade e reduz o fluxo sanguíneo na mucosa nasal. A infiltração da mucosa septal com solução anestésica e vasoconstritora em plano subpericondral e subperiosteal é essencial para promover hidrodissecção, com solução de adrenalina a 1:100.000 UI diluída em ropivacaína e SF 0,9%. A ropivacaína é um anestésico local do tipo amida de longa duração, com efeitos anestésico e analgésico e menor cardiotoxicidade do que a bupivacaína ou lidocaína.[9]

A espera pelo tempo de ação do anestésico e do vasoconstritor, por vezes, não é seguida pelos cirurgiões. Ressaltamos sua importância, pois, ao reduzir o fluxo sanguíneo, otimiza a dissecção e propicia ganho na qualidade do levantamento do retalho mucoso.

INCISÃO

A escolha do posicionamento da incisão pode-se basear na localização do desvio e na habilidade do cirurgião. A incisão de Killian modificada é realizada verticalmente na face anterior do septo nasal (Fig. 18-2).

Com auxílio de um espéculo nasal, rebatemos a columela e realizamos a incisão da mucosa com lâmina de bisturi nº 15, em sua porção mais espessa, correspondente à área caudal do

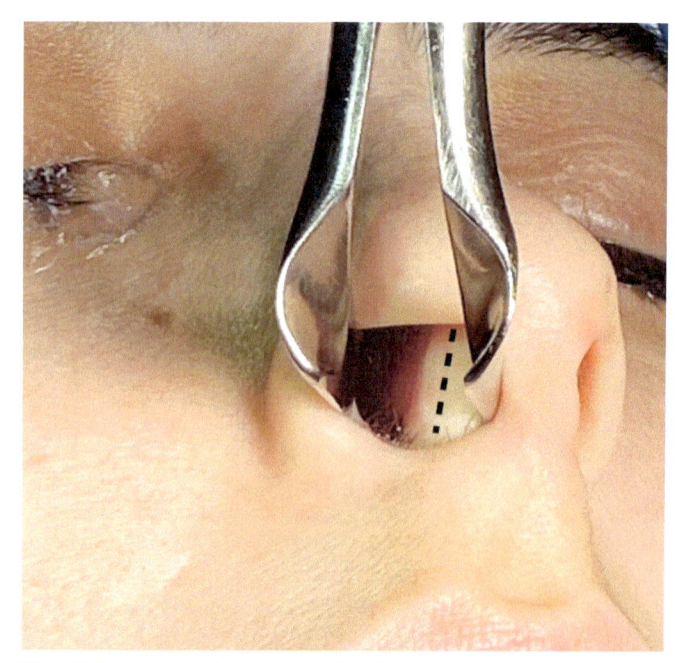

Fig. 18-2. Demarcação do local da incisão septal anterior.

septo nasal. Deve-se estender posteroinferiormente, desde a espinha nasal até o ângulo anterior do septo nasal.

A profundidade da incisão deve alcançar o plano subpericondral, sem danificar a cartilagem. Caso não seja alcançado com a lâmina de bisturi, pode-se utilizar tesoura de íris curva de ponta delicada ou descolador de Cottle, preferencialmente na porção inferior do septo nasal.

DESCOLAMENTO DO RETALHO MUCOPERINCONDRAL

O descolamento pode ser realizado com aspirador descolador e deve-se estender por todo o plano subpericondral e subperiosteal, com atenção especial à transição da cartilagem quadrangular com a crista maxilar, inferiormente; com a lâmina perpendicular do etmoide, posteriormente; e sobre a área desviada. As áreas de junção osteocartilaginosa, onde as fibras do pericôndrio e periósteo se cruzam, são importantes de serem reconhecidas, para manutenção do plano de dissecção.

Para dissecção de esporão ósseo, iniciar dissecção superior e inferiormente e, por último, a porção mais proeminente, para reduzir tensão da mucosa e evitar lacerações extensas. Lacerações restritas à porção mais saliente do esporão podem ocorrer e facilitar drenagem de eventuais coleções, além de permitir melhor acomodação da mucosa redundante.

O uso do endoscópio de zero grau, por cirurgiões treinados, para dissecção do septo posterior permite visualização otimizada para descolamento do retalho mucoso no plano subpericondral e subperiosteal, prevenindo lacerações da mucosa e perfuração septal.

INCISÃO DA CARTILAGEM SEPTAL E DESCOLAMENTO DO RETALHO MUCOPERICONDRAL CONTRALATERAL

A incisão transfixante na cartilagem septal é realizada com lâmina nº 15 ou descolador de Cottle, em "L", de forma que

CAPÍTULO 18 ■ SEPTOPLASTIA

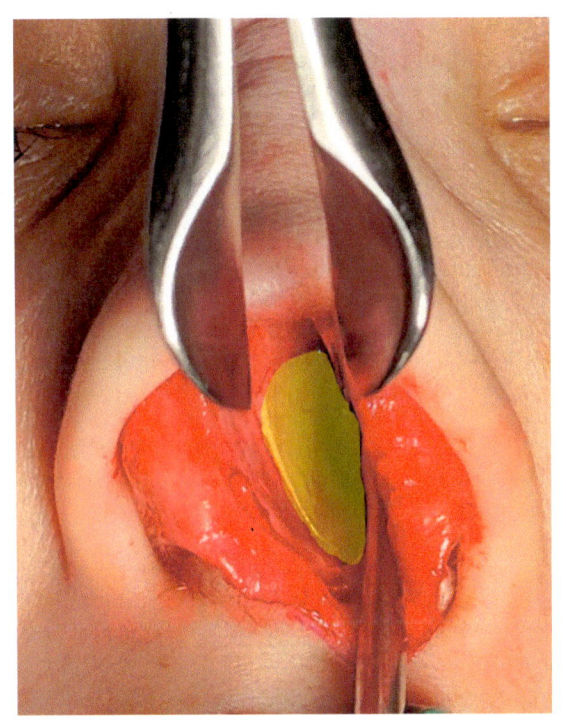

Fig. 18-3. Imagem de abordagem ao septo nasal em rinosseptoplastia aberta, com incisão em L no septo nasal, preservando 1 cm das bordas anterior e superior. A área em amarelo mostra a porção osteocartilaginosa a ser retirada.

e sim um ângulo curvo, evitando assim um enfraquecimento maior desta região de suporte. A incisão deve atravessar toda a espessura da cartilagem sem alcançar o pericôndrio e a mucosa contralaterais, permitindo o descolamento do retalho mucoperincondral deste lado (Fig. 18-3).

REMOÇÃO DOS DESVIOS CARTILAGINOSOS E ÓSSEOS

A incisão cartilaginosa superior deve ser continuada através da lâmina perpendicular do etmoide, com tesoura reta ou Middleton-Jansen, assim como a porção inferior da cartilagem deve ser separada da crista maxilar com descolador aspirador, Freer ou Cottle, ou tesoura reta.

A cartilagem pode ser separada da lâmina perpendicular do etmoide e removida, para em seguida proceder à remoção da porção óssea, ou ambas podem ser removidas em conjunto. A porção posterior da lâmina perpendicular do etmoide costuma ser seccionada facilmente com descolador aspirador Freer ou Cottle.

Desvios na crista maxilar podem ser corrigidos com osteótomo (Fig. 18-4).

HEMOSTASIA E SUTURA

Hemostasia com algodão embebido em vasoconstritor e eletrocoagulação frequentemente são suficientes para prevenção de sangramento e hematoma septais. Quando necessário, o uso de hemostáticos é recomendado.

Incisões pequenas e controladas do retalho mucoperincondral, em sua porção posteroinferior, podem servir de via de drenagem para prevenção de hematoma, caso não haja lacerações da mucosa. Deve-se observar, em caso de lacerações da mucosa bilaterais, se ambas estão sobrepostas, pois

seja posicionada anterior e superior ao desvio, preservando, no mínimo, 1 cm anterior e 1 cm superior do septo nasal. Um detalhe muito importante nesta incisão é que ela não deve formar um ângulo agudo entre sua porção horizontal e vertical,

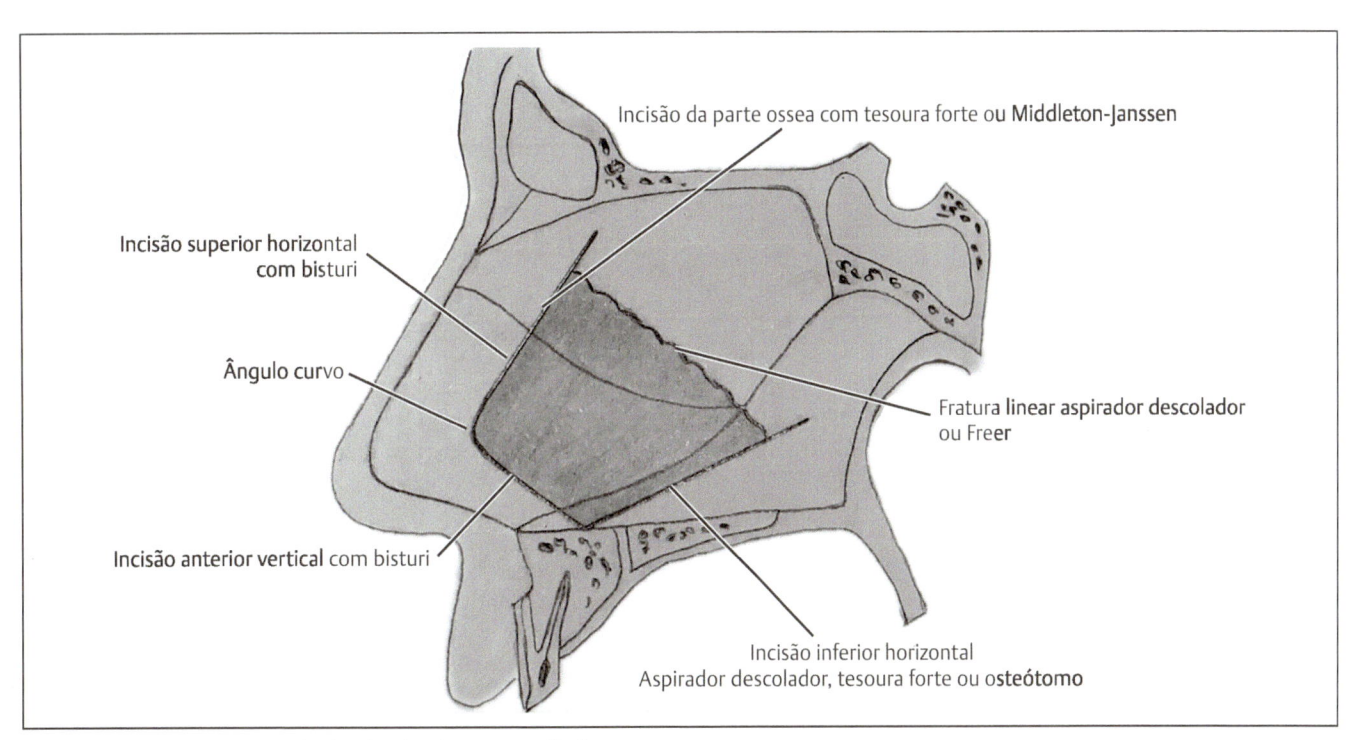

Fig. 18-4. Incisões para remoção dos desvios ósseos e cartilaginosos.

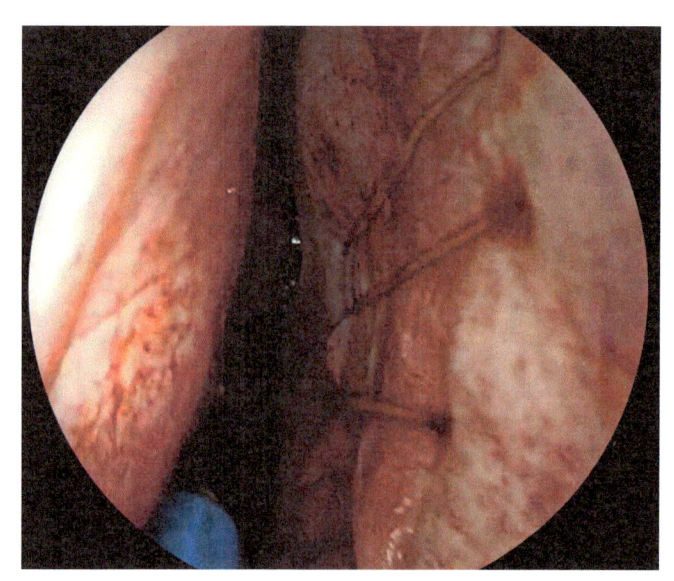

Fig. 18-5. Pontos septais transfixantes paralelos em posição horizontal com fio absorvível.

poderão gerar perfurações septais. Nesses casos, sugerimos sutura das incisões e/ou interposição de cartilagem septal, de modo a impedir a sobreposição das lacerações.

A sutura da incisão deve ser realizada com fio absorvível de curta duração (*catgut* 4 ou 5-0). Recomendamos suturas transfixantes na mucosa septal com fio absorvível de média duração (*monocryl* 5-0 com agulha de 13 mm), distribuídas de modo a manter a coaptação entre os retalhos mucosos. As suturas permitem prevenção de sinéquias e de hematomas septais. Devem-se evitar suturas com grande tensão e que impeçam a circulação sanguínea através da mucosa (Fig. 18-5).

Não utilizamos *splints* nasais de rotina, mas estes podem ser uma opção em caso da não realização de sutura transfixante no septo nasal. Seu uso por 7-10 dias deve ser acompanhado da prescrição de antibiótico pós-operatório com cobertura para *Staphylococcus aureus*.

SEPTOPLASTIA CAUDAL

Os desvios do septo mais anteriores ou caudais (áreas I e II – classificação de Cottle), apesar de não serem os mais frequentes, causam muitas queixas ao paciente, justamente por estarem localizados na região mais estreita de passagem do ar inspirado. Também podem ser responsáveis por deformidades estéticas na ponta nasal.

As técnicas mais comumente usadas na correção dos desvios caudais geralmente são derivadas da técnica descrita por Metzembaum em 1929.[10] São técnicas mais conservadoras, onde a porção anterior desviada não é retirada, simplesmente se realizam incisões verticais ou enfraquecimentos da cartilagem com incisões tipo paliçada e posterior fixação desta cartilagem enfraquecida com fios inabsorvíveis.[11]

A grande crítica a este grupo de técnicas mais conservadoras é a de que, em grande parte dos casos, ocorre uma recidiva do desvio, com retorno das queixas obstrutivas do paciente. Isso se deve principalmente à ação da própria força biomecânica da cartilagem desviada ou ainda a outras forças que levaram ao desvio, como laterorrinias e assimetrias da musculatura facial (Fig. 18-6).[12]

Na tentativa de corrigir esses desvios caudais de uma maneira mais eficaz e definitiva, existem técnicas que usam os princípios descritos por Peer, em 1937, onde toda a porção da cartilagem desviada é removida, e coloca-se um enxerto na ponta nasal para reestabelecer sua sustentação e evitar uma retração da columela.[13-15]

Iremos descrever a seguir uma das variações deste grupo de técnicas, que é realizada em nosso grupo há pelo menos 20 anos, já foi tema de vários estudos e artigos, além de tema de tese de mestrado, e mostra-se muito segura e eficaz.[16,17]

Procedemos com a infiltração da mesma maneira que na técnica para os desvios posteriores, assim como a incisão da mucosa realizada bem anterior na borda caudal da cartilagem.

Desta maneira, temos acesso aos dois lados da cartilagem e procedemos ao descolamento do mucopericôndrio bilateral desde esta borda caudal.

Após a exposição de toda a estrutura óssea e cartilaginosa do septo nasal, faremos as incisões para remover toda a porção de cartilagem anterior que contém o desvio. A extensão da quantidade de cartilagem e porções ósseas mais posteriores a serem removidas irá depender da presença de desvios obstrutivos nestes locais ou, ainda, como fonte para realização do enxerto que necessitaremos a seguir.

Toda a porção superior do dorso nasal deve ser preservada, deixando a medida convencional de pelo menos 8-10 mm de cartilagem intacta nesta região. Devemos ter especial atenção à região mais anterossuperior do dorso, correspondente à supraponta. Ressecções excessivas nesta área podem acabar levando a pequenas depressões e prejuízo estético ao paciente (Fig. 18-7).

Como toda a porção anterior da cartilagem septal que estava desviada foi removida, não há a possibilidade de retorno do desvio ou das queixas obstrutivas do paciente.

Com a remoção da borda caudal do septo nasal, acabamos por perder apenas um dos mecanismos de sustentação da ponta nasal, e todos os outros mecanismos se mantêm intactos.

Outro fator que precisamos corrigir e evitar seria uma possível retração da região da columela.

Portanto, a fim de restaurarmos a sustentação original da ponta nasal e evitar uma futura retração da columela é que colocamos um enxerto do tipo estaca ou *strut columelar* entre as *crura* mediais das cartilagens alares.

Desde o artigo original de Peer que esta reestruturação da ponta após a remoção do desvio anterior é descrita. A maneira com que este enxerto é locado e fixado é que se torna motivo de vários artigos e publicações de técnicas diferentes.

Em nosso grupo, também já tivemos algumas pequenas variações nesta técnica, sempre buscando a maneira mais simples e eficaz para a colocação do enxerto e uma boa respiração para nossos pacientes.

Assim, fazemos uma infiltração da solução com anestésico e vasoconstritor também na região da columela.

Depois disso, com uma lâmina de bisturi 15, realizamos uma pequena incisão na pele da parte medial inferior do vestíbulo nasal, exatamente na região correspondente ao sopé – *footplate* – da *crus* medial, com aproximadamente 3-4 mm de largura (Fig. 18-8).

CAPÍTULO 18 ▪ SEPTOPLASTIA

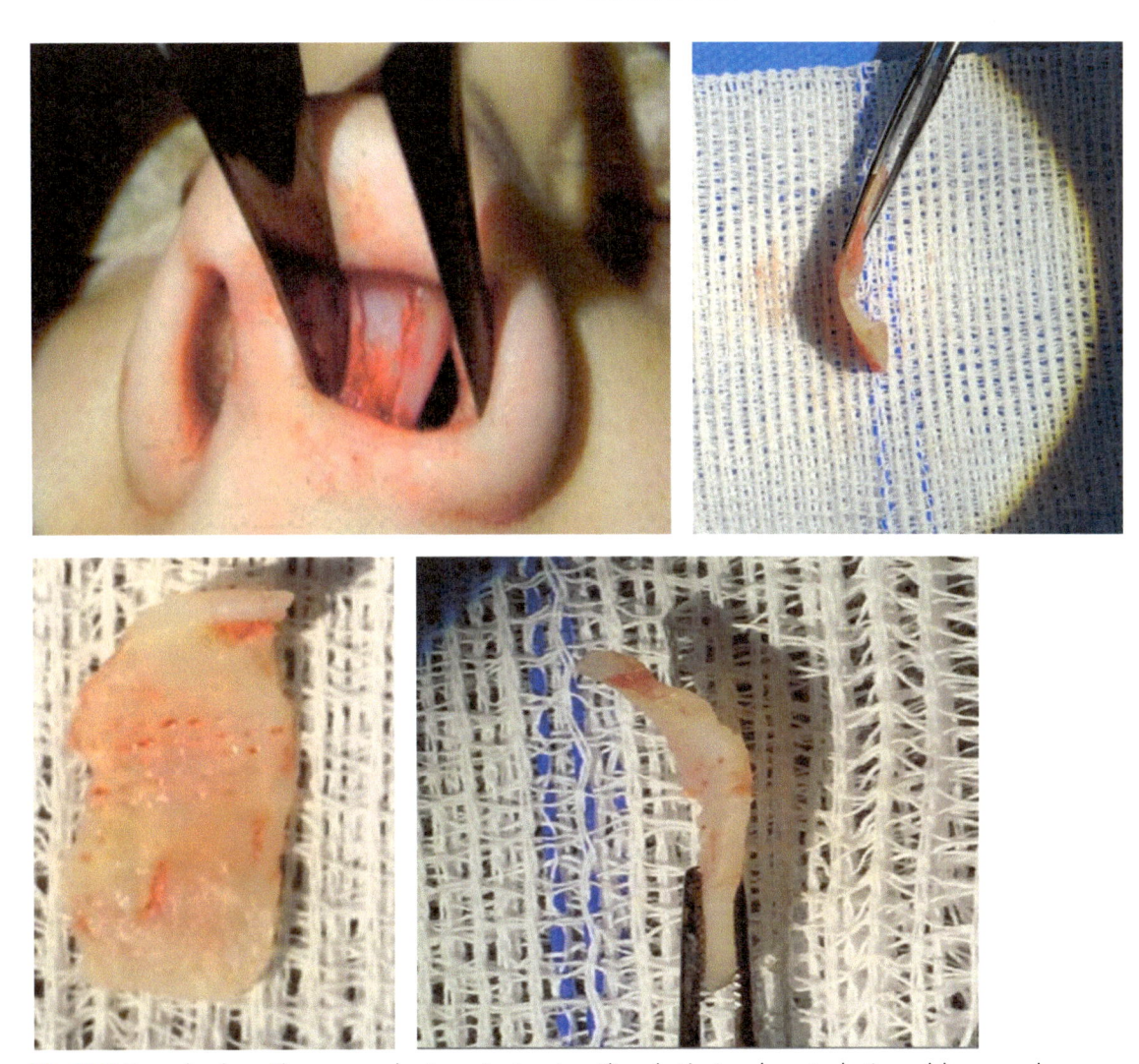

Fig. 18-6. Exemplos de cartilagens com desvios após cirurgias utilizando técnicas de septoplastia caudal conservadoras.

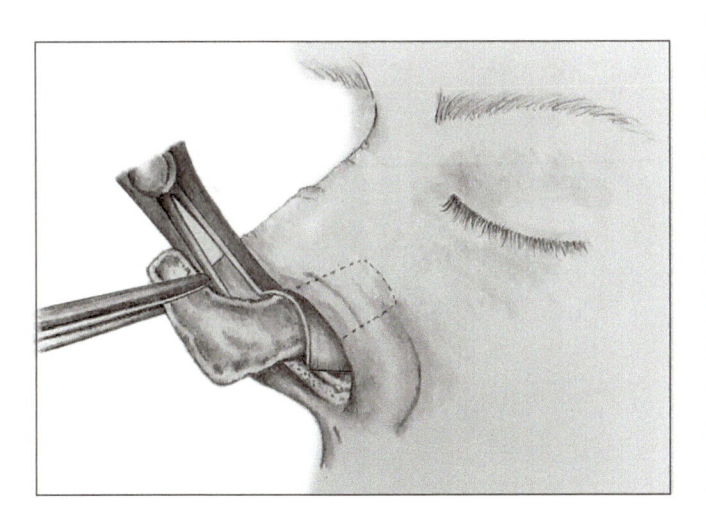

Fig. 18-7. Remoção de toda a porção anterior desviada. Note que o dorso e a região da supraponta foram preservados.

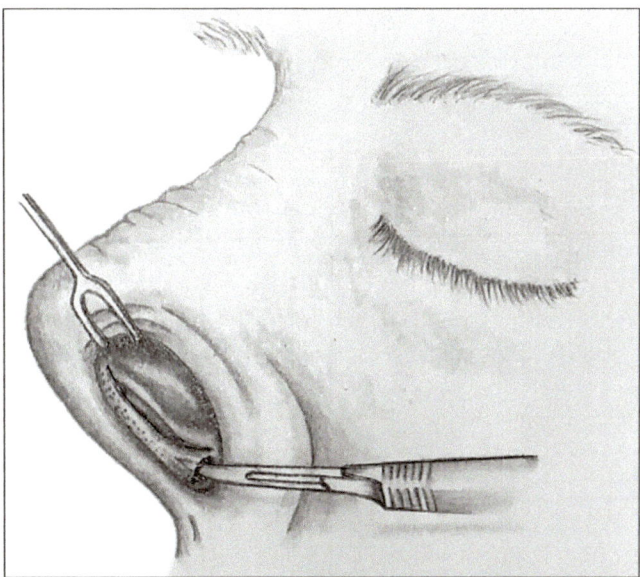

Fig. 18-8. Incisão com lâmina 15 na região do sopé – *footplate* – da *crus* medial na columela.

Através desta pequena incisão, utilizamos uma tesoura de ponta fina e curva, íris curva ou Converse, para a confecção de um túnel submucoso no espaço entre as *crura* mediais. Este túnel deve se estender até a altura da ponta nasal, podendo-se notar a ponta da tesoura com a ponta dos dedos, e deve ter a largura exata do enxerto que será locado, para o mesmo ficar justo neste espaço (Fig. 18-9).

Utilizando a porção mais retilínea da cartilagem septal, confeccionamos o enxerto do tipo estaca – *strut* columelar – que deve ter aproximadamente a mesma largura da incisão realizada com a lâmina 15 e o comprimento aproximado da base do nariz até 1-2 mm abaixo da região dos *domus* das cartilagens alares. Assim asseguramos a manutenção do formato da ponta sem o risco do enxerto ficar marcado ou aparente (Fig. 18-10).

Com uma pinça sem dentes, inserimos o enxerto no túnel confeccionado, a partir da incisão inferior até atingir a parte mais superior do mesmo (Fig. 18-11). Suturas com pontos transfixantes com fio absorvível (*monocryl* 5-0 agulha 19 mm) são realizadas nesta região columelar para fixação do enxerto e em toda a extensão da mucosa septal (*monocryl* 5-0 agulha 13 mm) para coaptação e evitar hematomas. Sutura da incisão do septo e da pequena incisão inferior é realizada com fio absorvível de curta duração (*catgut* 5-0) (Fig. 18-12).

Não utilizamos *splints* ou tampões nasais.

Estudo prospectivo com medidas subjetivas por meio de questionários e objetivas por medidas de rinometria acústica comprovam a eficácia e segurança desta técnica.

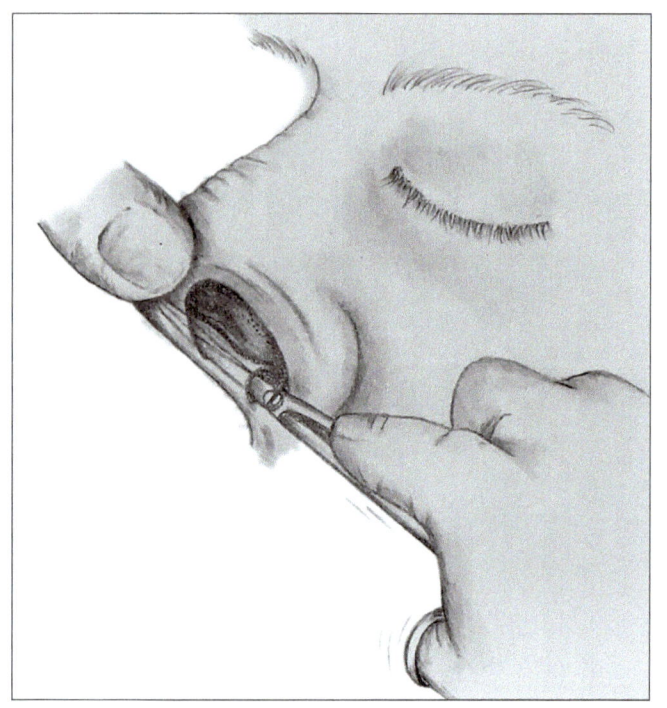

Fig. 18-9. Confecção de túnel restrito com tesoura até a ponta nasal.

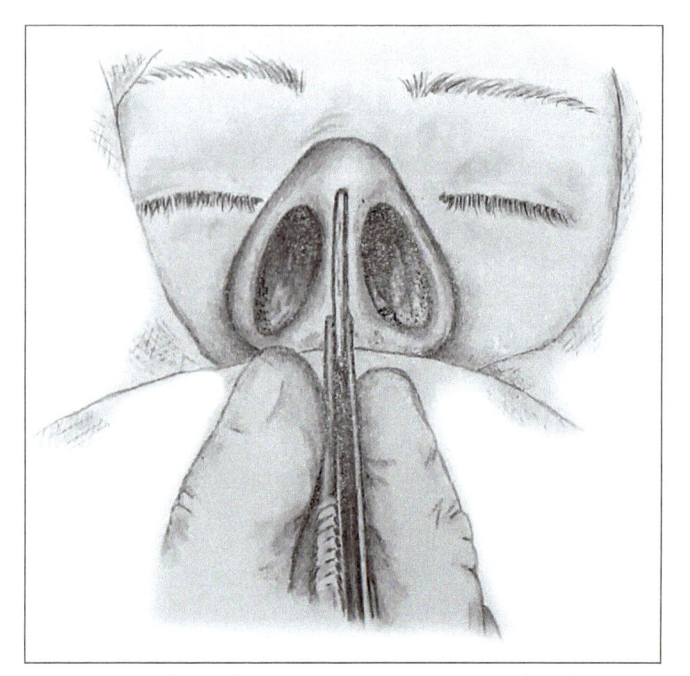

Fig. 18-10. Confecção do enxerto tipo estaca ou *strut* columelar.

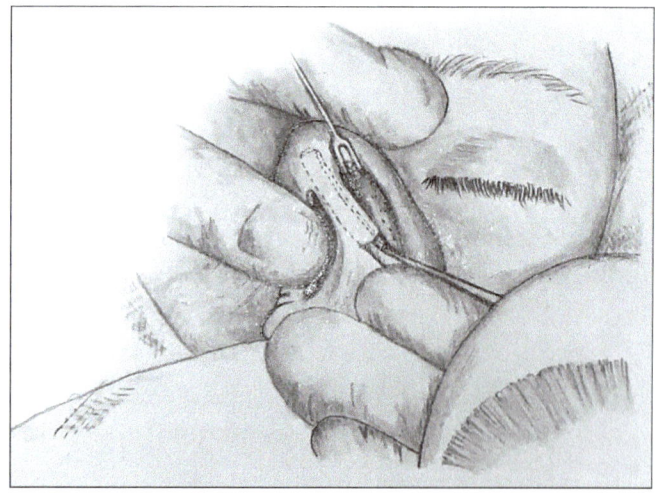

Fig. 18-11. Posicionamento do enxerto com pinça através da incisão inferior.

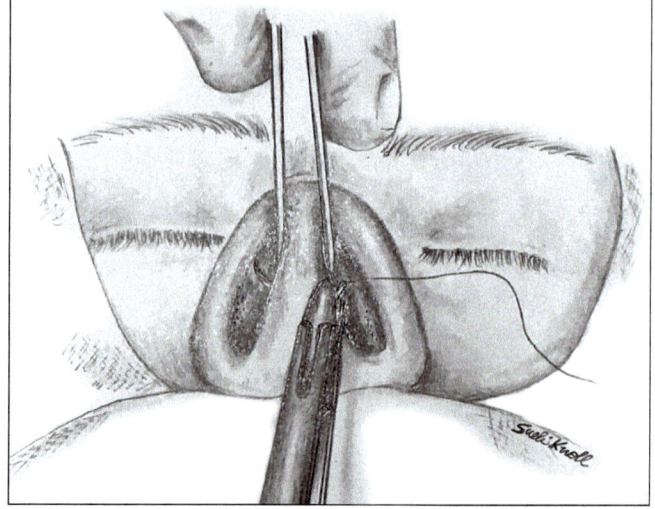

Fig. 18-12. Suturas transfixantes do enxerto na columela com fio absorvível.

CUIDADOS PÓS-OPERATÓRIOS

As medidas recomendadas ao paciente visam a prevenir complicações, otimizar o resultado da cirurgia e evitar desconfortos ao paciente.

Aos pacientes que realizam septoplastia como única cirurgia, recomendamos evitar esforço físico por, pelo menos, 3 semanas, realizar lavagem nasal com soro fisiológico 0,9% e acompanhamento presencial com o cirurgião até completa cicatrização da incisão e das suturas transfixantes. Usualmente, esse período dura 30 dias.

A maioria dos pacientes realiza septoplastia e turbinectomia, em um mesmo tempo cirúrgico, para otimização do fluxo de ar nas cavidades nasais. Nesses casos, o tempo de cicatrização costuma ser de 4 a 5 semanas. Listamos as recomendações sugeridas para esses pacientes:

1. Nas primeiras 24 horas, enquanto estiver deitado, manter cabeceira elevada no mínimo 30°;
2. Realizar lavagem nasal com soro fisiológico 0,9%, por meio de seringa de 20 mL ou dispositivos como jato contínuo, chaleira ou *squeeze bottle* a cada 2 horas, enquanto houver crostas e secreção nasal;
3. Utilizar vasoconstritor tópico em caso de sangramento nasal;
4. Evitar esforço físico moderado e intenso por 4 semanas;
5. Evitar assoar o nariz por 4 semanas;
6. Evitar ambientes quentes, assim como banhos e alimentos muito quentes.

O acompanhamento no consultório médico é realizado semanalmente. Durante as consultas, realizamos inspeção das fossas nasais e vasoconstrição e anestesia tópica com algodão embebido em oximetazolina ou nafazolina e neotutocaína ou lidocaína em gel. Aspiração de secreção e remoção de crostas que estiverem soltas são fundamentais para o alívio dos sintomas obstrutivos do paciente. Evitamos remover crostas aderidas aos cornetos e à cicatriz da mucosa septal para permitir completa cicatrização.

Visualização de toda a cavidade nasal com ótica rígida 0° ou 30° facilita a remoção de crostas e o acompanhamento da cicatrização.

Apesar de estudos de revisão sistemática não recomendarem o uso de antibioticoterapia oral após a cirurgia, em nosso grupo recomendamos o uso de amoxacilina ou amoxacilina com clavulanato por sete dias após a cirurgia, além de analgésicos comuns.

COMPLICAÇÕES DA SEPTOPLASTIA

Complicações durante ou após a septoplastia podem ocorrer, mesmo com uso adequado da técnica e com cuidados preventivos.[18,19] Abordaremos as mais frequentes complicações e como evitá-las.

Hemorragia

A hemorragia intraoperatória e pós-operatória é preocupação de todo cirurgião, em decorrência da alta vascularização da mucosa nasal. A prevenção de sangramento inicia-se com a anestesia geral mediante baixa pressão arterial, o posicionamento do paciente com dorso elevado, a vasoconstrição tópica e a infiltração com solução de adrenalina 1:100.000 UI no início da cirurgia. A dissecção da mucosa septal em plano avascular subpericondral e subperiosteal previne sangramento no campo cirúrgico durante todo o procedimento. Após a remoção dos desvios ósseos, principalmente as cristas ósseas mais anteriores, pode haver um rompimento de um ramo da artéria palatina maior. Cauterização desta artéria ou uso de hemostático previnem um sangramento que pode levar ao hematoma septal.

Perfuração Septal

Outra complicação temida, mas não frequente, são as perfurações septais após as septoplastias.

O cuidadoso e delicado descolamento mucopericondral é o principal fator para se evitar as perfurações. Manter a integridade da mucosa septal bilateral e evitar a excessiva cauterização da mesma se faz mandatório. Eventuais lacerações podem ser aproximadas com suturas com fios absorvíveis. Desvios ou restos de cartilagem residuais devem ser removidos, principalmente quando em contato com as bordas de alguma laceração ou expostos. As suturas septais transfixantes não devem ser apertadas o suficiente para causar isquemia e necrose da área circundante, com consequente perfuração da mucosa.

Hematoma e/ou Abscesso Septal

Os sangramentos no interior do bolsão de descolamento mucopericondral que realizamos para a remoção dos desvios podem causar um hematoma na mucosa septal.

Suturas transfixantes com fios absorvíveis mantendo uma boa coaptação das mucosas são o principal fator para evitar os hematomas.

Splints nasais – pequenos pedaços de silicone ou plástico fixados à mucosa com pontos – são a escolha de alguns cirurgiões.

Os hematomas septais podem causar obstrução nasal uni ou bilateral no pós-operatório imediato e podem evoluir para infecções secundárias que levam à formação de abscessos septais.

Os hematomas devem ser identificados o quanto antes e sua drenagem imediata, habitualmente em consultório mediante anestesia local, se faz mandatória.

Sinéquias

As sinéquias são aderências que podem ocorrer entre a mucosa septal e as estruturas da parede lateral nasal, causando obstrução. Os principais cuidados para evitar a formação de sinéquias envolvem prevenir o contato entre as mucosas do septo nasal e dos cornetos inferiores. Para isso, devemos evitar desvios de septo residuais, suturar grandes lacerações de mucosa, realizar turbinectomia em caso de hipertrofia de cornetos inferiores e seguir as recomendações pós-operatórias de lavagem nasal e curativos nas visitas após a cirurgia feitas pelo cirurgião.

Deformidade em Sela do Dorso Nasal

As deformidades em sela podem ocorrer principalmente por causa da remoção exagerada das estruturas do dorso nasal, tanto cartilaginosas quanto ósseas, e ainda com maior risco nas áreas de transição destas estruturas, ou área K ou de

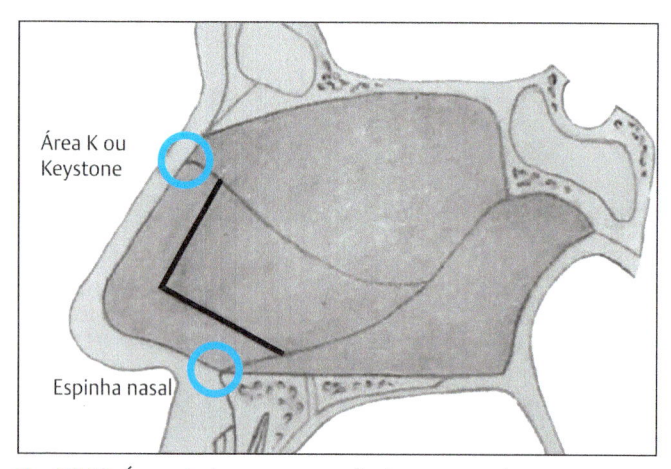

Fig. 18-13. Áreas de risco para remoção do septo nasal.

Keystone. A preservação de pelo menos 1 cm de cartilagem e osso no dorso nasal, e o cuidado com esta área evitam esta complicação (Fig. 18-13).

REFERÊNCIAS BIBLIOGRÁFICAS

1. Stefanini R, et al. Systematic evaluation of the upper airway in the adult population of Sao Paulo, Brazil. Otolaryngol Head Neck Surg 2012;146(5):757-763.
2. Bailey BJ. Nasal septal surgery 1896-1899: transition and controversy. Laryngoscope 1997;107(1):10-6.
3. Fomon S. Reimplantation of the septal cartilage. Arch Otolaryngol 1948;47:7-20.
4. Konstantinidis I, Triaridis S, Triaridis A, et al. Long term results following nasal septal surgery: focus on patient's satisfaction. Auris Nasus Larynx 2005;32:369-74.
5. Singh A, Patel N, Kenyon G, Donaldson G. Is there objective evidence that septal surgery improves nasal airflow? J Laryngol Otol 2006;120:916-20.
6. Simon PE, Lam K, Sidle D, et al. The nasal keystone region: an anatomical study. JAMA Facial Plast Surg 2013;15(3):235-7.
7. Guyuron B, Uzzo CD, Scull H. A pratical classification of septonasal deviation and an effective guide to septal surgery. Plast Reconstr Surg 1999;104(7):2202-9.
8. Voizard, et al. North American survey and systematic review on caudal Septoplasty. Journal of Otolaryngology – Head and Neck Surgery 2020;49:38.
9. Markham A, Faulds D. Ropivacaine. A review of its pharmacology and therapeutic use in regional anaesthesia. Drugs 1996;52(3):429-49.
10. Metzenbaum M. Replacement of the lower end of the dislocated septal cartilage vs. submucous resection of the dislocated end of the septal cartilage. Arch Otolaryngol 1929;9:282-92.
11. Calderon-Cuellar LT, Trujillo-Hernandez B, Vasquez C, et al. Modified mattes suture technique to correct anterior septal deviation. Plast Reconstr Surg 2004;114(6):1436-41.
12. Murakami WT, Wong L, Davidson TM. Applications of the biomecanical behavior of cartilage to nasal septoplastic surgery. Laryngoscope 1992;92:300-9.
13. Peer L. An operation to repair lateral displacement of the lower border of septal cartilage. Arch Otolaryngol 1937;25:475-7.
14. Pastorek NJ, Becker DG. Treating the caudal septal dislocation. Arch Facial Plast Surg 2000;2:217-20.
15. Most SP. Anterior septal reconstruction: Outcomes after a modified extracorporeal septoplasty technique. Arch Facial Plast Surg 2006;8:202-7.
16. Garcia LB, Oliveira PW, Vidigal TA, et al. Caudal septoplasty: efficacy of a surgical technique-preliminary report. Braz J Otorhinolaryngol 2011;77(2):178-84.
17. Grymer LF, Hilberg O, Elbrond O, Pedersen OF. Acoustic rhinometry: evaluation of the nasal cavity with septal deviations, before and after septoplasty. Laryngoscope1989;99(11):1180-7.
18. Becker DG, Kallman J, Spatola MA, Ramos JA. Endoscopic septoplasty in revision septoplasty and functional septorhinoplasty. Operative Techniques in Otolaryngology-Head and Neck Surgery 2001;12(2).
19. Ketcham AS, Han JK. Complications and management of septoplasty. Otolaryngol Clin North Am 2010;43(4):897-904.

INSUFICIÊNCIA DAS VÁLVULAS NASAIS

Leonardo Bomediano Sousa Garcia ▪ Artur Grinfeld ▪ Washington Luiz de Cerqueira Almeida
Gabriela de Andrade Meireles Bezerra ▪ João Pedro Resende Cantarini de Oliveira
Larissa Pinto de Farias Tenório ▪ Natalia Maria Couto Bem Mendonça

INTRODUÇÃO

A cirurgia funcional nasal é um dos principais motivos de procura pelos pacientes no dia a dia do cirurgião otorrinolaringologista. Os casos podem ser primários, secundários, terciários e assim sucessivamente. Isso se deve tanto ao fato da variedade de alterações anatômicas que possam levar a obstrução nasal quanto ao número, naturalmente, em ascensão, de profissionais atuantes no sítio cirúrgico que é a porta de entrada fisiológica do ar para no nosso sistema respiratório, o nariz.

A respiração nasal preservada possibilita umidificar, aquecer e filtrar o ar que está sendo inspirado, além de ser de vital importância para o desenvolvimento anatômico adequado da face na fase de crescimento. E, pelo seu posicionamento de destaque na face, o nariz possui um grande impacto estético também. Com frequência, questões estéticas e funcionais caminham lado a lado, como em casos de pacientes com estigmas decorrentes de laterorrinias importantes, ptoses de ponta, narizes selados dentre outras questões.

A chave para uma cirurgia resolutiva passa necessariamente pela realização de um exame físico minucioso para o detalhamento de quais as possíveis alterações que justifiquem as queixas obstrutivas.

Além das alterações mais frequentes que levam à obstrução nasal, como os desvios do septo, as hipertrofias das conchas e outros, uma questão primordial e que passa muitas vezes despercebida é a insuficiência das válvulas nasais. Devemos sempre nos lembrar desta possível causa na avaliação dos nossos pacientes com queixas obstrutivas nasais.

As rinoplastias têm-se tornado uma das cirurgias mais realizadas em nosso país e, quando mal indicadas ou mal realizadas, podem levar ao colapso da região da válvula nasal, causando obstrução em pacientes que anteriormente à cirurgia não apresentavam tal queixa.

Às principais regiões de estreitamento nasal damos o nome de válvulas nasais. Certamente uma cirurgia que não respeite a perviedade e sustentação da estrutura dessas regiões trará queixas no futuro por uma resolução parcial do problema ou ainda pela possibilidade de agravamento da queixa.

Neste capítulo, iremos abordar a insuficiência das válvulas nasais como uma importante e, muitas vezes, esquecida causa da obstrução nasal, além de seu correto e adequado diagnóstico e seus possíveis tratamentos.

ANATOMIA/FISIOLOGIA

A palavra valva tem raiz de origem latina, que significa porta dobrável. O fluxo de ar nasal é, em parte, regulado por essa estrutura. A área da valva nasal não constitui uma estrutura única, mas um complexo tridimensional constituído de várias estruturas. Ela é o local de maior resistência da via aérea ao fluxo de ar. O colapso das valvas nasais segue o princípio apresentado por Bernoulli, desse modo sua disfunção geralmente implica no desenvolvimento de obstrução nasal. Formas dinâmicas de obstrução nasal são influenciadas pelo fluxo aéreo e geralmente derivam de deficiências de suporte da parede nasal lateral.

O termo válvula nasal foi primeiramente introduzido por Mink, em 1903, que definia o conceito de válvula nasal interna, o *ostium internum nasi*. É uma região de alta resistência localizada entre a borda caudal da cartilagem lateral superior (CLS) e o septo caudal. Essa área apresenta uma angulação de cerca de 10 a 20 graus em caucasianos e um ângulo ligeiramente maior em afro-americanos e asiáticos. Tal definição foi corroborada por Van Dishoek em 1957, que afirmou que, em uma cavidade de diâmetro variável, como o nariz, a resistência é definida pelo ponto de maior estreitamento. Bridger, ao realizar estudos sobre resistência do fluxo aéreo nasal, observou que a área da cartilagem lateral superior funcionava como um segmento limitante de fluxo e que a região onde se encontra a cabeça do corneto inferior é o local de maior resistência ao fluxo aéreo. Shaida e Kenyon indicaram a diferenciação de valva nasal interna e externa: regiões que, num nariz normal, são interligadas por conexões fibrosas entre a borda caudal da CLS e a borda cefálica da cartilagem lateral inferior (CLI).[1-3]

A válvula nasal interna (VNI) é definida como uma área triangular delimitada pelo bordo caudal da CLS lateralmente, a cartilagem septal medialmente, a cabeça do corneto nasal inferior posteriormente e a abertura piriforme e assoalho nasal inferiormente.

Já a válvula nasal externa é definida como uma área do vestíbulo nasal, abaixo do bordo alar, formada pelo septo caudal medialmente, triângulo frágil anteriormente, bordo caudal

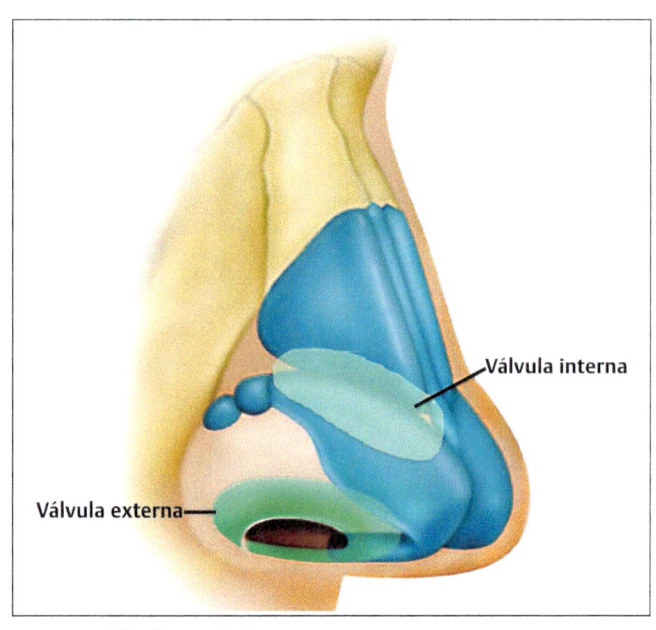

Fig. 19-1. Válvulas nasais interna e externa.

da *crus* lateral da CLI lateralmente e assoalho nasal inferiormente (Fig. 19-1).[4]

DIAGNÓSTICO

A principal ferramenta para avaliarmos a válvula nasal é a inspeção da respiração, que, na maioria das vezes, é esquecida pelos otorrinolaringologistas.

Sempre que vamos avaliar um paciente com queixas de obstrução nasal, logo pensamos em fazer uma boa rinoscopia anterior, seguida de uma avaliação com o endoscópio rígido ou flexível.

Mas, antes do exame físico otorrinolaringológico completo, devemos simplesmente observar o paciente realizando uma inspiração natural pelo nariz, sem esforço, com a boca fechada. A simples inspeção dinâmica nos mostra se há algum sinal de insuficiência da válvula, em que região ocorre o colabamento com a inspiração (válvula externa, interna ou ambas) e o grau de enfraquecimento da parede lateral neste momento.

A identificação da insuficiência das válvulas por meio da inspeção é fundamental para o planejamento do tipo de intervenção cirúrgica que iremos programar para melhorar a qualidade de vida dos nossos pacientes (Fig. 19-2).

Além da inspeção, outra ferramenta que dispomos no exame clínico dos pacientes com queixas de obstrução nasal e que pode nos mostrar a insuficiência das válvulas é a manobra de Cottle modificada. Usando um estilete ou mesmo uma cureta recoberta com algodão, podemos apoiar suavemente a parede lateral nasal do paciente e pedir para o mesmo fazer uma inspiração pelo nariz, sem esforço e com a boca fechada. Este apoio com a cureta deve ser feito de maneira leve na região das válvulas internas e externas, ajudando inclusive na localização mais precisa da insuficiência. Uma percepção evidente de melhora da respiração com o apoio da parede lateral é um bom preditor de sucesso de um eventual tratamento cirúrgico, já que este movimento que fazemos com a cureta mimetiza o efeito que a maioria dos tratamentos é capaz de ter (Fig. 19-3).[5,6]

A clássica Manobra de Cottle, onde a inspiração nasal é testada após uma tração lateral da região das bochechas com um ou dois dedos, não se mostrou muito eficaz e também não permite esta avaliação das regiões interna e externa, sendo praticamente não mais utilizada.

O uso dos dilatadores nasais, principalmente durante a noite, também pode ser testado pelos pacientes e servir como confirmação diagnóstica ou mesmo como um preditor positivo para o tratamento.

Outros métodos como rinometria acústica, rinomanometria e *peak flow* inspiratório nasal podem ser utilizados como seguimento objetivo em estudos científicos, mas não têm uso no diagnóstico e prática clínica.

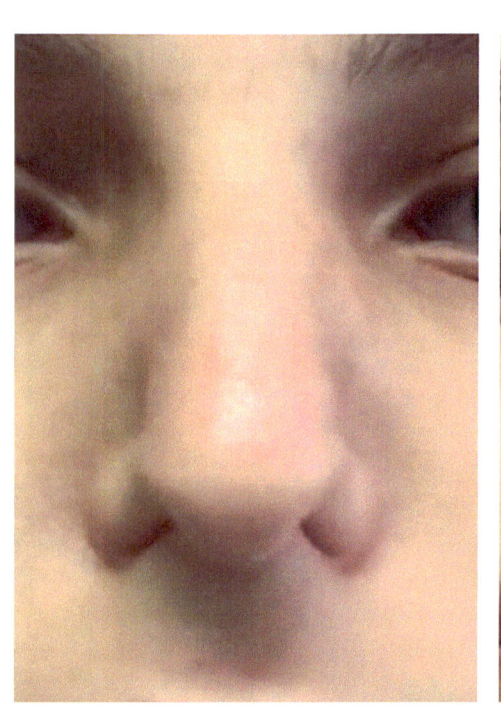

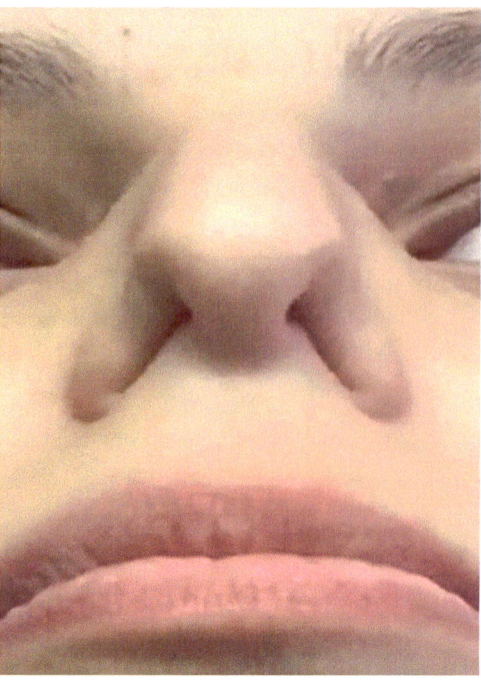

Fig. 19-2. Inspeção de paciente fazendo inspiração normal pelo nariz, mostrando o colabamento da parede lateral.

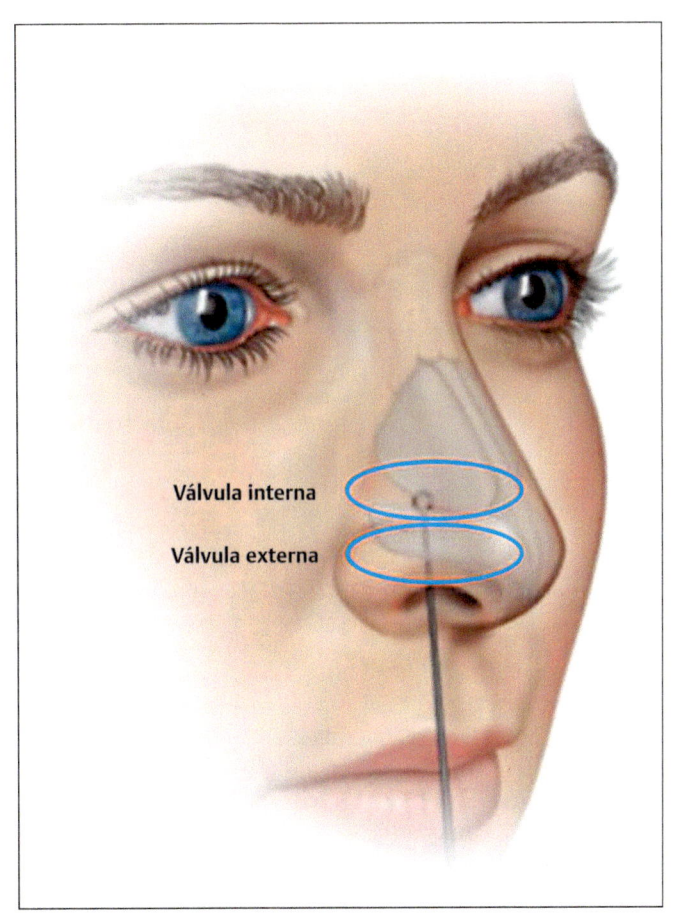

Fig. 19-3. Manobra de Cottle modificada.

TRATAMENTO DA VÁLVULA INTERNA
Spreader Grafts

Os enxertos do tipo *spreader grafts* ou enxertos alargadores foram inicialmente descritos por Sheen como uma boa opção para melhorar o contorno estético do terço médio do dorso nasal, evitando o temido "V invertido".[9]

Com o tempo, percebeu-se que seu uso, além de melhorar o perfil e contorno do dorso nasal, melhora e fortalece a cartilagem lateral superior e favorece uma boa angulação entre esta e o septo nasal, evitando os colapsos da válvula nasal interna. São tipicamente confeccionados com cartilagem autóloga, do septo, concha auricular ou cartilagem costal e têm um formato retangular com 2-3 mm de espessura, 4-6 mm de largura e 20-35 mm de comprimento aproximadamente.

Nas rinoplastias, estes enxertos e suas variantes, como os *autospreader grafts*, têm sido usados quase como uma rotina, na busca tanto por melhor definição do dorso nasal como também evitando as insuficiências da válvula decorrentes da cirurgia. Podem ser locados tanto por via aberta, com maior controle e facilidade para fixação, como nas rinoplastias endonasais através de um bolsão subpericondral.

Os *spreaders*, quando locados por via endonasal sem a separação entre as cartilagens laterais superiores e o septo nasal, têm a boa função de aumentar o ângulo da válvula e fortalecer a parede lateral nasal e podem ser uma ferramenta simples para uso em nossas cirurgias de rotina. Principalmente nos casos de insuficiência da válvula interna mais leves, eles podem ser uma boa opção ou ainda podem ser associados a outros enxertos que fortaleçam a parede lateral.[10,11]

Utilizando a própria incisão para acesso da septoplastia, podemos confeccionar um bolsão mucopericondral bilateral antes de iniciar o descolamento do septo todo, paralelo à margem superior do septo nasal, entre a cartilagem septal e a borda septal da cartilagem lateral superior. Este bolsão deve ser justo o suficiente para manter os enxertos fixos, o que pode ser assegurado com suturas transfixantes da mucosa nasal logo abaixo dos limites deste bolsão, e só assim pode-se terminar o descolamento de toda a extensão do septo (Figs. 19-4 e 19-5).

Após a correta identificação do local da insuficiência – válvula interna, válvula externa ou ambas – podemos planejar o nosso tratamento cirúrgico mais adequado. Além disso, podemos tentar graduar a fragilidade da parede lateral para poder indicar qual o melhor tipo de cirurgia a ser empregado. Alguns enxertos ou técnicas podem ser usados na correção tanto da válvula interna ou da externa e frequentemente são necessários mais de um enxerto ou técnica para um bom resultado (Fig. 19-3).[7,8]

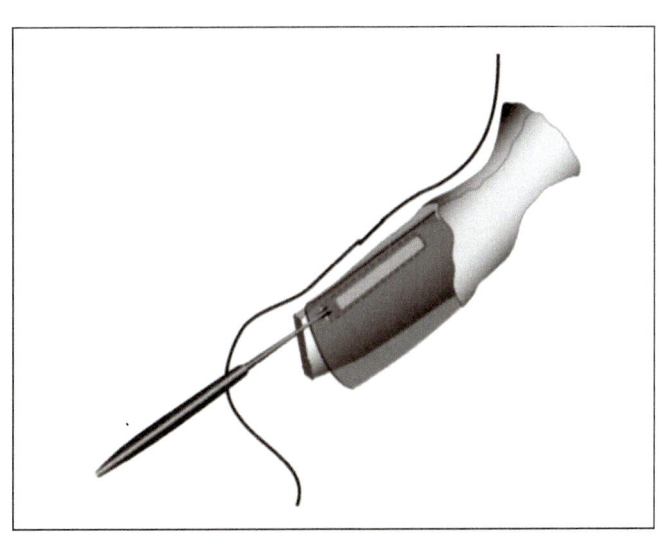

Fig. 19-4. *Spreader graft* endonasal em bolsão mucopericondral.

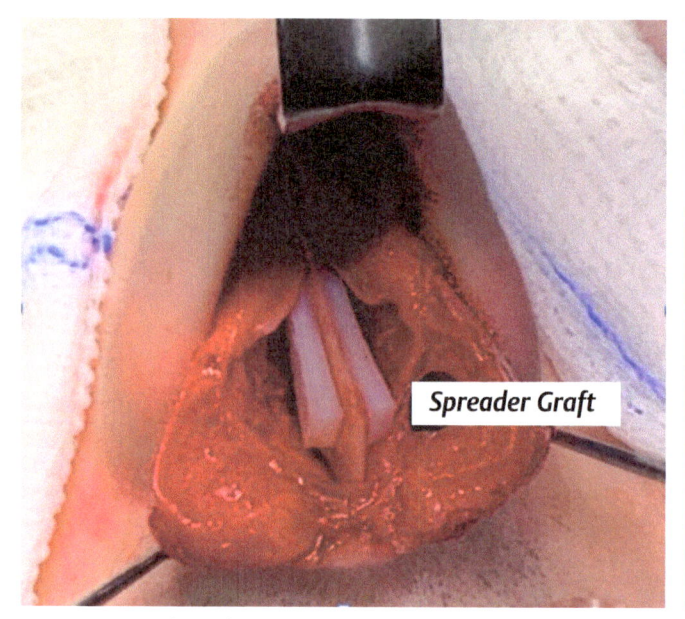

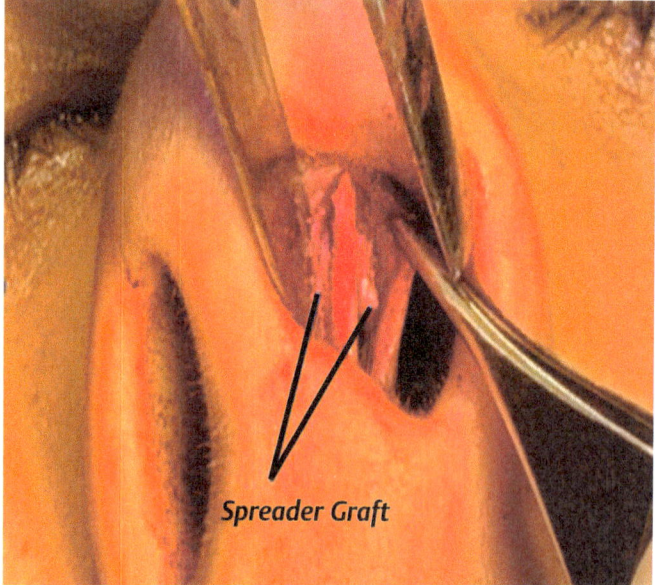

Fig. 19-5. *Spreader grafts* em rinoplastia aberta e endonasal.

Alar Batten Grafts

Os enxertos do tipo *alar batten* descritos por Toriumi são uma ótima opção para fortalecer a parede lateral do nariz e tratar a insuficiência das válvulas. Podem ser moldados usando-se cartilagens do septo, auricular ou costal, com tamanho aproximado entre 20-35 mm de comprimento e 5-8 mm de largura, sempre com o cuidado de fazer as bordas arredondadas e o formato mais ovalado, evitando marcar a pele e ficarem aparentes.[12]

São enxertos que, assim como os *spreaders*, podem ser colocados via endonasal, acrescentando apenas pequenas incisões à septoplastia e realizando o descolamento de um bolsão bastante restrito abaixo da pele e acima da borda cefálica das cartilagens laterais inferiores e da borda caudal das laterais superiores. Podem ainda ser posicionados mais próximo da borda caudal da lateral inferior quando precisamos corrigir a válvula externa (Fig. 19-6 e Vídeo 19-1).

Lateral Crural Strut Graft

Outra ótima opção para melhora da fragilidade da parede lateral do nariz, estes enxertos são utilizados para diversos fins, sempre na tentativa de fortalecer a *crus* lateral da cartilagem alar inferior. Têm entre 15 e 25 mm de comprimento e entre 3 e 6 mm de largura podendo ser locados tanto por um bolsão de descolamento entre a mucosa vestibular e a *crus* lateral quanto por meio do descolamento total da *crus* lateral da mucosa vestibular e de sua inserção lateral. Neste caso, é realizada a mudança da posição de inserção da *crus* lateral para uma posição mais baixa ou menos cefálica (Fig. 19-7).[13]

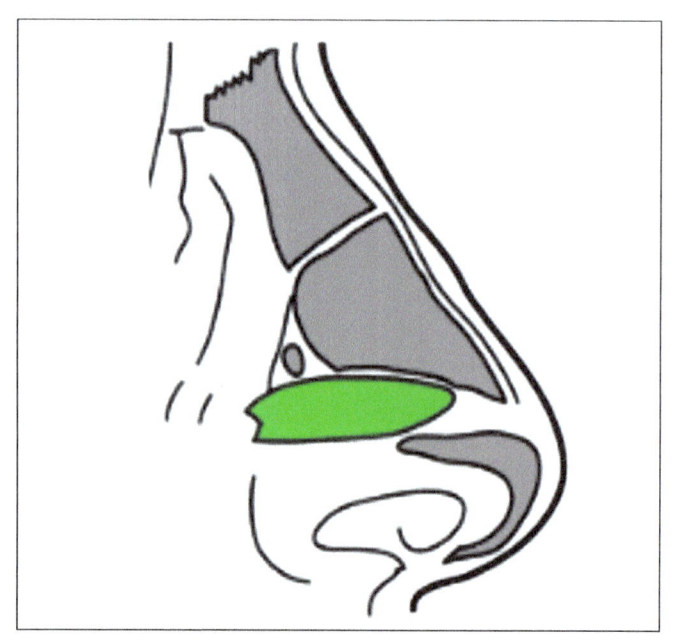

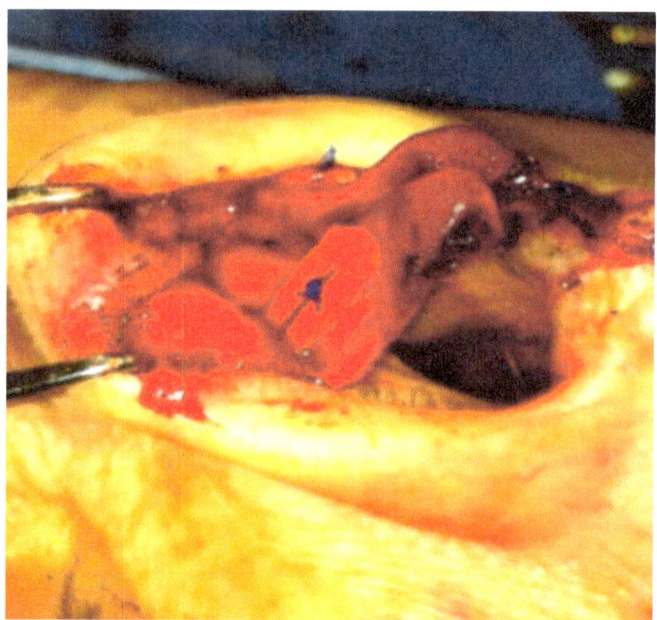

Fig. 19-6. *Alar batten graft*.

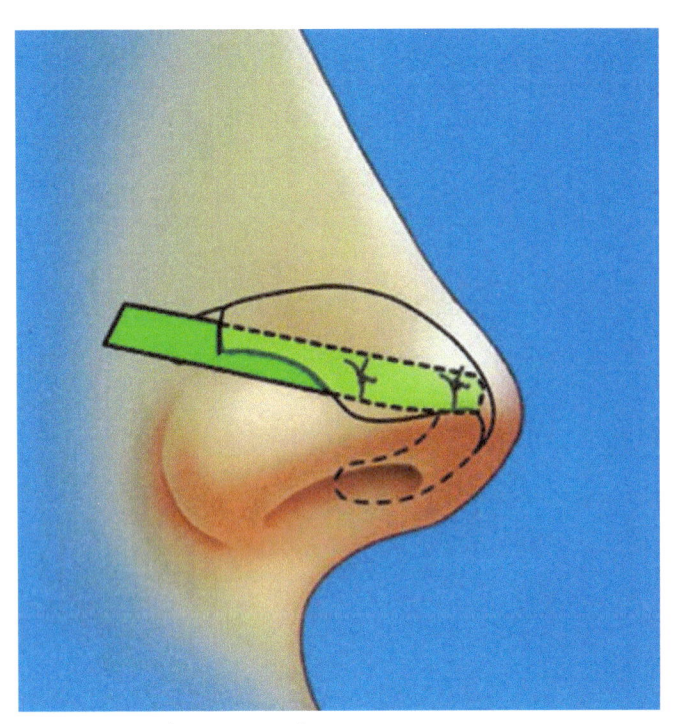

Fig. 19-7. *Lateral crura strut graft.*

Butterfly Graft

Outro enxerto empregado que possui grande êxito para a correção de colapsos da região é o *butterfly graft*, ou enxerto de asa de borboleta, onde se utiliza a cartilagem auricular com sua memória tênsil em contraponto ao colapso da cartilagem lateral superior e a sua transição do *scroll*, fazendo assim um vetor de suspensão da região. O enxerto "asa de borboleta" pode ser locado tanto por via endonasal quanto por via aberta e tem melhor indicação em pacientes de pele grossa e ponta globosa, já que ele pode acabar alargando a região da supraponta e terço médio (Vídeo 19-2).[14]

Técnicas de Suturas

Alguns autores desenvolveram técnicas de suturas onde ocorre a suspensão das cartilagens superiores e/ou inferiores, mantendo a tensão na área da válvula interna. São geralmente realizadas com fio inabsorvível e podem ser feitas por via aberta ou endonasal. Atualmente estas diferentes técnicas de sutura são utilizadas rotineiramente nas rinoplastias, tanto para prevenção de problemas na válvula quanto para melhora do contorno e definição, principalmente, da região da supraponta e da porção lateral da ponta nasal.

Flaring Suture, descrita por Park, é um dos exemplos destas técnicas, que devem ser indicadas geralmente associadas a outros procedimentos, pois seu uso isolado para o tratamento das insuficiências de válvula interna é discutido.[15]

TRATAMENTO DA VÁLVULA EXTERNA

Columeloplastia

Procedimento cirúrgico bastante simples e que deve fazer parte do arsenal do cirurgião para o tratamento da válvula externa. Em muitos casos, o alargamento da região da columela é uma causa importante de obstrução, estreitando a passagem de ar.

Um simples ponto com fio inabsorvível nesta região pode promover o estreitamento das *crura* médias das cartilagens laterais inferiores e melhorar a passagem de ar. Este ponto precisa estar sob a pele, para tanto fazemos uma pequena incisão com a lâmina de bisturi, entre 2-3 mm de largura na columela bilateral. Então, inicia-se o ponto pela borda lateral desta incisão e transfixa-se para a outra borda da incisão contralateral. A volta do ponto se faz pela borda contrária, transfixando novamente a columela. Assim, tanto o ponto quanto o nó de fio inabsorvível ficarão sob a pele. As pequenas incisões podem ser fechadas com um ponto simples com fio absorvível.

Alar Rim

O enxerto de borda alar é uma ótima ferramenta para a correção da fragilidade da válvula externa, fortalecendo a estrutura da borda lateral da abertura narinária. Assim como os outros enxertos descritos, são bastante utilizados nas rinoplastias para melhora do contorno da borda e para evitar ou mesmo tratar as desproporções entre a asa e a columela. Têm geralmente um formato de bastão fino com aproximadamente 20-30 mm de comprimento e 2-3 mm de largura.[16]

Podem ser locados por via endonasal acrescentando somente uma pequena incisão na borda narinária inferior ou superior com um bolsão paralelo ao rebordo alar, logo abaixo da pele, realizada com uma tesoura curva (Vídeo 19-3).

Outra opção é o *alar rim* articulado, um enxerto com mais força tanto para sustentação da borda da parede lateral nasal como para melhora do contorno da ponta e realizado nas rinoplastias abertas. Este é articulado superiormente na região do *domus* das cartilagens alares e encaixado num bolsão confeccionado paralelo ao rebordo alar (Fig. 19-8).[17,18]

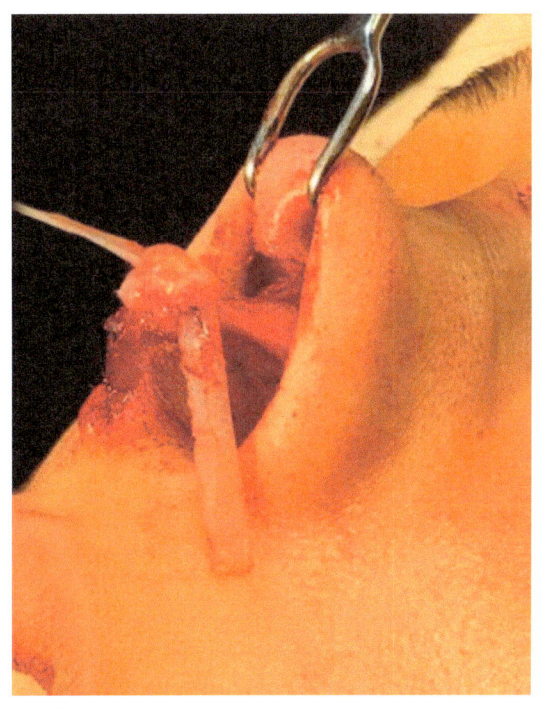

Fig. 19-8. *Alar rim* articulado.

CONSIDERAÇÕES FINAIS

Existem inúmeras outras técnicas cirúrgicas com diferentes enxertos, principalmente relacionadas com a rinoplastia, que melhoram as válvulas nasais, além de melhorarem a definição e o contorno nasal. Aliás, esta é uma preocupação constante dos cirurgiões de nariz ao realizar as correções e melhorias estéticas com a parte funcional.[19,20]

Escolhemos por demonstrar algumas das técnicas e enxertos mais utilizados, que demonstram bons resultados funcionais principalmente no seguimento a longo prazo e sobretudo as técnicas que todos os otorrinolaringologistas devem conhecer e têm condições de oferecer aos seus pacientes em busca de uma melhor respiração e qualidade de vida.

REFERÊNCIAS BIBLIOGRÁFICAS

1. Mink PJ. Le nez comme voie respiratorie. Presse Otolaryngol 1903;481-96.
2. Mink PJ. Physiologie der ObernLuftwege. Leipzig, Germany: Vogel; 1920.
3. Bridger GP. Phisiology of the nasal valve. Arch Otolaryngol 1970;92:543-53.
4. Constantian MB, Clardy RB. The relative importance of septal and nasal valvular surgery in correcting airway obstruction in primary and secondary rhinoplasty. Plastic and Reconstructive Surgery 1996;98(1):38-58.
5. Constantinides M, Galli SK, Miller PJ. A simple and reliable method of patient evaluation in the surgical treatment of nasal obstruction. Ear Nose Throat J 2002;81(10).
6. Fung E, Hong P, Moore C, Taylor SM. The effectiveness of modified cottle maneuver in predicting outcomes in functional rhinoplasty. Plast Surg Int 2014;2014:618313.
7. Kandathil CK, Spataro EA, Laimi K, et al. Repair of the lateral nasal wall in nasal airway obstruction: a meta-analysis. JAMA Facial Plast Surg 2018.
8. Tsao GJ, Fijalkowski N, Most SP. Validation of a grading system for lateral nasal wall insufficiency. Allergy Rhinol (Providence) 2013;4:e66-e68.
9. Sheen JH. Spreader graft: a method of reconstructing the roof of the middle nasal vault following rhinoplasty. Plast Reconstr Surg 1984;73:230.
10. Vaezeafshar R, Moubayed SP, Most SP. Repair of lateral wall insufficiency. JAMA Facial Plast Surg 2018;20:111-15.
11. Rhee JS, Weaver EM, Park SS, et al. Clinical consensus statement: diagnosis and management of nasal valve compromise. Otolaryngol Head Neck Surg 2010;143:48-59.
12. Toriumi DM, Josen J, Weinberger M, et al. Use of alar batten grafts for correction of nasal valve collapse. Arch Otolaryngol Head Neck Surg 1997;123:802-8.
13. Gunter JP, Friedman RM. Lateral crural strut graft: technique and clinical applications in rhinoplasty. Plast Reconstr Surg 1997;99(4):943-52.
14. Clark JM, Cook TA. The 'butterfly' graft in functional secondary rhinoplasty. Laryngoscope 2002;112(11):1917-25.
15. Park SS. The flaring suture to augment the repair of the dysfunctional nasal valve. Plast Reconstr Surg 1998;101:1120-2.
16. Guyuron B, Bigdeli Y, Sajjadian A. Dynamics of the alar rim graft. Plast Reconstr Surg 2015;135(4): 981-6.
17. Kondo M, Orgain C, Alvarado R, Marcells GN, Harvey RJ. The effects of lateral crural tensioning with an articulated alar rim graft versus lateral crural strut graft on nasal function. Facial Plastic Surgery & Aesthetic Medicine 2020; 22(4).
18. Ballin A, Kim H, Chance E, Davis R. The articulated alar rim graft: Reengineering the conventional alar rim graft for improved contour and support. Facial Plastic Surgery 2016;32(04):384-97.
19. Pellarin L, Santos Bosaipo C, Suguri Magalhães V, et al. Modified lateral crural strut graft for lateral nasal wall insufficiency. Plast Reconstr Surg 2020;145(5):1015e-1016e.
20. Sinkler MA, Wehrle CJ, Elphingstone JW, et al. Surgical management of the internal nasal valve: A review of surgical approaches. Aesthetic Plast Surg 2021.

CIRURGIA DAS CONCHAS INFERIORES

CAPÍTULO 20

Leonardo Balsalobre ■ Maria Helena Pupo Nogueira

INTRODUÇÃO

As conchas inferiores são estruturas importantes para a adequada fisiologia nasal, uma vez que contribuem para a regulação da temperatura, umidificação e do fluxo de ar inspirado. A concha inferior é composta por tecido ósseo circundado por submucosa e mucosa em sua face lateral, medial e inferior. Recebe suprimento sanguíneo de ramos da artéria nasal lateral posterior que emerge do forame esfenopalatino (Fig. 20-1). Seu revestimento é constituído de epitélio pseudoestratificado colunar ciliado, com glândulas seromucosas. A região submucosa, além de conter fibras do sistema parassimpático, apresenta amplo sistema vascular. Estes lagos venosos são responsáveis por expandir o volume das conchas inferiores, e sua hipertrofia pode cursar com sintomas de obstrução nasal, gerando grande impacto na qualidade de vida do paciente.

INDICAÇÕES CIRÚRGICAS

O objetivo da cirurgia das conchas inferiores é restaurar a patência nasal em pacientes com queixa de obstrução relacionadas com a hipertrofia das mesmas. Aqueles que apresentam essa queixa devem ser submetidos a minuciosa anamnese e exame físico com rinoscopia anterior e nasofibroscopia, com objetivo de quantificar o grau de hipertrofia das conchas inferiores. Essa avaliação deve ser feita antes e depois do uso de descongestionante nasal tópico. Isso porque é importante determinar qual o componente que mais contribui para obstrução nasal, seja ele ósseo ou submucoso. A identificação desse componente pode interferir na escolha da técnica cirúrgica.

É fundamental identificar outras condições nasossinusais que cursam com obstrução nasal, como rinossinusite crônica, desvio do septo nasal, colapso da válvula nasal e tumores nasais, para que essas também sejam tratadas a fim de solucionar a queixa de obstrução nasal. Em pacientes com rinite alérgica é recomendado tratamento clínico por ao menos 2 meses, e, no caso de falha terapêutica, a cirurgia pode ser indicada a fim de possibilitar que a medicação tópica alcance mais facilmente as regiões nasais posteriores, além da melhora obstrutiva.

Deve-se atentar, durante a anamnese, para algumas características das queixas obstrutivas do paciente que são altamente sugestivas de bom prognóstico para a cirurgia de redução das conchas inferiores. Por exemplo, no ciclo nasal, a queixa é de obstrução nasal bilateral alternante e congestão postural. A obstrução nasal ocorre quando o paciente se deita (decúbito) e melhora muito com uso dos descongestionantes nasais. Por outro lado, algumas situações podem atrapalhar o diagnóstico da obstrução nasal e levar o cirurgião, de modo equivocado, a indicar a redução das conchas inferiores. Como exemplo, podemos citar pacientes com cirurgias nasais prévias e conchas nasais normotróficas que mantém a queixa de obstrução nasal. Muitas vezes, o diagnóstico de insuficiência de válvula nasal é negligenciado, levando o paciente a nova cirurgia das conchas nasais, sem resultado satisfatório. Ainda, é importante identificar pacientes que apresentam um componente psicológico da obstrução nasal. Em geral, tal queixa ocorre em pacientes extremamente ansiosos que são expostos a situações que desencadeiam uma dificuldade respiratória súbita e evolui com uma melhora espontânea. A cirurgia, nestes casos, deve ser contraindicada.

Exames de imagens, como a tomografia computadorizada, podem auxiliar no padrão da hipertrofia da concha inferior, porém não são indispensáveis para seu diagnóstico. É importante ressaltar que exames que procuram avaliar a obstrução nasal, como rinometria acústica ou rinomanometria, não devem ser usados como rotina na indicação cirúrgica, pois sua correlação com os sintomas dos pacientes é muito baixa. Tais exames são úteis em estudos específicos da cavidade nasal.

TÉCNICAS CIRÚRGICAS

Diversas técnicas cirúrgicas foram descritas ao longo dos anos. Nas décadas de 1970 e 1980, as mais utilizadas eram a turbinectomia total e parcial. Entretanto, com o passar dos anos, a

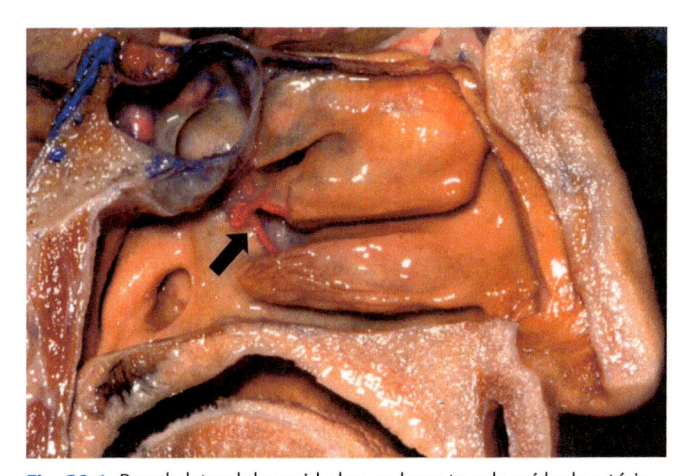

Fig. 20-1. Parede lateral da cavidade nasal mostrando saída da artéria nasal lateral posterior pelo forame esfenopalatino (seta) e dividindo-se em dois ramos que irão irrigar as conchas média e inferior.

243

turbinectomia total foi sendo abandonada, pois cursava com altas taxas de sangramento, formação de crostas, dificuldade de cicatrização da mucosa e rinite atrófica, além de uma complicação rara, porém muito preocupante: a síndrome do nariz vazio, que é determinada pela inabilidade do paciente em perceber o fluxo de ar pelo nariz, gerando uma obstrução nasal paradoxal.[1] É importante salientar que a turbinectomia total deve ser reservada somente para casos específicos, como os tumores que necessitem sua remoção completa, a confecção de retalho mucoso de parede lateral nasal e as maxilectomias mediais.

Atualmente o objetivo da cirurgia, além de corrigir a queixa de obstrução nasal, é manter a capacidade funcional das conchas inferiores, visando preservar ao máximo o tecido sadio, principalmente, em sua face medial.

Lateralização da Concha Inferior por Fratura

É realizado o posicionamento lateral do osso da concha inferior com luxador de concha ou descolador de Freer em sua face medial pressionando de medial para lateral a fim de realizar fratura óssea. Caso for realizado como única técnica para correção da hipertrofia das conchas inferiores, não costuma ser suficiente. Estudo feito por Lee[2] *et al.* que acompanharam por 6 meses pacientes submetidos a cirurgia de lateralizarão das conchas inferiores afirma que o osso se mantém lateralizado, porém existe uma compensação com hipertrofia da mucosa, o que recidiva a queixa obstrutiva. É então indicado que a lateralizarão seja realizada juntamente com outros procedimentos, como a remoção ou redução térmica de tecidos moles. Em pacientes submetidos a outras cirurgias nasais, como septoplastias ou sinusectomias para rinossinusites com ou sem pólipos nasais, essa pode ser a técnica de escolha para melhorar o espaço respiratório nasal nos casos em que não há hipertrofia importante de concha inferior.

Técnicas Térmicas

A redução do tecido mucoso e submucoso pode ser realizada por diversos instrumentos térmicos, como o eletrocautério monopolar ou o bipolar e a ablação por radiofrequência. Promovem uma redução dos tecidos moles pela injúria gerando fibrose e contratura. As técnicas de escolha são aquelas com redução volumétrica submucosa, ou seja, que evitam destruição da mucosa da concha inferior minimizando a formação de crostas e sinéquias. Pode-se optar pelo uso do cautério monopolar com auxílio de pinça ponta agulha ou agulha longa que é introduzida na submucosa da concha inferior com propagação do calor via o instrumento gerando redução volumétrica. O cautério monopolar atinge temperaturas de 400 a 600°C, o que pode gerar dano tecidual difuso e, raramente, disfunção da fisiologia normal das conchas inferiores pela agressão térmica à mucosa nasal.

A opção mais fisiológica seria o uso da ablação por radiofrequência com ponteiras Coblation™ Technology. O instrumento é inserido na região submucosa da concha inferior e, por meio de um fluido condutivo como soro fisiológico 0,9%, ocorre redução volumétrica do tecido mole não dependente de altas temperaturas. Uma parte do tecido mole é vaporizado e existe uma lesão termal residual que, ao longo do tempo, gera contratura do tecido. Exatamente por isso alguns autores advogam a favor da radiofrequência pela vantagem em relação a temperatura máxima alcançada que varia de 60 a 90°C. Os mesmos acreditam que a temperatura menor evita danos teciduais mais agressivos que poderiam cursar com disfunção da mucosa nasal (Vídeo 20-1). Bakshi *et al.*[3] acompanharam 86 pacientes por 12 meses após realização de ablação por radiofrequência e turbinoplastia e concluíram que o resultado a curto prazo é positivo em relação a melhora da queixa de obstrução nasal, porém a longo prazo a técnica mostra-se inferior a turbinoplastia. Gradualmente, existe chance de recorrência da obstrução nasal ao longo do tempo. Esta técnica ganhou grande notoriedade nas clínicas otorrinolaringológicas norte-americanas pela possibilidade de ser realizada sob anestesia local, menor risco de hemorragias, mínima formação de crostas e menor necessidade de debridamento pós-operatório.

Os autores utilizam as técnicas térmicas, principalmente, em paciente pediátricos, com hipertrofia das conchas inferiores, em geral, associada à cirurgia de adenotonsilectomia.

Turbinectomia Parcial

A turbinectomia parcial tem sido descrita com múltiplas técnicas diferentes, como a ressecção fria de parte do corneto. Muitas técnicas preferem manter uma porção da cabeça anterior para umidificação nasal e a face posterior para diminuir o risco de sangramento. Os autores descrevem, a seguir, a técnica realizada na turbinectomia parcial (Video 20-2).

Inicialmente coloca-se cotonoides embebidos em solução de adrenalina 1/2.000 nos meatos inferiores e recobrindo as conchas inferiores. Posteriormente é realizada a infiltração das conchas inferiores com aproximadamente 1 mL de solução de adrenalina e ropivacaína (1:100.000) para cada lado. Espera-se por volta de 5 minutos e, então, é realizada a luxação da concha inferior. Para isso, utiliza-se o descolador de Freer ou o luxador de concha. O instrumento deve ser posicionado no meato inferior, na face medial da concha, e assim realizar movimento de lateral para medial a fim de reposicionar as conchas mais medialmente. A seguir, com o marcador de concha, é realizada compressão da parte que se deseja ressecar, normalmente na altura da axila da concha inferior. Com uma tesoura de concha angulada, são realizados cortes e removido um fragmento da concha inferior, sempre avaliando a perviedade do espaço resultante, lembrando que a hipertrofia da concha em sua porção anterior pode gerar sintomas obstrutivos, principalmente na área da válvula nasal. Espículas ósseas devem ser removidas para facilitar a reepitelização da concha. Utilizando-se eletrocautério monopolar em intensidade moderada, é realizada a coagulação térmica de toda a área cruenta, com atenção especial para a porção posterior da concha de onde emergem ramos arteriais para a concha inferior. Hemostáticos absorvíveis podem ser colocados sobre a área cauterizada, como Surgicel® ou carboximetilcelulose. Tamponamento nasal não é realizado como rotina.

Essa técnica cirurgia necessita de maior tempo de recuperação e cicatrização por conta da grande área cruenta resultante, levando a formação de crostas no pós-operatório.

Turbinoplastia com Retalho Medial

Mabry,[4] em 1984, descreveu, pela primeira vez, a turbinoplastia com retalho medial realizada com espéculo nasal e fotóforo. Essa técnica envolve a elevação de um retalho de mucosa com base superior da face medial da concha inferior e, em seguida, a remoção do osso junto com a mucosa lateral. O retalho mucoso medial remanescente é recolocado sobre ele mesmo na parede lateral do nariz. Em 1999, Bielamowicz[5] modificou a técnica, usando visão endoscópica de 0 grau e microdebridador para ressecar a mucosa lateral da concha inferior. Isso tornou a cirurgia mais completa e menos sangrante. Porém, foi em 2015 que a técnica se tornou mais popular com a publicação do grupo de Sidney sobre a turbinoplastia com o retalho medial.[6] O autor agrega detalhes da técnica com a identificação dos ramos arteriais posteriores da concha inferior que são cauterizados com cautério bipolar.

A cavidade nasal é preparada topicamente com cotonoides embebidos em adrenalina 1:2.000 colocados dentro do meato inferior e sobre a cabeça anterior do corneto inferior. Endoscopicamente, a mucosa é injetada com ropivacaína a 1% e adrenalina 1:100.000 ao longo da borda inferior e cabeça anterior da concha inferior. A cabeça do paciente é colocada na posição anatômica neutra e o leito operatório é colocado na posição Trendelenburg reversa de 15-20° com anestesia venosa total. Mediante visão endoscópica de 0 grau, inicia-se ressecando a porção mais anterior da concha inferior com o uso de microdebridador com lâmina reta. Desta forma, torna-se mais fácil a introdução do instrumento e do endoscópio no meato inferior. Deve-se evitar uma fratura do osso da concha para não instabilizar o mesmo, o que dificultaria a dissecção do retalho medial. A mucosa lateral e inferior é ressecada com o microdebridador, assim como a porção mais posterior da concha (região de tecido mole). Com o uso de um dissector ou aspirador descolador, a mucosa medial é dissecada do osso e este último, por sua vez, é removido com ajuda de uma tesoura. Finalmente, identificam-se os ramos arteriais que suprem a concha inferior e estes são cauterizados com cautério mono ou bipolar. O retalho medial é então colocado em sua posição final, dobrando-se inferolateralmente, e um hemostático cirúrgico (Surgicel Fibrillar®) é colocado sobre a borda inferior com o intuito de mantê-la na sua posição (Fig. 20-2 e Vídeo 20-3). Como este procedimento deixa exposta uma mínima área cruenta de mucosa e nenhuma exposição óssea, o retalho medial cicatriza rapidamente, com mínima formação de crostas.

Acreditamos que essa é a técnica de escolha para pacientes adultos com queixas de obstrução nasal e hipertrofia de conchas inferiores, pois apresenta resultados duradouros ao longo do tempo, com poucas taxas de complicações, como formação de crostas, sinéquias e menor sangramento, uma vez que a cauterização do pedículo arterial é realizada de rotina. Barham et al.[7] avaliaram 50 doentes que foram submetidos à técnica de turbinoplastia em uma das conchas e à técnica de redução térmica submucosa com fratura lateral na contralateral do mesmo paciente por 60 meses. Eles concluíram que a remoção óssea e da mucosa na turbinoplastia diminui as chances de recidiva da obstrução nasal. Além disso, a técnica cursa com pouca formação de crosta e baixa necessidade de debridamento no pós-operatório.

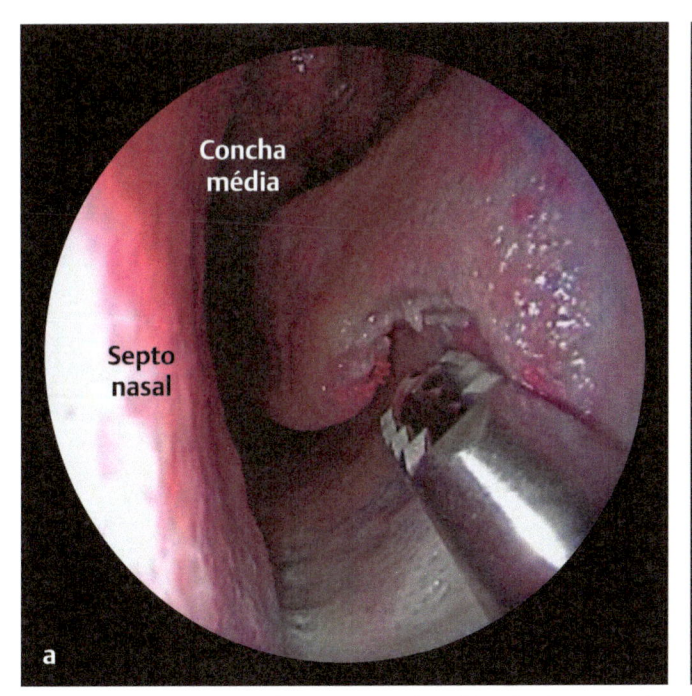

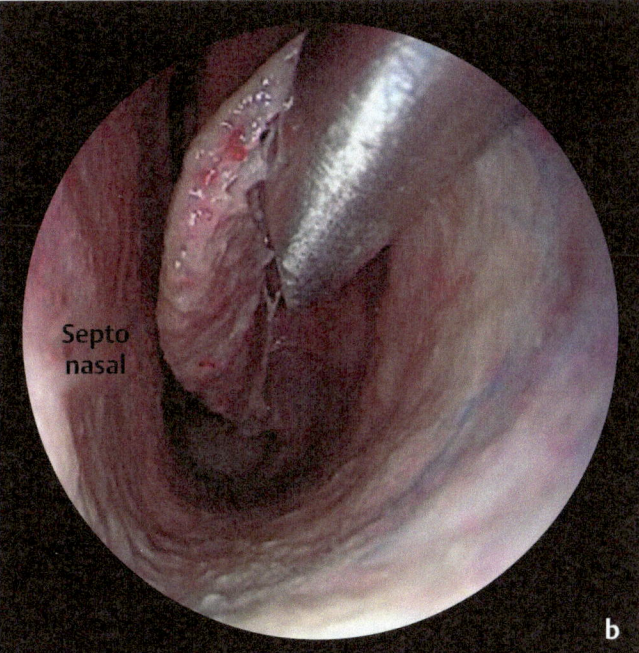

Fig. 20-2. Dissecção em espécime mostrando turbinoplastia com retalho medial em fossa nasal esquerda. (**a**) Ressecção da porção anterior da concha inferior com microdebridador. (**b**) Ressecção da face mucosa lateral. *(Continua)*

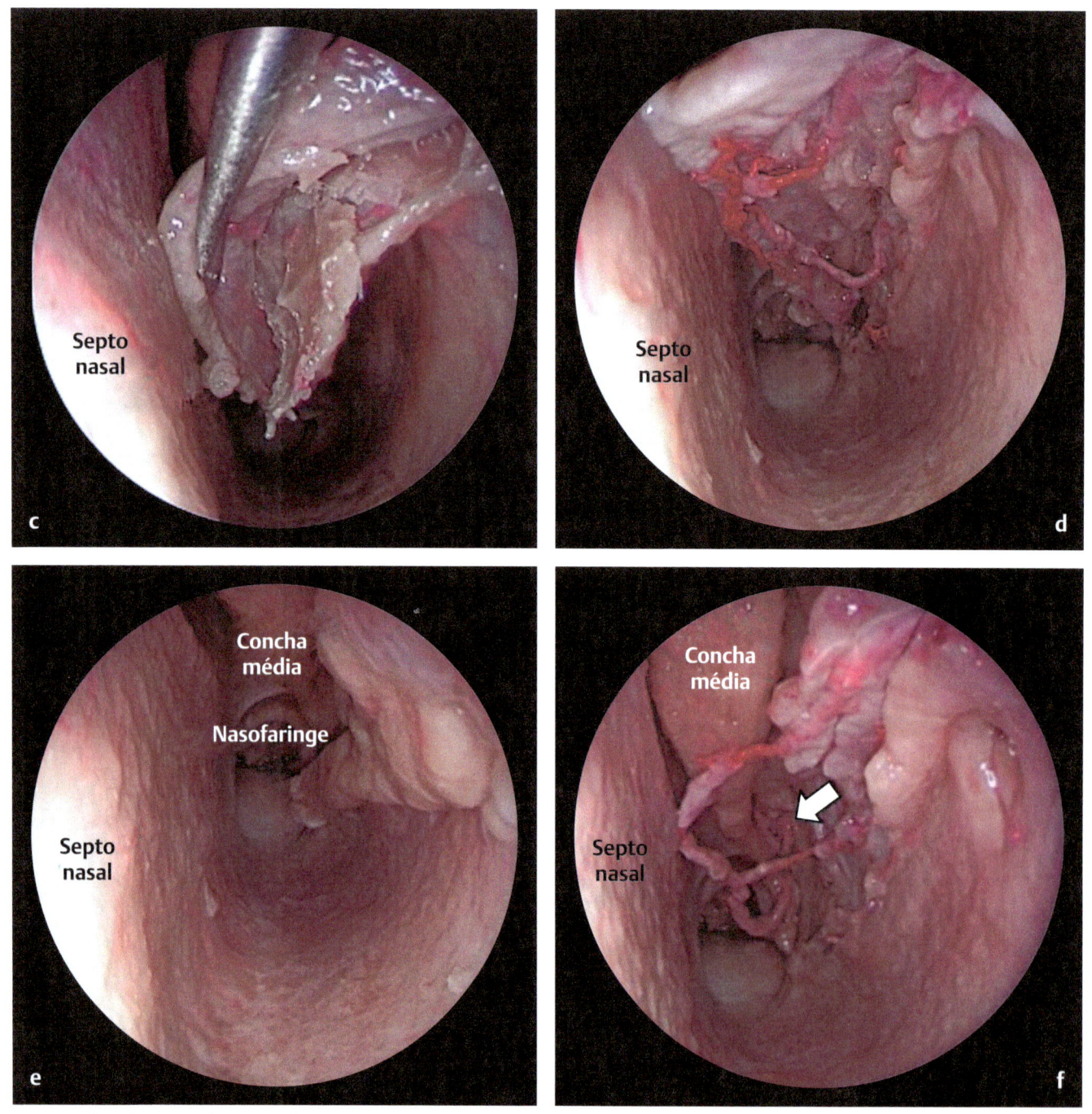

Fig. 20-2. *(Cont.)* **(c)** Descolamento subperiostal da mucosa medial para confecção do retalho medial. Observe o osso da concha inferior. **(d)** Retalho medial confeccionado. Note a rede arterial presente nesta estrutura (injeção em vermelho) que será cauterizada. **(e)** Retalho posicionado na parede lateral da cavidade nasal com ausência de exposição óssea ou áreas cruentas. **(f)** Dissecção vascular da artéria que nutre a concha inferior (após retirada da mesma). Note que a artéria surge da bifurcação da artéria nasal lateral posterior que emerge do forame esfenopalatino (seta).

Acompanhamento Pós-Operatório

Os pacientes recebem alta hospitalar orientados a realizar irrigação nasal com solução salina em *spray* ou lavagem nasal com seringas na frequência de 6 a 8 aplicações ao dia. São orientados a ficar em repouso relativo por 7 dias em ambiente domiciliar, evitando se expor a ambientes quentes. Posteriormente voltam gradativamente as suas atividades diárias, evitando atividades físicas extenuantes por 3 a 4 semanas.

Tamponamentos não são necessários na grande maioria das vezes. Caso haja sangramento intenso, pode-se optar por manter tampões em meatos inferiores.

Os retornos devem ocorrer após 7 e 21 dias para realização de limpeza com remoção de crostas e aspiração de secreções sob visualização endoscópica preferencialmente. Pacientes submetidos à turbinectomia apresentam maior propensão de acumular crostas no pós-operatório.

Complicações

As complicações associadas à cirurgia das conchas inferiores são: sangramento nasal pós-operatório, formação de crostas, sinéquias, rinite atrófica, necrose, síndrome do nariz vazio e recidiva da hipertrofia. A incidência dessas complicações depende diretamente da técnica cirúrgica realizada, e nota-se que técnicas mais agressivas, com maior remoção de tecidos, apresentam maiores taxas de complicações.

CONCLUSÃO

A cirurgia de redução das conchas inferiores para pacientes com hipertrofia sintomática das mesmas é eficaz.[8] Técnicas que ressecam tecidos apresentam resultados mais duradouros quando comparadas a técnicas térmicas.[1]

Os objetivos primordiais destes procedimentos são: correção da hipertrofia, aumento de espaço aéreo nasal e manutenção da fisiologia das conchas inferiores (Fig. 20-3). Para isso é fundamental preservar a mucosa, principalmente em sua face medial, e a forma anatômica desta estrutura.

Sangramento nasal é uma complicação possível em todas as técnicas, dessa forma o cirurgião precisa ter em seu alcance hemostáticos e tamponamento nasal se houver necessidade.

Consideramos a técnica de turbinoplastia com retalho medial a de escolha para paciente adultos e as técnicas térmicas, para crianças.

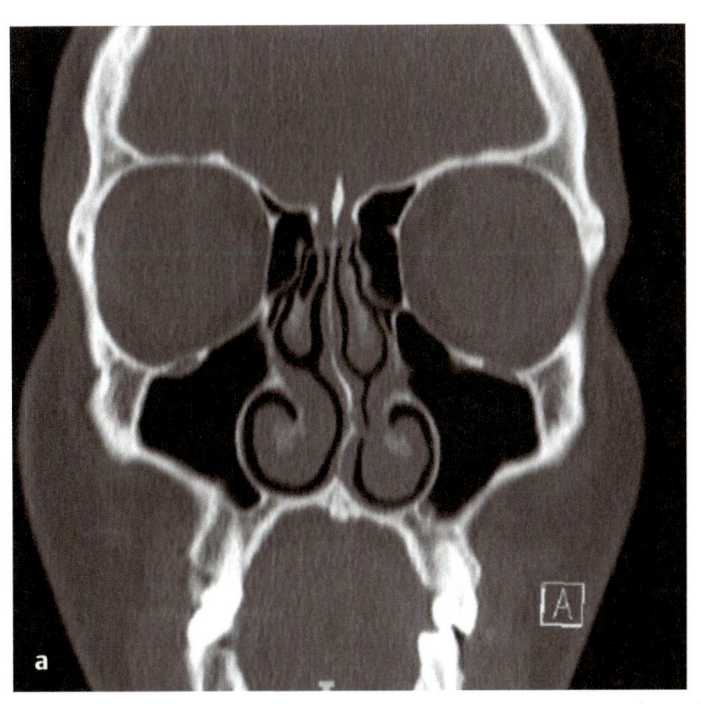

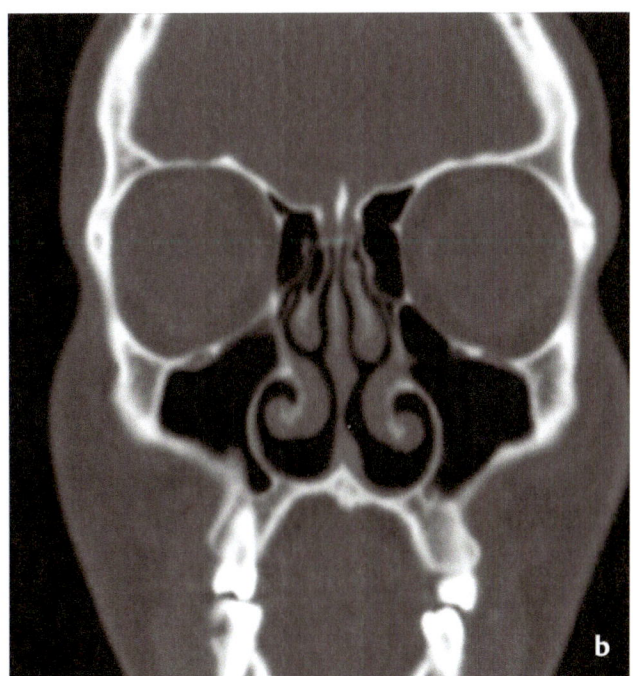

Fig. 20-3. Tomografia computadorizada em cortes coronais mostrando o pré (**a**) e pós-operatório (**b**) de septoplastia e turbinectomia parcial. Observe que a concha mantém sua forma e estrutura, porém em tamanho menor, levando ao aumento da patência nasal.

REFERÊNCIAS BIBLIOGRÁFICAS

1. Bergmark RW, Gray ST. Surgical management of turbinate hypertrophy. Otolaryngol Clin North Am 2018;51(5):919-28.
2. Lee DC, Jin S-G, Kim BY, et al. Does the effect of inferior turbinate outfracture persist? Plast Reconstr Surg 2017;139(2):386e-91e.
3. Bakshi SS, Shankar MK, Gopalakrishnan S. Comparison of the long term efficacy of radiofrequency ablation and surgical turbinoplasty in inferior turbinate hypertrophy: a randomized clinical study. Acta Otolaryngol 2017;137(8):856-61.
4. Mabry RL. Surgery of the inferior turbinates: how much and when? Otolaryngol Head Neck Surg 1984;92(5):571-6.
5. Bielamowicz S, Hawrych A, Gupta A. Endoscopic inferior turbinate reduction: a new technique. Laryngoscope 1999;109(6):1007-9.
6. Barham HP, Knisely A, Harvey RJ, Sacks R. How I do it: Medial flap inferior turbinoplasty. Am J Rhinol Allergy 2015;29(4):314-5.
7. Barham HP, Thornton MA, Knisely A, et al. Long-term outcomes in medial flap inferior turbinoplasty are superior to submucosal electrocautery and submucosal powered turbinate reduction. Int Forum Allergy Rhinol 2016;6(2):143-7.
8. Batra PS, Seiden AM, Smith TL. Surgical management of adult inferior turbinate hypertrophy: a systematic review of the evidence. Laryngoscope 2009;119(9):1819-27.

MANEJO DA CONCHA MÉDIA NA CIRURGIA DO NARIZ E SEIOS PARANASAIS

Marco Cesar Jorge dos Santos ■ Krystal Calmeto Negri ■ Roberto Hyczy Ribeiro Filho
Guilherme Rocha Netto ■ Felipe Carlos Steiner

ANATOMIA E HISTOFISIOLOGIA DA CONCHA MÉDIA

A histologia do revestimento das cavidades nasais é parecida, mas com algumas particularidades. É revestido pelo epitélio pseudoestratificado cilíndrico ciliado, com células caliciformes, encontrado desta forma somente no trato respiratório. A região anterior da fossa nasal, por causa do fluxo de ar inspirado, pode apresentar-se do tipo estratificado pavimentoso, podendo tornar-se queratinizado, por exemplo, na porção do vestíbulo nasal, contendo glândulas sebáceas, sudoríparas e pelos, responsáveis pela primeira filtração do ar inspirado.[1,3]

A mucosa nasal se divide em três partes: epitélio, membrana basal e lâmina própria. O epitélio pode apresentar-se de quatro formas: pseudoestratificado cilíndrico ciliado com células caliciformes, estratificado cuboide, estratificado pavimentoso não queratinizado e estratificado pavimentoso queratinizado. A quantidade de células ciliadas e caliciformes aumenta em direção à nasofaringe, em decorrência do fluxo de ar inspirado, diferente das células cilíndricas não ciliadas. A membrana basal consiste em uma densa rede de fibrinas reticulares e em fibras colágenas delgadas. Assim como o epitélio, a membrana basal também pode variar a espessura, dependendo do epitélio presente e do fluxo de ar inspirado. A lâmina própria, que se localiza internamente à membrana basal, contém glândulas seromucosas, vasos sanguíneos e leucócitos. A distribuição também está relacionada com o tipo de epitélio do revestimento e acredita-se também na produção local de IgA e IgE.[2,3]

Com toda essa particularidade, a fossa nasal é capaz de equilibrar a temperatura, umidificar e filtrar o ar inspirado. Uma função importante também é a olfação, localizando-se principalmente no teto nasal (abaixo da lâmina crivosa), porção medial do corneto superior e porção superior do septo nasal, compartilhando o epitélio respiratório junto com o neuroepitélio olfatório.[4]

A concha nasal média (CM), também chamada de corneto médio, é anatomicamente similar à concha inferior, apesar de apresentarem origens embriológicas diferentes. A concha média possui origem na crista etmoidoturbinal, podendo em alguns casos ser pneumatizada por células etmoidais, tornando-se uma concha bolhosa. O desenvolvimento embrionário da concha média é quem define a organização dos seios da face.[1] No momento em que o epitélio nasal se invagina na parede lateral para a criação dos seios paranasais, a concha média divide a parte superior em meato superior e a inferior em meato médio.[1,3]

A porção anterior da concha média, chamada de cabeça da concha média, possui relações anatômicas muito importantes, sendo assim um marco fundamental para guiar o cirurgião nos procedimentos cirúrgicos.[3] Próximo a ela temos o teto nasal e a lâmina crivosa do etmoide. À medida que a concha média se torna mais posterior, ela curva-se lateralmente articulando-se com a lâmina vertical do osso palatino, abaixo do limite inferior do forame esfenopalatino (ponto anatômico para acesso a essa região). A inserção da concha média na parede lateral dividirá o etmoide em anterior e posterior.[3,4] Pelo forame esfenopalatino, emergem-se as artérias nasal lateral posterior e septal posterior, que emitirão ramos para a irrigação da concha média.[4]

INDICAÇÕES CIRÚRGICAS

A turbinectomia média (TM) parcial pode ser recomendada em diversas situações, que serão aqui divididas em três grupos: tamanho ou obstrução; acometimento por doença; e vias de acesso.

Tamanho ou Obstrução

Concha média bolhosa (CMB) é uma variação anatômica e não considerada patológica em si. Mas tanto a CMB com bolha grande, como também a CM volumosa em função da hipertrofia de sua estrutura óssea, podem favorecer a obstrução do complexo ostiomeatal ou a própria via aérea[2] em seu fluxo respiratório e na circulação do ar na fenda olfatória.[5,6] Assim, em casos selecionados, a TM pode auxiliar no tratamento da rinossinusite crônica, na respiração nasal e até mesmo na olfação,[5,6] apesar do risco teórico de prejudicar o mesmo, não observado na prática.[5,7]

Além disso, a CM grande ou com bolha volumosa, dificulta o acesso intra e pós-operatório aos seios anteriores ipsilaterais, o que pode comprometer o resultado cirúrgico, com ou sem formação de sinéquias com a parede lateral do nariz no período pós-operatório.[8,9] Outra situação em que se deve realizar a turbinectomia média ou a fixação da CM com suturas junto ao septo nasal é a presença de instabilidade da mesma ao final da cirurgia endoscópica[8,9] com o objetivo de prevenir sua lateralização e formação de sinéquias, que causaria obstrução da antrostomia maxilar.[9,10]

Acometimento por Doença

Especialmente observado em casos de polipose nasal, a doença dos seios paranasais (SPN) pode envolver a CM, nos casos moderados a graves, nessa situação a preservação da mesma poderia favorecer a recidiva da patologia.

A cabeça da CM é considerada uma área chave na regulação do edema da mucosa, na polipose e na secreção de neuropeptídios vasoativos. Foi evidenciado que o contato mecânico ou irritação química dessa região provoca a secreção desses neuropeptídios inflamatórios (substância P, Neurocinina A, peptídeo relacionado com o gene da calcitonina), que podem ter um papel na patofisiologia da RSC.[11,12] Lacroix já havia mostrado que pacientes com RSC não alérgica têm o dobro de peptídeo relacionado com o gene da calcitonina na mucosa de seus cornetos médios e que a concentração deste peptídeo está relacionada com a intensidade dos sintomas da RSC.[11,12]

Dessa maneira, eles defendem o argumento de que a TM nos pacientes com inflamação dessa região pode ajudar na fisiologia nasal.

Via de Acesso

Nas cirurgias endonasais para afecções de base de crânio, ressecção de tumores nasossinusais como carcinomas ou mesmo tumores benignos como papiloma invertido, a turbinectomia média subtotal ou total pode ser necessária para adequado acesso e visualização do campo operatório.

TÉCNICA CIRÚRGICA

A turbinectomia média parcial, pode ser realizada sob anestesia local e sedação, imediatamente antes da antrostomia maxilar, com infiltração de anestésico local e adrenalina na concentração de 1:100.000. Recomenda-se a medialização do corneto com o descolador de Freer e ressecção da porção anteroinferior da concha média, correspondente à região que se apresenta com mucosa doente/polipoide ou que obstrui o acesso intra e pós-operatório aos SPN adjacentes. A porção ressecada normalmente corresponde a um terço ou metade do corneto e raramente deve exceder dois terços da concha. Deve-se preservar a sua inserção superior como ponto de referência[5,7] e a porção inferior da lamela basal, que auxilia na sua estabilização. Em casos selecionados, como polipose nasal extensa, cirurgias para ressecção de tumores nasossinusais ou acesso a base de crânio, pode se optar pela turbinectomia média total, uni ou bilateral.

Em casos de turbinectomia parcial de concha média bolhosa extensa, pode-se optar por remover a porção lateral da bolha com ou sem remoção da porção mais anterior da concha, a depender da sua anatomia. Preserva-se a porção medial, que pode ajudar na fisiologia nasal e funcionar como marco anatômico.[11]

A pinça mais utilizada nesta cirurgia é a Jansen-Middleton, que oferece corte preciso sem lesão excessiva da mucosa. Alguns cirurgiões preferem a tesoura de Heymann ou a pinça endonasal cortante.[5] O principal cuidado intraoperatório é a hemostasia por causa da irrigação importante presente na cauda da CM, advinda de ramos da artéria esfenopalatina (Vídeo 21-1).

COMPLICAÇÕES CIRÚRGICAS E CONTROVÉRSIAS

A TM é um procedimento com duas escolas de pensamento opostas. Professores como Wigand, que advogavam pela resseção rotineira da concha média, e professores como Messerklinger, que postulavam a sua manutenção, influenciaram gerações de cirurgiões que lhes sucederam.

Os argumentos que defendem a realização da ressecção da CM falam sobre uma melhor visualização do meato médio, tanto no intra quanto no pós-operatório, uma diminuição na formação de sinéquias e uma melhora na patência do complexo ostiomeatal e nasal.

Os defensores da manutenção da CM mencionam o risco de rinite atrófica, anosmia, sinusite frontal iatrogênica, epistaxe pós-operatória e destruição dos parâmetros anatômicos no intraoperatório.

Ambos os pensamentos são derivados de experiência e opiniões pessoais, visto que estudos clínicos randomizados sobre o tema são escassos, e normalmente voltados para avaliação de novas técnicas que surgiram a partir da década de 1990-2000 e não focados no benefício aos pacientes.[13] Estudos mais recentes apontam para a segurança da técnica, porém com muitos vieses, especialmente em relação às doenças de base e à realização de múltiplos procedimentos concomitantes.

A seguir, discorreremos separadamente as possíveis complicações da TM.

Rinite Atrófica

A rinite atrófica é uma complicação normalmente relacionada com a turbinectomia inferior e as preocupações desta complicação se estenderam para o procedimento na concha nasal média. Este receio em relação à TM não encontra respaldo na literatura. Lawson[14] publicou um estudo com 1.077 etmoidectomias intranasais com ressecção parcial da CM, preservando sua porção superior. Além de concluir que a TM possibilitou um melhor acesso ao meato médio, facilitou também o desbridamento pós-operatório e minimizou a formação de sinéquias, nenhum caso de rinite atrófica foi relatado.

Anosmia

A presença de neuroepitélio olfatório (NO) na concha média ainda é motivo de estudos, principalmente para averiguar a sua localização exata como também para definir a sua importância no olfato. A teoria mais aceita é que o NO encontra-se mais comumente na porção superior da CM. Um estudo em conchas bolhosas mostrou uma maior chance de encontrar NO em sua face lateral.[15] Em outra pesquisa, Pinna[16] encontrou NO na região anterior da CM em apenas 2% dos casos. Por estas razões, a TM parcial é usualmente recomendada nos dois terços anteroinferiores da CM.

Um estudo realizado no Hospital IPO em Curitiba, por Mariano,[7] não mostrou alteração do escore de olfação UPSIT pré e pós-operatório em pacientes submetidos à septoplastia e turbinectomia média. Resultados semelhantes foram encontrados por Soler.[5] Nossa prática clínica corrobora tais achados, pois realizamos o procedimento rotineiramente, sem observar tal complicação.

Sinusite Frontal Iatrogênica

A ocorrência de sinusite frontal após TM foi sugerida após relatos isolados de casos. A explicação para tal complicação pode estar relacionada com eventos que ocorrem no período pós-operatório. Após a CM ser removida, próximo à sua inserção superior, a parte remanescente pode ficar instável. Além disso, formação de granuloma pode ocorrer na cavidade etmoidal, com posterior cicatrização e assim levar a uma tração gradual da CM em direção à área do recesso frontal, obstruindo a sua drenagem.

Diversos estudos não apontam evidências para a ocorrência desta complicação, sugerindo que a doença da mucosa do paciente estaria mais relacionada com sinusite frontal do que a TM em si.[9,17,18]

Epistaxe

Assim como na turbinectomia inferior, a epistaxe é a complicação mais frequente na turbinectomia média, embora a CM não seja tão vascularizada quanto a concha inferior. A cauterização do ponto sangrante com cautério mono ou bipolar frequentemente é suficiente para a resolução do quadro. Existem relatos da necessidade de ligadura da artéria esfenopalatina em epistaxe no pós-operatório tardio, porém isso é extremamente raro.

Destruição dos Parâmetros Anatômicos no Intraoperatório

Este argumento contra a TM baseia-se em conveniência, cirurgia e risco de complicações. Ao ressecar a CM perde-se parâmetros anatômicos importantes, especialmente na cirurgia do seio frontal e manipulação próxima à placa crivosa. Ao perder este parâmetro, existe um risco maior de causar uma fístula liquórica.

Assim como toda cirurgia, a TM tem uma curva de aprendizado, portanto, recomenda-se aos cirurgiões menos experientes preservar a porção superior da CM a fim de manter este importante reparo anatômico, especialmente quando se planeja realizar uma cirurgia endoscópica funcional dos seios paranasais concomitante.

RETALHO DE CORNETO MÉDIO PARA REPARO DE DEFEITOS DE BASE DE CRÂNIO

As abordagens endonasais expandidas (EEAs) oferecem um corredor para acessar lesões localizadas na base do crânio. Seus defeitos resultantes, no entanto, estão associados a um risco significativo de fístula liquórica no pós-operatório (LCR), especialmente quando usado para a ressecção de lesões intradurais. É fundamental desenvolver técnicas reconstrutivas que maximizam as EEAs na sua eficácia e minimizar suas complicações.

Reconstrução da base do crânio usando enxertos ou retalhos pediculares vasculares são métodos estabelecidos. Retalhos vascularizados restauram o suprimento de sangue local ao redor do defeito, portanto, facilitando e acelerando o processo de cicatrização. A reconstrução da base do crânio usando o retalho nasosseptal pediculado Hadad-Bassagasteguy (HBF) produz resultados que são superiores aos obtidos com enxertos de tecido livre. Retalhos de pedículo vascular alternativo incluem o retalho transpterigoide de fáscia temporoparietal (TPFF), o retalho pericraniano transglabelar assistido por endoscopia, o retalho de concha inferior de pedículo posterior (PPITF) e o retalho palatino. O PPITF é um retalho endonasal que é mais adequado para defeitos menores da parte posterior do clívus.

Atualmente, os defeitos pós-EEA envolvendo o plano esfenoidal, fóvea etmoidal e sela túrcica são frequentemente reparados com um retalho nasosseptal. Apesar das vantagens mencionadas dos retalhos vascularizados, algumas vezes a dissecção necessária para retirada e utilização do HBF pode ser considerada excessiva para o reparo de defeitos limitados do plano e da fóvea etmoidal. Além disso, o HBF pode não ser uma opção viável em pacientes com cirurgia prévia da fossa septal, esfenoidal ou pterigopalatina, ou naqueles com tumores que afetam essas áreas. Pequenos defeitos nessas áreas, doravante, costumam ser reparados com enxertos livres. Apesar de uma experiência favorável relatada com o uso de enxertos livres, os defeitos associados à EEA frequentemente implicam em um vazamento de alto fluxo de líquor devido à entrada em uma cisterna ou ventrículo. Os enxertos livres não conseguem selar esses defeitos em um número significativo de casos.

O retalho de mucosa pediculado de concha média (MT) foi desenvolvido para estabelecer a viabilidade da utilização para reconstrução de defeitos em pacientes pós-EEA, nos quais um retalho nasosseptal não está disponível ou desejável, ou naqueles pacientes nos quais um pequeno defeito dural é previsto.

Na técnica cirúrgica, do ponto de vista endoscópico, o MT pode ser descrito como contendo uma cabeça anterior, um corpo e um acessório posterior (Fig. 21-1a). Como parte da técnica de confecção, uma incisão vertical é feita na cabeça do corneto (Fig. 21-1a). Uma incisão horizontal é feita na face medial da mucosa do corneto, respeitando a fixação à placa cribriforme. A elevação subperiosteal do mucoperiósteo do componente ósseo é realizada com um dissecador de borda afiada, enquanto o osso corneto e os anexos ainda estão intactos. Assim que a dissecção for concluída, o osso exposto é removido aos poucos com um rongeur de corte verdadeiro. (Fig. 21-1b) Após a remoção do osso, é feito um corte na axila do MT, destacando-o da parede lateral da cavidade nasal e da base do crânio (Fig. 21-1c). A incisão é estendida dorso-caudal ao longo do plano sagital até que a mucosa seja completamente seccionada e desdobrada como se fosse abrir um livro (Fig. 21-1d). É fundamental que as incisões na face medial e lateral do corneto permaneçam abaixo do nível da placa cribriforme para evitar vazamento de LCR. A elevação do retalho é concluída preservando seu pedículo posterior, que contém o ramo MT da artéria esfenopalatina (Fig. 21-1e, f). O pedículo, entretanto, pode ser dissecado de volta ao forame esfenopalatino para aumentar seu comprimento e mobilidade e, daí em diante, seu alcance e arco de rotação. Durante a EEA, o retalho pode ser colocado com segurança na nasofaringe, dentro do seio maxilar, ou pode ser colado totalmente contra a parede lateral do nariz (Fig. 21-2).[19]

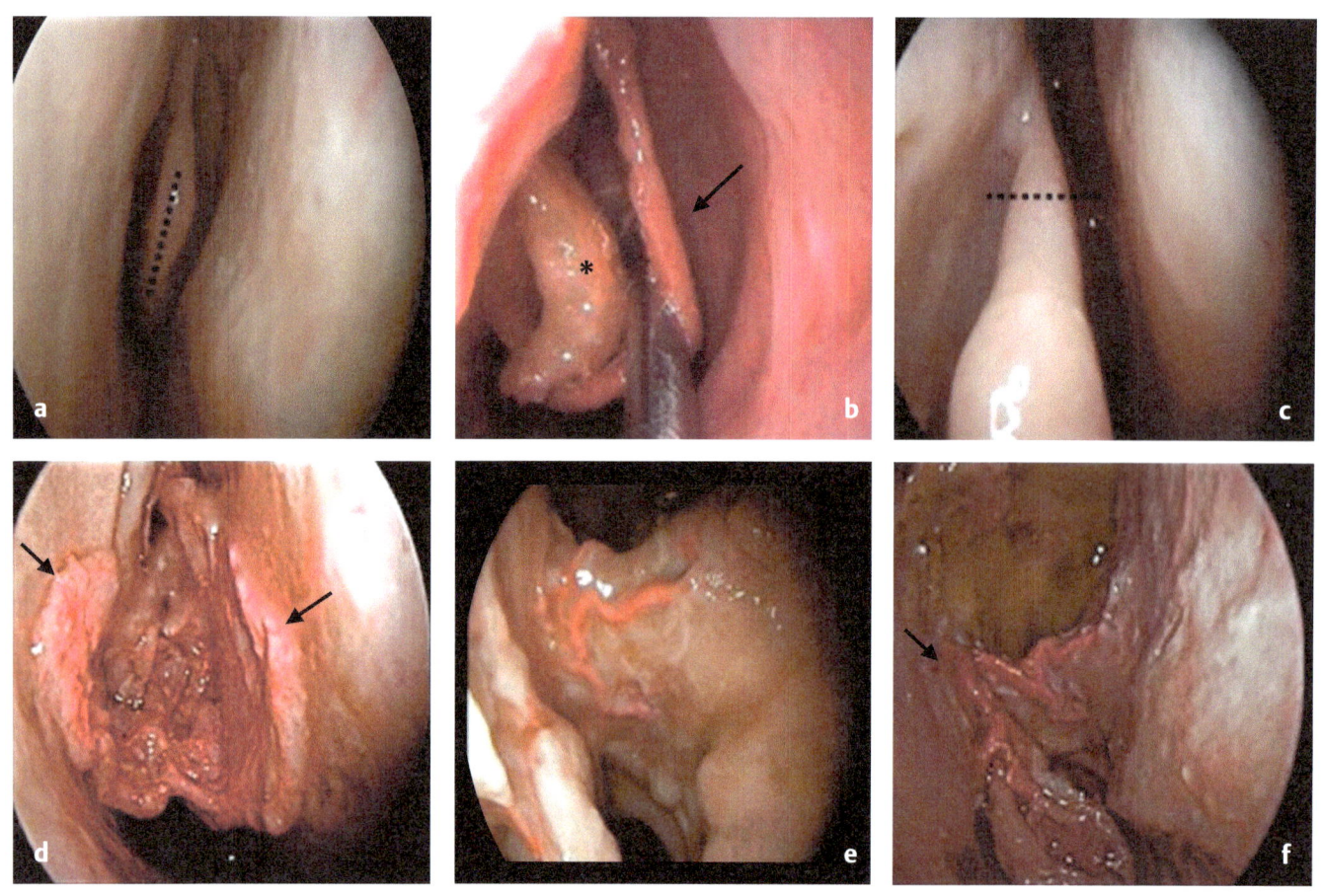

Fig. 21-1. (**a**) Incisão do corneto médio (MT) é realizada sobre o rostro (linha pontilhada). (**b**) O componente ósseo (*) da MT é dissecado da mucosa (seta preta) e removido. (**c**) A axila é identificada e o TM é destacado em sua base (linha pontilhada). (**d**) Abrir o MT como um livro aberto cria finalmente a aba (setas pretas). (**e**) Identificação da artéria esfenopalatina e seus diferentes ramos. (**f**) A preservação da artéria nasal lateral posterior (seta preta) e do ramo que supre o MT é uma etapa crítica durante a construção do MTF. O retalho é colocado com segurança na coana enquanto a abordagem endonasal expandida é feita.

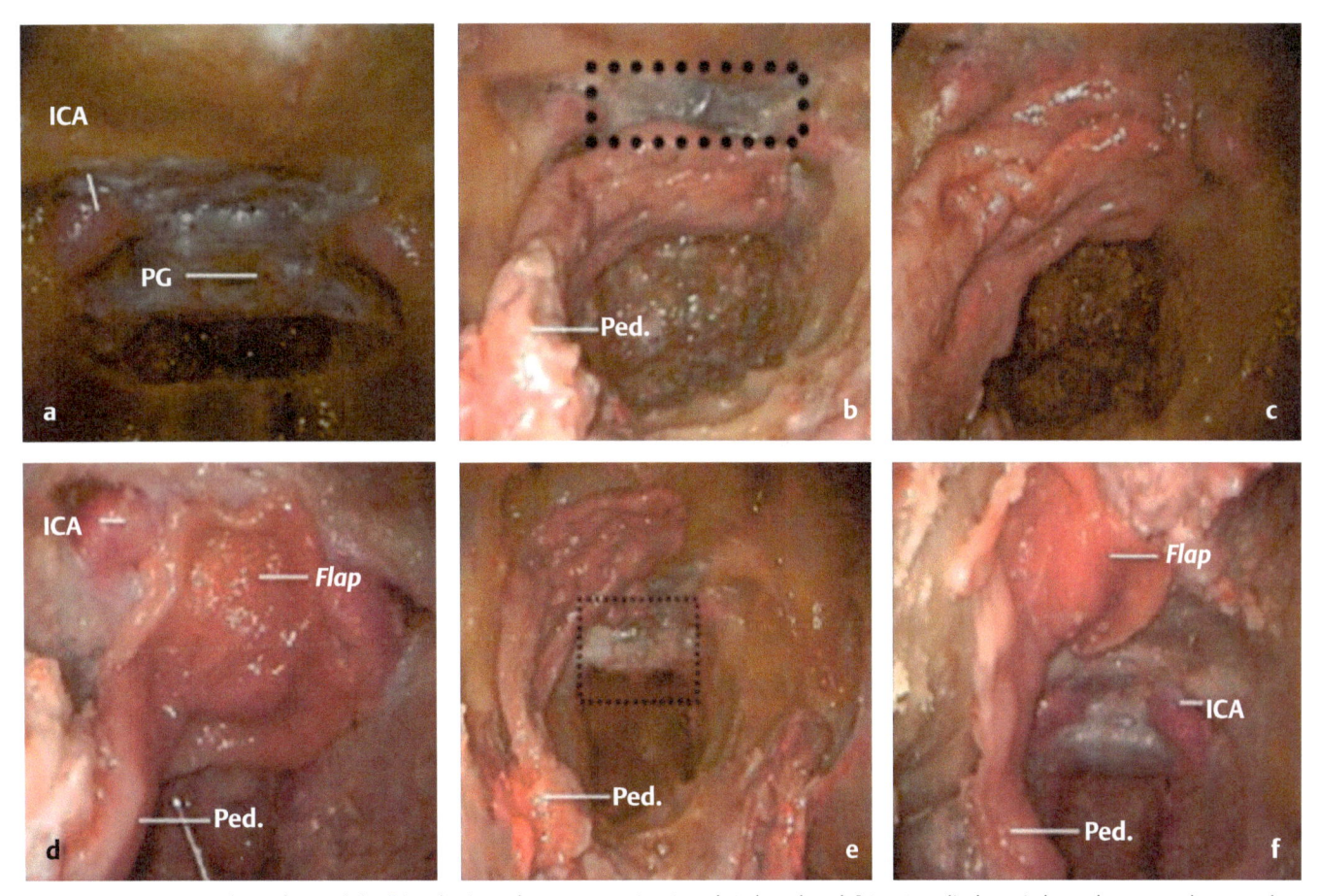

Fig. 21-2. (a) Acesso endonasal estendido. **(b)** A aba é girada para a posição não cobrindo todo o defeito. O pedículo está alongado e a vasculatura pode estar comprometida. **(c, d)** Retalho girado em posição, cobrindo todo o defeito (selar e tubérculo) mostrando um pedículo mais relaxado. **(e)** Retalho adequado apenas para defeito *transplanum*/tubérculo. O retalho está em contato próximo com a parede do seio esfenoidal. **(f)** Retalho girado em fóvea esfenoidal. Adequado para vazamentos de LCR traumáticos ou espontâneos. CA: artéria carótida interna; PG: glândula hipófise; Ped.: pedículo do retalho.

REFERÊNCIAS BIBLIOGRÁFICAS

1. Marino MJ, Riley CA, Wu EL, et al. Variability of Paranasal Sinus Pneumatization in the Absence of Sinus Disease. 170-175.
2. Hadley K, Orlandi RR, Fong KJ (2004). Basic anatomy and physiology of olfaction and taste. Otolaryngologic Clinics of North America, 37(6 SPEC.ISS.), 1115-1126.
3. Jankowski R, Nguyen DT, Poussel M, et al. R. Jankowski. 133, 263-268.
4. Tomblinson CM, Cheng MR, Lal D, Hoxworth JM (2016). The impact of middle turbinate concha bullosa on the severity of inferior turbinate hypertrophy in patients with a deviated nasal septum. American Journal of Neuroradiology, 37(7), 1324-1330.
5. de Oliveira PJr, Ademar J. Cabeça e pescoço. Rio de Janeiro: Elsevier; 2017.
6. Soler ZM, Hwang PH, Mace J, Smith TL. Outcomes after middle turbinate resection: Revisiting a controversial topic. Laryngoscope. 2010;120(4):832-837.
7. Pinna FR. Distribuição do neuroepitélio olfatório em concha média e superior em cadáveres humanos. Tese apresentada à Faculdade de Medicina Universidade de São Paulo para obtenção do título de Doutor em Ciências. 2008.
8. Leopold DA. The relationship between nasal anatomy and human olfaction. Laryngoscope. 1988;98:1232-1238.
9. Choby GW, Hobson CE, Lee S, Wang EW. Clinical Effects of Middle Turbinate Resection after Endoscopic Sinus Surgery: A Systematic Review. Am J Rhinol Allergy. 2014;28(6):502–507.
10. Giacchi RJ, Lebowitz RA, and Jacobs JB. Middle turbinate resection: Issues and controversies. Am J Rhinol. 2000;14:193-197.
11. Wigand ME, Steiner W, Jaumann MP. Endonasal sinus surgery with endoscopical control: From radical operation to rehabilitation of the mucosa. Endoscopy. 1978;10:255-260.
12. Havas TE, Lowinger DS. Comparison of functional endonasal sinus surgery with and without partial middle turbinate resection. Ann Otol Rhinol Laryngol. 2000;109:634-640.
13. Pochon N, Lacroix JS. Incidence and surgery of concha bullosa in chronic rhinosinusitis. Rhinology. 1994;32:11-14.
14. Clement WA; White PS. Trends in turbinate surgery literature a 35-year review. Clin. Otolaryngol. 2001;Vol. 26, p. 124-128.
15. Lawson W, The intranasal ethmoidectomy: an experience witj 1077 procedures. Laryngoscope. 1991;101:367-371.
16. Apuhan T, Yildirim YS, Şimsek T et al. Concha bullosa surgery and the distribution of human olfactory neuroepithelium. Eur Arch Otorhinolaryngol. 2013;270, 953-957.
17. Mariano FC. Avaliação do olfato em pacientes submetidos à turbinectomia média. Dissertação apresentada à Universidade Federal do Paraná para obtenção do título de Mestre em Clínica Cirúrgica. 2016.
18. Saidi IS, Biedlingmaier IF, Rothman MI. Pre- and postoperative imaging analysis for frontal sinus disease following conservative partial middle turbinate resection. ENT J 77:326-334,1998.
19. Prevedello DM, Barges-Coll J, Fernandez-Miranda JC, et al. Middle turbinate flap for skull base reconstruction: Cadaveric feasibility study. Laryngoscope. 119: 2094-2098.

PERFURAÇÃO DO SEPTO NASAL

Shirley Pignatari ▪ Paula Liziero Tavares ▪ Leonardo Balsalobre ▪ Aldo Stamm

INTRODUÇÃO

A perfuração do septo nasal (PSN) é definida como a comunicação das duas cavidades nasais causada por um defeito em toda a espessura dessa estrutura. Esse defeito é o resultado da lesão bilateral do mucopericôndrio e das estruturas da linha média, como a cartilagem quadrangular, a lâmina perpendicular do etmoide ou o vômer, e mais frequentemente acomete a porção anterior da cartilagem septal.[1-3]

Trata-se de uma condição incomum e sua prevalência é menor do que 1% na população geral,[3-5] e ocorre em 0,5% a 3,1% dos pacientes submetidos à septoplastia.[2] Entre as principais causas para a PSN incluem-se cirurgias septais prévias, trauma, doenças infecciosas e inflamatórias, assim como neoplasias e abuso de drogas.[6] A maior parte dos pacientes é assintomática, entretanto, eles podem-se queixar de epistaxe, formação de crostas, obstrução nasal, gotejamento pós-nasal e mau cheiro no nariz.[2,6]

Não há consenso para a classificação do tamanho da perfuração, todavia, defeitos maiores que 2 cm costumam ser considerados grandes.[6] A respeito de sua localização, a PSN pode ser dividida em anterior ou posterior; as anteriores são geralmente mais sintomáticas, uma vez que elas causam maior impacto no fluxo de ar.[3,7] A localização da perfuração também se relaciona com a sua etiologia; lesões posteriores estão mais associadas a doenças sistêmicas, como neoplasias ou sífilis, enquanto as anteriores são mais comumente associadas a trauma e cirurgias.[1,8]

O suprimento sanguíneo do septo nasal é realizado pela artéria maxilar, artéria labial superior e pela artéria oftálmica que origina as artérias etmoidais anterior e posterior.[2] A porção anterior do septo nasal, onde a maior parte das perfurações ocorre, é suprida pela artéria labial superior que faz parte do plexo de Kisselbach com ramos das artérias esfenopalatina e palatina maior.[9] Como a cartilagem septal é avascular; ela recebe suprimento sanguíneo do mucopericôndrio, e qualquer lesão nessa estrutura pode acarretar necrose cartilaginosa, levando à perfuração.[1] A PSN normalmente acontece quando a lesão é bilateral, aproximadamente na mesma localização.

Existem quatro diferentes estágios durante a lesão da cartilagem septal: o primeiro corresponde à reação inflamatória da mucosa, gerando hiperemia e crostas; já o segundo é marcado pela redução da vascularização, levando à perda do mucopericôndrio e à isquemia da cartilagem septal. Durante o terceiro estágio, há ulceração e necrose cartilaginosa. No quarto e último estágio, as bordas da perfuração são recobertas por epitélio atrófico, extremamente suscetível a sangramentos e formação de crostas decorrentes de alterações no fluxo de ar, que geram mais lesão à mucosa.[1,7]

ETIOLOGIA

Existe uma gama bem variada de causas, incluindo trauma,[10-12] drogas (p. ex.: cocaína, vasoconstritores, corticosteroides tópicos),[13-16] doenças imunomediadas (p. ex.: granulomatose com poliangeíte, lúpus eritematoso sistêmico);[17,18] doenças infectoparasitárias (p. ex.: lues, tuberculose).[19,20] O envolvimento do septo ósseo deve levantar a suspeita sobre a sífilis. Além disso, outras causas incluem exposição crônica da mucosa nasal a substâncias como níquel e cromo[21,22] e neoplasias.[23] Nos anos recentes, perfurações septais e epistaxe têm sido relacionadas com o uso de anticorpos monoclonais como o bevacizumabe (utilizado no tratamento de neoplasias colorretais), razão pelo qual esses pacientes devem ser orientados a evitar o trauma digital e o uso concomitante de medicações tópicas nasais.[24]

As causas traumáticas correspondem à maior parte dos casos de perfuração septal; dentre elas, destacam-se o trauma digital nasal e lesões relacionadas com septoplastia.[10] As taxas de PSN relacionadas com correção do desvio septal variam de 1% a 6,7%,[11] e são consideradas uma complicação cirúrgica tardia. As suturas transfixantes no septo nasal, associadas ou não aos *splints*, também podem resultar em perfurações; se realizadas com muita tensão, elas podem gerar isquemia e necrose ao seu redor, levando à PSN.[11,12] As suturas realizadas verticalmente parecem ser mais prejudiciais do que as horizontais pois os vasos septais se dispõem de maneira oblíqua na mucosa.[12]

A perfuração septal em crianças é rara; na maior parte dos casos, relaciona-se com trauma digital nasal, porém, aspirações nasais frequentes ou uso prolongado de sonda nasogástrica também são fatores causadores de PSN. Em 20% dos casos, as perfurações associam-se a neoplasias, como linfomas e leucemias.[25]

Em geral, o aspecto clínico das perfurações septais não permite predizer com acurácia sua etiologia, e a biópsia das bordas da perfuração não traz grandes informações para o diagnóstico etiológico, por isso, ela deve ser reservada para os casos em que há evidências de erosão óssea ou suspeita de malignidade.[26]

TRATAMENTO

O tratamento consiste em tratar a doença de base, na recomendação de afastar o provável agente desencadeante, e na correção cirúrgica da PSN quando necessário. Nem toda perfuração septal necessita de correção cirúrgica. A indicação vai depender principalmente dos sintomas apresentados pelos pacientes (Fig. 22-1).

Muito embora grande parte das PSN sejam praticamente assintomáticas, elas podem causar sintomas desagradáveis, como obstrução nasal, formação de crostas, sibilos, epistaxe e secreção retronasal.[27] Diversas são as técnicas descritas para a correção cirúrgica das perfurações, e a maioria dessas técnicas pode ser usada no fechamento de perfurações de pequeno porte. A correção cirúrgica de uma perfuração de médio e grande porte, entretanto, pode ser uma tarefa mais desafiadora. A técnica mais comumente usada é a de retalhos de avanço da mucosa intranasal.[28,29]

A despeito da quantidade considerável de literatura disponível sobre o tratamento cirúrgico da PSN, a técnica ideal, que atenda a maioria dos casos, continua sendo um desafio. As escolhas do tratamento devem considerar a etiologia, tamanho e localização da perfuração, assim como a preferência do cirurgião. Entretanto, existe uma percepção geral de que o tamanho da perfuração pode ser um fator significante para o sucesso cirúrgico, uma vez que as falhas tendem a ocorrer com mais frequência em grandes perfurações. A cobertura bilateral sobre a perfuração, realizada com retalhos de mucosa, também sugere ser um fator que contribui para um melhor resultado, quando comparado com técnicas que utilizam retalhos unilaterais.[30]

Os autores descrevem a seguir uma técnica pessoal, denominada *bilateral cross-over flap technique*.[31,32]

Inicialmente, é importante ressaltar que essa técnica foi idealizada para o tratamento cirúrgico de PSN de pequeno e médio portes, com diâmetro de até 2 cm; essa técnica só deve ser utilizada se houver parte da cartilagem septal recoberta com mucopericôndrio na parte superior da perfuração; uma boa visualização do campo operatório com o uso de endoscópio de 0 grau, e instrumentos delicados, são essenciais para facilitar o procedimento e assegurar rapidez e segurança. Em alguns casos, instrumentos otológicos podem ser utilizados. Todas a manobras iniciais devem visar a prevenção de traumas desnecessários à mucosa, mantendo os rebordos da perfuração sempre intactos, uma vez que servirão como pedículos para os retalhos. Para facilitar a confecção e o descolamento dos retalhos, infiltração com solução salina pode ser útil.

Os instrumentos cirúrgicos consistem basicamente de um sistema de videoendoscopia, endoscópio de 0 grau, bisturi e descolador-aspirador (delicados). O procedimento cirúrgico pode ser totalmente realizado com endoscópio de 0 grau, e a escolha do lado para iniciar a cirurgia deve ser daquele que oferecer mais espaço operatório.

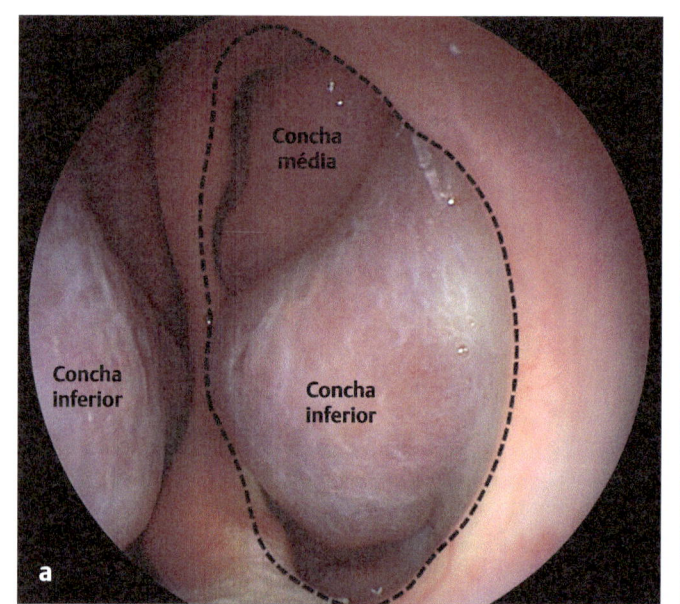

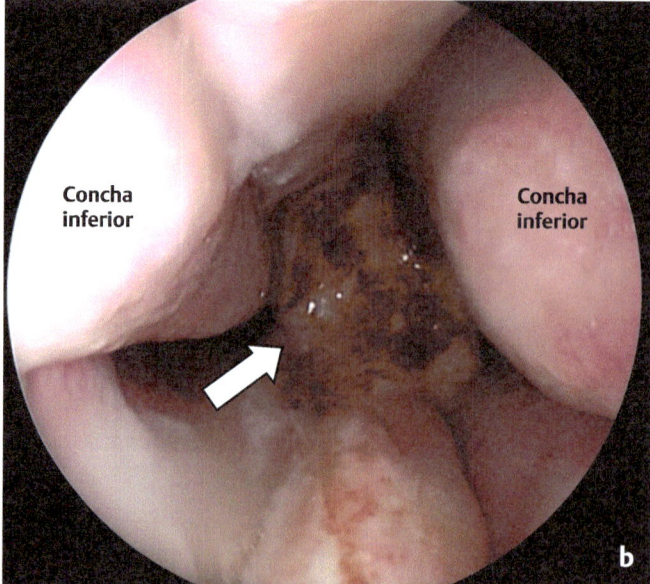

Fig. 22-1. (**a**) Endoscopia nasal mostrando perfuração nasal ampla (linha pontilhada), porém, sem sintomas. (**b**) Endoscopia nasal mostrando perfuração nasal ampla em paciente com sintomas de obstrução nasal, epistaxes e crostas. Observe a área com granulação da margem posterior da perfuração septal (seta).

Confecção dos Retalhos
Retalho Superior
Após uma infiltração adequada (solução salina), inicie a cirurgia realizando uma incisão em forma de um quadrado ou de uma ½ cabeça de raquete. A partir da metade anterior da altura vertical da perfuração, junto ao rebordo, estenda a incisão com formato de uma raquete ou meia lua até metade posterior da altura vertical da perfuração. Nessa etapa, o mucopericôndrio estará aderido ao resto da cartilagem existente na porção superior do septo. Assegure-se de que o tamanho da ½ raquete ou do quadrado sejam grandes o suficiente para recobrir a perfuração. Deixe o rebordo da perfuração intacto (Fig. 22-2).

Descole o retalho mucopericondreal delicadamente sem lesar a mucosa que recobre a metade superior do rebordo da perfuração. Esse retalho vai cruzar o rebordo da perfuração em direção à cavidade nasal contralateral, ficando pediculado na metade superior do rebordo mucoso.

Retalho inferior
O mesmo formato de incisão é realizado no lado contralateral, invertendo agora, direcionando inferiormente (abaixo da perfuração). A incisão se inicia novamente na metade anterior da altura vertical da perfuração, praticamente no rebordo, no mesmo nível que se iniciou a incisão para o retalho superior; a incisão se estende pelo assoalho da cavidade do nariz até o nível da margem livre da concha inferior, quase chegando no nível da sua inserção, e continua em direção posterior formando a ½ cabeça de raquete ou um quadrado. O bisturi faz então uma volta (cabeça da raquete) de volta ao septo, terminando no nível da metade da altura vertical da perfuração posteriormente. Novamente, o retalho é descolado cuidadosamente preservando a metade inferior do rebordo da perfuração. Esse retalho é deslocado através da perfuração para o lado contralateral, ficando pediculado à metade inferior do rebordo mucoso (Fig. 22-2).

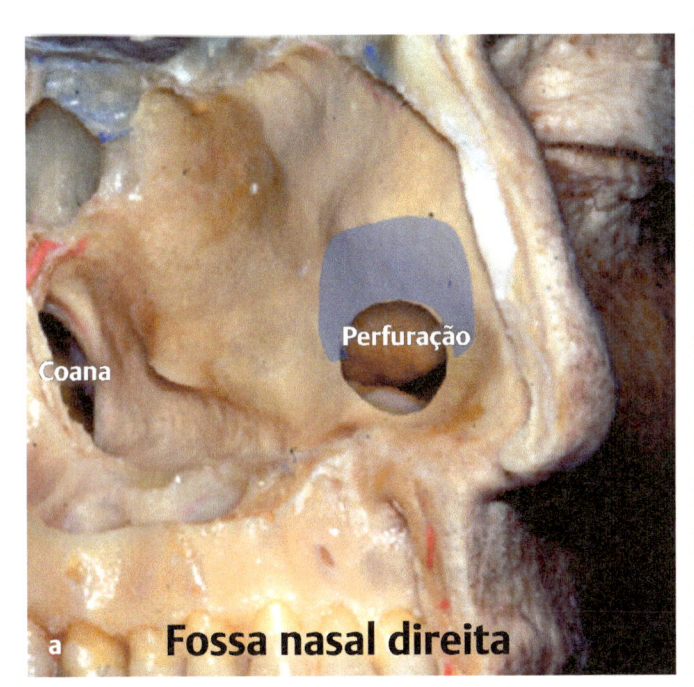

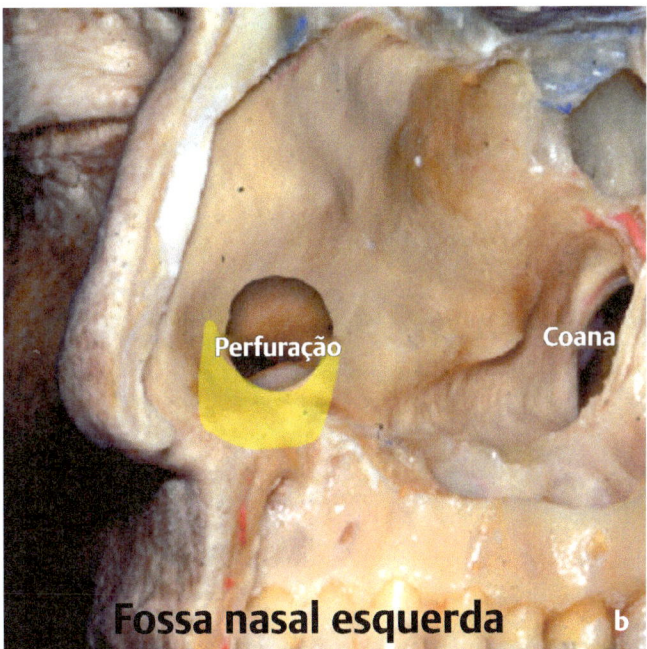

Fig. 22-2. Esquema de confecção dos retalhos superior e inferior nas fossas nasais direita (a) e esquerda (b).

Posicionamento dos Retalhos

Com muito cuidado, descole a mucosa que recobre o rebordo da perfuração para completar o reposicionamento dos retalhos através da perfuração, de forma que ambos os retalhos sejam translocados para o lado contralateral e suas faces cruentas se encontrem para ocluir a perfuração (Fig. 22-3).

Os retalhos podem ser mantidos em posição com uma sutura frouxa de catgut transfixando ambos os retalhos no centro de onde se via a perfuração, agora recoberta. Podem também ser fixados à cartilagem superior ou mesmo mantidos no lugar com cola de fibrina colocada ao redor dos retalhos bilateralmente. Embora não seja imprescindível, um *splint* de silicone pode ser deixado por 4-5 dias. O Vídeo 22-1 mostra a técnica e o aspecto do local reparado após 2 meses.

Os autores obtiveram sucesso em 11 pacientes que apresentavam perfuração septal iatrogênica, reparada com esta técnica. Houve falha em um caso. Tratava-se de um paciente que apresentava uma perfuração grande, maior que 3 cm de diâmetro e de etiologia desconhecida.

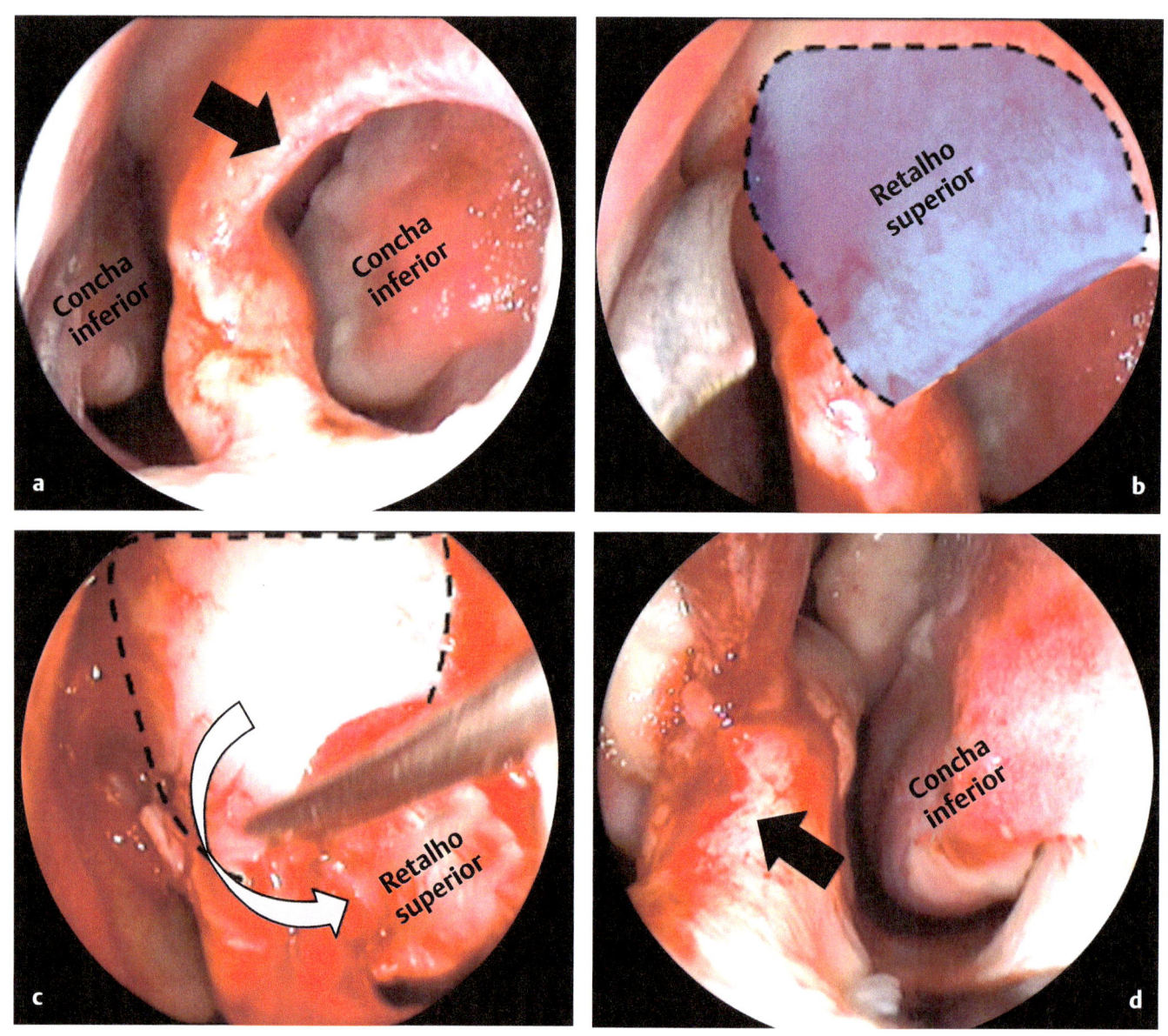

Fig. 22-3. *Endoscopic crossover flap technique for nasal septal perforations.* (**a**) Visão endoscópica de fossa nasal direita mostrando perfuração de septo nasal (seta). (**b**) Área doadora do retalho superior. (**c**) Rotação do retalho superior após descolamento do mesmo. (**d**) Visão endoscópica de fossa nasal esquerda mostrando perfuração de septo nasal (seta). *(Continua)*

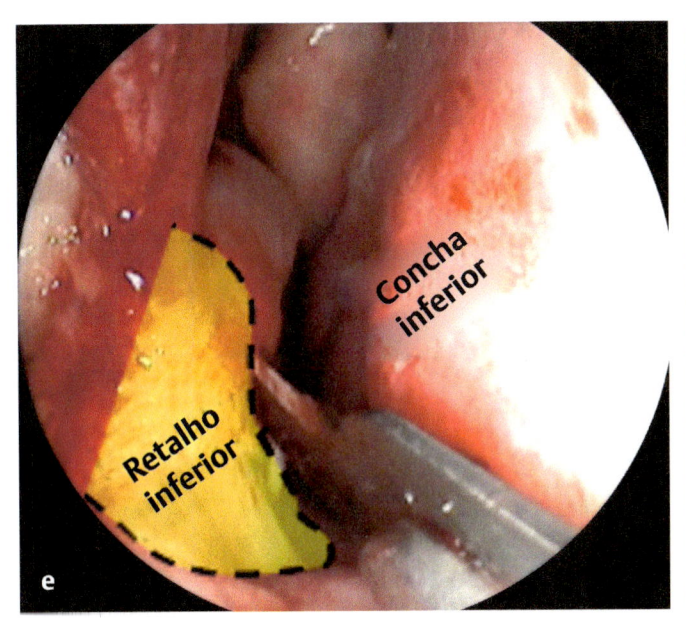

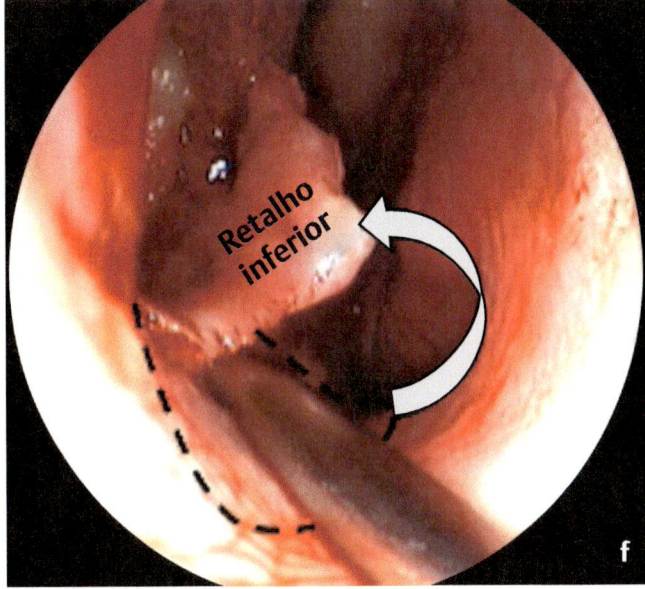

Fig. 22-3. *(Cont.)* (e) Área doadora do retalho inferior. (f) Rotação do retalho inferior após descolamento do mesmo.

REFERÊNCIAS BIBLIOGRÁFICAS

1. Lanier B, Guan K, Marple B, Wall G. Pathophysiology and progression of nasal septal perforation. Ann Allerg Asthma Immunol. 2007;99:473-480.
2. Downs B W, Sauder H M. Septal Perforation. [Updated 2020 Aug 26]. In: StatPearls [Internet]. Treasure Island (FL): StatPearls Publishing; 2021.
3. Shivaprasad A, Ravi G, Shivapraya R. A rare case of nasal septal perforation due to Purpureocillium lilacinum: Case report and review. Indian J Otolaryngol Head Neck Surg. 2013;65 (2):184-188.
4. Keyserling H, Grimme J, Camacho D, Castillo M. Nasal septal perforation secondary to rhinitis medicamentosa. ENT - Ear, Nose & Throat Journal. 2006;85:376-379.
5. Oberg D, Akerlund A, Johansson L, Bende M. Prevalenceof nasal septal perforation: the Skovde population-based study. Rhinology. 2003;41:72-75.
6. Kim S W, Rhee C S. Nasal septal perforation repair: predictive factors and systematic review of the literature. Curr Opin Otolaryngol Head Neck Surg. 2012;20(1):58-65.
7. Li C, Maza G, Farag A A, et al. Asymptomatic vs symptomatic septal perforations: a computational fluid dynamics examination. Internat forum Allerg Rhinol. 9(8):883-890.
8. Pereira C, Santamaría A, Langdon C, et al. Nasoseptal Perforation: from Etiology to Treatment. Curr Allergy Asthma Rep. 2018;18(1):5.
9. Mercurio G A Jr. Anatomic considerations of nasal blood supply. Ear Nose Throat J. 1981;60(10):443-6.
10. Alobid I, Guilemany J M, Mullol J. Nasal manifestations of systemic illnesses. Curr Allergy Asthma Rep. 2004;4(3):208-16.
11. Bloom J D, Kaplan S E, Bleier B S, Goldstein S A. Septoplasty complications: avoidance and management. Otolaryngol Clin North Am. 2009;42(3):463-81.
12. Dąbrowska-Bień J, Skarżyński P H, Gwizdalska I. et al. Complications in septoplasty based on a large group of 5639 patients. Eur Arch Otorhinolaryngol. 2018 275;1789-1794.
13. Berman M, Paran D, Elkayam O. Cocaine-Induced Vasculitis. Rambam Maimonides Med J. 2016;7(4):e0036.
14. Trimarchi M, Gregorini G, Facchetti F, et al. Cocaine-Induced Midline Destructive Lesions, Medicine: November 2001;Vol 80. p. 391-404.
15. Cervin A, Andersson M. Intranasal steroids and septum perforation--an overlooked complication? A description of the course of events and a discussion of the causes. Rhinology. 1998;36(3):128-32.
16. Dokuyucu R, Gokce H, Sahan M, et al. Systemic side effects of locally used oxymetazoline. Int J Clin Exp Med. 2015;8(2):2674-8.
17. Coordes A, Loose S M, Hofmann V M, et al. Saddle nose deformity and septal perforation in granulomatosis with polyangiitis. Clin Otolaryngol. 2018;43(1):291-299.
18. Mascarenhas R, Tellechea O, Oliveira H, et al. Nasal septum perforation as the presenting sign of lupus erythematosus. Dermatol Online J. 2005;11(2):12.
19. Prasad B K, Mokamati S (2016) Tertiary Nasal Syphilis: Rare But Still a Reality. Arch Otolaryngol Rhinol 2(1):013-015.
20. Lai T Y, Liu P J, Chan L P. Primary nasal tuberculosis presenting with septal perforation. J Formos Med Assoc. 2007;106(11):953-5.
21. Krishna N J. Chrome induced nasal septal perforation-An occupational hazard. Indian J Otolaryngol Head Neck Surg 56, 166-167 (2004).
22. Bolek E C, Erden A, Kulekci C, et al. Rare occupational cause of nasal septum perforation: Nickel exposure. Int J Occup Med Environ Health. 2017;30(6):963-967.
23. Fradis M, Podoshin L, Gertner R, Sabo E. Squamous cell carcinoma of the nasal septum mucosa. Ear Nose Throat J. 1993;72(3):217-21.
24. Petrelli F, Cabiddu M, Barbara C, Barni S. A patient presenting nasal septum perforation during bevacizumab-containing chemotherapy for advanced breast cancer. Breast Cancer. 2011:18(3):226-30.
25. Chang D T, Irace A L, Kawai K, et al. Nasal septal perforation in children: Presentation, etiology, and management. Int J Pediatr Otorhinolaryngol. 2017;92:176-180.
26. Diamantopoulos I I, Jones N S. The investigation of nasal septal perforations and ulcers. J Laryngol Otol. 2001;115(7):541-4.

27. Moon I J, Kim S W, Han D H, et al. Predictive factors for the outcome of nasal septal perforation repair. Auris Nasus Larynx. 2011;38:52-7.
28. Teymoortash A, Hoch S, Eivazi B, Werner J A. Experiences with a new surgical technique for closure of large perforations of the nasal septum in 55 patients. Am J Rhinol Allergy. 2011;25:193-7.
29. Pedroza F, Patrocinio L G, Arevalo O. A review of 25 year experience of nasal septal perforation repair. Arch Facial Plast Surg. 2007;9:12-8.
30. Kim S W, Rhee C S. Nasal septal perforation repair: predictive factors and systematic review of the literature. Curr Opin Otolaryngol Head Neck Surg. 2012;20(1):58-65.
31. 5. Pignatari S, Nogueira J F, Stamm A C. Endoscopic "crossover flap" technique for nasal septal perforations. Otolaryngology-Head and Neck Surgery.2010;142:132-134.
32. Pignatari S, Stamm A C, Balsalobre L. Bilateral cross-ver flap technique. In: Alobid I, Castelnuevo P. Nasoseptal perforations: endoscopic repair techniques. Thieme; 2017. p. 113-116.

TRAUMA NASAL E NASOSSINUSAL

Fernando Cesar A. Lima ▪ Eduardo Pantoja Bastos
Miguel Soares Tepedino ▪ Ricardo Lopes da Cruz (In Memorian)

INTRODUÇÃO

O trauma nasal é um evento de ocorrência frequente na população adulta e pediátrica devido à exposição do nariz e ao seu posicionamento na região central da face.[1-3] Existe um grande espectro de deformidades nasais primárias e secundárias que o otorrinolaringologista e o cirurgião craniomaxilofacial devem estar familiarizados.

As fraturas nasais podem estar ou não associadas a fraturas septais e os ossos nasais podem ser acometidos em outros traumas maxilofaciais mais complexos. Fraturas do terço médio e superior da face e fraturas craniofaciais frequentemente tem um componente nasal envolvido. Fraturas frontonasais, naso-orbitais, naso-orbitoetmoidais (NOE) além de fraturas maxilares tipo Le Fort II e Le Fort III são exemplos de fraturas faciais que englobam também o esqueleto nasal.

O nariz tem um papel central na estética facial e é um componente fundamental do trato respiratório superior e alcançar resultados satisfatórios no tratamento das fraturas nasais é importante para a manutenção da qualidade de vida do paciente. O objetivo do tratamento das fraturas nasais é restabelecer a forma e a função nasal prévia ao momento do trauma.[1,3] O tratamento das fraturas nasais é descrito desde o século V a.C., quando Hipócrates descreveu a redução e a imobilização da fratura.[3,4]

O objetivo desse capítulo é apresentar ao especialista em otorrinolaringologia as fraturas nasais isoladas com ênfase no diagnóstico, abordagem inicial e tratamento definitivo.

EPIDEMIOLOGIA

A fratura nasal é a fratura facial mais comum e a terceira mais frequente quando consideramos todo o esqueleto humano.[1-3,5] Ela está frequentemente associada a lesões de cartilagens e de tecidos moles. A alta frequência de fraturas nasais pode ser atribuída à pouca espessura dos ossos nasais, à localização mais projetada e central na face além de uma quantidade de força reduzida, que é necessária para promover essa fratura quando comparada com outros ossos da face.[1]

Acidentes esportivos, quedas, agressões físicas e acidentes automobilísticos respondem pelas principais causas das fraturas nasais.[1,2,3] Existe uma predileção pelo gênero masculino em relação ao feminino numa relação de aproximadamente 2:1.[1]

A incidência anual das fraturas nasais nos Estados Unidos é de 52,3 casos/100.000 habitantes.[6] Algumas diferenças regionais também podem ser observadas. Um estudo de Cavalcante e Melo encontrou que as lesões faciais eram três vezes mais frequentes em indivíduos do sexo masculino e entre os 13 e 17 anos de idade.[7] Dentre essas lesões, a fratura nasal era a mais frequente. Em um estudo retrospectivo de 1996 a 2007, onde 236 prontuários de pacientes com fraturas faciais causadas por atividades esportivas foram considerados, Hwang relatou que a faixa etária de maior prevalência de fraturas nasais era entre 11 e 20 anos de idade (40,3% da amostra).[8]

CONSIDERAÇÕES ANATÔMICAS

O arcabouço estrutural do nariz inclui os ossos nasais, o septo nasal, os processos frontais da maxila, o vômer, o etmoide e as estruturas cartilaginosas. Os ossos nasais são mais espessos acima da linha intercantal, onde eles fazem a sutura com o osso frontal. Inferiormente, o osso nasal mais fino serve de apoio em *cantlever* para as cartilagens laterais superiores (cartilagens triangulares). A transição entre as porções mais espessa e mais fina do osso nasal é um ponto frequente de fraturas.[9] Lateralmente, os ossos nasais se articulam com os processos frontais da maxila, constituídos juntos à pirâmide nasal óssea. Dentro da cavidade nasal, a lâmina perpendicular do etmoide une-se à porção interna dos ossos nasais. Impactos externos sobre o dorso nasal são dessa forma transmitidos para o septo nasal, podendo resultar em fratura septal associada.[2]

O par de cartilagens triangulares são unidas à porção caudal dos ossos nasais e à superfície superior da cartilagem septal (cartilagem quadrangular). Cefalicamente, as cartilagens triangulares fazem uma união fibrosa com os ossos nasais e podem ser cobertas pelos ossos nasais em até 11 mm.[10] Essa região é conhecida como zona K (*keystone area*) e é crucial que seja reconstruída em deformidades nasais pós-traumáticas, nas quais ocorre o selamento do dorso nasal. Lateralmente, as cartilagens triangulares são frouxamente unidas à maxila apenas por uma aponeurose fibrosa (ligamentos piriformes).[11] Assim sendo, a porção caudal dos ossos nasais e a união da cartilagem septal com as cartilagens triangulares são as principais estruturas de suporte do terço médio nasal. Internamente, a união da cartilagem septal com as cartilagens triangulares formam a válvula nasal interna, que deve possuir uma angulação ideal em torno de 15° para que o fluxo aéreo nasal não seja comprometido.[1] Na porção inferior do nariz, um par de cartilagens laterais inferiores (cartilagens alares) fornecem pouco suporte septal, mas são fundamentais para a definição da ponta nasal e da estética nasal.[2]

O septo nasal tem um papel crucial e entender a sua anatomia é fundamental para o manejo adequado das fraturas nasais. O septo nasal é composto principalmente pela cartilagem septal (quadrangular) que ocupa a sua porção anterior, o vômer forma a parte posteroinferior do septo enquanto a lâmina perpendicular do etmoide forma a porção superoposterior. Inferiormente, a cartilagem septal se torna mais espessa e repousa sobre a crista maxilar. A porção superior da cartilagem septal promove o suporte principal do terço médio nasal e a porção caudal desta cartilagem garante o suporte primário da ponta nasal. A correção das deformidades septais causadas pelo trauma é fundamental para o restabelecimento da forma e da função nasal. Nas crianças, o septo é um importante centro de crescimento facial até os 13 anos de idade. Traumas septais severos na infância podem afetar o crescimento do terço médio da face.[12]

O suprimento sanguíneo arterial é bastante diversificado e baseia-se em ramos terminais, tanto da artéria carótida interna quanto da externa. Ramos da artéria maxilar (esfenopalatina e palatina maior) formam uma rica rede anastomótica com ramos das artérias etmoidais (anterior e posterior) numa região conhecida como plexo de Kisselbach, que predispõe o paciente com trauma nasal a epistaxe.[2,3] A artéria facial contribui ainda para irrigação externa do nariz pelos seus ramos labial superior e angular. Epistaxe pode ocorrer tanto anterior quanto posterior dependendo da localização do trauma nasal, sendo muito mais frequente anterior. A epistaxe pode estar presente no trauma nasal mesmo na ausência de fratura nasal. A maioria das epistaxes são autolimitadas e podem ser manejadas por pressão manual direta, controle da pressão arterial e eventualmente medicação tópica. Nos casos raros, nos quais o sangramento persiste, pode ser necessário tamponamento nasal anterior com ou sem tamponamento posterior associado. No caso da não resolução, intervenção cirúrgica ou angiografia com embolização pode ser indicado.[2] Em traumas craniofaciais mais complexos, pode haver fratura da base do crânio e a utilização de tamponamento deve ser conduzida com muito cuidado.

FUNÇÃO NASAL E FISIOPATOLOGIA

A idade do paciente, a força aplicada sobre o nariz, o impacto direcional e o tipo de objeto que atinge o nariz, todos esses, são fatores determinantes no grau de lesão nasal e no tipo de fratura nasal que pode ocorrer.[13] Em geral, adultos idosos apresentam fraturas cominutivas em decorrência da pouca elasticidade dos ossos nasais e a um certo grau de desmineralização óssea. Os jovens tendem a apresentar deslocamentos das estruturas e fraturas simples dos ossos nasais pela elasticidade aumentada do arcabouço ósseo e cartilaginoso do nariz. Impactos laterais são mais comuns e podem ocasionar fraturas mesmo com um grau menor de força envolvido e resultam geralmente em rinodesvio. Impactos anteroposteriores quando causam fratura geralmente levam ao encurtamento do dorso nasal e ao selamento nasal e estão relacionados com trauma que envolvem uma energia cinética maior. Nessa situação, é importante excluir fraturas mais graves como as naso-orbito-etmoidais (NOE) e outras fraturas dos terços superior e médio da face que podem estar associadas.

AVALIAÇÃO INICIAL

Todos os pacientes com trauma facial devem ser primeiramente avaliados no protocolo do ATLS e seguir o ABCDE antes que seja avaliada especificamente a fratura facial.[1,2] Algumas fraturas faciais eventualmente podem levar a uma potencial obstrução de vias aéreas superiores ou à instabilidade hemodinâmica por sangramentos significativos. As fraturas nasais isoladas não oferecem esse risco.

Uma vez que o paciente esteja estabilizado, uma história completa deve ser obtida explorando principalmente o mecanismo e o horário do trauma, se ocorreu perda de consciência ou outro sintoma neurológico. No caso de alteração neurológica (cefaleia, tonteira, náusea, confusão mental, letargia e etc.) ou oftalmológica associada ao trauma nasal, essas devem ser abordadas prioritariamente.[1-3]

Em relação ao trauma nasal é importante avaliar o mecanismo de lesão direta ao nariz (objeto ou superfície contundente, energia cinética envolvida e direção do impacto). A história deve conter informações sobre a forma e a função prévias ao trauma como passado de rinosseptoplastias, doença alérgica respiratória, patologias naso-sinusais, traumas nasais anteriores, desvios e assimetrias. Caso estejam disponíveis, fotografias da face/nariz anteriores ao trauma podem ser de grande valia.

O exame físico nasal deve ser feito de uma forma rotineira e sequencial. Geralmente começa com a inspeção externa e o profissional deve avaliar os três terços do nariz. No terço superior avaliar deslocamento lateral ou selamento da pirâmide óssea e alargamento do rhinion. Importante notar se há a presença de telecanto traumático nos casos de selamento de dorso nasal. Este é característico das fraturas NOE e denotam um trauma de uma gravidade maior e de abordagem distinta. No terço médio, observar se as cartilagens triangulares sofreram colapso medial ou se houve desarticulação dessas com os ossos nasais. No terço inferior, a avaliação da ponta nasal deve identificar a presença de desvios da própria ponta e do septo caudal. A vista inferossuperior é importante para a avaliação da simetria das narinas.[2] Vale ressaltar que no momento do exame físico inicial do trauma nasal frequentemente existe edema significativo, hematomas e equimoses que podem dificultar de sobremaneira a avaliação apenas pela inspeção. Nesse cenário, a palpação e o exame de imagem são fundamentais e uma reavaliação do paciente após 3 ou 4 dias, após a resolução do edema também está bem indicada.

Após a inspeção, realiza-se a palpação com delicadeza do arcabouço nasal comprimindo levemente o edema e buscando identificar irregularidades, degraus, crepitações e instabilidade estrutural.[1,2]

O exame interno da cavidade nasal também deve ser realizado de forma rotineira em pacientes com trauma nasal. Idealmente, além da rinoscopia anterior, o examinador deverá realizar a endoscopia nasal. Na inspeção interna, devemos observar a presença de lacerações na mucosa e desvios septais que podem indicar um hematoma submucoso do septo nasal. Epistaxes e drenagem liquórica podem ser encontrados durante o exame endonasal. O hematoma submucoso do septo nasal é uma condição que requer abordagem imediata, pois a sua não resolução pode afetar a perfusão do septo nasal levando à necrose parcial do mesmo, podendo resultar em deformidades residuais. Esta condição requer drenagem já durante o primeiro atendimento com aspiração do hematoma e, se necessário, um tamponamento nasal anterior no local.[3,14]

O exame físico é concluído avaliando a patência nasal e a dinâmica do fluxo aéreo nasal. Atenção especial é direcionada para a região da válvula nasal interna que pode estar comprometida com deslocamentos septais ou das cartilagens triangulares.[1]

EXAMES DE IMAGEM

A maioria das fraturas nasais podem ser diagnosticadas apenas com a história clínica e o exame físico adequado.[3] Os exames de imagem são úteis quando o exame físico é prejudicado por alguma condição local (edema, hematoma etc.), quando não podemos contar com a colaboração do paciente (pacientes pediátricos e politraumatizados graves) e ainda quando suspeitamos de outras fraturas faciais associadas à fratura nasal. Além disso, o exame de imagem é muitas vezes fundamental no planejamento do tratamento das fraturas nasais.

As incidências clássicas para avaliação com radiografias convencionais são o perfil para ossos nasais e mentonaso. Essas imagens conseguem mostrar apenas deslocamentos severos dos ossos nasais em grandes índices de falso-positivos e não conseguem distinguir uma fratura recente de uma fratura nasal prévia.[2,15,16] Existe ainda uma grande limitação da visualização das estruturas nasais pela superposição de outras estruturas ósseas do terço médio da face nas incidências posteroanteriores.[1] Esse é um exame que atualmente não é mais utilizado rotineiramente.

A ultrassonografia de alta resolução pode ser utilizada no diagnóstico das fraturas nasais. Este método possui um alto índice de acurácia no diagnóstico, mas depende da experiência do operador e fornece muito pouca informação a respeito do deslocamento dos ossos nasais. Em geral é utilizado quando a tomografia computadorizada não está disponível.[2,17-19]

Atualmente, a tomografia computadorizada de alta resolução é considerada o exame padrão-ouro para o diagnóstico das fraturas faciais incluindo a fratura nasal. Ela muitas vezes já pode ser solicitada no primeiro atendimento ao politraumatizado em conjunto com a tomografia de crânio. O exame deve ser solicitado em janela para osso nos cortes coronais, axiais e sagitais além de ser complementado pela reconstrução tridimensional (3D). Este exame permite a avaliação de estruturas ósseas da face adjacente ao esqueleto nasal, avalia o deslocamento dos fragmentos fraturados, posição do septo nasal e fornece informações fundamentais para o planejamento do tratamento (Figs. 23-1 e 23-2).[1,2]

TRATAMENTO

Para fraturas em que está indicado o tratamento cirúrgico, devemos considerar os seguintes fatores:

Tempo de Fratura

O ideal é que o procedimento seja realizado nos primeiros 7 dias após o trauma, sem a presença de edema. É aceitável que o tratamento seja imediato, mas a presença de edema pode dificultar uma abordagem ideal, sendo necessário aguardar a regressão do edema para o tratamento definitivo. Por outro lado, com o tratamento postergado por mais de 7 dias pode-se ter dificuldade em realizar a redução adequada por via fechada. Situações em que o paciente apresenta trauma associado, pode ser necessário aguardar a estabilização do quadro clínico do paciente para a realização do procedimento cirúrgico. O tratamento realizado dentro dos primeiros 7 dias facilita a cicatrização e reduz o tempo de convalescência do paciente.

Fig. 23-1. Tomografia computadorizada de seios paranasais, janela para osso. Fratura, deslocamento da pirâmide nasal e do septo nasal vistos no corte axial.

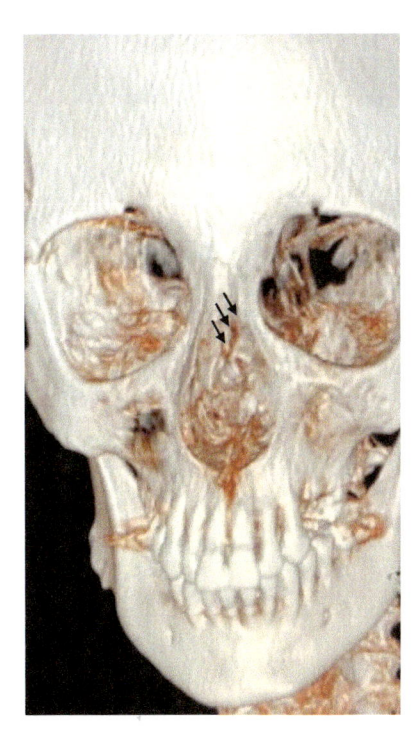

Fig. 23-2. Reconstrução 3D de tomografia computadorizada. Fratura cominutiva dos ossos nasais (setas).

Tipo de Anestesia

As fraturas nasais isoladas podem ser tratadas com anestesia geral ou anestesia local com sedação. A preferência dos autores é pelo tratamento com anestesia geral para conforto do paciente e pela possibilidade de sangramento transoperatório. Pode ser difícil o manejo da via aérea, o controle do sangramento e a redução da fratura de forma segura quando se utiliza anestesia local.

Existem profissionais que optam por anestesia geral e outros por anestesia local, ambas as técnicas estão respaldadas pela literatura. Alguns fatores como colaboração do paciente, fatores econômicos, experiência do cirurgião, conforto, devem ser levados em consideração para esta tomada de decisão.

Redução Fechada ou Redução Aberta

A maioria das fraturas nasais é tratada por redução fechada, associada a imobilização externa. Já a redução aberta é utilizada em casos de fraturas associadas (naso-orbitoetmoidais – NOE, frontonasais) e em casos de sequela de fratura da região nasal com perda de projeção do dorso.

Redução Fechada

Após intubação orotraqueal é colocado um tampão orofaríngeo, utiliza-se anestesia local, para conforto do paciente no pós-operatório, com bloqueio do nervo infraorbitário bilateral. Um elevador ou o fórceps de Asch ou Walshan (Figs. 23-3 e 23-4) podem ser utilizados para restaurar a projeção, elevando os ossos nasais e tecidos subjacentes para a posição correta (Fig. 23-5). Devemos tomar cuidado durante a utilização dos instrumentos, pois estes podem dilacerar a mucosa nasal. Tamponamento anterior com gaze ou tampão pré-fabricado embebido em pomada antibacteriana pode ser necessário para a estabilização de fragmentos ósseos cominuídos ou para auxiliar no controle de sangramento.

Finalmente, deve-se colocar a tala nasal externa, normalmente de material termoplástico. Antes da adaptação da tala colocamos um adesivo sobre a pele para a prevenção de lesão térmica e posteriormente adaptamos a tala na região nasal. Normalmente a tala tem formato triangular e não deve ficar próxima ao canto medial do olho e a ponta nasal (Fig. 23-6). A tala ajuda a manter os fragmentos ósseos em posição, protege a região nasal de possíveis impactos no local e auxilia na redução do edema de partes moles. O tampão nasal deve ser

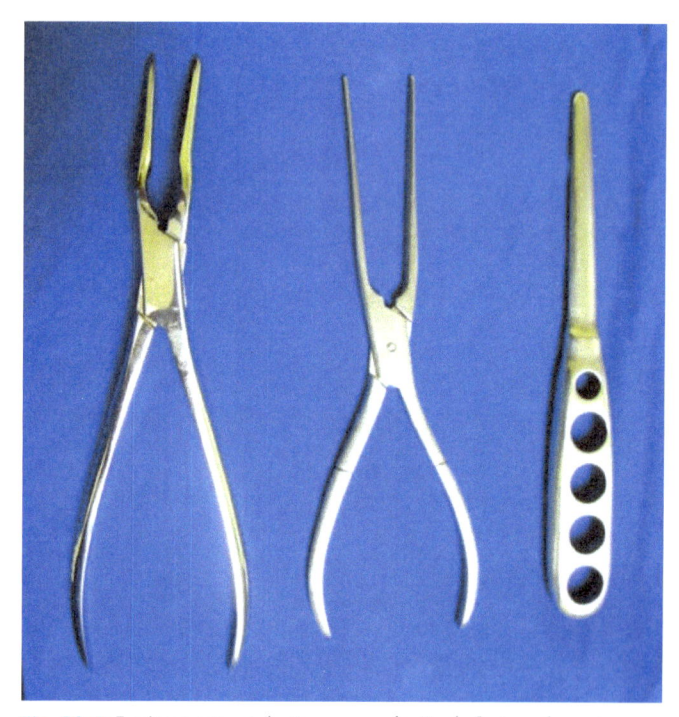

Fig. 23-4. Equipamento cirúrgico para redução da fratura de nariz.

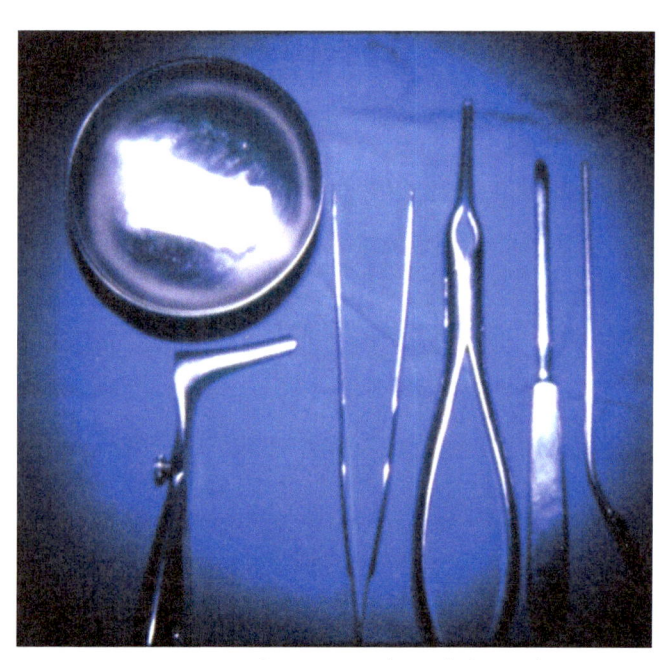

Fig. 23-3. Equipamento cirúrgico para redução da fratura de nariz.

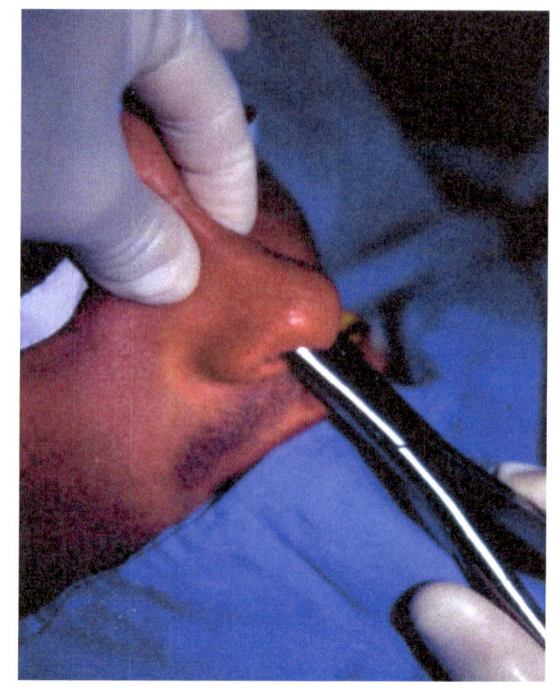

Fig. 23-5. Manobra de redução da fratura.

CAPÍTULO 23 ■ TRAUMA NASAL E NASOSSINUSAL

retirado entre 24 e 72 h após o procedimento e a tala deve ser removida após 7 dias.

Redução Aberta

A grande maioria dos casos que necessita de abordagem aberta está relacionada com fraturas associadas, como fraturas do complexo naso-orbitoetmoidal (NOE) ou da região frontal. Normalmente essas fraturas estão relacionadas com trauma de alta energia. A abordagem destas fraturas é realizada através de uma incisão coronal (Fig. 23-7) ou através da ferida na região (Fig. 23-8) e em algumas situações pode ser necessária a utilização de enxerto ósseo para manutenção da projeção do dorso nasal.

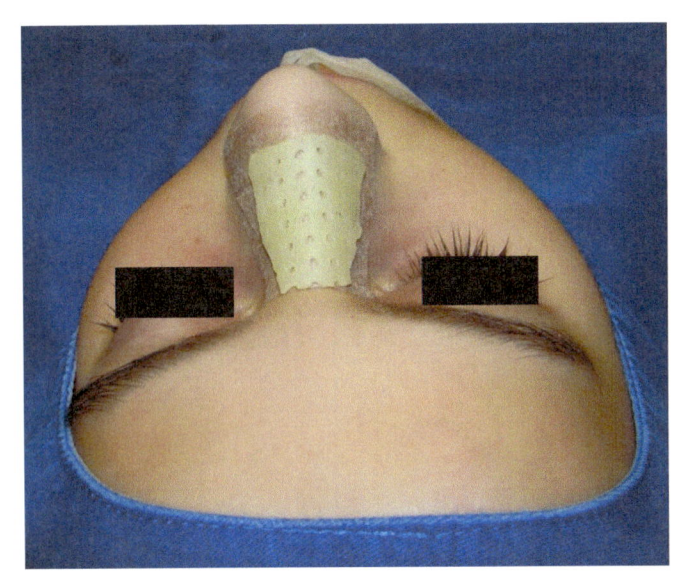

Fig. 23-6. Adaptação da tala (*aquaplast*) nasal externa.

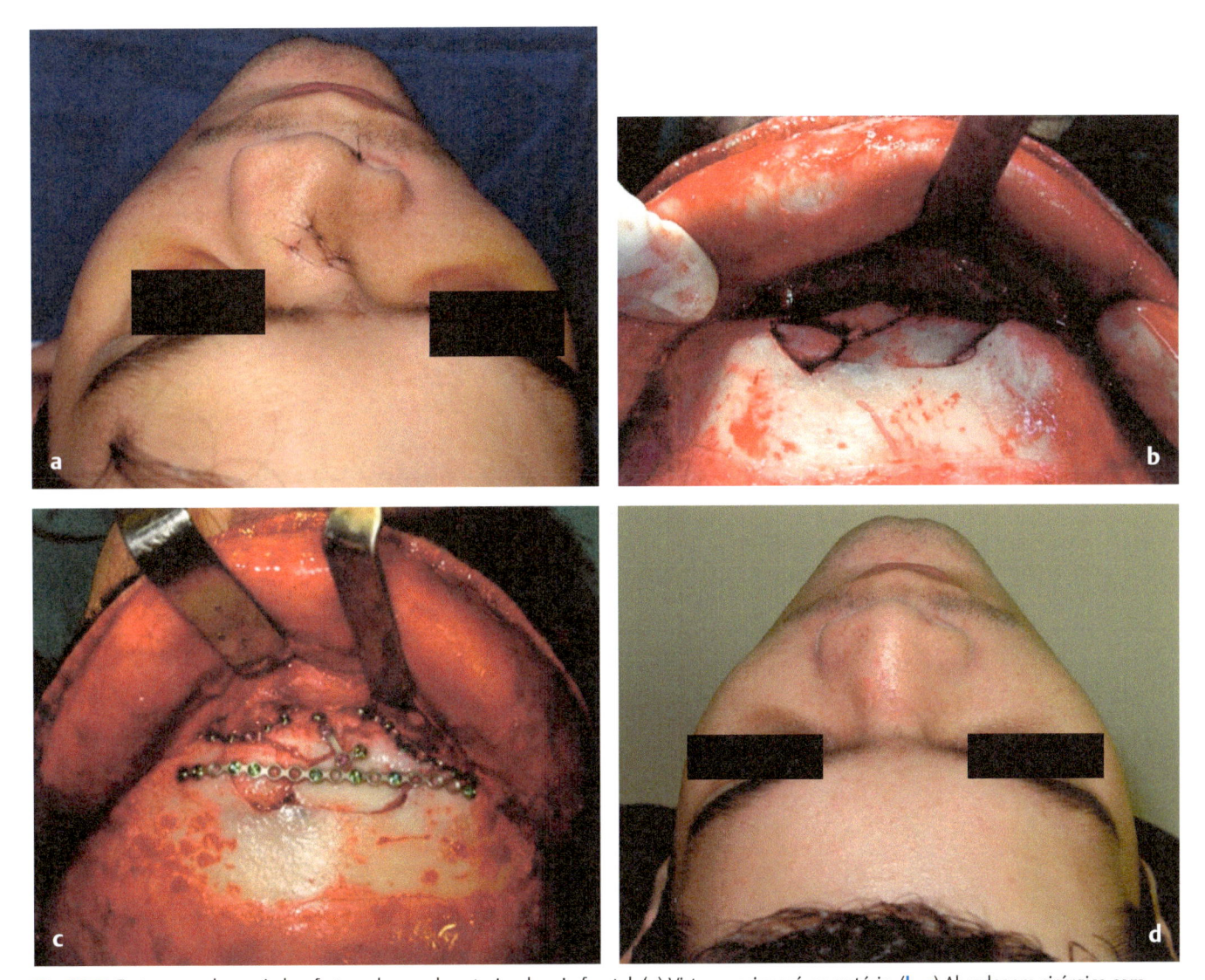

Fig. 23-7. Fratura nasal associada a fratura de parede anterior de seio frontal. (**a**) Vista superior pré-operatória. (**b, c**) Abordagem cirúrgica com acesso coronal antes e depois da redução e fixação. (**d**) Vista superior pós-operatória de 30 dias.

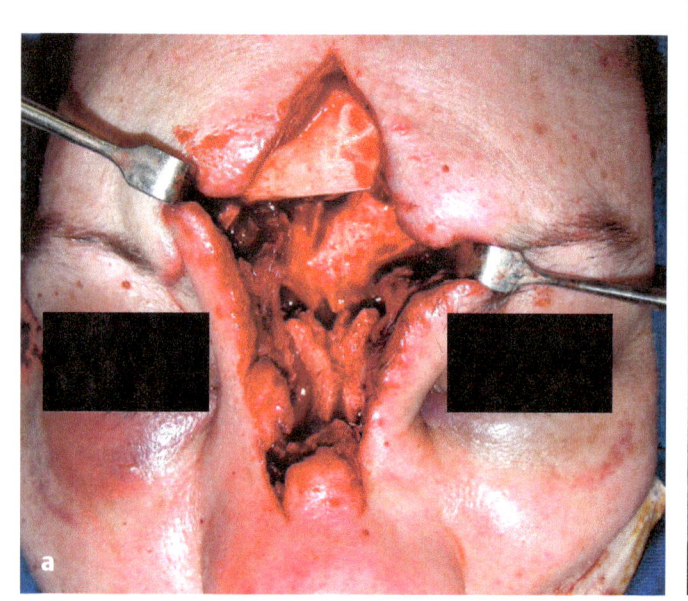

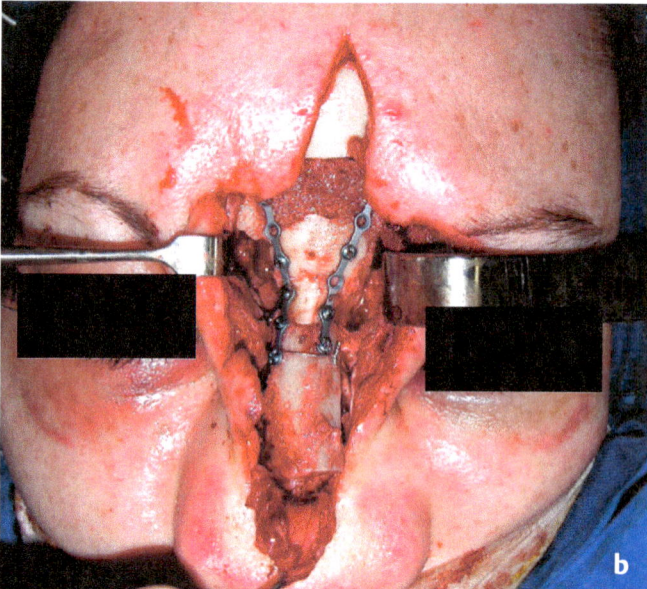

Fig. 23-8. Abordagem de fratura NOE, via ferida. (**a**) Exposição da fratura. (**b**) Fixação e reconstrução.

DEFORMIDADES PÓS-TRAUMÁTICAS

Alguns pacientes podem beneficiar-se de um segundo tempo cirúrgico para tratar algum tipo de deformidade residual. Esse segundo tempo cirúrgico deve ser realizado pelo menos 6 meses após o procedimento inicial para que assim tenha ocorrido uma boa cicatrização e remodelação, tanto dos tecidos ósseos, quanto dos tecidos moles. Várias técnicas podem ser utilizadas para tratar as deformidades residuais e a escolha vai depender do tipo de deformidade e da preferência do cirurgião.

A deformidade pós-traumática de nariz em sela (Fig. 23-9), é uma das mais graves. Vai necessitar de enxertia óssea para a projeção do dorso nasal, esse enxerto pode ser de tábua externa de parietal ou de costela. A abordagem nestes casos pode ser através de uma incisão coronal ou uma incisão intranasal.

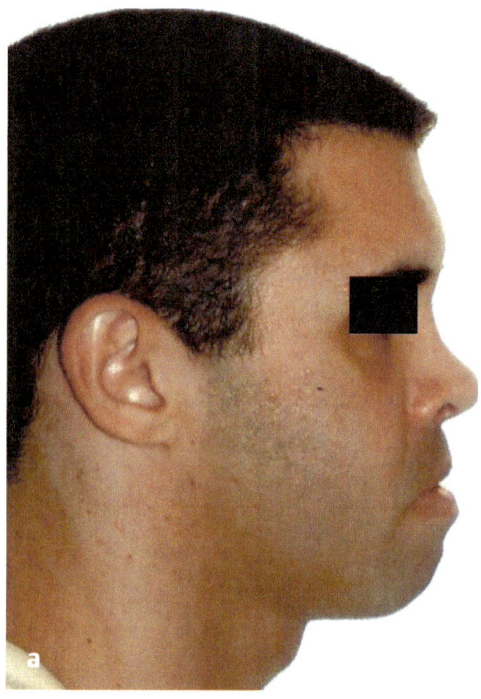

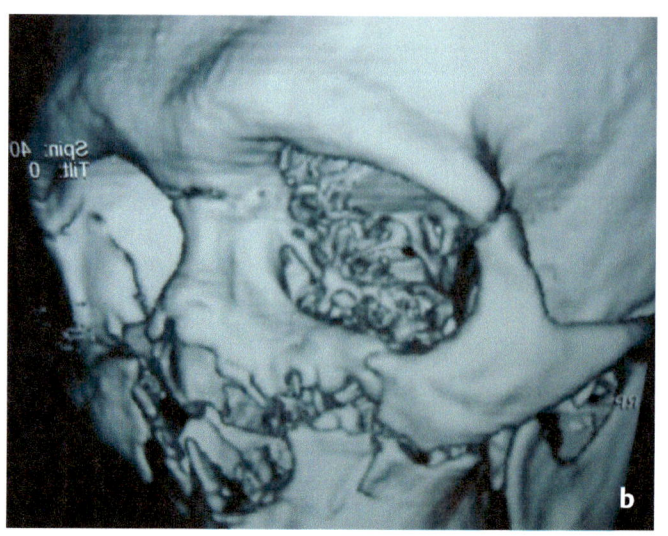

Fig. 23-9. (**a, b**) Deformidade pós-traumática com selamento do dorso nasal. (**a**) Foto pré-operatória. (**b**) Tomografia pré-operatória com reconstrução 3D. *(Continua)*

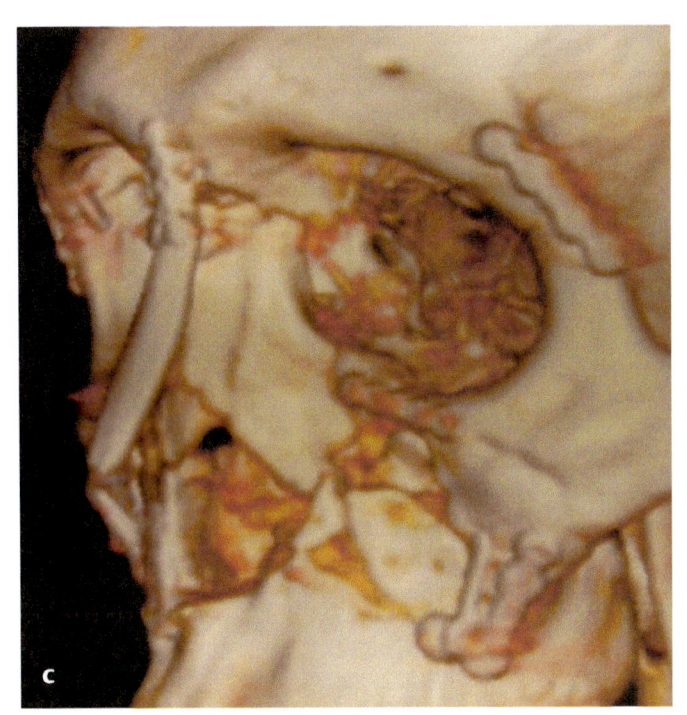

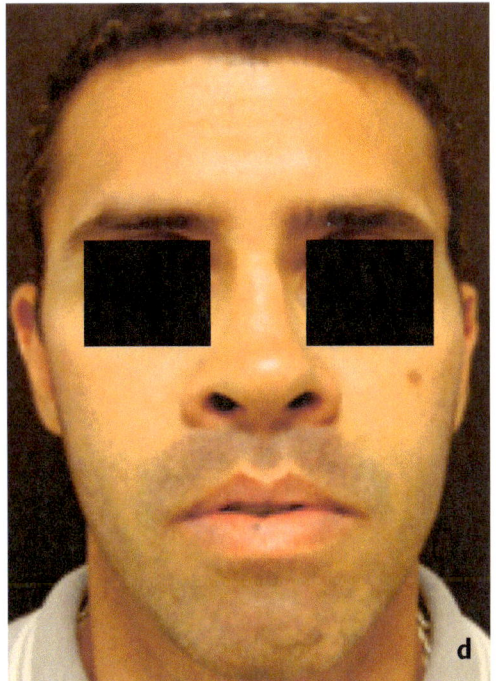

Fig. 23-9. *(Cont.)* (**c, d**) Tratamento do selamento do dorso nasal com enxerto de parietal. (**c**) Tomografia computadorizada pós-operatória com reconstrução 3D. (**d**) Foto pós-operatória tardia.

CONSIDERAÇÕES EM PACIENTES PEDIÁTRICOS

As fraturas da região nasal são pouco frequentes nesta faixa etária de paciente. A projeção da região frontal nos primeiros anos de vida funciona como um anteparo aos ossos da face, reduzindo a incidência de traumas na região.

Apesar de pouco comum quando comparado a população adulta, a fratura dos ossos nasais representa em torno de 45% do total das fraturas de face em crianças.

Em relação a exames de imagem para avaliação de fratura na região nasal, radiografias convencionais podem apresentar falhas diagnósticas pela presença de áreas não completamente mineralizadas, germes dentários podendo mascarar reparos anatômicos e pela falta de colaboração do paciente.

As fraturas naso-orbitoetmoidais (NOE) são extremamente raras em crianças, entre 1% e 8% das fraturas faciais pediátricas e está relacionada com trauma de alta energia, podendo acarretar sequelas graves quanto ao crescimento e desenvolvimento da região nasal (Fig. 23-10).

Devemos estar alertas durante a nossa avaliação em pacientes pediátricos com a possibilidade de maus tratos contra criança. Nestes casos, a região da cabeça está envolvida entre 50% e 75% dos casos e esta etiologia representa em torno de 3% das fraturas faciais.[20]

COMPLICAÇÕES

As principais complicações de trauma com fratura da região nasal são:

- *Hematoma do septo nasal*: O hematoma do septo é uma complicação que pode apresentar-se como obstrução nasal, dor ou febre quando infectado. O exame intranasal normalmente revela uma protuberância nítida de uma tonalidade arroxeada no septo, com flutuação palpável, podendo ser unilateral ou bilateral (Fig. 23-11).
O tratamento consiste em incisão e drenagem, podendo ser utilizado um tamponamento nasal para promover o contato entre o pericôndrio e o septo nasal, além de cobertura antibiótica. O tratamento deve ser realizado o mais precoce possível para evitar a necrose da cartilagem septal.
- *Epistaxe*: A epistaxe ocorre com certa frequência associada à fratura da região nasal e a origem do sangramento pode

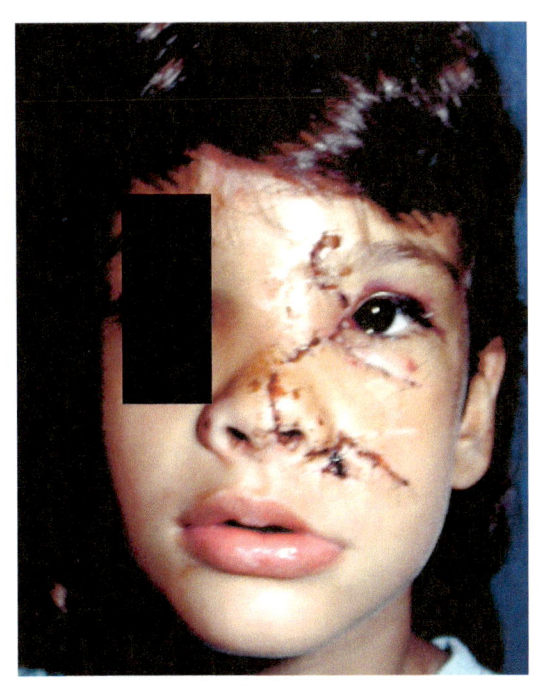

Fig. 23-10. Fratura NOE – sequela com perda de projeção do dorso nasal.

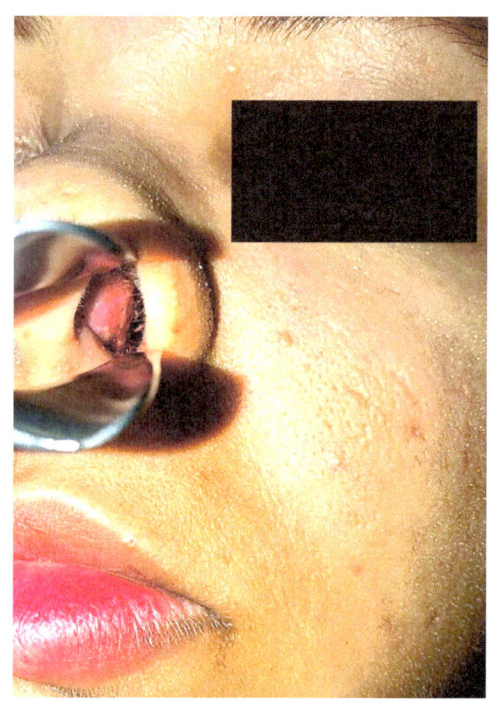

Fig. 23-11. Hematoma do septo nasal.

ser anterior ou posterior. Sangramento significativo pode comprometer as vias aéreas. A epistaxe anterior surge tipicamente a partir do plexo Kiesselbach, já a epistaxe nasal posterior pode surgir a partir do aspecto proximal das artérias etmoidal anterior, etmoidal posterior ou esfenopalatinas. O cirurgião deve localizar a fonte de sangramento com iluminação adequada, endoscopia nasal, vasoconstrição tópica e sucção. As opções para obtenção da hemostasia incluem pressão manual, uso de agentes hemostáticos locais, tamponamento nasal anterior ou posterior e em casos refratários indicamos cirurgia para controle do sangramento.

REFERÊNCIAS BIBLIOGRÁFICAS

1. Fonseca RJ, Walker RV, et al. Oral &Maxillofacial Trauma. 4th ed. Elsevier; 2013.
2. Lu GN, Humphrey CD, Kriet JD. Correction of nasal fractures. Facial Plast Surg Clin North Am. 2017;25(4):537-546.
3. Marston AP, O'Brien EK, Hamilton GS 3rd. Nasal Injuries in Sports. Clin Sports Med. 2017;36(2):337-353.
4. Lascaratos JG, Segas JV, Trompoukis CC, et al. From the roots of rhinology: the reconstruction of nasal injuries by Hippocrates. Ann Otol Rhinol Laryngol 2003;112(2):159-62.
5. Basheeth N, Donnelly M, David S, Munish S. Acute nasal fracture management: A prospective study and literature review. Laryngoscope. 2015;125(12):2677-84.
6. Illum PJ. Long-term results after treatment of nasal fractures. LaryngolOtol 1986;100:273-277.
7. Cavalcanti AL, Melo TR: Facial and oral injuries in Brazilian children aged 5-17 years: 5-year review. Eur Arch Paediatr Dent 9:102.
8. Hwang K, You SH, Lee HS: Outcome analysis of sports-related multiple facial fractures. J Craniofac Surg. 2009;20:825.
9. Murray JA, Maran AG, Busuttil A, et al. A pathological classification of nasal fractures. Injury 1986;17(5):338-4.
10. Parkes ML, Kanodia R. Avulsion of the upper lateral cartilage: etiology, diagnosis, surgical anatomy and management. Laryngoscope 1981;91(5):758-64.
11. Craig JR, Bied A, Landas S, et al. Anatomy of the upper lateral cartilage along the lateral pyriform aperture. Plast Reconstr Surg 2015;135(2):406.
12. Hall BK, Precious DS. Cleft lip, nose, and palate: the nasal septum as the pacemaker for midfacial growth. Oral Surg Oral Med Oral Pathol Oral Radiol 2013;115(4):442-7.
13. Colton JJ, Beekhuis GJ. Management of nasal fractures. Otolaryngol Clin North Am 1986;19(1):73-85.
14. Puricelli MD, Zitsch RP 3rd. Septal hematoma following nasal trauma. J Emerg Med. 2016;50(1):121-2.
15. Logan M, O'Driscoll K, Masterson J. The utility of nasal bone radiographs in nasal trauma. Clin Radiol 1994;49(3):192-4.
16. de Lacey GJ, Wignall BK, Hussain S, et al. The radiology of nasal injuries: problems of interpretation and clinical relevance. Br J Radiol 1977;50(594):412-4.
17. Mohammadi A, Ghasemi-Rad M. Nasal bone fracture–ultrasonography or computed tomography? Med Ultrason 2011;13(4):292-5.
18. Lee IS, Lee JH, Woo CK, et al. Ultrasonography in the diagnosis of nasal bone fractures: a comparison with conventional radiography and computed tomography. Eur Arch Otorhinolaryngol 2016;273(2):413-8.
19. Lee MH, Cha JG, Hong HS, et al. Comparison of high-resolution ultrasonographyand computed tomography in the diagnosis of nasal fractures. J Ultrasound Med 2009;28(6):717-23.
20. S Naidoo. A profile of the oro-facial injuries in child physical abuse at a children's hospital. Child Abuse Negl. 2000;24(4):521-34.

PRINCÍPIOS GERAIS DAS CIRURGIAS NASOSSINUSAIS ASSISTIDAS POR VIDEOENDOSCOPIA NA RINOSSINUSITE CRÔNICA

CAPÍTULO 24

Renato Roithmann ■ Fabrizio Romano

INTRODUÇÃO

Este capítulo revisa os principais aspectos relacionados com cirurgias assistidas por videoendoscopia nas patologias inflamatórias nasossinusais, em especial na rinossinusite crônica (RSC). São abordados de forma sucinta aspectos relacionados com indicações, principais técnicas, cuidados básicos essenciais e extensão da cirurgia.

A qualidade de imagem proporcionada pelos endoscópios e sistemas de vídeo modernos, permite visibilização e documentação precisas de todos os detalhes das cavidades dos seios paranasais e seus órgãos de vizinhança. E associação ao instrumental específico disponível hoje, consegue-se a dissecção segura e controlada das estruturas anatômicas envolvidas na entrada de ar e nas medicações nos seios paranasais e na drenagem de secreções, todos fundamentais para o controle de rinossinusite crônica. Com o aprimoramento do instrumental cirúrgico, realiza-se desde simples dilatações dos espaços e óstios de drenagem até a marsupialização completa dos seios paranasais para o interior do nariz com segurança, porém é essencial conhecer alguns princípios gerais aqui descritos.[1-3]

INDICAÇÕES ATUAIS DE CIRURGIA NASOSSINUSAL NA RSC

De uma maneira geral, a indicação de abordagem cirúrgica para a rinossinusite crônica sempre foi a falha do tratamento clínico. Porém não existe um consenso sobre o que se define como falha e nem qual o tratamento clínico ideal (ou máximo) que deve ser realizado previamente. Atualmente o termo preferido é tratamento médico apropriado.[4] Devemos considerar o tipo de rinossinusite que o paciente apresenta, assim como o seu mecanismo fisiopatológico. RSC localizada, com obstrução anatômica evidente, causa definida (por ex., odontogênica ou bola fúngica) podem evoluir para a cirurgia de forma mais precoce do que casos de inflamação primária.

Segundo um grupo de experts, no caso das RSC com pólipos nasais, a cirurgia está indicada quando o escore de CT Lund-Mackay fosse ≥ 1 e houvesse uso de pelo menos 8 semanas de corticosteroide tópico nasal mais um ciclo curto de corticosteroide sistêmico com uma pontuação total no SNOT22 pós-tratamento ≥ 20. Já para os casos sem pólipos nasais, o critério é de a pontuação na CT Lund-Mackay ser ≥ 1 e houvesse um uso mínimo de pelo menos 8 semanas de duração de um corticosteroide intranasal tópico mais um ciclo curto de um antibiótico sistêmico amplo de espectro guiado por cultura ou o uso de um ciclo prolongado de antibiótico de baixa dose com atividade anti-inflamatória sistêmica com um escore SNOT-22 total pós-tratamento ≥ 20.[5]

Outro ponto a ser considerado é o momento ideal da indicação cirúrgica. Existe um crescente consenso na literatura de que a postergação excessiva da cirurgia pode diminuir a melhora dos pacientes, já que falha em prevenir a remodelação irreversível da mucosa.[4,6]

Já a indicação de cirurgia revisional é quando existe falha do tratamento clínico, por exemplo com recorrência dos pólipos (no exame endoscópico e/ou tomográfico) e presença de sintomas. É sempre importante atentar se o paciente realmente foi aderente ao tratamento proposto. Para as RSC sem pólipos nasais a indicação de cirurgia revisional é um pouco mais controversa, principalmente na ausência de obstrução nasal.[6]

EXTENSÃO DA CIRURGIA NA RSC

A extensão da cirurgia para os pacientes com RSC é um assunto controverso e que tem sido debatido desde o início das cirurgias endoscópicas. A cirurgia **funcional**, com preservação da mucosa acabou dando lugar a abordagens mais **agressivas** por causa de falhas no controle dos sintomas de um grupo de pacientes, especialmente com inflamação do tipo 2. Porém, abordagens estendidas também trazem potenciais de maior risco e morbidade.

A recente classificação das RSC propostas pelo EPOS 2020 ajuda a consolidar o conceito de que existe um espectro da doença, com causas e gravidade muito variáveis.[6] O conhecimento da fisiopatologia envolvida na doença do paciente em particular que estivermos tratando é essencial para a escolha correta da abordagem cirúrgica. Bloqueios anatômicos pontuais são resolvidos satisfatoriamente com abordagens conservadoras, enquanto pacientes com polipose extensa podem exigir grandes intervenções.

Em resumo, a extensão da cirurgia deve ser escolhida com base na doença do paciente e sua fisiopatologia, nas condições clínicas do doente, na capacidade de adesão ao tratamento, aos procedimentos cirúrgicos prévios realizados e também à experiência do cirurgião.

CUIDADOS ESSENCIAIS
Treinamento do Cirurgião

O uso do endoscópio para assistir cirurgias nasossinusais exige treinamento específico do otorrinolaringologista. O cirurgião deve seguir sua própria curva de aprendizado.

Recomendam-se selecionar casos mais simples no começo do treinamento como turbinectomias ou abordagens de doença inflamatória localizada, p. ex.: rinossinusite fúngica maxilar, ou mesmo mucocele ou mucopiocele localizada.

Não é uma boa ideia iniciar com casos de cirurgia revisional onde usualmente existe tecido cicatricial, ausência de referências anatômicas ou mesmo neosteogênese e que usualmente requerem mais experiência do cirurgião.

Quando se utiliza microscopia, o cirurgião tem as duas mãos para trabalhar no campo operatório: uma geralmente controla a aspiração, enquanto a outra controla os demais instrumentos cirúrgicos. No caso da cirurgia assistida por endoscopia, uma das mãos está ocupada com o endoscópio. Além disso, a imagem proporcionada é diferente da do microscópio e as relações de profundidade também são alteradas. Mais ainda, ópticas anguladas demandam maior cuidado na utilização de instrumental. Tudo isso exige treinamento e curva de aprendizado.

Observam-se dois picos de potencial aumento de risco de complicações em cirurgia nasossinusal assistida por videoendoscopia: o primeiro, no início da curva de aprendizado, quando falta experiência ao cirurgião; o segundo, quando o mesmo se considera experiente e começam a ser realizadas cirurgias mais complexas.[7]

O aprendizado inicia-se no consultório, onde se pode treinar durante as endoscopias diagnósticas, nas limpezas de orelha externa, nas aspirações nasossinusais etc. Além disso, são fundamentais cursos de dissecção nos quais todas as técnicas podem ser treinadas.[8] Assistir a fitas gravadas e outros colegas operando são também recomendações básicas para a melhora progressiva da curva de aprendizado.

Instrumental moderno, como por exemplo, os microdebridadores, oferece grandes vantagens, em especial no controle do sangramento, porém apesar de não aumentar significativamente a ocorrência de complicações, estas quando ocorrem são mais graves. Neuronavegadores podem ajudar o cirurgião e são utilizados em alguns centros nos casos mais complexos e revisionais, nos quais muitas vezes não estão disponíveis as referências anatômicas habituais. Contudo, não existem evidências definitivas de que equipamentos mais sofisticados diminuam a incidência de complicações. O conhecimento da anatomia e o treinamento do cirurgião continuam sendo os fatores mais importantes para a prevenção de complicações.

Conhecimento Preciso da Anatomia e Fisiologia Nasossinusal

Este conceito é básico e muito importante. O objetivo da cirurgia na rinossinusite crônica nada mais é do que a dissecção e modificação das estruturas anatômicas do nariz e dos seios paranasais, para permitir melhor fluxo de ar, melhor alcance dos medicamentos anti-inflamatórios das lavagens nasais e quem sabe com isto melhorar a mucosa nasossinusal e a drenagem de secreções. Então, conhecer as estruturas anatômicas que constituem o complexo ostiomeatal, o óstio natural de drenagem do seio maxilar, a configuração completa das células etmoidais, o recesso frontal e sua relação com a drenagem do seio correspondente, o recesso esfenoetmoidal e a drenagem do etmoide posterior e do esfenoide, são cruciais para o sucesso da cirurgia na rinossinusite crônica, independente da técnica utilizada (Fig. 24-1).

O conceito cirúrgico parece simples, mas até os dias atuais aparecem pacientes insatisfeitos com a cirurgia da rinossinusite crônica, na qual foram ressecadas ambas as conchas inferiores, e realizadas aberturas nas fontanelas posteriores dos seios maxilares, sem ressecção da apófise unciforme ou inclusão do óstio natural de drenagem do seio maxilar na antrostomia, por exemplo (Fig. 24-2).

O cirurgião deve realizar a endoscopia nasal diagnóstica no consultório e correlacionar com a tomografia computadorizada dos seios paranasais. Idealmente a tomografia deve ser realizada fora dos períodos de reagudização, pois isto permitirá a melhor visualização das estruturas e regiões anatômicas envolvidas no processo inflamatório persistente.

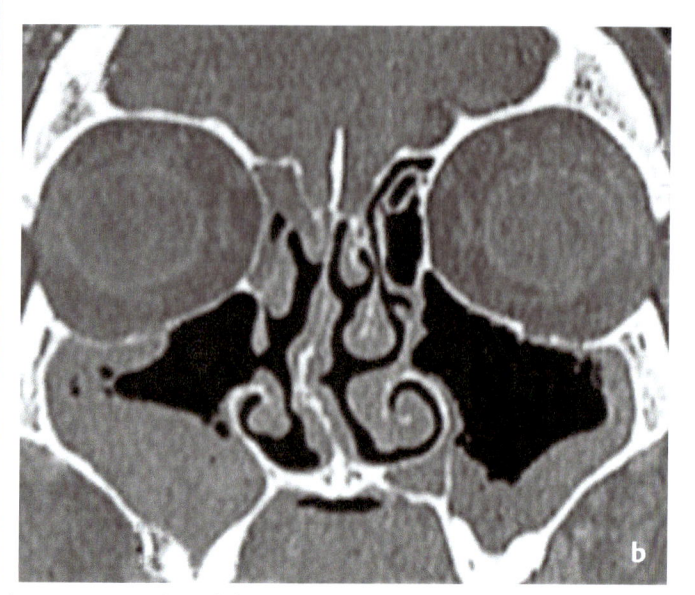

Fig. 24-1. (a, b) Adulto 45 anos com RSC. Observar o comprometimento do recesso e seio frontal direito e ambos os meatos médios. *(Continua)*

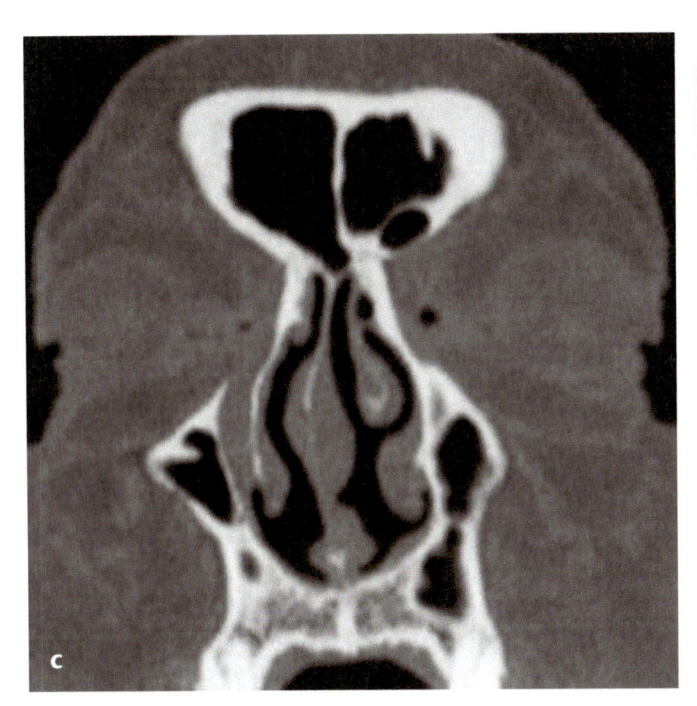

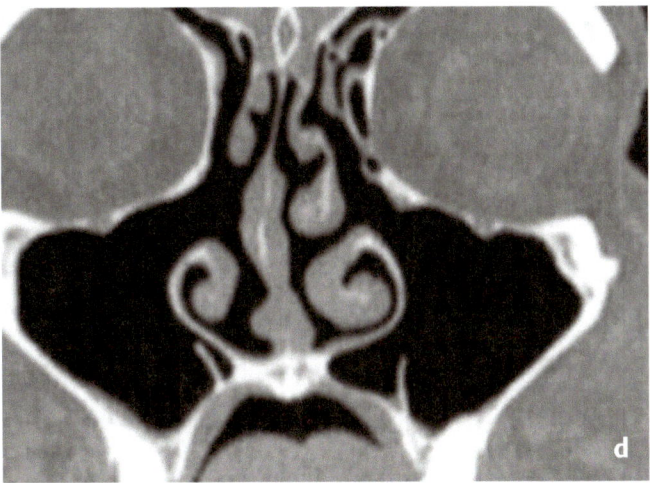

Fig. 24-1. *(Cont.)* (**c, d**) Mesmos cortes coronais 4 meses após a cirurgia nasossinusal assistida por videoendoscopia, com dissecção dos meatos médios e recesso frontal especialmente à direita, antrostomias maxilares e etmoidectomia. Paciente segue sem sintomas com lavagens nasais com budesonida.

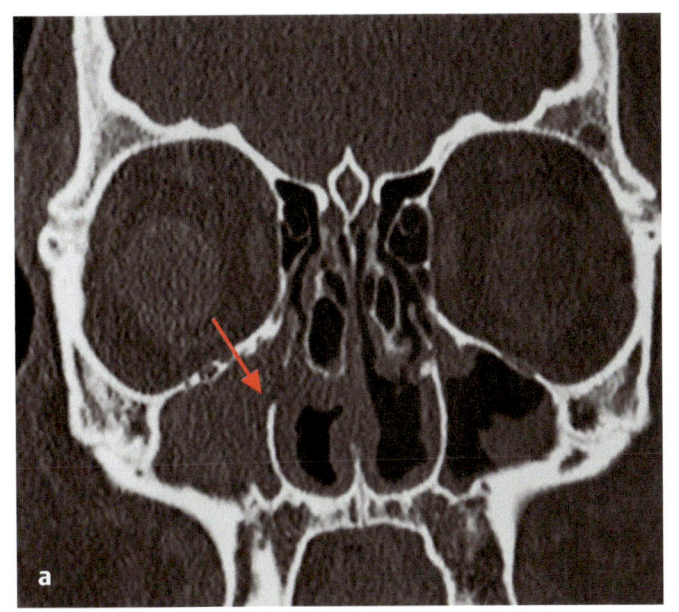

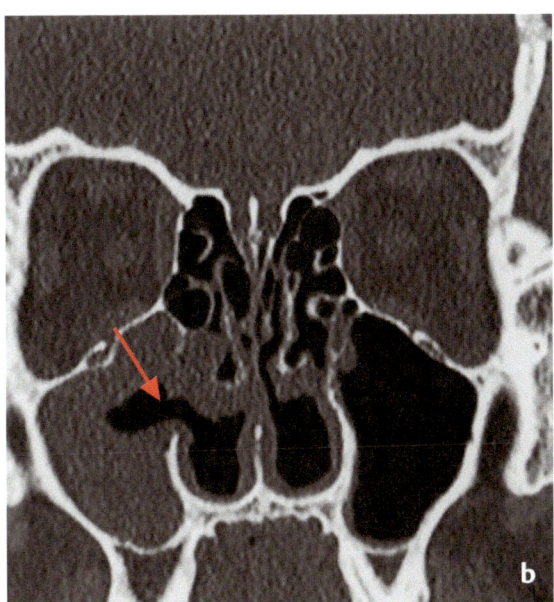

Fig. 24-2. Paciente com RSC persistente após cirurgia nasossinusal mesmo com lavagens nasais bem realizadas. Observar em (**a**), o comprometimento dos óstios de drenagem dos seios maxilares, a presença das apófises unciformes e a radical turbinectomia inferior bilateral, além da abertura na parede medial do seio maxilar direito que segue doente. Em (**b**), corte coronal mais posterior mostra a antrostomia posterior à direita sem a inclusão do óstio original de drenagem do seio maxilar. Este paciente foi reoperado, sendo ressecadas as apófises unciformes, realizada a etmoidectomia completa bilateral, abertos os óstios de drenagem naturais dos seios maxilares. No lado direito foi conectado o óstio natural com a abertura posterior do seio maxilar resolvendo a recirculação de muco criada anteriormente.

Considerações Gerais da Tomografia Computadorizada dos Seios Paranasais

Não é aconselhável se realizar cirurgia nasossinusal de nenhum tipo sem uma boa tomografia computadorizada recente.

Para o cirurgião, a determinação da anatomia local é tão ou mais importante do que a extensão das opacificações observadas nas tomografias. Mais ainda, estas opacificações, apresentam baixa correlação com a sintomatologia dos pacientes.

Pequenas áreas de opacificação intrassinusais são comuns, mesmo em indivíduos sem rinossinusite crônica, e não devem ser supervalorizadas na imagem. Variações anatômicas também são comuns em indivíduos normais e devem ser avaliadas criteriosamente.[9]

Assim, o mais importante parece ser a análise detalhada dos espaços de transição dos seios paranasais (vias de drenagem dos seios paranasais consideradas zonas-chaves na ventilação e na drenagem de secreções).

É essencial a realização de cortes tomográficos coronais, axiais e sagitais. Os novos tomógrafos permitem, após obtenção das imagens axiais, reconstruções *multislice* nos planos coronais e sagitais em cortes finos. No caso, por exemplo, de cirurgia do recesso e seio frontal, o cirurgião pode estabelecer no pré-operatório todo o seu planejamento cirúrgico com base na anatomia local individual.[10]

Hipoplasia ou mesmo inexistência de determinadas estruturas anatômicas intranasais e sinusais são bastante comuns e devem ser observadas nos exames de imagem. Exemplos disso são as variações na aeração e no tamanho dos seios maxilares e que muitas vezes se acompanham de variações da apófise unciforme e podem facilitar lesão da parede medial da órbita durante a cirurgia (Fig. 24-3).[11,12]

O Quadro 24-1 lista as áreas de maior risco cirúrgico. O cirurgião deve revisar na sala de cirurgia a tomografia observando com atenção todas as estruturas anatômicas do nariz e dos seios paranasais. Deixar os cortes tomográficos bem

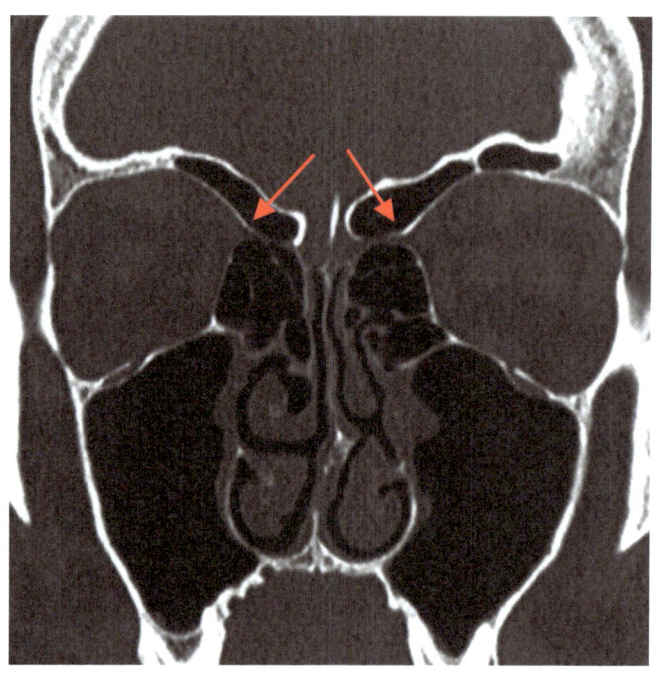

Fig. 24-4. Artérias etmoidais anteriores em corte tomográfico coronal. Observar os músculos retomedial e oblíquo e a artéria (setas) saindo por uma espécie de bico e cruzando pelo teto do etmoide posterior em direção ao crânio. Muito importante sua identificação e relações anatômicas locais.

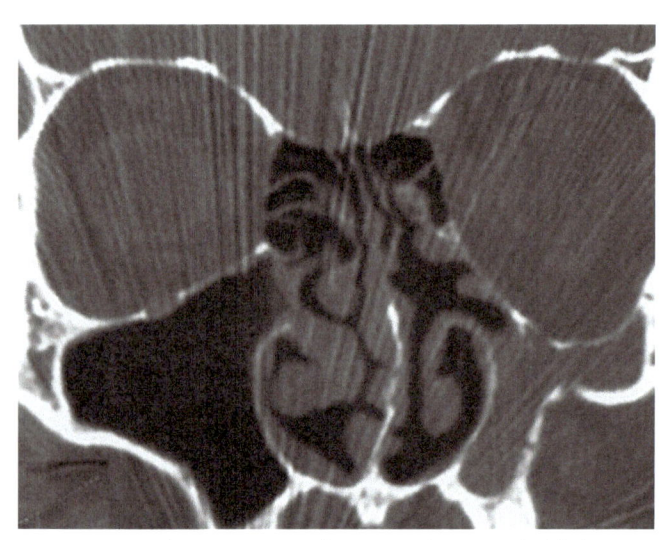

Fig. 24-3. Hipoplasia importante do seio maxilar esquerdo (síndrome do seio silencioso). Esta situação coloca em maior risco a lesão orbitária esquerda durante a cirurgia.[12]

Quadro 24-1. Áreas de risco cirúrgico aumentado em cirurgia sinusal assistida por endoscopia e que devem ser revisadas em detalhe na tomografia e identificadas durante a cirurgia (Figs. 24-4 a 24-6)
- Lâmina papirácea
- Posição da artéria etmoidal anterior
- Lamela lateral da placa cribriforme
- Área de transição entre o etmoide posterior e o esfenoide (célula de Onodi)

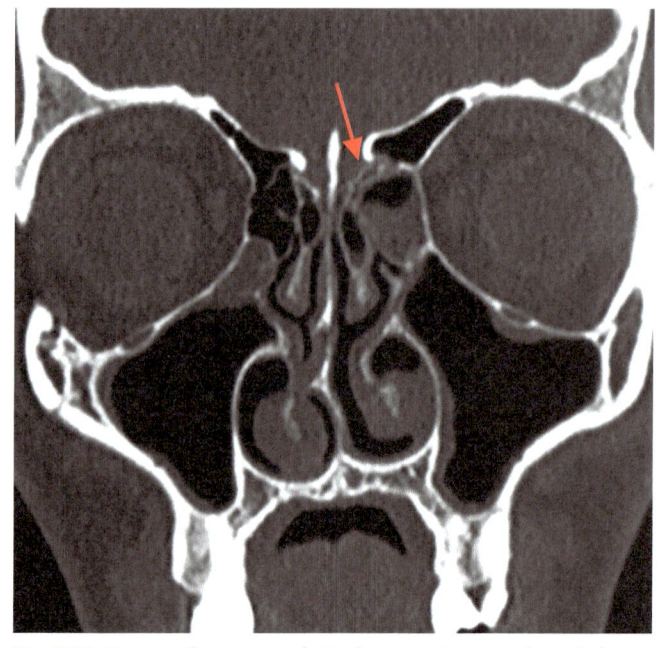

Fig. 24-5. Tomografia computadorizada em corte coronal no nível de etmoide anterior. Notar que o seio etmoidal se prolonga acima da lâmina crivosa e que sua parede medial nesse nível é bastante fina. A seta aponta para a lamela lateral da placa cribriforme à esquerda.

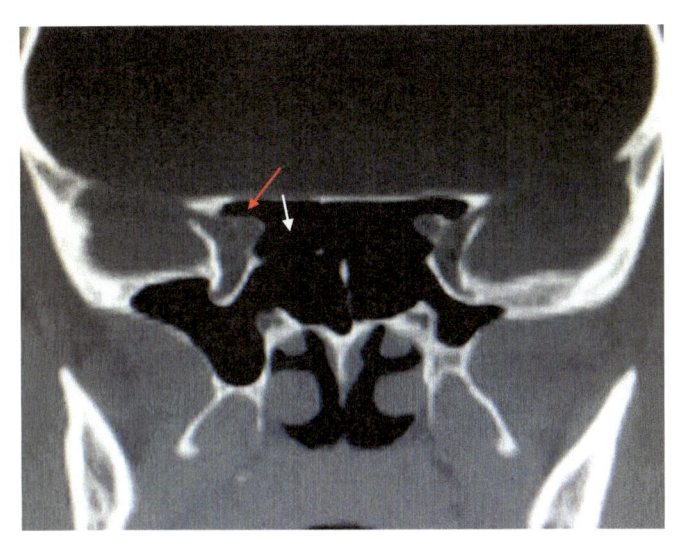

Fig. 24-6. Tomografia computadorizada em corte coronal, evidenciando célula de Onodi clássica bilateral e sua relação com o esfenoide e o nervo óptico. A presença no corte coronal de um septo horizontal (seta branca) no seio esfenoidal é um indicador da presença desta célula etmoidal posterior. Costuma apresentar íntima relação com o nervo óptico (seta vermelha).

à vista para revisão transoperatória é também bem importante. As estruturas citadas no Quadro 24-1 não devem ser evitadas, pelo contrário, devem ser procuradas na cirurgia no sentido de orientar anatomicamente o cirurgião. Exemplo é a identificação do limite lateral da dissecção, que é a lâmina papirácea, e o limite posterior da dissecção, que é a base do crânio. Outros detalhes da anatomia são igualmente importantes, como a observação de uma concha média paradoxal que estreita o acesso ao meato médio, as relações da apófise unciforme, presença de célula de Haller, a peneumatização dos seios, entre outras.

Instrumental Adequado

É essencial instrumental específico para a realização de cirurgia nasossinual por endoscopia. As ópticas de 4 mm de 0° (ou 30°) e 45°, de preferência grandes angulares, são suficientes para a grande maioria dos casos. A sua utilização varia de acordo com a experiência e o treinamento do cirurgião. Da mesma forma, quanto melhor for a câmera de vídeo e a fonte de luz, melhores serão as condições de visualização e documentação dos procedimentos realizados.

O instrumental deve necessariamente conter pinças retas e anguladas, de preensão e cortantes. Aspiradores retos e angulados também são importantes, assim como instrumentos de palpação. Instrumentos maleáveis podem ser importantes, pois o cirurgião pode adaptá-los às suas necessidades em cada caso.

Atualmente se dá preferência pelas pinças cortantes, pois um dos objetivos da cirurgia da rinossinusite crônica é poupar a mucosa sinusal. A cirurgia realizada com pinça cortante é mais controlada neste sentido. Os microdebridadores, se usados de forma adequada, costumam ser muito úteis, pois proporcionam sucção ao mesmo tempo em que se modifica a anatomia local. Com o desenvolvimento de motores mais potentes e ponteiras mais agressivas que debridam osso, o risco de gerar complicações com estes aparelhos não deve ser desprezado. Cada cirurgião deverá determinar a relação custo-benefício da utilização de novos instrumentais para alcançar os objetivos cirúrgicos aos quais se propõe em cada caso.

Alguns aspectos do manuseio do endoscópio e do instrumental no interior do nariz devem ser ressaltados. Deve ser evitado o traumatismo da mucosa nasal normal, pois gera sangramento transoperatório desnecessário e dificulta muito o ato cirúrgico. Além disso, o endoscópio não deve ser aproximado muito da região operada. Isso ajuda na manutenção da orientação espacial e anatômica dos pontos-chave de referência. Os frequentes contatos da lente do endoscópio com mucosa nasal, sangue ou secreções costumam diminuir à medida que a curva de aprendizado melhora. A lente pode ser limpa pelo auxiliar ou instrumentador com solução de sabão líquido diluído em água, soluções antiembaçantes, ou simplesmente soro morno.

Recomendações Gerais Pré-Operatórias nas RSC

Os cuidados pré-operatórios mais específicos estão listados no Quadro 24-2. Enfatizamos a necessidade de discutir com os pacientes que a cirurgia faz parte de uma estratégia de tratamento. As diretrizes atuais enfatizam muito esta questão no manejo destes pacientes e isto deve ser programado no pré-operatório.[4,6]

Como realizar a cirurgia e outros detalhes trans e pós-operatórios são abordados em outros capítulos deste livro. Contudo, enfatizamos a necessidade de sistematização dos passos da cirurgia. Isso facilita muito a curva de aprendizado do procedimento e a potencial melhora dos resultados e diminuição de complicações.

O cirurgião deve ter suas referências anatômicas bem definidas em cada caso, e utilizar a técnica que mais se sinta confortável para a realização segura do procedimento e para alcançar os objetivos traçados para o caso em questão.

PRINCIPAIS TÉCNICAS VIDEOENDOSCÓPICAS EM RSC

Sinuplastia com Balão

Esta técnica consiste na introdução de um cateter no óstio natural do seio frontal e/ou maxilar e/ou esfenoidal, e na sua dilatação através de um balão. Pode ser realizado ambulatorialmente, e não há remoção de mucosa ou de qualquer estrutura intranasal, obtendo-se apenas um aumento da área

Quadro 24-2. Recomendações pré-operatórias em cirurgia nasossinual por videoendoscopia

- Revisar detalhadamente a tomografia computadorizada
- Suspender medicamentos que alteram a coagulação sanguínea (AAS e outros anti-inflamatórios não hormonais, *ginkgo biloba*, antiplaquetários etc.)
- Nos casos reagudizados, utilizar antibiótico e corticoide oral (exceção para pacientes que fazem partes de pesquisas)
- Enfatizar a necessidade de revisões e curativos periódicos pós-cirúrgicos
- Discutir riscos, benefícios e a estratégia de tratamento (lavagens nasais pós-operatórias)
- Assinatura do termo de consentimento informado

de drenagem do seio em questão.[13] Devido ao seu alto custo, e pouca efetividade em casos moderados a severos é pouco utilizada no Brasil.

MIST (*Minimally Invasive Sinus Technique*)
A técnica minimamente invasiva é uma variação da FESS (*functional endoscopic sinus surgery*), mas segue os mesmos princípios. Ela foca em acessar as áreas ao redor dos óstios naturais dos seios paranasais, evitando a remoção de mucosa ou de estruturas sem necessidade. Não é realizada antrostomia maxilar. De uma maneira geral, acreditamos que seu uso seja reservado para casos muito leves e localizados de rinossinusite crônica sem pólipos.[14]

FESS (*Functional Endoscopic Sinus Surgery*)
Técnica pioneira entre as cirurgias endonasais com endoscópio para rinossinusite crônica. Desenvolvida por Stammberger nos anos 1980 segundo os princípios propostos por Messerklinger. Baseia-se na preservação de mucosa e na abertura e ampliação dos óstios de drenagem sinusal, por acreditar que a obstrução destes seria a causa primordial da inflamação crônica.[15] A técnica original consiste na remoção das estruturas anatômicas de anterior para posterior, iniciando pela apófise unciforme até a abertura da lamela basal. Não necessariamente todas as lamelas são removidas.

Esfenoetmoidectomia (*Full-House*)
O grande número de pacientes com rinossinusite recalcitrante após a cirurgia, especialmente nos casos de inflamação do tipo 2, fez surgir uma tendência de abordagens mais "agressivas" ou extensas. A *full house* consiste na marsupialização total dos seios paranasais, com ou sem ressecção da concha média. O racional é permitir um acesso amplo aos seios para a chegada de medicamentos tópicos.[16]

Técnica Centrípeta
Esta técnica, idealizada por Fellipu em paralelo à FESS, consiste na realização de uma esfenoidectomia ampla, porém a partir dos parâmetros anatômicos fixos, da órbita (limite lateral) e da base do crânio (limite posterior). Desta maneira a identificação individual das células etmoidais é menos relevante, porque o resultado final é sempre sua remoção completa.[17]

Megantrostomia Maxilar
Esta técnica consiste na expansão da abertura do seio maxilar até sua parede posterior e até o assoalho da fossa nasal, o que comumente requer a retirada de parte da concha inferior. Sua indicação nos casos de RSC se restringe a casos revisionais, ou quando há presença de fungos no seio maxilar e a antrostomia tradicional é insuficiente para a retirada completa.[18]

Acessos específicos ao Seio Frontal
O acesso endoscópico permite diversas abordagens ao seio frontal, que serão abordadas em detalhes em outros capítulos. De uma maneira geral podemos dividir os acessos segundo a classificação de Draf:[19]

- *Draf 1*: Etmoidectomia, liberando apenas a drenagem do recesso frontal;
- *Draf 2a*: Ampliação de recesso frontal até os limites da órbita e da concha média;
- *Draf 2b*: Ampliação da órbita até o septo nasal, com remoção do assoalho do seio frontal;
- *Draf 3*: Drenagem bilateral com remoção do septo nasal superior e da parte inferior do septo intersinusal frontal, além do assoalho do seio frontal.

Nasalização ou *Reboot*
Idealizada por Jankowski e retomada com algumas modificações por Bachert, esta técnica consiste na remoção total do etmoide e abertura ampla dos seios paranasais, mas incluindo a retirada total da mucosa inflamada, especialmente nos casos de RSC recalcitrante com inflamação do tipo 2. Em teoria, isto permitiria que no processo de reepitelização a mucosa se regenerasse em melhores condições (*reboot*).[20]

CONCLUSÃO
A cirurgia dos seios paranasais segue como opção importante de tratamento de pacientes com rinossinusite crônica. Com a introdução e a evolução dos endoscópios nasais, dos sistemas de vídeo, do instrumental cirúrgico e das imagens radiológicas (tomografia computadorizada em especial), a precisão e as possibilidades dos procedimentos cirúrgicos endonasais aumentaram muito. Várias são as técnicas cirúrgicas em uso atualmente, porém a aplicação das mesmas é individualizada à situação clínica de cada paciente. No caso da RSC, em especial nos casos difusos com ou sem pólipo nasal, é fundamental além da cirurgia o tratamento clínico continuado do paciente. Os princípios cirúrgicos gerais descritos neste capítulo servem para todos os casos, como é o caso do treinamento e do conhecimento preciso da anatomia nasossinusal e suas nobres estruturas de vizinhança.

REFERÊNCIAS BIBLIOGRÁFICAS
1. Bizaki AJ, Taulu R, Numminen J, et al. Quality of life after endoscopic sinus surgery or balloon sinuplasty: a randomized clinical study. Rhinology. 2014;v. 52:300-5.
2. Morissey DK, Bassiouni A, Psaltis AJ et al. Outcomes of modified endoscopic Lothrop in aspirin-exacerbated respiratory disease with nasal polyposis. Int Forum Allergy Rhinol. 2016;6:820-5.
3. Roithmann R, Uren B, Wormald PJ. Endoscopic drainage of a superiorly based subperiosteal orbital abscess. Laryngoscope. 2008;118:162-164.
4. Orlandi RR, Kingdom TT, Smith TL, et al. International Consensus Statement on Rhinology and Allergy: Rhinosinusitis. Int Forum Allergy Rhinol. 2020.
5. Rudmik L, Soler ZM, Hopkins C, et al. Defining appropriateness criteria for endoscopic sinus surgery during management of uncomplicated adult chronic rhinosinusitis: a RAND/UCLA appropriateness study. Int Forum Allergy. Rhinol. 2016;6:557-67.
6. Fokkens WJ, Lund VJ, Hopkins C, et al. European Position Paper on Rhinosinusitis and Nasal Polyps 2020. Rhinology. 2020;58:1-464.
7. Stankiewicz J. Complications of endoscopic sinus surgery. Otolaryngol. Clin. North Am. 1989;22:749-758.
8. Lessa MM, Voegels RL, Cunha Filho B. et al. Frontal recess anatomy study by endoscopic dissection in cadavers. Braz J. Otorhinolaryngol. 2007;73:204-209.

9. Bolger WE, Butzin CA, Parsons DS. Paranasal sinus bony anatomic variations and mucosal abnormalities: CT analysis for endoscopic sinus surgery. Laryngoscope. 1991; v. 101, p. 56-64.
10. Kew J, Rees GL, Wormald PJ. et al. Multiplanar reconstructed computed tomography images improves depiction and understanding of the anatomy of the frontal sinus and recess. Am. J. Rhinol. 2002; v. 16, p. 119-123.
11. Bolger WE, Woodruff JR. WW, Morehead J, et al. Maxillary sinus hypoplasia: classification and description of associated uncinate process hypoplasia. Otolaryngol. Head Neck Surg. 1990;v. 103, p. 759-765.
12. Roithmann R. Princípios da cirurgia endoscópica das cavidades paranasais. Tratado de Otorrinolaringologia. São Paulo, 2017
13. Cingi C, Bayar MN, Lee JT. Current indications for balloon sinuplasty. Curr Opin Otolaryngol Head Neck Surg. 2019;27(1):7-13.
14. Catalano PJ. Minimally invasive sinus technique: what is it? Should we consider it? Curr Opin Otolaryngol Head Neck Surg. 2004;12(1):34-7.
15. Stammberger H. Endoscopic endonasal surgery – concepts in treatment of recurring rhinosinusitis. Part II. Surgical technique. Otolaryngol. Head Neck Surg. 1986;94:147-156.
16. Shen PH, Weitzel EK, Lai JT, et al. Retrospective study of full-house functional endoscopic sinus surgery for revision endoscopic sinus surgery. Int Forum Allergy Rhinol. 2011;1(6):498-503.
17. Fellipu A. Nasal centripetal endoscopic sinus surgery. Ann Otol Rhinol Laryngol. 2011;120:581-85.
18. Ashman A, Psaltis AJ, Wormald PJ, Tan NC. Extended endoscopic approaches to the maxillary sinus. J Laryngol Otol. 2020;134(6):473-480.
19. Draf W. The frontal sinus. Berlin Heidelberg: Springer; 2005. Endonasal frontal sinus drainage type I-III according to draf; pp. 219–232
20. Alsharif S, Jonstam K, van Zele T, et al. An Endotype-Based Retrospective Study. Laryngoscope. 2019;129(6):1286-1292.

SISTEMATIZAÇÃO DA CIRURGIA ENDOSCÓPICA NASOSSINUSAL NA RINOSSINUSITE CRÔNICA

Miguel Soares Tepedino ▪ Leonardo Balsalobre

INTRODUÇÃO A CIRURGIA ENDOSCÓPICA NASOSSINUSAL

Nos últimos 30 anos, houve uma rápida evolução das técnicas e tecnologias implantadas no tratamento cirúrgico da rinossinusite crônica (RSC) que, juntamente com o entendimento das complicações e falhas, resultou em um melhor manejo cirúrgico desta doença. A dissecção cirúrgica meticulosa usando técnicas e tecnologias de preservação da mucosa permitiu que os cirurgiões tratassem cirurgicamente as áreas doentes dos seios paranasais e preservassem a função natural da mucosa dos seios.

Quando a cirurgia endoscópica sinusal (ESS) apareceu no mundo de língua inglesa em meados da década de 1980, o conceito não era novo. A ciência era investigada há décadas por otorrinolaringologistas com interesse em rinologia, principalmente na Europa de língua alemã.

De acordo com Draf,[1] Reichert, em 1902, e Hirschman e Valentin, em 1903, produziram endoscópios modificados feitos pela firma Reiniger, Gabbert e Scholl, de Berlim, com base no cistoscópio desenhado por Nitze, em 1897. Esses cistoscópios modificados foram usados para diagnóstico endoscópico, e o trabalho foi publicado na literatura alemã.[2,3]

Em 1972, Messerklinger,[4] de Graz, Áustria, introduziu o endoscópio como método de diagnóstico e, posteriormente, utilizou-o para cirurgias sob anestesia local. Seu trabalho foi amplamente divulgado por Stammberger em seu livro: *Functional Endoscopic Sinus Surgery*. A técnica de Messerklinger,[5] entre outras premissas, mudou os procedimentos do seio frontal para operações no recesso frontal e as operações no seio maxilar em operações no infundíbulo etmoidal. Os compartimentos sinusais eram respeitados e abordados segundo seu acometimento.

Em outros centros europeus, vários trabalhadores desenvolviam conceitos semelhantes. Os mais proeminentes entre eles foram o Prof. Malte Wigand, de Erlangen,[6] e Wolfgang Draf, em Fulda, Alemanha, e Pierre Rouvier, de Arles, França. No entanto, foi Messerklinger quem enfatizou que a cirurgia deve ser direcionada para fornecer drenagem e ventilação claras através dos óstios naturais dos seios da face e, portanto, ser funcional.

David Kennedy foi o outro importante cirurgião no desenvolvimento, ensino e divulgação da cirurgia endoscópica sinusal. Em 1985, ele publicou o artigo *Functional endoscopic sinus surgery. Theory and diagnostic evaluation*[7] o que acabou popularizando o termo cirurgia endoscópica nasossinusal funcional (FESS) nos EUA e no resto do mundo.

Malte Wigand, em Erlangen, introduziu uma escola paralela alternativa de conceitos cirúrgicos endoscópicos ou cirurgia funcional compartimental preconizada pelo grupo de Graz, utilizando ressecção cirúrgica mais ampla. Usando fotóforo e a endoscopia de sucção em um instrumento semelhante a uma pistola com um arranjo de alça, abrindo o esfenoide primeiro e depois realizando uma ressecção retrógrada de posterior para anterior. A doença era avaliada e removida, em vez de deixada para se resolver espontaneamente, ao contrário do sistema de drenagem e ventilação Messerklinger.

Em geral, usamos os preceitos da técnica de Messerklinger, com abordagem de anterior para posterior, porém, com algumas modificações, como a abordagem do seio frontal antes da abertura da bula etmoidal. A técnica Wigand encontra aplicação em casos de polipose maciça ou em cirurgia de revisão (na qual os pontos de referência anatômicos são distorcidos).

SISTEMATIZAÇÃO DA CIRURGIA NASOSSINUSAL (*FULL HOUSE*)

O *full house* não é uma técnica cirúrgica, mas sim o resultado que se espera da abordagem, um preparo das cavidades paranasais para o controle da doença inflamatória em pacientes com RSC associada a pólipos nasais. A cirurgia dependerá da extensão da enfermidade e da anatomia do paciente, sendo a tomografia computadorizada fundamental no planejamento operatório.

O objetivo deste capítulo é apresentar, com detalhes, a sistematização da cirurgia endoscópica dos seios paranasais utilizada pelos autores na prática diária para a abordagem de pacientes com RSC. Para tal, será apresentada uma dissecção completa em cadáver injetado.

Inicia-se o procedimento com endoscópio de 0 grau, colocam-se cotonoides com solução de adrenalina + xilocaína 2% na concentração de 1:2.000 nos meatos inferior e médio em ambas as cavidades nasais. Infiltram-se as axilas das conchas médias e o septo nasal com uma solução adrenalina + xilocaína 2% na concentração de 1:200.000. Deve-se ficar atento para não confundir as soluções tópica e de infiltração. Consideramos a realização da septoplastia fundamental em todos os procedimentos dos seios paranasais (full house), mesmo que o desvio não seja obstrutivo do ponto de vista respiratório, por diversos fatores, entre eles, destacam-se: melhora da visibilidade intraoperatória, adequado acompanhamento/

controle pós-operatório e melhor dispersão de medicação tópica na mucosa dos seios paranasais, especialmente nos casos em que há necessidade de terapia tópica de corticosteroide com alto volume e baixa pressão. Após a septoplastia, troca-se mais uma vez os cotonoides com solução tópica dos meatos inferior e médio.

Uncinectomia e Sinusotomia Maxilar

A uncinectomia pode ser realizada de forma anterógrada (de frente para trás) ou retrógrada (de traz para a frente), o mais importante é ter certeza que o processo uncinado foi desinserido em sua porção mais anterior, junto ao osso lacrimal na parede lateral do nariz. Iniciamos o procedimento com endoscópio de 0 grau e com o auxílio do palpador ou *seeker*, palpa-se o processo uncinado observando-se o movimento de sua borda livre até a inserção (Fig. 25-1). Na porção anterior, muitas vezes observam-se a proeminência da linha maxilar ou processo ascendente da maxila, que é formado pela junção do processo frontal da maxila com o osso lacrimal (posteriormente).

Na forma anterógrada, geralmente, a incisão é realizada com uma pequena faca (*sickle knife*) ou com descolador, tipo Freer ou Cottle (Fig. 25-2). O instrumento é posicionado paralelamente à parede lateral do nariz a fim de evitar lesões da lâmina papirácea. A incisão é realizada desde a porção mais anterior, no nível da axila da concha média, sendo ampliada inferiormente até a inserção na concha inferior. O cuidado que se deve ter é em perfurar as três camadas do processo unciforme, mucosa medial, osso e mucosa lateral, expondo assim o infundíbulo etmoidal e a parede medial da órbita, que é a lamina papirácea (Fig. 25-3). Com o auxílio de uma microtesoura, prossegue-se com um corte no limite inferior e superior da incisão inicial, respectivamente, expondo-se o óstio natural ou principal de drenagem do seio maxilar (Figs. 25-4 a 25-6). A partir do óstio natural, com instrumento cortante, como a pinça cortante reta, faz-se a abertura no sentido posterior, com ressecção da fontanela posterior (Fig. 25-7) até atingir o limite da parede posterior do seio maxilar (Fig. 25-8). Deve-se estar atento a possíveis óstios de drenagem secundários que devem ser unidos sempre ao principal. O tamanho a antrostomia maxilar média deve estar de acordo com a extensão da doença do paciente e da necessidade de cuidados pós-operatórios.

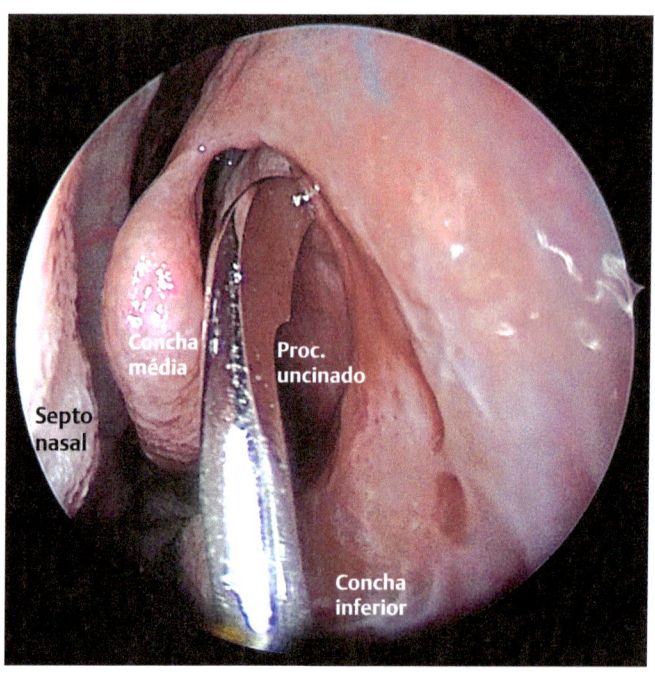

Fig. 25-2. Fossa nasal esquerda, dissecção com endoscópio de 0º. Incisão na porção anterior e superior do processo uncinado. Proc.= processo.

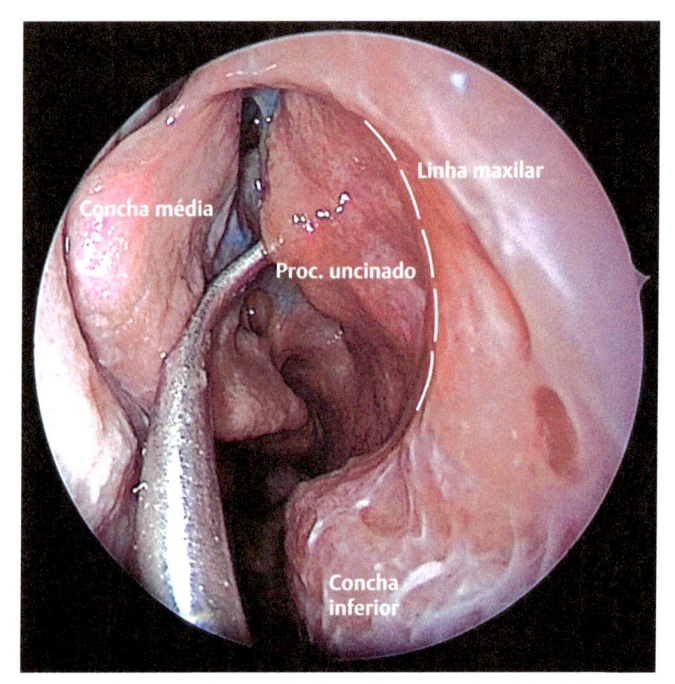

Fig. 25-1. Fossa nasal esquerda, dissecção com endoscópio de 0º. Palpação do processo uncinado. Proc.= processo.

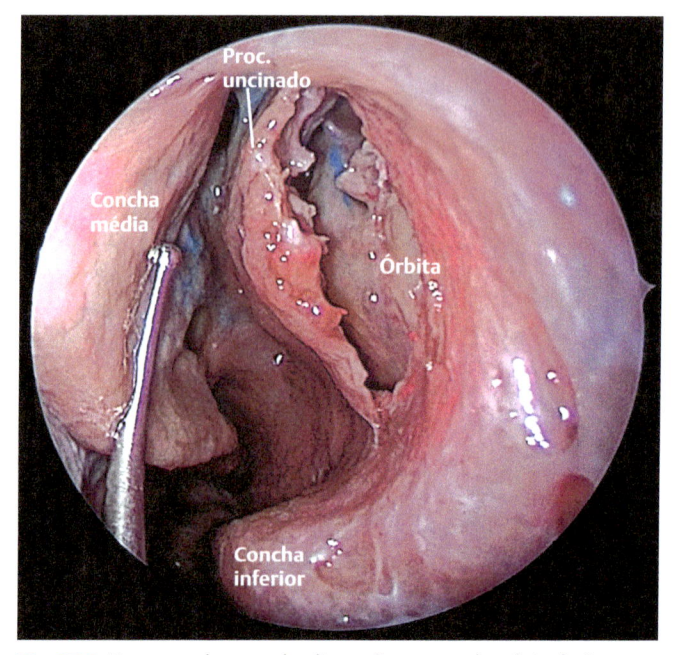

Fig. 25-3. Fossa nasal esquerda, dissecção com endoscópio de 0º. Exposição do infundíbulo etmoidal e da parede medial da órbita após incisão do processo uncinado.

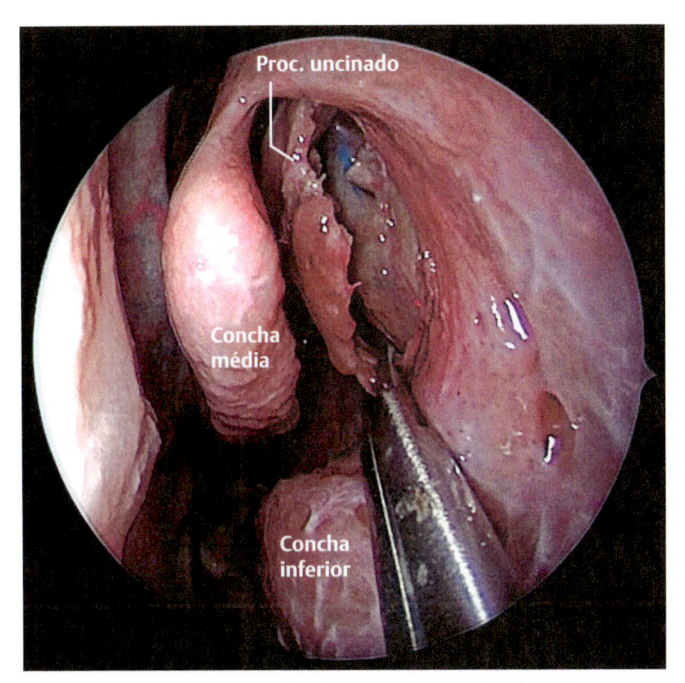

CAPÍTULO 25 ▪ SISTEMATIZAÇÃO DA CIRURGIA ENDOSCÓPICA NASOSSINUSAL NA RINOSSINUSITE CRÔNICA

Fig. 25-4. Fossa nasal esquerda, dissecção com endoscópio de 0º. Recorte inferior do processo uncinado com microtesoura.
Proc. = processo.

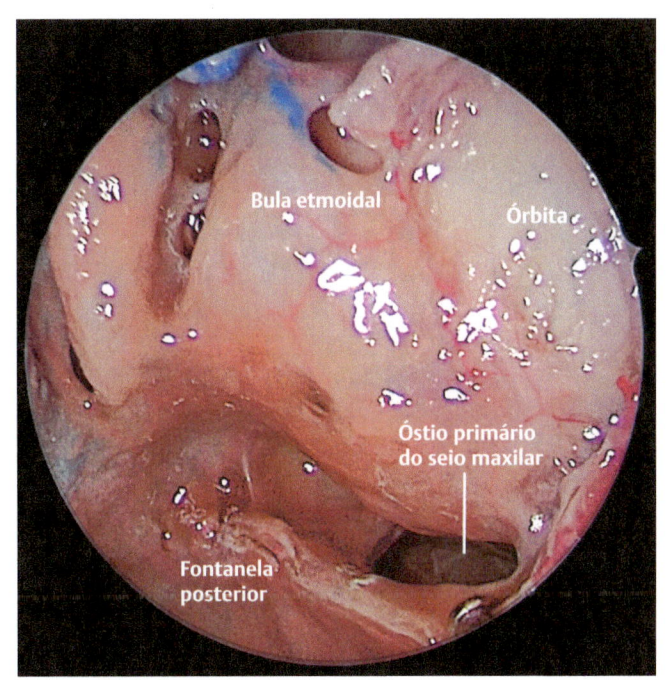

Fig. 25-6. Fossa nasal esquerda, dissecção com endoscópio de 45º. Identificação do óstio natural de drenagem do seio maxilar.

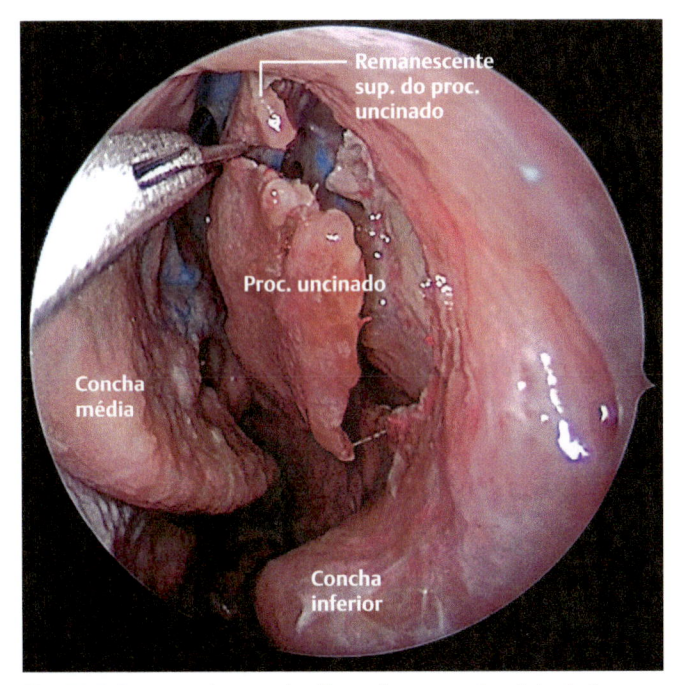

Fig. 25-5. Fossa nasal esquerda, dissecção com endoscópio de 0º. Recorte superior do processo uncinado com microtesoura.
Proc. = processo.

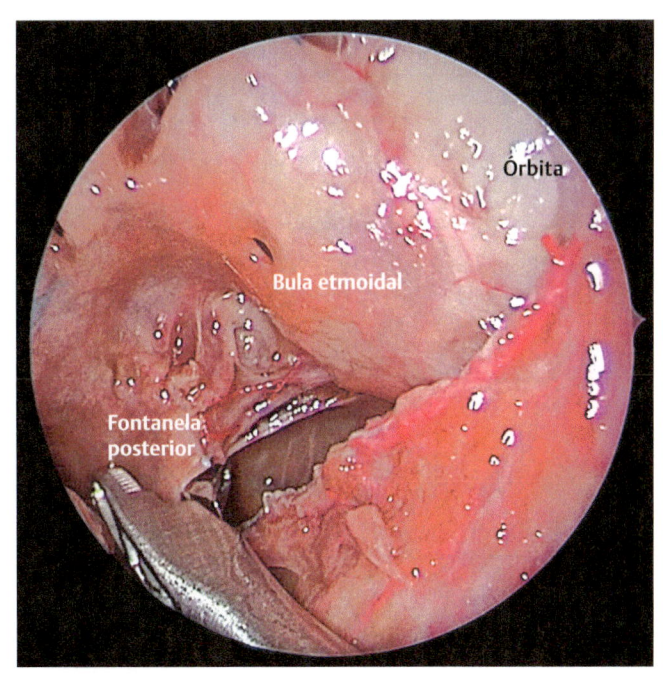

Fig. 25-7. Fossa nasal esquerda, dissecção com endoscópio de 45º. Ampliação do óstio de drenagem do seio maxilar em sentido posterior.

Já na forma retrógrada, pode-se realizar a remoção do processo uncinado com o microdebridador, de preferência angulado para evitar escoriações na parede lateral do nariz. É possível também iniciar a uncinectomia com uma pinça retrógrada (*back bitter*) com a lâmina posicionada no infundíbulo etmoidal (Fig. 25-9). Após a ressecção parcial do processo uncinado com o *back bitter*, utiliza-se um descolador para medializar os remanescentes superior e inferior, seguido da remoção completa com pinça cortante ou microdebridador (Fig. 25-10).

Independente da forma escolhida, após a ressecção do processo uncinado, sugerimos a exploração e a identificação do óstio primário com endoscópio angulado, de 30 ou 45 graus (Vídeos 25-1 e 25-2).

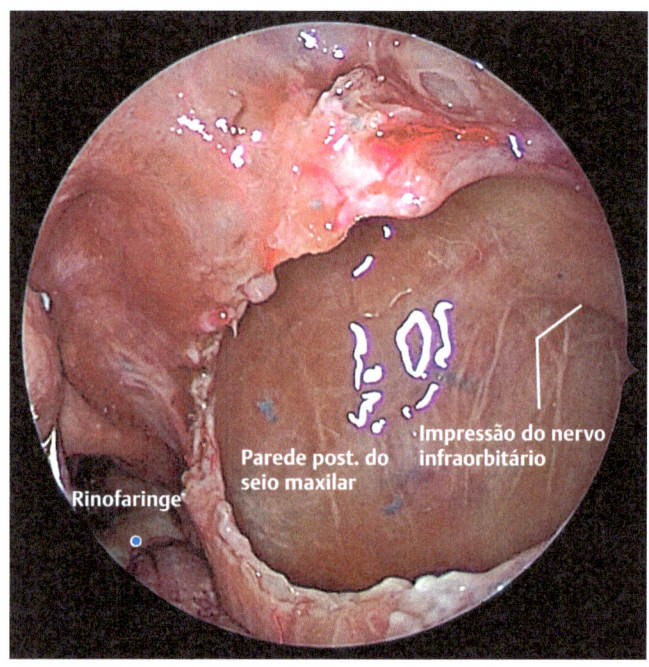

Fig. 25-8. Fossa nasal esquerda, dissecção com endoscópio de 45°. Exposição do seio maxilar até o limite da parede posterior.

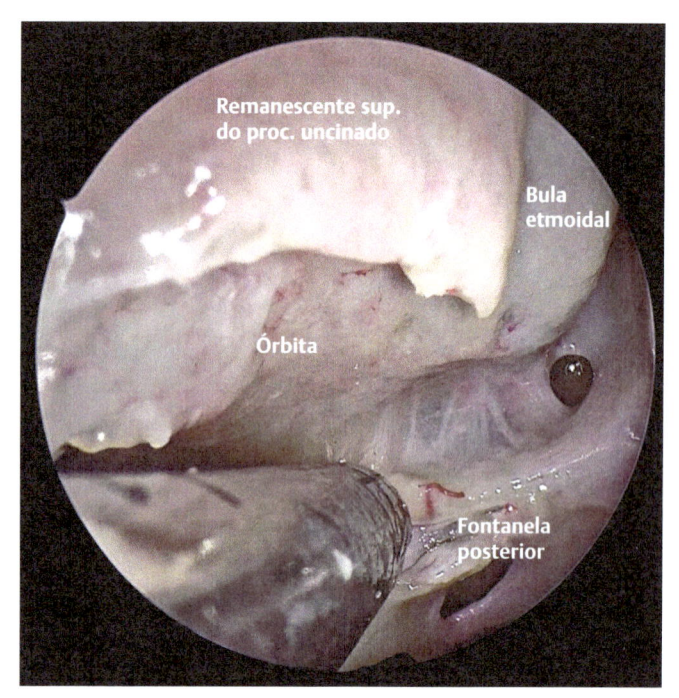

Fig. 25-10. Fossa nasal direita, dissecção com endoscópio de 0°. Ressecção do remanescente inferior do processo uncinado com microdebridador. Proc. = processo; sup. = superior.

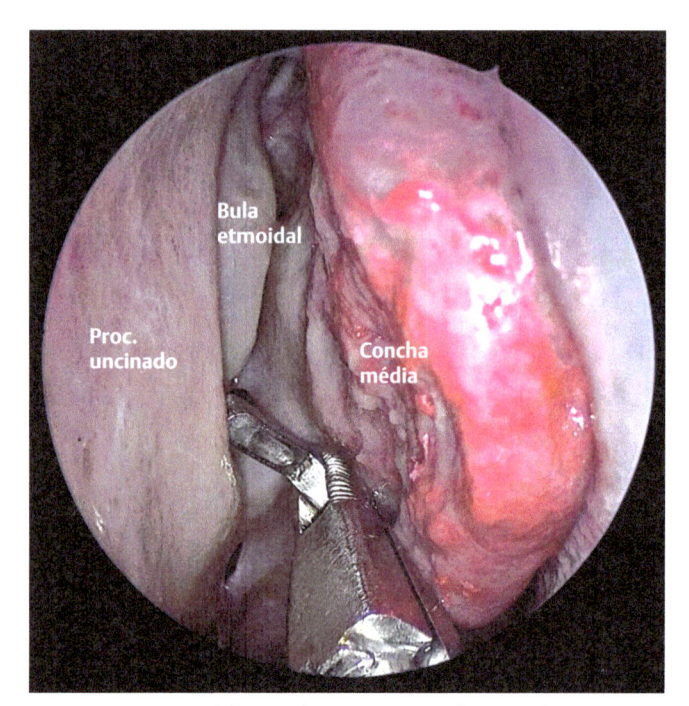

Fig. 25-9. Fossa nasal direita, dissecção com endoscópio de 0°. Ressecção do processo uncinado com pinça retrógrada. Proc. = processo.

Sinusitomia Frontal

Após a abertura do seio maxilar, a identificação das paredes medial e inferior da órbita, segue-se para abertura do seio frontal.

É importante desmistificarmos o conceito de inserção superior do processo uncinado. O desenvolvimento da tomografia computadorizada com cortes finos, possibilitou identificar que o processo uncinado frequentemente apresenta múltiplas inserções. Esse exame tornou-se fundamental no planejamento cirúrgico do seio frontal, especialmente na janela para osso, nas reconstruções coronal, sagital e oblíqua. O recesso frontal é a região etmoidal por onde drena o seio frontal e apresenta uma anatomia extremamente variável. Diante disso, existem alguns parâmetros que devem ser avaliados nessa região no pré-operatório, especialmente: a distância anteroposterior do bico do seio frontal (*frontal beak*) à curvatura da base anterior do crânio; a distribuição de células etmoidais superiores (*supra-agger*) e posteriores (suprabulares) em relação ao *agger nasi*. Acreditamos que a nomenclatura dada a essas células não seja muito relevante, mas sim a relação anatômica que elas apresentam com o bico do seio frontal, a base anterior do crânio e a parede medial da órbita, que são marcos anatômicos extremamente importantes e constantes. Vale ressaltar ainda que não existem células etmoidais isoladas dentro do seio frontal, como algumas classificações sugerem, mesmo que se tenha essa impressão nas reconstruções coronal e sagital. Diante dessa situação, recomenda-se a reconstrução oblíqua, onde se buscará a relação dessas células com o recesso do seio frontal.

O cirurgião deve cuidadosamente procurar o remanescente superior de processo uncinado com o endoscópio angulado, particularmente utilizamos o de 45 graus, pode-se identificar frequentemente uma das inserções do processo uncinado na parede medial da órbita formando o recesso terminal (Fig. 25-11). Auxiliado por uma cureta angulada de frontal, segue-se a borda medial do remanescente superior do uncinado, que nada mais é que a parede medial do *agger nasi*, também chamado de barra vertical (Fig. 25-12).[8] Esse remanescente deve ser removido por completo em movimento de posterior para anterior e de medial para lateral. Geralmente, após a remoção precisa do processo uncinado a abertura do seio frontal é exposta (Fig. 25-13).

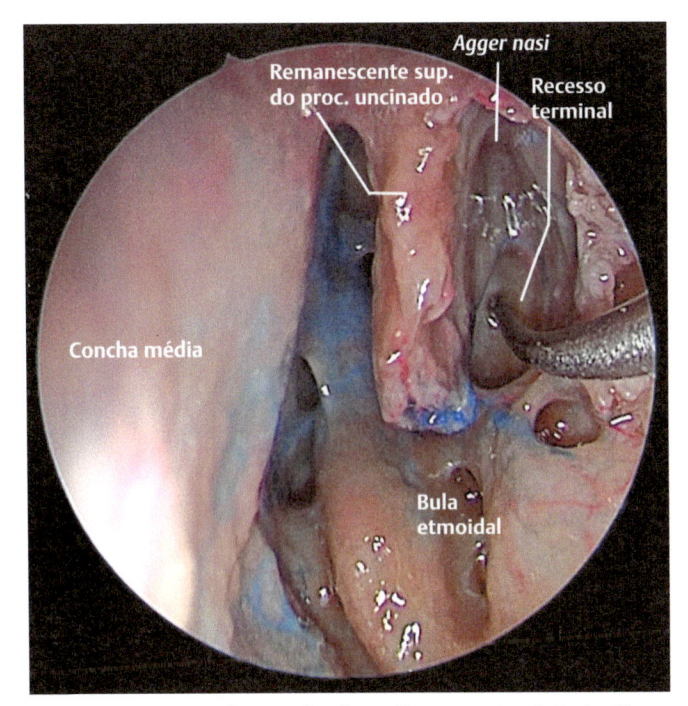

CAPÍTULO 25 ▪ SISTEMATIZAÇÃO DA CIRURGIA ENDOSCÓPICA NASOSSINUSAL NA RINOSSINUSITE CRÔNICA   **281**

Fig. 25-11. Fossa nasal esquerda, dissecção com endoscópio de 45°. Exposição do recesso do seio frontal e palpação do recesso terminal. Proc. = processo. Proc. = processo; sup. = superior.

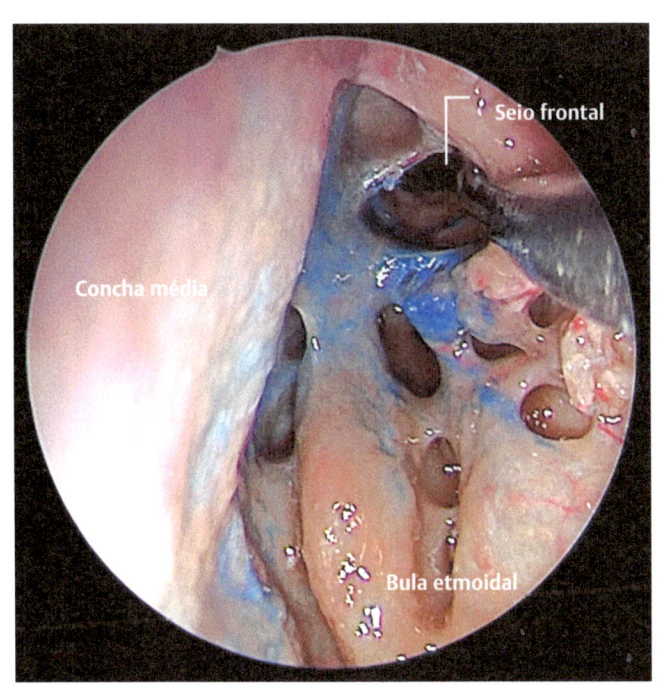

Fig. 25-13. Fossa nasal esquerda, dissecção com endoscópio de 45°. Exposição do seio frontal após lateralização do processo uncinado.

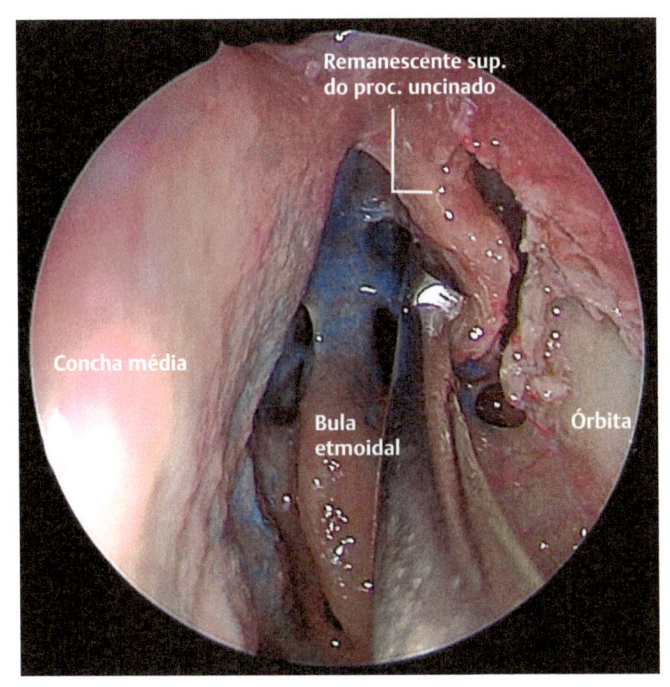

Fig. 25-12. Fossa nasal esquerda, dissecção com endoscópio de 45°. Fratura do remanescente superior do processo auxiliado por cureta de frontal. Proc. = processo. Proc. = processo; sup. = superior.

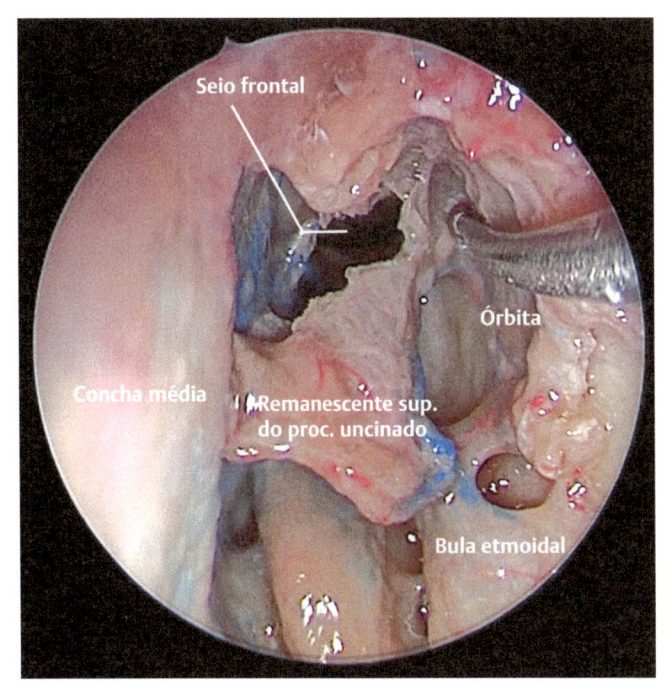

Fig. 25-14. Fossa nasal esquerda, dissecção com endoscópio de 45°. Palpação da parede superior do *agger nasi* que pode ser uma rota alternativa para o seio frontal. Proc. = processo; sup. = superior.

Se a pneumatização do *agger nasi* for muito grande a barra vertical pode estar aderida à concha média ou a lâmina cribiforme, nesses casos sugerimos que se faça um acesso direto através da parede superior do *agger nasi* ao seio frontal, paralelo e próximo à parede medial da órbita (Fig. 25-14).

Em casos que apresentam células etmoidais superiores ao *agger nasi* que pneumatizam em direção ao seio frontal, o mesmo movimento poderá ser realizado, removendo a parede medial de posterior para anterior, de medial para lateral, em direção à órbita (Fig. 25-15). Essas células podem ser

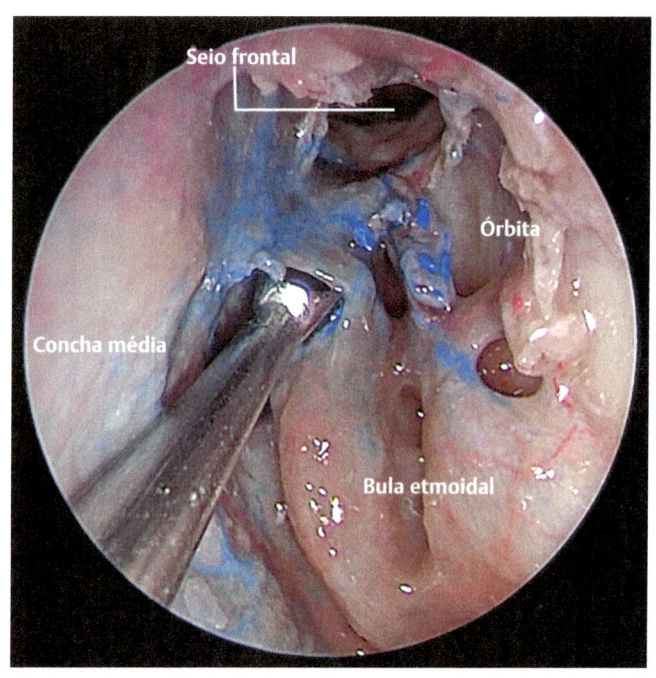

Fig. 25-15. Fossa nasal esquerda, dissecção com endoscópio de 45°. Ressecção de célula etmoidal suprabular de medial para lateral para exposição da base do crânio.

identificadas na tomografia computadorizada. Vale ressaltar que, em casos de cirurgias revisionais, nas quais não existe mais o recesso do seio frontal, situação que é frequente em pacientes com RSC com pólipos nasais, as referências anatômicas mais constantes usualmente são a parede medial da órbita e a base anterior do crânio. Com isso, sugerimos uma exposição clara dessas estruturas e a abertura do frontal seguindo paralelamente a parede medial da órbita, de inferior para superior, imediatamente posterior ao bico do seio frontal (Fig. 25-16). Se o bico do seio frontal for muito proeminente e a distância para a base do crânio for muito estreita, pode-se ainda recorrer ao uso de brocas ou osteótomos angulados para ampliar a abertura e o manejo do seio frontal. Deve-se sempre buscar a preservação ao máximo das mucosas que recobrem a base do crânio, paredes medial e lateral da abertura do frontal. Esse passo será todo realizado preferencialmente com a bula etmoidal intacta, que será ressecada a seguir.

Ressecção da Bula Etmoidal e Etmoidectomia Posterior

Com a abertura prévia do seio frontal, teremos o controle da parede anterior e a curvatura da base do crânio, o que torna a continuidade da etmoidectomia mais segura.

A incisão da bula etmoidal pode ser centrípeta, seguindo o contorno da lâmina papirácea, como foi descrita por Felippu,[9] ou seguir os princípios da cirurgia descrita por Messerklinger e disseminada por Stammberger, popularizada como FESS, na qual a orientação seria de abordar o etmoide com incisões mediais e inferiores.[4,5] Nesse contexto, a filosofia e a aplicação da técnica centrípeta em pacientes com RSC associada a pólipos nasais, parece-nos mais lógica, já que a própria doença leva à perda de parâmetros anatômicos, tornando-se mais óbvia a sequência da cirurgia do etmoide pelos limites superior e lateral, ou seja, base do crânio e órbita respectivamente (Fig. 25-17). Vale ressaltar que a tomografia computadorizada mostrará a localização da artéria etmoidal anterior que, durante a cirurgia, é exposta frequentemente

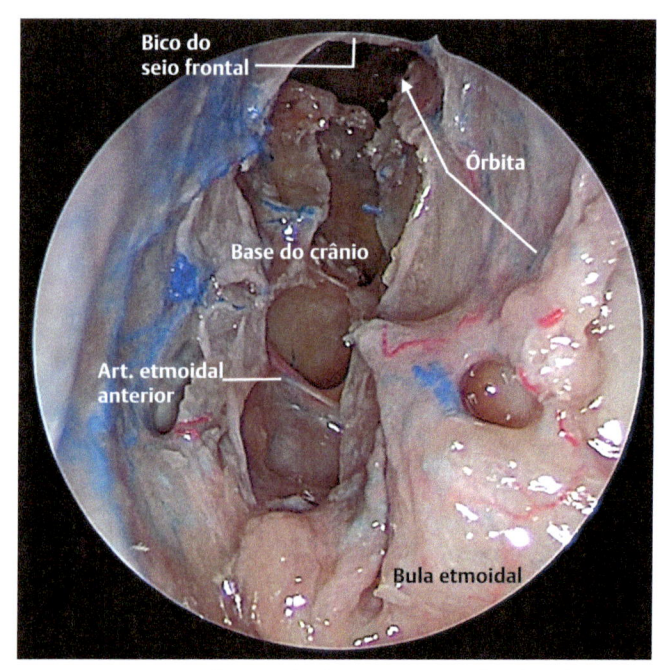

Fig. 25-16. Fossa nasal esquerda, dissecção com endoscópio de 45°. Seio frontal aberto, células suprabulares ressecadas, exposição da órbita e da base do crânio. Seta representa a via alternativa para abordagem do seio frontal em casos em que há perda completa dos parâmetros anatômicos. Art. = artéria.

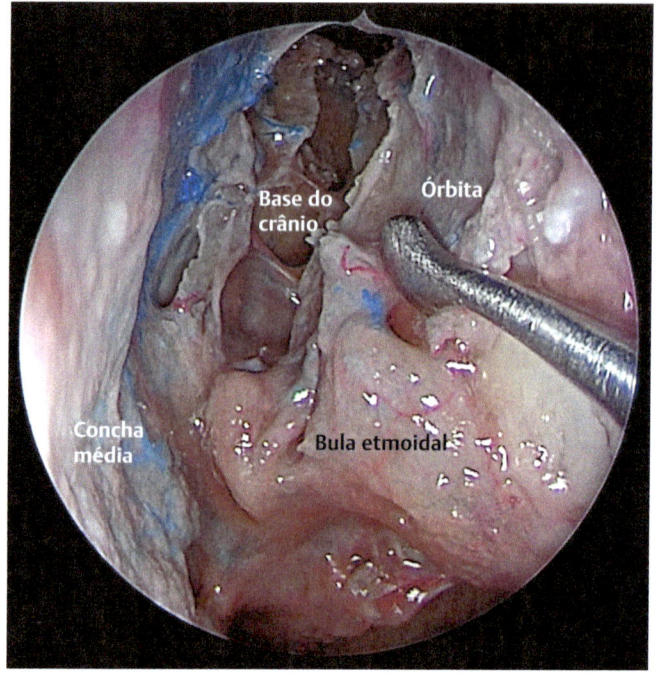

Fig. 25-17. Fossa nasal esquerda, dissecção com endoscópio de 0°. O descolador de Cottle aponta para continuidade da etmoidectomia. A ressecção da bula etmodal segue as referências da parede medial da órbita e base do crânio.

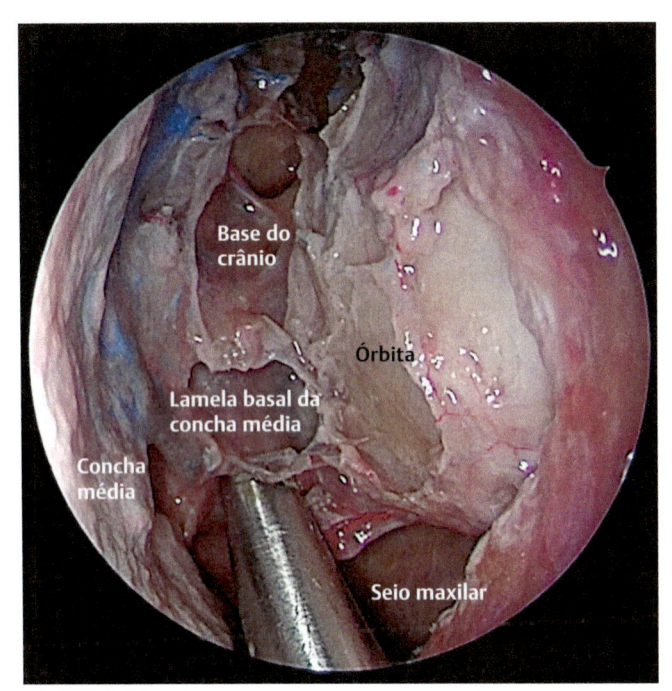

Fig. 25-18. Fossa nasal esquerda, dissecção com endoscópio de 0°. Abertura da lamela basal com microdebridador, seguindo a exposição da parede medial da órbita e base do crânio.

Esses conceitos serão utilizados tanto para a ressecção da bula quanto para a etmoidectomia posterior. As células etmoidais anteriores são separadas das posteriores pela lamela basal da concha média (porção diagonal) que se insere na órbita. Portanto, a continuidade da dissecção da lâmina papirácea e da base do crânio permitirá a realização de uma etmoidectomia completa (Figs. 25-18 e 25-19).

Restará a decisão de se abordar ou não a concha média para completar a etmoidectomia. Quando essa estrutura é pneumatizada (concha média bolhosa), normalmente abordamos a face meatal da concha, ampliando assim a abertura do meato médio e também otmizando a passagem aérea nasal. Nos casos de RSC associada a polipose nasal maciça, é muito frequente a ressecção da cabeça e de parte do corpo da concha média, o que permite um melhor controle pós-operatório do frontal e do etmoide com a medicação tópica. Nos casos em que a concha se apresenta íntegra, sem doença visível e que anatomicamente não cause estreitamento da abertura do meato médio, preserva-se a concha, por acreditarmos que isso ajudará nos mecanismos aerodinâmicos da respiração. Nessa situação, ao final do procedimento, já com o seio esfenoidal aberto, sempre optamos por suturar a concha bilateralmente, com fio absorvível. Essa sutura será realizada entre as conchas, transfixando o septo nasal, o que vai garantir que as conchas médias cicatrizem em posição medial, ajudando assim o controle endoscópico pós-operatório e a dispersão da medicação tópica (Fig. 25-20).

Wawginniak *et al.* demonstraram que a penetração da medicação nos seios paranasais, no pós-operatório, é mais efetiva quando a concha nasal é suturada ao septo em comparação com a mesma em sua posição habitual.[10]

colada à base do crânio, porém eventualmente podem-se observar casos em que a artéria estará descente e intranasal. Nessa situação, a manipulação da porção superior e posterior da bula etmoidal deve ser realizada com cuidado, sugerimos a utilização de instrumento cortantes, evitando pinças de apreensão (Vídeo 25-3).

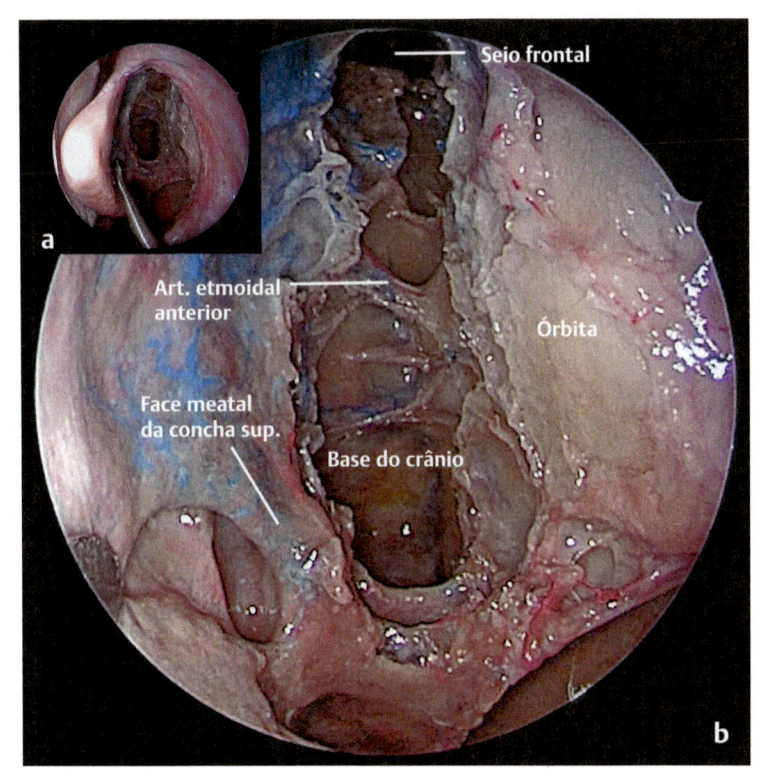

Fig. 25-19. Fossa nasal esquerda, dissecção com endoscópio de 0°. Células etmoidais anteriores e posteriores ressecadas. (**a**) Exposição com endoscópio posicionado na abertura da fossa nasal. (**b**) Exposição transetmoidal. Art. = artéria; sup. = superior.

Sinusotomia Esfenoidal

O seio esfenoidal geralmente é acessado pelas vias transetmoidal e transanasal. Existe ainda a possibilidade de abertura do seio por via transeptal, menos frequentemente utilizada em casos de RSC.

Após a etmoidectomia posterior, pode-se indetificar a parede anterior do seio esfenoidal (Fig. 25-21). Por essa via, transetmoidal, deve-se dissecar a parede anterior do seio. Muita atenção deve ser dada à presença de célula de Onodi, evitando-se assim potenciais iatrogenias, como lesões do nervo óptico e da artéria carótida interna.

Nosso acesso preferencial é pela fossa nasal. Mesmo com a presença de pólipos, realiza-se a limpeza cuidadosa do recesso esfenoetmoidal, busca-se a identificação e lateralização da concha superior, expondo-se assim o óstio de drenagem do seio esfenoidal, medial à concha (Fig. 25-22). Frequentemente é preciso realizar a ressecção parcial do terço inferior da concha superior (Fig. 25-23). Com um dissector, expõe-se a parede óssea inferior ao óstio de drenagem, com cuidado para tentar preservar os ramos da artéria septal posterior. (Fig. 25-24) Esses ramos, quando lesados, podem causar sangramentos intraoperatórios persistentes e estão associados a relatos de sangramentos tardios. Após exposição do osso e preservação da mucosa, remove-se então a

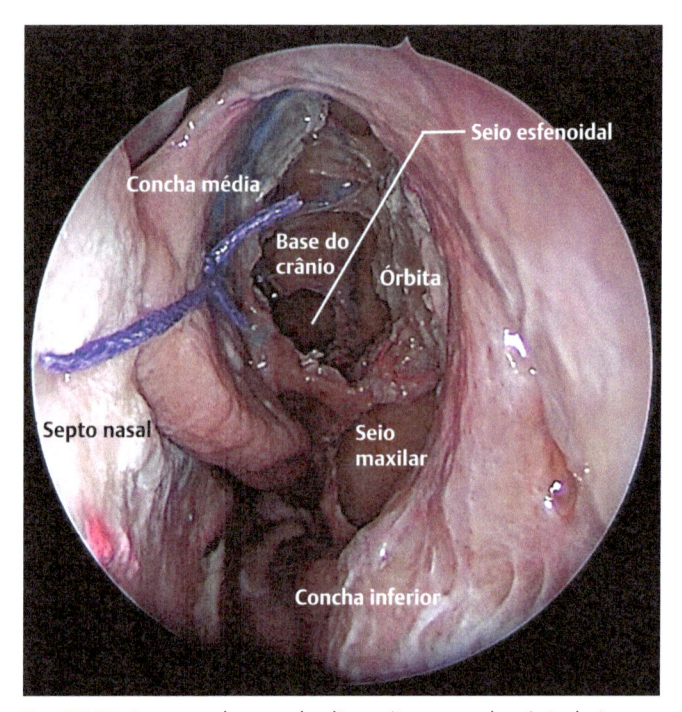

Fig. 25-20. Fossa nasal esquerda, dissecção com endoscópio de 0°. Sutura da concha média com fio absorvível.

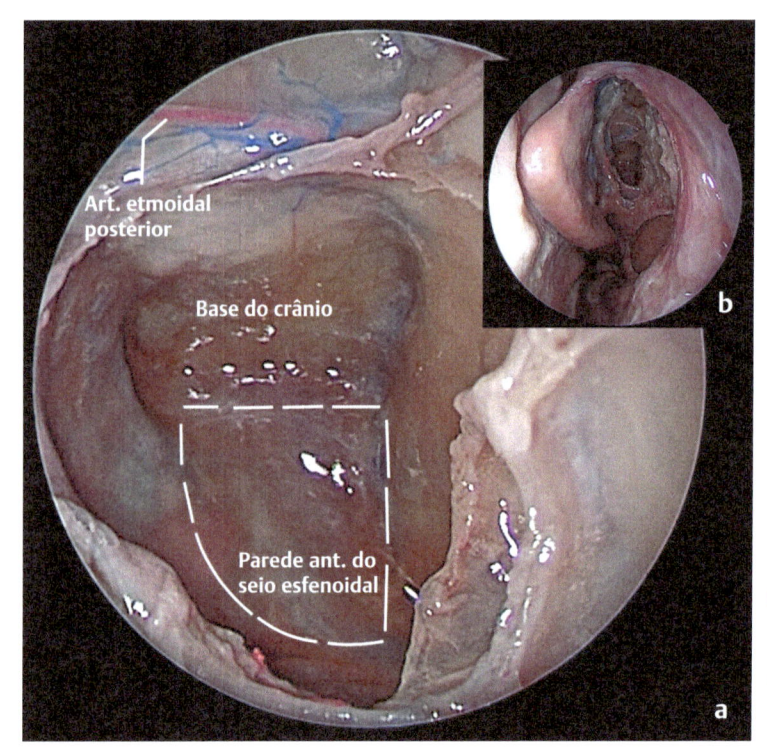

Fig. 25-21. Fossa nasal esquerda, dissecção com endoscópio de 0°. (a) Por via transetmoidal, exposição da parede anterior do seio esfenoidal. (b) Endoscópio posicionado anterior à concha média, na qual se pode observar a relação da parede anterior do seio esfenoidal com a órbita e a base do crânio. Art. = artéria.

parede anterior do seio, em suas porções inferior e lateral, expandindo-se a dissecção até a órbita e a base do crânio, formando-se uma só cavidade (Fig. 25-25). A ampliação da abertura do seio deve ser realizada com Kerrison, ou pinça circular de esfenoide, de uma maneira delicada. Nota-se que a artéria carótida e o nervo óptico podem estar deiscentes em 25% e 6%, respectivamente.[11]

Por fim, apresentamos o final da dissecção com a ressecção da concha média e a exposição completa da base anterior do crânio e a parede medial da órbita (Fig. 25-26).

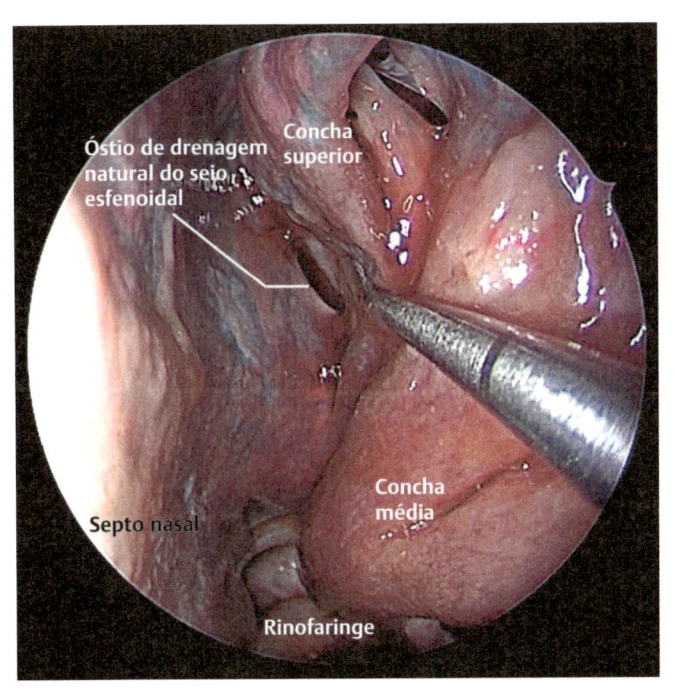

Fig. 25-22. Fossa nasal esquerda, dissecção com endoscópio de 0°. Lateralização da concha superior e identificação do óstio de drenagem natural do seio esfenoidal.

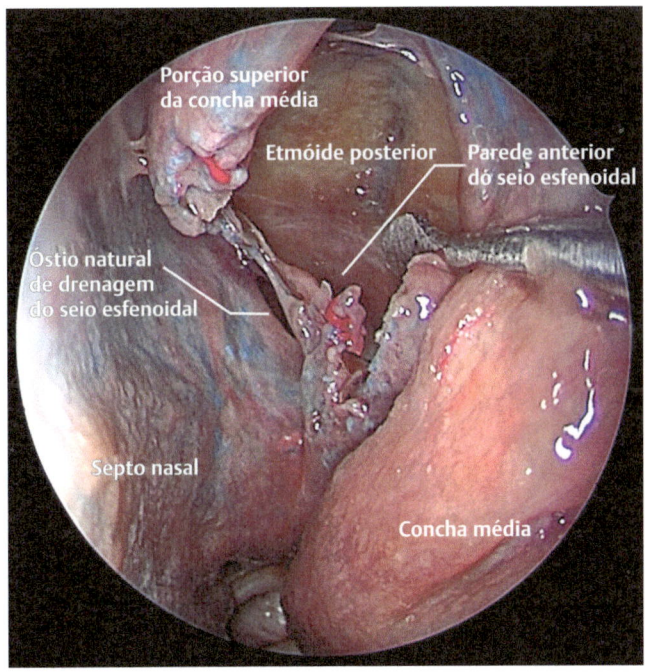

Fig. 25-23. Fossa nasal esquerda, dissecção com endoscópio de 0°. Ressecção parcial da concha média. Relação do etmoide posterior com a parede anterior do seio frontal.

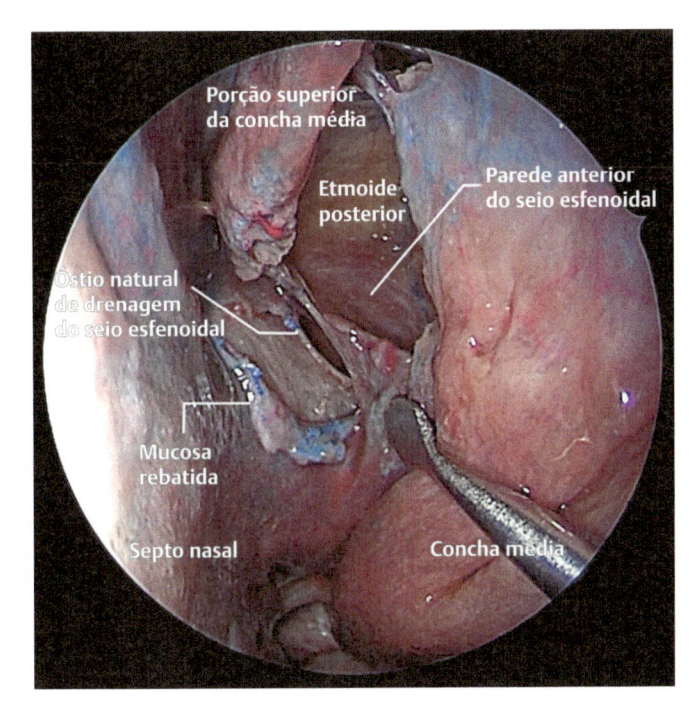

Fig. 25-24. Fossa nasal esquerda, dissecção com endoscópio de 0°. Rebaixamento da mucosa da parede anterior do seio esfenoidal, exposição do osso e preservação dos ramos da artéria septal posterior.

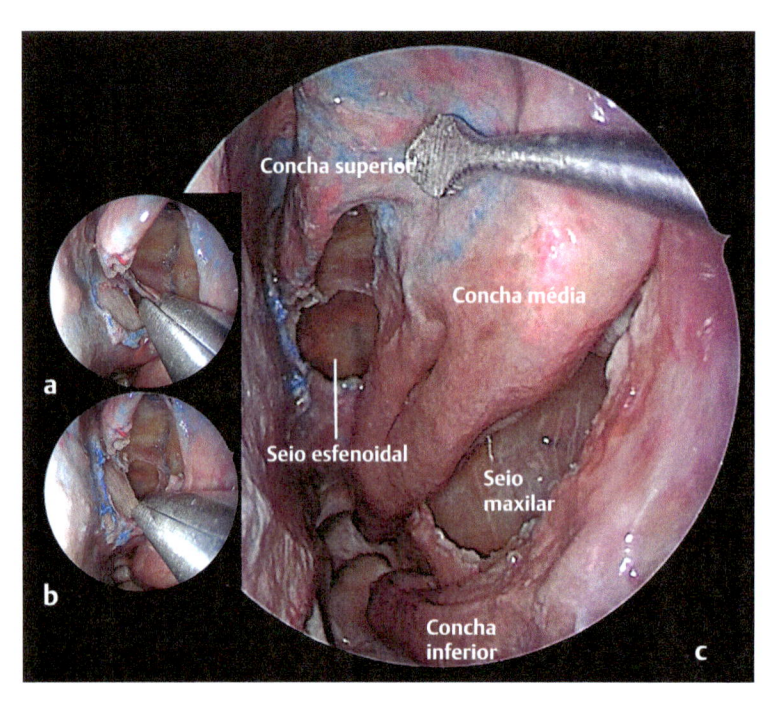

Fig. 25-25. Fossa nasal esquerda, dissecção com endoscópio de 0°. (**a, b**) Remoção da parede anterior do seio esfenoidal com Kerrison. (**c**) Seio esfenoidal com ampla abertura.

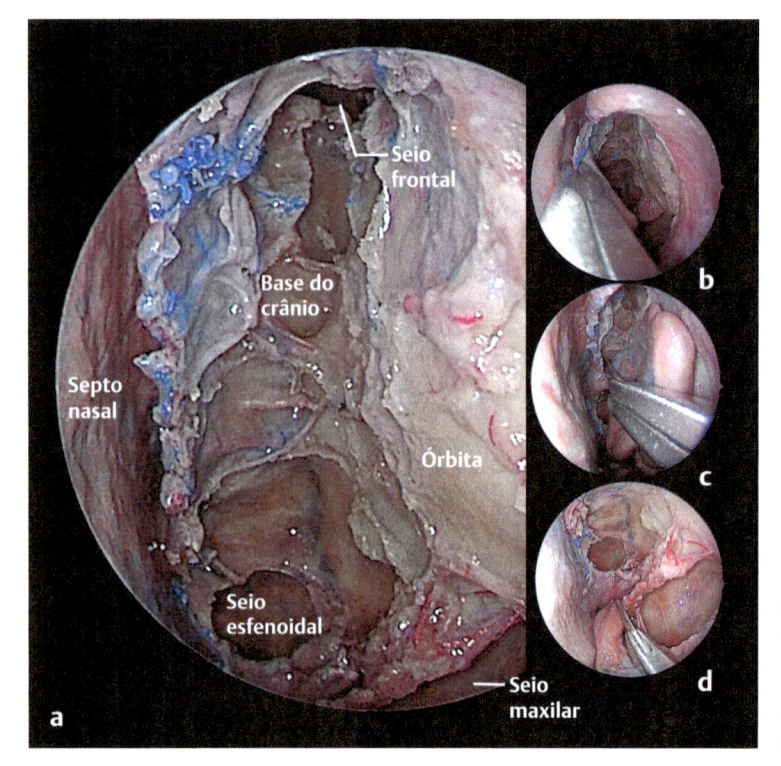

Fig. 25-26. Fossa nasal esquerda, dissecção com endoscópio de 0°. (**a**) Final do procedimento após ressecção da concha média. Mesmo com endoscópio de 0° é possível identificar os seios maxilar, esfenoidal e frontal, além do controle da base do crânio e órbita. (**b-d**) Dissecção da cabeça, corpo e cauda da concha média respectivamente.

REFERÊNCIAS BIBLIOGRÁFICAS

1. Draf W. Endoscopy of the Paranasal Sinuses: Technique Typical Findings Therapeutic Possibilities. Berlin/Heidelberg: Springer Berlin Heidelberg; 1983.
2. Hirschmann A. About the endoscopy of the nose and its paranasal sinuses [in German]. Arch Laryngol Rhinol. 1903;14:195-202.
3. Reichert M. About a new examination method of the maxillary sinuses with the help of the endoscope [in German]. Berl Klin Wochenschr. 1902;401-4.
4. Messerklinger W. Technique and possibilities of nasal endoscopy [in German]. HNO. 1972;20:133-5.
5. Stammberger H, Kopp W, Dekornfeld TJ, et al. Functional endoscopic sinus surgery: the Messerklinger technique. Philadelphia, Pa: Decker; 1991. 529 p.
6. Wigand ME, Steiner W, Jaumann M P. Endonasal sinus surgery with endoscopical control: from radical operation to rehabilitation of the mucosa. Endoscopy. 1978;10(4):255-60.
7. Kennedy DW, Zinreich SJ, Rosenbaum AE, Johns ME. Functional endoscopic sinus surgery. Theory and diagnostic evaluation. Arch Otolaryngol Chic Ill 1960. 1985;111(9):576-82.
8. Stamm A, Nogueira JF, Americo RR, Solferini SML. Frontal sinus approach: the 'vertical bar' concept. Clin Otolaryngol. 2009;34(4):407-8.
9. Felippu A. Nasal centripetal endoscopic sinus surgery. Ann Otl Rhinol Laryngol. 2011;120(9):581-5.
10. Wawginiak GH, Balsalobre L, Kosugi EM, et al. Efficacy of syringe-irrigation topical therapy and the influence of the middle turbinate in sinus penetration of solutions. Braz J Otorhinolaryngol. 2017;83(5):546-551.
11. Tepedino MS, Voegels RL. Atlas de cirurgia endoscópica dos seios paranasais. Rio de janeiro: Thieme publicações Ltda., 2013. 92p.

CIRURGIA DO RECESSO E SEIO FRONTAL

CAPÍTULO 26

Camila S. Dassi ▪ Flávia Ribas Demarco ▪ Felipe Marconato ▪ Gustavo Coy
João Mangussi-Gomes ▪ Leonardo Balsalobre ▪ Aldo Stamm

INTRODUÇÃO

O tratamento cirúrgico de doenças do recesso frontal (RF) e do seio frontal (SF) é considerado o mais desafiador dentre os procedimentos endoscópicos dos seios paranasais. As idiossincrasias da anatomia da via de drenagem do seio frontal (VDSF) e sua íntima proximidade com a órbita e a base do crânio podem levar o cirurgião à sua dissecção inadequada e, consequentemente, exposição do paciente a complicações maiores. O conhecimento anatômico meticuloso dessa região e o planejamento cirúrgico adequado são imprescindíveis para um procedimento seguro e bem-sucedido. O objetivo deste capítulo é abordar a cirurgia endoscópica do RF e do SF de forma didática e abranger tópicos de relevância prática para o cirurgião dos seios paranasais.

CONSIDERAÇÕES ANATÔMICAS E RADIOLÓGICAS

Conhecimento anatômico aprofundado é a parte fundamental de um procedimento cirúrgico de sucesso. Pela proximidade do RF e do SF à órbita e à base do crânio, cuidados especiais devem ser tomados durante a cirurgia endoscópica dessas regiões.[1] O SF é um espaço aéreo localizado na abóbada craniana anterior e é circundado por duas paredes de osso cortical. Estudos anteriores referiam-se ao SF como uma "grande célula etmoidal", dada as relações embriológicas e anatômicas comuns entre o SF e o seio etmoidal.[2,3]

O SF possui grande variabilidade anatômica, volumétrica e dimensional, podendo atingir enormes proporções, com projeções para os ossos zigomáticos, recessos supraorbitários e parietais. Por outro lado, a aplasia do SF (unilateral ou bilateral) pode ser observada em 3%-5% dos indivíduos.[4] A compreensão anatômica do complexo da VDSF, especialmente o RF, é essencial para um resultado cirúrgico favorável.

Assemelhando-se ao formato de uma ampulheta, a VDSF é a região que compreende o infundíbulo frontal superiormente e o RF inferiormente.[2,5] O RF se inicia a partir do óstio frontal interno e seu limite inferior, mais largo que o superior, funde-se com as células etmoidais anteriores.[6] A célula de *agger nasi* (CAN) e o *frontal beak* formam seu limite anterior, enquanto posteriormente encontra-se a bula etmoidal e posterossuperiormente está a base do crânio (Fig. 26-1). A parede medial da órbita e o osso lacrimal situam-se lateralmente ao RF enquanto a porção vertical da concha média forma seu limite medial.[7,8] As variações anatômicas do terço inferior da VDSF são causas comuns de obstrução da drenagem do SF

que, consequentemente, favorecem o desenvolvimento de doenças deste seio.

A CAN é a célula etmoidal mais anterior, marcando os limites anteriores do RF e, portanto, é utilizada como ponto de referência para o acesso ao SF. A extensão da pneumatização da CAN, em vez de o número ou o local das células, determina a melhor forma de abordagem endoscópica ao SF.[9] A união de parte de sua parede medial, formada pela porção superior do processo uncinado (PU), forma a "barra vertical", que é um ponto-chave para a identificação correta do RF e do SF (Fig. 26-2).[10] Normalmente, o CAN não tem contato direto com a bula etmoidal e a concha média, de modo que a VDSF fica medial, posterior ou posteromedial à CAN. Nos casos em que

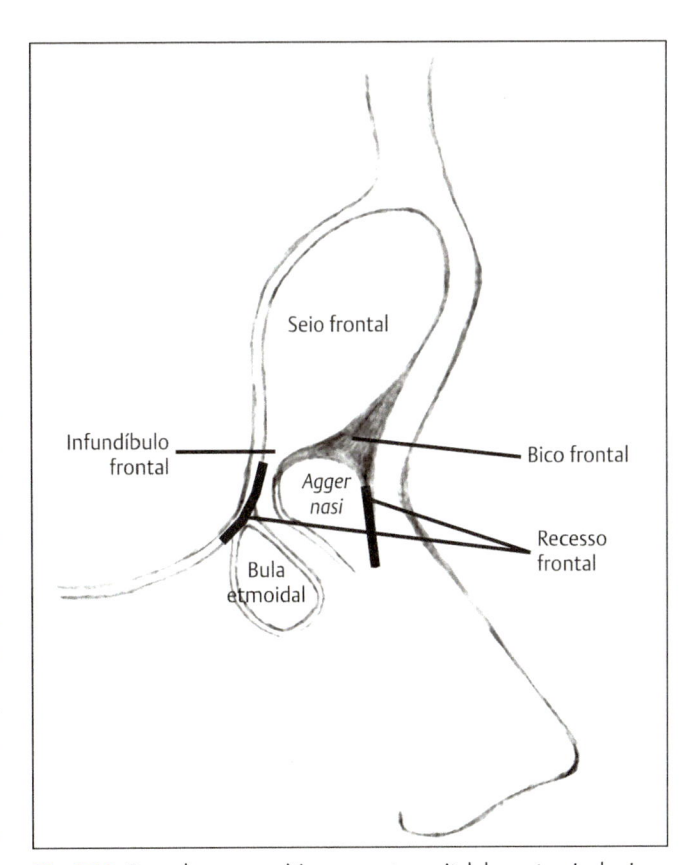

Fig. 26-1. Desenho esquemático em corte sagital da anatomia da via de drenagem do seio frontal. Observe a área do recesso frontal entre os dois traços pretos.

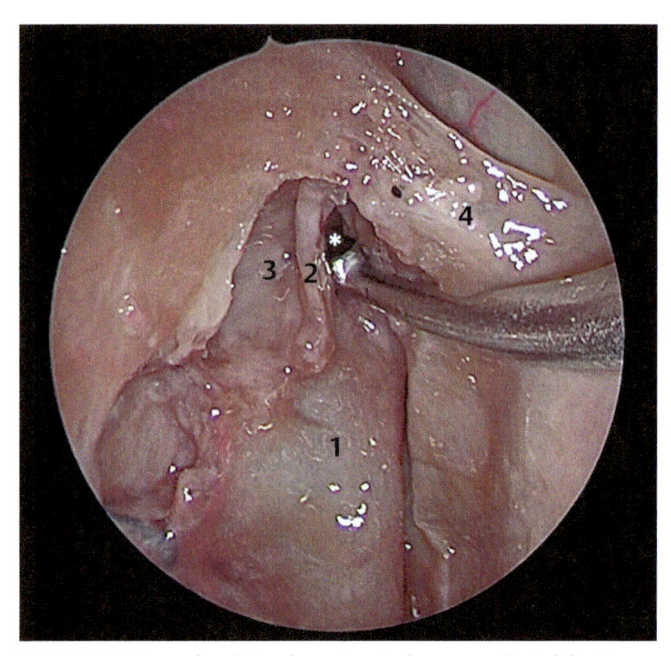

Fig. 26-2. Visão endoscópica da anatomia do recesso frontal direito. *1.* Bula etmoidal, *2.* barra vertical, *3.* célula *agger nasi*, *4.* concha média (*) via de drenagem do seio frontal.

a pneumatização laterolateral da CAN ocorre de forma excessiva, há um deslocamento da barra vertical em sentido medial, de forma que esta estrutura fica próxima à lamela vertical do corneto médio. Neste cenário, a VDSF é estreitada e posiciona-se posteriormente a CAN. A CAN também pode ser pouco pneumatizada, permitindo que a VDSF seja medial à CAN visto que há espaço entre a concha média e a barra vertical.[11]

Conforme defendido por Stammberger, o local de inserção da porção superior do PU também pode ser utilizado como referência para a localização da VDSF.[12] Segundo o autor, se a inserção ocorrer diretamente na parede lateral o RF drenará no meato médio. Nos demais casos, em que o PU se insere na base do crânio ou na concha média, o SF e o RF drenariam para o infundíbulo etmoidal. Atualmente, essa relação é meramente didática, pois com o advento da reconstrução tomográfica computadorizada multiplanar (MPR), é possível observar que o PU pode ter múltiplas inserções em sua porção superior simultaneamente: órbita, base do crânio e concha média.[7,10,13,14]

Em relação ao limite posterior do RF, a parede anterior da bula etmoidal forma uma lamela completa, projetando sua inserção superior na base do crânio. Isso forma uma espécie de capa que recobre a artéria etmoidal anterior, com o RF ficando geralmente situado a 2-4 mm da artéria. Como a bula etmoidal forma o limite posterior do RF, sua preservação durante a dissecção do RF é preconizada afim de proteger a artéria etmoidal anterior, evitar injúrias à base do crânio e à parede medial da órbita.[5,14,15]

O RF tem dimensões variáveis – tanto no diâmetro anteroposterior quanto no laterolateral – que podem ser estreitadas por células frontoetmoidais adjacentes. Localizadas posterossuperiormente ao RF, as células etmoidais supraorbitárias são aquelas que se encontram acima do limite superior do seio etmoidal e possuem extensão sobre a órbita. As células suprabulares aparecem superiormente à bula etmoidal e se pneumatizam adjacentes à base do crânio sem adentrar o SF. A partir do momento em que estas células ultrapassam o *frontal beak*, elas passam a ser chamadas de células frontobulares. Em alguns casos, o septo intersinusal do SF também estará pneumatizado, estreitando e deslocando lateralmente a VDSF.

Existem também células frontoetmoidais localizadas na parede anterior do RF, acima da CAN, que podem ser classificadas de diferentes formas. Tradicionalmente, a classificação mais utilizada é a de Kuhn *et al.*, com quatro tipos de células principais. O tipo 1 é definido quando há apenas uma célula acima da CAN; o tipo 2 ocorre quando há duas ou mais células acima da CAN; o tipo 3 ocorre quando uma grande célula se pneumatiza para dentro do SF; e tipo 4, quando há uma célula isolada dentro do SF.[16] No entanto, é improvável que alguma célula frontoetmoidal esteja realmente isolada no SF, sem comunicação com o seio etmoidal ou a cavidade nasal, visto o padrão do desenvolvimento embriológico do SF. Portanto, a classificação em tipo 4 de Kuhn é questionável do ponto de vista prático.[14]

Recentemente, Wormald *et al.* descreveram uma classificação anatômica (classificação internacional de anatomia do seio frontal – IFAC) baseada em três tipos de células: as células anteriores (CAN, célula supra-agger e célula frontos-supra-agger) que empurram a VDSF medial, posterior ou posteromedialmente; as células posteriores (célula suprabular, célula suprafrontobular e célula etmoidal supraorbitária) que empurram a via de drenagem anteriormente; e células mediais (células do septo intersinusal), que deslocam a via de drenagem lateralmente.[17]

A tomografia computadorizada (TC) é essencial para a compreensão da anatomia do paciente e o planejamento cirúrgico individualizado. Recomenda-se avaliar o diâmetro anteroposterior no plano sagital, enquanto o diâmetro laterolateral é mais bem avaliado no plano coronal. Essas medidas geralmente orientam o grau de dificuldade da dissecção cirúrgica do RF: quanto maior o diâmetro entre o *frontal beak* e a borda posterior formada pela base do crânio, mais fácil será a dissecção cirúrgica (Fig. 26-3). A ressonância magnética (RM) é recomendada principalmente nos casos em que há suspeita de tumores, benignos ou malignos, e na investigação de complicações intracranianas ou orbitárias secundárias à rinossinusite.[18,19]

Em resumo, o entendimento da configuração tridimensional da VDSF, do PU e das células adjacentes ao RF é ponto-chave para o sucesso cirúrgico. A avaliação completa dessas células em uma reconstrução multiplanar (MPR) de tomografia computadorizada pode ser feita através de diferentes softwares disponibilizados gratuitamente e é mais relevante do que a classificação dessas células propriamente dita.[20] O desconhecimento da anatomia específica do paciente durante a cirurgia do RF pode resultar em falha cirúrgica devida a técnica inadequada e incompleta, bem como em aumento do risco de lesão iatrogênica à estruturas críticas como órbita, base do crânio e artéria etmoidal anterior.[14,21,22]

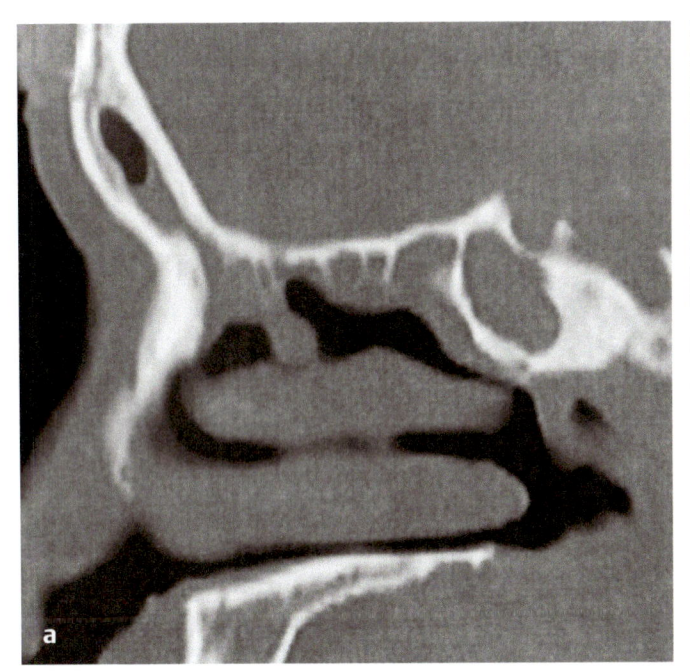

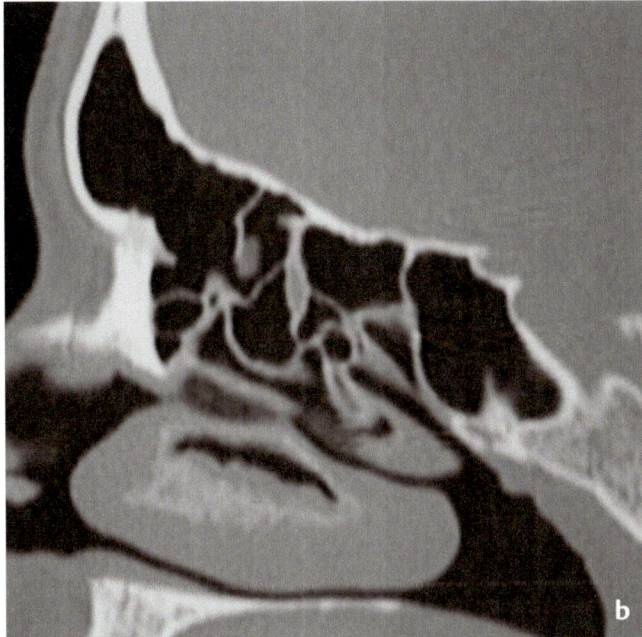

Fig. 26-3. (a,b) Corte sagital de tomografia computadorizada dos seios da face mostrando diferentes diâmetros anteroposteriores entre o *frontal beak* e a parede posterior do seio frontal.

CONSIDERAÇÕES CLÍNICAS E CIRÚRGICAS

Como para os outros seios da face, o objetivo cirúrgico é identificar a VDSF e expandir seu recesso. A simples abertura do SF, que permite uma melhor ventilação do seio, pode ser suficiente para o manejo de doenças causadas por problemas obstrutivos. Os tumores, por outro lado, geralmente requerem ressecção da mucosa e dos seus limites ósseos.[18]

As abordagens cirúrgicas amplamente aceitas para tratamento cirúrgico da rinossinusite crônica (RSC) destacam que as células e tecidos pró-inflamatórios, como mucina, pólipos e alterações ósseas devem ser removidos o tanto quanto possível visando otimizar o resultado terapêutico. Além disso, o objetivo cirúrgico em pacientes com RSC avançada, especialmente quando há doença irreversível da mucosa, é criar grandes aberturas de drenagem para permitir o uso de corticoterapia tópica. Contudo, é importante ressaltar a necessidade de preservação da mucosa do SF, evitando sua remoção inadvertida, com o objetivo de minimizar a formação de fibrose cicatricial e neo-osteogênese.[23,24]

Considerações Pré-Operatórias

Exames de imagem

A análise radiológica completa da anatomia do SF e da VDSF fase pré-operatória é essencial para a programação do plano terapêutico.[18] TC recente, e RNM em alguns casos, deve estar sempre disponível e visível ao cirurgião durante todo o procedimento cirúrgico. As principais características anatômicas que precisam ser observadas na TC durante o planejamento operatório são:

- *Cavidade nasal*: largura, pontos de obstrução;
- *Cornetos inferiores*: tamanho, posição, espessura do osso e da mucosa, presença (em caso de cirurgia de revisão);
- *Cornetos médios*: variações anatômicas, fixação, presença e lateralização (se cirurgia de revisão);
- *Processo uncinado*: anexos, proximidade da órbita, fragmentos restantes (no caso de cirurgia de revisão);
- *Seio maxilar*: células de Haller, óstios acessórios, pneumatização, nervo infraorbitário, raízes dentárias, relação com a órbita;
- *Seio frontal/recesso frontal/seio etmoidal anterior*: pneumatização, posição do RF, células etmoidais e frontoetmoidais, diâmetro anteroposterior e diâmetro laterolateral do SF e do *frontal beak*, espessura do *frontal beak*, artéria etmoidal anterior, lâmina papirácea;
- *Seio etmoidal posterior/esfenoide*: largura e pneumatização, células Onodi, nervo óptico, artéria carótida interna, nervo V2, nervo vidiano, septações, deiscência óssea;
- *Base do crânio*: altura, inclinação, profundidade da fóvea etmoidal (classificação de Keros) e sua simetria;
- *Cérebro, órbita e nasofaringe*: particularidades;
- *Seios paranasais*: extensão da doença, alterações ósseas.

Equipamentos

Em razão dos avanços tecnológicos e do uso de endoscópios angulados, é possível obter imagens em alta definição de um campo cirúrgico amplo até mesmo em locais com maior sangramento.[18] A maioria das condições que afetam o SF podem ser acessadas por via endonasal, por meio do uso de óticas anguladas (30°, 45° e 70°) e por instrumental cirúrgico específico para o SF, como as pinças "girafa" (anteroposterior ou laterolateral), as curetas anguladas, os *ostium seekers*/palpadores do óstio frontal e a pinça de Kerrison angulada.[25]

O uso de microdebridadores (*shavers*) permite a remoção mais precisa e cuidadosa dos tecidos pois a visão do campo cirúrgico se mantém clara graças à sucção contínua de sangue e secreções.[26] Além disso, a remoção rápida e contínua de pólipos e massas tumorais exofíticas é facilitada com o uso destes instrumentos elétricos. Lâminas de *shaver* retas de 4 mm, 360° rotativas ou angulares de 12°, 40° e 60° são as mais frequentemente utilizadas durante a cirurgia endoscópica do RF e do SF. A velocidade do modo oscilatório pode ser ajustada a cada caso e é recomendada a constante visualização do ponto de abertura da lâmina para evitar a remoção inadvertida de mucosa nasal e dos seios paranasais, lesões arteriais, complicações orbitárias e intracranianas.[27]

Nos casos em que existe a necessidade de manipulação cirúrgica extensa do SF, pode se fazer necessário o uso de brocas curvas. As brocas de diamante de 4 mm de diâmetro, de 15° e 40° de angulação, são usadas em drilagens mais amplas, enquanto as brocas de diamante de 60° são reservadas para procedimentos com necessidade de acesso às áreas mais estreitas ou laterais do SF.[18]

Os sistemas de navegação podem ser usados como auxiliares na orientação anatômica do cirurgião e podem reduzir as taxas de complicações principalmente nos casos em que há necessidade de manipulação cirúrgica próxima às estruturas vasculares e nervosas nobres e em casos revisionais com grande distorção da anatomia. É importante atentar-se à adequada calibração do sistema antes do início do procedimento cirúrgico com TC e/ou RNM realizadas com protocolo compatível com o sistema de navegação. A precisão do sistema guiado por imagem deve sempre ser conferida com atenção no início e também ao longo do procedimento cirúrgico.[18,28,29]

Os medicamentos e as soluções a serem usadas durante o procedimento devem ser devidamente identificadas e separadas a fim de evitar trocas durante a cirurgia. Cautério bipolar tipo baioneta e cautério monopolar-aspirador devem estar disponíveis e seu funcionamento previamente testado, tendo especial atenção para o ajuste da potência dos mesmos.

Para melhorar a qualidade e a clareza da imagem durante a cirurgia, utilizam-se preparados comerciais antiembaçantes ou uma solução simples feita com 10 mL de gluconato de clorexidina 2% e 5 mL de solução salina 0,9% que é misturada e colocada dentro de uma pequena tigela redonda, posicionada ao lado do cabeça do paciente em local de fácil e rápido acesso ao cirurgião.[14]

Considerações Intraoperatórias

Anestesia

A anestesia geral venosa total com propofol e remifentanil é recomendada para as cirurgias endoscópicas dos seios paranasais por melhorar a qualidade do campo cirúrgico, reduzir sangramento intraoperatório e diminuir o tempo do procedimento quando comparado com a anestesia inalatória.[30] Além disso, é importante a manutenção de uma frequência cardíaca baixa (< 60 batimentos/minuto) e pressão arterial média em 75 mmHg.[31]

Posição

O paciente é posicionado em Trendelenburg reverso de 15° com a cabeça ligeiramente estendida e direcionada para o cirurgião. A antissepsia da pele da face é normalmente realizada com iodopovidona ou com solução de clorexidina aquosa a 4%.[32]

Profilaxia Antibiótica

A profilaxia antibiótica cirúrgica consiste na administração de um antibiótico antes da contaminação de um local estéril. Isto deve ser iniciado durante a indução da anestesia, 30 minutos antes da incisão. Antibióticos profiláticos são rotineiramente administrados em pacientes com RSC, fístula liquóricas e em cirurgias da base do crânio. Em outros pacientes seu uso deve ser individualizado. A cefazolina é geralmente a droga de escolha devido às suas propriedades de eficácia contra agentes que podem colonizar a cavidade nasal, efeitos colaterais mínimos, bom custo-benefício e possibilidade de administração intravenosa.[33]

Técnica Cirúrgica

A extensão da cirurgia do SF deve ser individualizada de acordo com as características da doença e com os sintomas apresentados pelo paciente. Também deve ser baseada na anatomia individual e em outros fatores, como o perfil de comorbidades do paciente.[18] A septoplastia deve ser realizada em todos os casos de obstrução nasal ou para melhorar o acesso ao meato médio. Uma visão ampla e completa da região da axila da concha média é necessária para qualquer cirurgia endoscópica dos seios paranasais. Isso facilita não apenas o procedimento cirúrgico, mas também os cuidados e o seguimento pós-operatório.[34]

De acordo com o Prof. Wolfgang Draf, os acessos endoscópicos ao SF podem ser sistematizados em quatro tipos, Draf I, IIa, IIb e III (Lothrop modificado), com aumentos progressivos da complexidade cirúrgica.[35]

Draf I

O procedimento conhecido como Draf I é definido como uma etmoidectomia anterior que tem como objetivo aerar a região do RF, sem que esse último seja dissecado. Inclui a ressecção do PU, até sua junção com a CAN, e da parede anterior da bula etmoidal, se necessário. Manipulação adicional na região do RF ou de células frontoetmoidais deve ser evitada para que se previna estenose cicatricial dessa região.[18,35]

Essa abordagem é indicada quando a doença no SF é mínima. Nesses casos, o SF é tratado com o resultado de uma melhor drenagem do RF ao infundíbulo etmoidal. Se o SF estiver mais extensamente comprometido por doença inflamatória, como é o caso de RSC eosinofílica, a chance de falha desse procedimento é muito maior.[18,35]

Draf IIa

A sinusotomia frontal tipo Draf IIa é a mais utilizada pelos cirurgiões de seios paranasais e inclui a ressecção de todas as células etmoidais anteriores que obstruem a drenagem do SF. É realizada através de uma etmoidectomia anterior completa, incluindo todas as células situadas na região do RF entre a lâmina papirácea e a concha média, laterolateralmente, e a base do crânio e o *frontal beak*, anteroposteriormente. Esse procedimento é indicado para uma variedade de doenças, como RSC com ou sem polipose, barossinusite, falha após a realização de um Draf I, dentre outras.[36]

Para a orientação anatômica durante o procedimento, a parede medial da CAN, também chamada de "barra vertical", e a bula etmoidal devem ser corretamente identificadas e inicialmente preservadas.[10] Essa técnica, que preconiza a preservação da parede anterior da bula (**técnica da bula intacta**), foi inicialmente defendida por Rudert.[37,38] Inicialmente, com um endoscópio de 0°, a uncinectomia é realizada, desde sua porção mais inferior até sua porção mais superior. A porção mais superior do PU é normalmente contínua com a "barra vertical". Quando presente, o recesso terminal do PU não deve ser confundido com a CAN.

Após essa dissecção inicial, com um endoscópio angulado (preferencialmente com angulação maior ou igual a 45°), a anatomia da região do RF é analisada. Anteriormente, a CAN é identificada, assim como a "barra vertical". A bula etmoidal é identificada posteriormente. Um *ostium seeker* de SF é então utilizado para a correta localização do VDSF – esse último usualmente se localiza posteromedial à CAN e à "barra vertical", lateral à concha média e anterior à bula etmoidal. Ainda com o auxílio do *ostium seeker*, ou com uma cureta de SF, a CAN é dissecada de medial para lateral e de posterior para anterior. Esse tipo de dissecção, em que a bula etmoidal é mantida intacta, preserva o domo etmoidal e, consequentemente, a artéria etmoidal anterior.

A dissecção das células que rodeiam o RF continua até que todas as células superiores à CAN, se existentes, sejam removidas e o óstio do SF seja corretamente visualizado. Há casos em que as células frontobulbares deslocam o RF anteriormente. Nesse caso, essas células devem ser removidas, com o auxílio de curetas, pinças cortantes, pinças tipo Kerrison ou com o auxílio do microdebridador. Quando a extensão superior da bula etmoidal ou as células suprabulares são removidas, encontra-se a base do crânio. Vindo de posterior para anterior, seguindo a base do crânio, é possível encontrar a região do RF e prosseguir com a dissecção posteroanteriormente. É essencial que seja evitada a lesão da mucosa que reveste o RF, para que estenoses cicatriciais sejam prevenidas.[6] Somente após a dissecção completa do RF é que a etmoidectomia pode ser continuada (Vídeo 26-1).

Draf IIb

A sinusotomia frontal tipo Draf IIb envolve a ressecção do assoalho do SF, estendendo-se além da sua via de drenagem natural. A abertura do SF vai desde a lâmina papirácea até o septo nasal. Para isso, é necessária a ressecção da axila e da porção mais anterossuperior da concha média. O limite posterior é a base do crânio e, anteriormente, o *frontal beak* (Fig. 26-4).[6,35]

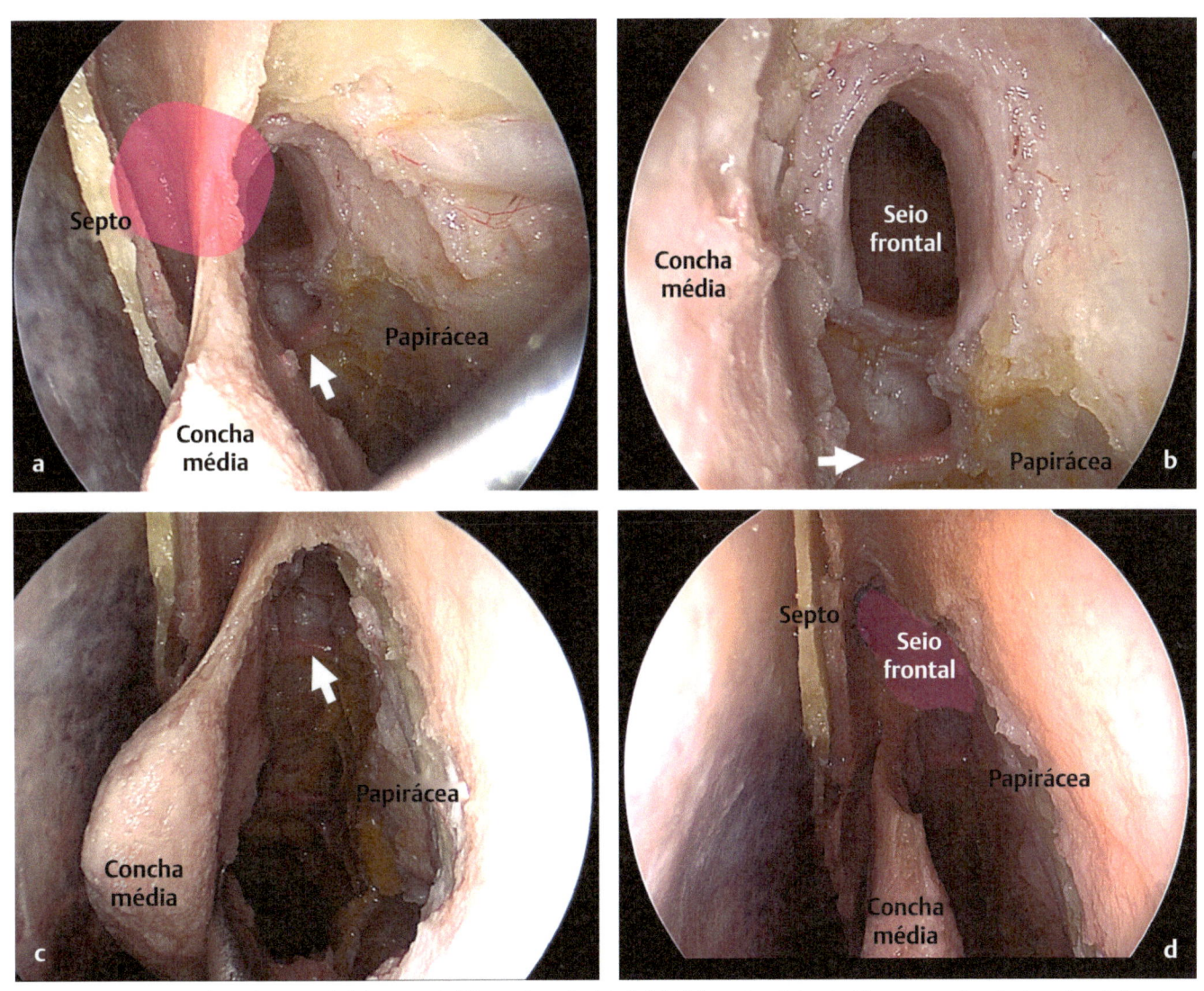

Fig. 26-4. Sinusotomia frontal tipo Draf IIb à esquerda (dissecção cadavérica). (**a**) Visão endoscópica de 45 graus, mostra abertura do seio frontal. A marcação em rosa aponta a área a ser removida (assoalho do seio frontal, da inserção da concha média até o septo nasal). (**b**) Visão aproximada do recesso frontal e seus limites. (**c**) Visão mais ampla da dissecção. (**d**) Após ressecção da inserção anterior da concha média na base do crânio e drilagem do assoalho do seio frontal, tem-se a visão final da cirurgia do seio frontal tipo Draf IIb (rosa). Seta: artéria etmoidal anterior.

As indicações para um procedimento tipo Draf IIb geralmente são evidências clínicas e radiológicas de sinusite frontal, mucoceles e tumores benignos, que sejam limitados a um dos lados, com o lado contralateral bem aerado e assintomático (Vídeo 26-2).[18]

A cirurgia de Draf IIb não é usualmente utilizada em nossa rotina para doenças inflamatórias. Na maioria dos casos, a inflamação e a neo-osteogênese que se formam com a manipulação do assoalho do SF são piores do que o processo inflamatório de base. Usualmente, se há indicação de ressecção do assoalho do SF para RSC, um procedimento tipo Draf III é realizado, em vez de o Draf IIb.

Draf III

A cirurgia de Draf III consiste na união dos dois seios frontais através da ressecção de todas as células etmoidais anteriores, a parte anterior das conchas médias, os assoalhos dos seios frontais, a porção anterossuperior do septo nasal e o septo intersinusal. As principais indicações para um Draf III são RSC eosinofílica, neo-osteogênese severa do RF e falha de técnicas cirúrgicas menos agressivas do SF; manejo de fístulas liquóricas, meningoenceфaloceles, trauma e mucoceles frontais. Além disso, o Draf III também é o passo inicial para um acesso transcribriforme para a base anterior do crânio. Para a maioria das doenças inflamatórias do SF, o Draf III é usualmente empregado se procedimentos menos agressivos (Draf IIa ou IIb) e medicação tópica direcionada não foram suficientes para um adequado controle da doença (Fig. 26-5). No entanto, pode ser considerado como um procedimento inicial, especialmente em pacientes com discinesias ciliares primárias e secundárias ou em pacientes com RSC eosinofílica.[35]

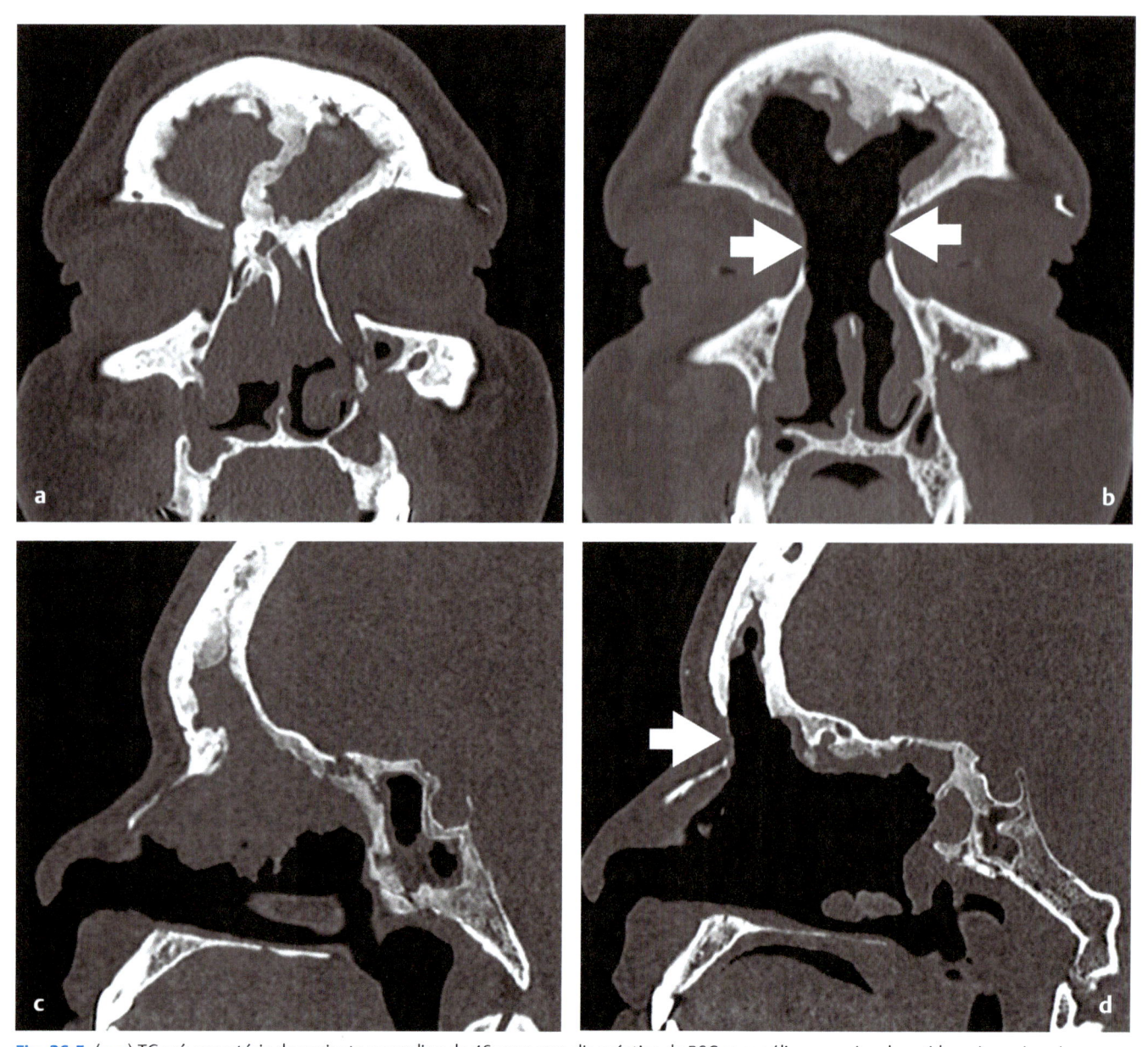

Fig. 26-5. (a, c) TC pré-operatória de paciente masculino de 46 anos com diagnóstico de RSC com pólipos nasais submetido a cinco cirurgias prévias. (b, d) TC pós-operatória de procedimento tipo Draf III. Note o limite da drilagem óssea até as periórbitas e o tecido subcutâneo (setas).

O procedimento tipo Draf III pode ser realizado através da técnica *inside-out*, que consiste na identificação dos RF, seguida de seu alargamento, antes de progredir medialmente para comunicar os seios frontais. Como alternativa, a técnica *outside-in* envolve a ressecção do *frontal beak*, antes que os RF sejam identificados e dissecados lateralmente.[39] A técnica *inside-out* é como realizamos a maior parte de nossos Draf III. Entretanto, em casos de RFs extremamente estreitos em associação com osteíte importante do RF, uma abordagem *outside-in* é preferida.

Em qualquer uma das técnicas, os limites da ressecção máxima são o periósteo externo do osso frontal e dos processos frontais das maxilas anteriormente, os limites mediais das órbitas lateralmente e a base do crânio e os primeiros filetes olfatórios posteriormente (Fig. 26-6).[39]

O procedimento começa com uma sinusotomia frontal tipo Draf IIa bilateral, como descrito anteriormente. Uma janela septal com cerca de 2 cm de diâmetro é então criada na porção anterossuperior do septo nasal, iniciando justaposta ao limite anterior das conchas médias e logo abaixo do *frontal beak*. Essa janela septal permitirá acesso a ambos os meatos médios, bilateralmente. Como regra prática, a janela septal deve incluir todo o tubérculo septal e seu limite anterior não deve passar do osso nasal, para que a estrutura do nariz seja preservada. Uma **janela lateral** também é criada na parede lateral do nariz, logo na projeção da CAN. Um cautério monopolar com ponteira colorado® e ajustado em baixa intensidade no modo coagulação é utilizado para demarcar as incisões das janelas septal e lateral. As incisões se comunicam na porção mais anterossuperior, na região do

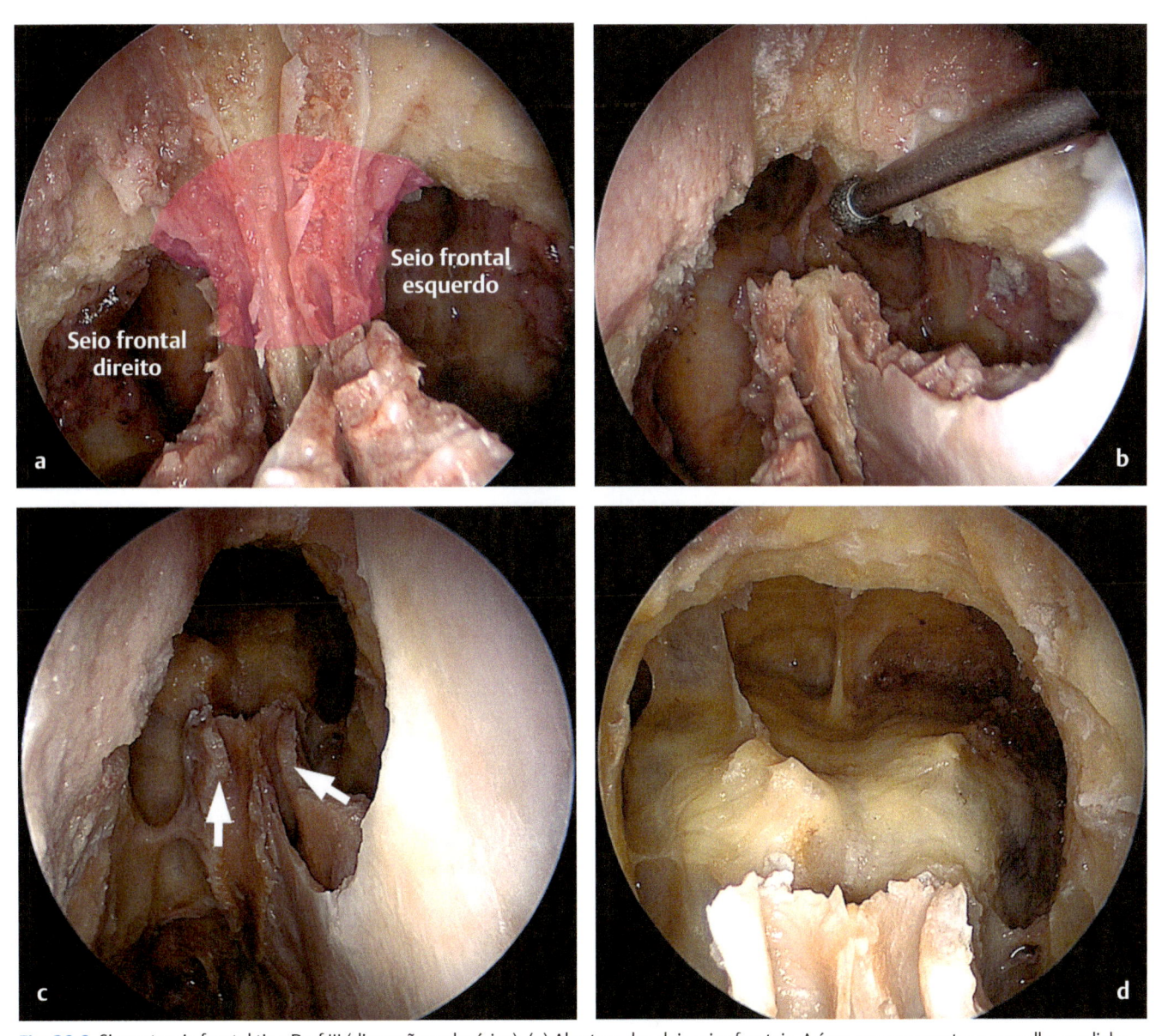

Fig. 26-6. Sinusotomia frontal tipo Draf III (dissecção cadavérica). (**a**) Abertura dos dois seios frontais. A área em rosa mostra o assoalho medial a ser removido. (**b**) Drilagem do assoalho medial dos seios frontais e união dos mesmos. (**c**) Visão final do Draf III. Observe a inserção das conchas médias na base do crânio (setas) e a janela septal superior. (**d**) Visão aproximada do Draf III. (Cortesia: Dr Thiago Scopel.)

teto do nariz. A partir desse ponto, as mucosas são descoladas posteriormente, em direção à lâmina cribriforme, com o auxílio de um aspirador-descolador, até que o primeiro filete olfatório seja identificado. Os ramos nasais externos do nervo e da artéria etmoidal anterior correm no teto do nariz imediatamente anteriores aos primeiros filetes olfatórios e essas estruturas não devem ser confundidas. Enquanto os primeiros filetes olfatórios estão localizados mais posteriormente e têm orientação vertical e medial, os ramos nasais externos estão localizados anteriormente e têm orientação horizontal e lateral.[40]

As mucosas das janelas septal e lateral podem ser preservadas até o final do procedimento, para que sejam utilizadas como enxerto mucoso para a cobertura do osso exposto.[35] Caso a mucosa esteja envolvida por doença, seja ela de natureza inflamatória ou não, esta deve ser desprezada.

A drilagem do osso começa a partir dos RFs e progride anterior e medialmente para incluir os assoalhos dos seios frontais e o *frontal beak*, até que os limites da dissecção sejam identificados. Com um endoscópio de 45°, o uso de drills angulados se faz necessário. O endoscópio é introduzido por uma narina e o drill é introduzido pela narina contralateral. Isso permite mais espaço de trabalho para os instrumentos. Idealmente, um *drill* de 4 mm, 15°, cortante ou *coarse-diamond*, em alta rotação (30 k rpm), com irrigação e sucção acoplados deve ser utilizado, pois isso auxilia na diminuição do tempo cirúrgico. Brocas mais anguladas, usualmente com 40°, são frequentemente necessárias para que as porções mais anteriores sejam driladas. Finalmente, os processos frontais das maxilas devem ser drilados até que o periósteo seja visualizado – deve-se tomar cuidado para que o periósteo não seja lesado.[35,37,39]

A visualização direta do primeiro filete olfatório faz-se necessária durante toda a drilagem óssea do assoalho em direção posterior, para que a base do crânio não seja violada. O uso de uma broca de diamante nesse momento é essencial. O septo intersinusal é então drilado superiormente até que o teto do SF seja atingido (Vídeo 26-3).[39]

Irrigação com soro fisiológico 0,9% deve ser utilizada durante todo o procedimento, para que seja evitado aquecimento dos tecidos e para que o campo cirúrgico seja limpo de poeira de osso e debris. Após a drilagem de todo o osso, o microdebridador é utilizado para a ressecção do tecido mole na região dos RFs. O campo cirúrgico é então inspecionado cuidadosamente e a hemostasia é revisada. Enxertos livres de mucosa dos cornetos inferiores e de do assoalho de cavidade nasal, podem ser então utilizados para que as áreas expostas de osso sejam recobertas, principalmente na porção anterior do Draf III.[41]

No final do procedimento, uma gaze de rayon embebida com pomada de mupirocina é introduzida na região do Draf III, para que um ambiente úmido e com antibiótico seja criado, de modo a reduzir a formação de tecido de granulação e o processo cicatricial. Além disso, a gaze promove hemostasia e funciona como um *stent*, prevenindo estenose da neocavidade do SF. Contudo, é preferível a utilização de moldes de silicone de 0,5 mm cobrindo toda a área dissecada dos SFs ao invés da gaze de *rayon* nos casos em que enxertos livres foram utilizados.

Uma revisão sistemática demonstrou taxas maiores que 95% de patência endoscópica da neoabertura frontal após mais de 2 anos e meio de acompanhamento de procedimentos tipo Draf III.[42] Entretanto, alguns estudos descreveram que pode haver uma redução da abertura frontal nos primeiros 2 anos após o procedimento.[1,43] Com isso, aberturas amplas do SF em procedimentos de Draf III parecem ser críticos para a manutenção de patência frontal após 2 anos de cirurgia.[36,44]

COMPLICAÇÕES

Visando minimizar a possibilidade de complicações, amplo conhecimento anatômico e bom planejamento cirúrgico pré-operatório são essenciais. A utilização de instrumental adequado e um controle hemostático eficiente do campo cirúrgico, permitem uma boa visualização das estruturas da cavidade nasal e aumentam a segurança do procedimento.[45]

Fístula Liquórica

Atualmente, as principais causas de fístula liquórica iatrogênica são as neurocirurgias e as cirurgias endoscópicas dos seios paranasais. Tração inadvertida da concha média, dissecção justaposta à lamela lateral da lâmina crivosa e dissecção além da primeira fibra olfatória durante o Draf III são manobras a serem evitadas. Algumas variações anatômicas, como a assimetria e profundidade das fóveas etmoidais também aumentam o risco de lesão inadvertida da base do crânio. Como regra geral, quando a fístula liquórica é diagnosticada no intraoperatório, o seu reparo deve ocorrer no mesmo tempo cirúrgico. Neste contexto, a taxa de sucesso no fechamento da fistula liquórica chega a 90% com um procedimento inicial e alcança 97% incluindo cirurgia revisional.[46] O atraso na detecção e correção do defeito expõe o paciente a um grande risco de meningite e suas complicações.[18,47]

A localização precisa de toda a área do defeito é o primeiro passo para o sucesso da reconstrução. A escolha do método utilizado para o procedimento depende do tamanho e local do defeito, morbidade da área doadora e facilidade da manipulação cirúrgica da área da fístula. Retalhos nasosseptais vascularizados em reconstruções em multicamadas são o método de escolha na maioria dos casos.[45]

A reconstrução em multicamadas com colocação de músculo, fáscia ou enxertos artificiais a base de colágeno apoiado *inlay* pode ser usada para reparar grandes defeitos. Gelfoam (*Gelfoam Pharmacia and Upjohn Company LLC. Kalamazoo, Michigan EUA*) é geralmente utilizado para cobrir a área reparada e em seguida um tampão nasal é colocado para suporte da reconstrução. O tampão nasal permanece por 2 a 3 dias e não é utilizado dreno lombar de rotina. O paciente é mantido em repouso absoluto no leito por pelo menos 24 h, com a cabeceira elevada entre 30° e 45° durante as primeiras 48 a 72 h e evita-se qualquer atividade que aumente a pressão intracraniana.[18]

Complicações Orbitárias

As complicações orbitárias variam entre quadros leves, como lesão de lâmina papirácea, invasão da periórbita e exposição de gordura orbitária, a graves, como lesão de músculos extraoculares, lesão de nervo óptico e hematoma orbitário. A lesão da parede medial da órbita deve ser imediatamente reconhecida. Nos casos em que há extrusão da gordura orbitária, a cauterização da mesma deve acontecer de forma cuidadosa e com a utilização de cautério bipolar apenas sobre a gordura. Na sequência, a cirurgia pode ser finalizada dando preferência a instrumental cirúrgico não motorizado, visando evitar dano às estruturas adjacentes, como o músculo reto medial e o nervo óptico.[27,45]

Durante a dissecção do RF, a proximidade da artéria etmoidal anterior ao limite posterior do RF coloca essa estrutura vascular em risco de lesão iatrogênica e sangramento nasal e intraorbitário. Para casos em que há lesão da artéria etmoidal anterior é necessária a exata identificação do ponto lesionado para melhor controle do sangramento através de hemostáticos tópicos e, eventualmente, realizar a cauterização com cautério bipolar. Evita-se a manipulação da área adjacente ou cauterização às cegas, visto o potencial de complicações adicionais como fístula liquórica.[45]

No caso em que a artéria etmoidal anterior é grosseiramente tracionada, a secção da porção intraorbitária pode ocorrer e resultar em hematoma orbitário de início rápido e proptose ocular subsequente. O exame imediato deve incluir avaliação da órbita, verificação de reflexo pupilar aferente e tonometria.[48] Assim que o hematoma suspeitado, o oftalmologista deve ser imediatamente comunicado para avaliar a pressão intraocular objetivamente. Contudo, na grande maioria dos casos, a espera pelo oftalmologista é impossibilitada pelo risco de perda visual permanente e a descompressão orbitária imediata no intraoperatório deve ser realizada.[45]

Durante procedimentos endoscópicos endonasais, a principal forma de descompressão orbitária é pela via endoscópica com remoção da lâmina papirácea e incisão da periórbita. Dependendo da experiência do cirurgião, outra forma de descompressão é através da cantotomia lateral. O procedimento consiste em uma pequena incisão no canto lateral do olho com a tesoura, seguida da transecção do tendão do canto lateral inferior direcionando um segundo corte inferiormente até atingir a borda orbital.[49]

O hematoma orbital com apresentação subaguda geralmente é resultado de um sangramento venoso lento após ruptura da lâmina papirácea e periórbita. Os sinais e sintomas incluem inchaço orbital, dor e perda de visão que ocorrem após horas do procedimento cirúrgico. Nestes casos, a remoção do tampão nasal ipsilateral é obrigatória. Além disso, a fratura da lâmina papirácea também pode resultar em equimoses periorbitárias. Nestas situações, o tratamento é conservador e o paciente é orientado a não assoar o nariz por 7 dias com o objetivo de prevenir o desenvolvimento de enfisema subcutâneo.[49]

Lateralização da Concha Média

A lateralização da concha média pode levar à obstrução do RF e é frequentemente associado à formação de sinéquias com a parede lateral. Embora apresente pouca sintomatologia ao paciente, é considerada como falha da cirurgia do SF e em alguns casos pode requerer cirurgia revisional.[50]

Algumas técnicas que visam evitar ou reduzir a lateralização da concha média incluem a preservação da parte horizontal da lamela basal da concha média e suturas transeptais. A técnica de *bolgerisation* que consiste na criação de uma sinéquia intencional entre a concha média e o septo nasal também pode ser utilizado com a finalidade de manter a perviedade do meato médio.

A técnica mais utilizada e com melhores resultados é a sutura da concha média ao septo nasal com fio absorvível com o objetivo de manutenção da tração entre as estruturas por pelo menos 3 semanas.

Mucoceles

A mucocele de SF é geralmente resultado do acúmulo de muco em um espaço confinado principalmente relacionado com a obstrução da VDSF e o aprisionamento de mucosa no SF. Estas são lesões que cursam com erosão óssea e deslocamento de estruturas adjacentes como a órbita e a fossa craniana anterior. As manifestações clínicas incluem proptose, diplopia, oftalmoplegia e sintomas relacionados com a RSC.

A prevenção da mucocele é possível através da preservação da mucosa do SF e da manutenção da patência da VDSF durante procedimentos no seio.[7] A modalidade de tratamento preferida é a marsupialização endoscópica da lesão e na maior parte dos casos é necessário pelo menos um procedimento Draf IIa (Fig. 26-7).

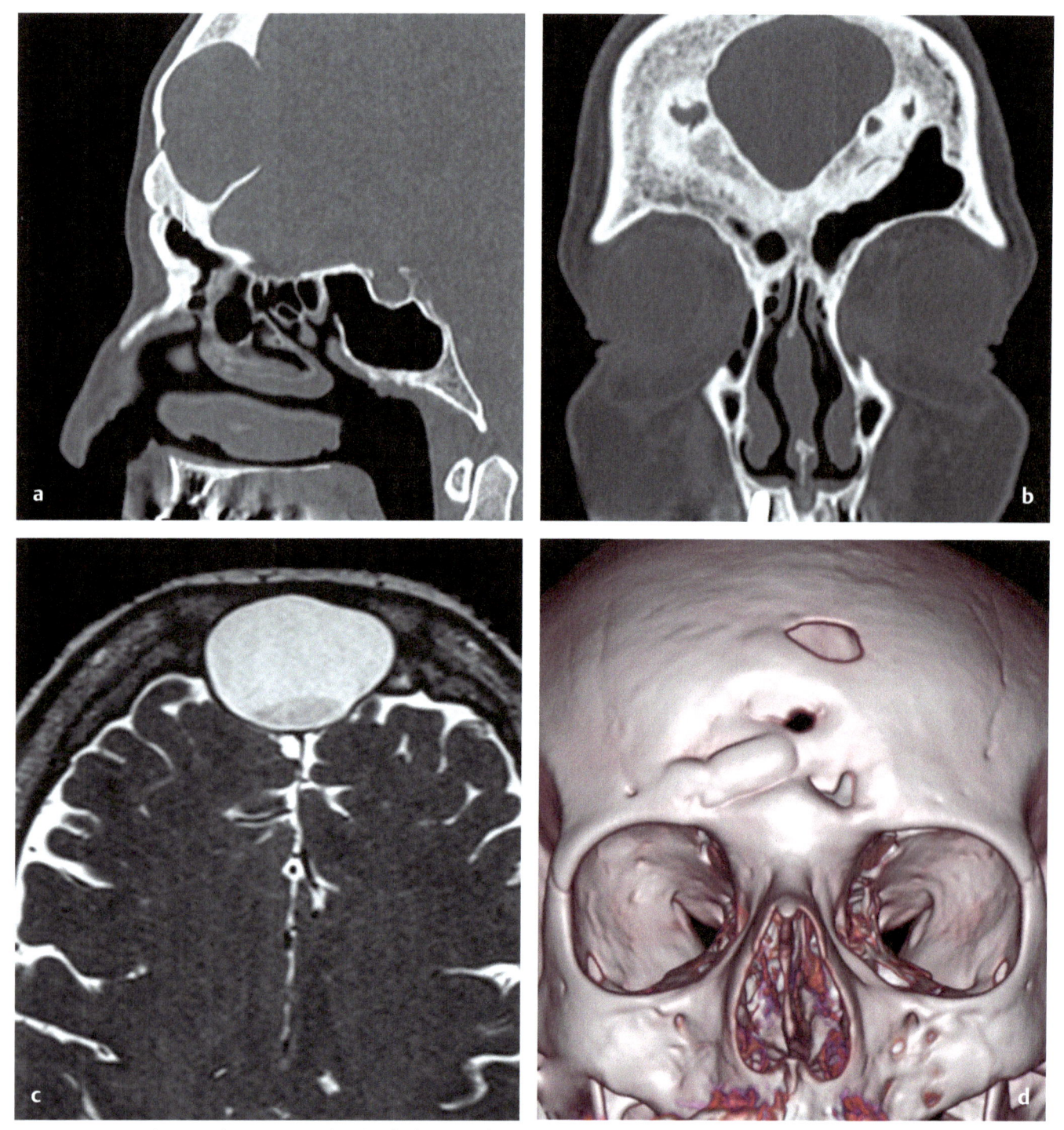

Fig. 26-7. Paciente feminina de 42 anos com história de dois procedimentos externos para exérese de mucocele frontal, sem sucesso. (a-d) Mucocele frontal. *(Continua)*

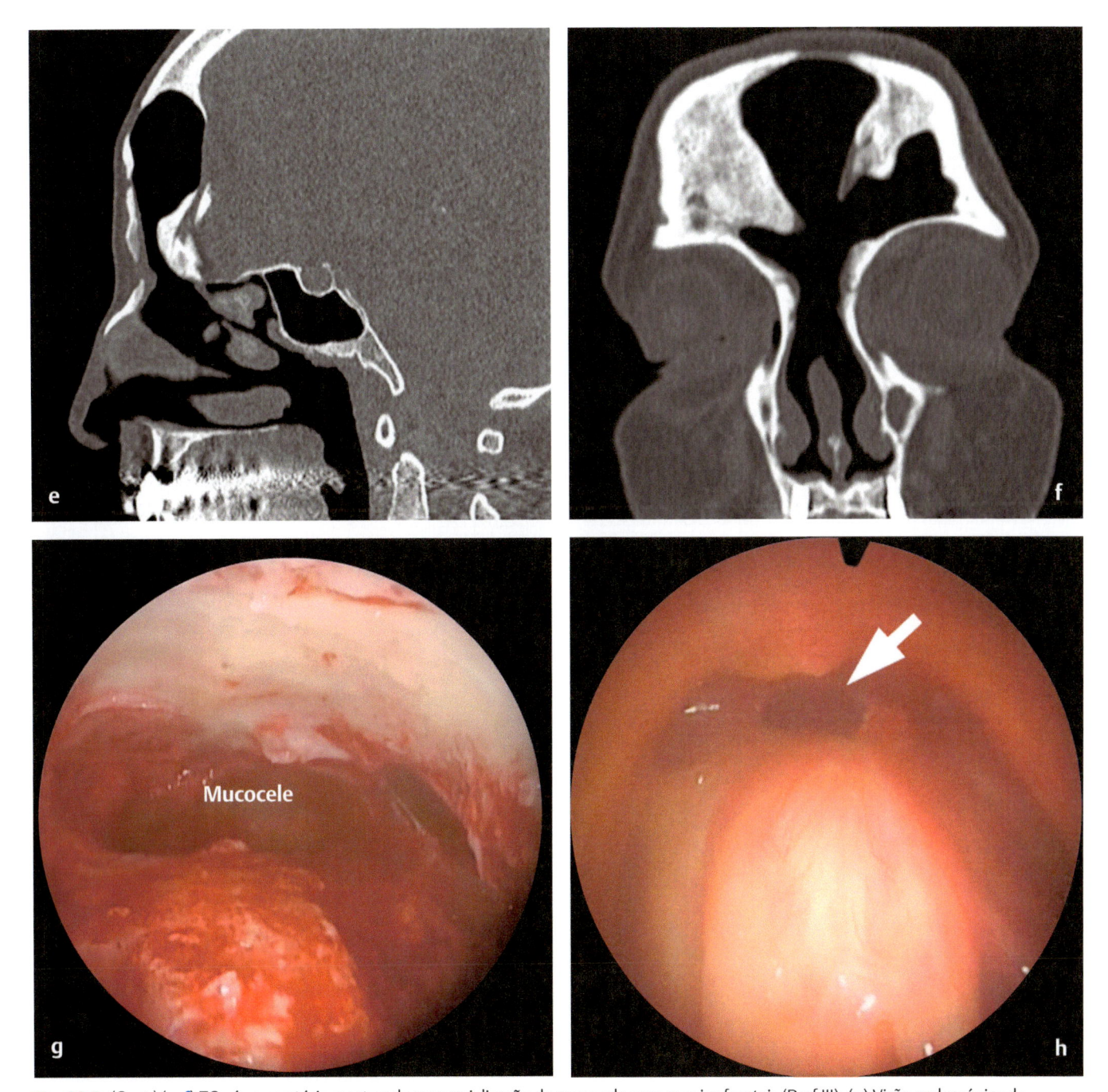

Fig. 26-7. *(Cont.)* (**e, f**) TC pós-operatória mostrando marsupialização de mucocele para os seios frontais (Draf III). (**g**) Visão endoscópica de 45 graus mostrando *status* final de Draf III com abertura da mucocele para os seios frontais. (**h**) Endoscopia nasal pós-operatória de 3 meses mostrando boa epitelização dos seios frontais com abertura da mucocele para os mesmos (seta).

CUIDADOS PÓS-OPERATÓRIOS

Os cuidados pós-operatórios devem ser considerados como parte integrante do tratamento. Eles têm como objetivo promover a cicatrização precoce da mucosa e diminuir a inflamação local a fim de minimizar a possibilidade de falha do procedimento cirúrgico.[18]

O uso de antibióticos no pós-operatório é avaliado individualmente e não deve ser prescrito de rotina. Se houver evidência intraoperatória de inflamação aguda, antibióticos betalactâmicos associados a um inibidor das betalactamases ou cefalosporinas de 2ª geração são geralmente utilizados em associação com corticoide oral. Além disso, a lavagem nasal de alto volume, 3-4× ao dia, é fortemente recomendada a partir do primeiro dia de pós-operatório e por pelo menos 1 mês.

O debridamento pós-operatório é realizado ambulatorialmente, sob visualização endoscópica e instrumental cirúrgico com angulação para SF. A visualização adequada do SF é fundamental após o debridamento para garantir a sua perviedade. A remoção de crostas, coágulos e fibrina é recomendada e o acompanhamento ambulatorial do paciente geralmente ocorre com 7, 14 e 45 dias.

A gaze de *rayon* utilizada após Draf III é geralmente removida durante a primeira consulta. Já nos casos em que foi utilizado o *stent* de silicone, este permanece inserido na neocavidade frontal por 30 dias. A preservação da mucosa do SF e do RF durante o procedimento cirúrgico leva a uma cicatrização mais homogênea e sadia com pacientes geralmente apresentando completa cicatrização do sítio cirúrgico na terceira visita.

REFERÊNCIAS BIBLIOGRÁFICAS

1. Ting JY, Wu A, Metson R. Frontal sinus drillout (modified Lothrop procedure): long-term results in 204 patients. The Laryngoscope. 2014;124(5):1066-70.
2. Shama SA. Frontal sinus outflow tract: Multi-detector CT assessment. Egypt J Radiol Nucl Med. 2017;48(4):897-903.
3. Peynegre R, Rouvier P. Anatomy and Anatomical Variations of the Paranasal Sinuses. In: Gershwin ME, Incaudo GA, editors. Diseases of the Sinuses [Internet]. Totowa, NJ: Humana Press; 1996; p. 3-32.
4. Duque CS, Casiano RR. Surgical Anatomy and Embryology of the Frontal Sinus. In: Kountakis S E, Senior B A, Draf W, editors. The Frontal Sinus [Internet]. Berlin/Heidelberg: Springer-Verlag; 2005; p. 21-31.
5. Loury MC. Endoscopic frontal recess and frontal sinus ostium dissection. The Laryngoscope. 1993;103(4 Pt 1):455-8.
6. Karanfilov BI, Kuhn FA. The Endoscopic Frontal Recess Approach. In: Kountakis S E, Senior B A, Draf W, editors. The Frontal Sinus [Internet]. Berlin/Heidelberg: Springer-Verlag; 2005; p. 179-89.
7. Friedman M, Bliznikas D, Vidyasagar R, Landsberg R. Frontal sinus surgery 2004: update of clinical anatomy and surgical techniques1 1The authors received no financial support in connection with this article, and deny any off-label or investigational usage of any product. Oper Tech Otolaryngol-Head Neck Surg. 2004;15(1):23-31.
8. Ximendes R, Mangussi-Gomes J, Balieiro FO, et al. Anatomical relations between the frontal sinus drainage pathway and the agger nasi cell. J Otolaryngol-ENT Res. 2018;10.
9. Gaafar H, Abdel-Monem MH, Qawas MK. Frontal sinus outflow tract "anatomic study." Acta Otolaryngol (Stockh). 2001;121(2):305-9.
10. Stamm A, Nogueira JF, Americo RR, Solferini Silva ML. Frontal sinus approach: the "vertical bar" concept. Clin Otolaryngol Off J ENT-UK Off J Neth Soc Oto-Rhino-Laryngol Cervico-Facial Surg. 2009;34(4):407-8.
11. Daniels DL, Mafee MF, Smith MM, et al. The Frontal Sinus Drainage Pathway and Related Structures. Am J Neuroradiol. 2003;24(8):1618-27.
12. HSWP. Functional Endoscopic Sinus Surgery. Concept, Indications and Results of the Messerklinger Technique [Internet]. European archives of oto-rhino-laryngology : official journal of the European Federation of Oto-Rhino-Laryngological Societies (EUFOS) : affiliated with the German Society for Oto-Rhino-Laryngology - Head and Neck Surgery. 1990 [cited 2020 Mar 13].
13. Fatu C, Puisoru M, Rotaru M, Truta AM. Morphometric evaluation of the frontal sinus in relation to age. Ann Anat Anz Off Organ Anat Ges. 2006;188(3):275-80.
14. Dassi CS, Demarco FR, Mangussi-Gomes J, et al. The Frontal Sinus and Frontal Recess: Anatomical, Radiological and Surgical Concepts. Int Arch Otorhinolaryngol. 2020;24(3):e364-75.
15. Lee D, Brody R, Har-El G. Frontal Sinus Outflow Anatomy. Am J Rhinol. 1997;11(4):283-5.
16. Bent JP, Cuilty-Siller C, Kuhn FA. The Frontal Cell As a Cause of Frontal Sinus Obstruction. Am J Rhinol. 1994;8(4):185-91.
17. Wormald P-J, Hoseman W, Callejas C, et al. The International Frontal Sinus Anatomy Classification (IFAC) and Classification of the Extent of Endoscopic Frontal Sinus Surgery (EFSS). Int Forum Allergy Rhinol. 2016;6(7):677-96.
18. Weber RK, Hosemann W. Comprehensive review on endonasal endoscopic sinus surgery. GMS Curr Top Otorhinolaryngol Head Neck Surg. 2015;14:Doc08.
19. Kasbekar AV, Swords C, Attlmayr B, et al. Sinonasal papilloma: what influences the decision to request a magnetic resonance imaging scan? J Laryngol Otol. 2018;132(7):584-90.
20. Reitzen SD, Wang EY, Butros SR, et al. Three-dimensional reconstruction based on computed tomography images of the frontal sinus drainage pathway. J Laryngol Otol. 2010;124(3):291-6.
21. Wormald P. The agger nasi cell: the key to understanding the anatomy of the frontal recess. Otolaryngol Head Neck Surg. 2003;129(5):497-507.
22. Kennedy DW, Senior BA. Endoscopic sinus surgery. A review. Otolaryngol Clin North Am. 1997;30(3):313-30.
23. Teshima M, Shinomiya H, Otsuki N, et al. Complications in Salvage Surgery for Nasal and Paranasal Malignant Tumors Involving the Skull Base. J Neurol Surg Part B Skull Base. 2018;79(3):224-8.
24. Snidvongs K, Pratt E, Chin D, et al. Corticosteroid nasal irrigations after endoscopic sinus surgery in the management of chronic rhinosinusitis. Int Forum Allergy Rhinol. 2012;2(5):415-21.
25. Kuhn FA, Melroy CT, Dubin MG, Ventrapragada S. Frontal Sinus Instrumentation. In: Kountakis SE, Önerci M, editors. Rhinologic and Sleep Apnea Surgical Techniques [Internet]. Berlin, Heidelberg: Springer Berlin Heidelberg; 2007; p. 27-39.
26. Bruggers S, Sindwani R. Evolving Trends in Powered Endoscopic Sinus Surgery. Otolaryngol Clin North Am. 2009;42(5):789-98.
27. Graham SM, Nerad JA. Orbital Complications in Endoscopic Sinus Surgery Using Powered Instrumentation: The Laryngoscope. 2003;113(5):874-8.
28. Dalgorf DM, Sacks R, Wormald P-J, et al. Image-guided surgery influences perioperative morbidity from endoscopic sinus surgery: a systematic review and meta-analysis. Otolaryngol--Head Neck Surg Off J Am Acad Otolaryngol-Head Neck Surg. 2013;149(1):17-29.
29. Metson R. Image-Guided Sinus Surgery: Lessons Learned from the First 1000 Cases. Otolaryngol Neck Surg. 2003;128(1):8-13.
30. Kolia NR, Man L-X. Total intravenous anaesthesia versus inhaled anaesthesia for endoscopic sinus surgery: a meta-analysis of randomized controlled trials. Rhinology. 2019;57(6):402-10.
31. Wormald PJ, van Renen G, Perks J, et al. The effect of the total intravenous anesthesia compared with inhalational anesthesia on the surgical field during endoscopic sinus surgery. Am J Rhinol. 2005;19(5):514-20.
32. Hathorn IF, Habib A-RR, Manji J, Javer AR. Comparing the reverse Trendelenburg and horizontal position for endoscopic sinus surgery: a randomized controlled trial. Otolaryngol--Head Neck Surg Off J Am Acad Otolaryngol-Head Neck Surg. 2013;148(2):308-13.
33. Ottoline ACX, Tomita S, Marques MPC, et al. Antibiotic prophylaxis in otolaryngologic surgery. Int Arch Otorhinolaryngol. 2013;17(1):85-91.
34. Shah J, Roxbury CR, Sindwani R. Techniques in Septoplasty: Traditional Versus Endoscopic Approaches. Otolaryngol Clin North Am. 2018;51(5):909-17.
35. Draf W. Endonasal Frontal Sinus Drainage Type I–III According to Draf. In: Kountakis S E, Senior B A, Draf W, editors. The Frontal Sinus [Internet]. Berlin/Heidelberg: Springer-Verlag; 2005;p. 219-32.

36. DeConde AS, Smith TL. Outcomes after Frontal Sinus Surgery: An Evidence-Based Review. Otolaryngol Clin North Am. 2016;49(4):1019-33.
37. Stamm AC, Draf W, editors. Micro-endoscopic Surgery of the Paranasal Sinuses and the Skull Base [Internet]. Berlin, Heidelberg: Springer Berlin Heidelberg; 2000.
38. Rudert H. [Microscope and endoscope-assisted surgery of inflammatory diseases of the paranasal sinuses. Value of the Messerklinger infundibulotomy]. HNO. 1988;36(12):475-82.
39. Carney AS. Draf III frontal sinus surgery: "How I do it." Am J Rhinol Allergy. 2017;31(5):338-40.
40. Sahu N, Casiano RR. Nasal branch of the anterior ethmoid artery: a consistent landmark for a midline approach to the frontal sinus. Int Forum Allergy Rhinol. 2019;9(5):562-6.
41. Conger BT, Riley K, Woodworth BA. The Draf III mucosal grafting technique: a prospective study. Otolaryngol--Head Neck Surg Off J Am Acad Otolaryngol-Head Neck Surg. 2012;146(4):664-8.
42. Anderson P, Sindwani R. Safety and efficacy of the endoscopic modified Lothrop procedure: a systematic review and meta-analysis. The Laryngoscope. 2009;119(9):1828-33.
43. Naidoo Y, Bassiouni A, Keen M, Wormald PJ. Long-term outcomes for the endoscopic modified Lothrop/Draf III procedure: a 10-year review. The Laryngoscope. 2014;124(1):43-9.
44. Naidoo Y, Bassiouni A, Keen M, Wormald P-J. Risk factors and outcomes for primary, revision, and modified Lothrop (Draf III) frontal sinus surgery. Int Forum Allergy Rhinol. 2013;3(5):412-7.
45. Graham SM. Complications of Frontal Sinus Surgery. In: Kountakis SE, Senior BA, Draf W, editors. The Frontal Sinus [Internet]. Berlin/Heidelberg: Springer-Verlag; 2005; p. 267-73.
46. Psaltis AJ, Schlosser RJ, Banks CA, et al. A Systematic Review of the Endoscopic Repair of Cerebrospinal Fluid Leaks. Otolaryngol Neck Surg. 2012;147(2):196-203.
47. Schlosser RJ, Bolger WE. Nasal cerebrospinal fluid leaks: critical review and surgical considerations. The Laryngoscope. 2004;114(2):255-65.
48. Welch KC, Palmer JN. Intraoperative emergencies during endoscopic sinus surgery: CSF leak and orbital hematoma. Otolaryngol Clin North Am. 2008;41(3):581-96, ix–x.
49. Han JK, Higgins TS. Management of orbital complications in endoscopic sinus surgery: Curr Opin Otolaryngol Head Neck Surg. 2010;18(1):32-6.
50. Goldstein GH, Kennedy DW. Long-term successes of various sinus surgeries: a comprehensive analysis. Curr Allergy Asthma Rep. 2013;13(2):244-9.

CIRURGIA ENDOSCÓPICA REVISIONAL

João Mangussi-Gomes ■ Miguel Soares Tepedino ■ Leonardo Balsalobre

INTRODUÇÃO

Em meados dos anos 1980, os otorrinolaringologistas do mundo inteiro começaram a usar a técnica de cirurgia endoscópica funcional dos seios paranasais (do inglês, *functional endoscopic sinus surgery* – FESS) para tratar casos de rinossinusite crônica (RSC) refratária ao tratamento clínico. Mostrou-se, posteriormente, que a FESS pode trazer alívio sintomático e melhora da qualidade de vida no curto e no longo prazo para esses pacientes.[1] Estima-se, entretanto, que aproximadamente 10%-20% dos pacientes que têm os seios paranasais operados por doenças inflamatórias terão que ser submetidos a cirurgia endoscópica revisional (do inglês, *revision endoscopic sinus surgery* – RESS) em algum momento de suas vidas.[2] Tais casos geralmente representam desafios para o otorrinolaringologista. Este capítulo discute as causas de falhas cirúrgicas, a propedêutica dos pacientes candidatos a RESS e o manejo cirúrgico das condições mais comumente associadas a falhas cirúrgicas.

RAZÕES PARA A FALHA DE CIRURGIA ENDOSCÓPICA FUNCIONAL DOS SEIOS PARANASAIS

Quando avaliando pacientes que falharam após a realização de FESS, é vital determinar a causa subjacente da persistência da doença. Frequentemente, a causa é multifatorial e, por isso, todos os fatores devem ser analisados. Para melhor entendimento desse assunto, é necessário compreender que o dogma central da FESS é a restauração da fisiologia normal dos seios paranasais, isto é, a restauração do *clearance* mucociliar. Quaisquer fatores que contribuam para o mau funcionamento do *clearance* mucociliar podem ser a causa da falha cirúrgica. Tais fatores podem ser didaticamente divididos em ambientais, sistêmicos e iatrogênicos.[3]

Fatores Ambientais

Fatores ambientais que prejudicam o aparato mucociliar, através de toxicidade ou indução de inflamação da mucosa, devem ser minimizados, se não totalmente eliminados. Fatores comuns incluem poluentes aéreos, alérgenos, fumaça de cigarro e mofo. A cessação do tabagismo é extremamente importante para pacientes tabagistas com RCS submetidos a FESS. Incapacidade de manter abstinência pode levar a rápido relapso e cicatrização deficiente no pós-operatório.[3]

Fatores Sistêmicos

Fatores do hospedeiro que atrapalhem o *clearance* mucociliar ou resultem em inflamação excessiva também devem ser revertidos ou melhorados. Questões envolvendo doenças sistêmicas, como asma, intolerância a aspirina, imunodeficiências, fibrose cística, doenças granulomatosas, discinesias ciliares primárias e neoplasias, devem ser perguntadas.[4] Polipose nasossinusal (PNS), principalmente a de padrão eosinofílico, em que predomina a resposta T-*helper* 2, é uma causa comum de RESS em que há uma resposta sistêmica excessiva do hospedeiro. Mesmo quando a dissecção cirúrgica é bem executada, na ausência do manejo dos fatores de risco sistêmicos, a falha cirúrgica é iminente.

Fatores Iatrogênicos

Doença iatrogênica pode resultar de má técnica cirúrgica, cuidados pós-operatórios inadequados, ou de tratamentos pós-operatórios inadequados. Preservação da mucosa é essencial para o sucesso cirúrgico. A técnica cirúrgica que não inclui instrumentos cortantes e a utilização de microdebridadores está sujeita a esgarçar excessivamente a mucosa, resultando em exposição óssea e osteíte ou neo-osteogênese subsequente.[5] Inflamação no osso exposto não somente é difícil de erradicar, mas também pode agir como um local de produção de mediadores inflamatórios, resultando em inibição da cicatrização e doença mucosa persistente.[6] Ressecção mucosa circunferencial, especialmente nos óstios dos seios paranasais, predispõe a estenose circunferencial dos óstios durante o processo de cicatrização. Esgarçamento da mucosa pode resultar em cicatrização excessiva, que pode levar à lateralização da concha média e formação de sinéquias. Sinusotomias que não se comunicam ou não incluem o óstio natural dos seios paranasais geram o fenômeno de recirculação, em que o muco é direcionado pelo aparato mucociliar ao óstio natural, por onde sai do seio paranasal, e então o muco reentra no seio paranasal pela antrostomia cirúrgica. Esse muco que fica "recirculando" pode se contaminar e predispor a infecção persistente (Fig. 27-1).[7,8] Ainda, dissecção incompleta ocorre com frequência na cavidade etmoidal, resultando em lamelas etmoidais remanescentes que se transformam em fonte comum de degeneração polipoide persistente, principalmente na base do crânio e no recesso frontal (Figs. 27-2 e 27-3).[9] Por último, remoções incompletas de doenças infecciosas podem levar a persistência do quadro, um exemplo muito comum é a retirada parcial de bola fúngica, especialmente nos seios frontal e esfenoidal.

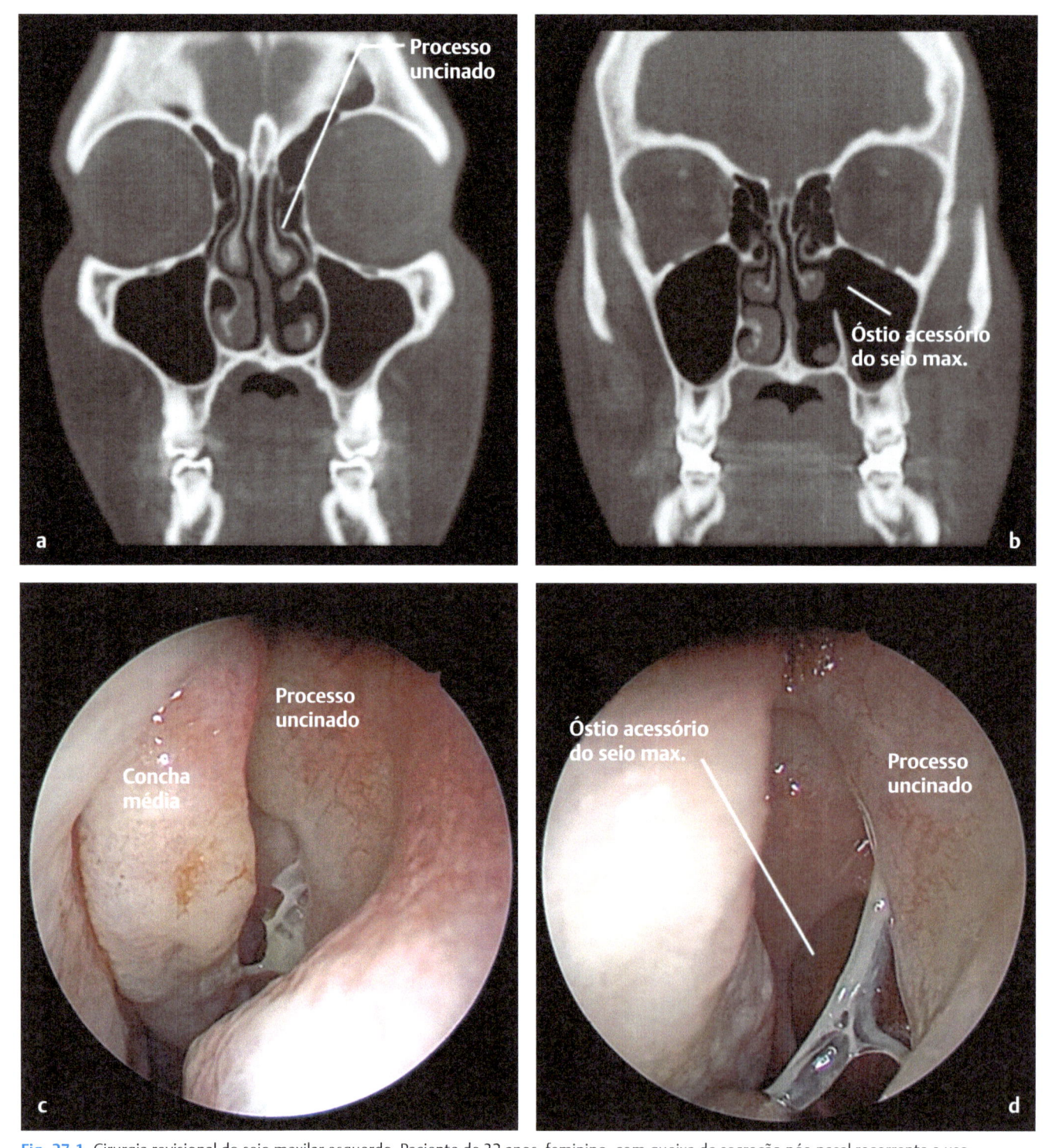

Fig. 27-1. Cirurgia revisional do seio maxilar esquerdo. Paciente de 32 anos, feminino, com queixa de secreção pós-nasal recorrente e uso frequente de antibioticoterapia sistêmica. (**a, b**) Tomografia computadorizada de seios paranasais, janela para osso, corte coronal. (**a**) Corte mais anterior onde é possível identificar o processo uncinado. (**b**) Identificação do óstio de drenagem acessório que foi ampliado na cirurgia prévia. (**c-g**) Abordagem endonasal com endoscópio de 45 graus. (**c, d**) Visualização de secreção mucopurulenta no meato médio à esquerda, observa-se em (**d**) o fenômeno da recirculação. *(Continua)*

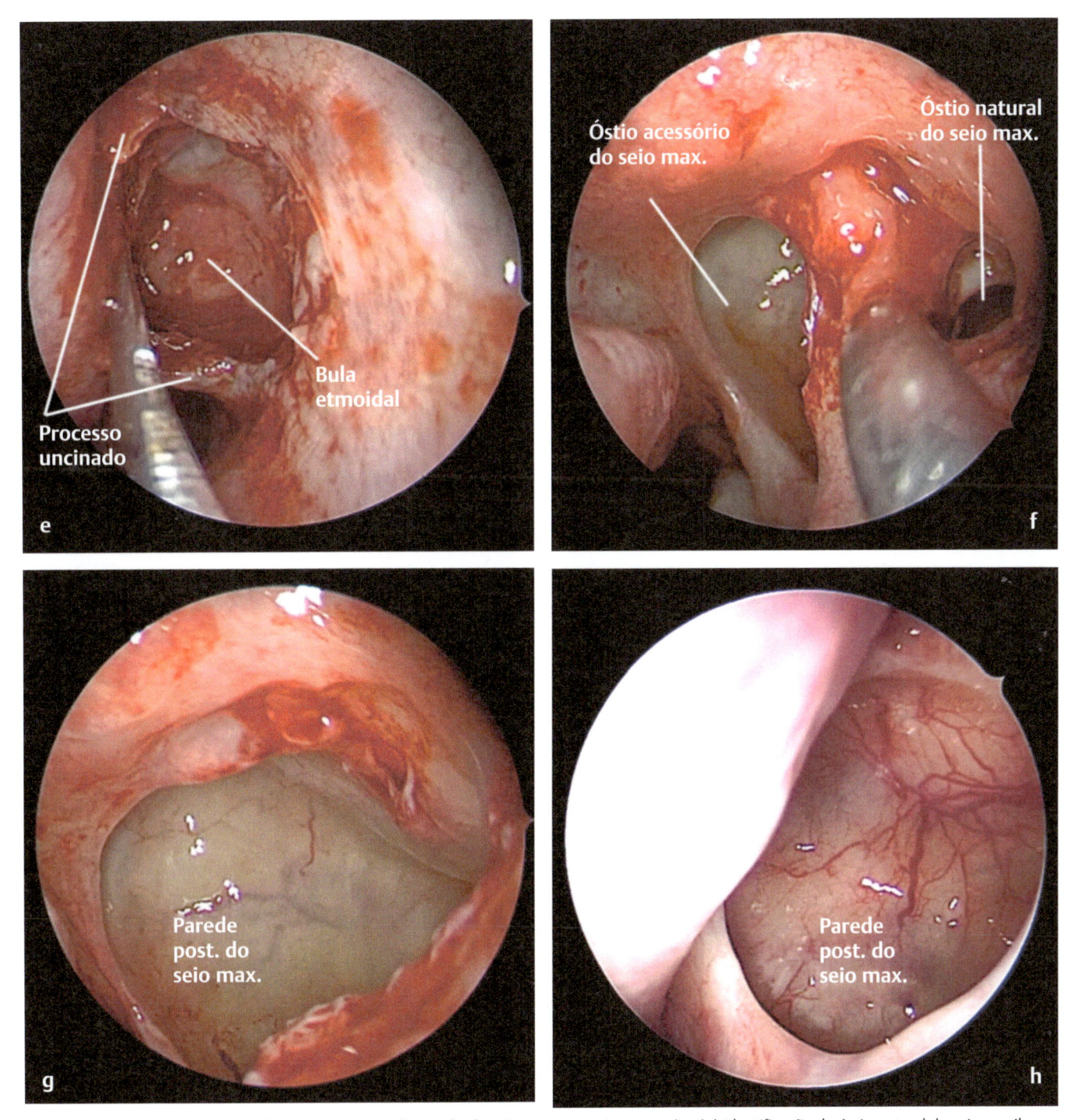

Fig. 27-1. *(Cont)* (**e, f**) Ressecção do processo uncinado, medicalização para posterior remoção. (**g**) Identificação do óstio natural do seio maxilar. Aspecto final da união dos óstios natural e acessório do seio maxilar. (**h**) Controle pós-operatório de 6 meses com endoscópio de 45 graus. max.: maxilar; post.: posterior.

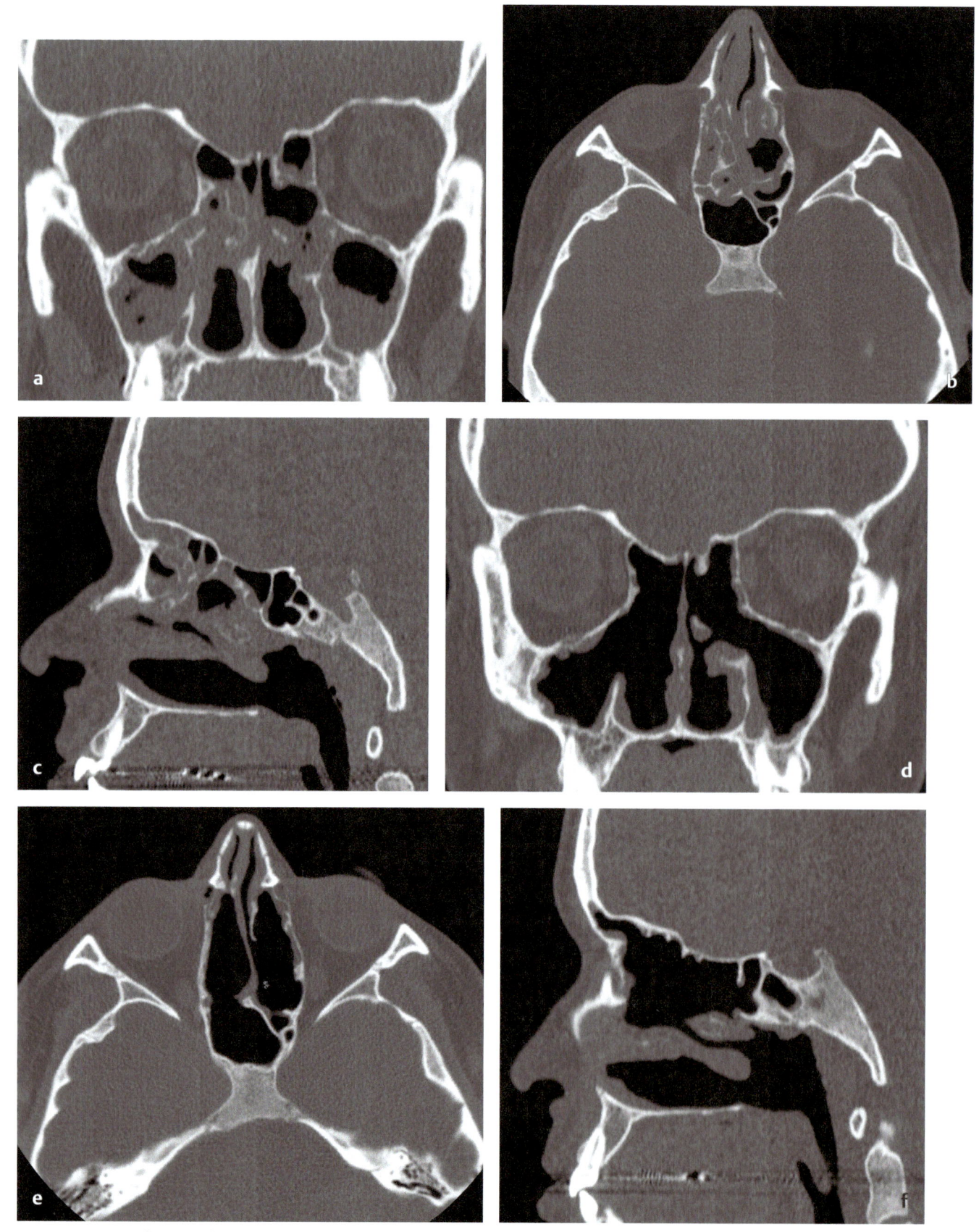

Fig. 27-2. Paciente feminina de 37 anos com diagnóstico de RSC com pólipos nasais e asma. Submetida a duas cirurgias prévias de sinusectomia endoscópica, sem melhora do quadro de agudizações, hiposmia e gotejamento posterior. (**a-c**) TC dos seios paranasais pré-operatória mostrando desvio do septo nasal, turbinectomia inferior total, velamento de todos os seios paranasais com sinéquias de meato médio e ressecção incompleta das células etmoidais. (**d-f**) TC pós-operatória (2 anos) com bom controle de doença.

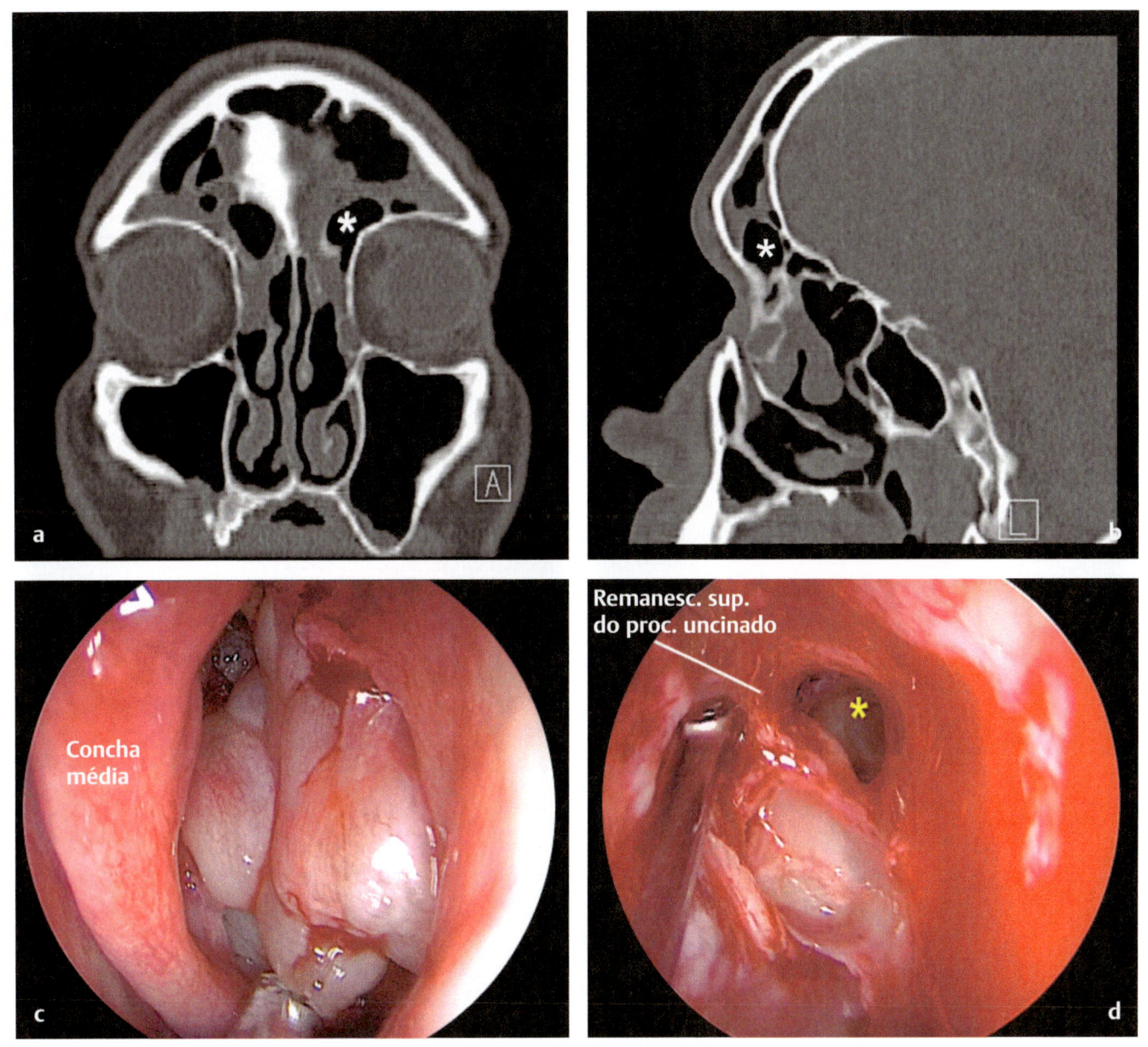

Fig. 27-3. Cirurgia revisional de seios paranasais, com ênfase no seio frontal esquerdo. Paciente de 56 anos, masculino, com quadro de rinossinusite crônica associada a pólipos nasais; queixa de cefaleia recorrente e agudizações frequentes da rinossinusite. (**a**, **b**) Tomografia computadorizada de seios paranasais, janela para osso. (**a**) Corte coronal, identificação de célula etmoidal (*) superior ao *agger nasi* estreitando a passagem aérea para o seio frontal. (**b**) Corte sagital, observa-se a relação da célula etmoidal superior (*) com a base do crânio. (**c-g**) Cirurgia endonasal para abordagem do seio frontal esquerdo. (**c**) Ressecção das lesões polipoides do meato médio à esquerda sob visibilização endoscópica de 0° e auxílio de microdebridador. (**d-g**) Sequência da cirurgia sob visibilização endoscópica de 45 graus. (**d**) Identificação do remanescente superior do processo uncinado e a relação com a célula etmoidal superior (*). *(Continua)*

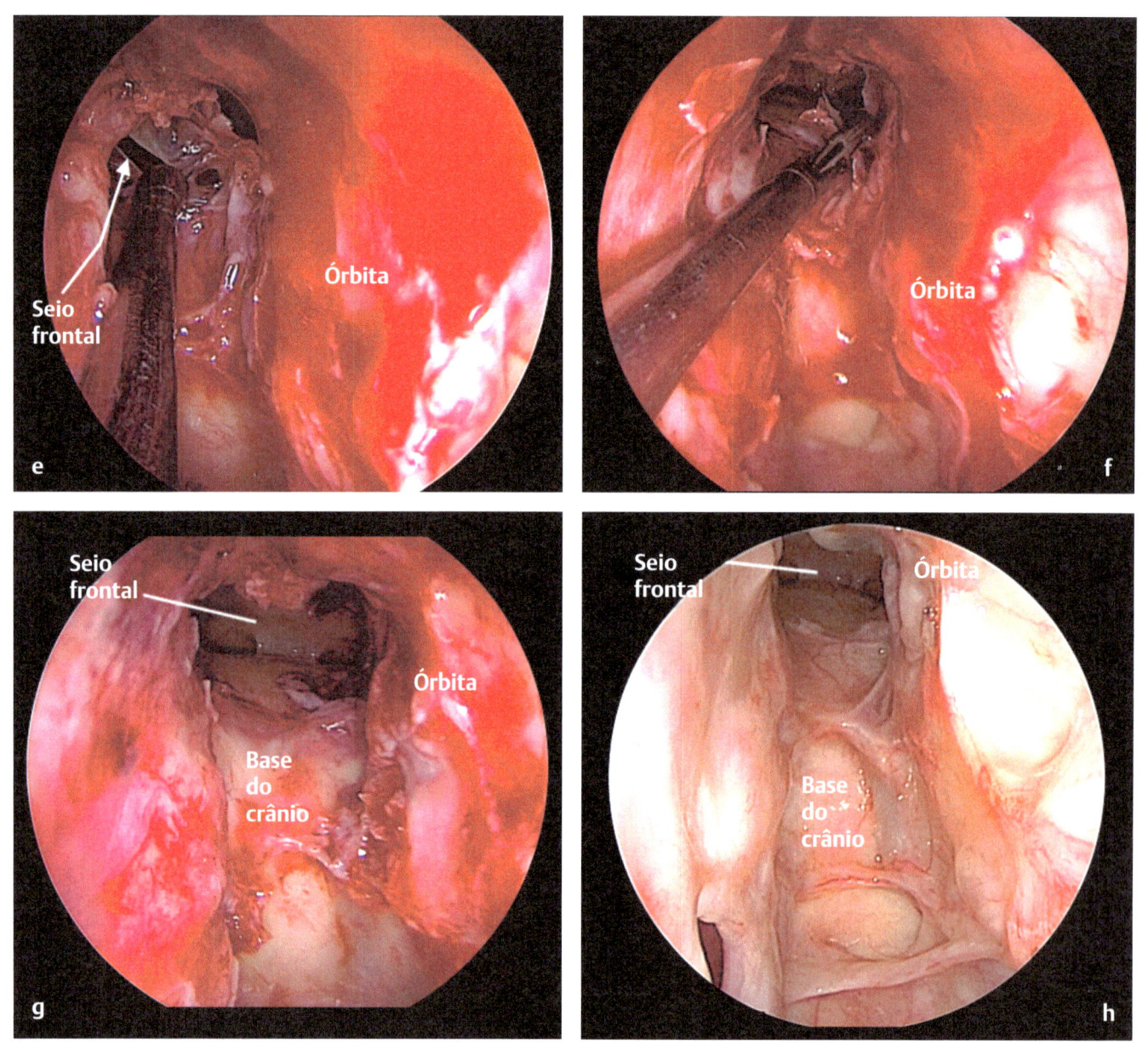

Fig. 27-3. *(Cont.)* (**e**) Lateralização da parede medial da célula etmoidal superior e exposição do seio frontal; (**f**) Ressecção completa da célula etmoidal superior. (**g**) Exposição completa do seio frontal e da curvatura da base anterior do crânio. (**h**) Controle pós-operatório de 1 ano com endoscópio de 45 graus. Remanesc.: remanescente; sup.: superior; proc.: processo.

DIAGNÓSTICO

A identificação da causa da persistência da doença nasossinusal no pós-operatório requer uma anamnese completa, endoscopia nasal e uma tomografia computadorizada (TC) recente, obtida após terapia medicamentosa máxima. O passo inicial na avaliação de um paciente com sintomas persistentes é rever a indicação da primeira cirurgia. Sempre que possível, o cirurgião deve obter a anamnese e as TCs antigas, anteriores ao primeiro procedimento cirúrgico. Não raro, os sintomas e as alterações nasossinusais não existiam antes da primeira cirurgia e foram causados por má indicação ou má técnica cirúrgica. Alternativamente, a presença de cicatrizes fibrosas ou de inflamação mucosa podem levar o cirurgião a pensar que essas alterações estão relacionadas com os sintomas do paciente, quando na verdade os sintomas já existiam antes da cirurgia, quando a endoscopia nasal e os exames tomográficos eram normais ou quase normais, e a indicação de cirurgia foi por cefaleia ou dor facial, por exemplo. Nesse caso, o cirurgião deve ter certeza de que os sintomas apresentados pelo paciente são de origem nasossinusal. Do contrário, cirurgias adicionais, por mais bem realizadas que sejam, não ajudarão na resolução dos sintomas e não devem ser realizadas.

Após avaliar a indicação da cirurgia primária, a técnica cirúrgica e o manejo pós-operatório devem ser analisados. Algumas perguntas devem ser respondidas: a cirurgia foi baseada no conceito de preservação máxima da mucosa? Antibióticos e anti-inflamatórios foram corretamente utilizados? Foi realizado desbridamento pós-operatório regular e cuidadoso? Uma avaliação dos 3 meses de pós-operatório imediato pode dar pistas de algumas das causas de persistência ou recorrência da doença.

A lavagem nasal com solução salina é frequentemente utilizada no tratamento adjunto de pacientes com RSC.[10] A lavagem nasal, no entanto, tem algumas dificuldades. A fonte da solução salina, o método de administração, e focos de possível contaminação devem ser investigados. Em casos em que a solução não se encontra estéril, ou é preparada com água que pode estar contaminada, há a preocupação de inoculação de bactérias. É recomendado que se use solução salina estéril ou, pelo menos, água fervida para o preparo da solução. Ao mesmo tempo, deve-se garantir a limpeza adequada dos dispositivos utilizados para lavagem nasal.[11]

Em alguns casos, há colonização dos seios paranasais por bactérias que formam biofilmes, especialmente *S. aureus* e *P. aeruginosa*.[12] Tais bactérias podem levar a quadros de infecção, que geram inflamação, que prejudicam o *clearance* mucociliar, que gera acúmulo de mais secreções, mais infecção, mais inflamação e assim sucessivamente.[13] Essa tríade de infecção microbiana – inflamação crônica – prejuízo ao *clearance* mucociliar gera um ciclo vicioso que faz com que os sintomas de RSC se perpetuem.[14] Ao exame endoscópico, os seios paranasais se apresentam com acúmulo de secreção purulenta, formação de crostas em excesso e, por vezes, mau cheiro. Esse ciclo deve ser adequadamente interrompido, antes que a RESS seja considerada. Isso é normalmente realizado através de culturas das secreções e antibioticoterapia direcionada aos resultados da cultura e do antibiograma.

Endoscopia Nasal

A realização de endoscopia nasal é parte crucial da avaliação de pacientes com RSC, especialmente aqueles com doença recorrente ou persistente após FESS. A maioria dos problemas mecânicos criados pela cirurgia podem ser identificados com a endoscopia nasal e alguns podem até ser corrigidos ambulatorialmente, com anestesia tópica.[15]

Uma concha média lateralizada e sinequiada, com obstrução secundária do meato médio, é uma causa comum de falha após FESS. Para que isso seja prevenido, uma sinéquia entre a concha média e o septo nasal pode ser produzida durante a cirurgia, um procedimento conhecido como "bolgerização".[16] Alternativamente, um ponto (conhecido como **ponto de Rettinger**) que passa pelas cabeças de ambas as conchas médias, lateralmente, e pelo septo nasal, no centro, também pode ser empregado.[17] O uso de tampões de meato médio, a ressecção parcial das conchas médias e a prática de debridamentos pós-operatórios frequentes também diminuem o risco de ocorrência desse desfecho (Vídeo 27-1).[18]

A visualização endoscópica também pode auxiliar no diagnóstico de recirculação do seio maxilar. Para garantir que o óstio natural tenha sido incluído na antrostomia cirúrgica, endoscópios de 45 ou 70 graus são necessários (Fig. 27-1). O endoscópio angulado também pode revelar doença em uma célula infraorbitária (célula de Haller) deixada para trás. Em casos de doença maxilar persistente, também é importante avaliar o recesso frontal. Doença persistente e drenagem do seio frontal para dentro do seio maxilar pode ser a causa de sinusite maxilar que não melhora. Achados endoscópicos pós-cirúrgicos comuns para doença esfenoidal persistente incluem estenose circunferencial do óstio natural e corpos estranhos dentro do seio esfenoidal (como restos de bola fúngica) (Fig. 27-4). Achados consistentes com doença frontal persistente incluem a persistência da porção superior do processo uncinado, doença numa célula de *agger nasi* remanescente, coto da concha média lateralizado e lamelas ósseas remanescentes no recesso frontal, resultando em degeneração polipoide persistente (Figs. 27-2 e 27-3).

Radiologia

Um aspecto crucial na avaliação de persistência de doença pós-operatória é a análise minuciosa de uma TC recente de seios paranasais. A antrostomia maxilar deve ser examinada com relação a restos de processo uncinado na região do óstio natural do seio maxilar (Fig. 27-1) ou a células de Haller não acessadas cirurgicamente. O recesso frontal deve ser identificado e sua patência determinada. Doença frontal persistente após FESS é causada por obstrução do recesso secundária a células do recesso frontal que não foram completamente dissecadas. Dissecção incompleta de células etmoidais posteriores ou estenose cicatricial da parede anterior do seio esfenoidal causam obstrução do seio esfenoidal, sem que este nunca tenha sido acessado cirurgicamente. Atenção cuidadosa deve ser prestada à estrutura óssea dos seios paranasais na procura de osteíte e neo-osteogênese, representadas por um osso espesso e irregular.

Apesar de a TC ser a modalidade de diagnóstico primário para doenças nasossinusais, a ressonância magnética (RM) é adjunta e quase mandatória em alguns casos. A realização de uma RM é muito importante quando a TC revela uma deiscência da base do crânio. Nessa situação, a RM revela se a erosão é secundária à doença nasossinusal ou a alguma doença da base do crânio e se há alguma meningoencefalocele associada. A avaliação de deiscências ósseas é ainda mais crucial quando localizada no seio esfenoidal, adjacente à artéria carótida interna. Lesão iatrogênica nessa região pode facilmente levar à formação de um aneurisma ou pseudoaneurisma. Adicionalmente, infecções fúngicas no seio esfenoidal podem cursar com envolvimento da carótida. Nesses casos, uma ângio-RM também pode ser realizada e o cirurgião pode considerar uma angiografia para maiores detalhes.

A realização de uma RM também permite a diferenciação de massas nasossinusais. O muco desidratado típico da rinossinusite fúngica alérgica ou de uma bola fúngica usualmente se apresentam com sinal reduzido em imagens ponderadas em T2. Uma mucocele tem densidades variáveis de acordo com seu conteúdo aquoso, mas comumente tem sinal hiperintenso em imagens ponderadas em T1 e T2. Outro papel importante da RM é na avaliação de pacientes com tumores nasossinusais, nos quais ajuda a diferenciar o tumor de secreções retidas. A RM também pode ajudar a diferenciar papilomas invertidos de outros tipos de tumores. Papilomas invertidos tipicamente mostram um padrão radiológico colunar ou "em paliçada" na RM, enquanto esse padrão dificilmente é encontrado em outros tumores.[19]

Em um estudo recente, Baban *et al.* analisaram os achados radiológicos e endoscópicos de pacientes submetidos a RESS. Os achados mais comuns foram a persistência de células frontoetmoidais e de *agger nasi* (81,2%), células etmoidais anteriores (72,9%) e células etmoidais posteriores (70,8%). Estenose cicatricial do recesso frontal e osteíte dos seios

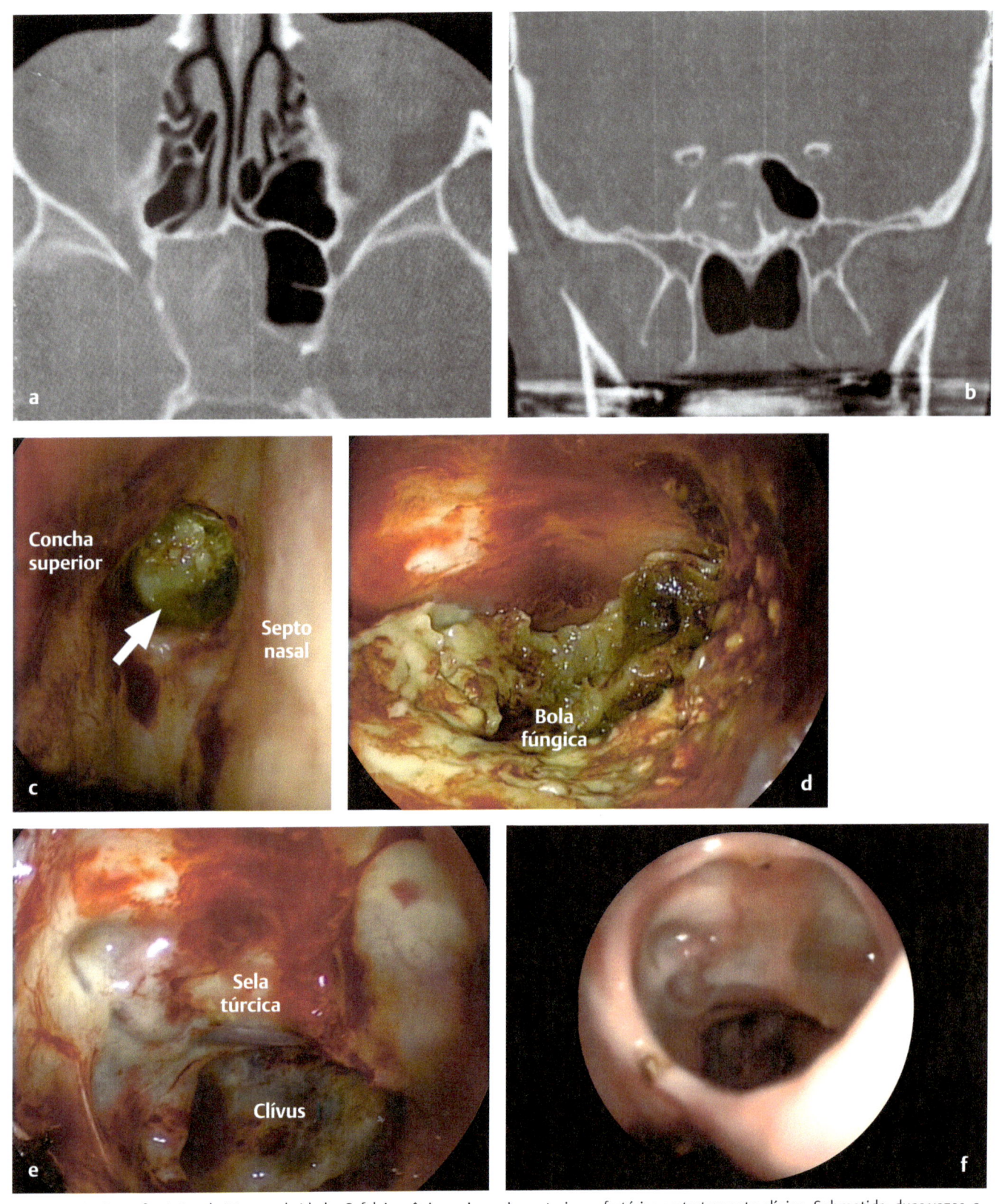

Fig. 27-4. Paciente feminina de 71 anos de idade. Cefaleia crônica e rinorreia posterior, refratários ao tratamento clínico. Submetida, duas vezes, a sinusotomia esfenoidal à direita para remoção de bola fúngica – última cirurgia há 6 meses – sem melhora. (**a, b**) TC de seios paranasais mostrando bola fúngica em seio esfenoidal direito. (**c**) Visão endoscópica de 0 grau mostrando óstio de seio esfenoidal com material amorfo sugestivo de bola fúngica. (**d**) Ampla abertura do seio esfenoidal com bola fúngica em seu interior. (**e**) Visão endoscópica após remoção do material fúngico. Observe a erosão óssea da parede posterior do seio esfenoidal com exposição da dura-máter da sela túrcica e clívus. (**f**) Pós-operatório de 1 ano com ótima epitelização.

paranasais foram encontrados em 66,7% dos pacientes. Polipose recorrente (62,6%), processo uncinado residual (52,1%), doença esfenoidal persistente ou estenose do óstio do seio esfenoidal (47,9%) e estenose da antrostomia maxilar (41,7%) também foram achados. Célula de Haller persistente (20,8%), concha média bolhosa parcialmente ressecada (8,3%), célula de Onodi persistente (8,3%), lateralização da concha média (8,3%) e fenômeno de recirculação maxilar (6,25%) foram os achados menos frequentes.[9] Ao revisar tais resultados, é tentador achar que a causa primária da recidiva da doença está relacionada com fatores anatômicos e cirúrgicos. Entretanto, não se deve esquecer que fatores ambientais e sistêmicos são normalmente os responsáveis por grande parte das recidivas ou persistências da doença nasossinusal.

MANEJO PRÉ-OPERATÓRIO

Após um correto diagnóstico ser estabelecido, um tratamento clínico apropriado ser instituído e ser determinado que o paciente realmente se beneficiará de um novo procedimento cirúrgico, vários passos podem ser tomados para otimizar os resultados. Secreções purulentas nasossinusais devem ser colhidas e enviadas para cultura e antibióticos escolhidos de acordo com o antibiograma devem ser prescritos, conforme descrito acima. A existência de pólipos ou degeneração polipoide significa maior inflamação nasossinusal e, consequentemente, maior risco de sangramento. O preparo do leito cirúrgico com corticosteroides orais ajuda a diminuir os pólipos, estabilizar a mucosa e reduzir o sangramento intraoperatório – 20 a 40 mg/dia de prednisona ou prednisolona podem ser administrados por 5-7 dias antes da cirurgia. Na consulta pré-operatória, as expectativas devem ser alinhadas com o paciente. Adicionalmente, ênfase especial deve ser dada ao manejo pós-operatório, incluindo medicações orais por um período prolongado e debridamentos endoscópicos frequentes. Com a exceção de situações com risco iminente de complicações (encefaloceles ou mucoceles gigantes com remodelação óssea, por exemplo), a RESS não deve ser realizada em pacientes que não querem ser submetidos a cuidados pós-operatórios.

CIRURGIA ENDOSCÓPICA REVISIONAL

Na maioria dos casos, RESS é substancialmente mais complexa que FESS porque os parâmetros anatômicos, como a concha média, o processo uncinado e a lamela basal, podem ter sido removidos ou drasticamente alterados. A base do crânio, lâmina papirácea e outras barreiras naturais para complicações podem ter sido erodidas ou lesadas no procedimento prévio. Por fim, pacientes que requerem RESS frequentemente têm PNS maciça, o que altera drasticamente a anatomia nasossinusal. Por tudo isso, é imperativo que durante a cirurgia os parâmetros anatômicos remanescentes sejam corretamente identificados.

Uma das alterações anatômicas mais comuns em pacientes submetidos à RESS é a ressecção parcial ou total da concha média. Se o cirurgião que está realizando a RESS falha em identificar o remanescente da concha média, a dissecção pode progredir muito medialmente, em direção à goteira olfatória, ou muito lateralmente, em direção ao teto do etmoide. Em outros casos, todas as conchas já foram removidas e apenas os cotos das conchas inferior, média e superior estão presentes e são difíceis de identificar. Em casos de PNS, os remanescentes das conchas média e superior podem ter sido empurrados lateralmente por pólipos que cresceram medialmente. Por tudo isso, as conchas devem ser utilizadas como parâmetros anatômicos em RESS com grande cautela. É extremamente importante que os parâmetros anatômicos primários em RESS sejam o teto do seio maxilar, a parede medial da órbita e a base do crânio – e esses parâmetros anatômicos devem ser identificados com muito cuidado e paciência.

Técnicas de Cirurgia Revisional
Geral

É de extrema importância que se tenham cópias dos filmes da TC mais recente do paciente pendurados na sala cirúrgica. Durante o procedimento cirúrgico, tais filmes devem ser revisados múltiplas vezes. Toda vez que um seio paranasal é acessado, a anatomia radiográfica deve ser estudada, reconstruída e confirmada endoscopicamente. *Softwares* para análises radiológicas podem ser úteis para navegação nas três incidências e melhor avaliação da anatomia do paciente. O mnemônico *CLOSE*[20] resume as principais estruturas que devem ser minimamente analisadas e mentalmente gravadas numa TC de seios paranasais previamente à cirurgia:

- C – *carotid/cribriform plate*: a artéria carótida interna deve ter seu curso analisado e qualquer deiscência dentro do seio esfenoidal deve ser notada; a placa cribriforme, melhor vista em cortes coronais, também precisa ser analisada, assim como também qualquer deiscência óssea da base do crânio;
- L – *lamina papyracea*: nos cortes axial e coronal, a estrutura da lâmina papirácea deve ser analisada e qualquer fratura ou protrusão do conteúdo orbitário para dentro do seio etmoidal deve ser notado; a presença de células de Haller e o contato do processo uncinado com a lâmina papirácea também devem ser pesquisados;
- O – *optic nerve/Onodi cell*: o trajeto do nervo óptico ao lado ou dentro do seio esfenoidal tem que ser analisado, qualquer deiscência deve ser notada e a presença de células de Onodi precisa ser pesquisada;
- S – *skull base/sphenoid sinus pneumatization*: em cortes sagitais, o trajeto da base do crânio deve ser analisado; além disso, nesses mesmos cortes, o grau de pneumatização do seio esfenoidal precisa ser analisado; as septações do seio esfenoidal e qualquer deiscência das artérias carótidas internas e dos nervos ópticos devem ser novamente analisados;
- E – *anterior ethmoid artery*: em cortes coronais, o trajeto da artéria etmoidal anterior deve ser estudado; cuidado te que ser tomado com artérias etmoidais anteriores que correm abaixo da base crânio, no meio da cavidade etmoidal.

Antes de começar a cirurgia, a vasoconstrição da mucosa é necessária para diminuir o sangramento intraoperatório. Isso é realizado com a colocação de cotonoides embebidos com adrenalina 1:2.000 (adrenalina 1:1.000 diluídas com soro fisiológico 0,9% ou com ropivacaína 0,2%, na proporção 1:1). Cinco cotonoides são colocados em cada cavidade nasal e deixados por tempo suficiente para que a medicação faça efeito – normalmente, por 5-10 minutos. Após esse período, os cotonoides são removidos e guardados. Em caso de PNS extensa, os pólipos presentes na cavidade nasal são parcialmente removidos ou debridados, até que a mucosa septal e da parede lateral do nariz sejam visualizadas. A mucosa agora exposta é infiltrada com solução de adrenalina 1:100.000 com ropivacaína 0,2%. Novamente, tempo deve ser dado para que a solução faça efeito – nesse ínterim, os cotonoides embebidos com adrenalina são novamente inseridos nas cavidades nasais. Apenas após 5-10 minutos é que os cotonoides são removidos e a cirurgia deve de fato começar.

Passos Cirúrgicos

Como em todos os procedimentos cirúrgicos, mas especialmente em RESS, o cirurgião deve trabalhar do **conhecido** ao **desconhecido**, obedecendo os mesmos passos de uma cirurgia primária. Sinéquias presentes na cavidade nasal devem ser desfeitas com o auxílio de facas de uncifectomia ou pinças cortantes. Quando manipulando a concha média em um caso revisional, é prudente antes checar seu grau de neo-osteogênese. Em alguns casos, a concha pode se tornar mais espessa que a base do crânio adjacente, criando o potencial para a ocorrência de uma fratura da base do crânio e consequente fístula liquórica.

Seio Maxilar

Doença maxilar persistente, como nos outros casos de doença persistente dos seios paranasais, pode ser um reflexo de uma causa sistêmica ou ambiental. Os problemas locais mais comumente encontrados em um seio maxilar doente agrupam-se em cinco grandes categorias: recirculação, osteíte local, corpo estranho retido (incluindo causas odontogênicas), falha no transporte mucociliar e infecção de outro local drenando para o seio maxilar.[21]

O fenômeno de recirculação, descrito anteriormente, pode ser causado por persistência de parte do processo uncinado, com uma antrostomia iatrogênica na fontanela posterior ou, menos frequentemente, por cicatrização na porção anterior da antrostomia. O tratamento durante a cirurgia é ressecar a trave de mucosa que está causando a recirculação. Um endoscópio angulado de 45 ou 70 graus é necessário para que essas regiões sejam visualizadas e para garantir que processo uncinado residual ou fibrose cicatricial não estejam presentes no aspecto mais anterior da antrostomia (Fig. 27-1 e Vídeo 27-2). Uma técnica para dissecção e remoção do processo uncinado residual envolve a utilização de pinças *backbiter*. A pinça é aberta e inserida no seio maxilar e tracionada anteriormente até que esteja gentilmente encaixada na borda anterior da antrostomia. O instrumento é parcialmente fechado e rodado superiormente (no sentido horário do lado direito e no sentido anti-horário do lado esquerdo). Esse movimento traciona o processo uncinado residual medialmente, para longe do tecido cicatricial anterior e superior. O processo uncinado pode ser então removido com uma pinça de preensão. Para que se evite lesão ao ducto nasolacrimal, deve-se tomar cuidado para que o instrumento não seja demasiadamente tracionado anteriormente. Uma vez ressecado o processo uncinado, uma nova antrostomia é realizada e deve ser ampla, tendo como limite posterior a parede posterior do seio maxilar, como limite anterior a borda anterior do óstio natural do seio maxilar, como limite superior o teto do seio maxilar e como limite inferior a inserção superior da concha inferior.

Uma célula de Haller doente, mesmo quando aberta, pode apresentar osteíte, criando inflamação e uma hipertrofia localizada de mucosa. Ocasionalmente, tais estruturas ósseas inflamadas podem ser a causa de doença maxilar persistente e sua ressecção completa está indicada. Isso pode ser realizado com o auxílio de óticas anguladas de 45 ou 70 graus e pinças anguladas específicas para o seio maxilar.

Deve-se realizar um exame cuidadoso do assoalho do seio maxilar, à procura de corpos estranhos retidos, tais como secreções inspissadas, restos de bola fúngica, materiais de preenchimento dentário ou espículas de osso. Quando a doença não é acessível por uma antrostomia maxilar, deve-se considerar a realização de um Caldwell-Luc, uma maxilectomia medial modificada,[22] ou de um acesso pré-lacrimal.[23] Com tais acessos, é possível inspecionar e debridar a cavidade maxilar por completo.

Falha no transporte mucociliar frequentemente resulta de doença sistêmica, tais como fibrose cística ou síndrome de Kartagener, que podem ser identificadas pela anamnese, exames laboratoriais e microscopia. De forma alternativa, pode ocorrer também quando existe a tríade de infecção – inflamação – prejuízo ao transporte mucociliar, como descrito anteriormente. Dessas condições pode decorrer o que é chamado de *efeito sumping*, que é basicamente o acúmulo de secreções dentro do seio maxilar, devido à falha no transporte mucociliar. Nessas situações, uma antrostomia tradicional seria insuficiente para corrigir o problema, pois não permitiria a drenagem das secreções pela gravidade. Uma maxilectomia medial modificada estaria mais indicada, por permitir a drenagem das secreções pela gravidade e permitir que a lavagem nasal entre e lave mais facilmente o seio maxilar (Fig. 27-5).[22]

Seio Etmoidal

O seio etmoidal é central para os outros três seios paranasais e a maioria das cirurgias revisionais inclui uma etmoidectomia completa para permitir acesso completo a cada seio doente. Em FESS primária, a cirurgia é focada em áreas de doença. Apesar de esse ainda ser o foco da RESS, frequentemente toda cavidade etmoidal está envolvida por doença, com osteíte subjacente. Em tais circunstâncias, o objetivo principal da RESS é transformar o seio etmoidal em uma cavidade marsupializada, revestida por mucosa saudável e intacta (Fig. 27-2 e Vídeo 27-3).

Para otimizar a cicatrização mucosa, é necessária a ressecção do osso inflamado e com osteíte, tanto quanto possível. Como em FESS primária, é sugerido que a dissecção ocorra baixa no sentido anteroposterior, até o seio esfenoidal, onde a base do crânio é identificada, seguida da dissecção das lamelas etmoidais remanescentes de posterior para anterior. Durante essa dissecção, alguns parâmetros anatômicos devem ser utilizados.

Uma vez feita a antrostomia maxilar ampla, a parede posterior e o teto do seio maxilar devem ser identificados e utilizados como parâmetros anatômicos. O teto do seio maxilar coincide com o assoalho da órbita, marca a altura do óstio natural do seio esfenoidal e deve ser mantido no campo de visão por todo o tempo durante a cirurgia que se desenrola.

Tudo o que estiver ao nível ou abaixo do assoalho da órbita estará abaixo da base do crânio e é seguro de ser dissecado.

Prossegue-se então com a remoção do aspecto inferior da bula etmoidal. Nesse momento, a parede medial da órbita, contínua com o teto do seio maxilar em uma linha curva, é identificada. A parede medial da órbita, que é formada pela lâmina papirácea, marca o limite lateral da dissecção e também deve ser mantida sob visão constante e utilizada como parâmetro anatômico durante todo o procedimento.

O próximo passo é a dissecção da lamela basal, que fica logo atrás da bula etmoidal e que deve ser transfixada medialmente à lâmina papirácea e na altura do teto do seio maxilar. Após violada, uma janela na lamela basal é criada e o etmoide posterior é acessado. Ainda dissecando em direção medial e sempre no nível do teto do seio maxilar, a concha superior ou seu remanescente é identificado. Para que o meato superior e a concha superior sejam mais facilmente encontrados, a lamela basal pode ser ressecada medial e inferiormente com o auxílio de um *backbiter* ou com o auxílio do microdebridador. O terço inferior da concha superior é ressecado e o recesso esfenoetmoidal é visualizado. O óstio do seio esfenoidal pode ser então encontrado no recesso esfenoetmoidal, imediatamente lateral ao septo nasal e medial ao remanescente da concha superior, na altura do assoalho da órbita. Quando não visualizado, o óstio pode ser gentilmente palpado com o auxílio de um *freer* ou uma cureta de etmoide. Uma vez encontrado, o óstio do seio esfenoidal é ampliado em direção inferior e lateral com os mesmos instrumentos utilizados para palpar o óstio. Pinças cortantes anguladas e pinças tipo *Kerrison* são então utilizadas para a realização de uma esfenoidotomia ampla, até que os limites lateral e superior da dissecção do seio esfenoidal sejam encontrados. A região chamada de *corner pocket* marca o limite superior e lateral dessa dissecção – superiormente, situa-se a base do crânio e, lateralmente, a parede medial da órbita.

Uma vez encontrado o *corner pocket*, todas lamelas etmoidais remanescentes e que se situam inferior à base do crânio, lateral à concha média (ou seu remanescente) e medial à parede medial da órbita podem ser removidas com o auxílio de pinças cortantes anguladas e pinças tipo *Kerrison*, no sentido de posterior para anterior. As pinças cortantes anguladas são utilizadas para palpar o espaço posterior às lamelas etmoidais. Uma vez palpado esse espaço, sabe-se que é seguro de ressecar aquela lamela. O uso de pinças cortantes e o uso judicioso de microdebridadores ajudam a ressecar a doença, ao mesmo tempo em que se preserva o revestimento mucoso da cavidade etmoidal.

Em alguns casos, lamelas ósseas espessadas pelo processo inflamatório são fraturadas com pinças tipo *Blakesley*, mas não são removidas com esse instrumento. Ao contrário, são gentilmente dissecadas da mucosa sobrejacente, que é então aparada com o auxílio de microdebridadores. Ocasionalmente, quando o osso se encontra demasiadamente espesso, parte da etmoidecotmia revisional tem que ser realizada com o auxílio de um *drill*. Nesses casos, é difícil preservar a mucosa de revestimento etmoidal e tamponamentos com gazes de *rayon* embebidas com creme de antibiótico com corticoide são deixados na cavidade etmoidal ao final da cirurgia, até que a cicatrização ocorra.

Seio Esfenoidal

Doença esfenoidal persistente normalmente ocorre como resultado de uma das três possibilidades:

1. Falha em acessar corretamente o seio esfenoidal na cirurgia primária;
2. Estenose cicatricial do seio esfenoidal devido a debridamento pós-operatório inadequado;
3. Retenção de corpos estranhos dentro do seio esfenoidal, como restos de bola fúngica (Fig. 27-4).

Antes de acessar cirurgicamente o seio esfenoidal, é importante revisar os filmes da TC de seios paranasais e analisar o grau de pneumatização do seio esfenoidal, o padrão de septações interesfenoidais, a presença de células de Onodi e a ocorrência de deiscência da artéria carótida interna ou do nervo óptico, conforme explicado anteriormente. Múltiplas

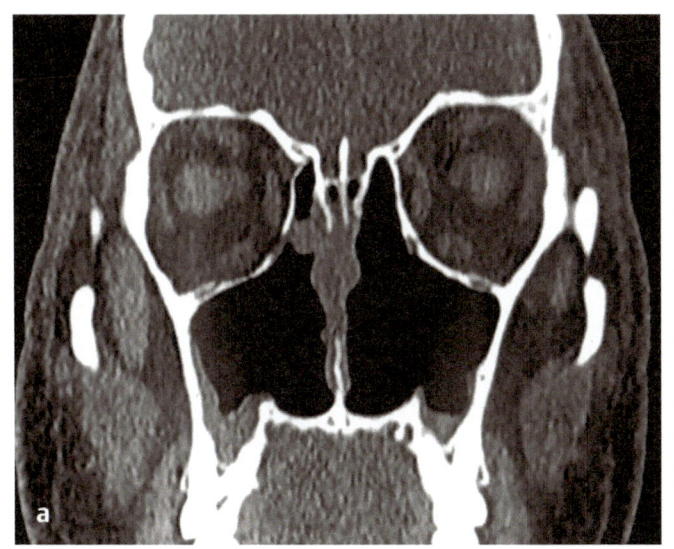

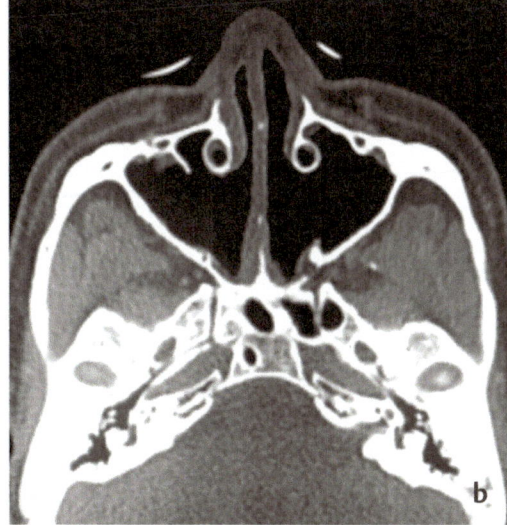

Fig. 27-5. Paciente masculino de 55 anos com história de RSC já submetido a FESS, que apresentava persistência de doença maxilar bilateral, com queixas de secreção nasal anterior e posterior. As fotos mostram a TC de seios paranasais pós-operatória em cortes coronal (**a**) e axial (**b**). Observe o aspecto pós-cirúrgico da maxilectomia medial modificada.

abordagens ao seio esfenoidal já foram descritas – as características da doença remanescente e os detalhes anatômicos do seio esfenoidal ditarão qual abordagem é a mais apropriada.

As abordagens mais frequentemente utilizadas para o acesso ao seio esfenoidal são a transetmoidal e a transnasal direta. A abordagem transetmoidal combina a esfenoidotomia com uma etmoidecotmia completa, conforme descrito anteriormente. Os parâmetros anatômicos mais importantes para esse tipo de abordagem são o assoalho da órbita, a concha superior e o recesso esfenoetmoidal, que devem ser encontrados por via transetmoidal. Uma vez realizada a esfenoidotomia ampla, a base do crânio e a parede medial da órbita devem ser corretamente identificadas, preservadas e utilizadas como parâmetros anatômicos.

A abordagem transnasal direta é preferida quando existe doença esfenoidal isolada, ou seja, quando o etmoide se encontra livre de doença (Fig. 27-4). Apesar de esse tipo de abordagem ser rápido e evitar manipulação excessiva do seio etmoidal, oferece a menor exposição do seio esfenoidal. Nesse tipo de abordagem, a concha média é lateralizada e a concha superior e o meato superior são identificados. Os passos seguintes para identificação e ampliação do óstio do seio esfenoidal são semelhantes aos realizados na abordagem transetmoidal. Caso uma esfenoidotomia ampla seja necessária, a dissecção deve incluir o etmoide posterior, lateral à concha superior, para que a base do crânio e a parede medial da órbita possam ser encontradas.

Ocasionalmente, em casos revisionais, o osso está tão espesso que o uso de um *drill* pode ser necessário. Na presença de neo-osteogênese importante, é necessário criar uma abertura bem ampla do seio esfenoidal, que vá até a base do crânio e a parede medial da órbita. Em alguns casos, principalmente quando há retenção de secreções dentro do seio esfenoidal causada por déficit no *clearance* mucociliar (o *efeito sumping*, conforme descrito anteriormente para o seio maxilar) ou pela presença de corpos estranhos (como no caso de bolas fúngicas esfenoidais), é necessário estender a esfenoidotomia inferiormente, até a altura do assoalho do seio esfenoidal. Nesse caso, o ramo septal posterior da artéria esfenopalatina, que passa entre o óstio do seio esfenoidal e o arco da coana, deve ser coagulado e cortado. A mucosa que recobre inferiormente a parede anterior do seio esfenoidal e parte do septo nasal medialmente são removidas e o osso da parede anterior do seio esfenoidal e da quilha esfenoidal são expostos. O osso é então *drillado* até que o assoalho do seio esfenoidal seja atingido e uma abertura ampla e quandrangular seja criada. Quando a doença é extensa e bilateral, pode ser necessária a realização de uma septectomia posterior que comunique as esfenoidotomias amplas, semelhante ao que é realizado em um Draf 3 no seio frontal (ver adiante).

Seio Frontal

Cirurgia revisional do seio frontal é uma área de significativos avanços recentes. Com a anatomia apropriada, doenças inflamatórias do seio frontal podem ser tratadas endoscopicamente, com apenas raros casos necessitando de abordagens externas, como trefinação do seio frontal ou um retalho osteoplástico. As principais sequelas iatrogênicas causando obstrução frontal persistente são células remanescentes no recesso frontal (Fig. 27-3) e estenose cicatricial resultante do esgarçamento da mucosa. Em alguns casos, uma concha média lateralizada pode obstruir a via de drenagem de um seio frontal previamente aberto (Vídeo 27-1). Os conceitos fundamentais a serem lembrados são remover todas as lamelas ósseas no recesso frontal e deixar um óstio frontal de pelo menos 4-5 mm de diâmetro, revestido por mucosa nos seus 360 graus. Essas tarefas podem ser difíceis de serem seguidas no contexto de inflamação crônica e neo-osteogênese.

Para a adequada visualização da região do recesso frontal, endoscópios angulados de 45 e 70 graus são necessários. Além disso, é importante que o cirurgião tenha disponíveis e esteja familiarizado com uma diversidade de instrumentos angulados, que são necessários para se manejar a doença em uma região anatômica tão estreita. Inúmeras células podem constituir a região do recesso frontal, incluindo *agger nasi*, as células supraorbitárias, suprabulares, suprabula-frontais, supra-*agger*, supra-*agger*-frontais e interfrontais, complicando a anatomia dessa região.

A classificação de Draf descreve três níveis de dissecção do seio frontal (Quadro 27-1). Em casos revisionais, um Draf IIA é minimamente recomendado. Para casos que falharam, um Draf IIA prévio, um Draf IIB ou um Draf III podem ser realizados, se a anatomia for favorável.[24]

O procedimento de Draf IIA envolve a ampliação do recesso frontal da lâmina papirácea até a inserção da concha média, pela remoção de lamelas ósseas e células do recesso frontal. O passo inicial na dissecção é o estudo das células que compõem o recesso frontal e a correta identificação dos limites da via de drenagem do recesso frontal. A correta análise dos filmes de TC ajuda a determinar a localização da via de drenagem no sentido anteroposterior e medial-lateral. Endoscopicamente, a via de drenagem do seio frontal pode ser confirmada com um palpador de seio frontal ou com uma cureta de seio frontal. Nesse momento, o conceito da "barra vertical" e a correta indetificação do *agger nasi* são muito úteis.[25] A drenagem do seio frontal usualmente ocorre posteromedial ao *agger nasi*. A ressecção do *agger nasi*, junto com a "barra vertical", com o auxílio de uma cureta de frontal no sentido anterolateral, normalmente leva o cirurgião à região de drenagem principal do seio frontal. A lamelas ósseas e as células que rodeiam o recesso frontal são então gentilmente removidas com o auxílio de curetas anguladas, pinças de preensão anguladas e lâminas de microdebridador anguladas, até que o óstio do seio frontal seja corretamente identificado. Toma-se cuidado durante toda a dissecção para que a mucosa não seja esgarçada ou excessivamente machucada. Uma vez identificado o óstio do seio frontal, este deve ser preservado e muito cuidado deve ser tomado para que sua mucosa de revestimento não seja machucada (Fig. 27-3 e Vídeo 27-3).

O procedimento de Draf IIB envolve a ressecção do assoalho do seio frontal, de forma que a abertura frontal vá da lâmina papirácea ao septo nasal. Nesse procedimento, o óstio do seio frontal é ampliado para além de seus limites anatômicos. A indicação é basicamente falha de um Draf IIA prévio. Após a realização de um Draf IIA e identificação do óstio do seio frontal, a porção anterossuperior da concha média é ressecada com o auxílio de pinças cortantes retas. Um *drill* angulado é então utilizado para a ressecção do assoalho do seio frontal até que o septo nasal seja atingido medialmente.

O procedimento de Draf III é basicamente a realização de um Draf IIB bilateral com a ressecção da porção anterossuperior do septo nasal e do septo interfrontal. Existem basicamente duas maneiras de realizar um Draf III – através da técnica *inside-out* e da técnica *outside-in*. Na técnica *destacar*, os recessos frontais são localizados e dissecados bilateralmente. Uma janela septal é então criada, através da ressecção da porção anterossuperior do septo nasal. Os seios frontais são comunicados através da *drillagem* dos assoalhos dos seios frontais e do septo interfrontal, com o auxílio de uma broca angulada, no sentido lateral para medial. Na técnica *outside-in*, uma janela septal é criada e a mucosa septal é descolada, até que os primeiros filetes olfatórios sejam identificados. A *drillagem* então ocorre de medial para lateral, até que os recessos frontais sejam identificados lateralmente.

Existe um risco de fístula liquórica na realização de um Draf III, mesmo em mãos experientes, e nem todos os pacientes são candidatos a esse tipo de procedimento. A distância entre as tábuas anterior e posterior do seio frontal devem ser de pelo menos 5 mm.[24] Avaliação da TC é essencial, com especial atenção ao diâmetro anteroposterior do seio frontal, a largura da cavidade etmoidal e a espessura do *frontal beak*. Um *frontal beak* muito espesso requer *drillagem* e tempo adicionais e uma maior chance de estenose cicatricial no pós-operatório. Mais detalhes das técnicas de abordagem ao seio frontal podem ser encontrados no capítulo de cirurgia de seio frontal.

CUIDADOS PÓS-OPERATÓRIOS

Pacientes submetidos a RESS podem requerer acompanhamento por anos para que o sucesso da cirurgia seja garantido no longo prazo, com reavaliações frequentes da terapia medicamentosa de acordo com o aspecto endoscópico. Filmes de TC adicionais podem ser necessários se os sintomas originais persistirem ou se novos sintomas ocorrerem e a causa não for evidente à endoscopia. É mais fácil e mais efetivo intervir precocemente no processo da doença com debridamentos, corticosteroides e antibióticos, do que deixar o processo prosseguir até o ponto em que o paciente necessite de uma nova RESS para remoção de pólipos ou doença hiperplásica. No contexto de uma cirurgia bem realizada e sintomas recorrentes, especialmente perda de olfato ou congestão nasal, tratamentos anti-inflamatórios geralmente são eficazes. Em todas as situações de manejo clínico, o objetivo é minimizar o uso de corticosteroides orais e progredir para uma situação em que os sintomas são controlados com corticosteroides tópicos e lavagem nasal, o mais rapidamente possível. Para casos de RSC com PNS de difícil controle, em que cirurgias máximas já foram realizadas, imunobiológicos, como o mepolizumab (anti-IL5) e o dupilumab (anti-IL4 e IL13), já são uma realidade e também podem ser considerados.[26]

REFERÊNCIAS BIBLIOGRÁFICAS

1. Alanin MC, Hopkins C. Effect of Functional Endoscopic Sinus Surgery on Outcomes in Chronic Rhinosinusitis. Curr Allergy Asthma Rep. 2020;20(7):27.
2. Senior BA, Kennedy DW, Tanabodee J, et al. Long-term results of functional endoscopic sinus surgery. Laryngoscope. 1998;108(2):151-7.
3. Cohen NA, Kennedy DW. Revision endoscopic sinus surgery. Otolaryngol Clin North Am. 2006;39(3):417-35, vii.
4. Nayan S, Alizadehfar R, Desrosiers M. Humoral Primary Immunodeficiencies in Chronic Rhinosinusitis. Curr Allergy Asthma Rep. 2015;15(8):46.
5. Georgalas C. Osteitis and paranasal sinus inflammation: what we know and what we do not. Curr Opin Otolaryngol Head Neck Surg. 2013;21(1):45-9.
6. Perloff JR, Gannon FH, Bolger WE, et al. Bone Involvement in Sinusitis: An Apparent Pathway for the Spread of Disease. The Laryngoscope. 2000;110(12):2095-9.
7. Kane KJ. Recirculation of Mucus as a Cause of Persistent Sinusitis. American Journal of Rhinology. 1997;11(5):361-70.
8. Gutman M. Houser S. Iatrogenic Maxillary Sinus Recirculation and Beyond. Ear Nose Throat J. 2003;82(1):61-3.
9. Baban MIA, Mirza B, Castelnuovo P. Radiological and endoscopic findings in patients undergoing revision endoscopic sinus surgery. Surg Radiol Anat. 2020;42(9):1003-12.
10. Harvey R, Hannan SA, Badia L, Scadding G. Nasal saline irrigations for the symptoms of chronic rhinosinusitis. Cochrane Database of Systematic Reviews. 2007; (3).
11. Ferreira MS, Mangussi-Gomes J, Rassi IE, et al. Disinfection of saline solutions and devices for nasal irrigation: Why, when and how? Clin Otolaryngol. 2018;43(3):970-1.
12. Bendouah Z, Barbeau J, Hamad WA, Desrosiers M. Biofilm formation by Staphylococcus aureus and Pseudomonas aeruginosa is associated with an unfavorable evolution after surgery for chronic sinusitis and nasal polyposis. Otolaryngol Head Neck Surg. 2006;134(6):991-6.
13. Sivasubramaniam R, Douglas R. The microbiome and chronic rhinosinusitis. World J Otorhinolaryngol Head Neck Surg. 2018;4(3):216-21.
14. Rada B. Interactions between Neutrophils and Pseudomonas aeruginosa in Cystic Fibrosis. Pathogens. 2017;6(1).
15. DelGaudio JM, Ochsner MC. Office surgery for paranasal sinus recirculation. International Forum of Allergy & Rhinology. 2015;5(4):326-8.
16. Bolger WE, Kuhn FA, Kennedy DW. Middle turbinate stabilization after functional endoscopic sinus surgery: the controlled synechiae technique. Laryngoscope. 1999;109(11):1852-3.
17. Lindemann J, Keck T, Rettinger G. Septal-turbinate-suture in endonasal sinus surgery. Rhinology. 2002;40(2):92-4.
18. Soler ZM, Hwang PH, Mace J, Smith TL. Outcomes after Middle Turbinate Resection: Revisiting a Controversial Topic. Laryngoscope. 2010;120(4):832-7.
19. Maroldi R, Farina D, Palvarini L, et al. Magnetic resonance imaging findings of inverted papilloma: differential diagnosis with malignant sinonasal tumors. Am J Rhinol. 2004;18(5):305-10.

Quadro 27-1. Classificação das sinusotomias frontais de acordo com Draf

Tipo	Descrição
Draf I	Etmoidectomia anterior, via de drenagem do recesso frontal confirmada
Draf IIA	Criação de uma abertura frontal da lâmina papirácea e a inserção da concha média, com ressecção de todas as células que formam o recesso frontal
Draf IIB	Remoção do assoalho do seio frontal, entre a lâmina papirácea e o septo nasal
Draf III	Realização de Draf IIB bilateral com remoção do septo nasal anterssuperior e do septo interfrontal

20. O'Brien WT, Hamelin S, Weitzel EK. The Preoperative Sinus CT: Avoiding a "CLOSE" Call with Surgical Complications. Radiology. 2016;281(1):10-21.
21. Richtsmeier WJ. Top 10 reasons for endoscopic maxillary sinus surgery failure. Laryngoscope. 2001;111(11 Pt 1):1952-6.
22. Woodworth BA, Parker RO, Schlosser RJ. Modified endoscopic medial maxillectomy for chronic maxillary sinusitis. Am J Rhinol. 2006;20(3):317-9.
23. Morrissey DK, Wormald P-J, Psaltis AJ. Prelacrimal approach to the maxillary sinus. Int Forum Allergy Rhinol. 2016;6(2):214-8.
24. Govindaraj S, Agbetoba A, Becker S. Revision sinus surgery. Oral Maxillofac Surg Clin North Am. 2012;24(2):285-93, ix.
25. Stamm A, Nogueira JF, Americo RR, Solferini SML. Frontal sinus approach: the "vertical bar" concept. Clin Otolaryngol. 2009;34(4):407-8.
26. Chong L-Y, Piromchai P, Sharp S, et al. Biologics for chronic rhinosinusitis. Cochrane Database Syst Rev. 2021;12;3:CD013513.

DACRIOCISTORRINOSTOMIA ENDOSCÓPICA

CAPÍTULO 28

Leonardo Balsalobre ▪ Simone Haber-Bison

OBSTRUÇÃO DAS VIAS LACRIMAIS

A obstrução das vias lacrimais (OVL) causa grande impacto à vida do paciente. A epífora prejudica a qualidade visual em tarefas cotidianas como dirigir e leitura. Em obstruções baixas, a secreção do saco lacrimal causa desconforto e constrangimento. Em meses ou anos, crises de dacriocistite aguda tornam-se recorrentes e o prognóstico cirúrgico se agrava cada vez mais.

Cabe ao médico, portanto, diagnosticar e iniciar o tratamento cirúrgico adequado precocemente.

Na anamnese, deve-se lembrar das várias etiologias de obstrução secundária da via lacrimal. Cirurgias prévias, traumatismos no terço médio da face (Lefort 2), tratamento de doenças sistêmicas (p. ex.: sarcoidose), quimioterapias (p. ex.: docetaxel), radioiodoterapias, infecções oculares, fundamentalmente virais (p. ex.: herpes ou adenovírus) etc.[1-4]

O raciocínio, considerando a propedêutica e o tratamento da OVL, baseia-se, em primeiro lugar, na localização do problema. A VL é subdividida em alta e baixa, conforme mostra a Figura 28-1.

A propedêutica clínica abrange, se possível:

1. *Exame externo e biomicroscopia*: é indispensável detectar a presença, posição e tamanho dos pontos lacrimais, possível inflamação de canalículos lacrimais (Figs. 28-2 a 28-5);

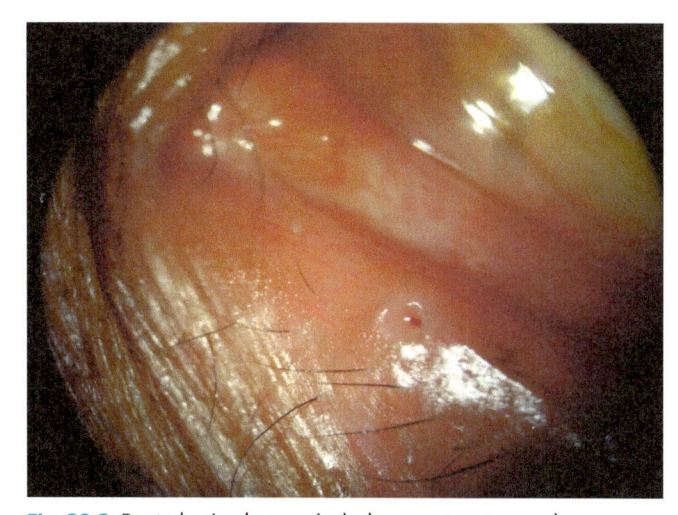

Fig. 28-2. Ponto lacrimal permeável e levemente estenosado.

Fig. 28-1. As vias lacrimais altas compreendem os pontos e canalículos lacrimais superiores e inferiores (PLS, PLI, CLS e CLI) que podem penetrar independentemente ou se unir formando o canalículo comum antes de drenar a lágrima no saco lacrimal (SL). O SL e o ducto lacrimonasal (dLn) compõem a VL baixa. VK: Válvula de Krause; VH: Válvula de Hasner; CM: Concha média; CI: Concha inferior; VK: Válvula de Kraus; VH: Válvula de Hasner; CM: concha média; CI: concha inferior.

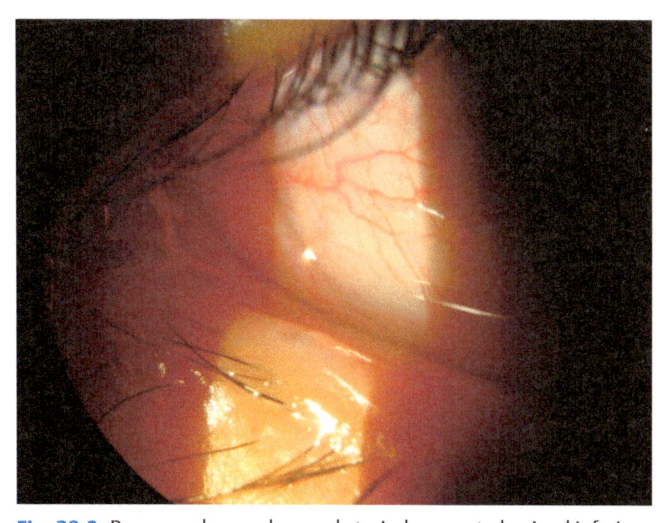

Fig. 28-3. Presença de membrana obstruindo o ponto lacrimal inferior esquerdo.

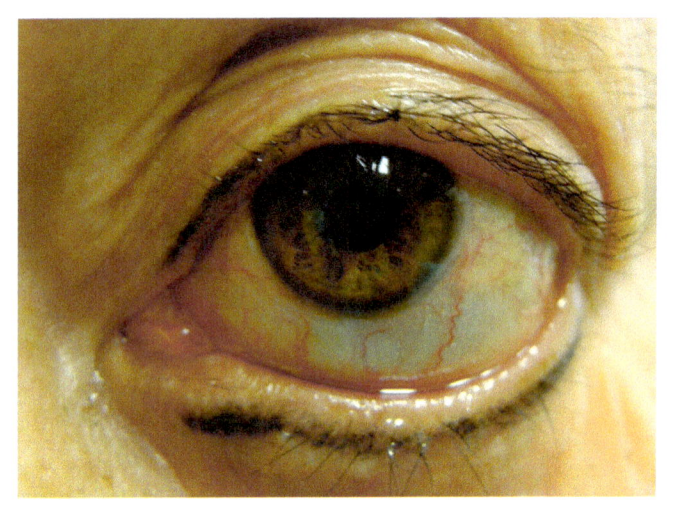

Fig. 28-4. O ectrópio palpebral afasta o ponto lacrimal do globo ocular. O escoamento da lágrima fica prejudicado e o menisco lacrimal fica acumulado na região central da pálpebra.

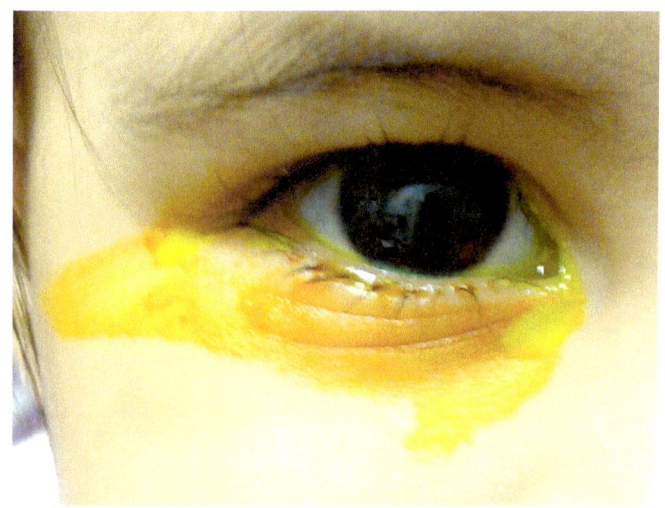

Fig. 28-6. TDC 3+.

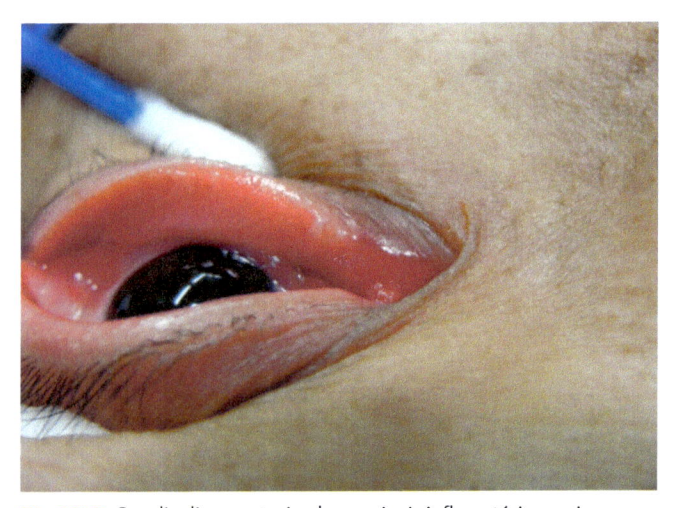

Fig. 28-5. Caniculite caraterizada por sinais inflamatórios mais intensos na região pericanalicular, ponto lacrimal alargado com saída de secreção e concreções na expressão do canalículo. O principal agente etiológico é o *Actinomyces israelii*.

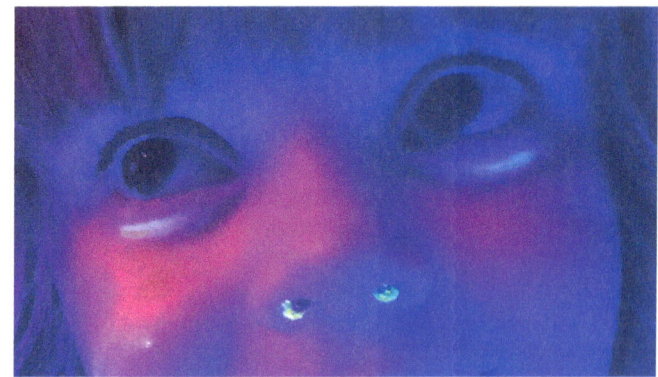

Fig. 28-7. TOFO positivo bilateral.

2. *Teste do desaparecimento do corante (TDF ou teste de Zappia-Milder)*: instila-se colírio de fluoresceína no fundo de saco conjuntival e avalia-se a retenção após 5 minutos na superfície ocular. Classifica-se de 0 (nenhuma retenção) a 3 + (extravasamento importante do colírio para o rosto) (Fig. 28-6);[5]
3. *Teste de observação da fluoresceína na orofaringe ou fossa nasal (TOFO)*: após 30 minutos da instilação do colírio de fluoresceína, pede-se para o paciente assoar o nariz. Muitas vezes o colírio pinta de amarelo o lenço de papel. Se a coloração é fraca ilumina-se com luz negra para realçar a fluorescência do colírio. O teste é positivo se há fluorescência nasal ou na orofaringe (utilizando-se abaixador de língua) em crianças que não assoam o nariz. Testes negativos podem ser repetidos após mais 30 minutos. Se persistem negativos, são fortemente indicativos de OVL funcional ou anatômica. Em casos de queixa bilateral em que a avaliação for feita na orofaringe, deve-se fazer um lado por vez (Fig. 28-7);
4. *Expressão do saco lacrimal*: obstruções baixas congênitas ocorrem em 90% dos casos no nível da válvula de Hasner (no meato inferior nasal), enquanto as adquiridas predominam no nível da válvula de Krause, entre o saco lacrimal (SL) e o ducto lacrimonasal (DLN). A lágrima e o muco produzido pela mucosa das VL estagnados constituem meio propício para proliferação bacteriana, usualmente de agentes da própria flora ocular e nasal. Há dilatação progressiva do SL e, às vezes, do DLN. Muitas vezes o saco lacrimal ultrapassa os limites da fossa lacrimal e é visível ao exame externo. (Fig. 28-8) A secreção acumulada reflui à expressão digital do SL. Esse teste positivo é altamente indicativo de OVL baixa total (Fig. 28-9);
5. *Cateterização (sondagem) dos canalículos*: utilizando uma sonda de *bowman*, cateteriza-se o canalículo até sentir uma resistência óssea (*hard stop*), que ocorre em VL altas permeáveis, ou fibroelástica (*soft stop*) em obstruções canaliculares (Vídeo 28-1);
6. *Irrigação*: a irrigação do sistema lacrimal resulta negativa, com refluxo de todo o soro fisiológico (SF) injetado em OVL totais. Se há estenose parcial, pode haver refluxo parcial e se a VL não tem alterações, a passagem do SF é livre para a fossa nasal.[6,7]

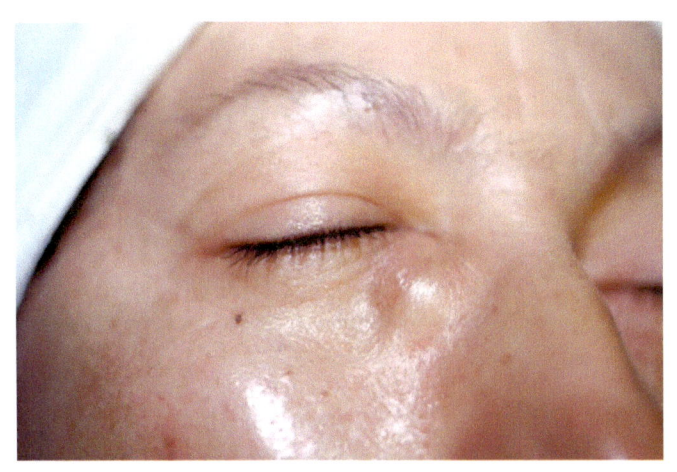

Fig. 28-8. Saco lacrimal aumentado.

Como estes procedimentos são familiares ao oftalmologista, a parceria entre as especialidades oftalmologia e otorrinolaringologia contribui para abordagens customizadas e maior sucesso nas intervenções.

A propedêutica clínica bem realizada direciona a melhor indicação de propedêutica armada. Entre os exames, destacam-se:

1. *Dacriocistografia (DCG)*: exame contrastado, padrão-ouro para diagnóstico e avaliação anatômica das VL. A concordância entre os achados da DCG e os cirúrgicos é muito alta. Tem baixo custo, é de fácil execução e confere baixa taxa de radiação ao paciente. Sua maior limitação é avaliar as VL altas e alterações funcionais das VL. O contraste mais usado atualmente é o aquoso (Figs. 28-10 a 28-12);[8]

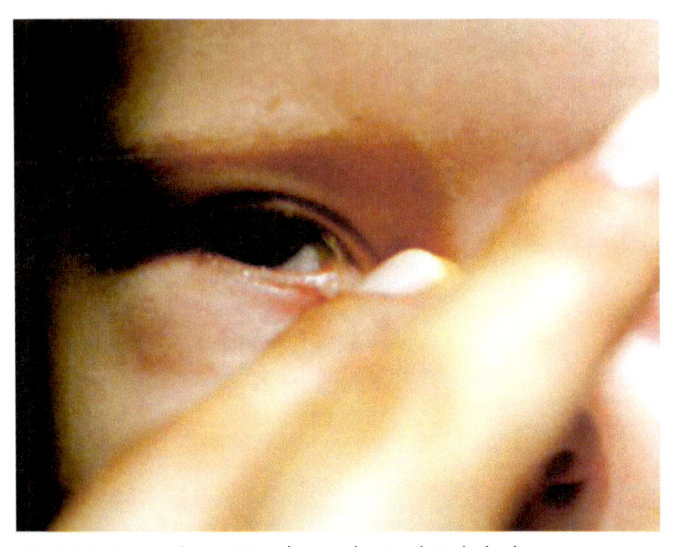

Fig. 28-9. Expressão positiva do saco lacrimal. O dedo deve ser posicionado na região medial inferior da órbita e a pressão deve ser exercida em direção à fossa lacrimal, de fora para dentro e de cima para baixo.

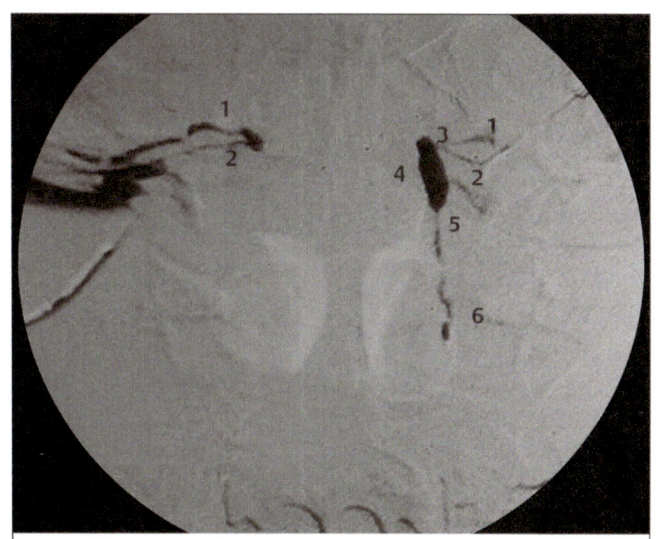

1- Canalículo lacrimal superior
2- Canalículo lacrimal inferior
3- Canalículo lacrimal comum
4- Saco lacrimal
5- Orifício de drenagem
6- Fossas nasais

Fig. 28-10. DCG com subtração digital na qual se identifica o saco lacrimal direito atrófico e estenose do DLN com aumento do SL esquerdo.

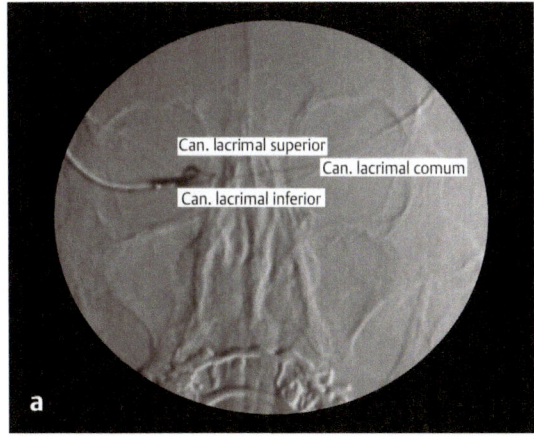

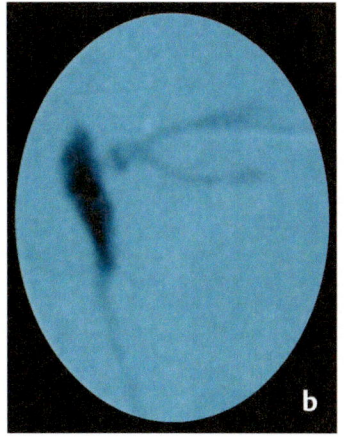

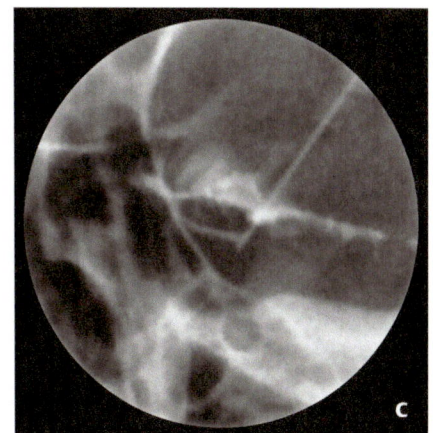

Fig. 28-11. (a) Obstrução alta da VL, mais facilmente identificável com subtração digital do que no exame convencional (c). (b) Estenose de canalículo lacrimal detectada com DCG com subtração digital.

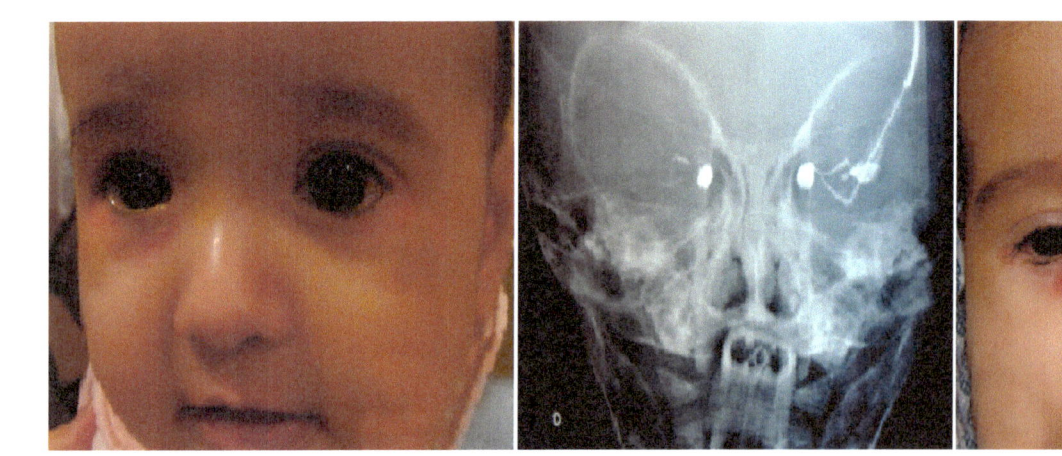

Fig. 28-12. OVL congênita com agenesia do ducto lacrimonasal diagnosticada pela DCG sob narcose.

2. *Tomografia computadorizada (TC) dos seios paranasais*: sempre que possível realizá-la, pois traz elementos importantes para o planejamento cirúrgico, tais como correlação topográfica entre o saco lacrimal e a concha média e o seio etmoidal anterior, em especial a célula de agger nasi, tamanho da concha, desvios de septo, anatomia dos ossos etc. É indispensável em traumatismos com suspeita de fraturas, principalmente se já houve intervenção anterior. Também bem indicada para avaliação de janela óssea pós-DCR. Permite reconstrução tridimensional (Fig. 28-13);
3. *Dacriocistotomografia (dacrioTC)*: excelente método para avaliar a anatomia das VL e do nariz, mostrando comorbidades nasais que devam ser tratadas garantindo o sucesso no tratamento de obstruções funcionais e anatômicas das VL. As conchas e meatos médios e inferiores são os que se correlacionam com a drenagem lacrimal (Fig. 28-14);[9,10]
4. *Ressonância nuclear magnética (RNM) e dacriocistorressonância (dacrioRNM)*: na forma tradicional com contraste endovenoso é mais utilizada para avaliar estruturas altas, inflamações e neoplasias. Diferencia neoplasias sólidas das císticas. Técnica de escolha para avaliação de tecidos moles. Pode ser realizada com instilação do gadolínio, permitindo a avaliação funcional do sistema lacrimal similar à dacriocintilografia. Tem maior custo do que a TC, mas não emite radiação ionizante (Figs. 28-15 a 28-17);[11]

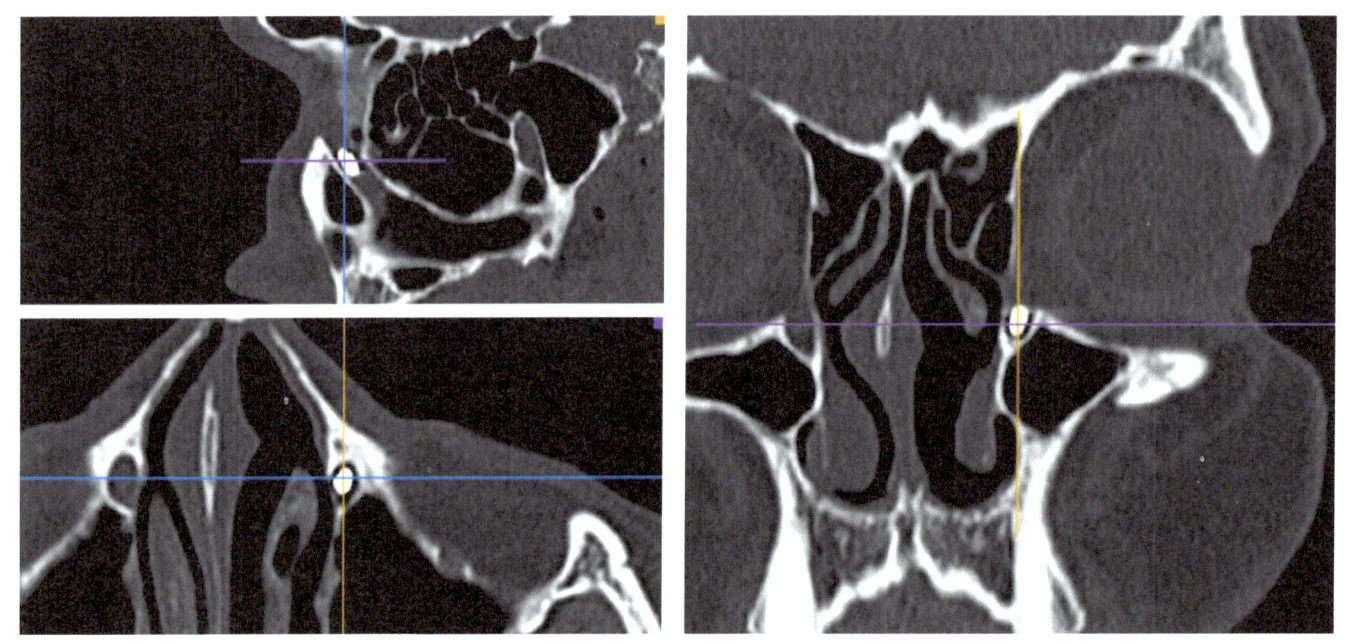

Fig. 28-13. Tomografia em cortes coronal, axial e sagital mostrando dacriolito na transição do saco para o DLN.

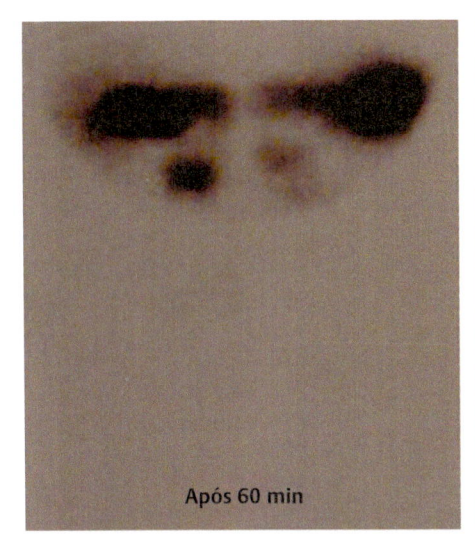

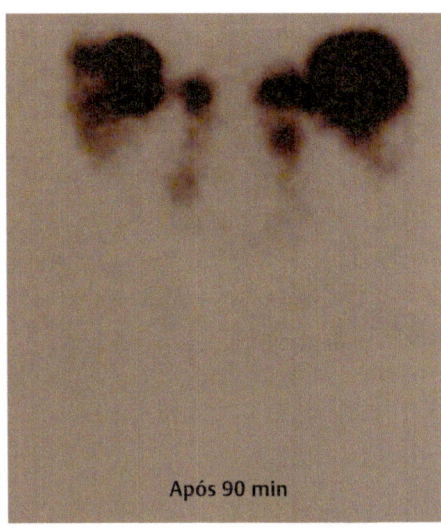

Fig. 28-14. Estenose do DLN causando atraso na evolução do radiofármaco na dacriocintilografia (duas imagens superiores da esquerda) bem evidenciada pela dacriocistotomografia.

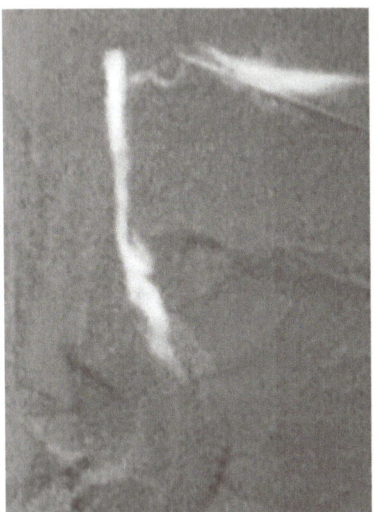

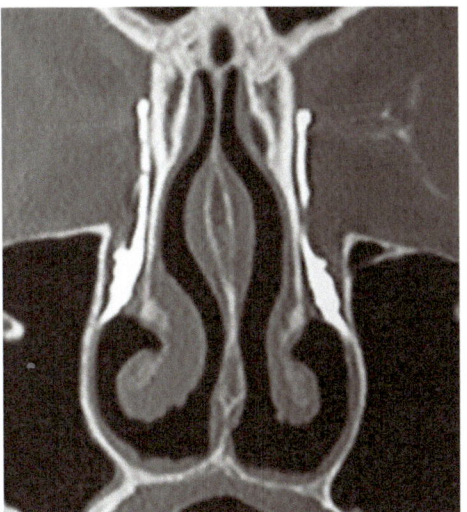

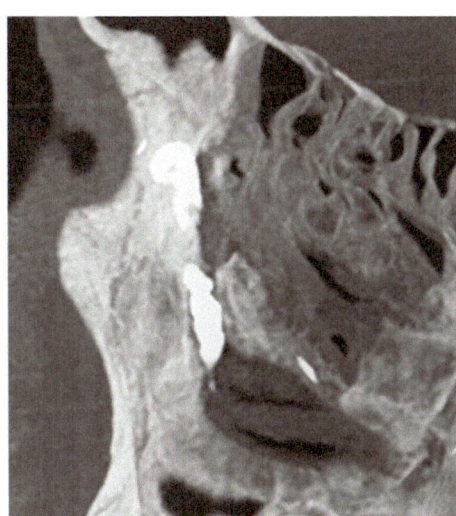

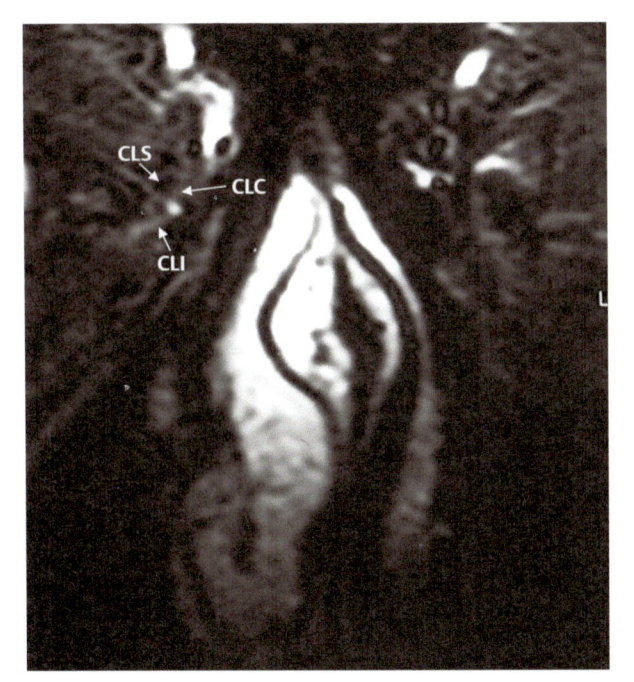

Após 60 min

Após 90 min

Fig. 28-15. Dacriorressonância em obstrução alta das VL. CLS: canalículo superior; CLI: canalículo inferior; CLC: canalículo comum.

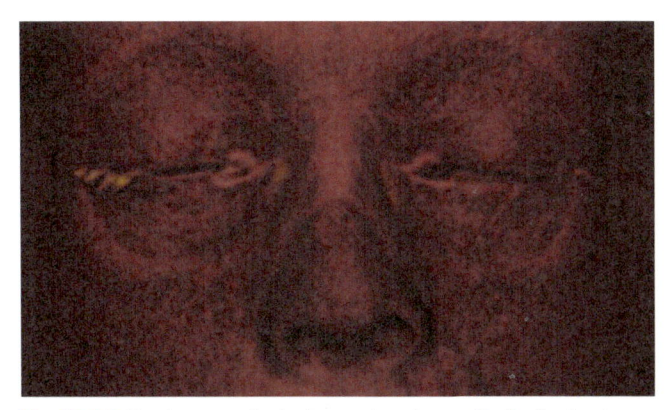

Fig. 28-16. Dacriorressonância demonstrando canalículos lacrimais normais (cortesia Dr. Luiz de Abreu).

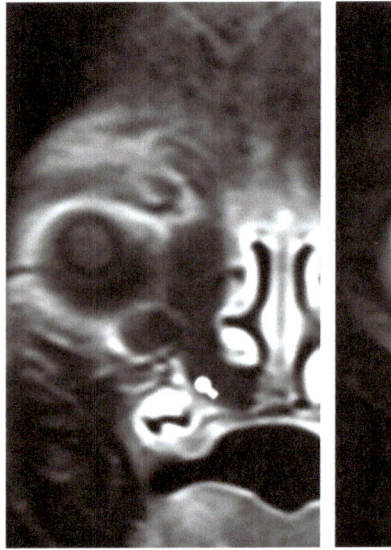

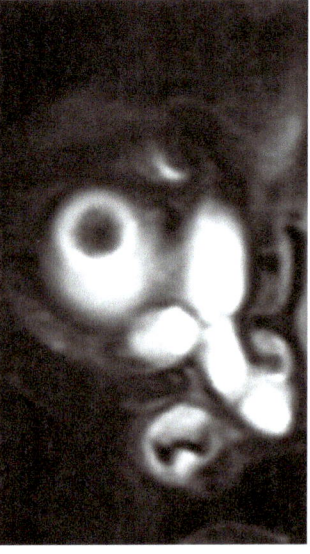

Fig. 28-17. RNM em amniocele com divertículo de SL D.

5. *Biomicroscocopia ultrassônica (UBM)*: estudo ecográfico do segmento anterior do bulbo ocular e anexos que utiliza imersão e sondas de alta frequência (superior aos 30 MHz), com elevada resolução de imagens, principalmente porções iniciais dos canalículos lacrimais. Permite a avaliação quanto à permeabilidade, diâmetro do lúmen, conteúdo (corpos estranhos, inflamação), localização, extensão e característica de lesões (Fig. 28-18);[12]
6. *Ultrassom das VL*: é uma alternativa para avaliação do conteúdo do SL, mas muito limitado quanto à definição anatômica, principalmente na região de interface com a fossa lacrimal. Na fase intrauterina, diagnostica precocemente mucocele/amniocele do SL (Fig. 28-19);
7. *Dacriocintilografia*: útil para o diagnóstico de OVL funcionais (alteração da bomba lacrimal e bloqueios incompletos das VL) e pacientes que não colaboram para a realização de DCG, principalmente crianças. É o exame mais utilizado para avaliação funcional das VL por não contrastar através de injeção, isto é, mostra a progressão espontânea do radionuclídeo de tecnécio-99 (hidrossolúvel) que é instilado no saco conjuntival. Os raios gama emitidos são identificados por câmera gama focalizada no canto interno (Figs. 28-20 e 28-21);[13]

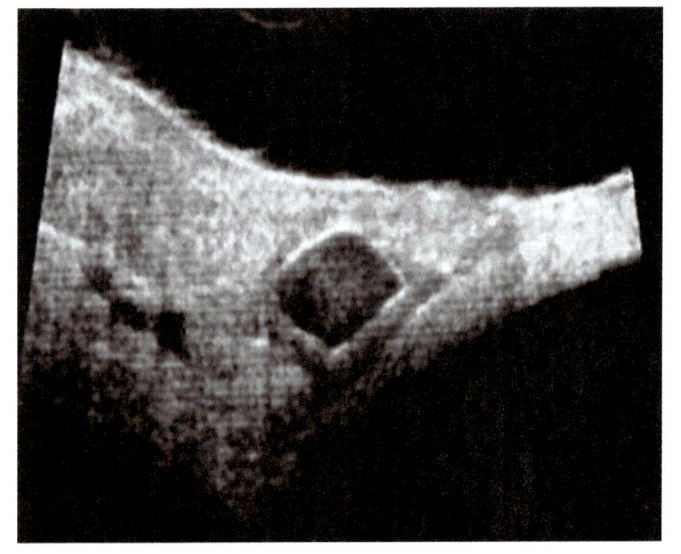

Fig. 28-18. UBM demonstrando obstrução alta das VL por plugue implantado para tratamento de olho seco.

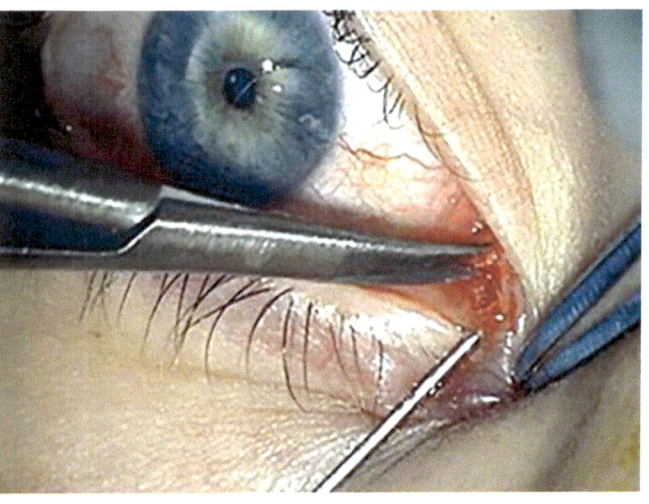

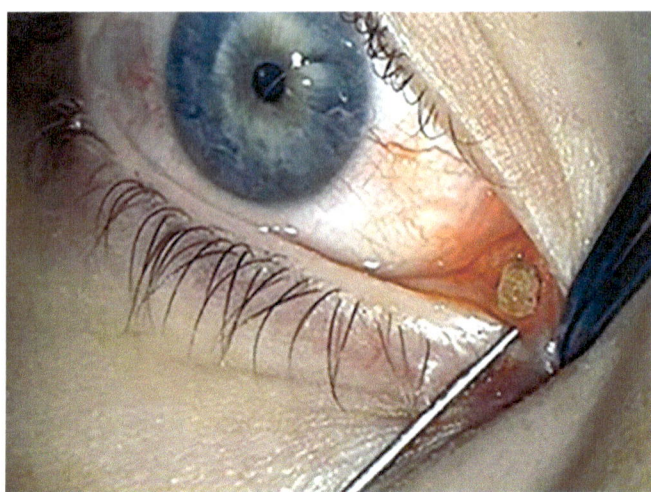

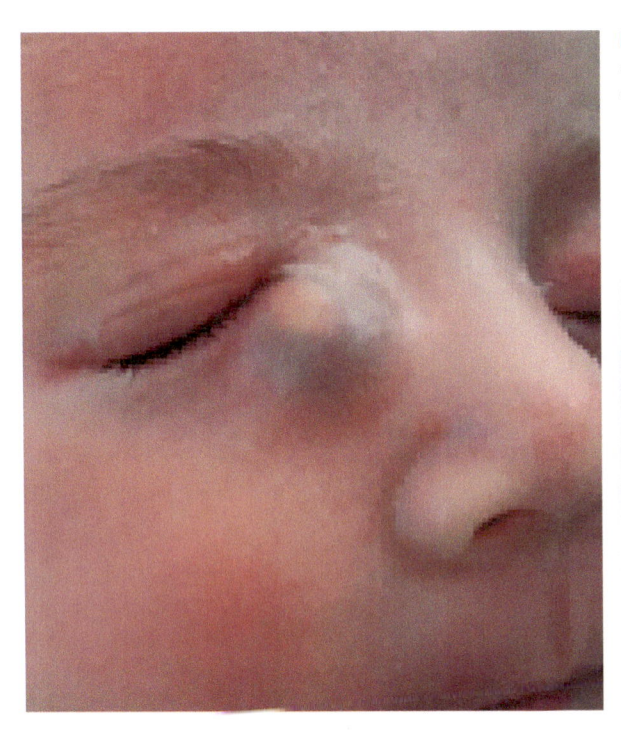

CAPÍTULO 28 ■ DACRIOCISTORRINOSTOMIA ENDOSCÓPICA

Fig. 28-19. Mucocele do SL, cujo diagnóstico foi feito na vida intrauterina através do ultrassom gestacional. Destacam-se três imagens esféricas: os olhos e o SL na região medial da órbita.

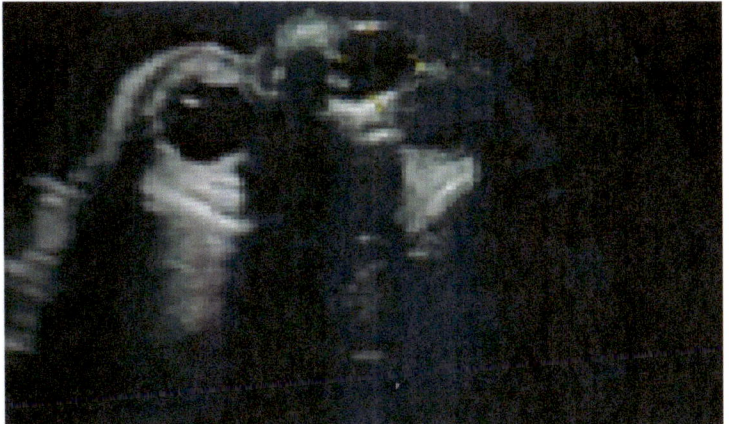

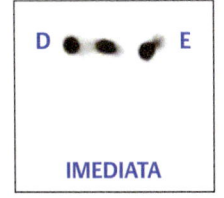

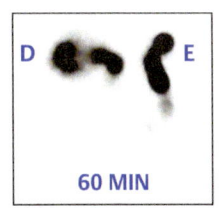

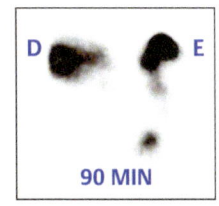

Fig. 28-20. Dacriocintilografia com ausência de progressão entre o saco lacrimal e DLN direito e atraso na progressão pelo DLN esquerdo.

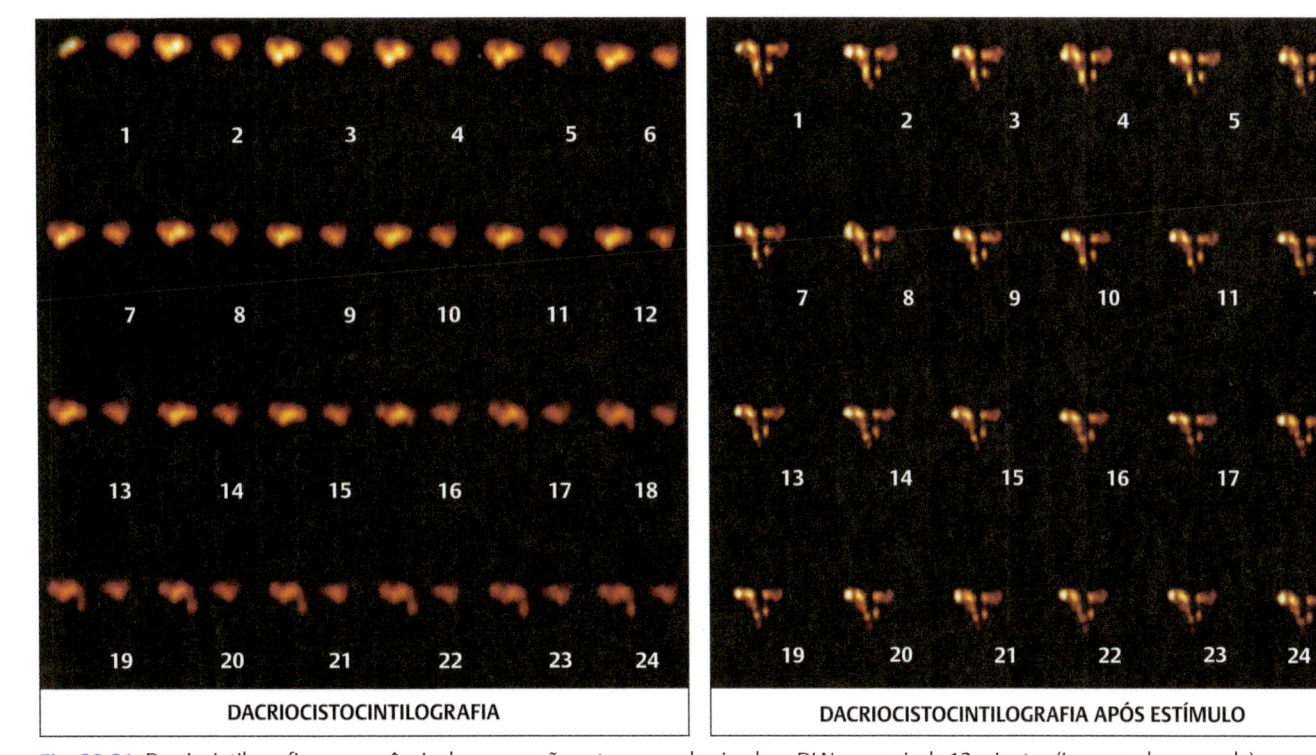

Fig. 28-21. Dacriocintilografia com ausência de progressão entre o saco lacrimal e o DLN por mais de 12 minutos (imagem da esquerda) e progressão importante após estímulo realizado por inspiração forçada algumas vezes (imagem da direita) caracterizando bloqueio funcional em paciente com rinite alérgica.

8. *Rinoscopia e nasofibroscopia*: Importantíssima em avaliação de obstruções funcionais e anatômicas. Hipertrofias de conchas inferiores e presença de lesões no meato inferior podem causar grande redução na drenagem lacrimal. Já a avaliação de desvios altos de septo, hipertrofias de concha média e conchas bolhosas podem levar ao insucesso da dacriocistorrinostomia (DCR) se não corrigidos simultaneamente (Fig. 28-22).

As Figuras 28-23 e 28-24 mostram fluxogramas de possíveis exames que podem ser solicitados, considerando a resistência encontrada na cateterização dos canalículos lacrimais e irrigação das VL, respectivamente. Já a Figura 28-25, classifica os exames de imagem quanto ao tipo de avaliação funcional e anatômica.

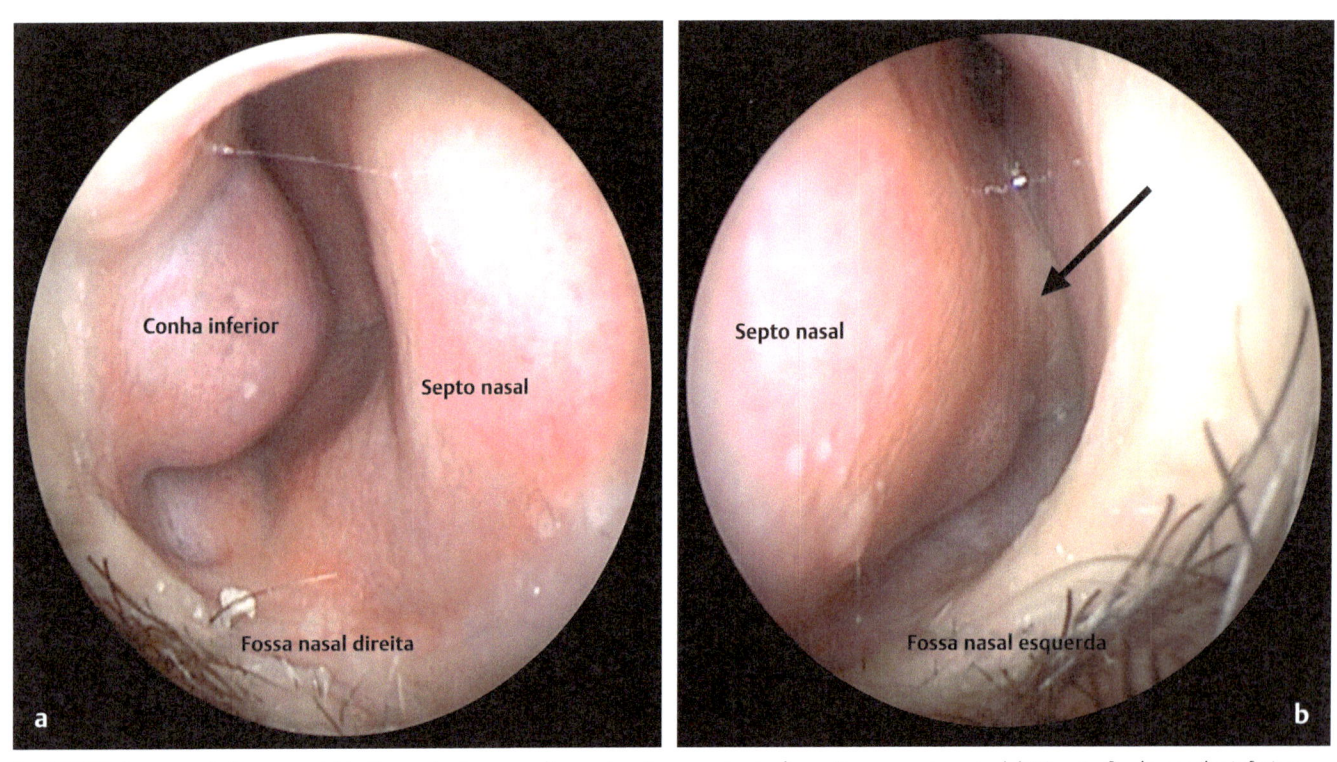

Fig. 28-22. O exame da fossa nasal é indispensável para avaliar anatomia e eventuais alterações nasossinusais. (a) Hipertrofia de concha inferior. (b) Desvio do septo nasal à esquerda. Observe a compressão do esporão septal na parede lateral da cavidade nasal (seta).

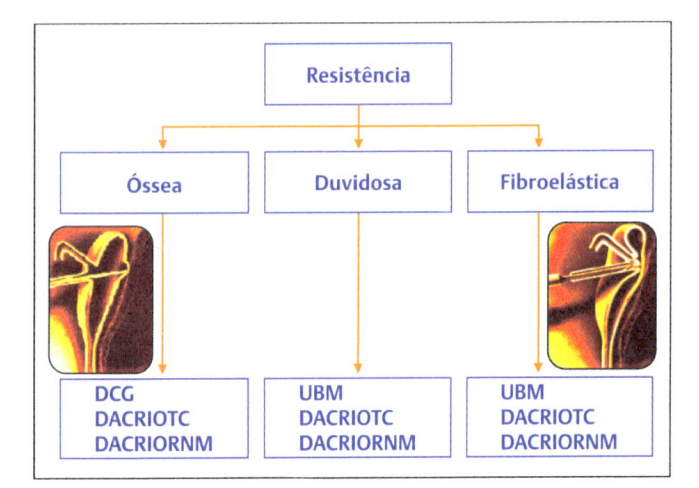

Fig. 28-23. Exames que podem ser solicitados de acordo com a resistência encontrada na cateterização dos canalículos lacrimais.

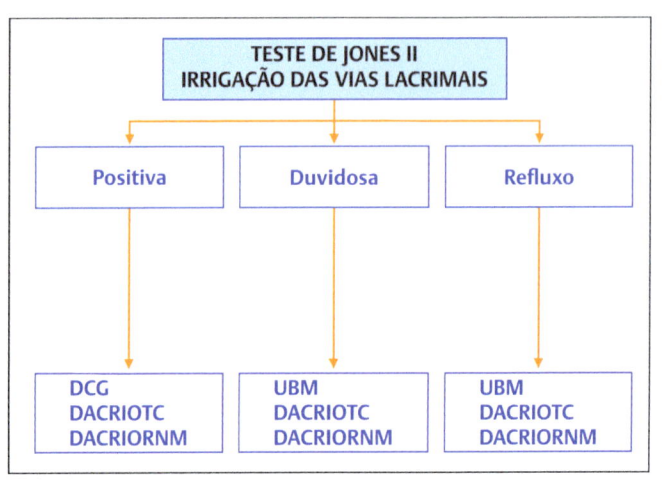

Fig. 28-24. Exames que podem ser solicitados de acordo com o fluxo do SF durante a irrigação das VL.

Avaliação anatômica
Dacriocistografia
Tomografia linear
Tomografia convencional
Ressonância magnética

Avaliação funcional
Cintilografia
Ressonância magnética ou
Tomografia com instilação

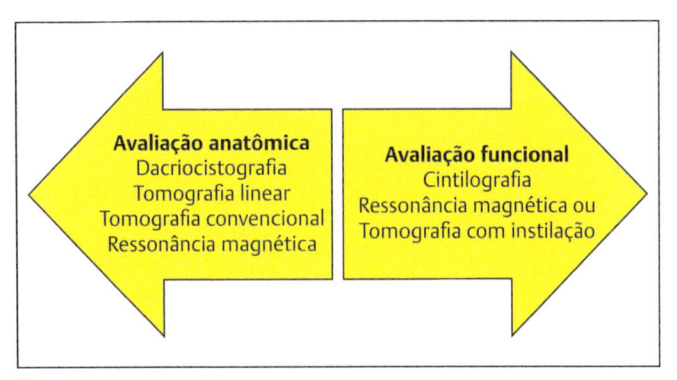

Fig. 28-25. Exames que podem ser solicitados de acordo com o tipo de avaliação a ser pesquisada (anatômica ou funcional).

DACRIOCISTORRINOSTOMIA ENDOSCÓPICA

A primeira dacriocistorrinostomia (DCR) foi descrita por Toti, em 1904.[14] Basicamente, as DCRs podem ser externas ou endoscópicas transnasais (DCRe).

As indicações formais de dacriocistorrinostomia são:

- OVL congênita com agenesia do DLN ou que não se resolveu com sondagem ou intubação anterior. No caso das OVL congênita, pode-se realizar dacriocistorrinostomia externa ou endoscópica, com semelhante taxa de sucesso. A taxa de sucesso da dacriocistorrinostomia em crianças também é semelhante às taxas encontradas em adultos;[15]
- OVL adquirida primária ou secundária.

Caldwell foi o primeiro a descrever uma abordagem endonasal para tratar a obstrução do DLN. A popularidade da DCR intranasal foi limitada ao longo do século XX por causa da má visualização do campo cirúrgico.[16] Com o advento dos endoscópios e técnicas de cirurgia transnasal endoscópicas no final dos anos 1980 e início dos anos 1990, houve um interesse renovado na DCR endoscópica nas últimas décadas.[17,18] A DCRe tem muitas vantagens sobre a DCR externa. As principais são evitar incisões na pele da face que possam levar a cicatrizes e queixas estéticas, preservação do ligamento cantal medial, a manutenção da ação de bomba lacrimal, além de promover menos sangramento, menos tempo cirúrgico, melhor visualização da cavidade nasal e menos morbidade pós-operatória.[19]

Anatomia Cirúrgica

A fossa lacrimal, onde se encontra o saco lacrimal, é formado pelo processo frontal da maxila anteriormente e o osso lacrimal posteriormente. Inferiormente, o SL forma o DLN, que drena para o meato inferior cerca de 1 cm posterior à extremidade anterior da concha inferior. O limite superior do SL está aproximadamente 10 mm superiormente à axila da concha média, na parede lateral do nariz (Fig. 28-26). Essa correlação é extremamente importante durante a DCR. Ainda, há uma relação muito íntima entre o seio etmoidal anterior e o saco lacrimal. Um estudo do nosso grupo, com dados ainda não publicados, mostrou que em 60% das tomografias avaliadas, a célula de agger nasi tem um contato com a face nasal do SL (Fig. 28-27).

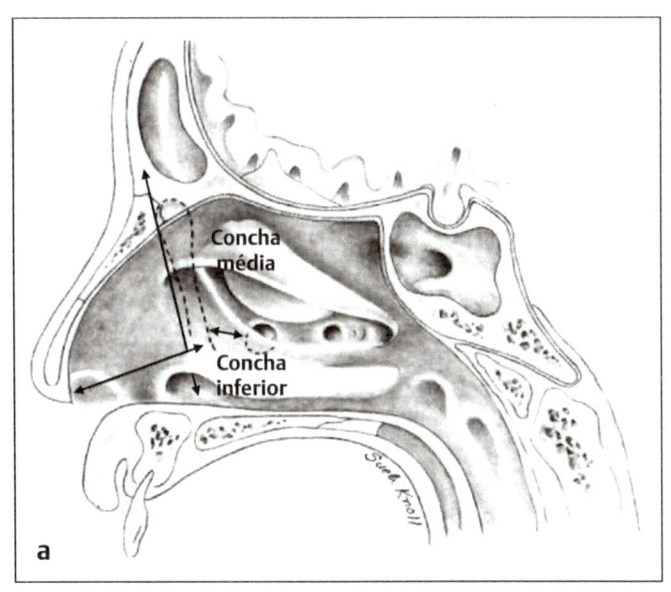

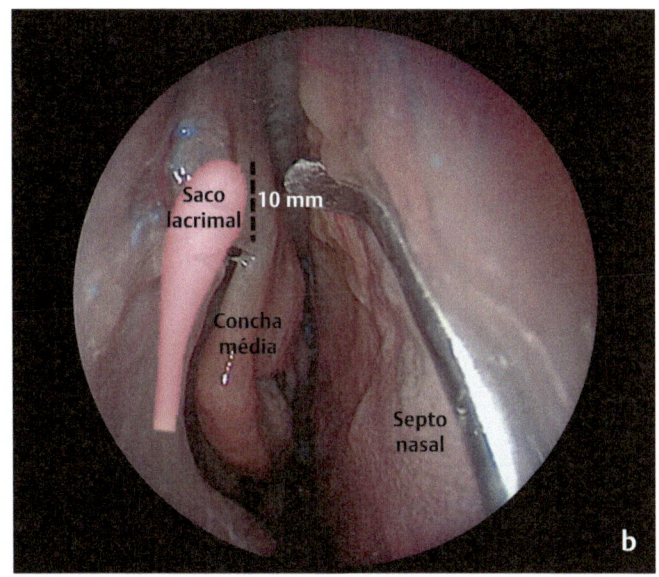

Fig. 28-26. (a) Correlação entre as estruturas anatômicas da parede lateral do nariz e a via lacrimal. (b) Visão endoscópica da fossa nasal direita mostrando a posição do fundo do saco lacrimal aproximadamente 1 cm da axila da concha média.

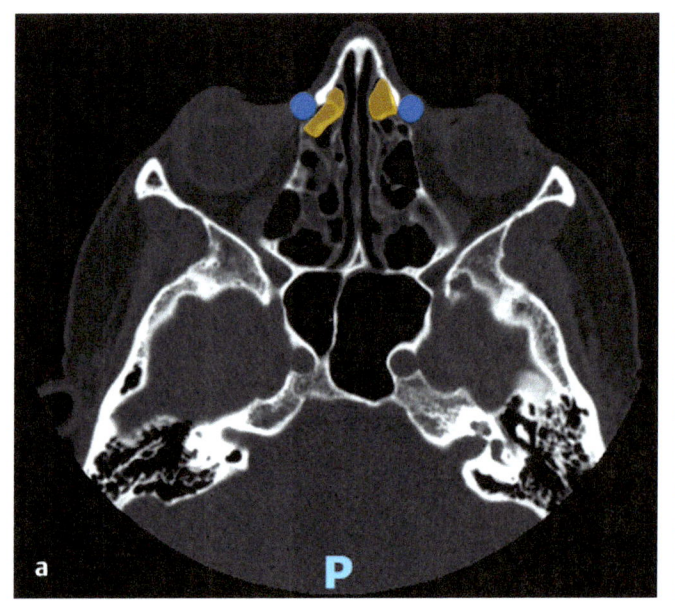

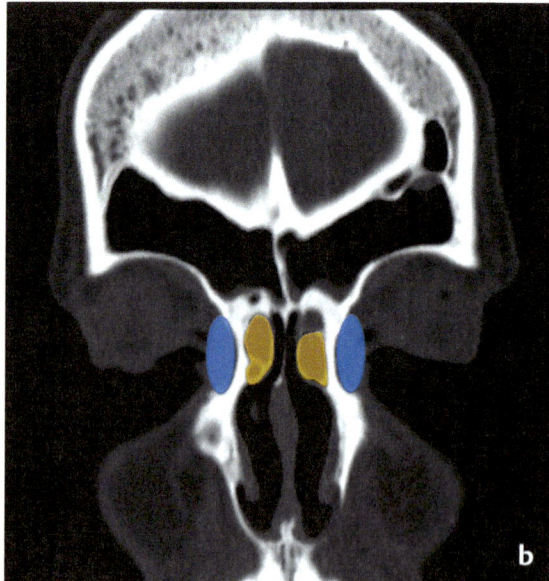

Fig. 28-27. Tomografia computadorizada em cortes axial e coronal mostrando a correlação da face medial do saco lacrimal (azul) com a célula de *agger nasi* (amarelo).

Técnica Cirúrgica

O objetivo da DCRe é a marsupialização do SL para a cavidade nasal, a mais ampla e superior possível, na altura do canalículo comum e fundo do saco.

A cirurgia é realizada sob anestesia geral. A septoplastia deve ser realizada sempre que houver dificuldade na visualização da inserção da concha média e da parede lateral do nariz, por menor que seja este desvio.

Os passos cirúrgicos são descritos a seguir (Fig. 28-28 e Vídeo 28-2):

- Descongestionamento da cavidade nasal com cotonoides embebidos com solução de adrenalina 1:2.000;
- Infiltração de solução de ropivacaína com adrenalina (1:200.000) na parede lateral da cavidade nasal na altura da concha média;
- Incisão em forma de L na mucosa nasal formando um retalho de 10 mm², pediculado superoposteriormente. A incisão horizontal é realizada a partir da inserção da concha média na parede lateral nasal;
- Exposição óssea, processo frontal da maxila e abertura da parede anterior do agger nasi (AN). Esse passo é extremamente importante antes da osteotomia;
- A remoção óssea se inicia do limite posterior – na célula de NA – até o limite da incisão mucosa, com a ajuda de uma broca diamantada de alta rotação, de 2,5 mm e angulação de 15 graus e/ou Kerrison;
- Após ampla exposição do SL, uma incisão vertical é realizada com lâmina 15 graus desde a porção mais superior do saco lacrimal até inferiormente. Remove-se a porção anterior da incisão do SL e rebate-se a mucosa posterior do mesmo em direção à mucosa do AN. A abertura do saco lacrimal deve ser ampla a ponto de expor a abertura do canalículo comum;
- O uso de sonda de silicone (silastic) deve ser avaliado em cada caso, mas, em geral, é usado;
- O retalho é posicionado superiormente no nível da axila da concha média;
- Não há a necessidade do uso de tampões ou hemostáticos;

A alta hospitalar ocorre, geralmente, no mesmo dia do procedimento.

Cuidados Pós-Operatórios

O paciente é orientado a evitar exercícios físicos por 21 dias.

Prescreve-se antibiótico oral por 5 dias e analgesia, se necessário. Uso de solução salina para lavagem nasal, várias vezes ao dia e solução oftálmica de antibiótico e corticosteroide em doses decrescentes.

As visitas pós-operatórias são muito importantes. Em geral, elas ocorrem entre 5 e 7 dias após o procedimento, no consultório do otorrinolaringologista e do oftalmologista. Debridamento nasal sob visão endoscópica, com aspiração de secreção e remoção de fibrina e crostas é extremamente indicado (Vídeo 28-3). O oftalmologista, por sua vez, realiza irrigações e teste de patência da neovia lacrimal.

Os pós-operatórios são realizados entre 2 e 3 vezes no primeiro mês. Por volta do trigésimo dia, é realizada a retirada do silicone.

Resultados Cirúrgicos

Os autores vêm utilizando a técnica descrita com exposição ampla do SL e abertura da célula de agger nasi nos últimos 3 anos. Dos 37 casos de DCRe realizadas neste período, não houve nenhum caso de estenose da abertura da via lacrimal para a cavidade nasal. Em relação a complicações cirúrgicas, apenas dois pacientes apresentaram epistaxe sem necessidade de abordagem cirúrgica.

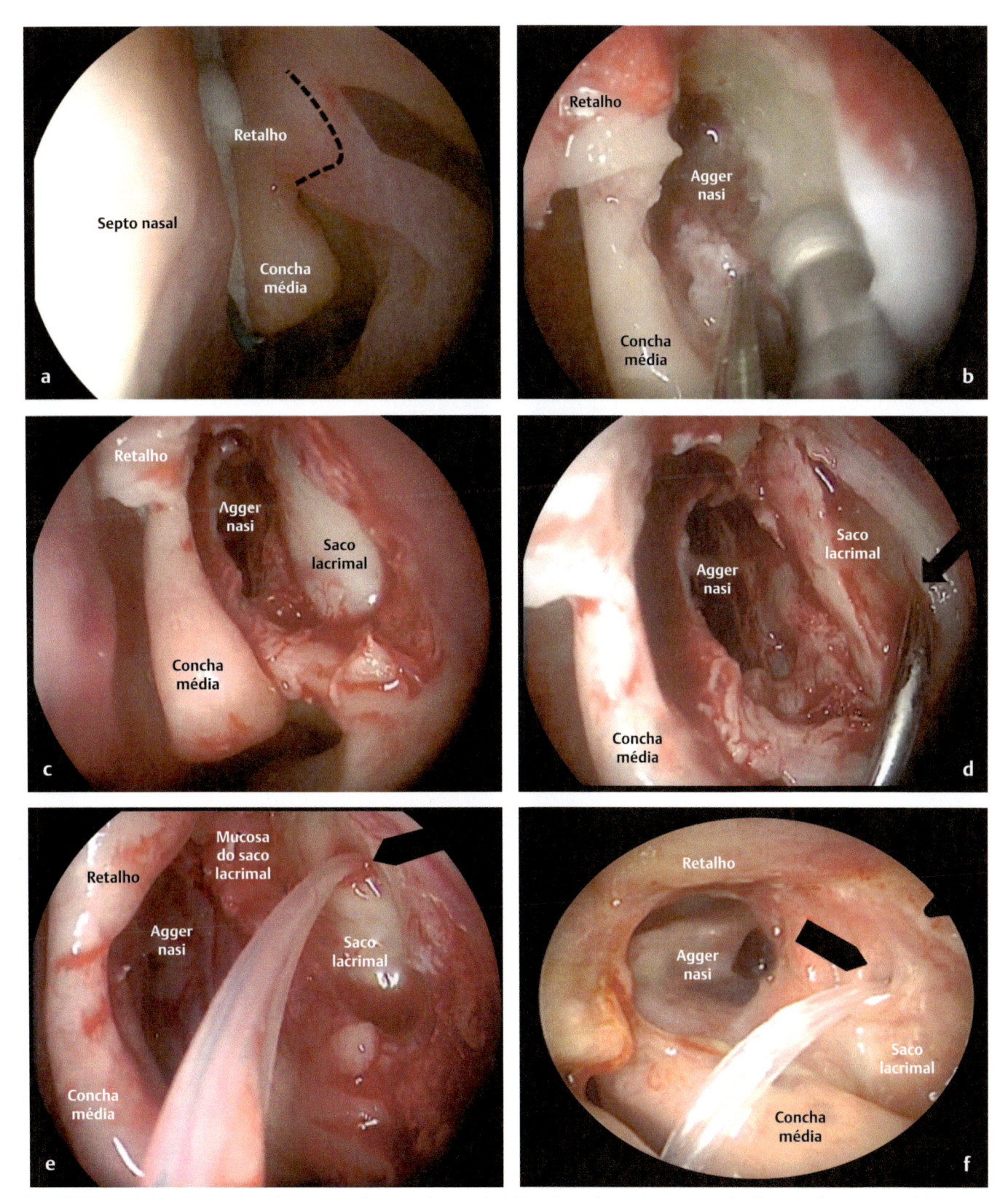

Fig. 28-28. Dacriocistorrinostomia endoscópica em fossa nasal esquerda. (**a**) Incisão em forma de 'L' para confecção de retalho mucoso. (**b**) Abertura da célula de *agger nasi* e osteotomia com broca diamantada. (**c**) Exposição de saco lacrimal. (**d**) Incisão vertical de saco lacrimal e cateterização de canalículo comum (seta) com sonda de Bowman. (**e**) Passagem de sonda de Crawford com silicone. (**f**) Pós-operatório de 30 dias antes da remoção da sonda. Seta – abertura do canalículo comum.

REFERÊNCIAS BIBLIOGRÁFICAS

1. Fonseca FL, Lunardelli P, Matayoshi S. Lacrimal drainage system obstruction associated to radioactive iodine therapy for thyroid carcinoma. 2012;75(2):97-100.
2. Kashkouli MB, Rezaee R, Nilforoushan N, Salimi S, Foroutan A, Naseripour M. Topical antiglaucoma medications and lacrimal drainage system obstruction. Ophthalmic Plast Reconstr Surg. 2008 Jun;24(3):172-5.
3. Mansur C, Pfeiffer ML, Esmaeli B. Evaluation and Management of Chemotherapy-Induced Epiphora, Punctal and Canalicular Stenosis, and Nasolacrimal Duct Obstruction. Ophthalmic Plast Reconstr Surg. 2017;33(1):9-12.
4. Lee BJ, Nelson CC, Lewis CD, Perry JD. External dacryocystorhinostomy outcomes in sarcoidosis patients. Ophthalmic Plast Reconstr Surg. 2012;28(1):47-9.
5. Zappia RJ, Milder B. Lacrimal drainage function. 2. The fluorescein dye disappearance test. Am J Ophthalmol. 1972;74(1):160-2.
6. Perveen S, Sufi AR, Rashid S, Khan A. Success rate of probing for congenital nasolacrimal duct obstruction at various ages. J Ophthalmic Vis Res. 2014;9(1):60-9.
7. Park J, Kim H. The Pre-Sac Reflux Test (PSRT): a new diagnostic test for presaccal stenosis/obstruction. Graefes Arch Clin Exp Ophthalmol. 2016;254(10):2057-64.
8. Schellini SA, Gaiotto PC, Schellini RC, Silva MRBM. Obstrução nasolacrimal congênita. Diagnóstico e Tratamento. 1994;53(5):47-53.
9. Choi SC, Lee S, Choi HS, et al. Preoperative Computed Tomography Findings for Patients with Nasolacrimal Duct Obstruction or Stenosis. Korean J Ophthalmol. 2016;30(4):243-50.
10. Saigal K, Winokur RS, Finden S, et al. Use of three-dimensional computerized tomography reconstruction in complex facial trauma. Facial Plast Surg. 2005;21(3):214-20.
11. Lefebvre DR, Freitag SK. Update on imaging of the lacrimal drainage system. Semin Ophthalmol. 2012;27(5–6):175-86.
12. Allemann N, Silva JA. Use of ultrasound biomicroscopy in the examination of the upper excretory lacrimal system. Arq Bras Ophthalmol. 1999;62(4):337.
13. Peter NM, Pearson AR. Comparison of dacryocystography and lacrimal scintigraphy in the investigation of epiphora in patients with patent but nonfunctioning lacrimal systems. Ophthalmic Plast Reconstr Surg. 2009;25(3):201-5.
14. Becker BB. Dacryocystorhinostomy without flaps. Ophthalmic Surg. 1988;19(6):419-27.
15. Ferraz FH, Schellini SA, Sakamoto RH, Padovani CR. External dacryocystorhinostomy in children. Arq Bras Ophthalmol. 2003;66:781-3.
16. Caldwell GW. Two new operations for obstruction of the nasal duct, with preservation of the canaliculi, and with an incidental description of a new lacrimal probe. 1893;10:189-93.
17. Benger R, Forer M. Endonasal dacryocystorhinostomy--primary and secondary. Aust NZJ Ophthalmol. 1993;21(3):157-9.
18. McDonogh M, Meiring JH. Endoscopic transnasal dacryocystorhinostomy. J Laryngol Otol. 1989;103(6):585-7.
19. Weidenbecher M, Hosemann W, Buhr W. Endoscopic endonasal dacryocystorhinostomy: results in 56 patients. Ann Otol Rhinol Laryngol. 1994;103(5 Pt 1):363-7.

EPISTAXE

Eduardo Macoto Kosugi ▪ Gabriela Ricci Lima Luz Matsumoto ▪ Miguel Soares Tepedino

DEFINIÇÃO

Epistaxe (do grego, *epi* = de cima e *stazein* = pingar) é a alteração da hemostasia nasal, ou seja, um sangramento com origem no nariz, que pode ou não se exteriorizar pelo nariz, enquanto hemorragia nasal é qualquer sangramento exteriorizado pelo nariz, que pode ou não ter origem nasal.[1]

EPIDEMIOLOGIA

Epistaxe é uma das urgências otorrinolaringológicas mais comuns,[2] com prevalência de 10% a 12% na população geral, sendo que apenas 10% destes casos acabam procurando atendimento médico. Mesmo dentre os pacientes atendidos, a maioria dos quadros é leve, já que apenas 1% a 2% requerem intervenção cirúrgica, podendo chegar a 4% em centros de referência.[2,3]

Existe uma distribuição etária bimodal clássica e predomínio masculino nas epistaxes. A distribuição etária bimodal apresenta dois picos de incidência, o primeiro entre 11-20 anos e o segundo entre 51-70 anos, com o sexo masculino sendo acometido em cerca de 59% dos casos de epistaxe em geral. Já quando analisados pacientes com epistaxe grave que necessitam de abordagem cirúrgica, observa-se maior incidência na quinta década de vida (41-50 anos) e importante predominância masculina (71%).[4,5]

Em relação à sazonalidade, os episódios de epistaxe espontânea são mais frequentes em clima frio e seco, correspondendo aos meses de outono e inverno, sendo o número de atendimentos nos serviços de emergência em decorrência da epistaxe inversamente proporcional à temperatura média, umidade relativa média e precipitação total.[5]

VASCULARIZAÇÃO NASAL

O suprimento sanguíneo para a cavidade nasal origina-se dos sistemas carotídeos interno e externo e apresenta múltiplas anastomoses na mucosa nasal. A artéria carótida externa contribui para a irrigação nasal por meio de seus ramos maxilar e facial. A artéria maxilar percorre a fossa pterigopalatina e se divide em múltiplos ramos, terminando como artéria esfenopalatina, que adentra a cavidade nasal através do forame esfenopalatino na parede lateral nasal. A artéria esfenopalatina normalmente se divide em duas ramificações ao passar pelo forame, mas pode se dividir em três ou mais ramos, e essa divisão pode ocorrer também no interior da fossa pterigopalatina, antes da passagem pelo forame esfenopalatino. Quando se divide em dois ramos, a artéria esfenopalatina forma a artéria nasal lateral posterior – que ocupa a porção mais anterior e inferior do forame esfenopalatino e caminha para anterior pela parede lateral do nariz, irrigando a concha média e inferior – e a artéria nasosseptal – que ocupa a porção mais posterior e superior do forame esfenopalatino e caminha para posterior pela parede lateral do nariz, cruzando o arco da coana e irrigando o septo nasal de posterior para anterior. Quando há mais de dois ramos da artéria esfenopalatina, normalmente é a artéria nasal lateral posterior que se apresenta ramificada, enquanto a artéria nasosseptal mantém-se única. A artéria palatina descendente é outro ramo da artéria maxilar, atravessa inferiormente pelo canal palatino maior, segue o palato anteriormente, suprindo o septo anterior via forame incisivo. A artéria facial, o outro ramo da artéria carótida externa que participa da irrigação nasal, dá origem à artéria labial superior, que emite ramos próximos à columela para irrigar o septo nasal anterior.[6]

O sistema carotídeo interno supre a cavidade nasal por meio das artérias etmoidais anteriores e posteriores, ramos da artéria oftálmica. Estas artérias entram na cavidade nasal através de forames na parede medial da órbita, na linha da sutura frontoetmoidal. O forame etmoidal anterior está localizado 24 mm posteriormente à crista lacrimal; já o forame etmoidal posterior, 12 mm posterior ao forame etmoidal anterior, embora a artéria etmoidal posterior possa estar ausente em até um terço dos indivíduos. O nervo óptico está localizado 6 mm posteriormente à artéria etmoidal posterior. A artéria etmoidal anterior é mais calibrosa que a posterior e é responsável pela irrigação do terço anterior da parede lateral e superior do nariz. Já a artéria etmoidal posterior irriga a área da concha superior e a zona correspondente no septo.[6]

Há intensa confluência do sistema carotídeo interno e externo em toda cavidade nasal. Especialmente na região anterior do septo nasal, há uma região conhecida como área de Little que abriga o plexo de Kiesselbach, um triângulo anastomótico arterial estável que recebe suprimento da artéria etmoidal anterior em seu vértice superior, da artéria nasosseptal em seu vértice posterior e da artéria labial superior em seu vértice anterior. As paredes deste triângulo anastomótico são mais finas que os vasos a montante, com pouco tecido conjuntivo entre os vasos e a mucosa, o que as torna mais frágeis e suscetíveis a sangramentos.[7]

CORRELAÇÃO CLÍNICO-ANATÔMICA

As peculiaridades anatômicas da vascularização nasal refletem em características clínicas específicas de sangramento. Basicamente, a região anterior tem fluxo e pressão menores com maior fragilidade vascular, enquanto as regiões superior e posterior têm fluxo e pressões maiores com maior resistência. Estas diferenças anatômicas repercutem na apresentação clínica das epistaxes, por isso podemos classificá-las em epistaxes anteriores, superiores e posteriores (Fig. 29-1). As epistaxes oriundas da região anterior do septo, do plexo de Kiesselbach (Fig. 29-2 e Vídeo 29-1), são as mais frequentes e normalmente se tratam de sangramentos leves, de pequeno volume e autolimitados, com exteriorização anterior, sem repercussão hemodinâmica.[7-9] Por outro lado, as epistaxes oriundas da região posterior, do território da artéria esfenopalatina, são sangramentos de grande volume, que habitualmente se apresentam na emergência com fluxo ativo, exteriorização anterior e posterior, de difícil controle e, em geral, com repercussão hemodinâmica.[9] Por fim, um terceiro território vascular ganhou importância nos últimos anos como fonte de epistaxe grave, a região superior do nariz, que abrange o território das artérias etmoidais que, assim como os sangramentos posteriores, costuma ser de grande volume, com exteriorização anterior e/ou posterior, de difícil controle e com possível repercussão hemodinâmica, mas que pode apresentar-se com fluxo intermitente no atendimento inicial em decorrência do vasoespasmo das artérias etmoidais.[10,11]

ETIOLOGIA

A epistaxe pode ser causada por fatores locais (oriundos da cavidade nasal ou seios paranasais) ou fatores sistêmicos (quando uma doença de base ou o uso de determinados medicamentos relacionam-se à repercussão nasal).

O trauma digital é causa frequente de epistaxe na região anterior do septo nasal, principalmente em crianças. Edema da mucosa nasal por doenças alérgicas, inflamatórias ou infecciosas, ressecamento da mucosa nasal gerado por baixa umidade ou por fluxo aéreo turbulento (em geral decorrente de desvio do septo ou perfuração septal), corpos estranhos e aplicação incorreta de corticosteroide nasal também são causas locais de epistaxe. Fratura traumática do osso ou do septo nasal, cirurgias nasais (pós-operatório recente) e tumores são outros fatores locais causadores de epistaxe. Sangramento nasal recorrente, principalmente se unilateral e associado a obstrução nasal, deve levantar a suspeita para tumores. Angiofibroma nasofaríngeo juvenil, papiloma invertido, hemangioma, estesioneuroblastoma, carcinoma espinocelular e adenocarcinoma são exemplos de tumores que acometem a cavidade nasal e seios paranasais e podem cursar com epistaxe.[6,9,12]

Diversos fatores sistêmicos podem contribuir para episódios de epistaxe. Coagulopatias hereditárias (como hemofilia e doença de von Willebrand) e trombocitopenia causada por doenças hematológicas, quimioterapia ou infecções virais podem cursar com epistaxe. Insuficiência hepática, doença renal crônica e síndromes paraneoplásicas também são causas de epistaxe. Os anti-inflamatórios não esteroidais e o ácido acetilsalicílico são medicações associadas à epistaxe, assim como as drogas anticoagulantes (como varfarina, enoxaparina e heparina). Alho, ginkgo biloba e ginseng são substâncias alternativas que podem desencadear sangramentos nasais. A telangiectasia hemorrágica hereditária (doença de Rendu-Osler-Weber) é uma doença autossômica dominante que resulta em telangiectasias e malformações arteriovenosas, levando a episódios recorrentes de epistaxe. O papel da hipertensão arterial sistêmica é controverso e não há clara correlação como fator isolado na epistaxe, ainda não se sabendo ao certo se é causa ou consequência da epistaxe. No entanto, sabe-se que níveis pressóricos elevados dificultam o controle do sangramento e provavelmente devam ser abordadas durante o atendimento do quadro agudo.[6,9,12]

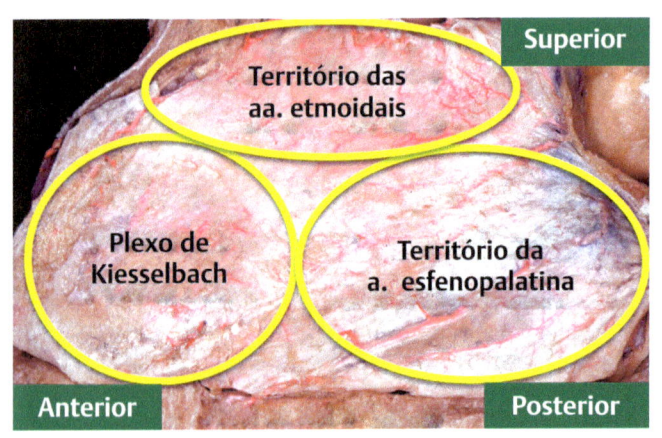

Fig. 29-1. Peça de dissecção anatômica, septo nasal, visão sagital pela esquerda. Três territórios vasculares. O Plexo de Kiesselbach produz epistaxes leves, enquanto os territórios das artérias etmoidais e da artéria esfenopalatina produzem epistaxes graves. (Foto: Dr. Aldo Stamm.)

DIAGNÓSTICO

A anamnese deve ser sucinta e direcionada para a busca de fatores etiológicos, com questionamentos sobre hábitos e vícios, uso de medicamentos, histórico de trauma ou cirurgia nasal, doenças nasais e comorbidades. Quantificar a lateralidade, a duração, a frequência e a intensidade é importante para a definição da gravidade do quadro e para o raciocínio diagnóstico quanto ao possível território vascular acometido.[6,9]

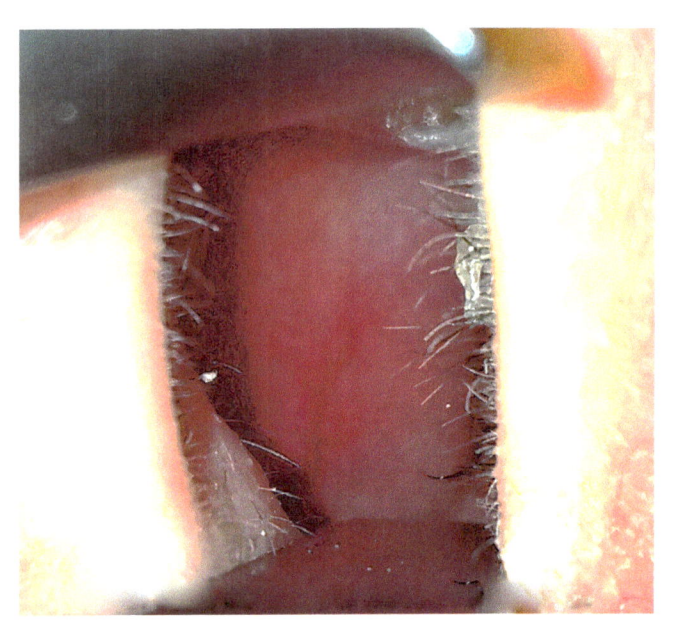

Fig. 29-2. Rinoscopia anterior esquerda. Área de Little, note a ectasia vascular do plexo de Kiesselbach. (Foto: Prof. Dr. Eduardo Macoto Kosugi.)

O exame físico inicial deve focar no estado geral do paciente, com atenção para a permeabilidade da via aérea e a estabilidade hemodinâmica. Inspecionar coloração e hidratação da mucosa, frequências cardíaca e respiratória e pressão arterial são fundamentais no atendimento inicial à epistaxe. Avaliar a presença de epistaxe ativa, inspecionando a saída de sangue anteriormente (pelas narinas) e posteriormente (pela orofaringe).[6,9] Deve-se, então, inspecionar a cavidade nasal à procura do ponto de sangramento. O topodiagnóstico é a palavra-chave no manejo da epistaxe, pois direciona o tratamento.[13] Aspiração de coágulos e vasoconstrição da mucosa com algodão embebido em solução vasoconstritora com anestésico devem ser realizadas. A rinoscopia anterior é capaz de identificar epistaxes anteriores, da área de Little, que são as mais frequentes (até 90% dos casos). Porém, o uso do endoscópio nasal é imprescindível em sangramentos posteriores e superiores para a adequada identificação do ponto sangrante, além de identificar alterações anatômicas, tumores nasais, corpos estranhos e telangiectasias.[6,9]

A maioria das epistaxes são anteriores, leves e autolimitadas, não necessitando de investigação complementar de urgência. Em casos mais graves, exames laboratoriais são indicados, com avaliação hematimétrica com tipagem sanguínea (para possível necessidade de transfusão sanguínea) e coagulograma. Em situações específicas, investigação hepática e renal pode ser realizada. Na suspeita de tumores nasais, a tomografia computadorizada e/ou a ressonância magnética devem ser solicitadas. Importante lembrar que, na dúvida, em relação à origem do sangramento (caso a origem nasal não esteja clara), outras fontes de hemorragia devem ser investigadas (avaliação detalhada da cavidade oral, orofaringe, hipofaringe e laringe, avaliação do aparelho digestivo alto com endoscopia digestiva alta e/ou avaliação pulmonar com broncoscopia).

TRATAMENTO

Kit Epistaxe do Pronto Socorro de Otorrinolaringologia do Hospital São Paulo

Atendimentos de urgência e emergência podem ser dramáticos, e a organização pode ser crucial para o sucesso do tratamento. Isso é bem conhecido no caso das paradas cardiorrespiratórias e os **carrinhos de parada** são considerados fundamentais para o atendimento ágil e precoce. O mesmo pensamento deve nortear o atendimento às epistaxes, portanto, desde 2013, o Pronto Socorro de Otorrinolaringologia do Hospital São Paulo da Escola Paulista de Medicina – Universidade Federal de São Paulo (EPM-UNIFESP) mantém um *kit epistaxe* para um atendimento mais eficaz, especialmente dos casos graves de epistaxe. O kit foi idealizado pelo Prof. Luciano Gregório e contém todos os materiais e medicamentos necessários para um atendimento rápido ao paciente com epistaxe grave, dentre eles: instrumental (espéculo nasal, pinça baioneta, aspirador nasal rígido reto, cuba, cúpula), medicamentos (vasoconstritores nasais, ácido tricloroacético, água destilada), descartáveis para tamponamento (algodão laminado, gaze, seringas, luvas, sonda vesical tipo Foley®, esparadrapo, celulose oxidada regenerada Surgicel®, espuma de gelatina Gelfoam®) e equipamentos de proteção individual (luva, máscara, gorro, avental). Além disso, mantemos neste kit tampões do tipo dedo de luva já montados, que podem ser substituídos por tampões comercializados como tampão expansível de acetato de polivinila (Merocel®) ou ainda balão insuflável revestido de carboximetilcelulose (Rapid Rhino®), a depender da disponibilidade do hospital (Fig. 29-3).

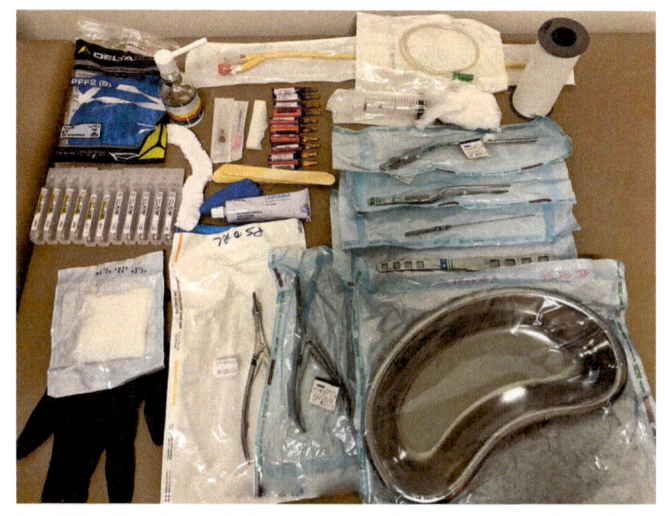

Fig. 29-3. *Kit* epistaxe do Pronto Socorro de Otorrinolaringologia do Hospital São Paulo. (Foto: Dr. Bruno Sakaya.)

Avaliação Inicial

O **ABC** é sempre a conduta inicial (do inglês: *airway, breathing and circulation*). Verificar a permeabilidade da via aérea, com a aspiração de coágulos quando obstruída. Em situações extremas, intubação orotraqueal, cricotireoidostomia ou traqueostomia podem ser necessárias para garantir a proteção da via aérea ou em caso de choque hemorrágico. Verificar a respiração, com atenção à frequência respiratória, inspeção dos movimentos torácicos e musculatura acessória. Oxigenação é importante, principalmente nos cardiopatas. Avaliar a circulação, com aferição da pressão arterial, frequência cardíaca, enchimento capilar e coloração de mucosas. Dois acessos periféricos calibrosos e hidratação vigorosa são essenciais em pacientes com repercussão hemodinâmica.[12]

Com o paciente sentado para a evitar a deglutição de coágulos,[9] devem-se realizar aspiração cuidadosa das fossas nasais e aplicações repetidas de algodão embebido em solução vasoconstritora (adrenalina ou oximetazolina, por ex.) e anestésica (lidocaína ou neotutocaína) para melhor visualização da cavidade nasal.[6] As aplicações repetidas de algodões embebidos em solução vasoconstritora reduzem o sangramento, podendo estancá-los nos quadros leves. A compressão digital com o polegar e o indicador pode ser a primeira medida a ser tomada, enquanto outras são preparadas. Comprimir ao menos por 5 minutos o terço inferior do nariz, se possível com o algodão embebido em solução vasoconstritora nas fossas nasais, enquanto inclina-se a cabeça para a frente e para baixo. Esta ação visa o tamponamento de vasos anteriores e previne a deglutição de coágulos, aspiração e comprometimento da via aérea. Compressas geladas sobre o dorso nasal podem auxiliar por seu efeito vasoconstritor. Orientações sobre essas medidas iniciais para hemostasia devem ser fornecidas a todos os pacientes com epistaxe, em especial aos pacientes de alto risco.[6,12,14]

Epistaxe Inativa

Pacientes podem chegar ao atendimento otorrinolaringológico já sem epistaxe ativa. Medidas iniciais para avaliação da estabilidade hemodinâmica devem ser tomadas e exame da cavidade nasal deve ser conduzido em busca da origem do sangramento. Quando um vaso proeminente possível causador da epistaxe é localizado na rinoscopia anterior (ou na endoscopia nasal quando disponível no atendimento inicial), a cauterização é a conduta indicada. A cauterização pode ser química ou elétrica.[6,12]

A cauterização química pode ser realizada com ácido tricloroacético ou nitrato de prata, sempre após anestesia e vasoconstrição local. Utilizar ácido tricloroacético a, no mínimo, 50%, pois concentrações inferiores a esta não cauterizam adequadamente a mucosa nasal. Primeiramente, deve-se cauterizar uma área ao redor do vaso proeminente, em círculos concêntricos ou espiral, do exterior para o interior. Não se deve cauterizar grandes áreas do septo nasal ou cauterizar uma mesma região dos dois lados do septo a fim de evitar perfuração septal. A cauterização química é indicada em epistaxe inativa e em sangramentos de pequena intensidade, já que o fluxo de sangue nos sangramentos mais intensos impossibilita a ação efetiva da agente químico. É frequentemente utilizada para tratamento de epistaxes oriundas do plexo de Kiesselbach, na região anterior do septo nasal.[6,12]

A cauterização elétrica é realizada com eletrocautério mono ou bipolar ou com aspiradores-coaguladores. Nesses casos, devem-se injetar anestésicos locais na mucosa septal bilateralmente, pelo fato de a corrente elétrica ser transmitida pelo septo para o lado contralateral. Relembrando a importância de evitar cauterização bilateral na mesma região do septo nasal, sob risco de perfuração septal.[6,12]

Limpeza nasal com solução salina e gel para hidratação nasal são indicados no seguimento dos pacientes com epistaxe. Limpeza nasal remete à higienização do nariz por meio de solução salina que objetiva remover material particulado e secreções (como coágulos e crostas) e hidratação nasal visa combater o ressecamento da mucosa nasal com salinas em gel.[15]

Epistaxe Leve

Sangramentos ativos leves em que o sítio pode ser identificado, a cauterização deve ser realizada. Se o local de sangramento é identificado como anterior, porém as medidas locais não foram suficientes para a hemostasia, o tamponamento anterior é indicado. Na prática, pode-se tentar o tamponamento anterior mesmo nos casos em que não se identifica o ponto de sangramento. Os tampões reduzem o sangramento por meio de compressão direta, estimulação da agregação plaquetária ou ativação da cascata de coagulação. Tampões anteriores podem ser não absorvíveis ou absorvíveis. Tampões não absorvíveis incluem gazes embebidas em vaselina (Fig. 29-4a), posicionadas na cavidade nasal da região posterior e superior do nariz até chegar à região anterior, de modo a preencher completamente a fossa nasal; tampão **dedo de luva** (Fig. 29-4b), que consiste em dedo de luva cortado e preenchido com 1,5 a 3,5 gazes, ancorado por um fio, lubrificado com vaselina e inserido na fossa nasal; tampão expansível de acetato de polivinila (Merocel®); ou ainda balão insuflável revestido de carboximetilcelulose (Rapid Rhino®). Os tampões não absorvíveis devem ser removidos após 48 ou 72h. Já os tampões absorvíveis incluem a celulose oxidada regenerada (Surgicel®), espuma de gelatina (Gelfoam®), espuma de gelatina associada a trombina (Floseal®, Surgiflo®), selante de fibrina (Evicel®), polímeros sintéticos (CoSeal®, Nasopose®), entre outros. Os tampões absorvíveis são preferíveis em pacientes com suspeita de distúrbios da coagulação ou em uso de medicamentos anticoagulantes ou antiplaquetários, pois evitam o sangramento recorrente associado à remoção do tampão, porém são caros e não são de fácil acesso na realidade brasileira. As complicações do tamponamento anterior são raras e incluem: deslocamento posterior, aspiração, disfunção da tuba auditiva, reação de corpo estranho e síndrome do choque tóxico.[8,12,14]

Epistaxe Grave

Quando a epistaxe continua, apesar dos procedimentos já realizados, as opções de tratamento incluem tamponamento posterior, abordagem cirúrgica e embolização.[14] Interessante citar que até 20% das consultas ao pronto-socorro otorrinolaringológico por epistaxe espontânea requerem tamponamento nasal para a hemostasia e 3,5% dos pacientes são submetidos a tratamento cirúrgico.[16]

O tamponamento posterior pode ser realizado com gaze ancorada em rinofaringe, sonda vesical de demora (Foley®) ou balão nasal insuflável (Rapid Rhino®). Os tampões posteriores preenchem a rinofaringe, reduzindo o sangramento por compressão direta, e normalmente são associados a tampões anteriores não absorvíveis para o tamponamento da cavidade

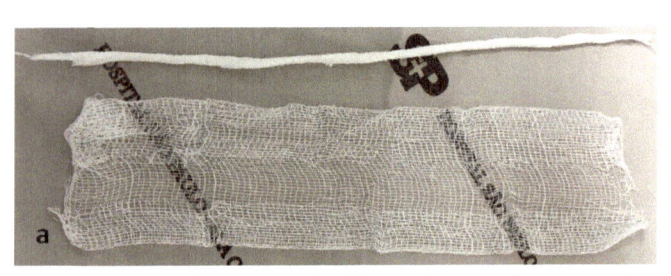

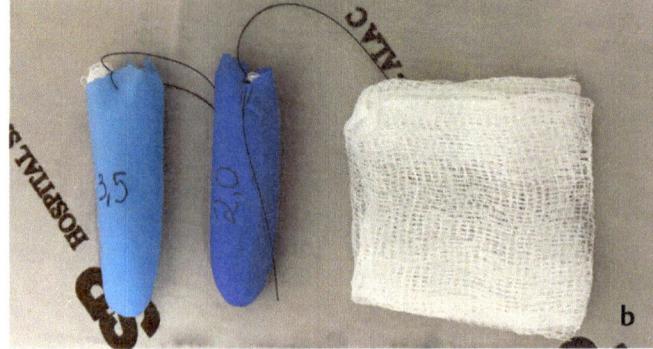

Fig. 29-4. (a) Gaze aberta, esticada e lubrificada com gel ou creme, de modo a formar cordões para tamponamento nasal. (b) Tampão tipo dedo de luva com 2 e 3,5 gazes no seu interior e ancorada com fio de *nylon* 2-0 ou 3-0. (Fotos: Dr. Paulo Saraceni Neto.)

nasal. Devem ser removidos após 48 ou 72h.[14] O tamponamento posterior tem alta taxa de insucesso, podendo chegar a 52%, o que talvez possa ser justificado por sangramentos superiores ou em parede lateral nasal, em que os tampões não conseguem exercer pressão direta. Além da alta taxa de falha, o tamponamento posterior está associado a diversas complicações, desde dor, otite média, rinossinusite, sinéquia, necrose (alar, columelar, palatal ou da mucosa nasal), apneia do sono, síndrome do choque tóxico, chegando até hipóxia por estimulação do reflexo nasopulmonar, arritmia, infarto agudo do miocárdio, acidente vascular encefálico e óbito. Por conta das possíveis complicações, pacientes submetidos ao tamponamento posterior devem ser hospitalizados para monitorização e suplementação de oxigênio se necessário.[17]

Recentes diretrizes recomendam abordagem cirúrgica quando o tratamento conservador falha: em pacientes com epistaxe persistente ou recorrente, não controlada por tamponamento ou cauterização nasal, incluindo epistaxe descontrolada apesar de tamponamento correto; epistaxe controlada com tamponamento, porém recorrência após remoção do tampão; ou epistaxe recorrente mesmo se controlada adequadamente com tamponamento.[18,19] No entanto, todos os estudos comparando cirurgia com tamponamento em epistaxes graves relataram maiores taxas de sucesso para a cirurgia, além de menor custo, menor tempo de internação e menor necessidade de transfusão sanguínea, apoiando a intervenção cirúrgica precoce.[20] Frente à baixa taxa de sucesso, complicações, tempo e custo da internação do tamponamento posterior, aliado a evolução da cirurgia endoscópica e da técnica anestésica, com destaque para a anestesia venosa total nas cirurgias endoscópicas nasossinusais, o tratamento cirúrgico ganha cada vez mais importância, sendo considerado por diversos autores a primeira opção em epistaxe grave, em vez de tamponamento posterior por tempo prolongado.[8,16,17,21,22] Vale ressaltar que os tamponamentos continuam sendo tratamentos de primeira linha na epistaxe grave, pois são fundamentais para cessar ou reduzir o sangramento, permitindo a estabilização do paciente para conduzi-lo de modo mais seguro ao tratamento cirúrgico.

Historicamente, as ligaduras arteriais têm indicação nas epistaxes graves. As técnicas evoluíram ao longo do último século, com a primeira descrição da ligadura da artéria carótida externa por Hyde, em 1925, passando pela ligadura da artéria maxilar e chegando à ligadura da artéria esfenopalatina (desde a abordagem microscópica via Caldwell-Luc, com posterior acesso transnasal microscópico até a atual técnica transnasal endoscópica). A técnica endoscópica da ligadura (na realidade, eletrocauterização) da artéria esfenopalatina tem índices de falha variando de 2% a 13%,[4,17,23] com metanálise de 896 casos publicada em 2019, evidenciando recorrência do sangramento em 13,4% dos casos. A ligadura da artéria etmoidal anterior via incisão de Lynch também é descrita. Observamos que a evolução das técnicas objetivou ocluir o ponto de sangramento o mais distalmente possível na vascularização nasal, evitando-se ressangramentos pela circulação colateral e, consequentemente, alcançou menor morbidade, com técnicas com mínima dissecção e melhor visualização.[1,6,8,9,12]

A Avaliação Endoscópica Sistemática sob Anestesia Geral (AESAG) e a Importância das Artérias Etmoidais na Epistaxe Grave

Nas duas últimas décadas, consolidou-se a percepção de que a avaliação endoscópica da cavidade nasal é obrigatória para o adequado topodiagnóstico da epistaxe grave, com estudos mostrando altas taxas de localização do ponto de sangramento (70% a 94%).[16,23-25] Com a avaliação mais minuciosa, a região superior do nariz (território das artérias etmoidais) ganhou destaque como fonte de epistaxe grave, mudando-se o paradigma de que epistaxe grave é só de origem posterior. Desde 1995, o Dr. Aldo Stamm mencionava a região superior do nariz como área comum de epistaxes graves.[10] Chiu et al. localizaram 36% dos sangramentos oriundos do septo superior,[24] enquanto Iimura et al. encontraram 23,4% oriundos da goteira olfatória.[25] Em 2018, os Profs. Eduardo Macoto Kosugi, Leonardo Balsalobre e Miguel Tepedino coordenaram um estudo em conjunto de três instituições, Hospital São Paulo (EPM UNIFESP), Complexo Hospitalar Prof. Edmundo Vasconcellos (Centro de Otorrino e Fonoaudiologia de São Paulo) e Policlínica de Botafogo, respectivamente, e descreveram o S-point, um pedículo vascular arterial no septo superior, na projeção da axila da concha média, posterior ao tubérculo septal (Fig. 29-5 e Vídeo 29-2).[11] Alguns meses depois, Turri-Zanoni e cols. relataram casos de epistaxe grave originários de ramo septal da artéria etmoidal anterior no nível da axila da concha média, a mesma localização do S-Point descrita por Kosugi et al.[27] Ambas as publicações foram baseadas em palestras do Dr. Aldo Stamm sobre a importância da região superior do nariz e do suprimento das artérias etmoidais como fonte de epistaxe grave (Fig. 29-6 e Vídeo 29-3).

Atualmente, critérios vêm sendo descritos para definir a indicação de abordagem cirúrgica.[16,26] No Setor de Rinologia da EPM-UNIFESP, o Prof. Eduardo Macoto Kosugi padronizou a Avaliação Endoscópica Sistemática sob Anestesia Geral (AESAG) da cavidade nasal, que é indicada nas seguintes situações:

1. Epistaxe grave (considerado como episódio ativo ou referido de sangramento com potencial risco à vida, possivelmente de origem superior ou posterior);
2. Necessidade de tamponamento posterior para controle do sangramento;
3. Queda dos níveis de hemoglobina ≥ 2 g/dL e/ou necessidade de transfusão sanguínea;
4. Episódios recorrentes de epistaxe que requerem atendimento médico e/ou tamponamento recorrente.

A AESAG (Vídeo 29-4) é realizada com o endoscópio nasal rígido de 0 ou 30 graus, e sistematizada para avaliar toda a cavidade nasal, de superior para inferior e de anterior para posterior, à procura do sítio de sangramento (qualquer área com sangramento ativo ou pedículo vascular proeminente), inclusive procurando nos recessos e meatos da cavidade nasal.[11,16] Devem-se evitar redução da pressão arterial e uso de vasoconstritor tópico, pois ambas as medidas dificultam a localização do ponto sangrante, provocando falsos-negativos. Mesmo pontos sangrantes ativos e proeminentes podem retrair e quase desaparecer com o uso de vasoconstritor tópico (Vídeo 29-5). Em estudo prospectivo com 53 AESAG em pacientes com epistaxe grave, o sítio de sangramento foi localizado em 69,8% dos casos. Em pouco mais da metade dos pacientes

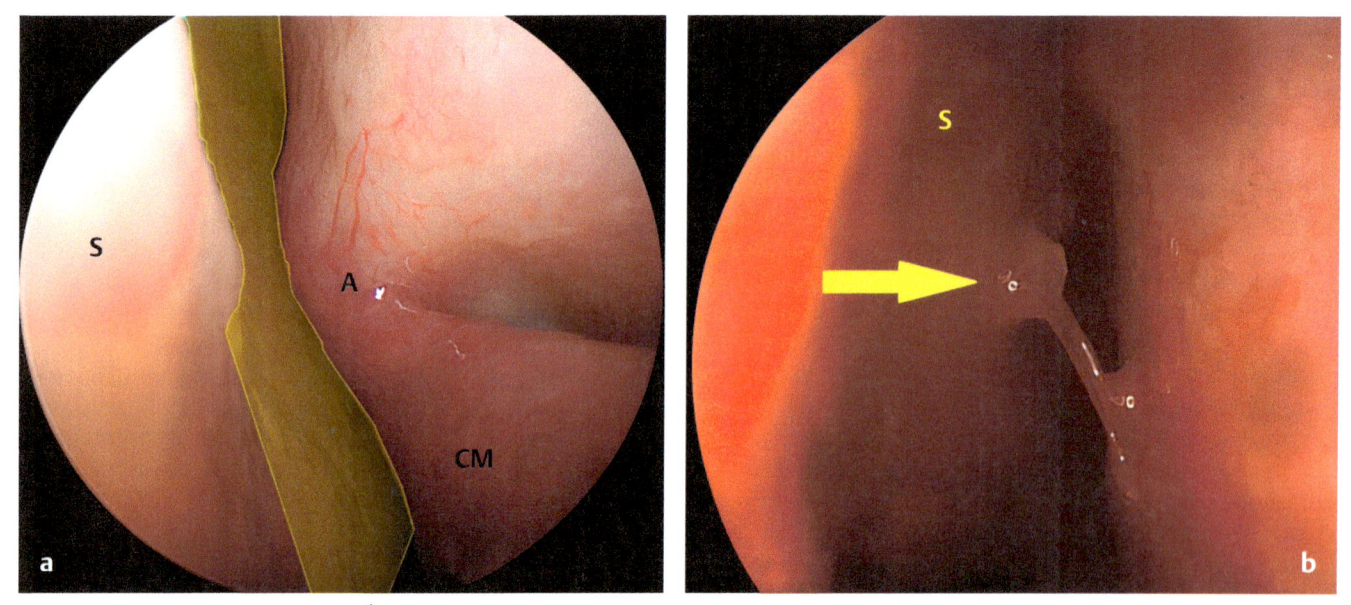

Fig. 29-5. Endoscopia nasal esquerda. Área do S-point hachurada em amarelo. S: septo; A: axila da concha média; CM: concha média. Seta amarela: pedículo vascular denominado S-point. (Foto: Prof. Dr. Eduardo Macoto Kosugi.)

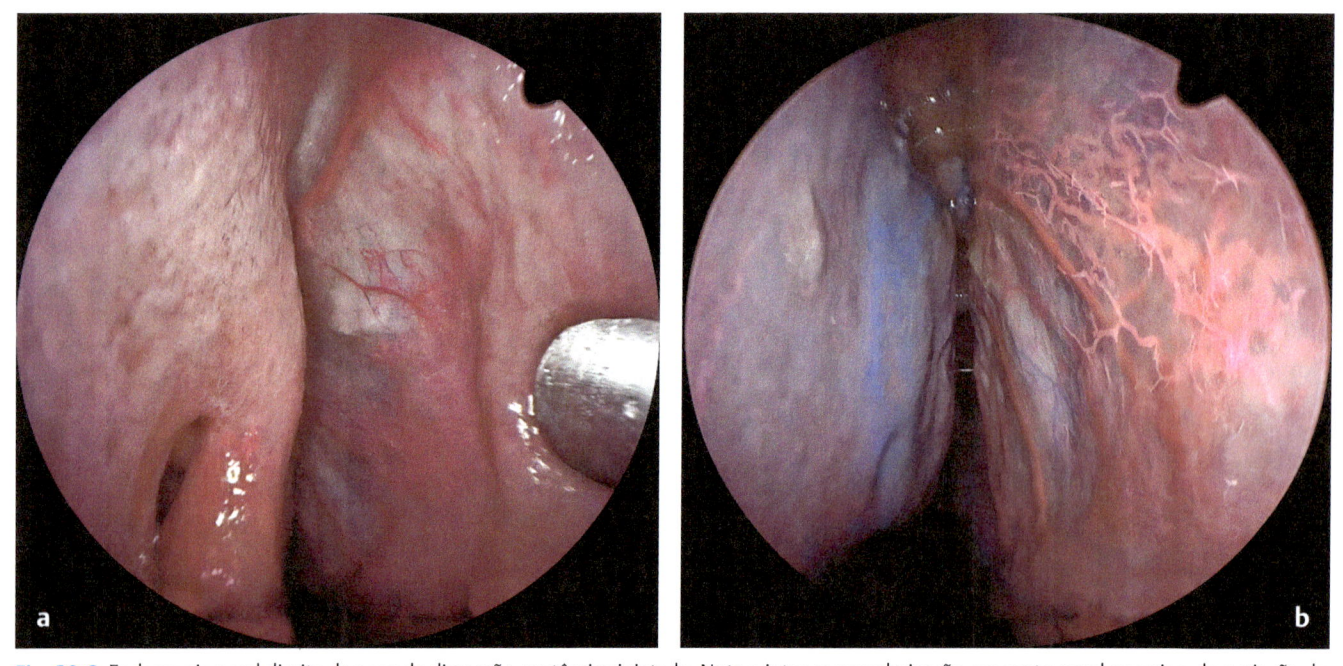

Fig. 29-6. Endoscopia nasal direita de peça de dissecção anatômica injetada. Note a intensa vascularização em septo nasal superior, da projeção da axila da concha média até o teto nasal. (Fotos: Dr. Leonardo Balsalobre e Prof. Dr. Miguel Tepedino.)

(50,9%), a origem do sangramento foi superior (sendo o S-Point localizado em 28,3% dos casos). O sítio de sangramento foi localizado em região posterior em apenas 26,4% dos pacientes (sendo 9,4% na face lateral da concha média). Em apenas dois pacientes (3,8%) houve recorrência, ambos não tiveram sítio de sangramento localizado na avaliação sistemática inicial e foram submetidos à cauterização da artéria esfenopalatina. Na reabordagem, o ponto sangrante foi localizado, com resolução do quadro. Não houve recorrência quando o sítio foi localizado. Com esses dados, o grupo advoga a eletrocauterização seletiva do pedículo vascular sangrante quando localizado, reservando a eletrocauterização da artéria esfenopalatina apenas para os casos em que nenhum ponto de sangramento foi identificado, associada ou não a eletrocauterização da artéria etmoidal anterior (em traumas de face, idosos, ressangramento ou suspeita de epistaxe superior).[16]

Eletrocauterização da Artéria Esfenopalatina e da Artéria Etmoidal Anterior

Há diversas técnicas e possibilidades para a abordagem da artéria esfenopalatina (ou artérias do forame esfenopalatino) e da artéria etmoidal anterior. Descreveremos as técnicas utilizadas pelo Setor de Rinologia da EPM-UNIFESP.

Para a eletrocauterização da artéria esfenopalatina, iniciamos palpando a fontanela posterior (que é bastante frágil) até a identificação do processo vertical do osso palatino (mais duro e resistente à palpação. Uma incisão vertical é feita com eletrocautério assim que identificado o osso palatino, e complementada com elevador de Cottle para elevação do retalho mucoperiosteal. Duas incisões horizontais, superior e inferior à incisão vertical, são realizadas para facilitar a elevação do retalho, formando um **U** pediculado posteriormente. A elevação do retalho é feita até a identificação da crista etmoidal e consequentemente das artérias do forame esfenopalatino. Pinça Kerrison é utilizada para ressecção da crista etmoidal, que aumenta a exposição da artéria esfenopalatina, facilitando sua identificação e cauterização, diminuindo o tempo cirúrgico e as falhas cirúrgicas (Vídeo 29-6).[27] O cirurgião deve sempre se atentar em procurar todos os ramos que ocupam o forame esfenopalatino, não se contentando com apenas uma artéria. Mais frequentemente, utilizamos o aspirador-cautério neste ponto, para proceder à eletrocauterização e secção de todos os ramos arteriais até a identificação completa de toda a extensão do forame esfenopalatino. Especial atenção deve ser dada ao limite posterossuperior do forame esfenopalatino, onde está localizada a artéria nasosseptal, causa comum de falha na eletrocauterização da artéria esfenopalatina (Vídeo 29-7). A dissecção e a eletrocauterização devem prosseguir até o rostro esfenoidal, garantindo assim que a artéria nasosseptal tenha sido eletrocoagulada e rompida adequadamente. O retalho então é rebatido para proteção do forame esfenopalatino.

A nossa preferência para eletrocauterização da artéria etmoidal anterior é por via externa, com incisão de Lynch. A artéria angular pode ser atingida na incisão e deve ser cauterizada. A incisão de Lynch deve ser posicionada superiormente ao saco lacrimal e inferiormente à tróclea, e sua dissecção deve atingir o osso nasal, a partir do qual se deve proceder à dissecção subperiosteal com elevador de Cottle. A crista lacrimal e posteriormente a sutura frontoetmoidal devem ser identificadas. Acompanhando a sutura posteriormente é possível encontrar a artéria etmoidal anterior cerca de 24 mm após a crista lacrimal anterior. Após dissecá-la e isolá-la adequadamente, utilizamos eletrocautério bipolar para coagulação segura. Endoscópios nasais de 0° podem ser utilizados para facilitar a dissecção (Vídeo 29-8).

Uma última alternativa de tratamento para a epistaxe grave é a embolização. Embolização arterial consiste em oclusão do fluxo sanguíneo nos ramos terminais da artéria carótida externa. O sucesso pode chegar a 96%, mas as complicações são potencialmente graves. Complicações transitórias menores incluem dor facial, cefaleia, edema facial, parestesia e confusão mental e foram relatadas em 25% a 59% dos pacientes. Complicações graves são incomuns (< 2%), mas incluem necrose, amaurose, paralisia facial periférica, hemiplegia, acidente vascular encefálico e óbito. Pelo risco de graves complicações e pelo maior custo comparado com a abordagem cirúrgica, a embolização arterial deve ficar reservada para casos refratários ao tratamento cirúrgico ou quando há contraindicação para a anestesia geral.[12,14,17]

CONSIDERAÇÕES FINAIS

Epistaxe é uma das urgências otorrinolaringológicas mais comuns, podendo variar de quadros leves autolimitados até sangramentos graves que requerem tratamento cirúrgico. O suprimento sanguíneo para a cavidade nasal origina-se dos sistemas carotídeos interno e externo e suas múltiplas anastomoses, com rica vascularização nasal, que pode desencadear epistaxes com apresentações clínicas muito distintas. As epistaxes podem ser anteriores, posteriores ou superiores. O topodiagnóstico é a palavra-chave no manejo da epistaxe, visando localizar o ponto de sangramento, a fim de tornar o tratamento mais eficaz. Nos casos graves, a avaliação endoscópica sistemática sob anestesia geral deve ser realizada para adequado topodiagnóstico. A região superior da cavidade nasal tem ganhado cada dia mais importância na epistaxe grave, mudando-se o paradigma de que epistaxe grave é mais frequentemente de origem posterior. Identificação e cauterização de pontos sangrantes evidentes têm alta taxa de sucesso no tratamento da epistaxe grave, reservando-se as eletrocauterizações arteriais para os casos em que pontos sangrantes não são identificados.

REFERÊNCIAS BIBLIOGRÁFICAS

1. Santos RP, Leonhardt FD, Ferri RG, Gregório LC. Ligadura endoscópica endonasal da artéria esfenopalatina para epistaxe severa. Rev Bras Otorrinolaringologia. 2002; 68(4): 511-4.
2. Andrade JSC, de Albuquerque AMS, de Matos RC, et al. Profile of otorhinolaryngology emergency unit care in a high complexity public hospital. Braz J Otorhinolaryngol. 2013; 79: 312-6.
3. Ram B, White PS, Saleh HA, et al. Endoscopic endonasal ligation of the sphenopalatine artery. Rhinology. 2000;38(3):147-9.
4. Saraceni NP, Nunes LMA, Gregorio LC, et al. Surgical treatment of severe epistaxis: an eleven-year experience. Braz J Otorhinolaryngol. 2013;79:59-64.
5. Mangussi-Gomes J, Enout MJ, Castro TC, et al. Is the occurrence of spontaneous epistaxis related to climatic variables? A retrospective clinical, epidemiological and meteorological study. Acta Otolaryngol. 2016;136(11):1184-9.
6. Gifford TO, Orlandi RR. Epistaxis. Otolaryngol Clin North Am. 2008;41(3):525-36.
7. Chiu T, Dunn JS. An anatomical study of the arteries of the anterior nasal septum. Otolaryngol Head Neck Surg. 2006;134:33-6.
8. Douglas R, Wormald PJ. Update on epistaxis. Curr Opin Otolaryngol Head Neck Surg. 2007;15(3):180-3.
9. Schlosser RJ. Clinical practice. Epistaxis. N Engl J Med. 2009;360(8):784-9.
10. Stamm AC, Ferreira GP, Navarro JAC. Epistaxe severa - microcirurgia transnasal. In: Stamm AC, editor. Microcirurgia nasossinusal. 1ª ed. Rio de Janeiro: Revinter; 1995;p. 289-96.
11. Kosugi EM, Balsalobre L, Mangussi-Gomes J, et al. Breaking paradigms in severe epistaxis: the importance of looking for the S-point. Braz J Otorhinolaryngol. 2018;84(3):290-7.
12. Tan LK, Calhoun KH. Epistaxis. Med Clin North Am. 1999;83(1):43-56.
13. Almeida GS, Diógenes CA, Pinheiro SD. Nasal endoscopy and localization of the bleeding source in epistaxis: last decade's revolution. Braz J Otorhinolaryngol. 2005;71(2):146-8.
14. Seikaly H. Epistaxis. N Engl J Med. 2021;384:944-51.
15. Neves MC; Romano FR, Guerra FS. New Ringer's lactate gel formulation on nasal comfort and humidification. Braz J Otorhinolaryngol. 2019;85(6):746-52.
16. Loures CN, Castro TC, Luz-Matsumoto GR, et al. Systematic endoscopic assessment of bleeding sites in severe epistaxis:

the role of the S-point and the superior epistaxis. Rhinology. 2020;58(5):477-81.
17. Kumar S, Shetty A, Rockey J, Nilssen E. Contemporary surgical treatment of epistaxis. What is the evidence for sphenopalatine artery ligation? Clin Otolaryngol Allied Sci. 2003;28(4):360-3.
18. Ellis M, Hall A, Hardman J, et al. The British Rhinological Society multidisciplinary consensus recommendations on the hospital management of epistaxis. J Laryngol Otol. 2017;131:1142-56.
19. Tunkel DE, Anne S, Payne SC, et al. Clinical Practice Guideline: Nosebleed (Epistaxis). Otolaryngol Head Neck Surg. 2020;162: S1-S38.
20. Swords C, Patel A, Smith ME, et al. Surgical and interventional radiological management of adult epistaxis: Systematic review. J Laryngol Otol. 2017;131:1108-30.
21. Klotz DA, Winkle MR, Richmon J, Hengerer AS. Surgical management of posterior epistaxis: a changing paradigm. Laryngoscope. 2002;112(9):1577-82.
22. Nouraei SA, Maani T, Hajioff D, et al. Outcome of endoscopic sphenopalatine artery occlusion for intractable epistaxis: a 10-year experience. Laryngoscope. 2007;117(8):1452-6.
23. Kitamura T, Takenaka Y, Takeda K, et al. Sphenopalatine artery surgery for refractory idiopathic epistaxis: systematic review and meta-analysis. Laryngoscope. 2019;129:1731-6.
24. Thornton M, Mahesh B, Lang J. Posterior epistaxis: identification of common bleeding sites. Laryngoscope. 2005;115:588-90.
25. Chiu TW, McGarry G. Prospective clinical study of bleeding sites in idiopathic adult posterior epistaxis. Otolaryngol Head Neck Surg. 2007;137:390-3.
26. Iimura J, Hatano A, Ando Y, et al. Study of hemostasis procedures for posterior epistaxis. Auris Nasus Larynx. 2016;43:298-303.
27. Lakhani R, Syed I, Qureishi A, Bleach N. The Wexham Criteria: defining severe epistaxis to select patients requiring sphenopalatine artery ligation. Eur Arch Otorhinolaryngol. 2013;270:2039-43.
28. Turri-Zanoni M, Arosio AD, Stamm AC, et al. Septal branches of the anterior ethmoidal artery: anatomical considerations and clinical implications in the management of refractory epistaxis. Eur Arch Otorhinolaryngol. 2018;275(6):1449-56.

TUMORES BENIGNOS NASOSSINUSAIS

CAPÍTULO 30

Miguel Soares Tepedino ▪ Ana Clara Miotello Ferrão ▪ João Telles Junior ▪ Luiz Ubirajara Sennes

INTRODUÇÃO

Os tumores benignos nasossinusais, apesar de raros, apresentam extrema importância na prática clínica do rinologista. O nariz e os seios paranasais podem ser acometidos por uma variedade de doenças que se apresentam inicialmente com sintomas semelhantes. Os sintomas mais observados nos tumores nasais são obstrução nasal unilateral e rinorreia, por isso, muitas vezes confundidos com um quadro inflamatório. Esta sintomatologia inespecífica faz com que o diagnóstico seja frequentemente tardio, em estágios avançados, o que aumenta a morbidade do tratamento e diminui sua eficácia.[1]

O diagnóstico definitivo das lesões benignas é realizado através do exame anatomopatológico. A Organização Mundial das Saúde (OMS) publicou em 2017 a 4ª Edição da classificação dos tumores de cabeça e pescoço, que incluiu os tumores benignos nasossinusais. De acordo com esta publicação, as lesões são classificadas, de acordo com sua origem, em: epiteliais, de tecidos moles (incluindo os de origem neural e vascular) e osseocartilaginosos (Quadro 30-1).[2,3]

AVALIAÇÃO DIAGNÓSTICA

A avaliação clínica dos pacientes deve ter início com um exame otorrinolaringológico completo, incluindo rinoscopia anterior, oroscopia, otoscopia e palpação do pescoço. O exame de pares cranianos também deve ser realizado, assim como uma busca ativa de alterações faciais (assimetrias), proptose, trismo e lesões intraorais.

Obrigatoriamente, todo paciente com queixas nasossinusais deve ser submetido à endoscopia nasal, o que possibilita em muitos casos o diagnóstico em estágios iniciais, especialmente de lesões que se originam nas fossas nasais. O exame endoscópico nasal pode ser realizado com endoscópios rígidos ou através de nasofibroendoscopia e deve ser feito de forma sistematizada com avaliação cuidadosa de toda cavidade nasal e nasofaringe. Na identificação de uma tumoração, a observação de características como tamanho, coloração, aspecto da superfície (lisa, irregular), infiltração de estruturas adjacentes e pulsatilidade são fundamentais e auxiliam no diagnóstico diferencial.[4]

A continuação da investigação diagnóstica se dá pela realização de exames de imagem, principalmente tomografia computadorizada (TC) e ressonância magnética (RM).

Um aspecto importante de ser observado nos exames de imagem é que as neoplasias benignas, classicamente, causam a expansão e a remodelação óssea, enquanto as malignas frequentemente estão associadas a invasão e destruição adjacente. Consideramos essencial, na maior parte dos casos, a realização concomitante da tomografia computadorizada e da ressonância magnética, uma vez que a TC possibilita uma avaliação precisa dos limites ósseos, enquanto a RM é superior na distinção do conteúdo da lesão, comprometimento de tecidos moles como órbita e parênquima cerebral.[5]

TRATAMENTO

A terapêutica dos tumores benignos nasossinusais é essencialmente cirúrgica, visto que a ressecção completa da lesão representa, na maioria dos casos, a cura da doença. A abordagem através da cirurgia endoscópica endonasal já é realizada rotineiramente há algumas décadas, com indicações cada vez mais amplas. Tumores que no passado eram julgados como irressecáveis do ponto de vista endoscópico são atualmente passíveis de serem tratados por essa modalidade, com excelentes resultados e menor morbidade cirúrgica. As principais razões para a expansão da abordagem endonasal relacionam-se com o advento de endoscópios angulados, que ampliam o campo de visão do cirurgião, aperfeiçoamento dos instrumentos cirúrgicos, desenvolvimento de tecnologias como neuronavegadores, microdebridadores, brocas endonasais e, acima de tudo, a crescente capacitação e experiência dos cirurgiões.[6]

Quadro 30-1. Tumores benignos nasossinusais

Tumores Epiteliais
▪ Papilomas nasossinusais
▪ Adenomas de glândulas salivares
Tumores de tecidos moles
▪ Leiomioma
▪ Hemangioma
▪ Pólipo antrocoanal
▪ Nasoangiofibroma
▪ Meningioma
▪ Schwannoma
Tumores ósseos e cartilaginosos
▪ Osteoma
▪ Condroma
▪ Tumor de células gigantes
▪ Fibroma ossificante
▪ Fibroma condromixoide
▪ Ameloblastoma

Independentemente das crescentes indicações da cirurgia endoscópica endonasal, o cirurgião disposto a tratar dos tumores benignos nasossinusais deve ter ciência das limitações técnicas de cada acesso e estar apto a realizar abordagens abertas e combinadas. Em diversos casos, a formação de equipes multidisciplinares garante uma melhor avaliação do paciente, com otimização dos resultados.

ASPECTOS ESPECÍFICOS
Tumores Epiteliais
Os papilomas nasossinusais, são neoplasias epiteliais benignas incomuns que surgem quase exclusivamente do epitélio pseudoestratificado derivado do ectoderma (epitélio schneideriano) que reveste a cavidade nasal e os seios paranasais. Por muito tempo conhecidos como papilomas schneiderianos, a classificação mais recente da OMS sugeriu omitir a designação *schneideriana* e classificá-los nos subtipos invertido, que é o mais frequente, exofítico e oncocítico, mais raro.[7]

Os papilomas invertidos são mais prevalentes entre a 5ª e a 6ª décadas de vida, com predileção pelo sexo masculino. Tem como característica a origem na parede nasal lateral, contudo pode surgir também na região da concha média, recesso etmoidal, com extensão para os seios paranasais. Costumam se apresentar com sintomas inespecíficos, como obstrução nasal, secreção e epistaxe. Apesar de serem benignos e possuírem crescimento lento, merecem atenção pela possibilidade de serem localmente agressivos, apresentarem importantes índices de recidiva e potencial de malignização.[8]

A etiologia é desconhecida, contudo, discute-se na literatura uma possível relação entre a infecção pelo papiloma vírus humano (HPV) e o desenvolvimento dos papilomas nasossinusais. Há controvérsias acerca de sua influência na ocorrência de recidiva ou malignização, com alguns trabalhos sugerindo que o papiloma invertido com transformação maligna possa estar relacionado com os subtipos 11 e 16.[9]

Apesar de não existirem alterações patognomônicas, o papiloma invertido geralmente se apresenta na TC como uma massa unilateral com densidade de tecidos de partes moles, causando alargamento do complexo ostiomeatal. A presença de uma área de hiperostose focal de formato cônico relaciona-se com o local de origem da lesão, embora nem sempre esteja presente. Este achado além de corroborar o diagnóstico é muito importante no planejamento cirúrgico.

Na RM, é comum a apresentação do padrão cerebriforme nas ponderações T2 e T1 após injeção de gadolínio. Tal achado é caracterizado pela alternância de camadas de epitélio metaplásico e de estroma. Focos de necrose central são indicadores de transformação maligna associada.[10]

Os acessos externos através de rinotomia lateral e degloving facial foram por muito tempo considerados o tratamento padrão-ouro para os papilomas nasossinusais. Hoje, porém, a ressecção endonasal tem sido a via de escolha defendida, por causa de sua equivalente taxa de sucesso e menor morbimortalidade.[7] A escolha da técnica depende da agressividade do tumor, da extensão e do local de acometimento.

Nas lesões que acometem o seio maxilar e a fossa nasal, a realização de uma maxilectomia medial endoscópica pode ser considerada (Fig. 30-1). As abordagens endoscópicas com antrostomia meatal ampla e até mesmo a mega-antrostomia limitam a manipulação da região anterior e anterolateral do seio maxilar.

Recentemente, a técnica de maxilectomia medial endoscópica reversível (MMER) foi descrita por Tepedino et al., sendo considerada uma abordagem cirúrgica segura, que permite um amplo acesso ao seio maxilar. A técnica consiste na realização de uma incisão obliqua, pré-lacrimal, da porção superior do

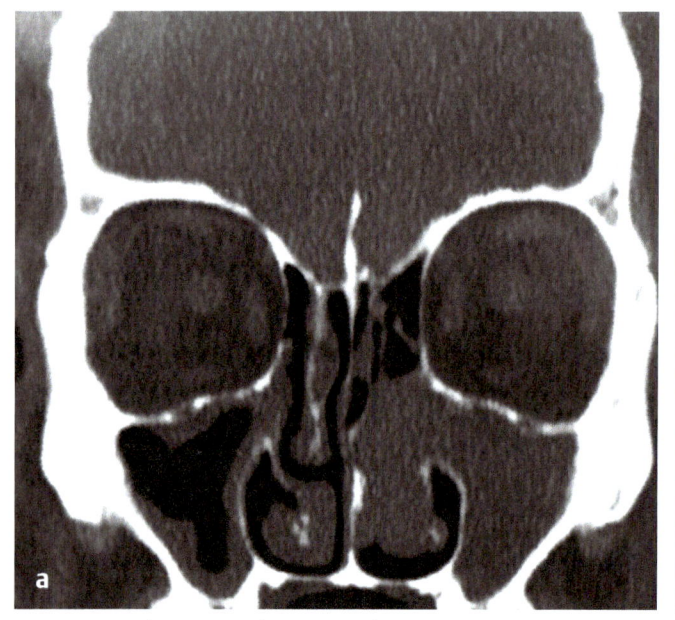

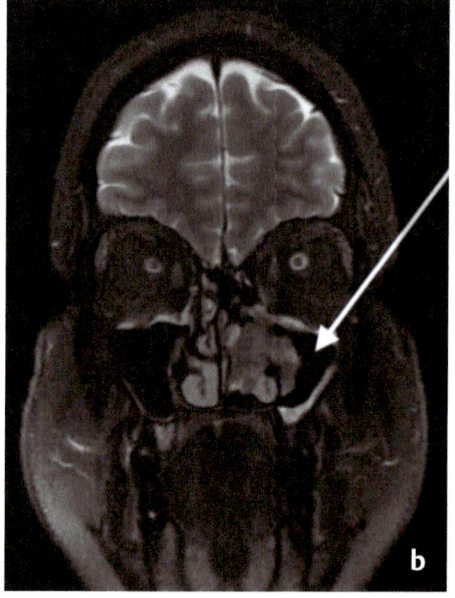

Fig. 30-1. Papiloma invertido. Paciente de 59 anos, com queixa de epistaxe recorrente há 4 meses. Optou-se por abordagem através de maxilectomia medial endoscópica. (a) Tomografia computadorizada de seios paranasais, janela para osso, corte coronal, observa-se o velamento completo do seio maxilar com extensão para a fossa nasal esquerda. (b) Ressonância magnética em T2, corte axial, nota-se que a lesão está possivelmente aderida à parede medial do maxilar, dentro do seio (seta). *(Continua)*

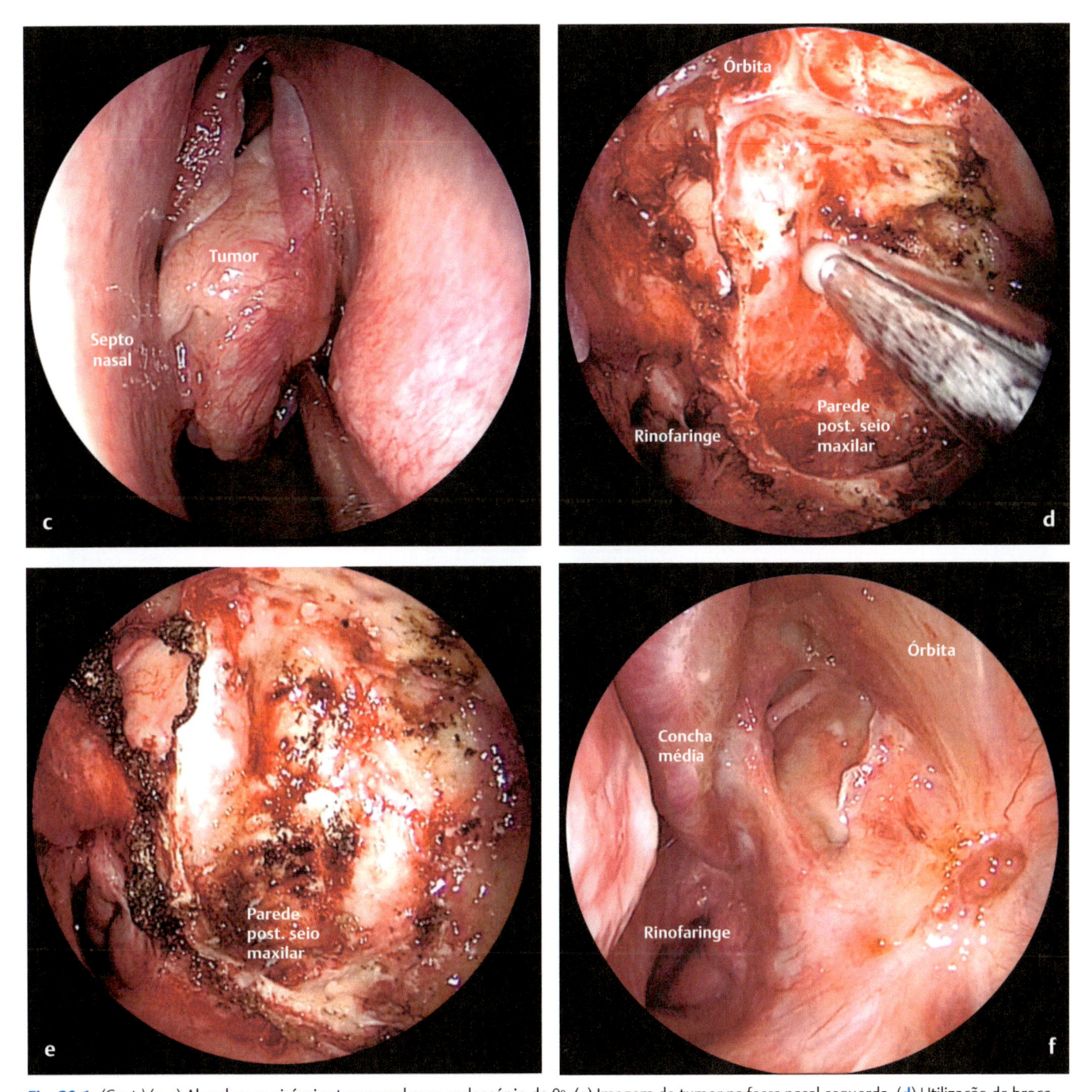

Fig. 30-1. *(Cont.)* **(c-e)** Abordagem cirúrgica transnasal com endoscópio de 0°. **(c)** Imagem do tumor na fossa nasal esquerda. **(d)** Utilização de broca diamantada para remoção do periósteo. **(e)** Aspecto final da cirurgia após cauterização hemostática e das paredes em que o papiloma estava aderido. **(f)** Controle pós-operatório de 1 ano, realizado com endoscópio de 30°. post.= posterior.

ducto nasolacrimal à abertura piriforme, com extensão pelo assoalho do nariz, finalizando na cauda da concha inferior posteriormente. A partir da incisão, realiza-se o descolamento da mucosa, com exposição do processo frontal da maxila e posterior fratura óssea ao longo de toda a incisão. Após a fratura, é feito o deslocamento medial de toda a parede medial do maxilar, possibilitando completa exploração do seio, mesmo com endoscópio de 0 grau. Ao fim do procedimento, a parede medial é reposicionada e fixada com sutura absorvível. As vantagens desta técnica estão relacionadas com a manutenção dos componentes ósseo e mucoso da parede medial do seio maxilar, incluindo o ducto nasolacrimal e a preservação da fisiologia nasal e do seio maxilar (Fig. 30-2).[11]

O tratamento cirúrgico deve sempre objetivar a remoção completa da tumoração e do periósteo na região da inserção tumoral. O uso de brocas endonasais, cauterização ou excisão completa do osso subjacente à base do tumor durante a ressecção endoscópica reduz a taxa de recorrência dos papilomas invertido e oncocítico, quando comparado com a remoção da mucosa isolada. Os cirurgiões que realizam a ressecção endoscópica desses tumores devem considerar a utilização dessas técnicas, quando possível (Vídeo 30-1).[12]

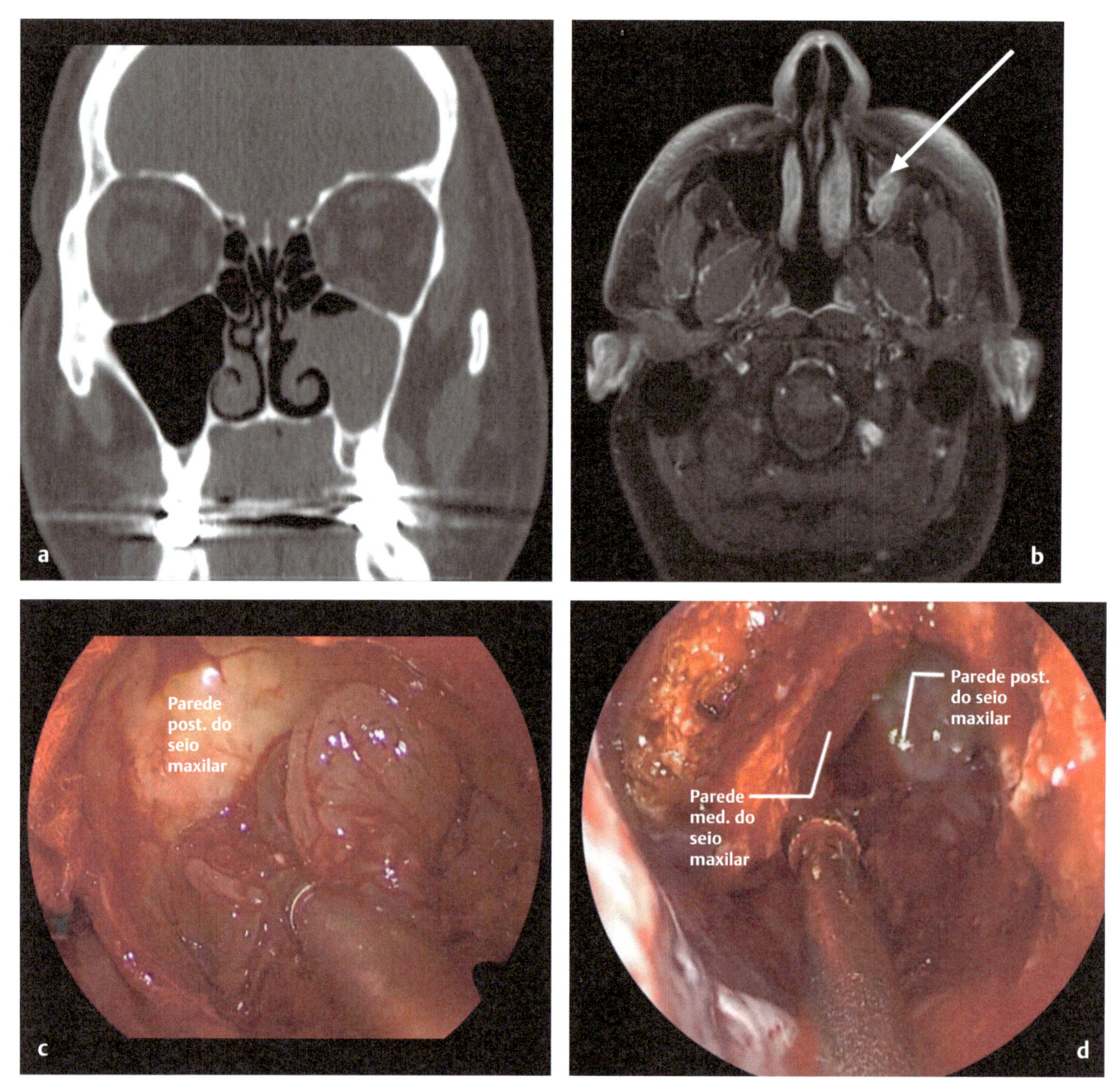

Fig. 30-2. Papiloma invertido. Paciente de 48 anos, masculino, com queixa de uso recorrente de antibiótico oral para tratar rinossinusite aguda. Foi realizada a abordagem por MMER. (**a**) tomografia computadorizada de seios paranasais, corte coronal, janela para osso, velamento quase que total do seio maxilar esquerdo. (**b**) Ressonância magnética, T1 com contraste, revela tumor com possível inserção nas paredes anterior e lateral do seio maxilar (seta). (**c-f**) Abordagem transnasal. (**c**) Após ampla antrostomia maxilar, tentativa de dissecção do tumor com utilização de endoscópio de 45°, mesmo assim não foi possível definir e manipular a inserção. (**d**) Fratura da parede lateral do nariz, imediatamente anterior ao ducto nasolacrimal, com objetivo de expor e alcançar todas as paredes do seio maxilar. *(Continua)*

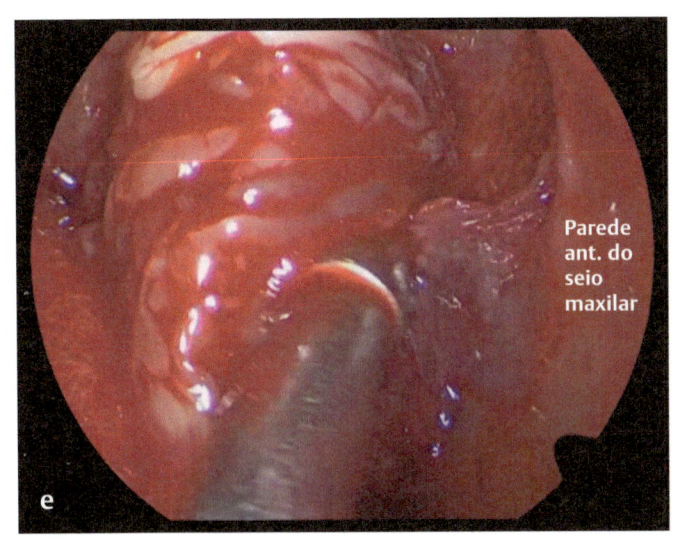

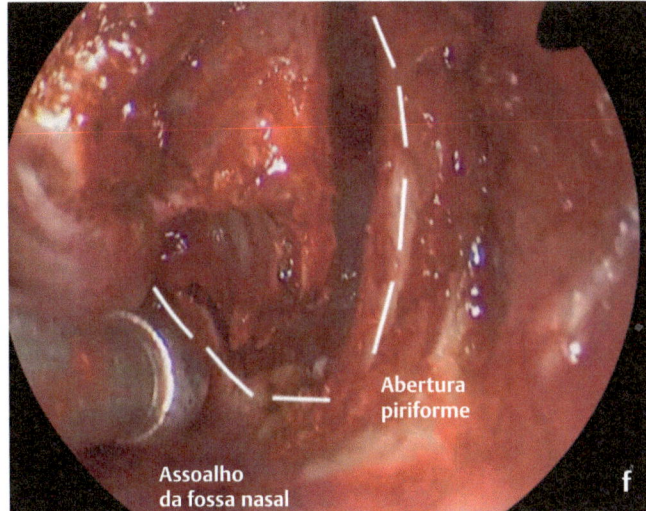

Fig. 30-2. *(Cont.)* (**e**) Visão endoscópica de 0° expondo completamente a parede anterior do seio maxilar e a inserção do papiloma. (**f**) Após excisão completa do tumor, cauterização e uso de broca diamantada nos locais de inserção, repõe-se a parede lateral em sua posição original e sutura-se a mucosa. A linha tracejada representa a incisão anterior e inferior da MMER. post. = posterior; med. = medial; ant. = anterior.

Tumores de Tecidos Moles

Os tumores de tecidos moles são entidades de apresentação heterogênea que podem ser subdivididos, com base em seu epitélio de origem, em neurais e vasculares. Determinados aspectos na imagem podem sugerir o diagnóstico, mas este só é definitivo após a confirmação no estudo anatomopatológico.[13]

Pólipo Antrocoanal

Também é chamado de pólipo de Killian. Possui etiologia incerta, incide principalmente em adultos jovens, sem prevalência de sexo. O aspecto histopatológico é muito semelhante ao dos pólipos encontrados em pacientes com polipose nasal, com epitélio do tipo respiratório pseudoestratificado. A obstrução nasal crônica unilateral é o sintoma mais comum (8% dos casos) seguido de rinorreia (Vídeo 30-2).[14]

Seu crescimento causa o alargamento do complexo ostiomeatal, facilmente identificável na tomografia computadorizada. Vale ressaltar que esse achado não está presente só nos pólipos antrocoanais, mas também em papilomas invertidos, mucoceles maxilares e sinusite fúngica maxilar.[15]

Tem origem na parede do seio maxilar, mais frequentemente na superfície posterolateral, o que favorece a abordagem endonasal. Geralmente se estende pela fossa nasal através do óstio acessório do seio maxilar e cresce em direção à coana. O tratamento é excisional, preferencialmente sob visão endoscópica endonasal, sendo fundamental a localização de sua implantação a fim de evitar recidivas. Quando a implantação é lateral ou na parede anterior do seio também consideramos a maxilectomia reversível como uma excelente opção (Fig. 30-3). Acessos externos transmaxilares também podem ser associados à cirurgia endonasal.[11,16]

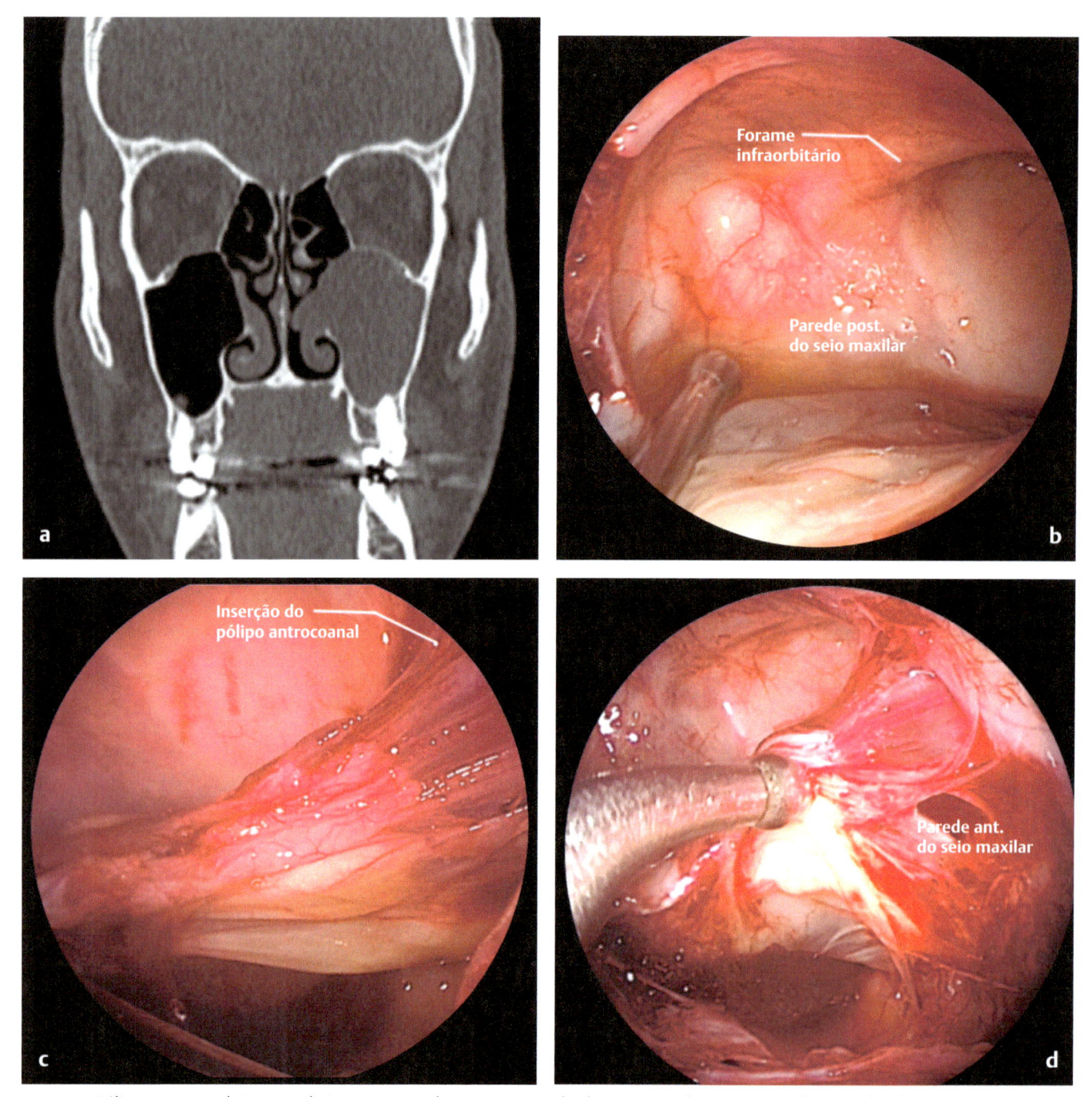

Fig. 30-3. Pólipo antrocoanal. Paciente de 25 anos, masculino, com queixa de obstrução nasal crônica. Foi realizada a abordagem por MMER. (a) Tomografia computadorizada de seios paranasais, janela para osso, corte coronal, observa-se o velamento completo do seio maxilar com extensão para a fossa nasal esquerda. (d e e) Procedimento cirúrgico. (b) Após ampla antrostomia maxilar, tentativa de identificação da inserção do pólipo com endoscópio de 45°. (c) Com endoscópio de 70°, identificada a inserção na parede anterior do seio, impossível de expor totalmente pela antrostomia. (d) Após incisão da mucosa e do osso anterior ao ducto nasolacrimal, na parede lateral do nariz, identificação total da inserção da lesão na parede anterior do seio maxilar com endoscópio de 0°. *(Continua)*

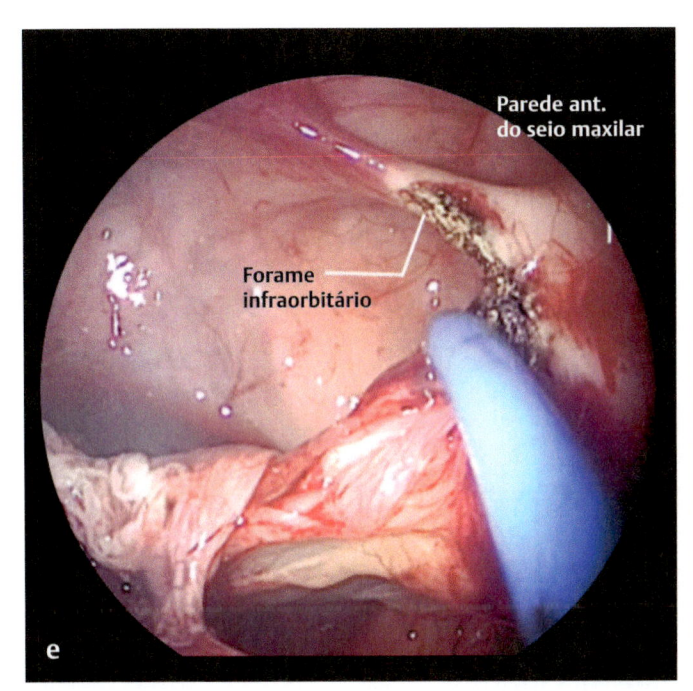

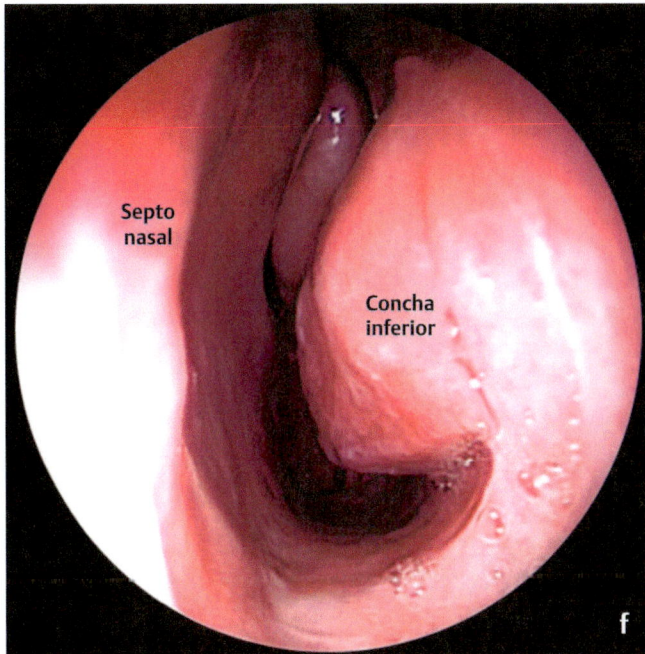

Fig. 30-3. *(Cont.)* **(e)** Cauterização com bisturi monopolar e descolamento do pólipo da parede anterior do maxilar. **(f)** Controle pós-operatório de 2 meses do acesso por maxilectomia medial endoscópica reversível com cicatrização completa da parede lateral do nariz. post. = posterior; ant. = anterior.

Tumores de Origem Vascular

O nasoangiofibroma juvenil é uma lesão desafiadora para os cirurgiões, por seu comportamento agressivo e com grande potencial de sangramento. Possui distribuição populacional peculiar, com acometimento quase exclusivo em jovens do sexo masculino. A associação da tumoração com a clínica de obstrução nasal e epistaxe, compõe a tríade clássica de apresentação.[17] Pelas suas peculiaridades, o nasoangiofibroma será amplamente abordado em capítulo específico do livro.

Ainda neste grupo, o hemangioma capilar lobular é um tipo de tumor vascular, também designado de granuloma piogênico. Histologicamente são divididos em capilares e cavernosos, dependendo do tamanho dos vasos. Estão comumente localizados no septo nasal ou vestíbulo, preferencialmente na região do bordo caudal do septo (área de Kiesselbach). Possui associação com fatores hormonais, incluindo gravidez e uso de anticoncepcionais orais.[18]

O tratamento cirúrgico é necessário para o controle do sangramento e o acesso endonasal em geral é preferível por possibilitar controle mais rigoroso da hemostasia.[19] Os acessos realizados devem ser amplos, que permitam a dissecção de todo o tumor, com ressecção em bloco (Figs. 30-4 e 30-5). Quadros de recorrência são mais comuns em crianças, sobretudo se o leito da lesão não for completamente removido.

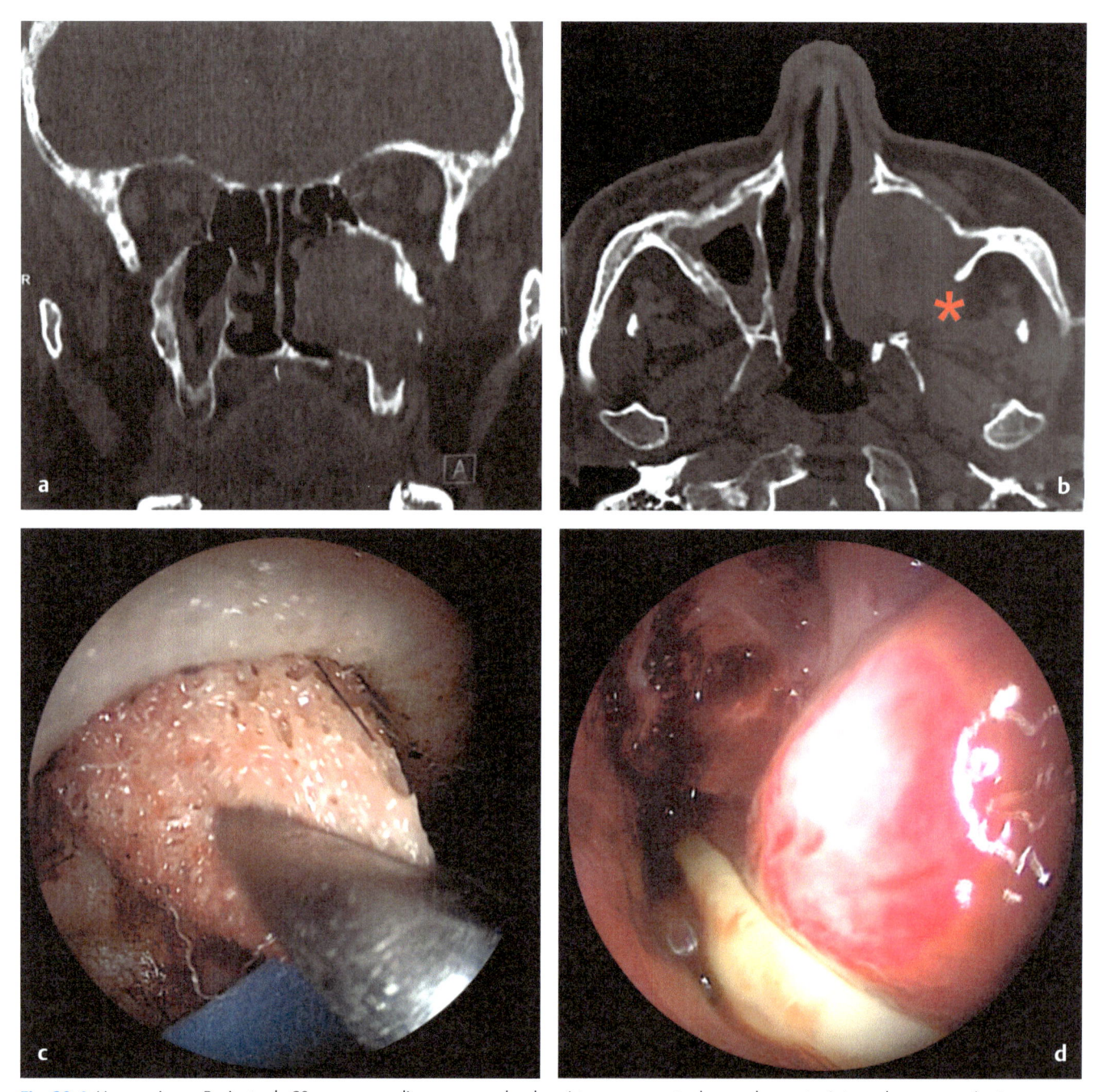

Fig. 30-4. Hemangioma. Paciente de 68 anos, masculino, com quadro de epistaxe recorrente de grande monta, internado na emergência com tampão anteroposterior. A abordagem cirúrgica foi realizada através de maxilectomia medial endoscópica. (**a** e **b**) Tomografia computadorizada de seios paranasais, janela para osso. (**a**) Corte coronal, lesão expansiva em fossa nasal e seio maxilar à esquerda. (**b**) Corte axial, lesão causando erosão da parede posterior do seio maxilar (★). (**c-i**) Abordagem cirúrgica endonasal com endoscópio de 0°. (**c**) Remoção de tamponamento anterior de fossa nasal esquerda. (**d**) Após esvaziamento, retirada de sonda que foi utilizada para tamponamento posterior. *(Continua)*

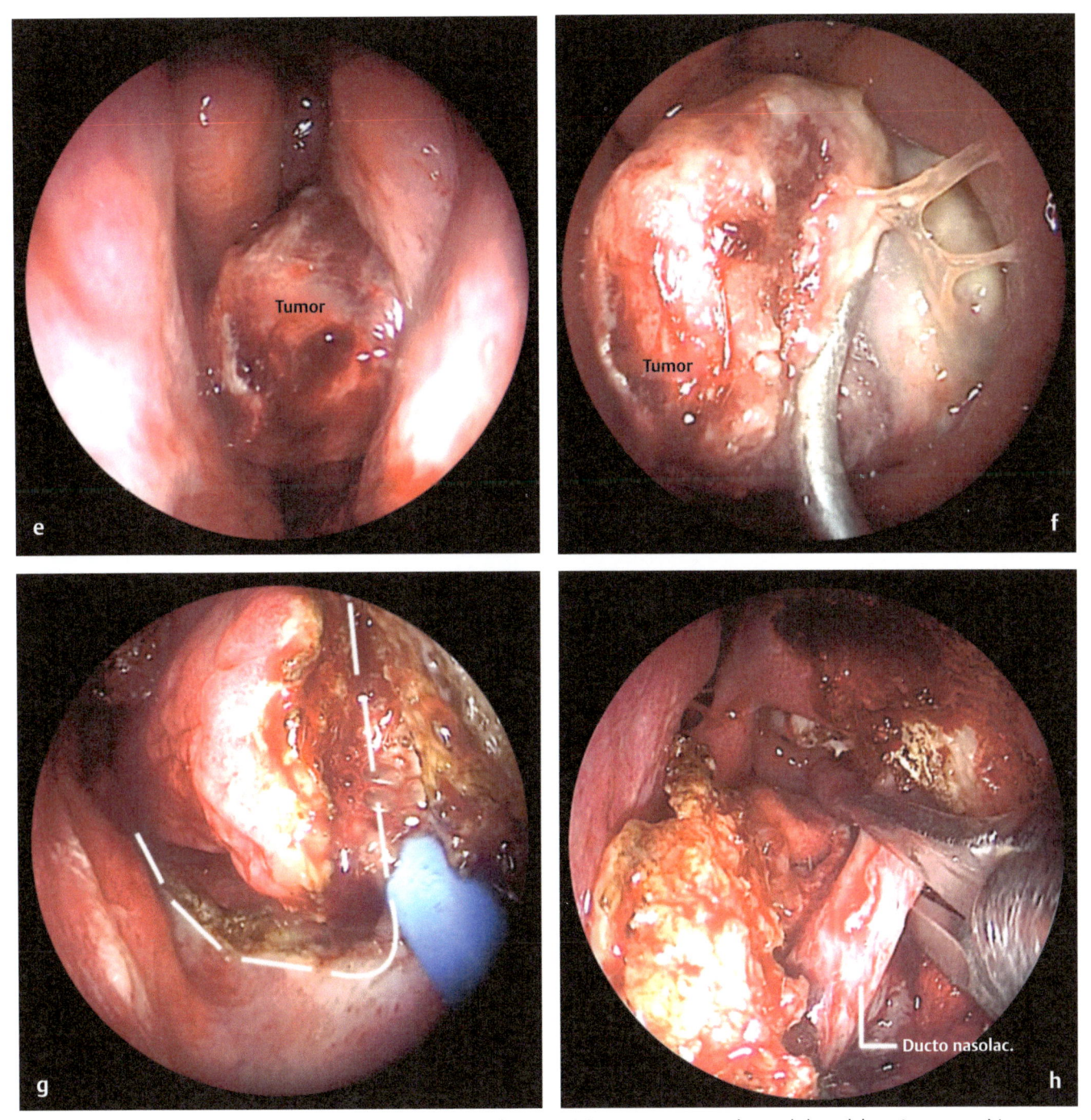

Fig. 30-4. *(Cont.)* (**e**) exposição do tumor. (**f**) Inspeção e palpação do tumor. (**g**) Incisão na mucosa da parede lateral do nariz com cautério monopolar no sentido da linha tracejada. (**h**) ressecção do ducto nasolacrimal. *(Continua)*

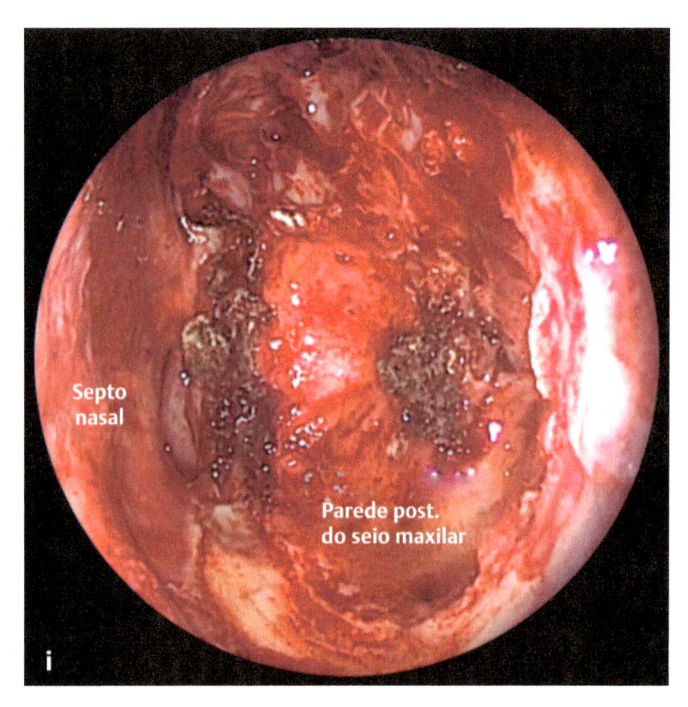

Fig. 30-4. *(Cont.)* (**i**) aspecto do final da cirurgia. nasolac.: nasolacrimal; post. = posterior.

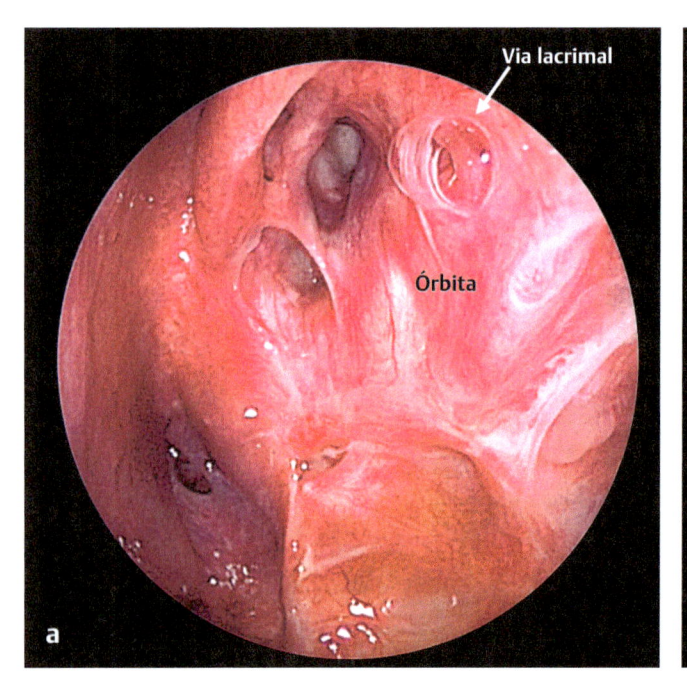

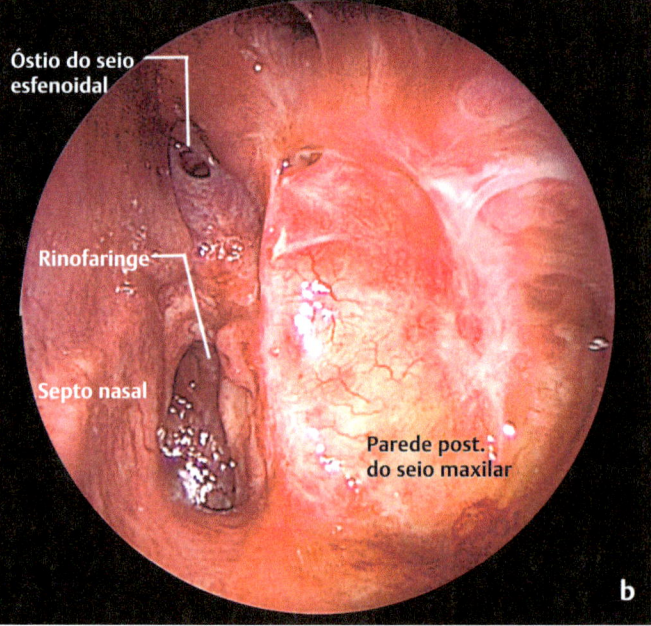

Fig. 30-5. Controle pós-operatório de 6 meses, de fossa nasal esquerda, realizado com endoscópio de 30°. (**a**) Durante o exame, foi palpado o canto medial do olho esquerdo do paciente e foi observado saída de lágrima na via lacrimal, o que demonstra permeabilidade. (**b**) Exame endoscópico revela mucosa com bom aspecto e controle da doença. post. = posterior.

Tumores Neurogênicos

Os schwannomas são os tumores de origem neurogênica mais comuns. É uma neoplasia benigna, de crescimento lento, originada das células de Schwann, na bainha do nervo periférico. Embora o nervo de origem não seja identificado na maioria dos casos, ele geralmente surge de ramos oftálmicos, maxilares ou mandibulares do nervo trigêmeo, mas nunca dos nervos olfatório ou óptico, pois não possuem células de Schwann. Esses tumores são corados com a coloração de proteína S100, um marcador da crista neural, que confirma a origem neural do tumor e é considerado o teste confirmatório.[20]

Apresenta-se como massa solitária e encapsulada, sendo o seio etmoidal comumente envolvido, seguido pelo seio maxilar, fossa nasal e seio esfenoidal. A natureza de crescimento lento do tumor faz com que os sintomas apareçam tardiamente quando aumenta de tamanho e começa a exercer efeito compressivo nas estruturas adjacentes. Os pacientes podem apresentar queixas como obstrução nasal, epistaxe, rinorreia, edema e/ou dor facial.[21]

A tomografia computadorizada de alta resolução é considerada a melhor modalidade de imagem para esses tumores pois fornece detalhes sobre o tamanho e a extensão do tumor. A preservação óssea ao redor da lesão é uma característica importante, permitindo diferenciá-lo de lesões mais destrutivas, como os sarcomas e carcinomas.[22]

A ressonância magnética revela imagem iso a hiperintensa em T2 e hipointensa em T1, podendo haver um **sinal do alvo** na sequência T2. Este sinal é visto como uma área hiperintensa na periferia da lesão com hipointensidade central. Histologicamente, isso representa o tecido mixomatoso periférico e o tecido fibroso central. Alterações císticas e hemorrágicas também podem estar presentes.[23]

O tratamento é eminentemente cirúrgico, através da exérese da lesão. Por se tratar de um tumor sem caráter infiltrativo, a abordagem cirúrgica se torna mais conservadora (Fig. 30-6).[24]

Os meningiomas, por sua vez, acometem principalmente o seio frontal, seguido do seio maxilar e do etmoide. A localização nos seios paranasais pode ser oriunda de meningio-

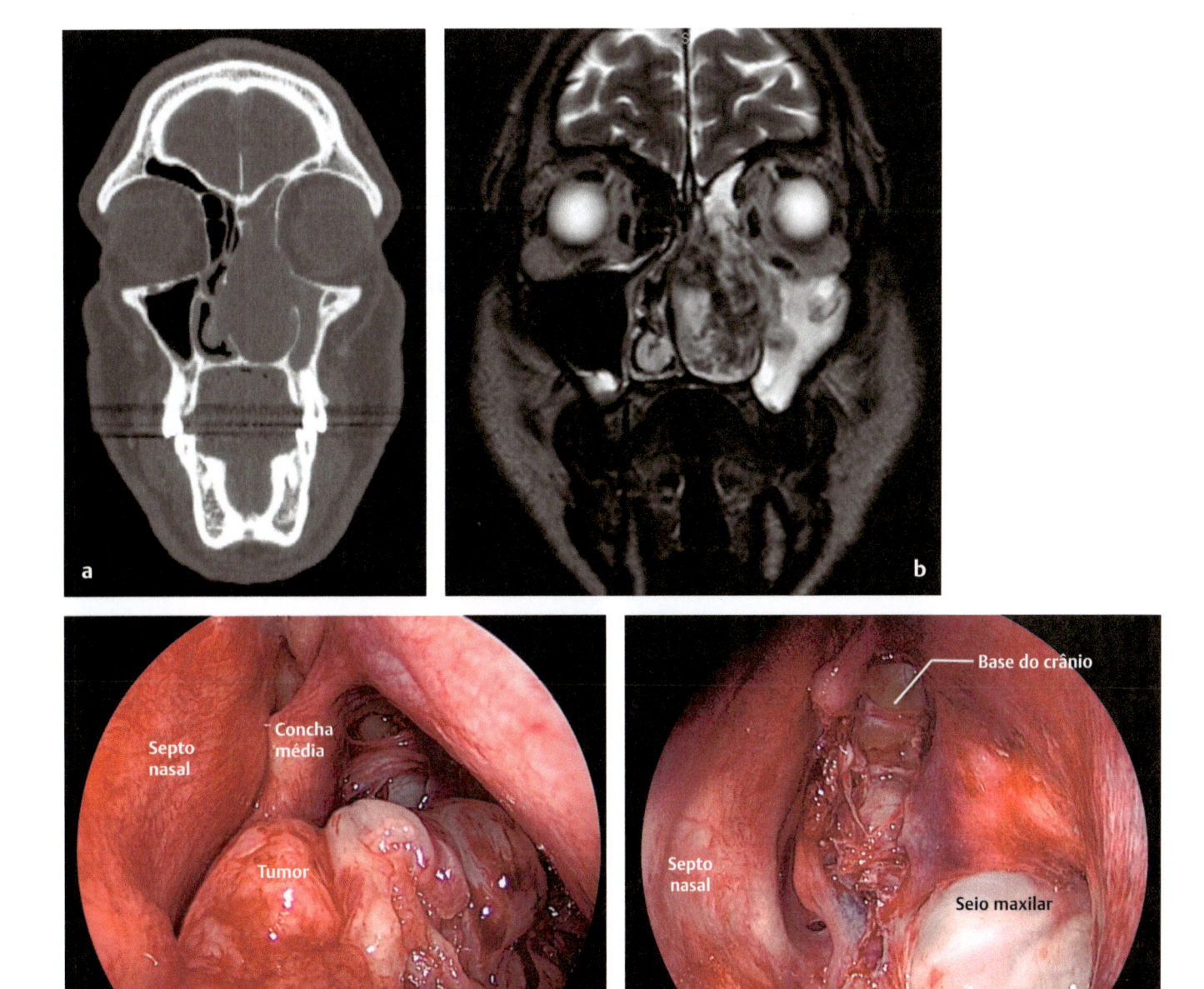

Fig. 30-6. Schwannoma. Paciente de 36 anos, masculino, com queixa de obstrução nasal crônica. Foi realizada cirurgia endonasal para ressecção do tumor. (**a**) Tomografia computadorizada de seios paranasais, janela para osso, corte coronal, que revela lesão expansiva em fossa nasal esquerda comprimindo o seio maxilar adjacente. (**b**) Ressonância magnética em T2, na qual é possível identificar a extensão da lesão, o comprometimento do recesso do seio frontal e o maxilar com edema, retenção de secreção. (**c** e **d**) Abordagem cirúrgica endonasal. (**c**) Exposição do tumor com endoscópio de 0°. (**d**) Aspecto final da cirurgia com endoscópio de 30°.

mas intracranianos ou extracranianos. Os de origem intracraniana são aqueles que se propagam por invasão dos seios ou órbita em extensão direta de sua origem intracraniana. Já os chamados de extracranianos (mais raros) desenvolvem-se primariamente no nariz ou seios paranasais, a partir de células de tecido ectópico da aracnoide, ao longo das bainhas dos nervos cranianos. Há uma predileção pelo sexo feminino, apresentando-se na 5ª década de vida. Como os sintomas são inespecíficos, o diagnóstico costuma ser tardio.[25]

Os achados dos exames de imagem também são inespecíficos, com opacificação dos seios da face ou da cavidade nasal, podendo ou não haver áreas de erosão óssea, esclerose ou hiperostose (Fig. 30-7). Pequenos meningiomas durais ou em placa podem ser um desafio até mesmo para radiologistas experientes.

O tratamento é cirúrgico e o prognóstico do meningioma primário do trato nasossinusal parece ser excelente sem qualquer outra terapia.[26]

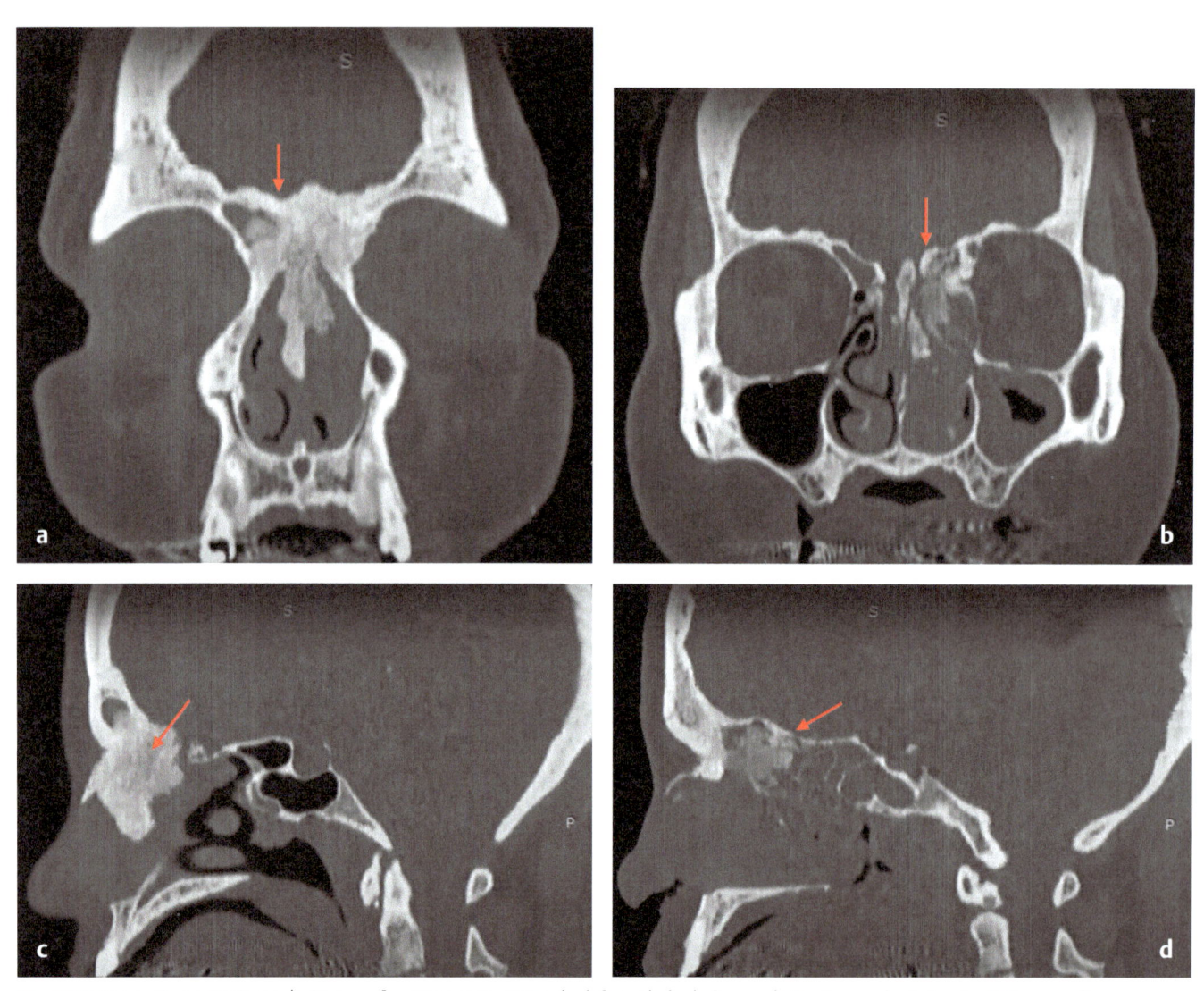

Fig. 30-7. Meningioma. Paciente de 65 anos, feminino, com queixa de deformidade da face e obstrução nasal crônica. (a-d) Tomografia computadorizada de seios paranasais, janela para osso. Setas vermelhas apontam para as áreas de hiperostose nos cortes coronal (a, b) e sagital (c, d).

Tumores Ósseos

Os tumores ósseos mais comuns são o osteoma, o fibroma ossificante e a displasia fibrosa. Geralmente estão incluídos no diagnóstico diferencial, sendo a definição realizada pelo estudo anatomopatológico.

A abordagem cirúrgica dos tumores ósseos tem como objetivo a melhora sintomática do paciente, sendo que a remoção completa da lesão nem sempre é possível, sem que isso tenha repercussão na eficácia do procedimento.

Osteoma

Os osteomas constituem a neoplasia benigna mais comum do nariz e dos seios paranasais, com prevalência de aproximadamente 3% da população geral. São tumores ósseos, de crescimento lento, que envolvem principalmente o seio frontal e o labirinto etmoidal. Geralmente permanecem assintomáticos por toda a vida, sendo diagnosticados de maneira incidental em exames radiológicos. Em alguns casos, tornam-se sintomáticos por obstruírem o orifício de saída de um seio paranasal ou comprimirem uma estrutura próxima durante os períodos de crescimento. Podem também causar deformidades craniofaciais com impacto estético. Os casos mais graves, e raros são denominados como **osteoma gigante**, quando adquirem tamanho maior que 30 mm.[27]

Quando sintomáticos, os pacientes costumam apresentar cefaleia e características de rinossinusite crônica. Paradigmas em torno do manejo dos osteomas incluem conduta expectante com acompanhamento radiológico ou abordagem cirúrgica para ressecção do tumor. Não existem critérios definitivos para conduta cirúrgica, contudo a cirurgia é geralmente indicada para aqueles cujo os sintomas comprometem a qualidade de vida do paciente, apresentam crescimento rápido, ocupam mais de 50% do seio da face acometido ou se expandem para os compartimentos orbitais e cranianos.[28]

Classicamente, a abordagem cirúrgica dos osteomas, principalmente os do seio frontal, é realizada através de abordagens externas, com retalho bicoronal, rinotomia lateral e trepanação frontal. Estes acessos vêm sendo gradualmente substituídos por abordagens endoscópicas e/ou combinadas. A técnica utilizada por via endoscópica varia em decorrência da localização e do tamanho do osteoma.[29] Quando o osteoma obstrui o óstio de drenagem do seio frontal, pode ser necessário realizar uma abertura ampla do seio, através do Draff III. Tal técnica tem o objetivo de criar uma via de drenagem comum e expandida de ambos os seios frontais, com a remoção da porção inferior do seio frontal e do septo interfrontal (Fig. 30-8).

As vantagens da ressecção por via endoscópica ou das abordagens combinadas incluem a menor morbidade e o tempo de internação, com menor risco de cicatrizes e defeitos estéticos na face. As complicações da técnica endoscópica incluem fístula liquórica iatrogênica, infecção, sangramento e lesão de estruturas orbitárias.[30]

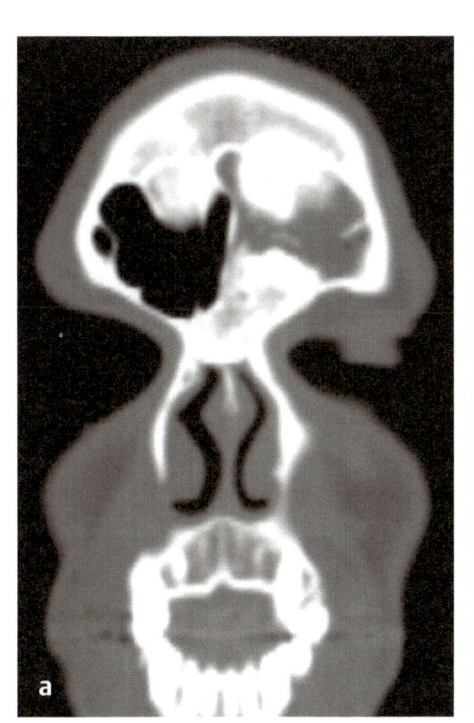

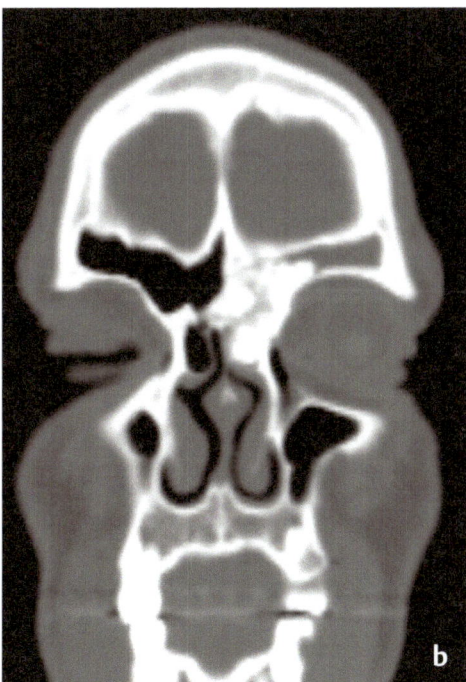

Fig. 30-8. Osteoma frontoetmoidal. Paciente 45 anos, masculino, com queixa de cefaleia crônica com piora há 4 meses. Foi realizado o procedimento de Draf III para abordagem do seio frontal. (**a-c**) Tomografia computadorizada de seios paranasais, janela para osso, pré-operatória. (**a, b**) Corte coronal. *(Continua)*

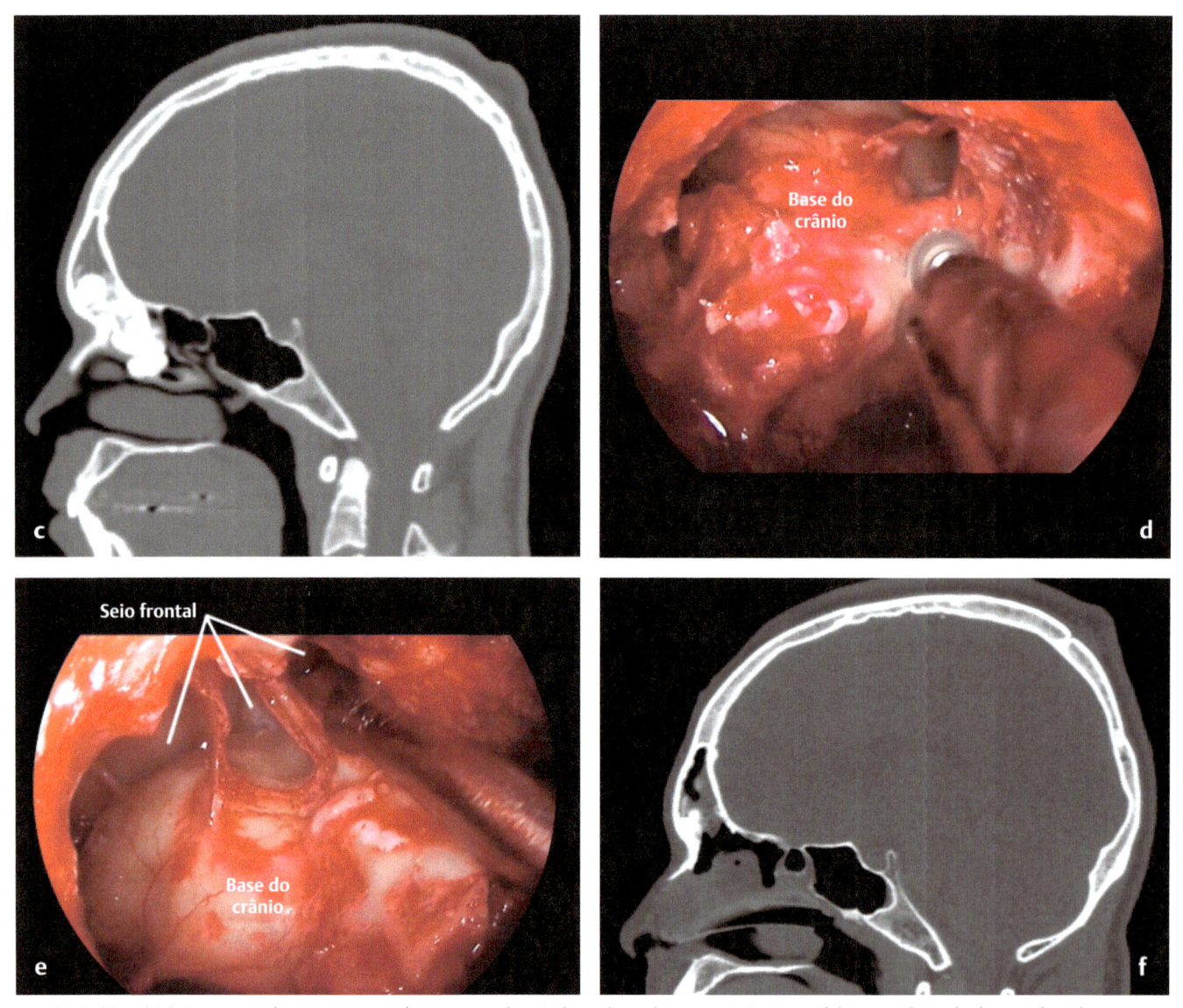

Fig. 30-8. *(Cont.)* **(c)** Corte sagital; tumor ocupando o recesso do seio frontal, tendo uma porção etmoidal e outra frontal, obstruindo a drenagem, com retenção de líquido e consequente velamento do seio frontal esquerdo (★). **(d, e)** Abordagem do seio frontal Draf III, com auxílio de broca diamantada para desgastar o tumor **(d)**, identificação do seio frontal esquerdo **(e)**. **(f)** Tomografia computadorizada realizada no pós-operatório imediato, ainda com edema no seio frontal, porém com boa abertura do seio.

Fibroma Ossificante

O fibroma ossificante é um tumor fibro-ósseo benigno raro, mais comum em mulheres entre 20-40 anos. É encontrado tipicamente na mandíbula mas também pode se desenvolver nos seios paranasais. Macroscopicamente é bem circunscrito e geralmente envolve um único osso, sendo o labirinto etmoidal o mais acometido. Semelhante aos osteomas, a sintomatologia do fibroma ossificante depende da localização do tumor e varia de obstrução nasal à desfiguração facial.

A cirurgia é o tratamento de escolha para esses tumores. A radioterapia é contraindicada pois está associada a possibilidade de transformação maligna. Para a realização dessa cirurgia, uma variedade de abordagens abertas são realizadas com êxito, contudo a evolução da cirurgia endonasal endoscópica dos seios paranasais tornou possível a ressecção de grandes tumores nasossinusais, podendo ainda ser considerados os procedimentos combinados e assistidos por endoscopia (Fig. 30-9).[31]

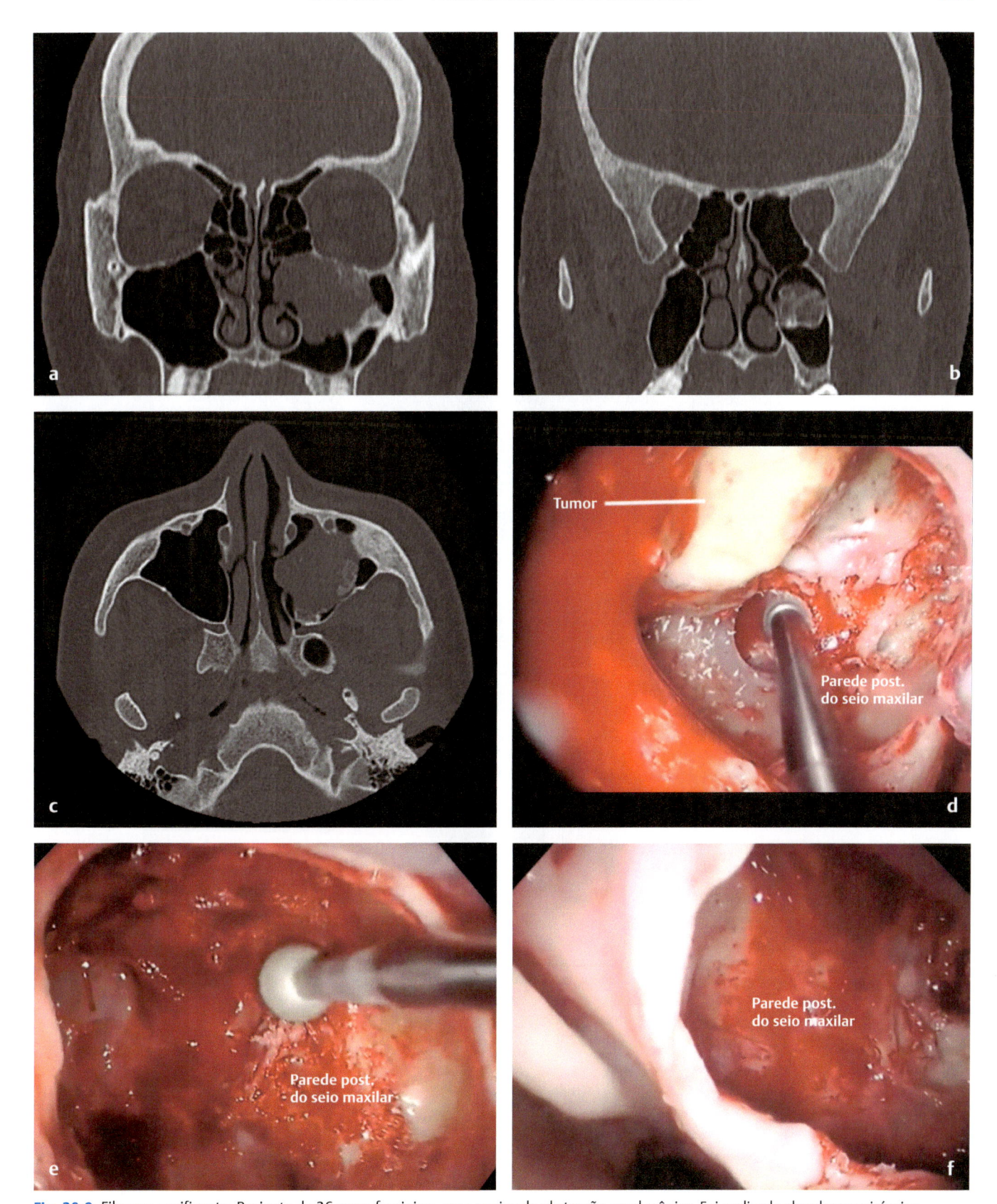

Fig. 30-9. Fibroma ossificante. Paciente de 36 anos, feminino, com queixa de obstrução nasal crônica. Foi realizada abordagem cirúrgica combinada, endonasal e aberta transmaxilar, assistida por endoscópio de 0° e 30°. (**a-c**) Tomografia de seios paranasais, janela para osso. (**a**, **b**) Corte coronal, lesão aderida ao seio maxilar, em (**a**) percebe-se o extravasamento para fossa nasal esquerda e (**b**) o componente ósseo da lesão. (**c**) Corte axial, observa-se o tumor aderido nas paredes anterior, lateral e posterior do seio maxilar. (**d**, **e**) Abordagem transmaxilar aberta, assistida por endoscópio, utilização de broca diamantada em todos os locais de aderência do tumor. (**f**) Aspecto final da cirurgia por via endonasal através da antrostomia, realizada com endoscópio de 30°. post. = posterior.

Displasia Fibrosa

É uma condição semelhante a um tumor, caracterizada pela substituição de osso normal por uma proliferação excessiva de tecido conjuntivo fibroso, entremeado por trabéculas ósseas irregulares.

Pode ser classificada como monostótica e poliostótica, de acordo com o número de sítios ósseos envolvidos na displasia. A chamada displasia fibrosa craniofacial, mesmo sendo uma variante monostótica, abrange normalmente diversos ossos faciais, como, por exemplo, esfenoide, zigomático, órbita, temporal e occipital. A tríade clássica da síndrome de McCune Albright (SMA) é formada por displasia fibrosa poliostótica, máculas cutâneas *café au lait* e hiperfunção autônoma de uma ou mais glândulas endócrinas. Embora a pseudopuberdade precoce seja a manifestação clínica mais frequente, são as alterações ósseas que conferem maior morbidade à síndrome.[32]

Os achados dos exames de imagem são extremamente importantes e contribuem sobremaneira no diagnóstico da doença. O aspecto mais clássico encontrado na tomografia computadorizada é a lesão com aspecto de **vidro fosco**, decorrente de uma alteração trabecular óssea característica, com margens difusas e mal definidas, misturando-se ao tecido ósseo.[33]

Normalmente a lesão apresenta estabilização com o fim do período de maturação esquelética. De maneira geral, displasias pequenas e que não causam alterações estéticas ou funcionais, devem ser apenas acompanhadas clinicamente. Já as lesões sintomáticas, podem ser ressecadas cirurgicamente, seja por via aberta, endoscópica endonasal (Fig. 30-10) ou combinada, dependendo assim, como os demais tumores, da localização e da extensão da doença. Não existem tratamentos medicamentosos que possam impedir a progressão das lesões múltiplas.

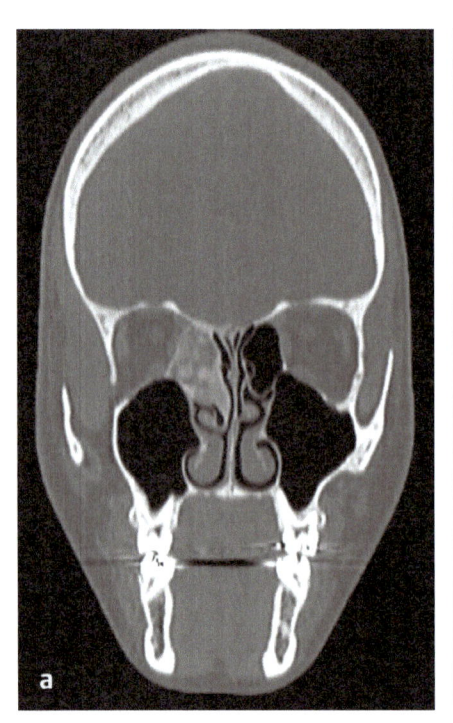

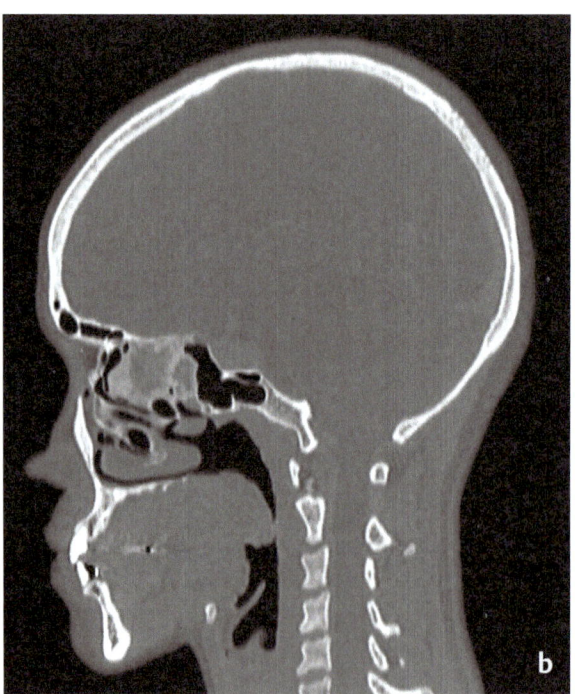

Fig. 30-10. Displasia fibrosa etmoidal. Paciente de 18 anos, feminino, com queixa de cefaleia em hemiface direita há mais de 1 ano sem melhora com tratamento clínico interdisciplinar. Foi realizada a cirurgia por via endoscópica endonasal. (a, b) Tomografia de seios paranasais, janela para osso. (a) Corte coronal, no qual pode-se observar a relação da lesão displásica com a órbita. (b) Corte sagital, relação da lesão com a base do crânio, destacando-se que as células etmoidais anteriores e o seio esfenoidal estão livres de doença e serão importantes referências anatômicas intraoperatórias. *(Continua)*

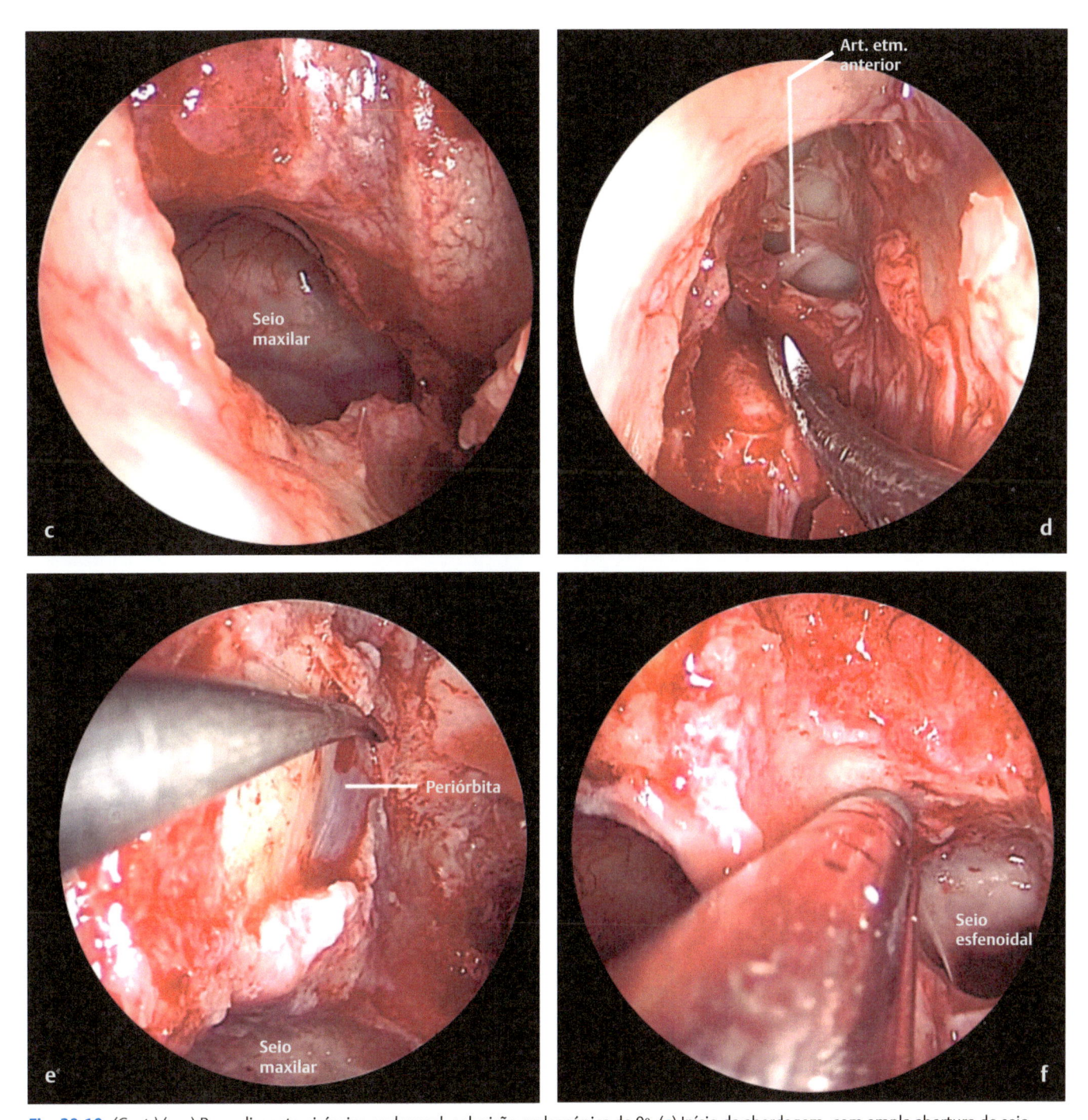

Fig. 30-10. *(Cont.)* **(c-g)** Procedimento cirúrgico endonasal, sob visão endoscópica de 0°. **(c)** Início da abordagem, com ampla abertura do seio maxilar. **(d)** Exposição da base do crânio e consequentemente da artéria etmoidal anterior. **(e)** Descompressão da lâmina papirácea, que é o limite lateral da tumoração. **(f)** Uso de broca diamantada para ressecção da lesão, no sentido posterior para anterior, já com esfenoide aberto, tendo assim o controle da base do crânio anterior e posterior à displasia. *(Continua)*

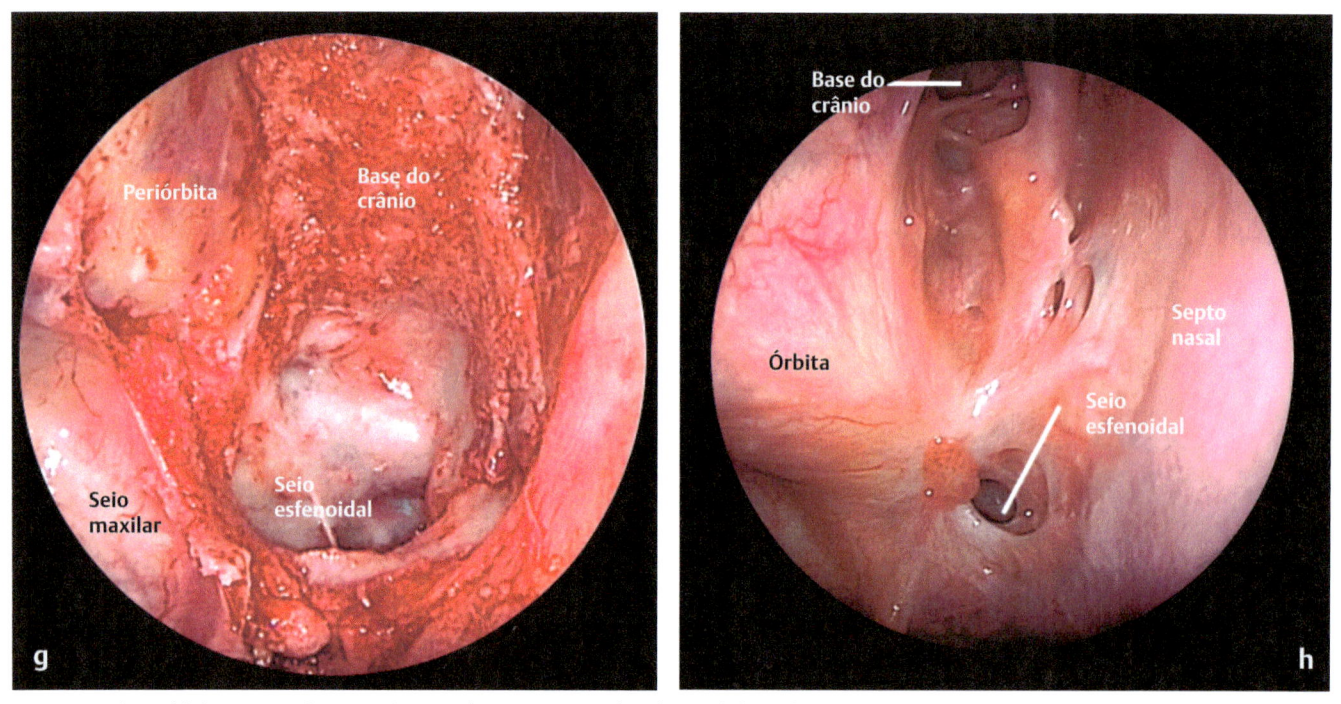

Fig. 30-10. *(Cont.)* (**g**) Aspecto pós-operatório imediato, exposição da órbita e da base do crânio, que está contínua desde o teto etmoidal até o esfenoide. (**h**) Imagem pós-operatória de 6 meses com endoscópio de 30°. ant. = anterior; etm.= etmoidal.

Tumores Cartilaginosos

Fibroma Condromixoide

Pertence ao grupo dos tumores cartilaginosos e é uma neoplasia rara, de crescimento lento, que consiste em tecido condroide, mixoide e fibroso. Mais comumente encontrado na metáfise de ossos longos, também pode desenvolver-se no esqueleto craniofacial, principalmente na segunda ou terceira década de vida. Possui comportamento localmente agressivo e são difíceis de diferenciar radiologicamente de lesões malignas como o condrossarcoma.[34]

O controle em longo prazo dessa lesão é mais bem alcançado por meio de ampla ressecção cirúrgica. A ressecção pode ser realizada por via endoscópica, porém acessos combinados e externos podem ser realizados dependendo do tamanho e da localização da lesão. Pelo seu aspecto encapsulado, geralmente é possível realizar o descolamento da lesão, preservando as estruturas adjacentes ao tumor. Dessa forma, mesmo após a ressecção de grandes lesões, grande parte da anatomia nasossinusal é preservada, diminuindo a morbidade do procedimento cirúrgico e acelerando a recuperação pós-operatória (Fig. 30-11).[35]

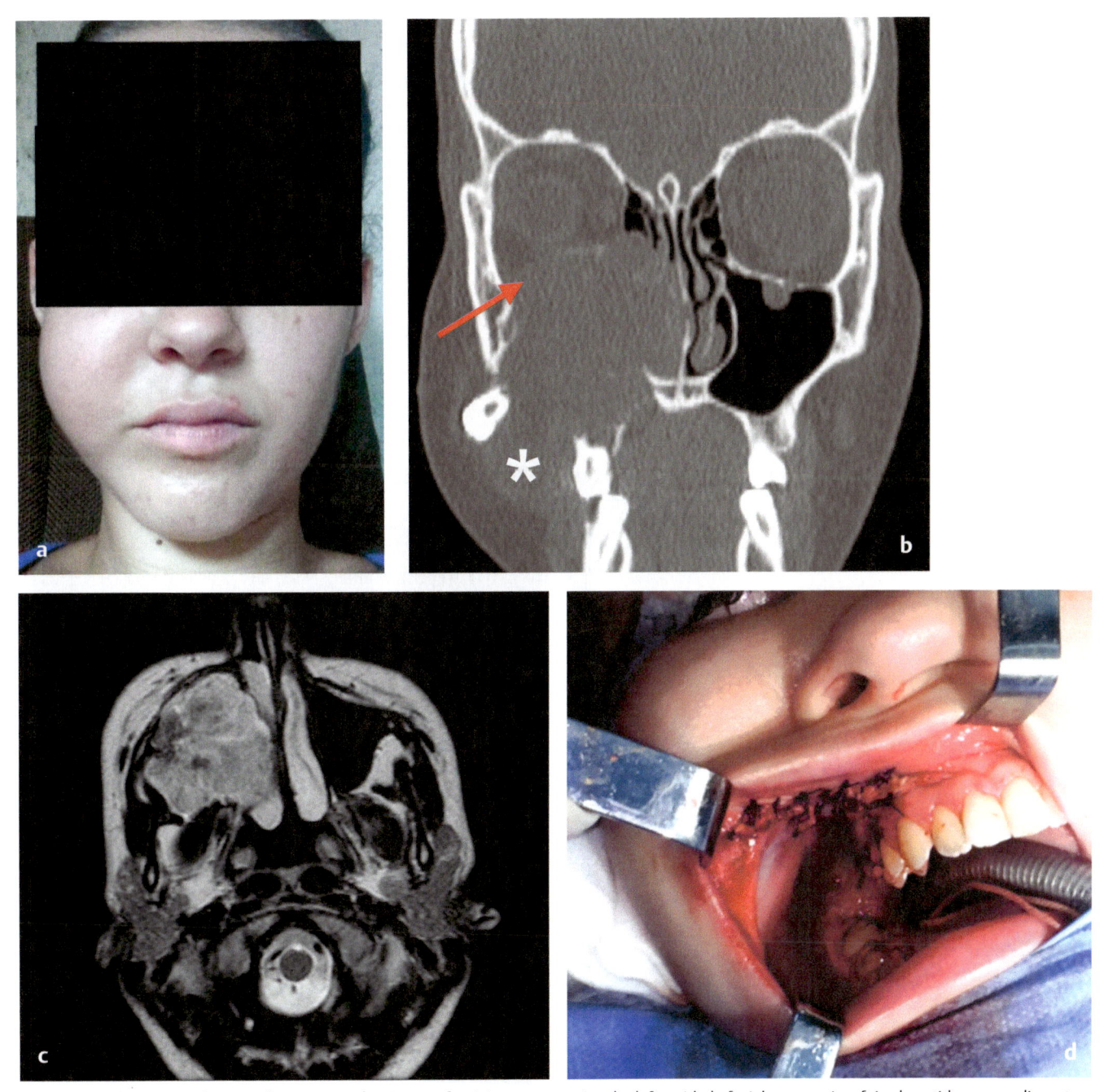

Fig. 30-11. Fibroma condromixoide. Paciente de 19 anos, feminino, com queixa de deformidade facial progressiva, foi submetida a procedimento combinado, com maxilectomia medial endonasal e acesso aberto com incisão sublabial. (**a**) Deformidade em hemiface direita. (**b**) Tomografia computadorizada de seios paranasais, janela para osso, lesão expansiva em seio maxilar direito, com erosão de assoalho (★) com destruição de raiz dentária, e invasão de órbita (seta), causados pelo crescimento compressivo. (**c**) Ressonância magnética em T2, corte axial, lesão com margens bem delimitadas e crescimento expansivo. (**d**) Fechamento da incisão sublabial que foi utilizada para remoção de elementos dentários e ressecção do tumor. *(Continua)*

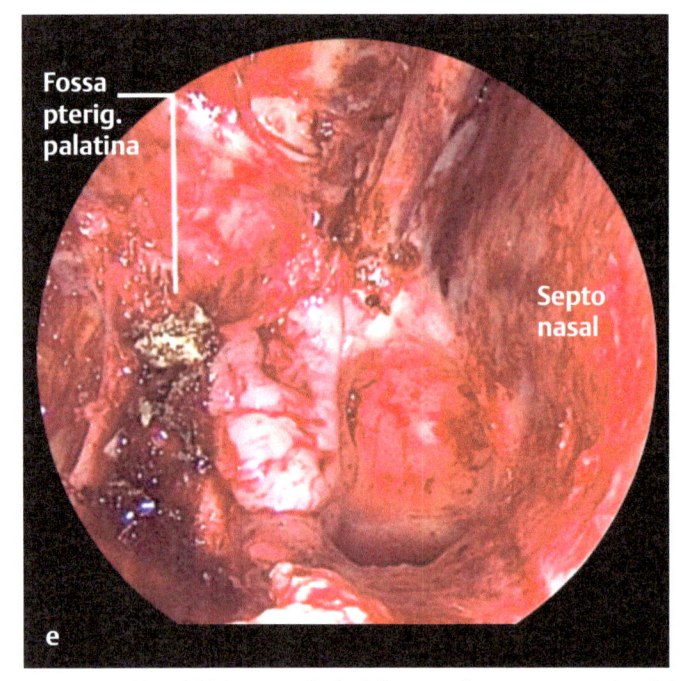

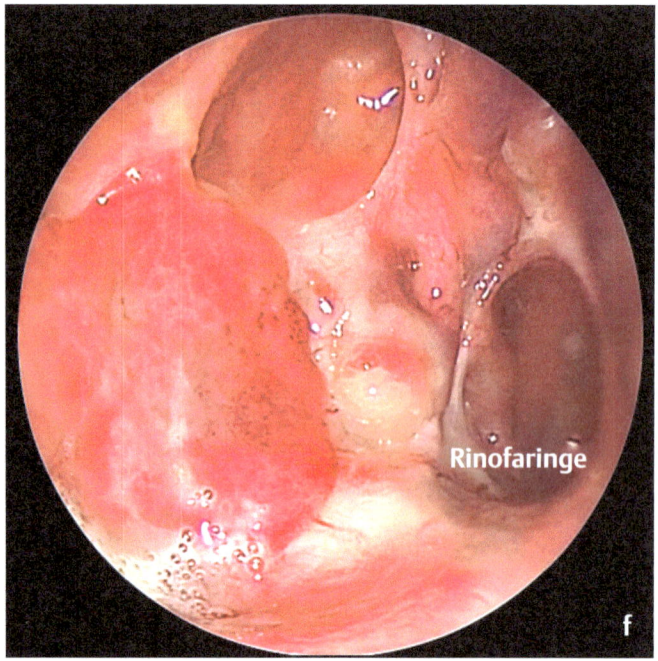

Fig. 30-11. *(Cont.)* (**e**) Imagem do final do procedimento, com endoscópio de 30°, fossa nasal livre após o tumor ser completamente ressecado. (**f**) Controle pós-operatório de 3 meses.

CONSIDERAÇÕES FINAIS

Os tumores benignos nasossinusais são entidades de etiologia e comportamento variados, mas que possuem a semelhança de serem na maioria das vezes tratados por ressecção cirúrgica. Neste aspecto, a cirurgia endoscópica endonasal tornou-se nas últimas décadas, o tratamento preferencial para a maioria dos casos, pela baixa morbidade e segurança. Avanços técnicos e o progresso na avaliação pré-operatória através de exames de imagem tornaram esta via de acesso mais simples e com melhores resultados.

REFERÊNCIAS BIBLIOGRÁFICAS

1. Schick B, Dlugaiczyk J. Benign Tumors of the Nasal Cavity and Paranasal Sinuses. 2.
2. El-Naggar AK, Chan JKC, Grandis JR, et al. WHO classification of head and neck tumours. 4th edition. Lyon: International Agency for Research on Cancer. 2017;347 p. (World Health Organization classification of tumours).
3. Stelow EB, Bishop JA. Update from the 4th Edition of the World Health Organization Classification of Head and Neck Tumours: Tumors of the Nasal Cavity, Paranasal Sinuses and Skull Base. Head Neck Pathol. 2017;11(1):3-15.
4. Gomes PS. Tumores nasossinusais benignos: Do diagnóstico à terapêutica. Rev Port Otorrinolaringol E Cir Cabeça E Pescoço. 2019;p 149-154.
5. Anschuetz L, Buchwalder M, Dettmer M, et al. A Clinical and Radiological Approach to the Management of Benign Mesenchymal Sinonasal Tumors. ORL. 2017;79(3):131-46.
6. Lund VJ, Stammberger H, Nicolai P, et al. European position paper on endoscopic management of tumours of the nose, paranasal sinuses and skull base. Rhinol Suppl. 2010;22:1-143.
7. Bishop JA. OSPs and ESPs and ISPs, Oh My! An Update on Sinonasal (Schneiderian) Papillomas. Head Neck Pathol. 2017;11(3):269-77.
8. Mendenhall WM, Hinerman RW, Malyapa RS, et al. Inverted Papilloma of the Nasal Cavity and Paranasal Sinuses. Am J Clin Oncol. 2007;30(5):560-3.
9. vor der Holte AP, Fangk I, Glombitza S, et al. Identification of Rare and Common HPV Genotypes in Sinonasal Papillomas. Head Neck Pathol. 2020;14(4):936-43.
10. Roy R, Bhalla V, Mathur A, Ramakrishnan N. Endoscopic Management of Inverted Papilloma Using CT Scan as the Predictor of Tumour Origin. Bengal J Otolaryngol Head Neck Surg. 2017;25(2):63-8.
11. Tepedino MS, Ferrão ACM, Higa HCM, et al. Reversible Endoscopic Medial Maxillectomy: Endonasal Approach to Diseases of the Maxillary Sinus. Int Arch Otorhinolaryngol. 2020;24(02):e247-52.
12. Healy DY, Chhabra N, Metson R, et al. Surgical risk factors for recurrence of inverted papilloma: Surgical Risk Factors for Recurrence of IP. The Laryngoscope. 2016;126(4):796-801.
13. Ganti A, Tajudeen BA, Plitt MA, et al. Discordance in Preoperative and Postoperative Histopathology of Sinonasal Tumors. Am J Rhinol Allergy. 2018;32(2):101-5.
14. Escamilla FAI, Treviño JLG, Martínez JMC. Antrochoanal Polyp: A Literature Update. J Otolaryngol Rhinol [Internet]. 2018 [citado 16 de março de 2021];4(2).
15. Facon FR, Paris J, Dessi P. Les polypes antrochoanaux ou polype de Killian. Ann Otolaryngol Chir Cervico-Faciale. 2004;121(6):315-21.
16. Yuca K, Bayram I, Kiroğlu AF, et al. Evaluation and treatment of antrochoanal polyps. J Otolaryngol. 2006;35(6):420-3.
17. López F, Triantafyllou A, Snyderman CH, et al. Nasal juvenile angiofibroma: Current perspectives with emphasis on management: Management of juvenile angiofibroma. Eisele D, organizador. Head Neck. 2017;39(5):1033-45.
18. Kim JS, Kwon SH. Sinonasal Hemangioma: Diagnosis, Treatment, and Follow-Up of 37 Patients at a Single Center. J Oral Maxillofac Surg. 2017;75(8):1775-83.
19. Song CE, Cho JH, Kim SY, et al. Endoscopic resection of haemangiomas in the sinonasal cavity. J Laryngol Otol. 2009;123(8):868-72.

20. dhawle M shripad. Sinonasal Schwannoma – A Case Report. J Clin Diagn Res [Internet]. 2017 [citado 16 de março de 2021].
21. Alim BM, Jomah M, Al-Thobaiti M. Maxillary sinus schwannoma. BMJ Case Rep. 2018;bcr-2017-223946.
22. Higo R, Yamasoba T, Kikuchi S. Nasal Neurinoma: Case Report and Review of Literature. Auris Nasus Larynx. 1993;20(4):297-301.
23. Fujiyoshi F, Kajiya Y, Nakajo M. CT and MR imaging of nasoethmoid schwannoma with intracranial extension. Am J Roentgenol. 1997;169(6):1754-5.
24. Bouayyad S, Ong JH, Ellis MP, Sloan P. An unusual finding of schwannoma in the columellar area - A case report. Int J Surg Case Rep. 2018;46:16-9.
25. Thompson LDR, Fanburg-Smith JC. Update on Select Benign Mesenchymal and Meningothelial Sinonasal Tract Lesions. Head Neck Pathol. 2016;10(1):95-108.
26. Mnejja M, Hammami B, Bougacha L, et al. Primary sinonasal meningioma. Eur Ann Otorhinolaryngol Head Neck Dis. 2012;129(1):47-50.
27. Giotakis E, Sofokleous V, Delides A, et al. Gigantic paranasal sinuses osteomas: clinical features, management considerations, and long-term outcomes. Eur Arch Otorhinolaryngol [Internet]. 2020 [citado 16 de março de 2021].
28. Karunaratne YG, Gunaratne DA, Floros P, et al. Frontal Sinus Osteoma: From Direct Excision to Endoscopic Removal. J Craniofac Surg. 2019;30(6):e494.
29. Romano A, Dell'Aversana Orabona G, Pansini A, et al. Endoscopic approach for paranasal sinuses osteomas: Our experience and review of literature. Oral Maxillofac Surg Cases. 2019;5(2):100094.
30. Gotlib T. Endoscopic surgery of the frontoethmoidal osteomas. Braz J Otorhinolaryngol. 2018;84(2):260-1.
31. Jurlina M, Skitareli N. Endonasal endoscopic resection of ossifying fibroma involving the ethmoid sinus, orbit and anterior skull base: case report and literature review:5.
32. Alonso N, Matushita H, Alessi MS. Surgical approach to the treatment of craniofacial fibrous dysplasia - A 14 -year experiencedysplasia- 14 years experience. Rev Bras Cir Plástica RBCP – Braz J Plast Sugery [Internet]. 2014 [citado 17 de março de 2021];29(1).
33. Botelho RA, Tornin OS, Yamashiro I, et al. Características tomográficas da displasia fibrosa craniofacial: estudo retrospectivo de 14 casos. Radiol Bras. 2006;39(4):269-72.
34. El-Kouri N, Elghouche A, Chen S, et al. Sinonasal Chondromyxoid Fibroma: Case Report and Literature Review. Cureus [Internet]. 2019 [citado 16 de março de 2021].
35. Isenberg SF. Endoscopic removal of chondromyxoid fibroma of the ethmoid sinus. Am J Otolaryngol. 1995;16(3):205-8.

ABORDAGEM CIRÚRGICA DOS TUMORES MALIGNOS NASOSSINUSAIS

Ronaldo Nunes Toledo ▪ Leonardo Balsalobre ▪ Miguel Soares Tepedino

INTRODUÇÃO

Os tumores malignos da cavidade nasossinusal são pouco frequentes quando comparados a outros cânceres da região de cabeça e pescoço, representando no máximo 5% de todos tumores dessa região.[1,2] Apesar de pouco frequentes, é na cavidade nasal e nos seios paranasais que se observa a maior diversidade de etiologias em termos de tumores malignos/cm² do corpo humano,[3,4] o que implica em grande dificuldade diagnóstica e, consequentemente, de tratamento, uma vez que este deve ser personalizado levando em consideração a etiologia, o estadiamento e as condições clínicas do paciente.

Em termos de localização, o seio maxilar é o local mais frequente, seguido da cavidade nasal e do seio etmoidal. Tumores com origem no seio frontal e esfenoidal são raros, com cerca de 1-2% dos casos de tumores malignos nasossinusais.[3,5]

Em razão das características anatômicas das cavidades nasossinusais com grandes espaços aéreos, não é incomum o início dos sintomas ser tardio e o diagnóstico só ocorrer em tumores já avançados, principalmente nos tumores com origem em seio maxilar, frontal e esfenoide. Além disso, os sintomas observados nos tumores malignos nasossinusais não são específicos destes, o que facilita a confusão diagnóstica entre esses tumores e doenças inflamatórias, como rinossinusites crônicas, recorrentes ou quadros alérgicos, também contribuindo para um diagnóstico mais tardio.

Os sintomas mais frequentes dessas lesões são a obstrução nasal unilateral, rinorreia e epistaxe. Quando ocorre crescimento tumoral para além dos seios paranasais, com o envolvimento de estruturas adjacentes como órbita, base do crânio, fossa infratemporal, tecido subcutâneo e pele, pode surgir dor e/ou parestesia facial, trismo, diplopia, proptose, perda visual e paralisia facial, que são sinais e sintomas indicativos de tumores mais avançados.[6]

DIAGNÓSTICO

Tumores malignos nasossinusais devem sempre ser considerados como diagnóstico diferencial em pacientes com queixas de obstrução nasal, epistaxe, rinorreia e dor facial, principalmente quando unilateral. Uma cuidadosa anamnese associada a um exame físico detalhado, observando possíveis alterações de sensibilidade facial, alterações de nervos cranianos, presença de linfonodos cervicais, trismo e envolvimento orbitário, além das queixas nasais propriamente ditas, já auxiliam na avaliação da localização e extensão da doença.

A nasofibroscopia ou endoscopia nasal tem papel central no diagnóstico desses pacientes e deve fazer parte do exame clínico em todos os casos suspeitos. Muitas vezes, para um exame adequado, é necessário realizar anestesia tópica, vasoconstrição e até aspiração de secreções de estase secundária ao tumor. Uma vez identificado um pólipo ou uma lesão tumoral, um exame de imagem deve ser solicitado, geralmente iniciando por uma tomografia computadorizada de seios paranasais com contraste, que permite ótima avaliação das estruturas ósseas, da localização e extensão da lesão.

Alguns tumores nasossinusais podem invadir por contiguidade a fossa anterior, média ou ambas (Fig. 31-1). A fossa anterior geralmente é invadida através da placa cribiforme ou teto da órbita, e a fossa média, via fossa infratemporal ou através do segundo ramo do nervo trigêmeo (V2), de fissuras orbitárias ou seio cavernoso. Em caso de lesões com envolvimento da base do crânio, da órbita, dos nervos cranianos ou em situações onde haja dúvidas sobre a extensão da lesão para partes moles ou para a diferenciação entre processo tumoral e inflamatório, uma ressonância magnética de seios da face e da base do crânio também deve ser realizada.

Lesões nasossinusais, unilaterais, devem ser consideradas suspeitas de malignidade, e a realização de biópsia ainda na fase diagnóstica deve ser considerada.[7,8] Em locais com boa estrutura ambulatorial, que inclui um sistema de vídeo e óptica, aspirador, material para hemostasia e equipe especializada, a biópsia, em alguns casos, pode ser realizada com anestesia local no consultório. Isso agiliza o diagnóstico, evitando o processo burocrático de internação para realização da mesma em centro cirúrgico sob anestesia geral. A análise da qualidade e quantidade do material coletado por um patologista é importante para evitar novas biópsias em virtude de material insuficiente ou de baixa qualidade.

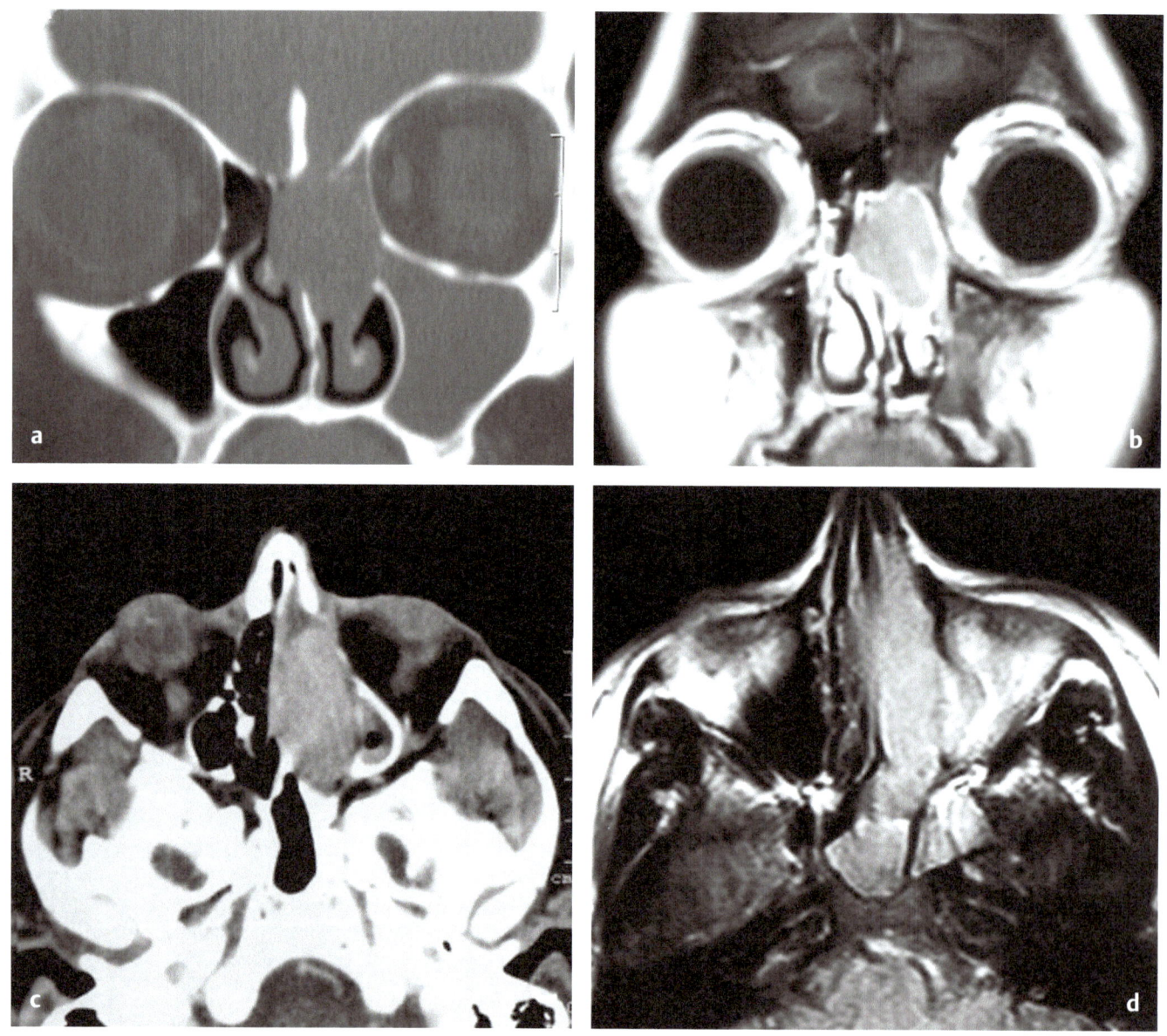

Fig. 31-1. (a-d) TC e RM mostrando lesão tumoral em fossa nasal esquerda com extensão dural.

ESTADIAMENTO

Uma vez confirmado o diagnóstico de tumor maligno nasossinusal, o estadiamento se torna imperativo, e, para tal, são necessários exames laboratoriais, exames de imagens de tórax, abdome e pescoço e, em alguns casos, PET-CT.

Com exceção dos linfomas, sarcomas e dos melanomas da cavidade nasossinusal, que têm classificações próprias, todos os outros tumores originários do epitélio que recobre a cavidade nasossinusal utilizam a classificação do Sistema TNM da International Union Against Cancer (UICC) e American Joint Committee on Cancer (AJCC), de 2017, que os divide em tumores originários do seio maxilar ou do etmoide e cavidade nasal (Quadros 31-1 e 31-2). Não há estadiamento estabelecido para neoplasias com origem nos seios frontal e esfenoidal, que são extremamente raras.[9]

O estadiamento dos tumores nasossinusais é definido basicamente pelo local de origem e o número de estruturas envolvidas pela lesão, e não pelo tamanho ou volume desta. Invasões de estruturas além dos seios paranasais, tais como cérebro, órbita, base do crânio, subcutâneo e pele, constituem tumores em estádio T4.[4]

Quadro 31-1. Estadiamento de tumores malignos – seio maxilar

Categoria (T)	Descrição
Tx	Tumor primário não avaliado
Tis	Carcinoma *in situ*
T1	Tumor limitado à mucosa do seio maxilar, sem erosão ou destruição óssea
T2	Tumor causando destruição ou erosão óssea, incluindo extensão para o palato duro e/ou meato médio, sem envolvimento da parede posterior e das placas pterigóideas
T3	Tumor com invasão de qualquer das seguintes estruturas: parede posterior do seio maxilar, tecido subcutâneo, assoalho ou parede medial da órbita, fossa pterigóidea e seio etmoidal
T4	Tumor moderada ou localmente muito avançado
T4a	Doença local moderadamente avançada – Tumor que invade conteúdo orbitário anterior, pele da bochecha, placas pterigóideas, fossa infratemporal, placa cribiforme, esfenoide ou seio frontal
T4b	Doença local muito avançada – Tumor invade qualquer uma das seguintes estruturas: ápice orbitário, dura-máter, cérebro, fossa média, outros nervos cranianos, além do V2, nasofaringe ou *clivus*

Quadro 31-2. Estadiamento de tumores malignos – cavidade nasal e seio etmoidal

Categoria (T)	Descrição
Tx	Tumor primário não avaliado
Tis	Carcinoma *in situ*
T1	Tumor restrito à cavidade nasal ou ao seio etmoidal, com ou sem erosão óssea
T2	Tumor invadindo duas regiões ou estendendo-se a regiões adjacentes, porém dentro do complexo nasoetmoidal, com ou sem erosão óssea
T3	Tumor com invasão da parede medial ou do assoalho da órbita, seio maxilar, palato ou placa cribiforme
T4	Tumor moderada ou localmente muito avançado
T4a	Doença local moderadamente avançada – Tumor que invade qualquer uma das seguintes estruturas: conteúdo anterior da órbita, pele do nariz ou bochecha, mínima extensão para fossa anterior, placas pterigóideas, seio esfenoidal ou frontal
T4b	Doença local muito avançada – Tumor que invade qualquer uma das seguintes estruturas: ápice orbitário, dura-máter, cérebro, fossa média, outros nervos cranianos, além do V2, nasofaringe ou *clivus*

HISTOLOGIA

O diagnóstico histopatológico das neoplasias nasossinusais é, muitas vezes, desafiador. Além das colorações habituais, o patologista necessita, em algumas situações, de exames imuno-histoquímicos para auxílio no diagnóstico. Pesquisa de mutações também são necessárias em casos selecionados. Um diagnóstico histológico correto é importante para adequado tratamento. Diagnósticos errados ou incompletos não são incomuns e podem impactar negativamente nas curvas de sobrevida.[10]

Os tumores malignos nasossinusais são classificados em carcinomas, neoplasias neuroendócrinas, melanoma, neoplasias hematolinfoides e mesenquimais (como mostrado a seguir). Porém, os tumores mais frequentes são os carcinomas de células escamosas, adenocarcinomas, carcinoma adenoide cístico e os tumores indiferenciados.

I. Carcinomas
   1. Carcinoma de células escamosas e variantes;
      A) Queratinizantes;
      B) Não queratinizantes;
      C) Sarcomatoide.
   2. Carcinoma indiferenciado nasossinusal (*SNUC*);
   3. Carcinoma SMARCB1 (INI-1) deficiente;
   4. Carcinoma sinonasal tipo linfoepitclioma;
   5. Carcinoma tipo NUT da linha média;
   6. Carcinoma associado ao HPV (multifenotípico);
   7. Adenocarcinomas.
      A) Tipo intestinal;
      B) Tipo não intestinal;
      C) Tipo glândula salivar (carcinoma adenoide cístico).
II. Neoplasias neuroendócrinas
   1. Carcinoma nasossinusal neuroendócrino;
      A) Tipo pequenas células;
      B) Tipo grandes células.
   2. Neuroblastoma olfatório (estesioneuroblastoma);
III. Melanoma
IV. Neoplasias hematolinfoides
   1. Linfomas difusos de grandes células B;
   2. Linfoma de células T/NK extranodal;
   3. Plasmocitomas;
   4. Outros linfomas;
V. Neoplasias mesenquimais
   1. Neoplasias de células pequenas e redondas;
      A) Tipo sarcoma Ewing – positivo;
      B) Tipo sarcoma Ewing – negativo.
   2. Sarcoma sinonasal bifenotípico;
   3. Teratocarcinossarcoma;
   4. Outros sarcomas.

TRATAMENTO

O tratamento dos tumores nasossinusais geralmente é multimodal e pode incluir cirurgia, quimioterapia e radioterapia, em diferentes combinações e sequências, a depender do tipo histológico e do estadiamento da lesão. Porém, a cirurgia ainda tem o principal papel no tratamento da maioria das lesões da cavidade nasossinusal.

CIRURGIA

Classicamente, os tumores nasossinusais eram tratados cirurgicamente com cirurgias transfaciais, como rinotomia lateral ou rinotomia lateral com extensão labial e supraorbital/infraorbital (via incisão de Weber-Ferguson), ou ainda através de um acesso de *degloving*. Quando o tumor apresenta extensão intracraniana ou para a base do crânio, faz-se necessária uma abordagem craniofacial, associando uma craniotomia frontal, geralmente com acesso coronal, conforme técnica descrita nos anos 1960.[11]

Porém, nos últimos anos, o uso dos endoscópios na abordagem cirúrgica dos tumores malignos nasossinusais tem sido amplamente realizado e paulatinamente vem substituindo os acessos externos em diversas situações (Fig. 31-2).[12,13]

Inicialmente, a cirurgia endoscópica era utilizada apenas em tumores benignos ou pouco agressivos, como papiloma invertido, adenocarcinomas de baixo grau e estesioneuroblastomas, principalmente os localizados em linha média.[14-16] Atualmente, outras histologias, incluindo carcinoma de células escamosas, também têm sido tratadas por cirurgia nasossinusal videoassistidas.[8,17,18]

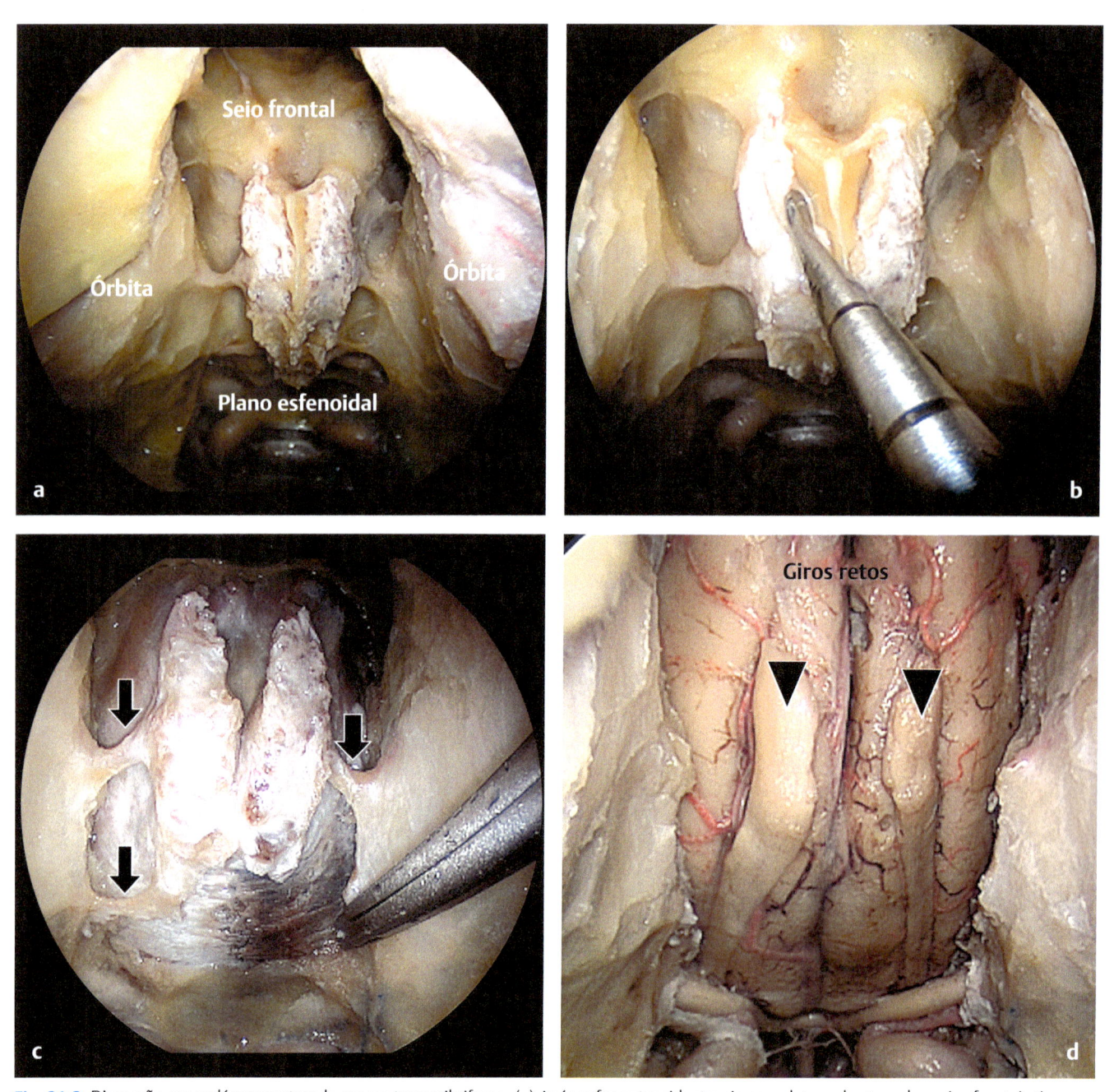

Fig. 31-2. Dissecção em cadáver mostrando acesso transcribrifome. (a) Após esfenoetmoidectomia completa e abertura dos seios frontais tipo 'Draf III' observa-se a base anterior do crânio exposta. (b) Exposição da apófise *crista galli*. (c) Após remoção óssea da base do crânio, observa-se a dura-máter exposta assim como as artérias etmoidais anteriores e posteriores (setas). (d) Craniectomia transnasal endoscópica expondo os giros retos bilateralmente e os nervos e bulbos olfatórios (pontas de seta). (Cortesia: Dr. Thiago Scopel.)

ACESSOS ENDOSCÓPICOS

O uso do endoscópio nas abordagens cirúrgicas nasossinusais pode se dar através de acessos exclusivamente endoscópicos (Figs. 31-3 a 31-8), combinados ou assistidos por endoscópios. As ressecções puramente endoscópicas podem ser feitas nos casos em que o tumor não infiltra osso nasal, palato ou paredes do seio maxilar (exceto a medial). As contraindicações do procedimento por via endoscópica devem ser individualizadas de acordo com a extensão, o tipo histológico e a terapia preconizada. Os envolvimentos maciços do seio frontal, da dura-máter além da linha média acima do teto orbitário, do conteúdo orbitário, da fossa infratemporal e do parênquima cerebral são limitações para as ressecções exclusivamente endoscópicas.[8,19]

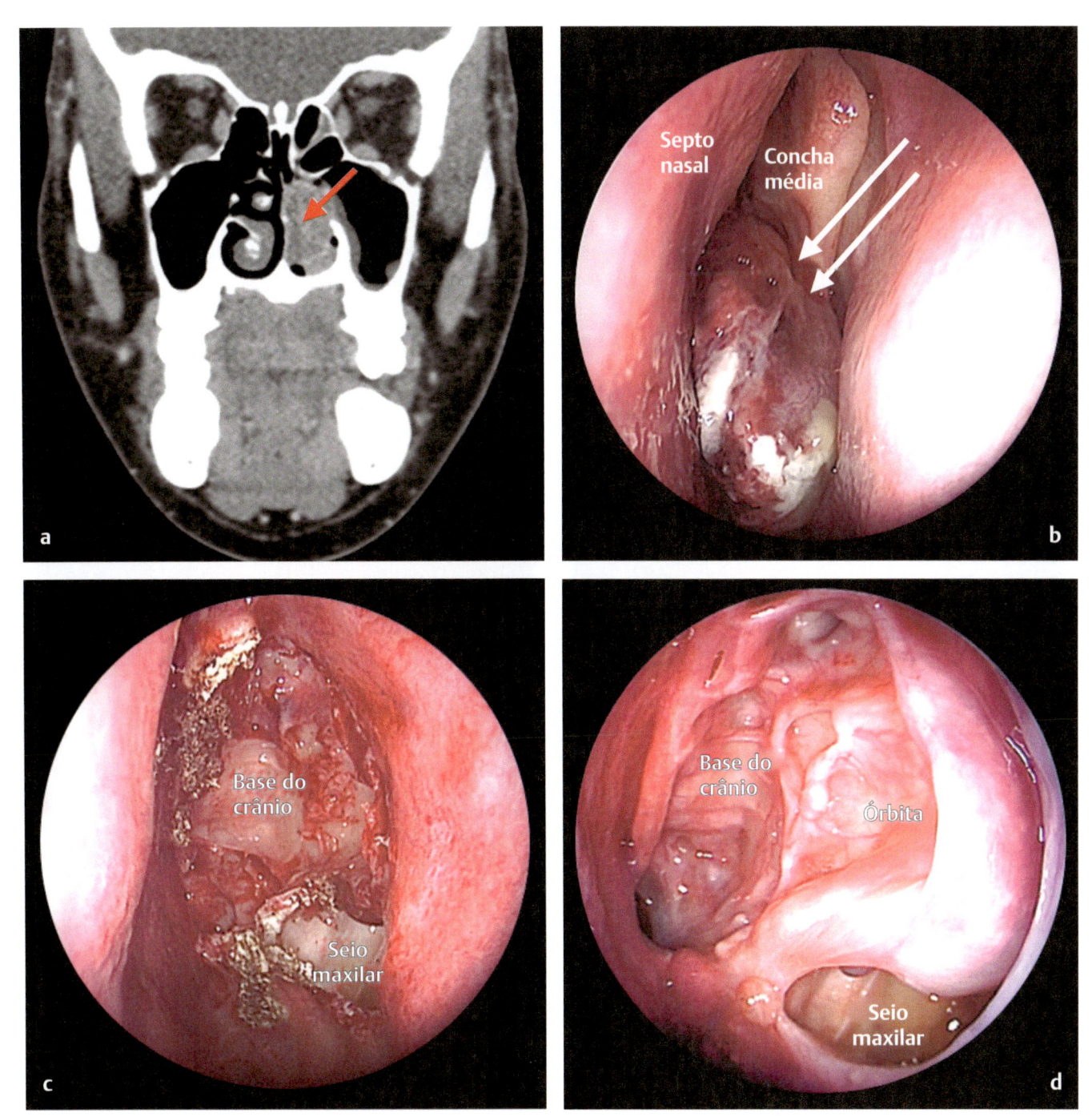

Fig. 31-3. Carcinoma adenoide cístico aderido à concha média de fossa nasal esquerda. Paciente 36 anos, feminino, com quadro de epistaxe recorrente. (**a**) Tomografia computadorizada de seios paranasais, com contraste, corte coronal em janela de partes moles, a seta vermelha aponta o tumor. (**b**) Imagem endoscópica do tumor em fossa nasal esquerda, as setas brancas representam o local de implantação do tumor na concha média. (**c**) Aspecto pós-operatório imediato, com exposição da órbita e base do crânio após etmoidectomia. (**d**) Controle pós-operatório de 4 anos.

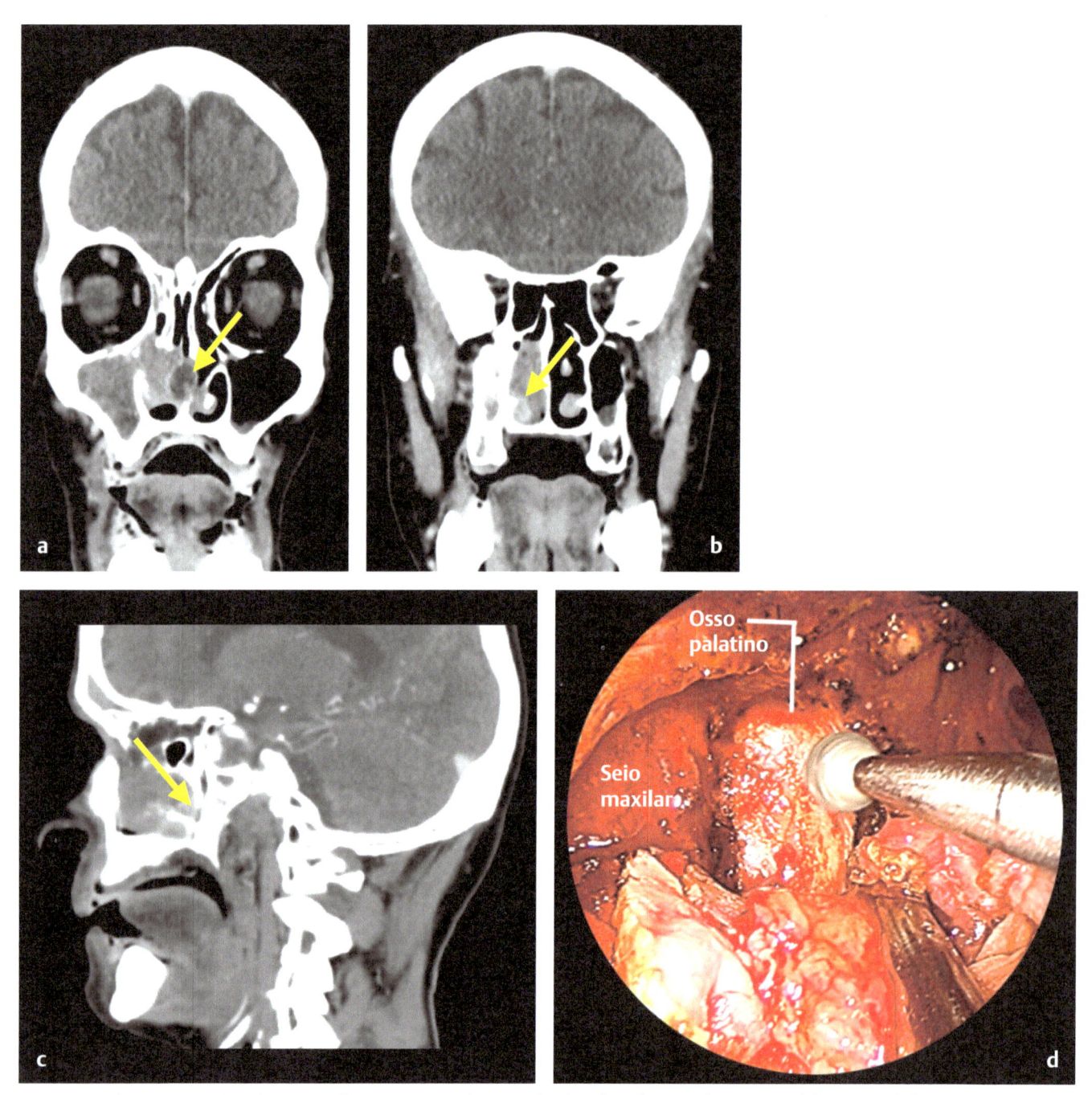

Fig. 31-4. Melanoma nasossinusal. Paciente de 75 anos, masculino, com história de melanoma de septo nasal diagnosticado há aproximadamente 4 anos após cirurgia nasal. Foi tratado com quimioterapia associada à radioterapia. Há 7 meses apresentou recidiva local, com extensão para fossa nasal, seio maxilar e fossa pterigopalatina à direita, sendo então proposto tratamento cirúrgico. (**a-c**) Tomografia computadorizada de seios paranasais, com contraste e janela de partes moles. (**a**) Corte coronal, lesão infiltrativa no septo nasal (seta). (**b**) Tumor adjacente ao osso palatino (seta). (**c**) Corte sagital, lesão insinuando-se na fossa pterigopalatina. (**d**) Broqueamento das paredes ósseas adjacentes ao tumor. *(Continua)*

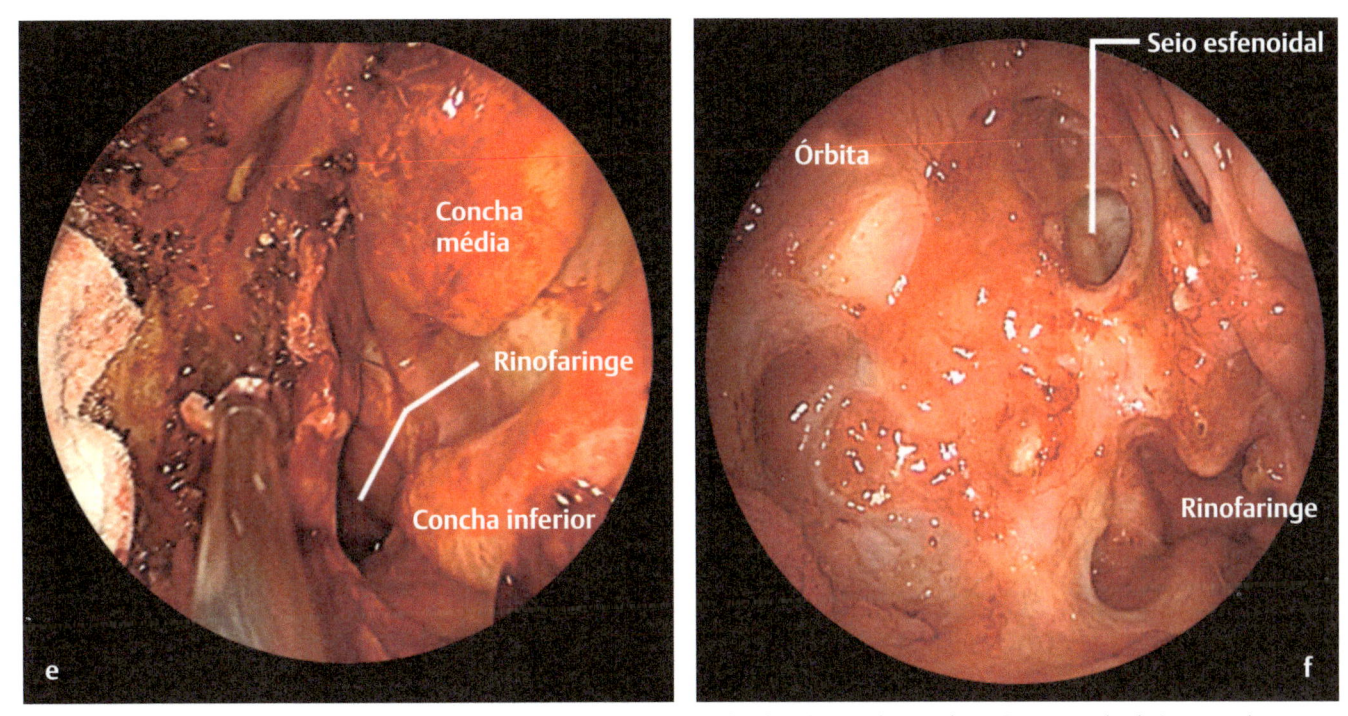

Fig. 31-4. *(Cont.)* (**e**) Septo nasal ressecado com margem, tornando-se possível a identificação das conchas inferior e média da fossa nasal esquerda. (**f**) Controle pós-operatório de 6 meses.

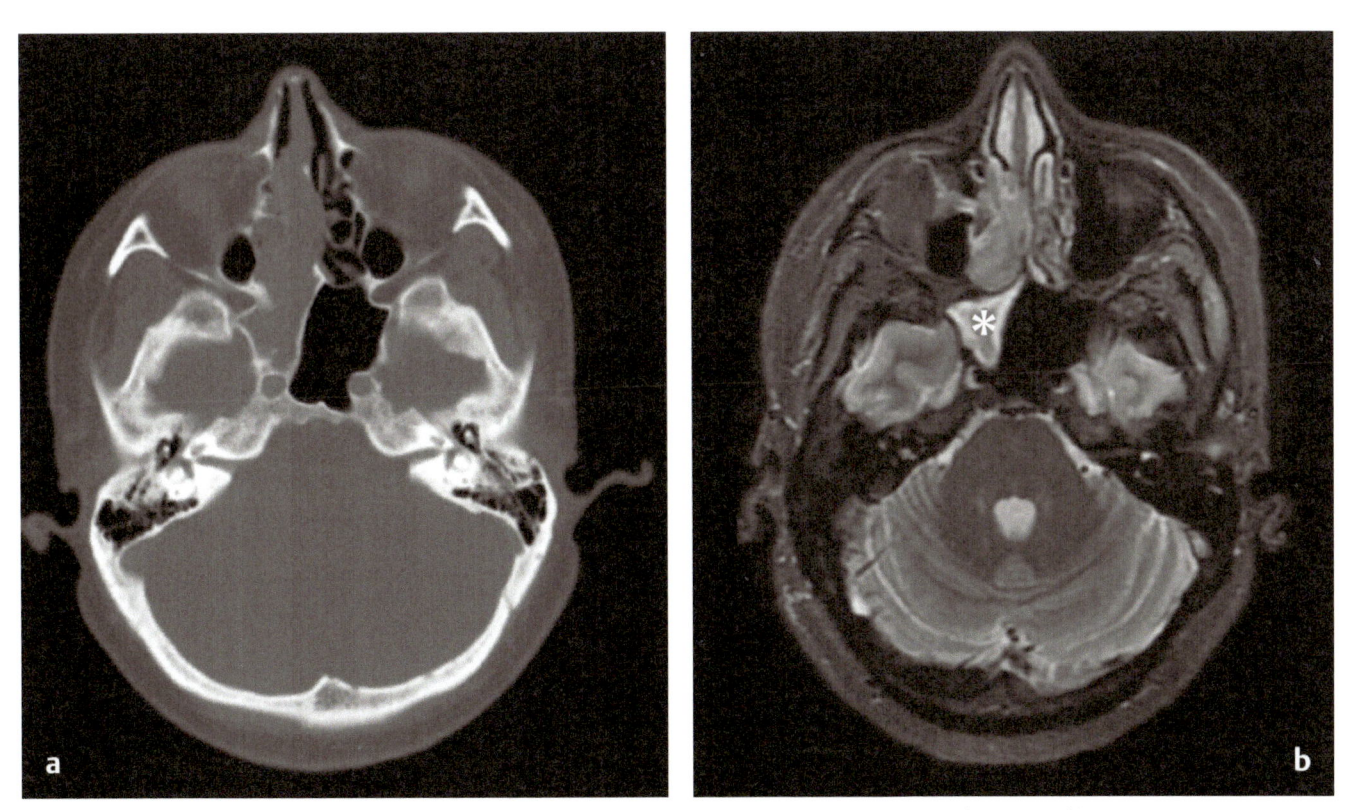

Fig. 31-5. Carcinoma indiferenciado de fossa nasal direita em paciente de 42 anos, feminino, sem antecedentes patológicos. Paciente com queixa de obstrução nasal. (**a**) Tomografia computadorizada de seios paranasais, janela óssea, que demonstra velamento de região etmoidal anterior, posterior, fossa nasal e seio esfenoidal à direita. (**b**) Ressonância magnética em T2, sendo possível identificar que o tumor está na fossa nasal enquanto no seio esfenoidal observam-se edema e secreção (★). *(Continua)*

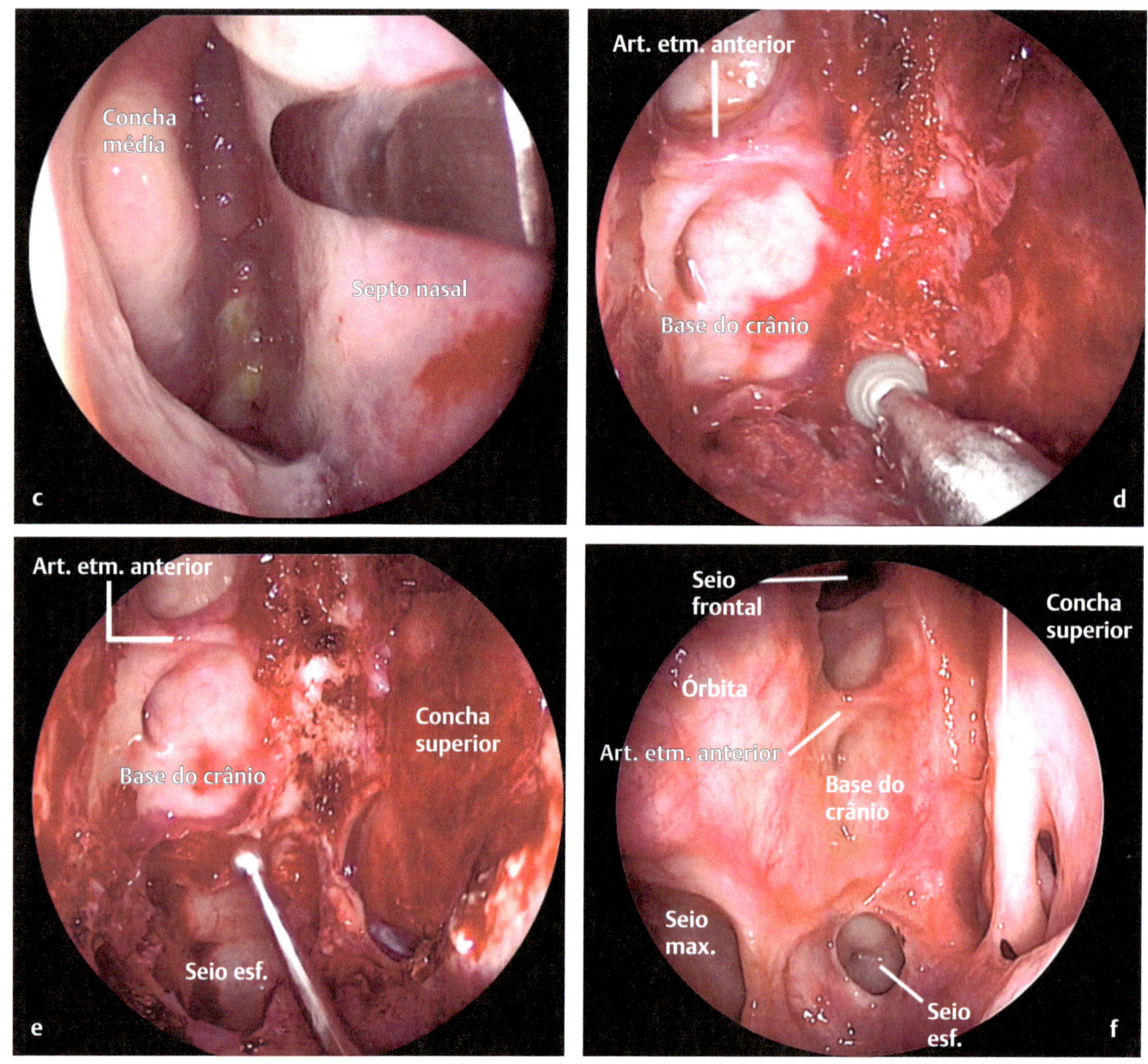

Fig. 31-5. *(Cont.)* (**c**) Exposição endoscópica endonasal do tumor. (**d**) Após a ressecção macroscópica do tumor, é realizado o broqueamento da base do crânio. (**e**) Aspecto pós-operatório imediato, é possível visualizar a concha superior de fossa nasal esquerda já que o septo superior foi ressecado para margem. (**f**) Controle pós-operatório de 4 anos. Art.: artéria; etm.: etmoidal; esf.: esfenoidal; max.: maxilar.

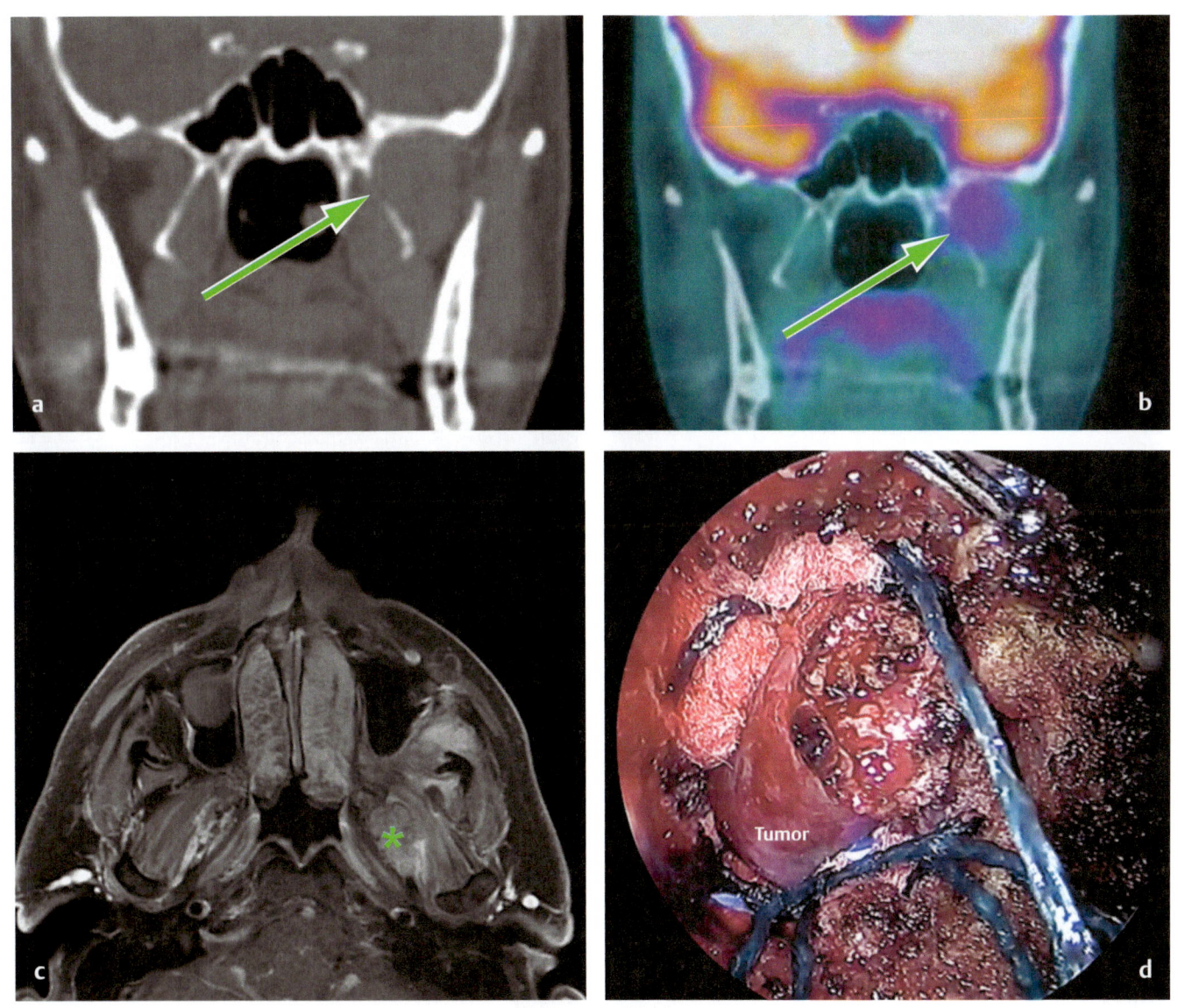

Fig. 31-6. Carcinoma renal de células claras metastático em fossa infratemporal. Paciente de 69 anos, masculino, foi diagnosticado com carcinoma de células claras e submetido há cerca de 10 anos à nefrectomia, quando desde então apresentou múltiplas metástases, controladas com cirurgias, quimioterapia e radiocirurgia. RM realizada no seguimento revelou leão suspeita de metástase em fossa infratemporal esquerda, confirmada pelo PET 18F-FDG. Foi então submetido a cirurgia endonasal. (**a**) TC de seios paranasais, janela óssea, corte coronal, é possível identificar a erosão da lâmina lateral do processo pterigóideo. (**b**) PET com hipercaptação do radiotraçador. (**c**) RM, T1 com contraste, corte axial, lesão em fossa infratemporal esquerda (★). (**d**) Dissecção do tumor. *(Continua)*

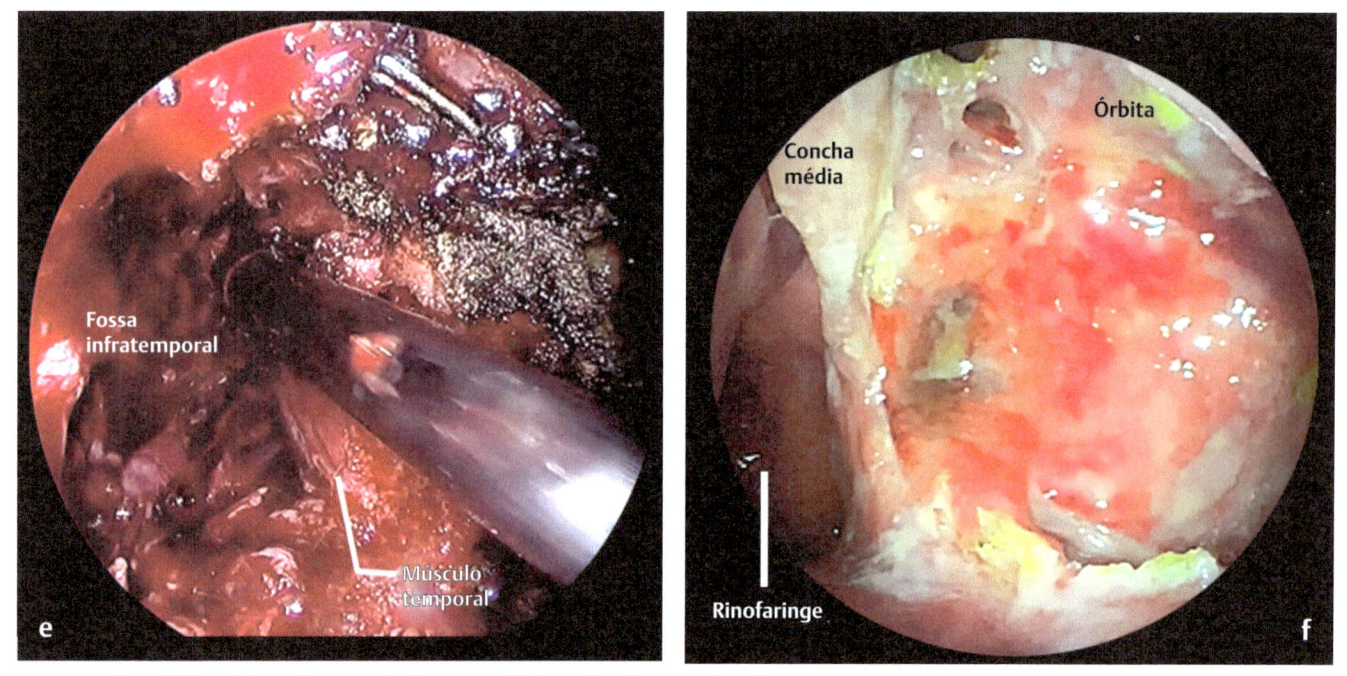

Fig. 31-6. *(Cont.)* (**e**) Revisão após remoção do tumor. (**f**) Controle pós-operatório de 6 meses.

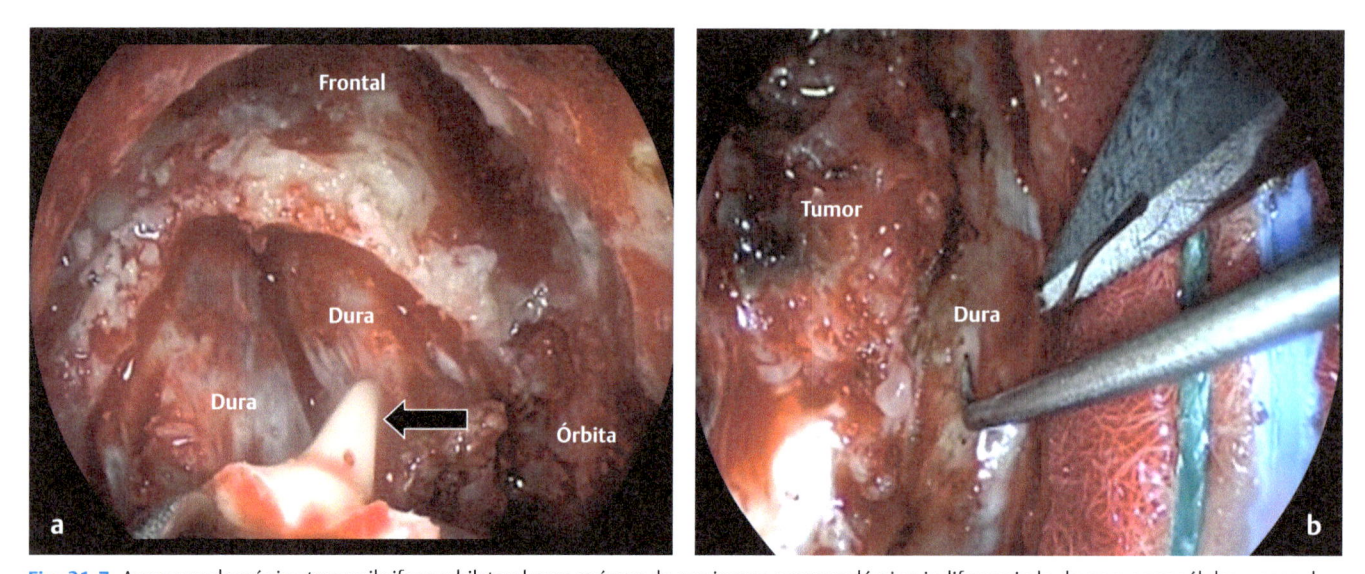

Fig. 31-7. Acesso endoscópico transcribriforme bilateral para exérese de carcinoma neuroendócrino indiferenciado de pequenas células – caso da Figura 31-1. (**a**) Após procedimento de Draf III (frontal), são realizadas exposição dural e retirada das placas cribriformes bilateral e da *crista galli* (seta). (**b**) Abertura dural com lâmina número 11 realizada a quatro mãos (otorrinolaringologista e neurocirurgião) *(Continua)*

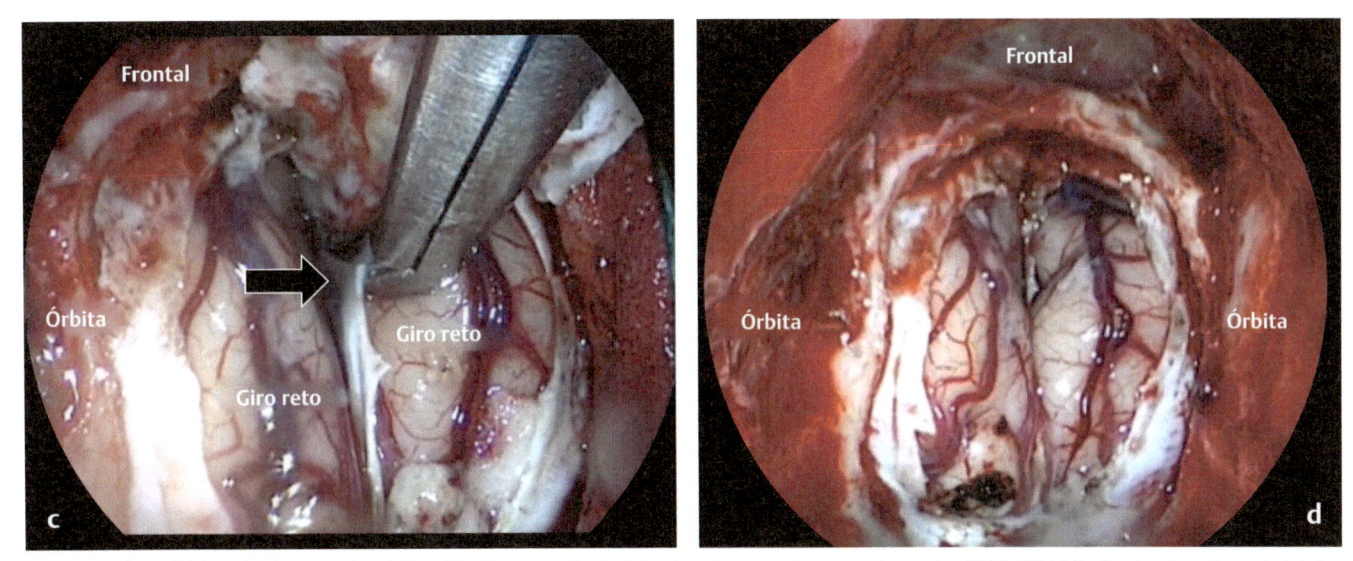

CAPÍTULO 31 ■ ABORDAGEM CIRÚRGICA DOS TUMORES MALIGNOS NASOSSINUSAIS 369

Fig. 31-7. *(Cont.)* (**c**) Após abertura dural, é realizada ressecção da foice (seta), expondo-se os giros retos (GR). (**d**) Visão final após exérese total do tumor e margens em dura-máter.

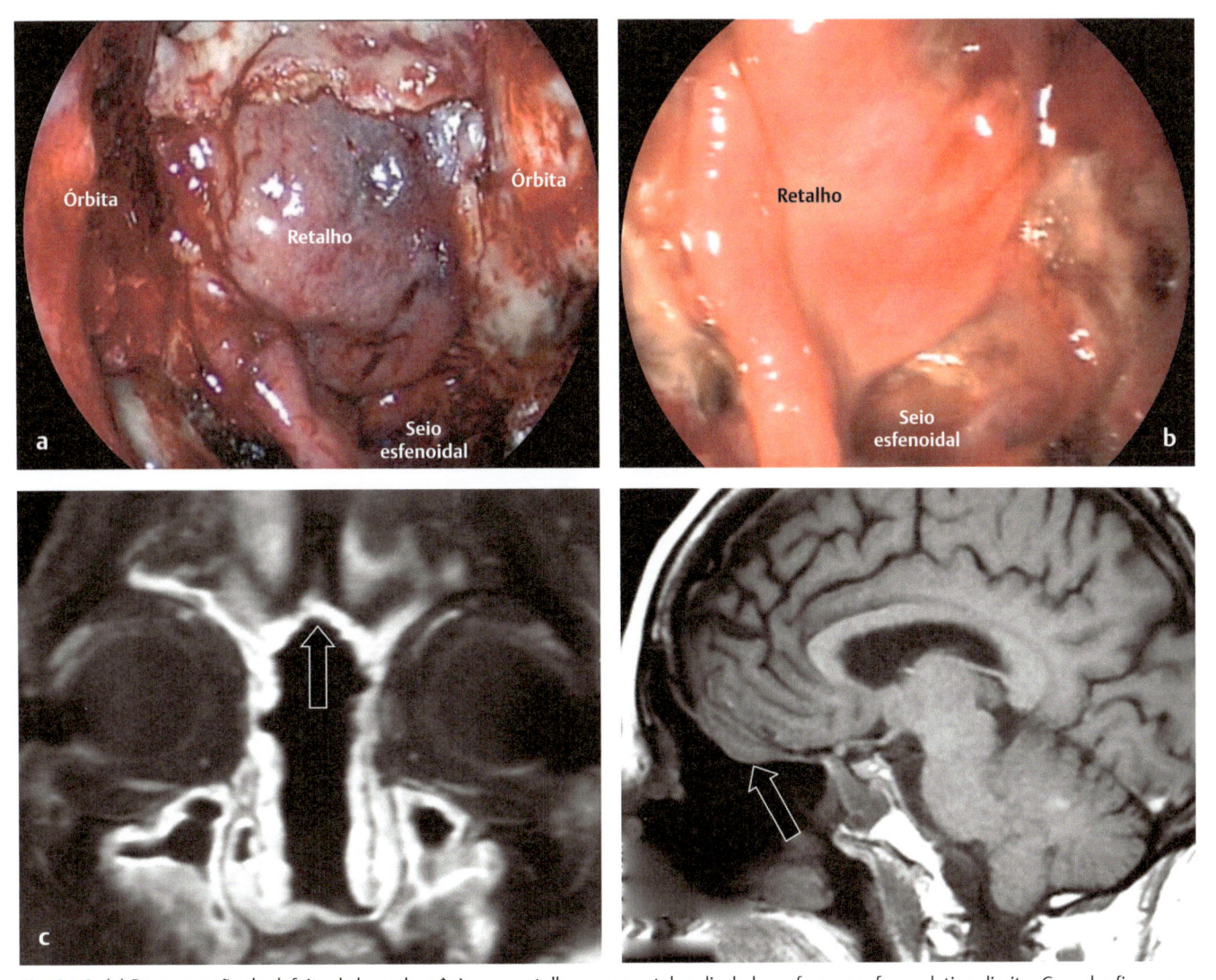

Fig. 31-8. (**a**) Reconstrução do defeito da base do crânio com retalho nasosseptal pediculado no forame esfenopalatino direito. Caso das figuras 31-1 e 31-7. (**b**) Visão endoscópica da reconstrução e da aderência do retalho no 14º dia do pós-operatório. (**c, d**) RM pós-operatória mostrando o retalho (seta) nos cortes coronal e sagital.

Nos procedimentos assistidos por endoscópio, o uso deste nos recessos profundos amplia a visualização do tumor, facilitando a ressecção e a avaliação das margens cirúrgicas em locais de difícil visualização, mesmo após grandes acessos cirúrgicos externos (Fig. 31-9). Seio esfenoidal, fossa infratemporal, ápice orbitário e periórbita, canal do nervo óptico, teto etmoidal e seio frontal são exemplos de locais onde o endoscópio pode facilitar a identificação ou a ressecções de lesões residuais após cirurgias abertas (Vídeo 31-1).[20,21]

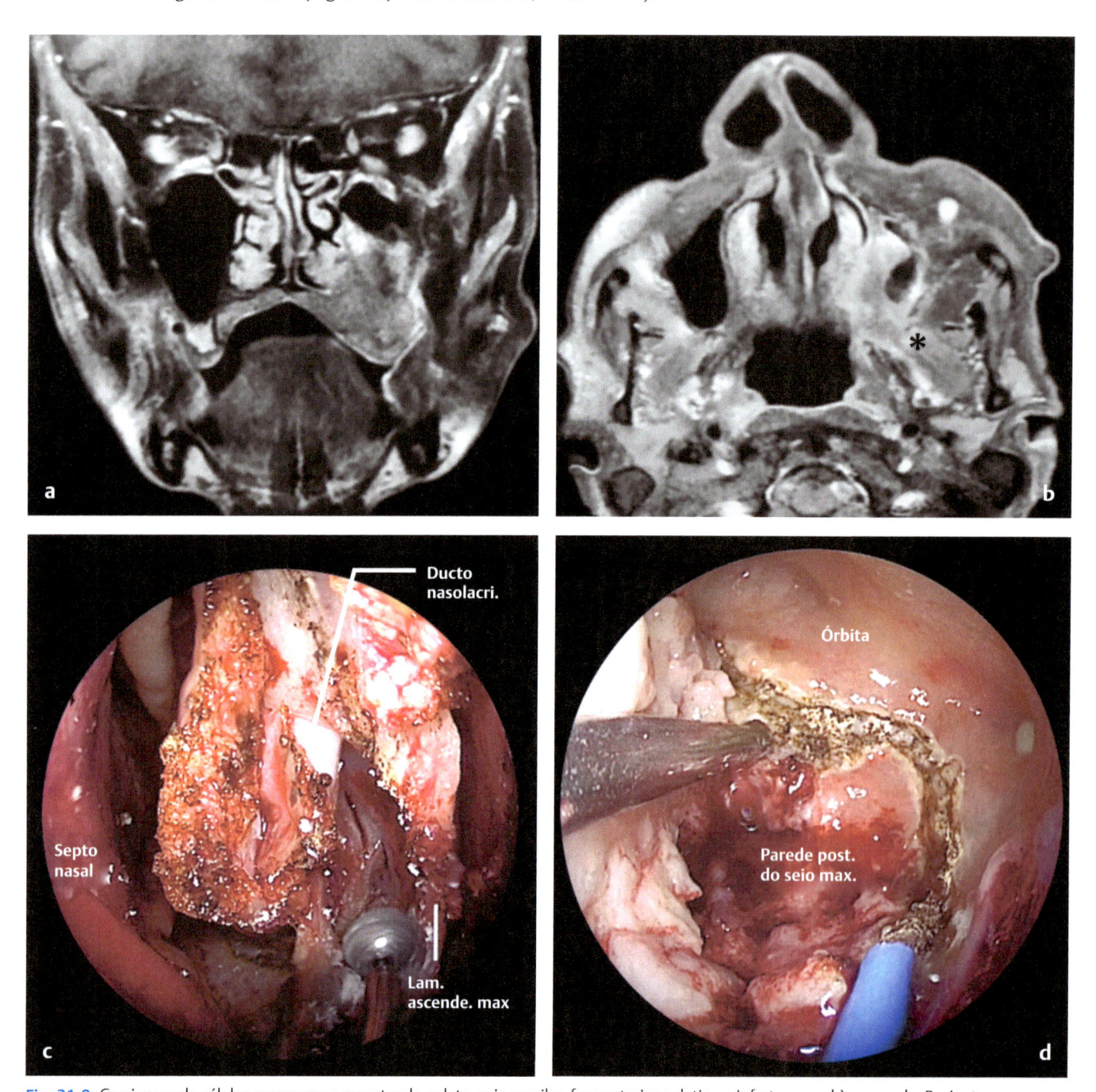

Fig. 31-9. Carcinoma de células escamosas acometendo palato, seio maxilar, fossa pterigopalatina e infratemporal à esquerda. Paciente com quadro de deformidade de palato duro há 3 meses. (a, b) RM em T1 com contraste. (a) Corte coronal, observa-se o abaulamento do palato duro e assoalho do seio maxilar esquerdo em direção à boca. (b) Lesão infiltrativa acometendo fossas pterigopalatina e infratemporal. (c) Acesso de Denker endoscópico. (d) Dissecção da parede posterior do seio maxilar para alcançar o tumor nas fossas pterigopalatina e infratemporal. *(Continua)*

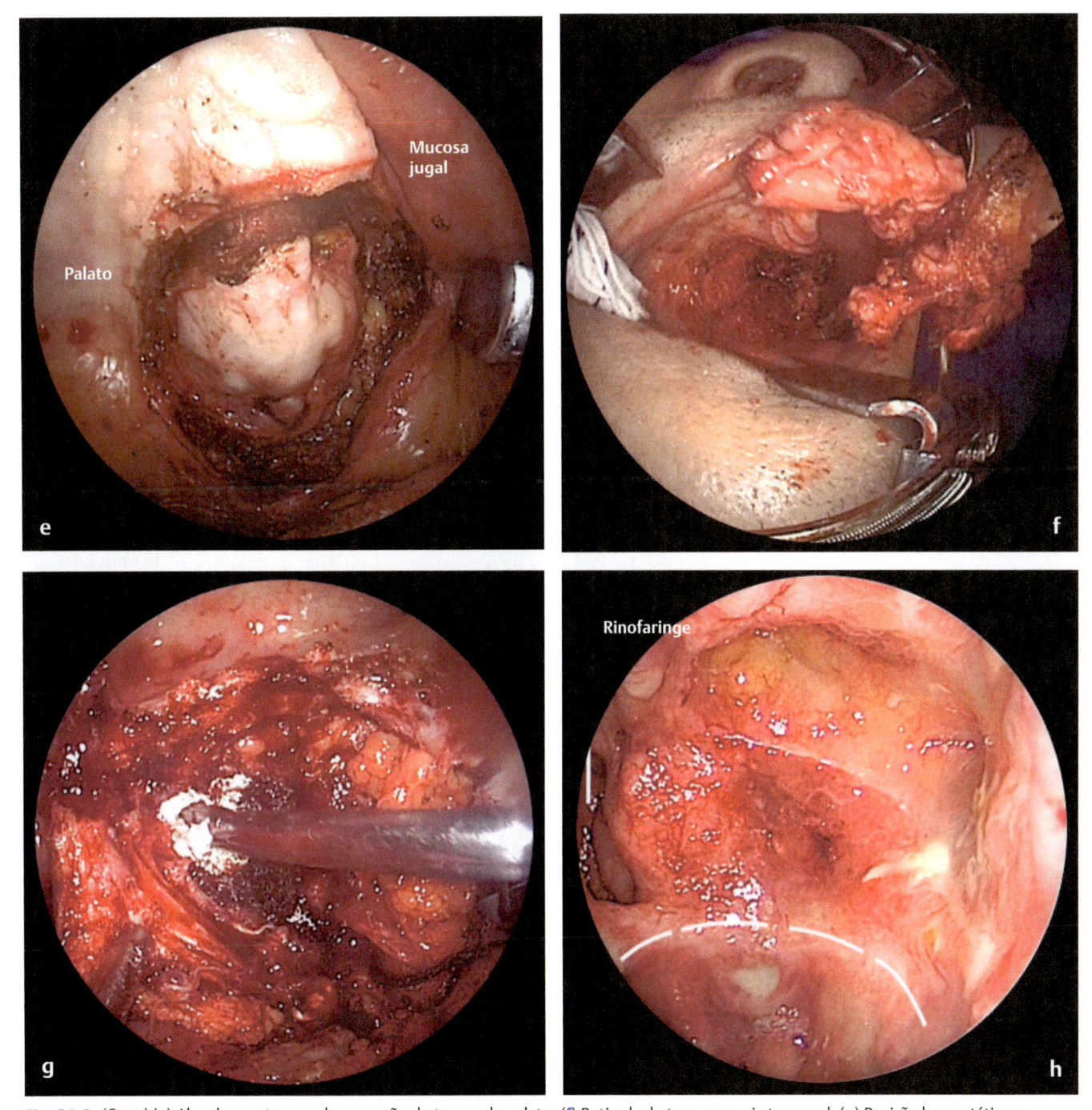

CAPÍTULO 31 ▪ ABORDAGEM CIRÚRGICA DOS TUMORES MALIGNOS NASOSSINUSAIS 371

Fig. 31-9. *(Cont.)* (**e**) Abordagem transoral, ressecção do tumor do palato. (**f**) Retirada do tumor por via transoral. (**g**) Revisão hemostática e biópsias seriadas da fossa infratemporal por via endonasal. (**h**) Controle pós-operatório de 6 meses, a linha tracejada representa a região palatal ressecada. nasolacri.: nasolacrimal; lam.: lâmina; ascend.: ascendente; max.: maxilar; post.: posterior.

Na ressecção de tumores com grande envolvimento da fossa anterior ou média do crânio, situações em que as ressecções puramente endoscópicas não são possíveis, os acessos endoscópicos tornaram-se bem populares nas últimas duas décadas com as cirurgias combinadas, uma vez que os resultados oncológicos são semelhantes à abordagem cirúrgica tradicional, craniofacial. Nesses pacientes, utiliza-se o acesso endoscópico para ressecção da parte nasossinusal do tumor, associado a uma craniotomia externa, para ressecção do componente intracraniano, nas chamadas cirurgias cranioendoscópicas (Figs. 31-10 e 31-11).[13,22]

Em termos de acessos endoscópicos, as técnicas cirúrgicas mais importantes são as maxilectomias mediais, os acessos transcribiforme/transplano, o acesso à fossa infratemporal e expertise em reconstrução da base do crânio e fechamento de fístulas liquóricas.

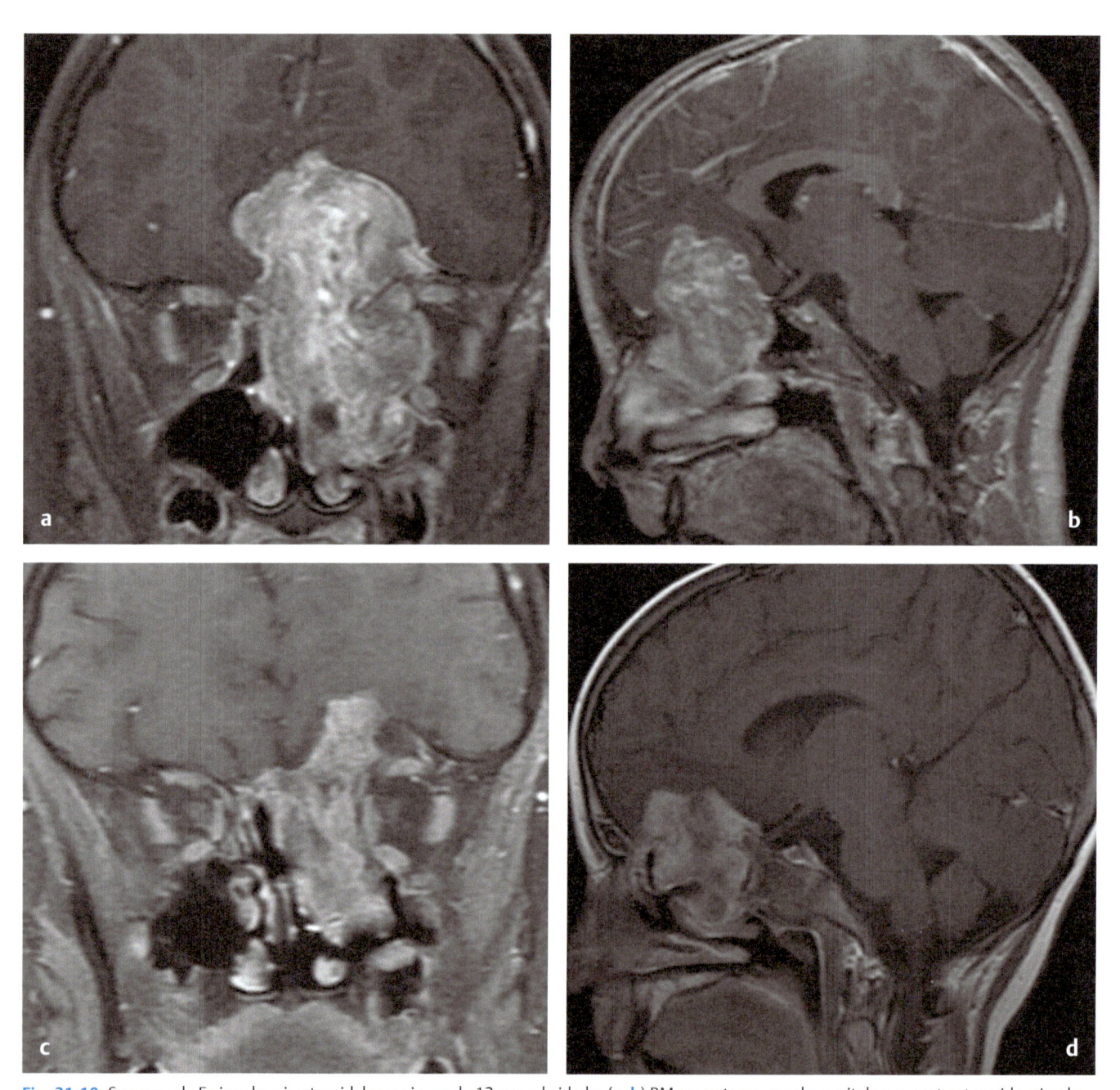

Fig. 31-10. Sarcoma de Ewing de seio etmoidal em criança de 12 anos de idade. (**a**, **b**) RM em cotes coronal e sagital com contraste evidenciando invasão intracraniana. (**c**, **d**) RM mostrando diminuição do tumor após 4 ciclos de quimioterapia de indução.

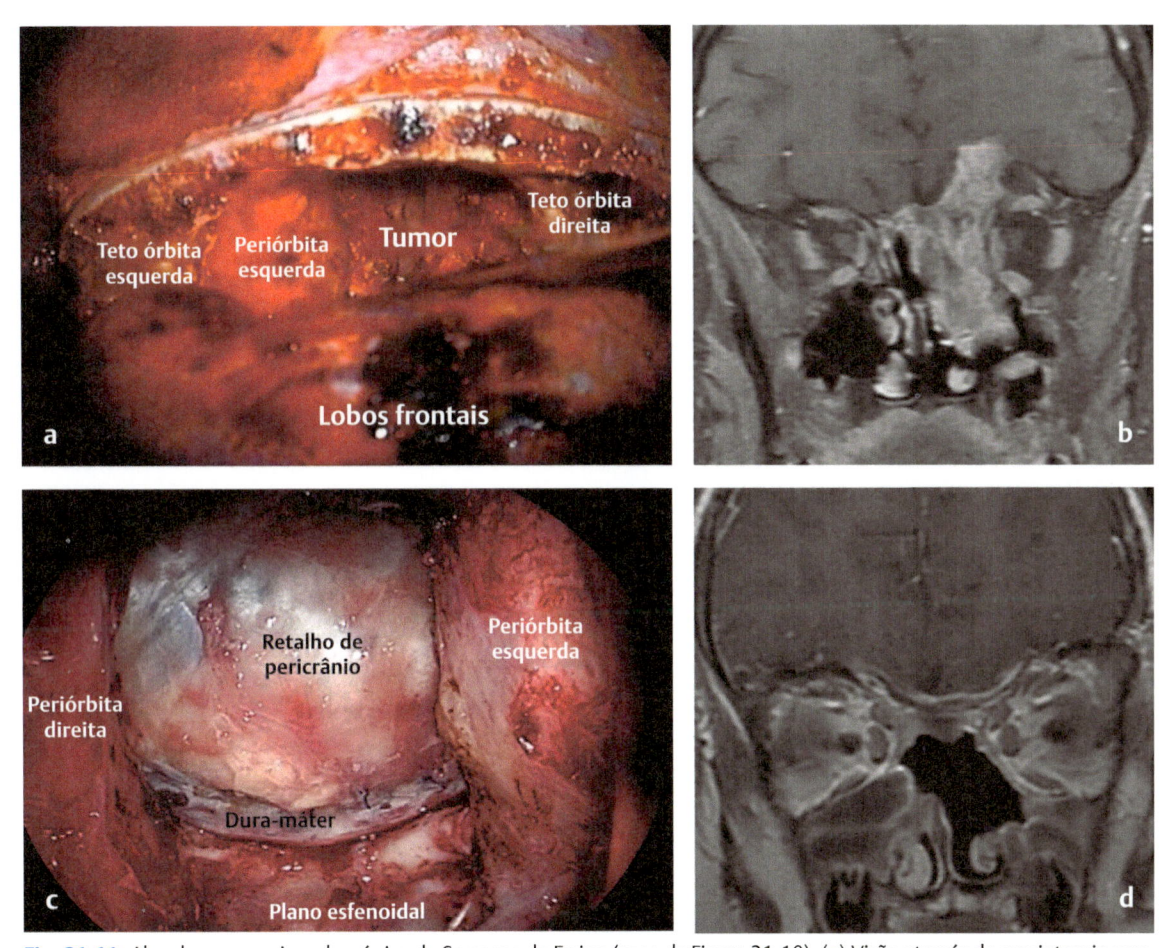

Fig. 31-11. Abordagem cranioendoscópica de Sarcoma de Ewing (caso da Figura 31-10). (**a**) Visão através da craniotomia com retração dos lobos frontais e exposição do tumor na cavidade nasal. (**c**) Visão endoscópica de 45 graus após exérese de tumor evidenciando a reconstrução da base do crânio com retalho de pericrânio. (**b**, **d**) RM pré e pós-operatória, respectivamente.

QUIMIOTERAPIA NEOADJUVANTE

Embora a abordagem inicial para tumores nasossinusais ressecáveis, especialmente carcinomas espinocelulares, tumores de baixo grau ou de origem glandular, seja cirurgia seguida de tratamento adjuvante com radioterapia com ou sem quimioterapia concomitante, muito se tem discutido sobre o papel do tratamento neoadjuvante ou de indução em tumores nasossinusais.

A incorporação de quimioterapia neoadjuvante ao tratamento desses tumores, especialmente nos carcinomas espinocelulares avançados, pode melhorar o controle de doença local, reduzindo o volume tumoral, possibilitando um tratamento cirúrgico de menor extensão ou menos desfigurante, evitando exenteração da órbita, craniotomia ou ressecção de osso nasal. A quimioterapia de indução também auxilia no controle de doença a distância, especialmente em tumores de alto grau que têm maior risco de metástases. Nesses tumores, a quimioterapia neoadjuvante pode funcionar como tratamento precoce da doença micrometastática.[23]

Há vários estudos sobre o papel da quimioterapia de indução no tratamento de neoplasias nasossinusais de alto grau, como estesioneuroblastoma Hyams 3 e 4, carcinoma neuroendócrino nasossinusal e carcinomas indiferenciados, que têm grande chance de resposta a essa terapia, sendo então consolidados com radioterapia e quimioterapia concomitante, sem necessidade de tratamento cirúrgico.[24,25]

MARGENS CIRÚRGICAS

A ressecção tumoral com margens cirúrgicas livres é fundamental nas cirurgias para tumores nasossinusais malignos, incluindo as endoscópicas. A ressecção *em bloc*, paradigma das cirurgias oncológicas, nem sempre é possível, mesmo em acessos externos. Exceto em algumas lesões pequenas, localizadas na cavidade nasal ou seio etmoidal, que podem ser ressecadas *em bloc* através de um acesso endoscópico, na maioria dos casos, a ressecção ocorre em fragmentos. A literatura é rica em evidências que margens finais livres são importantes para as curvas de sobrevida dos pacientes, independentemente se a cirurgia foi endoscópica ou externa ou se a ressecção foi *em bloc* ou por fragmentos.[26-30] Adicionalmente, vários estudos demonstraram que, após o pareamento dos casos por estadiamento, não há diferenças em termos de margens finais livres entre cirurgias abertas e endoscópicas,[26-28] sugerindo que a possibilidade de ressecção com margens livres seja equivalente entre as duas técnicas cirúrgicas, desde que os casos sejam adequadamente selecionados.

A análise pré-operatória e a correta seleção dos pacientes são os pontos mais importantes na indicação de um caso para ressecção endoscópica, uma vez que o objetivo final da ressecção é que ela seja com margens livres, já que isso impacta a sobrevida do paciente.[17] Portanto, a decisão pela cirurgia endoscópica é tomada na expectativa de que aquele tumor possa ser removido completamente e com margens finais livres. Obviamente, essa decisão é impactada pela experiência da equipe cirúrgica com as técnicas endoscópicas, pela estrutura hospitalar e também pela tecnológica disponível. Apesar da boa acurácia dos exames de imagens, o cirurgião e o paciente devem estar preparados para eventual mudança no acesso cirúrgico, dependendo dos achados intraoperatórios, incluindo a avaliação das margens por um patologista experiente em tumores de cabeça e pescoço.

SEGUIMENTO

O seguimento dos pacientes tratados por neoplasias malignas nasossinusais deve ser realizado trimestralmente nos 2 primeiros anos, semestralmente entre 2 e 5 anos e anualmente a partir de 5 anos. Em cada consulta, os pacientes devem ser questionados sobre eventuais sintomas, submeter-se a exame clínico detalhado e a uma nasofibrolaringoscopia. Exames de imagens como tomografia computadorizada ou ressonância magnética (preferencialmente) dos seios da face também são realizados nos intervalos citados e avaliados nas consultas médicas. Tomografias de tórax são realizadas a cada 6 meses, principalmente em casos de tumores de alto grau ou com maior chance de metástase, como carcinoma adenoide cístico. O PET-CT deve ser realizado anualmente em tumores de alto grau para pesquisa de doença a distância ou para avaliação local em casos onde a ressonância e a nasofibroscopia deixam dúvidas sobre recidiva local. Pacientes irradiados devem avaliar a função tireoidiana semestralmente.

REFERÊNCIAS BIBLIOGRÁFICAS

1. Ansa B, Goodman M, Ward K, et al. Paranasal sinus squamous cell carcinoma incidence and survival based on surveillance, epidemiology, and end results data, 1973 to 2009. Cancer. 2013;119(14):2602-2610.
2. Muir CS, Nectoux J. Descriptive epidemiology of malignant neoplasms of nose, nasal cavities, middle ear and accessory sinuses. Clin Otolaryngol Allied Sci. 1980;5(3):195-211.
3. Su S, Bell D, Hanna E. Esthesioneuroblastoma, Neuroendocrine Carcinoma, and Sinonasal Undifferentiated Carcinoma: Differentiation in Diagnosis and Treatment. Int Arch Otorhinolaryngol. 2014;18(S 02):S149-S156.
4. Lewis JS. Sinonasal Squamous Cell Carcinoma: A Review with Emphasis on Emerging Histologic Subtypes and the Role of Human Papillomavirus. Head Neck Pathol. 2016;10(1):60-67.
5. Siddiqui F, Smith R V, Yom S S, et al. ACR appropriateness criteria ® nasal cavity and paranasal sinus cancers. Head Neck. 2017;39(3):407-418.
6. El-Naggar AK, Chan JKC, Grandis JR, et al. World Health Organization Classification of Tumours; 2017.
7. Paz S M, Pinto J M, Corey J P, et al. Diagnostic algorithm for unilateral sinus disease: a 15-year retrospective review. Int Forum Allergy Rhinol. 2015;5(7):590-596.
8. Lund VJ, Stammberger H, Nicolai P, et al. European position paper on endoscopic management of tumours of the nose, paranasal sinuses and skull base. Rhinol Suppl. 2010;22(4797):1-143.
9. Amin MB, Edge S, Greene F, et al. (Eds. AJCC Cancer Staging Manual. 8th ed. (Amin MB, Edge S B, Greene F L, et al., eds.). Cham: Springer International Publishing; 2017.
10. Bell D, Saade R, Roberts D, et al. Prognostic Utility of Hyams Histological Grading and Kadish-Morita Staging Systems for Esthesioneuroblastoma Outcomes. Head Neck Pathol. 2015.
11. Ketcham AS, Wilkins RH, Van Buren JM, Smith RR. A combined intracranial facial approach to the paranasal sinuses. Am J Surg. 1963;106(5):698-703.
12. Battaglia P, Turri-Zanoni M, Dallan I, et al. Endoscopic endonasal transpterygoid transmaxillary approach to the infratemporal and upper parapharyngeal tumors. Otolaryngol Head Neck Surg. 2014;150(4):696-702.
13. Hanna E, DeMonte F, Ibrahim S, et al. Endoscopic resection of sinonasal cancers with and without craniotomy: oncologic results. Arch Otolaryngol Head Neck Surg. 2009;135(12):1219-1224.
14. Peng R, Thamboo A, Choby G, et al. Outcomes of sinonasal inverted papilloma resection by surgical approach: an updated systematic review and meta-analysis. Int Forum Allergy Rhinol. 2019;9(6):573-581.
15. Meccariello G, Deganello A, Choussy O, et al. Endoscopic nasal versus open approach for the management of sinonasal adenocarcinoma: A pooled-analysis of 1826 patients. Eisele D W, ed. Head Neck. 2016;38(S1):E2267-E2274.
16. Fu TS, Monteiro E, Muhanna N, et al. Comparison of outcomes for open versus endoscopic approaches for olfactory neuroblastoma: A systematic review and individual participant data meta-analysis. Kraus D, ed. Head Neck. 2016;38(S1):E2306-E2316.
17. Wang EW, Zanation AM, Gardner PA, et al. ICAR: endoscopic skull-base surgery. Int Forum Allergy Rhinol. 2019;9(S3):S145-S365.
18. Homma A, Nakamaru Y, Lund VJ, et al. Endonasal endoscopic surgery for sinonasal squamous cell carcinoma from an oncological perspective. Auris Nasus Larynx. 2021;48(1):41-49.
19. Castelnuovo P, Battaglia P, Turri-Zanoni M, et al. Endoscopic Endonasal Surgery for Malignancies of the Anterior Cranial Base. World Neurosurg. 2014;82(6):S22-S31.
20. Hatano A, Nakajima M, Kato T, Moriyama H. Craniofacial resection for malignant nasal and paranasal sinus tumors assisted with the endoscope. Auris Nasus Larynx. 2009;36:42-45.
21. Christianson B, Perez C, Harrow B, Batra PS. Management of the orbit during endoscopic sinonasal tumor surgery. Int Forum Allergy Rhinol. 2015;5(10):967-973.
22. Nicolai P, Battaglia P, Bignami M, et al. Endoscopic surgery for malignant tumors of the sinonasal tract and adjacent skull base: A 10-year experience. Am J Rhinol. 2008;22(3):308-316.
23. Bossi P, Saba NF, Vermorken JB, et al. The role of systemic therapy in the management of sinonasal cancer: A critical review. Cancer Treat Rev. 2015;41(10):836-843.
24. Fitzek MM, Thornton AF, Varvares M, et al. Neuroendocrine tumors of the sinonasal tract. Cancer. 2002;94(10):2623-2634.
25. Kim D-W, Jo Y-H, Kim JH, et al. Neoadjuvant etoposide, ifosfamide, and cisplatin for the treatment of olfactory neuroblastoma. Cancer. 2004;101(10):2257-2260.
26. Kılıç S, Kılıç SS, Baredes S, et al. Comparison of endoscopic and open resection of sinonasal squamous cell carcinoma: a propensity score–matched analysis of 652 patients. Int Forum Allergy Rhinol. 2018;8(3):421-434.
27. Farquhar D, Kim L, Worrall D, et al. Propensity score analysis of endoscopic and open approaches to malignant paranasal and anterior skull base tumor outcomes. Laryngoscope. 2016;126(8):1724-1729.
28. Karligkiotis A, Lepera D, Volpi L, et al. Survival outcomes after endoscopic resection for sinonasal squamous cell carcinoma arising on inverted papilloma. Head Neck. 2016;38(11):1604-1614.
29. Robin TP, Jones BL, Gordon OM, et al. A comprehensive comparative analysis of treatment modalities for sinonasal malignancies. Cancer. 2017;123(16):3040-3049.
30. Nakamaru Y, Suzuki M, Kano S, et al. The role of endoscopic resection for selected patients with sinonasal squamous cell carcinoma. Auris Nasus Larynx. 2021;48(1):131-137.

ABORDAGEM DO ANGIOFIBROMA JUVENIL

Nilvano Alves de Andrade ▪ José Santos Cruz de Andrade

INTRODUÇÃO

O angiofibroma juvenil (AJ) é um tumor fibrovascular raro, que acomete jovens do sexo masculino. O tumor é responsável por menos de 0,05% de todos os tumores de cabeça e pescoço. Embora histologicamente benigno, apresenta um padrão de crescimento frequentemente agressivo, erodindo e se estendendo, em alguns casos, a estruturas da base do crânio e compartimento intracraniano extra e intradural.

A etiologia é ainda controversa, mas sua quase exclusividade pelos jovens do sexo masculino sugere alguma correlação com um fator hormonal. O AJ é um exemplo de como os avanços técnicos em muitas frentes podem modificar a abordagem e o manejo de um tumor raro (Fig. 32-1).

O AJ constitui um modelo patogenético de alto interesse antropológico. A descrição inicial do angiofibroma foi feita por Hipócrates, no século IV a.C. A literatura sobre a história do AJ é extensa. Os gregos, romanos e árabes classificavam os tumores nasais que causavam obstrução nasal em pólipos de três tipos: moles, fibrosos e malignos. É difícil determinar quando o angiofibroma foi descrito pela primeira vez na literatura. Em 1834, Chelius mencionou que o perigo de hemorragia era menor nos casos de extirpação na sua inserção. Em 1847, o mesmo Chelius afirmou que pólipos nasais fibrosos comumente ocorriam em pessoas por volta da puberdade. A primeira descrição morfológica e clínica do AJ foi feita em 1878, por Bensch, e este foi designado como pólipo nasofaríngeo de Bensch. No entanto, posteriormente o termo pólipo foi abandonado e o AJ passou a ser chamado de fibroide ou fibroma. No entanto, foi Chaveau, em 1906, quem sugeriu o termo **angiofibroma nasofaríngeo juvenil,** e em 1923 Goldsmith descreveu, pela primeira vez, a erosão da base do crânio por esse tumor.

Existe um relato histórico publicado na revista científica *The Lancet,* em outubro de 1841, de uma remoção de um grande tumor, que se projetava para narina esquerda, bochecha, faringe, cavidade oral e processo alveolar, com obstrução significativa das vias aéreas de um homem de 21 anos de Gibraltar. A lesão foi removida com preservação da órbita. O procedimento durou quatro horas, sem o auxílio de anestesia geral. Após vinte e quatro dias, o paciente apresentou uma recuperação satisfatória, mas infelizmente faleceu três

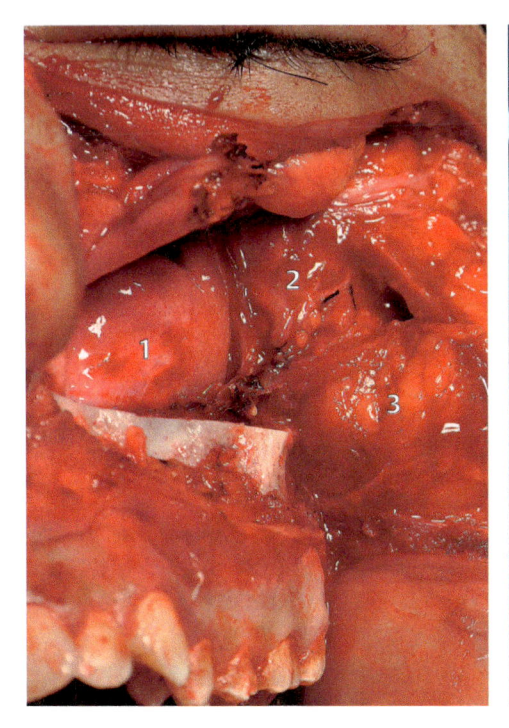

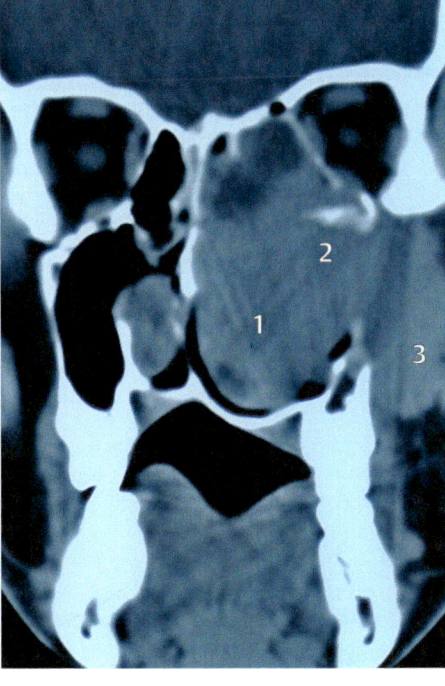

Fig. 32-1. AJ com erosão de fossa anterior, média e infratemporal, órbita e seios cavernosos, espaço mastigatório e bochecha. *1.* Fissura orbitária, *2.* fossa infratemporal e *3.* espaço mastigatório.

meses e meio depois, em virtude de uma erisipela do couro cabeludo. A peça operatória tinha um padrão histológico típico de um angiofibroma.

A evolução gradual dos meios diagnósticos de imagem, como a tomografia e a videoendoscopia, levou à conclusão que os termos **juvenil** e **nasofaríngeo** são imprecisos. Os estudos radiológicos, principalmente as angiotomografias de pequenos tumores, constataram que sua origem é na fossa pterigopalatina, tendo a base dos processos pterigóideos como seu epicentro. Muitas vezes o tumor cresce inicialmente na direção da fossa infratemporal, deslocando no sentido anterior a parede posterior do seio maxilar. Sendo assim, o envolvimento da nasofaringe, apesar de frequente, não é obrigatório, de modo que o termo angiofibroma juvenil (AJ) deve ser utilizado preferencialmente, em vez do termo nasoangiofibroma juvenil (Fig. 32-2).

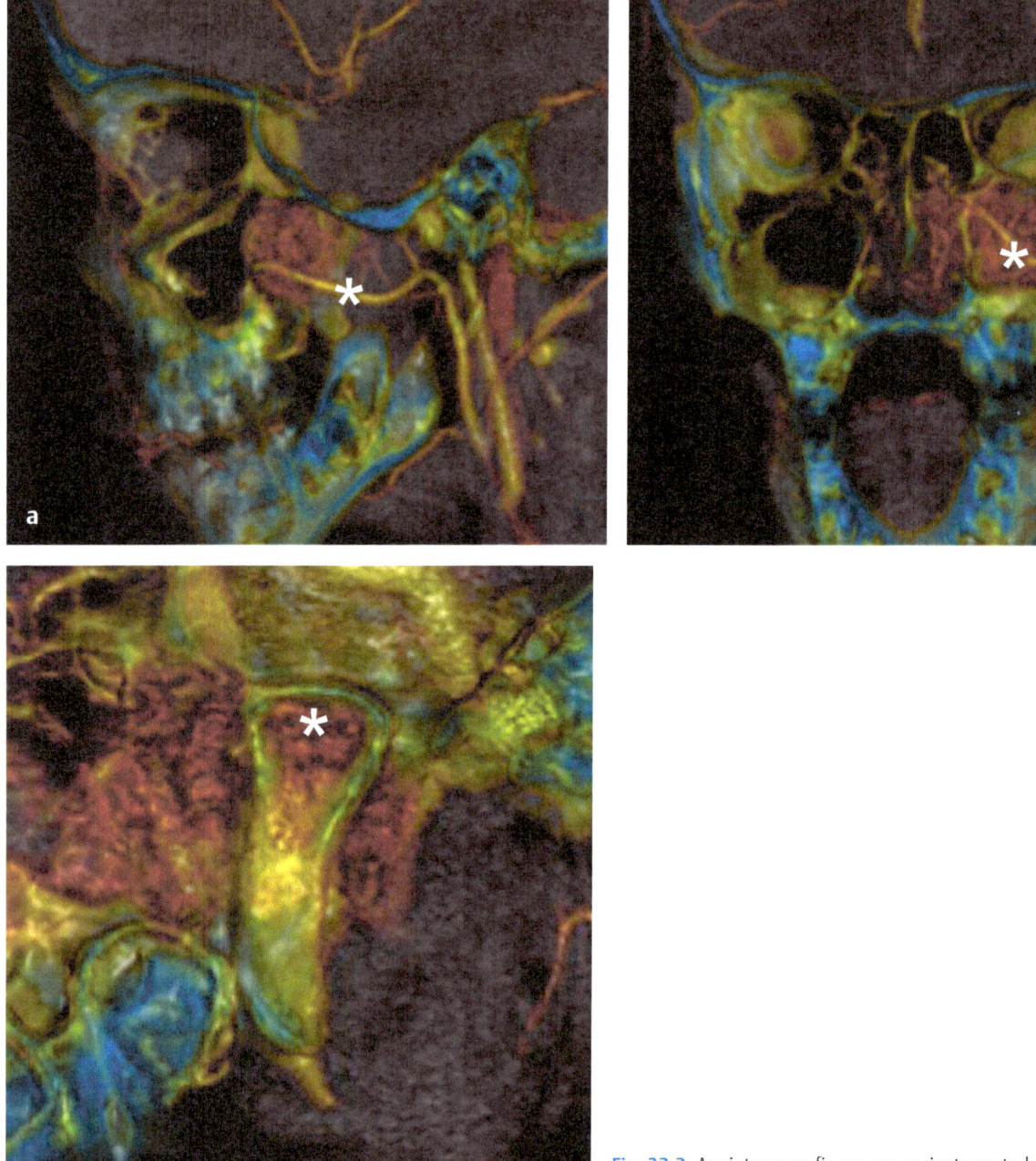

Fig. 32-2. Angiotomografia em um paciente portador de AJ. (a) Corte sagital exibindo artéria maxilar (★), (b) corte coronal visão anterior da artéria maxilar, (c) corte sagital evidenciando base do processo pterigóideo esquerdo.

MANIFESTAÇÕES CLÍNICAS

Essa doença benigna agressiva de origem mesenquimal surge na raiz do aparelho respiratório e mastigatório humano. Os pacientes são, na maioria, adolescentes do sexo masculino, que apresentam história de obstrução nasal progressiva, associada a episódios de sangramento nasal, muitas vezes volumoso. A obstrução nasal prolongada traz como consequências: rinossinusite, cefaleia e hiposmia. O bloqueio da tuba auditiva pelo AJ pode provocar otite média serosa com hipoacusia condutiva. O tumor pode empurrar o palato mole, projetar-se na cavidade oral ou estender-se para o espaço parafaríngeo e rinofaringe, causando disfagia, dislalia e rinolalia. Os tumores que se estendem anteriormente podem gerar dacriocistite e abaulamento da bochecha. Na extensão superior, pode haver invasão da órbita com proptose e diplopia. Quando há invasão para o seio cavernoso, pode haver paralisia do terceiro ao sexto nervo craniano (Fig. 32-3).

CONSIDERAÇÕES ANATÔMICAS

O conhecimento anatômico das diversas rotas de crescimento do tumor talvez seja o principal fator de sucesso para a abordagem e consequente exérese completa do tumor. Portanto, o domínio das inserções do AJ é a chave do tratamento cirúrgico. Dentre as principais rotas de crescimento tumoral a partir da fossa pterigopalatina (FPP), encontramos: canal nervo vidiano, forame redondo, fissura pterigomaxilar, fossa infratemporal, fissura orbitária inferior e superior e seio esfenoidal, que exigem do cirurgião familiaridade e experiência na abordagem.

A FPP é um espaço em forma de pirâmide invertida, margeado por limites ósseos incompletos formados pelos ossos: maxilar, palatino e esfenoide. A FPP comunica-se com cavidade oral, fossa nasal, nasofaringe, órbita, espaço mastigatório e fossa craniana média. Observe nas Figuras 32-4 e 32-5 as rotas mais frequentes de crescimento do AJ.

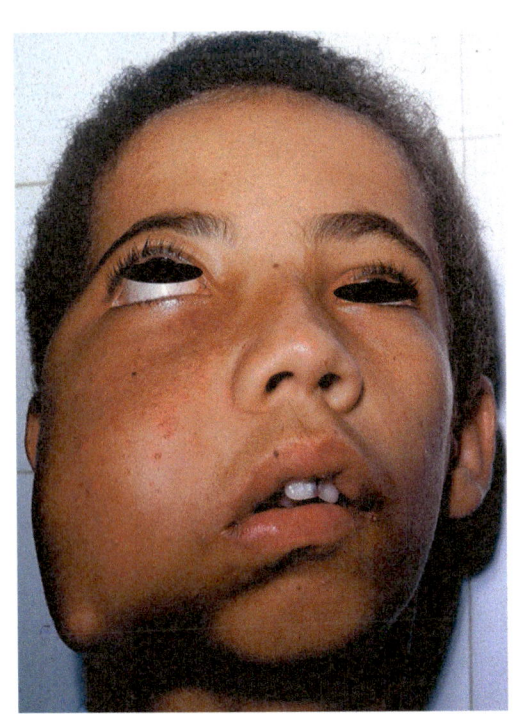

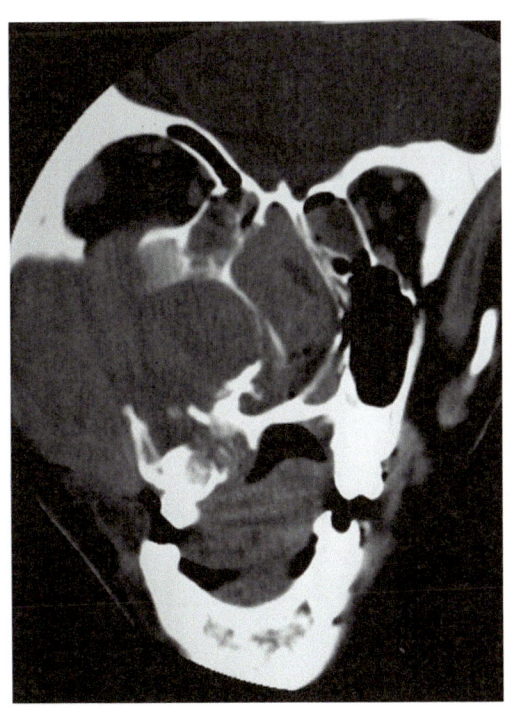

Fig. 32-3. AJ gigante, com extensa destruição e acentuada deformidade facial.

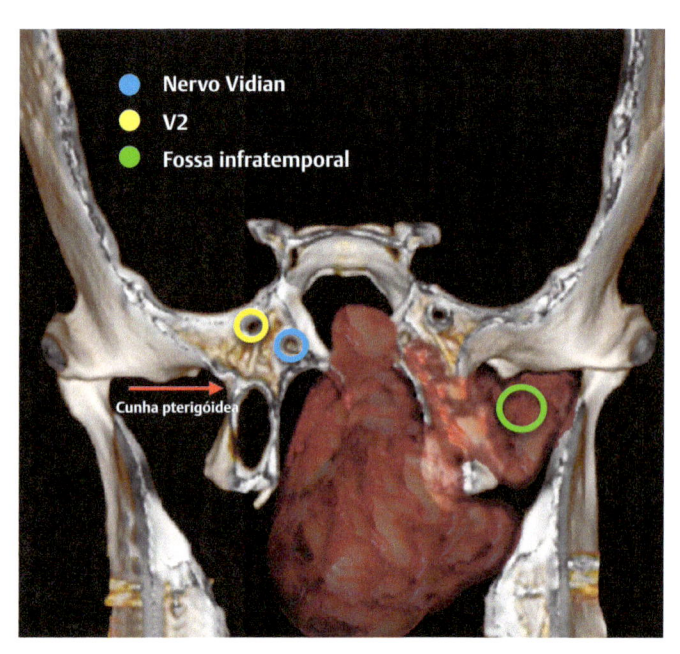

Fig. 32-4. Seta vermelha indicando a base da pterigoide (epicentro do tumor) e o envolvimento de estruturas como: nervo vidiano (círculo azul), V2 (círculo amarelo) e fossa infratemporal (círculo verde).

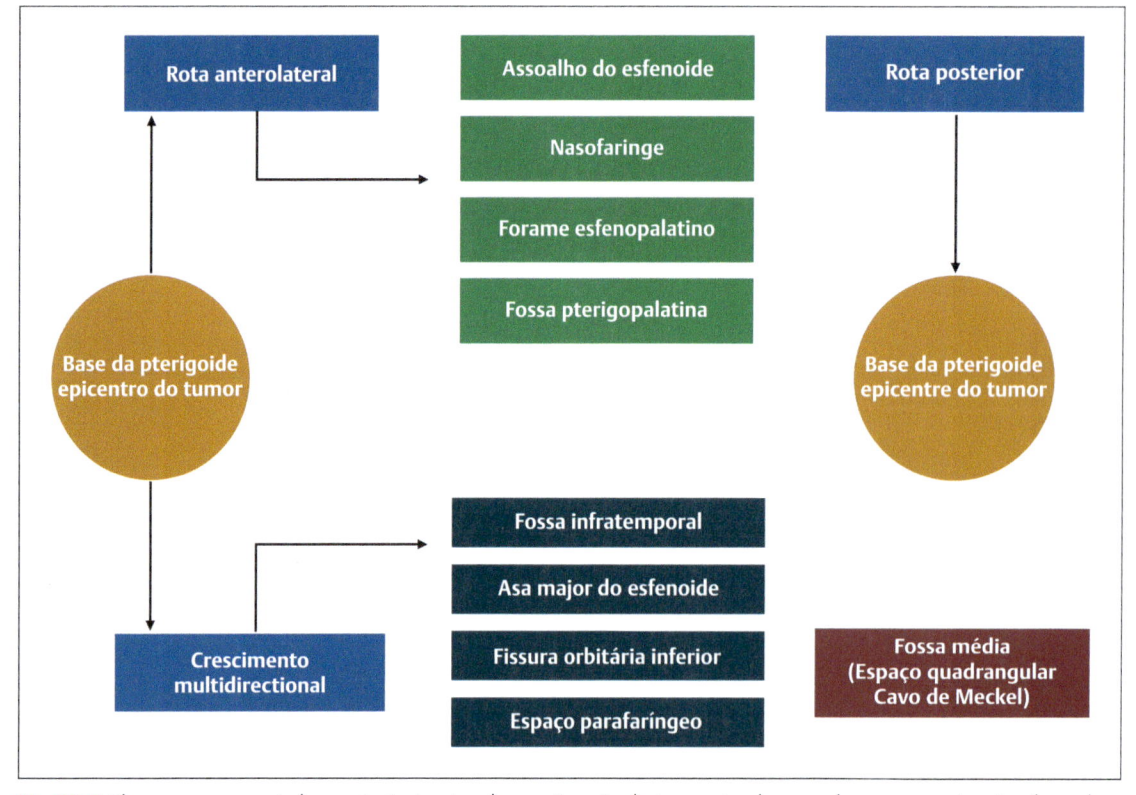

Fig. 32-5. Fluxograma resumindo as principais rotas de crescimento do tumor, tendo como base o seu epicentro (base da pterigoide).

DIAGNÓSTICOS E ESTUDOS DE IMAGEM

A apresentação clínica do angiofibroma juvenil e o exame endoscópico associado às características de imagem do tumor são suficientes para o diagnóstico da lesão.

Os exames de imagem têm um papel fundamental para compreensão de local de origem, rotas de crescimento e extensão do tumor. A reconstrução tridimensional, principalmente com o auxílio da angiotomografia, permite formular uma estratégia e um planejamento cirúrgico eficaz.

A angiografia de subtração digital tem se apresentado como uma importante ferramenta diagnóstica e terapêutica para o AJ, capaz de fornecer informações sobre a vascularização, facilitando o estadiamento, o planejamento e a diminuição do sangramento intraoperatório (Fig. 32-6).

Dentro das características radiológicas do AJ, alguns sinais radiológicos são amplamente utilizados para auxiliar no diagnóstico e na evolução da doença tumoral. Colin Holman e Eugene Miller, em 1965, descreveram o **sinal antral**, conhecido como sinal de Holman-Miller, que se caracteriza por um abaulamento da parede posterior do seio maxilar. Esse sinal não é específico do angiofibroma, pois pode ser observado em outros tumores que ocupam a mesma região. No entanto, a sua associação com a erosão da base pterigóidea é patognomônica do AJ.

Recentemente, Janakiram e Bavaharan descreveram o alargamento da base da pterigoide na junção anterior das lâminas medial e lateral como sinal *Ram Haran*. Esse sinal tem um importante valor para o diagnóstico, pois essa região é considerada o epicentro do tumor.

Sugere-se ainda o *sinal de Chopstick*, em que as lâminas da pterigoide aparecem como duas linhas paralelas, sem conexão com a base. Esse sinal pode estar presente em virtude da destruição causada pelo tumor ou por manipulação cirúrgica (Fig. 32-7).

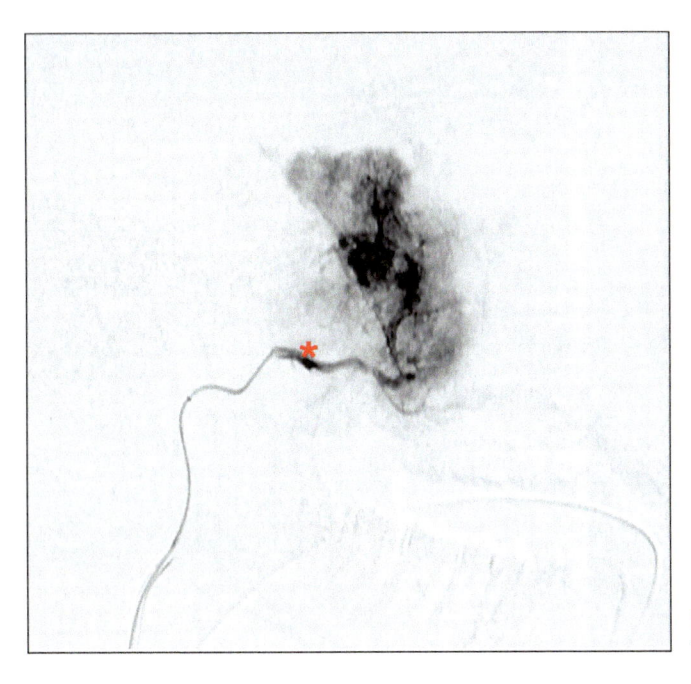

Fig. 32-6. Angiografia evidenciando irrigação do tumor pela artéria maxilar (★).

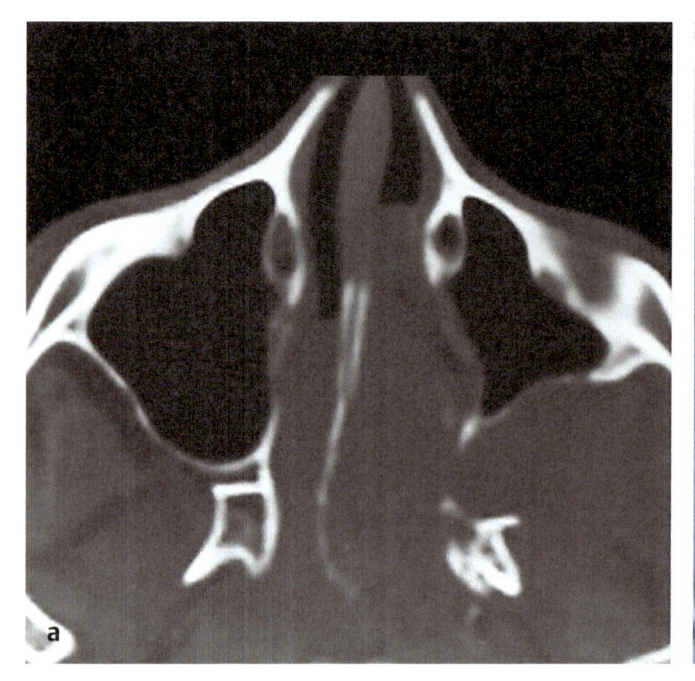

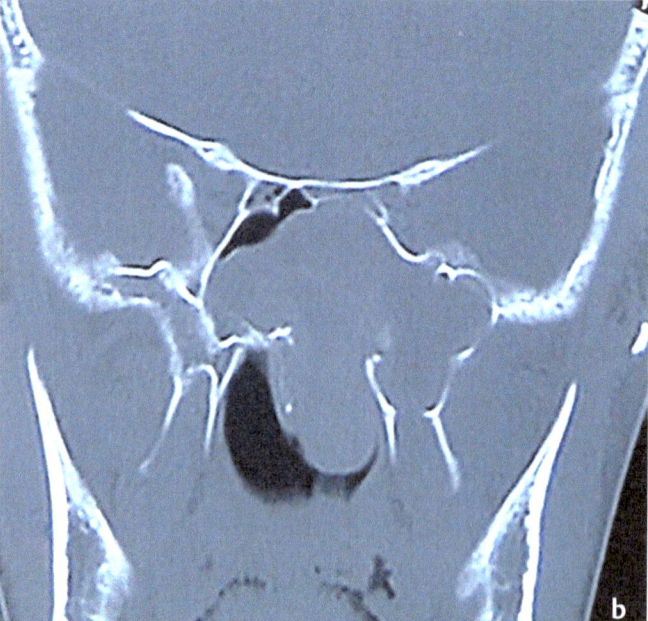

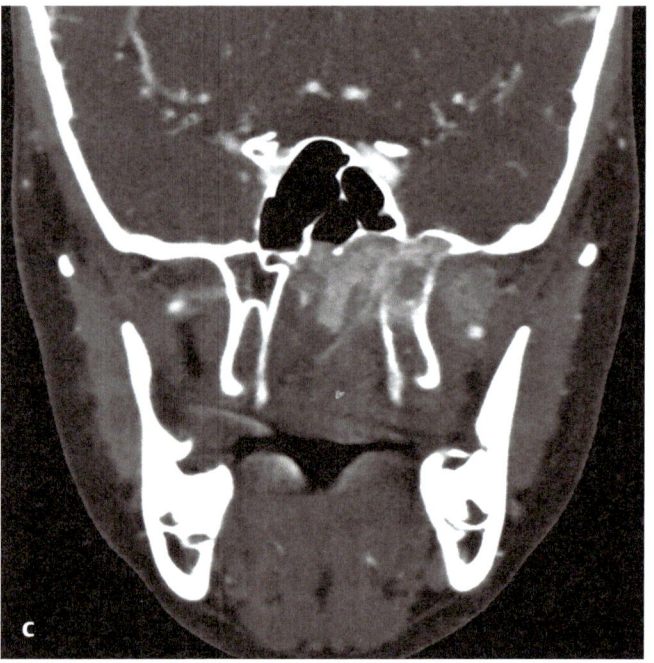

Fig. 32-7. (**a**) Sinal de Holman-Miller, (**b**) sinal de Ram Haran e (**c**) sinal de Chopstick.

ESTADIAMENTO

Embora o angiofibroma não seja uma lesão maligna, sua agressividade e a relação direta com estruturas vitais têm dificultado a padronização dos sistemas de classificação. Por esse motivo, diferentes modelos de estadiamento foram propostos, em sua maioria com base na extensão do tumor.

Após a introdução do primeiro sistema de classificação por Sessions *et al.*, em 1981, uma série de modificações foram propostas. A classificação de Sessions, em 1981, foi baseada na localização anatômica, semelhante à usada para o carcinoma nasofaríngeo. No entanto, esse sistema não levou em consideração a história natural das lesões e seu padrão de crescimento. Chandler, em 1984, modificou essa classificação, mas pelo fato de não ter o benefício de técnicas radiológicas avançadas, ficou impossibilitado de associá-la às complexidades da extensão intracraniana. A classificação proposta por Fisch, em 1983, e posteriormente por Andrews, em 1989, detalha o crescimento e a invasão do AJ, evidenciando de maneira objetiva quais são os tumores potencialmente ressecáveis por meio de técnicas endoscópicas, por acessos externos ou abordagens neurocirúrgicas combinadas. A modificação proposta por Radkowski *et al.*, em 1996, é a mais amplamente aceita, pois, além de compilar as classificações anteriores, detalha em subgrupos os achados de extensão. Aproximadamente uma década depois, Onerci *et al.* desenvolveram outra classificação, que foi atualizada em 2006, baseada nos avanços radiológicos e na cirurgia endoscópica avançada. Pouco depois, em 2008, Carrilo *et al.* propuseram ainda outro sistema de classificação no qual o tamanho do tumor foi identificado como um fator prognóstico independente. Em seguida, vieram duas classificações que não estavam baseadas exclusivamente na extensão do tumor. Snyderman *et al.* propuseram uma nova classificação com base na extensão do tumor e na presença de vascularização residual, após sua embolização (estágios IV e V). Esse achado está relacionado à possibilidade de cirurgias múltiplas para a ressecção e de doença residual (Fig. 32-7).

A classificação de Janakiram tenta incorporar novas observações de locais de origem e propagação. Apresenta ainda, em seu modelo, áreas potenciais de recorrência e novas estratégias terapêuticas de múltiplos corredores. Essa classificação atribui a cada paciente um grupo de tratamento específico, com abordagem cirúrgica definida e apropriada para o respectivo compartimento anatômico (Quadros 32-1 a 32-3 e Fig. 32-8).

Quadro 32-1. Quadro resumindo principais tipos de classificação

Type	Sessions *et al.* 1981	Fisch 1983	Chandler *et al.* 1984	Andrews 1989	Radkowski *et al.* 1996	Önerci *et al.* 2006	Carrillo *et al.* 2008
I	IA – Limited to nose and/or NV IB – One or more sinuses	Limited to nasopharynx and nasal cavity	Tumor confined to NV	Fisch more bone destruction negligible or sphenopalatine forame	IA – Same as in Sessions IB – Same as in Sessions	I – Extension to the nose, nasopharyngeal vault, and sphenoid sinus	(A) Medial, with tumor limited to nasopharynx, nasal fossae, maxillary antrum and anterior ethmoid cells
II	IIA – Minimaql ext. into PMF, full PMF IIB – PMF with or without erosion of orbital bones IIC – ITF with or without cheek	PMF, maxillary, ethmoidal, and sphenoidal sinuses	Tumor ext. into nasal cavity or sphenoidal sinuses	Fisch more boné destruction	IIA – Same as in Sessions IIB – Same as in Sessions IIC – Or posterior to pterygoid plates	II – Extension to the maxillary sinus or the anterior cranial fossa, full occupation of the PMF, limited extension to the ITF, or the pterygoid plates posteriorty	(B) invasion topterygomamaxillary fissure or anterior infratemporal fossa with tumour < 6 cm in diameter
III	Intracranial extension	ITF, orbit and parasellar region remaining lateral to cavernous sinus	Antrum, ethmoidal sinus, PMF, ITF, orbit, and/or cheek	IIIA – ITF or the orbital region without intracranial envolviment IIIB – ITF of the orbital region with intracranial envolviment	IIIA – Erosion of skull base, minimal intracranial III B – Extensive intracranial with or withour cavernous sinus	III – deep extension into the cancellous bone at the base of the pterygoid or the body and the greater wing of the sphenoid, significant extension to the ITF or pterygoid plates posteriorly or orbital region, and obliteration of cavernous sinus	(C) extensions to ptrygomaxillary fissure or anterior infratemporal fossa with tumour ≥ 6 cm in diameter
IV		Cavernous sinus, optic chias mor pituitary foss region	Intracranial tumor	IVA – Intracranial without infiltration of CV, PF, OC IVB – Intracranial with infiltration of CV, PF, OC		IV – Intracranial extension between the pituitary gland and internal carotid artery, tumour extension posterolateral to the internal carotid artery, and extensive intracranial extension	(D) extension to posterior infratemporal fossa or roof of skull base
V							(E) extensive skull base and intracranela invasivo

Quadro 32-2. Classificação de Snyderman *et al.*

Type	UPMC Staging System	Residual Vascularity
I	Nasal Cavity, Medial Pterygopalatine Fossa	
II	Paranasal Sinuses, Lateral Pterygopalatine Fossa: **No Residual vascularity**	
III	Skull Base Erosion, Orbit, Infratemporal Fossa: **No Residual vascularity**	
IV	Skull Base Erosion, Orbit, Infratemporal Fossa: **Residual vascularity**	
V	Intracranial Extension, **Residual vascularity** * M – medial extension – *medial cavernous sinus* * L – lateral extension – *middle fossa*	

Quadro 32-3. Classificação de Janakiram *et al.*

Type	Janakiram Staging System
Ia	Pterygoid Wedge and/or Paranasal sinuses
Ib	With extension to nasopharynx
IIa	With extension in nasal cavity and/minimal involvement of pterygopalatine fossa
IIb	Involvement of infratemporal fossa
IIc	Involvement of intratemporal fossa with extension to cheek/pterygoid fossa/inferior orbital fissure/laterally along the greater wing of sphenoid
IIIa	Involvement of quadrangular space/Meckel's cave
IIIb	Involvement of cavernous sinus/engulfing carotid artery
IVa	Prestyloid parapharyngeal tumor extension above the lower border of the mandible
IVb	Intracranial intradural extension
V	Massive parapharyngeal, maximal intracraniel extensions, and bilateral JNA

Trichy N. Janakiram, * Shilpee B. Sharma, Ekkehard Kasper, 1 Onkar Deshmukh, and Iype cheriam – 2017

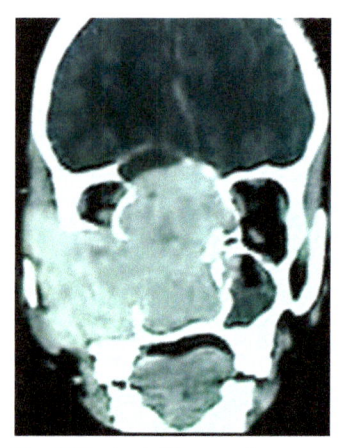

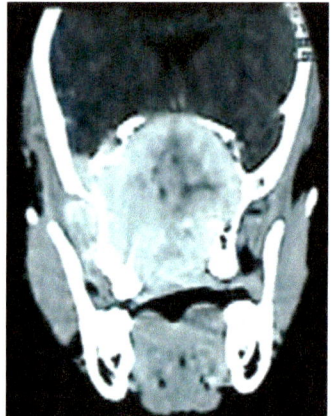

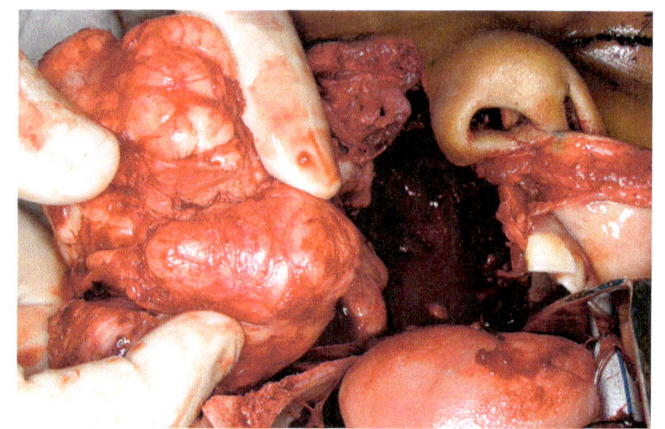

Fig. 32-8. Angiofibroma gigante, massivo, classificado como estágio V na classificação de Janakiram *et al.*

TRATAMENTO CIRÚRGICO

Com o desenvolvimento das técnicas de abordagem nasal, os acessos externos evoluíram para as rinotomias com mobilização da pirâmide nasal e fechamento osteoplástico (Langenbeck 1859). Esse conceito de abordagem reaparece com incisões sublabiais para o *degloving* mediofacial (Casson 1974).

Os pioneiros do tratamento do angiofibroma juvenil, como Louis-François Manne (1689-1755) ou Karl Otto Weber (1827-1877), fornecem exemplos não apenas de qualificação profissional notável, mas também de devoção humana.

Existe uma grande variabilidade de abordagens cirúrgicas, e certamente aparecerão outras, como consequência da evolução das técnicas radiológicas e de instrumentação. Dificilmente teremos uma abordagem cirúrgica única, pois esta sempre dependerá da experiência do cirurgião, do tamanho e localização do tumor e da disponibilidade de procedimentos adicionais, como a embolização.

Independentemente da abordagem cirúrgica e da técnica, a complicação pós-operatória mais comum continua sendo presença da doença residual, consequente a ressecção inadequada.

Por ter características clínicas e radiológicas marcantes para o diagnóstico, a biópsia no angiofibroma geralmente não é utilizada, pois produz hemorragia significativa. De maneira não usual, encontramos, em nossa série de casos, dois pacientes que apresentaram uma exteriorização importante do AJ. Nesses casos resolvemos realizar a biópsia, que confirmou o diagnóstico de AJ (Fig. 32-9).

Adiante resumimos um fluxo para o tratamento do AJ (Diagrama 32-1).

A cirurgia do AJ consiste, principalmente, na dissecção da fossa pterigopalatina e infratemporal. Assim, a realização desse procedimento por via endonasal exclusiva, ou combinada com uma via externa, depende diretamente da familiaridade e experiência da equipe cirúrgica.

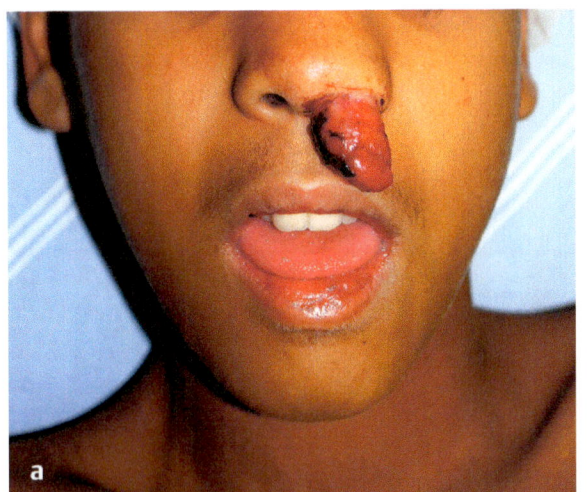

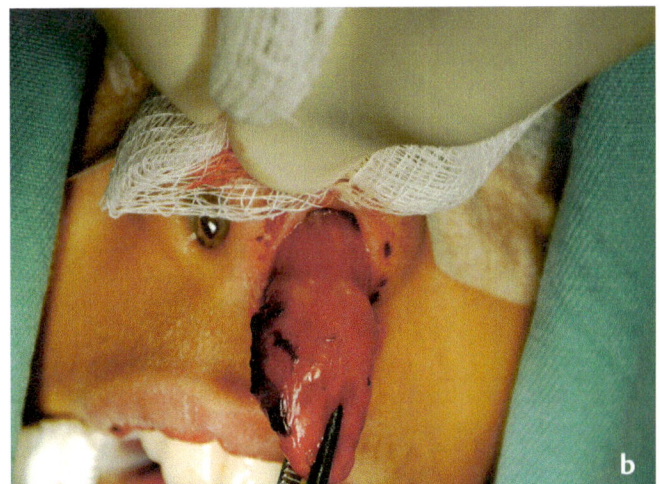

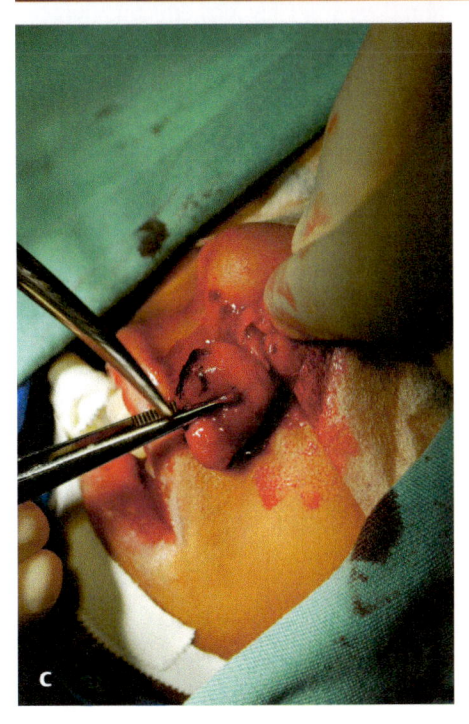

Fig. 32-9. (a-c) AJ com apresentação externa.

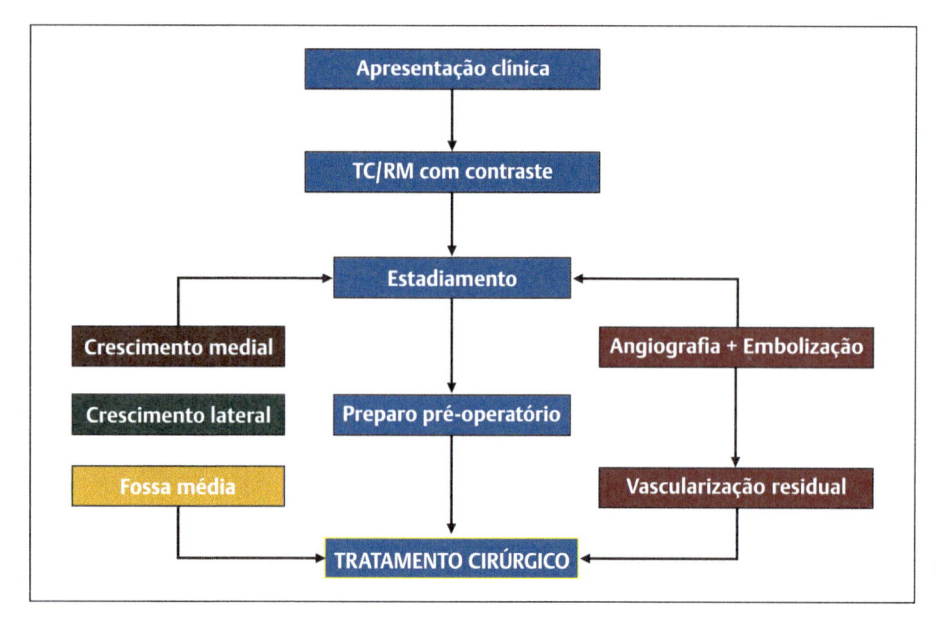

Diagrama 32-1. Neste diagrama resumimos um fluxo para o tratamento do AJ.

Em muitos casos, a cirurgia requer o uso de uma combinação de abordagens, com a finalidade de fornecer visualização completa do tumor e o controle do sangramento. Essas abordagens cirúrgicas podem ser divididas em inferior, anterior e lateral.

As abordagens inferiores incluem as vias transpalatal e transoraltransfaríngea. A abordagem transpalatal, tão comumente usada no passado, permitia a remoção do angiofibroma que envolvia a cavidade nasal, a nasofaringe e o seio esfenoidal, porém a dificuldade de visualização dos tumores de crescimento lateral envolvia uma considerável dissecção **às cegas** e, às vezes, um controle inadequado do sangramento. Essa via apresentava ainda, como complicação, rinolalia decorrente da insuficiência velofaríngea.

As abordagens anteriores expõem a cavidade nasal e podem ser estendidas através da maxila, expondo o antro, os seios etmoidais e a fossa pterigopalatina (rinotomia lateral, Weber–Fergusson, LeFort I, Denker, maxilectomia medial e *degloving* mediofacial). A abordagem anterior pode ainda oferecer acesso ao seio esfenoidal e à nasofaringe (*swing maxilar* e translocação facial). Além disso, essas últimas abordagens podem ser estendidas para expor a fossa infratemporal, a fossa craniana média ou a base do crânio. Alternativamente, a fossa infratemporal pode ser abordada lateralmente através de uma rota subtemporal pré-auricular (ou seja, abordagem lateral). O acesso infratemporal tipo C de Fisch é atualmente reservado para tumores gigantes, com importante extensão lateral, pois está associado a complicações como disfunção da articulação temporomandibular (ATM), risco de paralisia facial e perda auditiva condutiva (Fig. 32-10).

O tratamento cirúrgico do AJ sofreu mudanças nas últimas décadas com a ampliação das indicações de ressecção exclusivamente endoscópica, com ou sem embolização pré-operatória. A evolução das técnicas e a melhoria no instrumental cirúrgico, associadas a melhor compreensão da anatomia, tiveram um papel importante no incremento desse tipo de abordagem. Esta, no entanto, não é aplicável para todos os tumores.

Diversos foram os métodos terapêuticos aplicados no tratamento do AJ, como cauterizações, crioterapia, embolização, radioterapia, hormonoterapia e quimioterapia. No entanto, apenas a hormonoterapia, a radioterapia e a cirurgia mostraram alguma eficiência.

A escolha da técnica ideal deve ter como objetivo primordial a preservação da vida, a proteção das estruturas neurovasculares e a redução do risco de recidiva tumoral. Questões estéticas e funcionais, bem como tempo cirúrgico adequado e razoável, também devem ser levados em consideração por último.

A cirurgia do AJ por qualquer técnica utilizada requer pré-requisitos básicos para a abordagem, como:

1. Ser realizada em um centro terciário, onde estejam disponíveis uma unidade de tratamento intensivo, radiologia intervencionista e materiais adequados para a técnica cirúrgica;
2. Equipe multidisciplinar com otorrinolaringologista treinado para esse tipo de procedimento, cirurgião de cabeça e pescoço, neurocirurgião e cirurgião crânio-maxilo-facial;
3. Equipe de anestesia habituada a esse tipo de procedimento, para administrar e corrigir possíveis complicações durante o ato cirúrgico, com acesso aos instrumentos para monitorização adequados e recursos para reposição volêmica e reserva de hemoderivados.

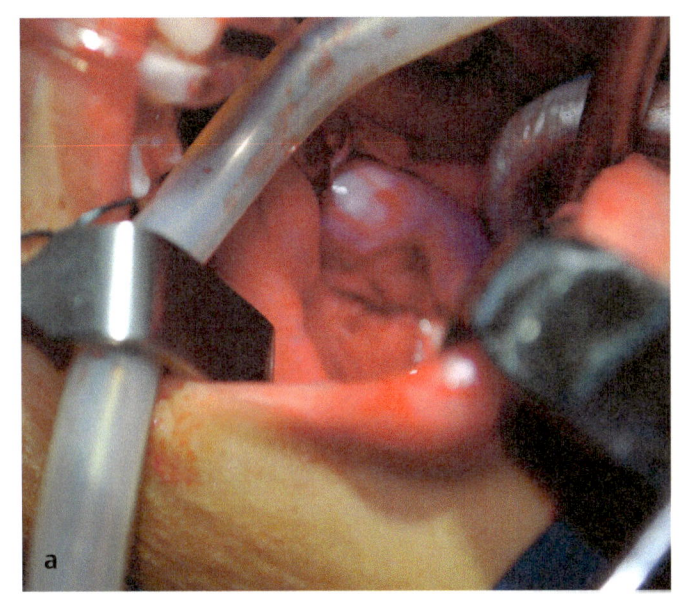

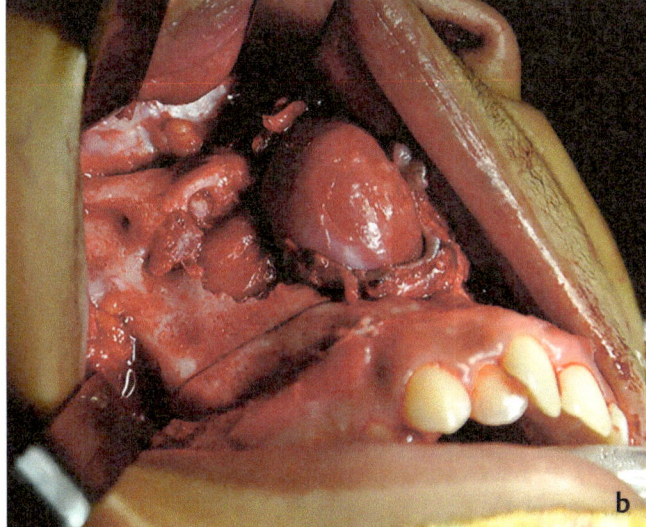

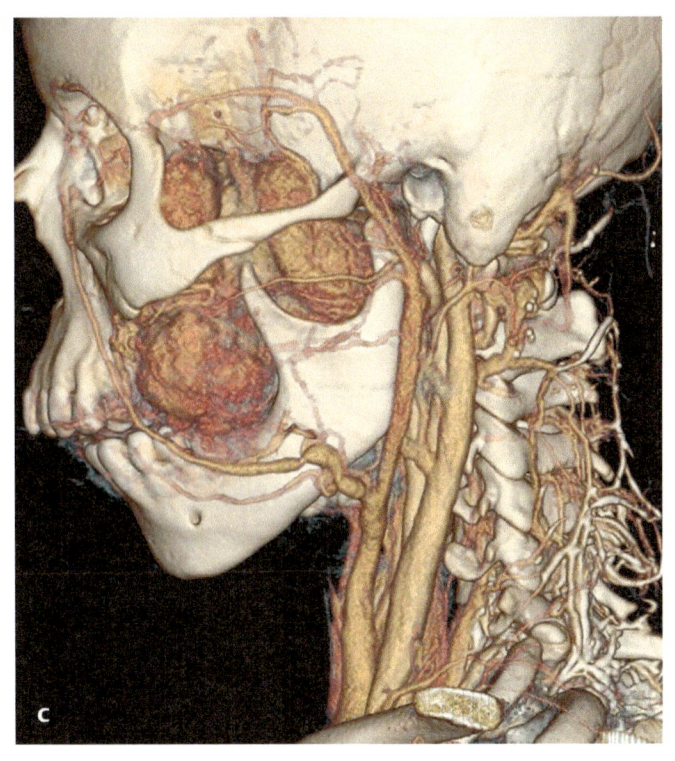

Fig. 32-10. Acessos (a) transpalatino, (b) *degloving* mediofacial e (c) angiotomografia para acesso infratemporal tipo C de Fisch.

Adiante apresentamos um diagrama resumindo pré-requisitos básicos para a abordagem de um AJ (Diagrama 32-2).

Alguns aspectos devem ser levados em consideração para a escolha da abordagem cirúrgica:

1. *Volume tumoral*: Quanto mais elevado o estadiamento, maior o volume tumoral, que dificulta a cirurgia por via endoscópica exclusiva;
2. *Rotas de crescimento*: O crescimento lateral e/ou superior, quando extenso, tende a indicar a escolha para a realização de multicorredores de acesso ao tumor. Pode-se ainda optar por uma abordagem combinada ou via aberta exclusiva, mas a via endoscópica pura ou combinada não é contraindicada e pode ser considerada caso a caso, a depender da disponibilidade de material e experiencia do cirurgião;
3. *Invasão intracraniana extra ou intradural*: As lesões com invasão intracraniana apresentam vascularização complexa, e é frequente haver irrigação pelos sistemas arteriais das carótidas externa e interna. Em alguns casos, faz-se necessária abordagem multidisciplinar em conjunto com a neurocirurgia. Em casos de maior complexidade, vias neurocirúrgicas podem estar combinadas, e mais de uma abordagem cirúrgica pode ser planejada.

Até os anos 1980, as técnicas cirúrgicas para o tratamento do AJ estavam restritas aos acessos externos (transfaciais e transcranianos). No entanto, a partir dos anos 1990, com

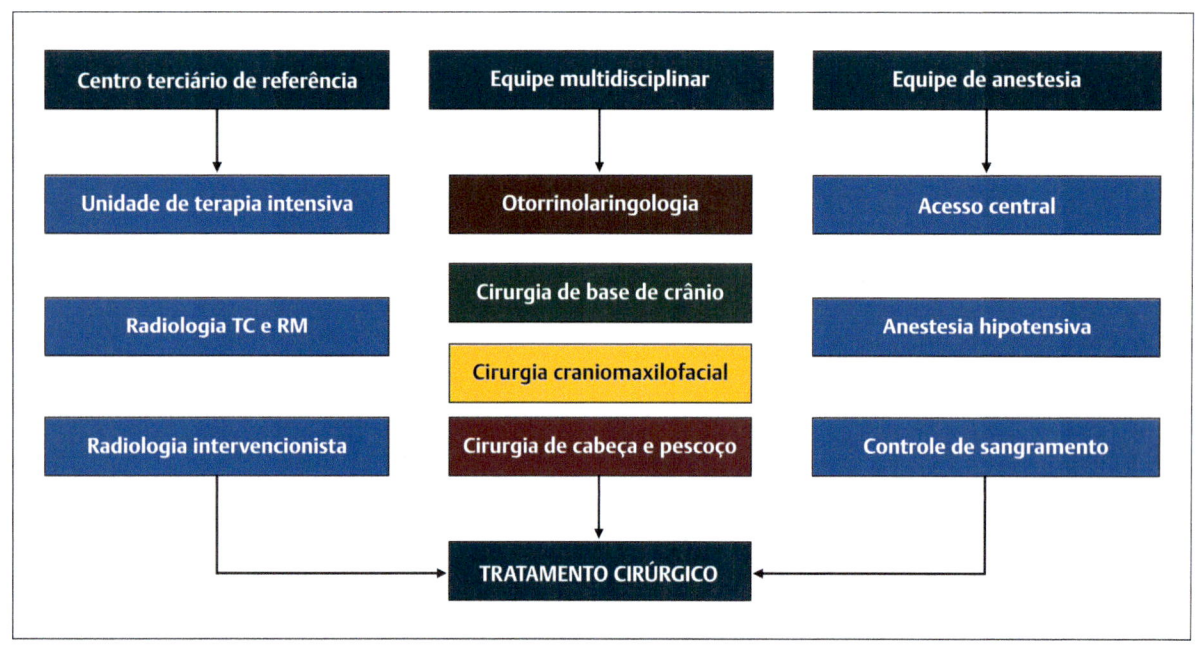

Diagrama 32-2. Diagrama resumindo pré-requisitos básicos para a abordagem de um AJ.

o desenvolvimento de novas técnicas cirúrgicas e recursos tecnológicos, como angiografia e embolização suprasseletiva, ressonância magnética e materiais cirúrgicos refinados, ocorreu aumento gradativo da experiência com os acessos endoscópicos exclusivos ou combinados (Quadro 32-4).

Como o AJ pode ocupar vários compartimentos na face, nos seios paranasais e na base do crânio, é necessário avaliar seus pontos de fixação e vascularização no pré-operatório. Esses pontos de ancoramento e vascularização, e sua relação com estruturas neurovasculares nobres, são um dos maiores

Quadro 32-4. European Position Paper on Endoscopic Management of Tumours of the Nose, Paranasal Sinuses and Skull Base

Author[a] (year of publication)	Total n	Classification	n + stage	Mean follow-up (mo) (range)	Recurrence/residual
Schick (1999)[69]	5	Fisch	5 type II	(5-39)	No (0%)
Jorissen (2000)[70]	13	Radkowski/ Chandler/ Andrews/ Sessionsb	2 stage IA 2 stage IB 2 stage IIA 2 stage IIB 4 stage IIC 1 stage IIIA	35.3 (12-72) (f-u available for 11 patients)	1 recurrence after 6 mo of a stage IIC (cured by ESS) 1 recurrence of a stage IIIA after 4 mo. Regression after embolisation of ICA
Roger (2002)[71]	20	Radkowski	4 stage I 7 stage II 9 stage IIIA (Including 7 recurrences after open surgery)	22	2 residual of stage IIIA were asymptomatic 30 and 36 mo after surgery
Önerci (2003)[68]	12	Radkowski	8 stage IIC 4 stage IIIA	Min. 6	No recurrence in stage IIC 2 residual asymptomatic in stage IIIA with no progression after 24 mo f-u
Nicolai (2003)[67]	15	Andrews	2 type I 9 type II 3 type IIIA 1 type IIIB	50 (24-93) [SD 19.9]	1 residual (24 mo postop)
Naragi (2003)[72]	12	Bremer	2 stage IA 2 stage IB 3 stage IIA 5 stage IIB	15	2 (endosc.-C-L) Recurrence rate 18%

Quadro 32-4. *(Cont.)* European Position Paper on Endoscopic Management of Tumours of the Nose, Paranasal Sinuses and Skull Base

Author[a] (year of publication)	Total n	Classification	n + stage	Mean follow-up (mo) (range)	Recurrence/residual
Wormald (2003)[73]	7	Radkowski	1 stage I 2 stage IIA 3 stage 1 stage IIC	45 (SD 23)	No
Munoz del Castillo (2004)[74]	11	Andrews	8 type II		36.3% recurrence
Mann (2004)[75]	15	Fisch	Stages I-III (number of cases not specified)	(12-240) (referred to a total of 30 patients with JA)	1 (stage not mentioned)
Pryor (2005)[76]	6	–	–	14	no recurrences 1 patient underwent endoscopic removal secondarily after prior treatment elsewhere
Hofmann (2005)[77]	21	Andrews	1 type I 15 type II 5 type IIIA	51.7 (5-120)	3 (14.3%) recurrences (2 underwent endoscopic resection, one gamma- knife) + 3 asymptomatic[C]
Sciaretta et al. (2006)[78]	9	Radkowski/Andrews[b]	1 stage IA 4 stage IIA 1 stage IIB 2 stage IIC 1 stage IIIA	18.1 (6-75)	1 recurrence of a stage IIB 20 mo postop, now staged IIA: reoperated by ESS, 25 mo disease-free
Tosun (2006)[79]	9	Radkowski	2 stage IA 2 stage IB 3 stage IIA 2 stage IIIA	20.6 (12-55)	no recurrences 2 endoscopically assessed were recurrent tumours
Borghei (2006)[62]	23	Radkowski	5 stage IA 9 stage IB 4 stage IIA 5 stage IIB	33.1 (14-57)	1 recurrence (4.3%) of a stage IIB 19 mo postop. Endoscopic re-operation, now 28 mo disease-free
Eloy (2007)[80]	6	Radkowski	1 stage I 1 stage IB 4 stage IIB	67	1 recurrence cured by ESS 1 residual (nonsymptomatic nodule in the pterygopalatine fossa, regressing on MRI 4 y postop)
Andrade (2007)[81]	12	Andrews	8 stage I 4 stage II	5-42[e] 24 (12-60)[f]	No
Yiotakis (2008)[82]	9	Radkowski	Stages between I and IIB	10.5 (6-36)	1 recurrence[9]
Gupta (2008)[83]	28	Radkowski	6 stage I 14 stage IIA 6 stage IIB 2 stage IIC	Min.12 mo (12-65)	No recurrence 1 residual (prior recurrence of stage IIC) 7 had prior external approaches, the recurrences being approached now endoscopically
Hackmann (2009)[84]	15	–	4 had prior surgery	48 (12-120) (including 8 cases with open surgery)	No
Bleier (2009)[63]	10	Andrews	1 stage I 8 stage II 1 stage IIA	24.4 (3.6-88.4) (including 8 cases with open surgery)	No
Ardehali (2010)[85]	47[d]	Radkowski	21 stage IA to IIB 22 stage IIC 3 stage IIIA 1 stage IIIB	33.1 (8-74)	6/31 recurrences of primary treated patients (1 stage IA, 1 stage IB 2 stage IIA; 1 stage IIIA and 1 stage IIC) 3/16 recurrences in secondarily treated 1 stage IIA, 2 stage IIC) 5 patients embolized before surgery. 4 patients combined approach

Abbreviations: C-L, Caldwell Luc; endosc., endoscopy; ESS, endoscopic sinus surgery; f-u, follow-up; ICA = internal carotid artery; JA, juvenile angiofibroma; mo = months; Rec.-rate: recurrence rate; SD = standard deviation; y, year(s).
Source: Al-Deen S, Bachmann-Harilstad G. Rhinology 2008;46(4):281[31] with permission of *Rhinology*.
[a]Only first author mentioned, in chronological order.
[b]Radkowski chosen among the staging systems used in the paper.
[c]MRI enhancement without symptoms or growth during follow-up of 3, 5, and 10 years, respectively.
[d]31 (66%) cases were primarily treated, the remaining 16 (34%) cases were treated secondarily, having been previously operated by conventional or endoscopic methods; 43 cases were approached endoscopically and 4 cases vy combined approaches.
[e]In the abstract.
[f]In the text.
[g]2 recurrences attributed to transpalatal approach in the text, but one found for endoscopic approach.

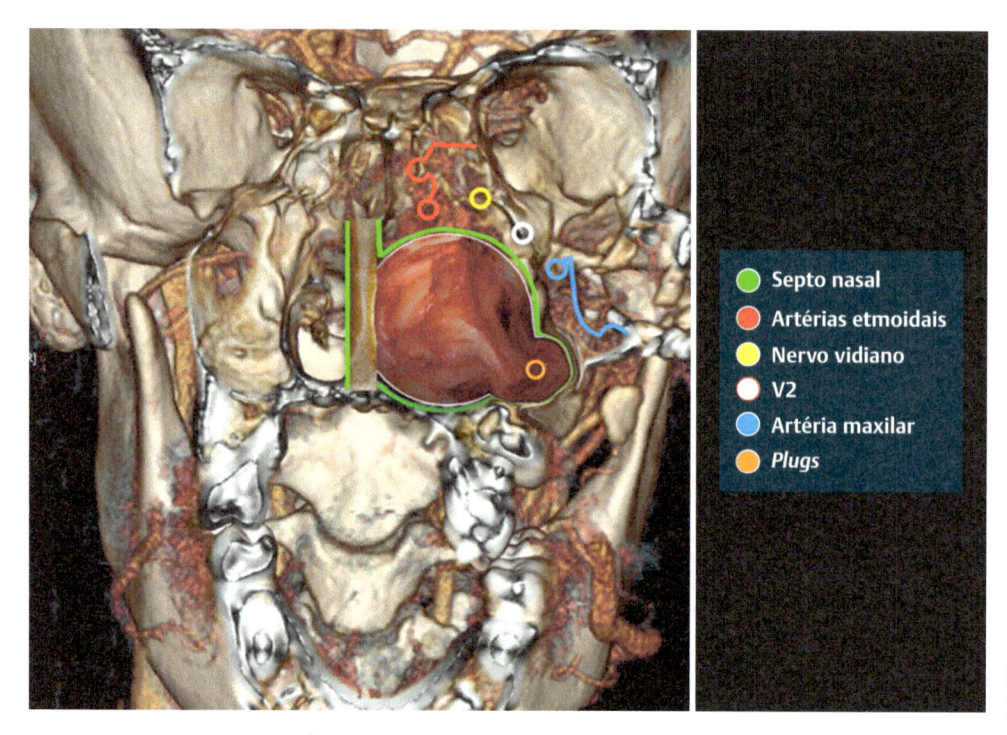

Fig. 32-11. Figura ilustrativa de pontos de ancoragem do tumor.

- Septo nasal
- Artérias etmoidais
- Nervo vidiano
- V2
- Artéria maxilar
- *Plugs*

fatores de complexidade no momento da retirada do tumor (Fig. 32-11).

Existem diversos objetivos básicos para viabilizar a remoção completa do tumor, como: controle do sangramento durante a dissecção, conhecimento topográfico das extensões e suas aderências, exposição completa da periferia do tumor e seguir o conceito de intercomunicação de múltiplos corredores.

A presença de sangue durante a dissecção aumenta o risco de lesões em virtude de dificuldade de visualização do campo fundamental, complicações hemodinâmicas, ressecção incompleta do tumor e, ainda, aumento da morbidade.

A dissecção dos ramos terminais da carótida externa e da artéria maxilar é um tempo básico de todo procedimento cirúrgico. Em alguns casos, existe um envolvimento do sistema da carótida interna, geralmente quando o tumor ultrapassa a fissura orbitária inferior e segue na direção do seio cavernoso.

A cauterização desses ramos próximos de estruturas intracranianas ou neurovasculares nobres deve ser sempre feita com uso de cautério bipolar de tamanho adequado e com baixa potência. Utilizam-se ainda substâncias hemostáticas sintéticas, em diversas formulações e consistências (Fig. 32-12).

A abordagem endoscópica pode ser utilizada na maioria dos tumores, em diferentes estágios e por abordagens diversas, cabendo ao cirurgião e à sua equipe escolher a mais adequada, com base na sua familiaridade com a técnica (Fig. 32-13).

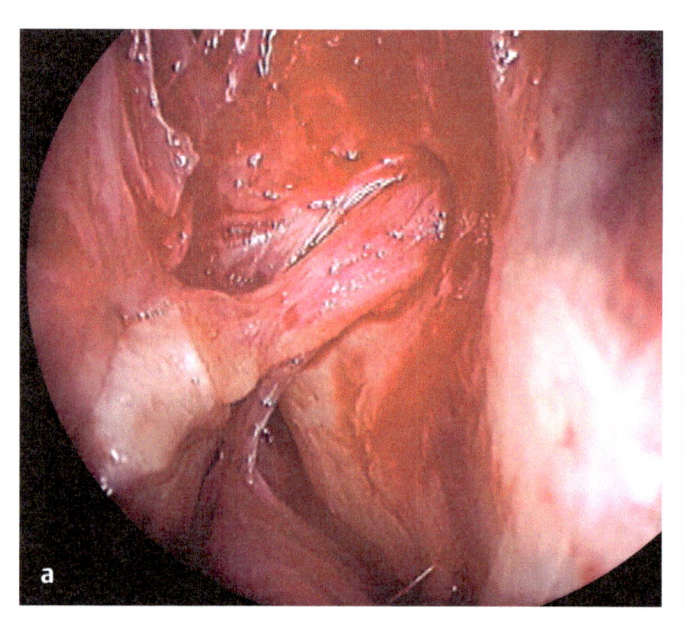

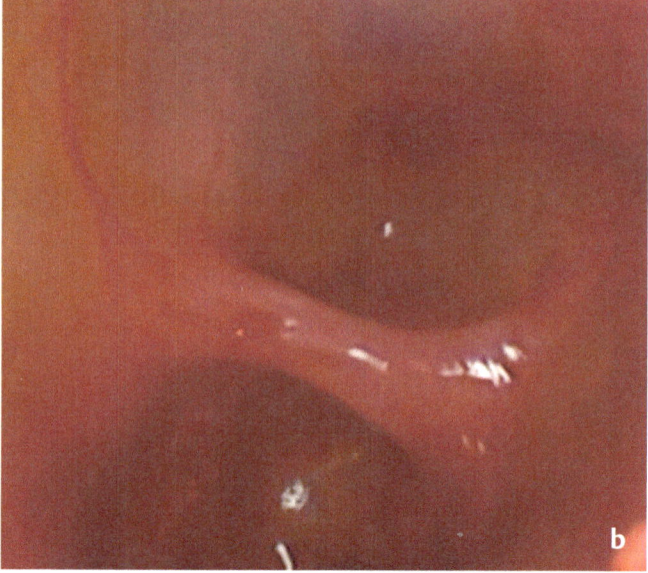

Fig. 32-12. Territórios vasculares representados por: (**a**) artéria esfenopalatina, (**b**) artéria etmoidal anterior, *(Continua)*

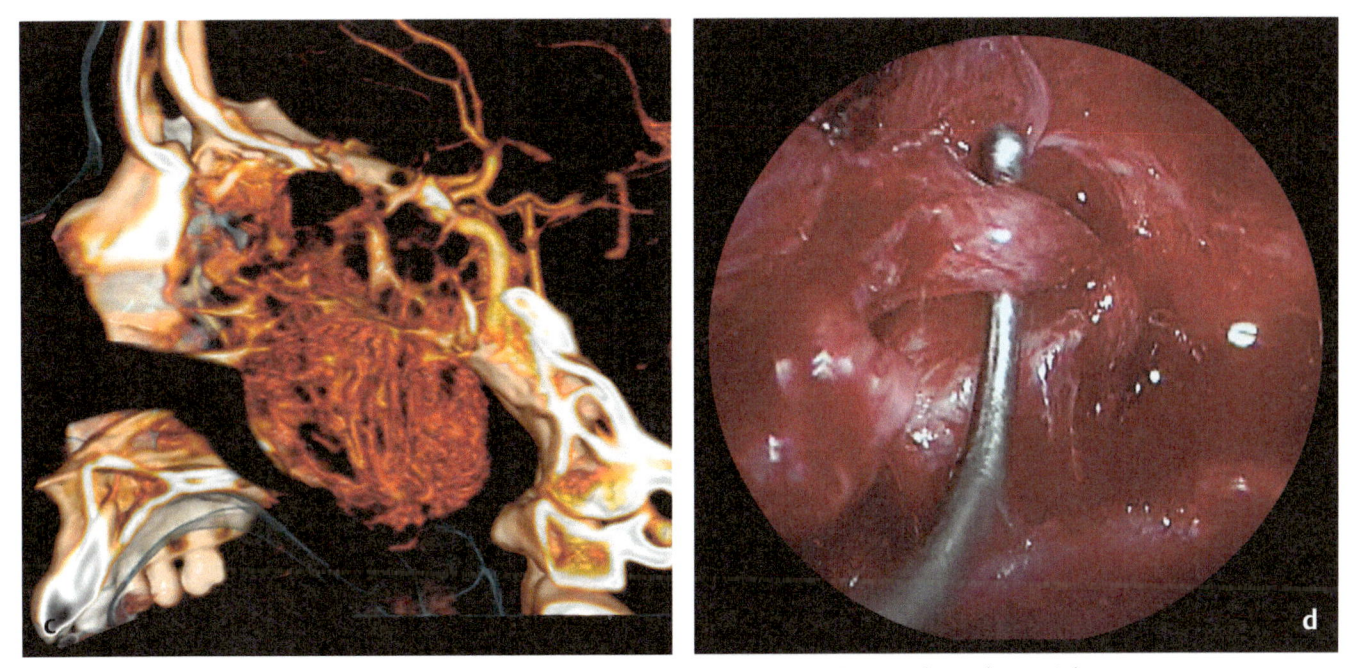

CAPÍTULO 32 ■ ABORDAGEM DO ANGIOFIBROMA JUVENIL 389

Fig. 32-12. *(Cont.)* (**c**) angiotomografia de carótida interna evidenciando nutrição do AJ e (**d**) artéria do canal pterigóideo.

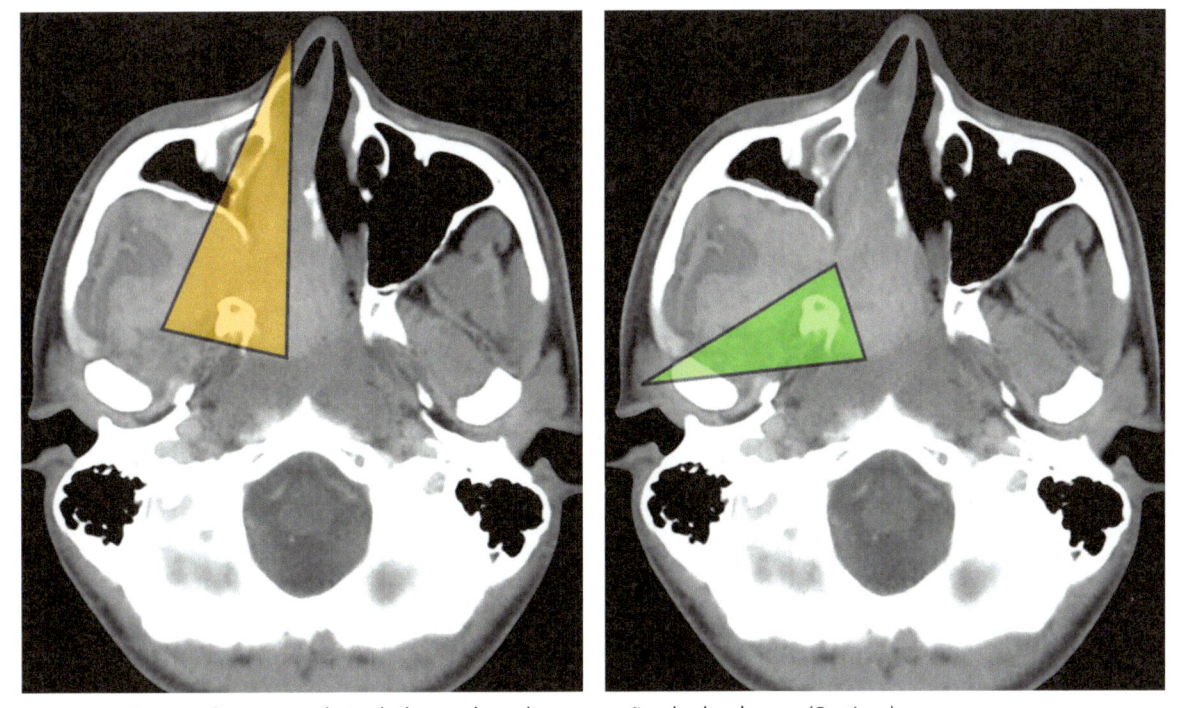

Fig. 32-13. Tomografia computadorizada ilustrando as diversas opções de abordagem. *(Continua)*

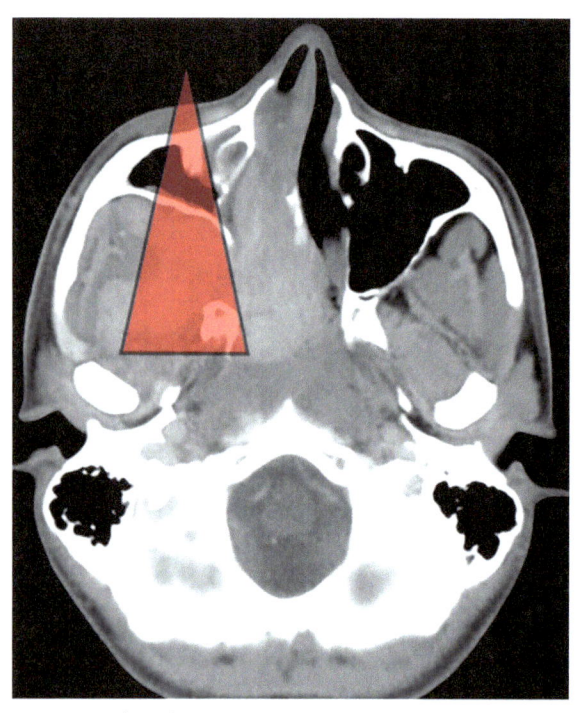

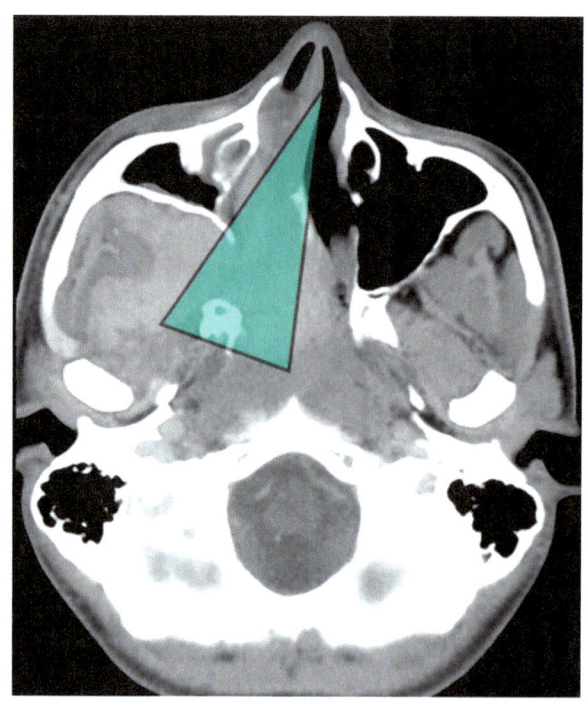

Fig. 32-13. *(Cont.)*

A retirada do tumor *en bloc* não é obrigatória, podendo, em alguns casos, ser estrategicamente segmentada.

Neste caso, apresentado a seguir, foi realizado planejamento para dissecção em três blocos horizontais e dois blocos verticais (Fig. 32-14).

Antes do início do ato cirúrgico, é realizado o procedimento anestésico, com monitorização de pressão arterial média e acesso central ou acessos periféricos calibrosos para reposição e controle do sangramento.

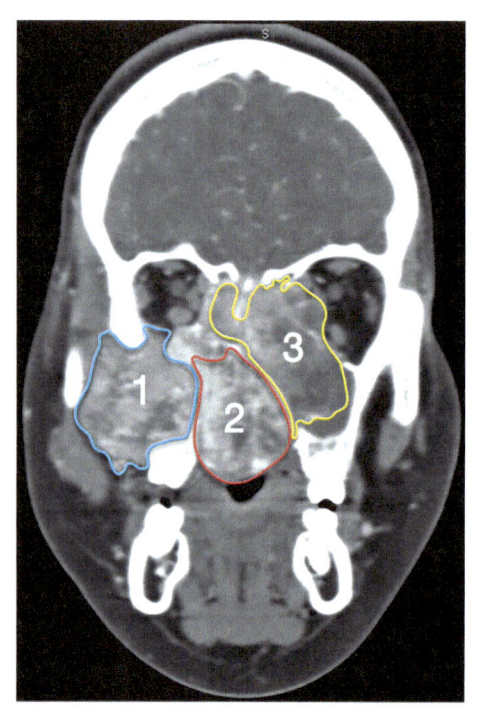

Fig. 32-14. (a) Planejamento de dissecção para exérese do tumor em três planos horizontais: seio maxilar e fossa infratemporal direita (1), cavidade nasal e rinofaringe (2) e seio maxilar esquerdo, fissura orbitária, teto da cavidade nasal e seio cavernoso esquerdo (3). *(Cotninua.)*

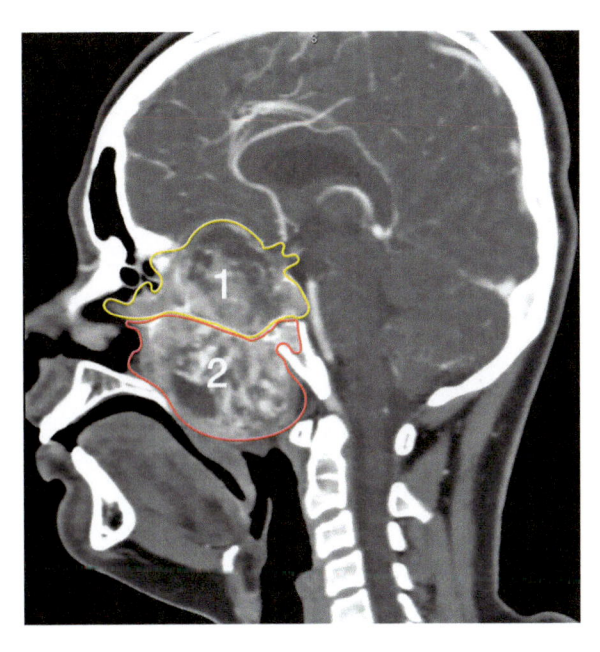

CAPÍTULO 32 ■ ABORDAGEM DO ANGIOFIBROMA JUVENIL

Fig. 32-14. *(Cont.)* **(b)** Planejamento de dissecção para exérese do tumor em dois planos verticais: porção superior do tumor em contato com a fossa anterior (1) e porção inferior do tumor com expansão à base do esfenoide e da rinofaringe.

A ordem de cada tempo cirúrgico não é necessariamente obrigatória, mas usualmente optamos por esta sequência:

1. Correção dos desvios septais com remoção do septo posterior, em seguida realizamos uma incisão septal transfixante na transição condrovomeriana para passar o endoscópio através da narina contralateral com a finalidade de melhorar o angulo do endoscópio e facilitar o procedimento a quatro mãos (Fig. 32-15);
2. Turbinectomia média associada à ampla antrostomia, que possa permitir a visão de toda a parede posterior do seio maxilar (Fig. 32-16);
3. Comunicação entre o recesso esfenoetmoidal com óstio do seio esfenoidal e o forame esfenopalatino, que normalmente está alargado (Fig. 32-17);
4. Remoção do osso da parede posterior do seio maxilar e da lâmina vertical do palatino, até a borda anterior do forame esfenopalatino; neste passo observa-se a projeção do tumor para dentro do seio maxilar (Fig. 32-18);
5. Incisão do periósteo para identificação do V2 e da artéria maxilar mergulhados na gordura da fossa infratemporal;

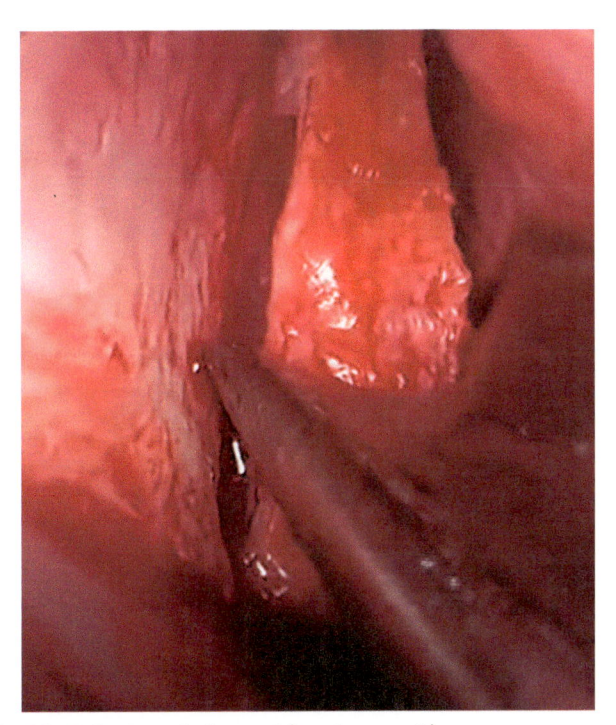

Fig. 32-15. Septo posterior parcialmente removido.

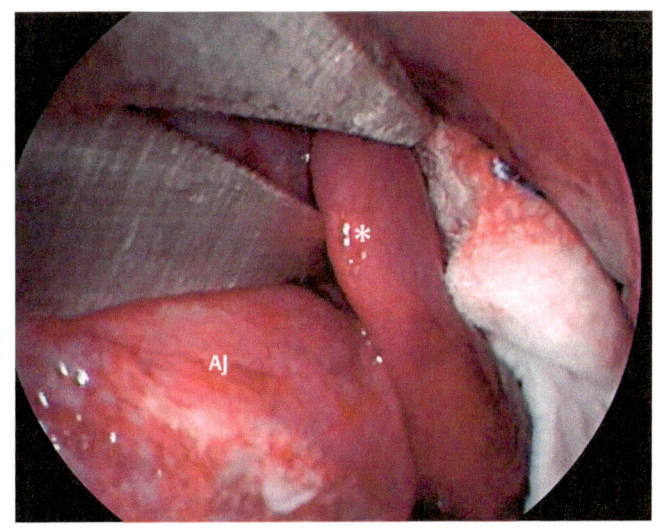

Fig. 32-16. Turbinectomia média (★) com AJ abaixo da tesoura.

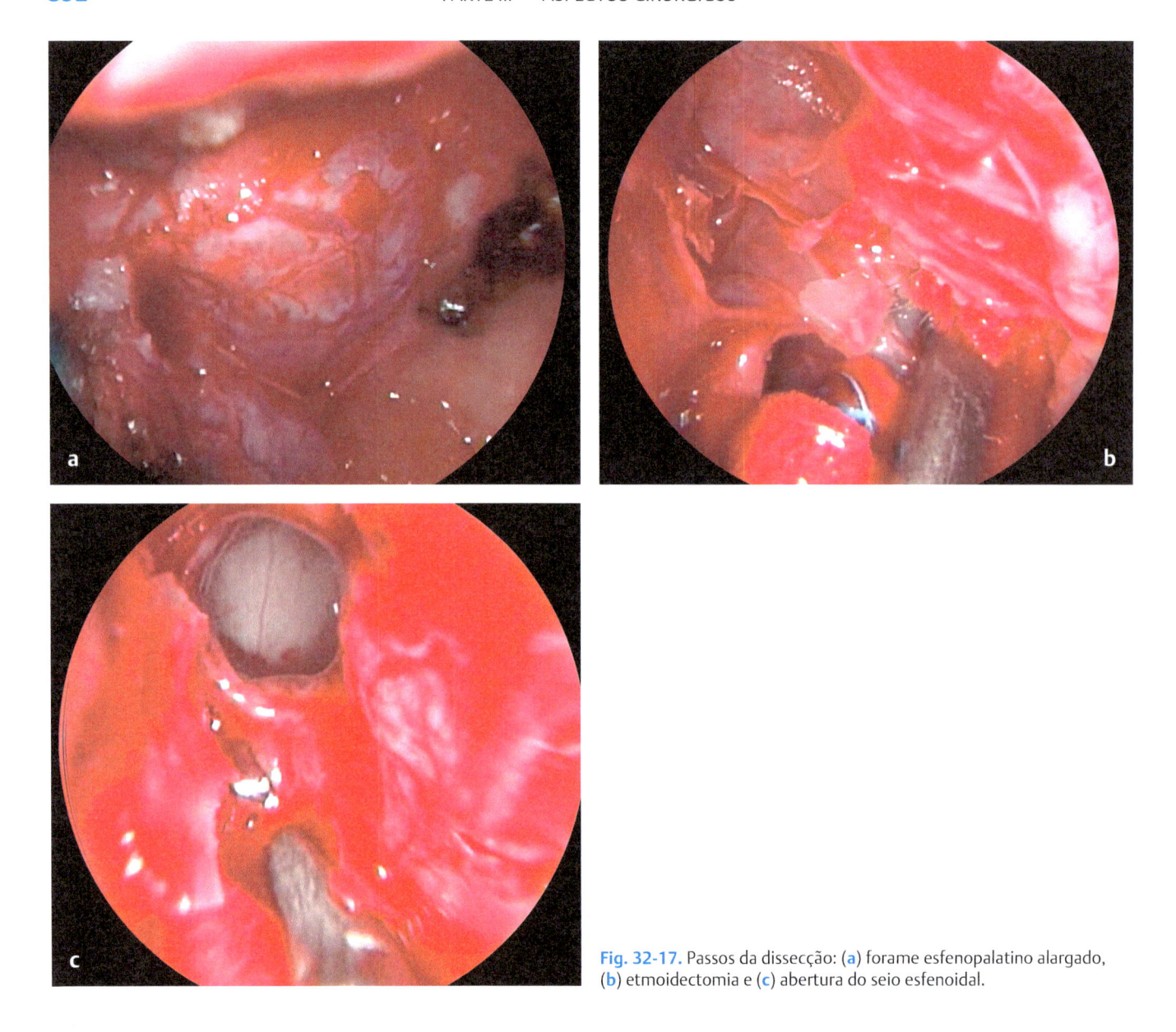

Fig. 32-17. Passos da dissecção: (a) forame esfenopalatino alargado, (b) etmoidectomia e (c) abertura do seio esfenoidal.

Fig. 32-18. (a) Osteotomia da parede posterior do maxilar e (b) utilização do cautério bipolar para abertura da fossa infratemporal.

6. Ligadura ou cauterização da artéria maxilar que nutre o tumor, associada à identificação progressiva dos reparos anatômicos na região da fissura orbitária inferior, do nervo infraorbitário, da base do processo pterigóideo medial e região inferior ao forame redondo (Fig. 32-19);
7. Desloca-se parte da gordura, permitindo identificar a porção do tumor que ocupa essa região;
8. A dissecção continua com uma sinusotomia esfenoidal e a identificação da projeção do tumor para dentro do esfenoide, geralmente localizado no assoalho e recesso lateral (Fig. 32-20);
9. À medida que se alcança o limite lateral dos sítios ósseos tumorais de implantação, desloca-se o tumor medial e inferiormente, em direção ao *cavum*;
10. A seguir ocorre a remoção do tumor e do periósteo da base pterigóidea (epicentro do tumor) e remanescentes da lâmina pterigóidea lateral com auxílio de um *drill*. Este passo é de extrema importância para prevenção de doença residual (Fig. 32-21).

A remoção do tumor, na maioria das vezes, é realizada pela cavidade oral, principalmente em tumores com grande extensão (Fig. 32-22).

Diferentes pontos de vista são discutidos na literatura para encontrar a abordagem cirúrgica ideal. O próprio fato de várias abordagens terem sido desenvolvidas justifica a difícil acessibilidade ao AJ. Portanto, o planejamento com base em imagem e a consequente seleção do acesso são determinantes para o resultado final.

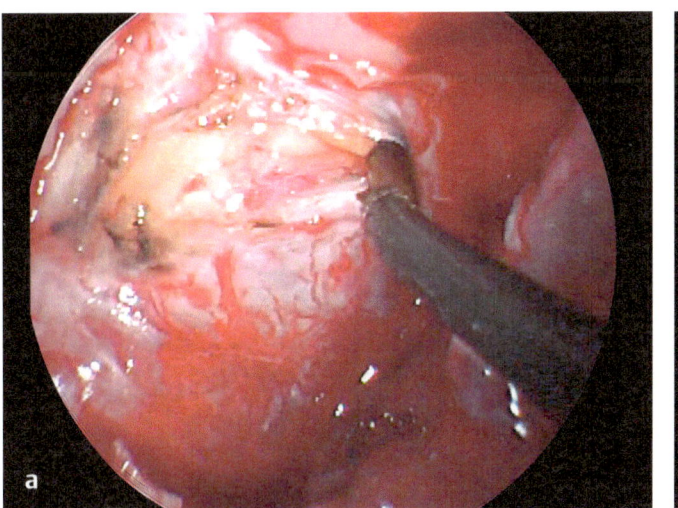

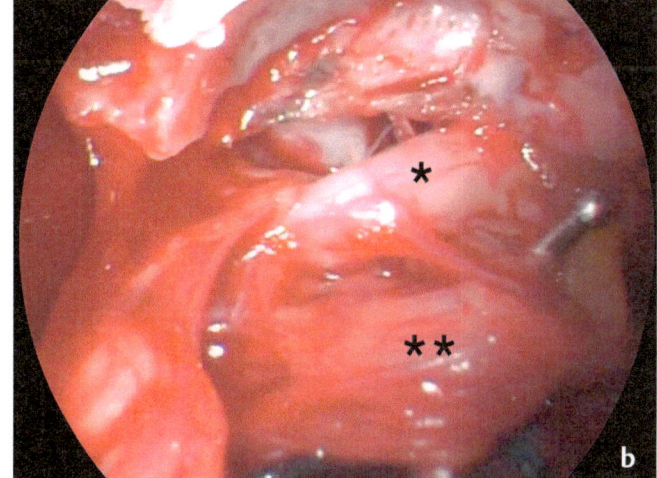

Fig. 32-19. (a) Incisão do periósteo, (b) V2 (★) e artéria maxilar em duplo asterisco.

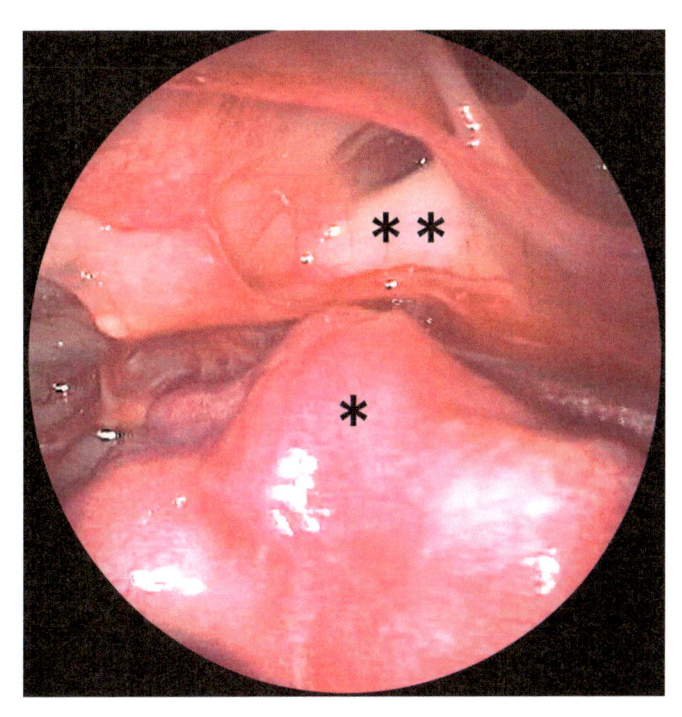

Fig. 32-20. AJ (★) dentro do seio esfenoidal, nervo óptico em duplo asterisco.

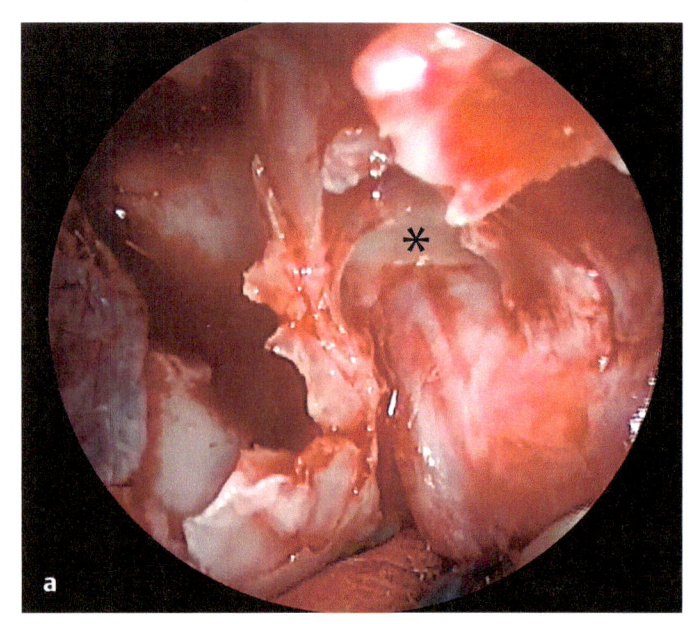

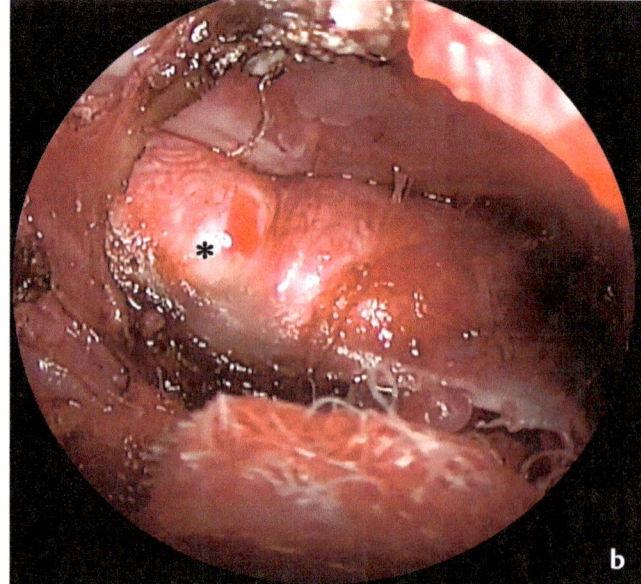

Fig. 32-21. (a) Implantação do tumor na base da pterigoide (★) visão frontal, (b) tumor deslocado para a rinofaringe (★).

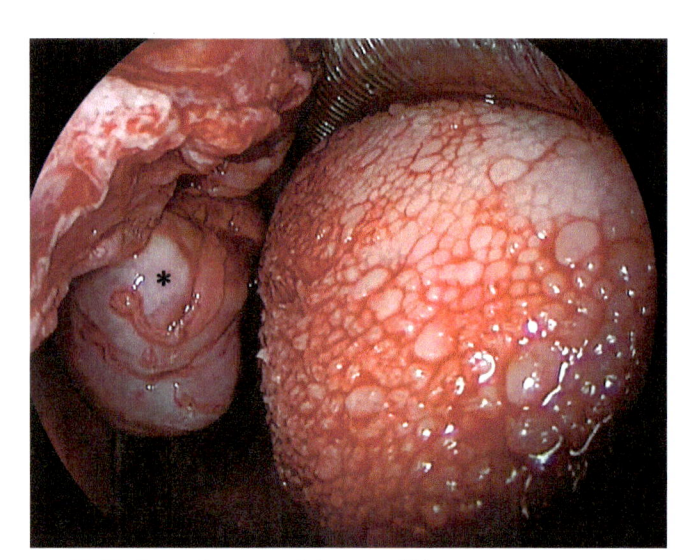

Fig. 32-22. Remoção transoral do tumor (★).

A via endoscópica exclusiva é possível ainda associando-se a extensão lateral de Denker, maxilectomia medial estendida, através da via prelacrimal descrita por Zhou et al. Através dessa via temos a possibilidade de abordar a parede anterolateral do seio maxilar e, ainda, ter um acesso lateral à fossa pterigopalatina ou fossa infratemporal, preservando o ducto nasolacrimal e a concha inferior. Em adição, o acesso pré-lacrimal se une antrostomia e auxilia na vigilância pós-operatória e na penetração de medicamentos tópicos no seio maxilar (Fig. 32-23).

Uma possibilidade de abordagem ao AJ, em tumores que invadem o espaço parafaríngeo, é a de multicorredores de acesso, utilizando uma combinação de cirurgia endoscópica endonasal e cirurgia endoscópica transoral. Esse acesso propicia grande exposição da lesão, sendo uma alternativa ao acesso externo. Certamente, a evolução dos acessos multiportas ou multicorredores representa uma nova dimensão no manejo de lesões complexas, principalmente com extensão para o espaço parafaríngeo.

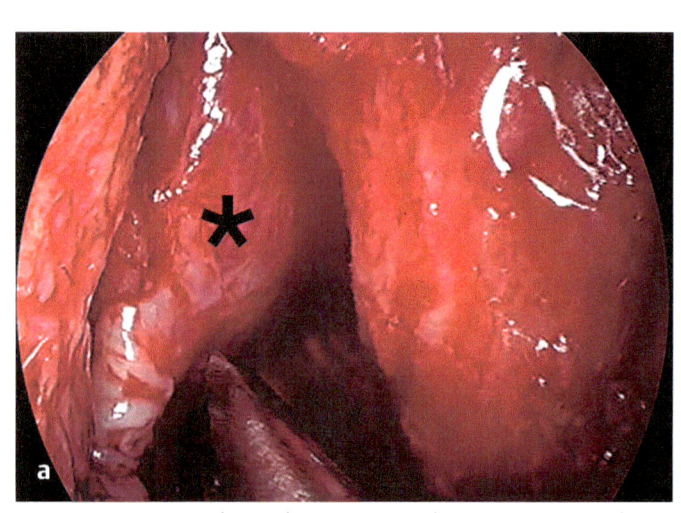

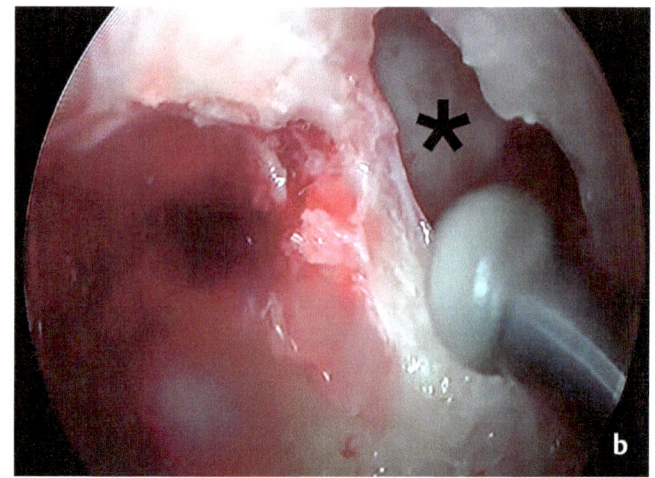

Fig. 32-23. (a) Via pré-lacrimal para acesso endoscópico numa maxilectomia de Denker, saco lacrimal em (★), (b) seio maxilar em asterisco.

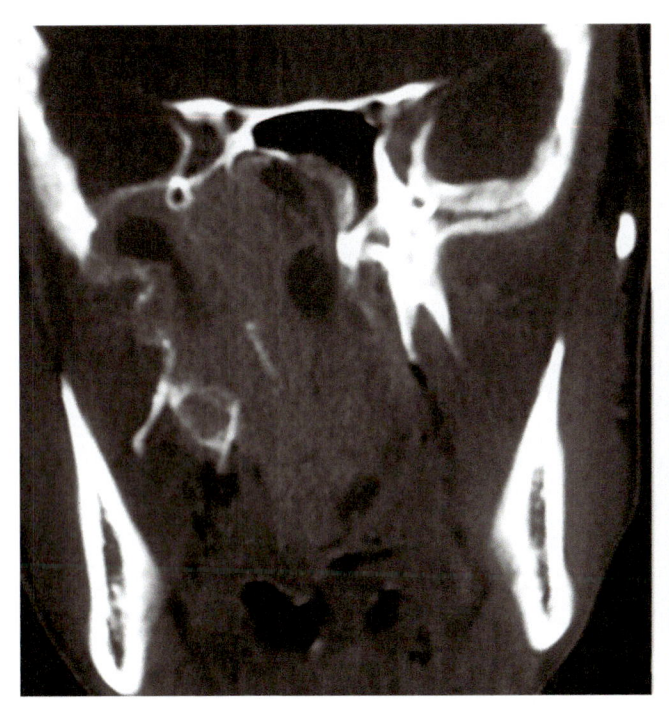

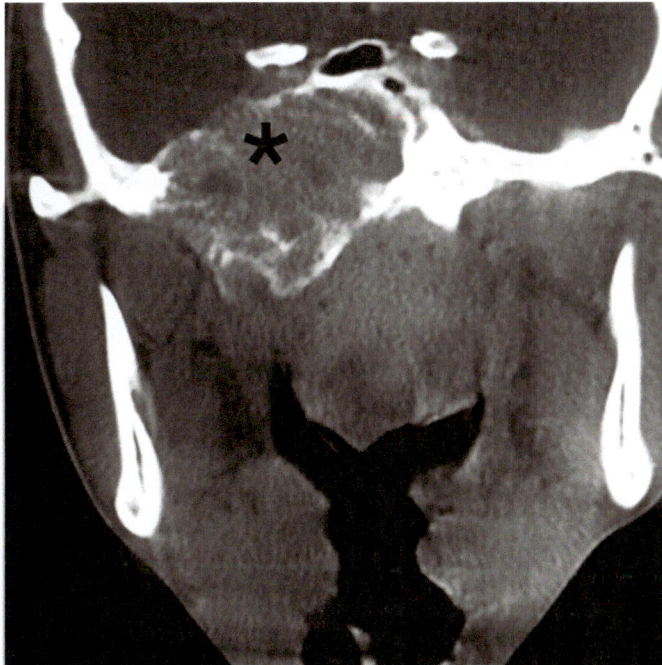

Fig. 32-24. AJ com extensão intracraniana extradural em asterisco.

O acometimento intracraniano do angiofibroma juvenil é relativamente frequente (10 a 36% dos casos). Em geral esses tumores são volumosos e apresentam irrigação pela artéria carótida interna, que normalmente não é embolizada. Por outro lado, essas invasões normalmente são pequenas, tendo alcançado a fossa craniana pela erosão da base do processo pterigóideo ou por vias preexistentes, como a fissura orbitária superior. Como regra, o tumor somente desloca a dura-máter, sem aderências ou extensão intracraniana intradural (Fig. 32-24).

REFERÊNCIAS BIBLIOGRÁFICAS

1. Andrade NA, Pinto JA, de Oliveira NM et al. Exclusively endoscopic surgery for juvenile nasopharyngeal angiofibroma. Otolaryngol – Head Neck Surg. 2007;137(3):492-6.
2. Boghani Z, Husain Q, Kanumuri VV et al. Juvenile nasopharyngeal angiofibroma: A systematic review and comparison of endoscopic, endoscopic-assisted, and open resection in 1047 cases. Laryngoscope. 2013;123(4):859-69.
3. Brieger J, Wierzbicka M, Sokolov M et al. Vessel density, proliferation, and immunolocalization of vascular endothelial growth factor in juvenile nasopharyngeal angiofibromas. Arch Otolaryngol – Head Neck Surg. 2004;130(6):727-31.
4. Fonseca AS, Vinhaes E, Boaventura V et al. Surgical treatment of non-embolized patients with nasoangiofibroma. Braz J Otorhinolaryngol. 2008;74(4).
5. Fyrmpas G, Konstantinidis I, Constantinidis J. Endoscopic treatment of juvenile nasopharyngeal angiofibromas: Our experience and review of the literature. Eur Arch Oto-Rhino-Laryngology. 2012;269(2):523-9.
6. Kamel RH. Transnasal endoscopic surgery in juvenile nasopharyngeal angiofibroma. J Laryngol Otol [Internet]. 1996;110(10):962-8.
7. Naraghi M, Kashfi A. Endoscopic resection of nasopharyngeal angiofibromas by combined transnasal and transoral routes. Am J Otolaryngol – Head Neck Med Surg. 2003;24(3):149-54.
8. Narayanan J et al. Endoscopic targeted approach to juvenile nasopharyngeal angiofibromas based upon a new classification system. In: Stamm A (Ed.). Transnasal endoscopic skull base and brain surgery, 2nd ed. NewYork: Thieme. 2019:437-45.
9. Nicolai P, Berlucchi M, Tomenzoli D et al. Endoscopic surgery for juvenile angiofibroma: When and how. Laryngoscope. 2003;113(5):775-82.
10. Ogawa AI, Fornazieri MA, da Silva LV et al. Juvenile angiofibroma: major and minor complications of preoperative embolization. Rhinology. 2012;50(2):199-202.
11. Ramos HF, Takahashi MT, Ramos BF et al. Juvenile nasopharyngeal angiofibroma with intradural extension. Braz J Otorhinolaryngol. 2011;77(5):677.
12. Sennes LU, Butugan O, Sanchez TG et al. Juvenile nasopharyngeal angiofibroma: the routes of invasion. Rhinology. 2003;41(4):235-40.
13. Snyderman CH, Gardner PA, Fernandez-Miranda JC. Endoscopic excision of advanced tumor with skull base involvement. In: Dubey S, Schick B (Eds.). Juvenile angiofibroma. Switzerland: Springer International Publishing; 2017. p. 147-63.
14. Wormald PJ, Van HA. Endoscopic removal of juvenile angiofibromas. Otolaryngol – Head Neck Surg. 2003;129(6):684-91.

ABORDAGEM TRANSNASAL ENDOSCÓPICA DA ÓRBITA

CAPÍTULO 33

Miguel Soares Tepedino ▪ Luciano Lobato Gregório ▪ Thomás Moré Frigeri

INTRODUÇÃO

A cirurgia endoscópica das cavidades paranasais apresenta grande evolução desde sua introdução na década de 1980. Inicialmente, foi utilizada para o tratamento de doenças inflamatórias, como as rinossinusites.[1,2] Suas indicações foram ampliadas para o tratamento de lesões da base do crânio e da órbita, incluindo tumores malignos.[3-10] Por muitos anos, a sinusotomia do seio frontal foi considerada por muitos a última fronteira para as cirurgias nasossinusais, mas atualmente o acesso à órbita e à ressecção de lesões intraorbitárias se mostrou o mais novo desafio.

ANATOMIA
Ossos da Órbita

O cone orbitário é composto de um arcabouço ósseo com conteúdo de partes moles no seu interior. Apresenta 7 ossos e, entre eles, as fissuras. O arcabouço ósseo apresenta paredes: medial, lateral, assoalho e teto da órbita. O volume orbitário em uma criança é a metade do de um adulto e pode chegar a 20-26 cm³, sendo que na primeira metade da adolescência a órbita já apresenta 95% do tamanho existente na idade adulta.[11,12]

A parede medial usada como via de acesso na maioria das cirurgias nasossinusais com envolvimento orbitário é composta pela asa menor do esfenoide, ossos etmoidal, lacrimal e maxilar. Em sua região superior apresenta as artérias etmoidal anterior, média e posterior.

O assoalho é utilizado para o acesso inferior ao conteúdo orbitário e é composto pelo osso zigomático, maxilar e palatino. Representa a menor de todas as paredes da órbita e termina na fossa pterigopalatina. Apresenta em seu eixo longitudinal o segundo ramo do nervo trigêmeo (V2), que é usado como limite lateral para descompressões orbitárias inferiores.

A parede lateral é composta pelo osso zigomático e pela asa maior do osso esfenoide.

O teto da órbita é composto pelo osso frontal e pela asa menor do osso esfenoide. Apresenta superiormente o forame supraorbitário (Figs. 33-1 e 33-2).

Todo conteúdo orbitário está recoberto por periórbita, que é o periósteo dos ossos do cone orbitário, contínua com a dura-máter. É de extrema importância por manter todo conteúdo orbitário compartimentado. Pode ser ressecada para alguns tipos de acesso a lesões intraorbitárias e para margem de tumores nasossinusais.

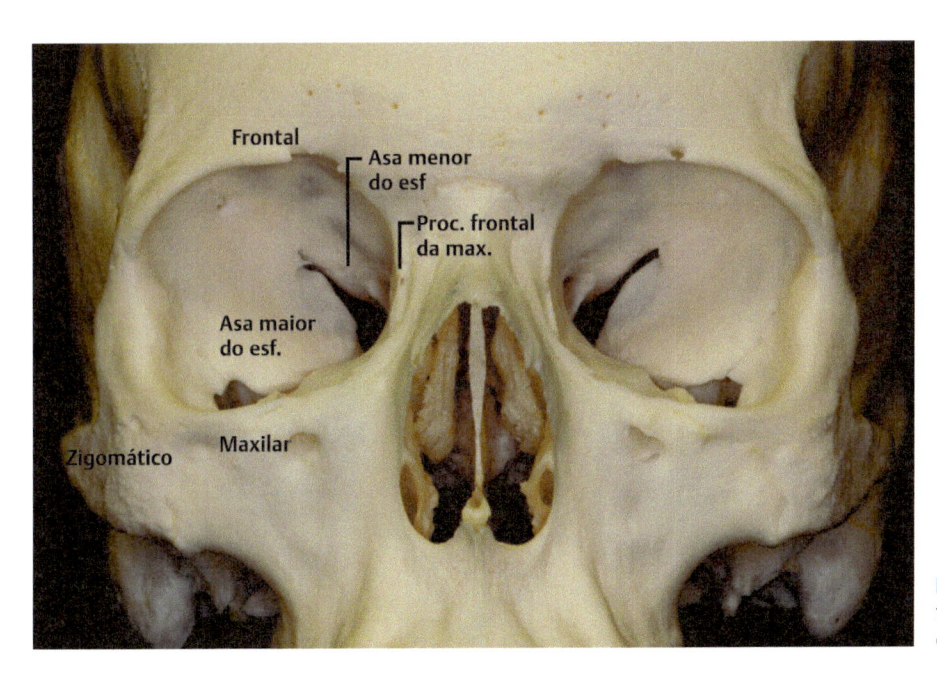

Fig. 33-1. Crânio, com ênfase nos ossos que formam a órbita em posição frontal.
esf.: esfenoide; Proc.: processo; max.: maxila.

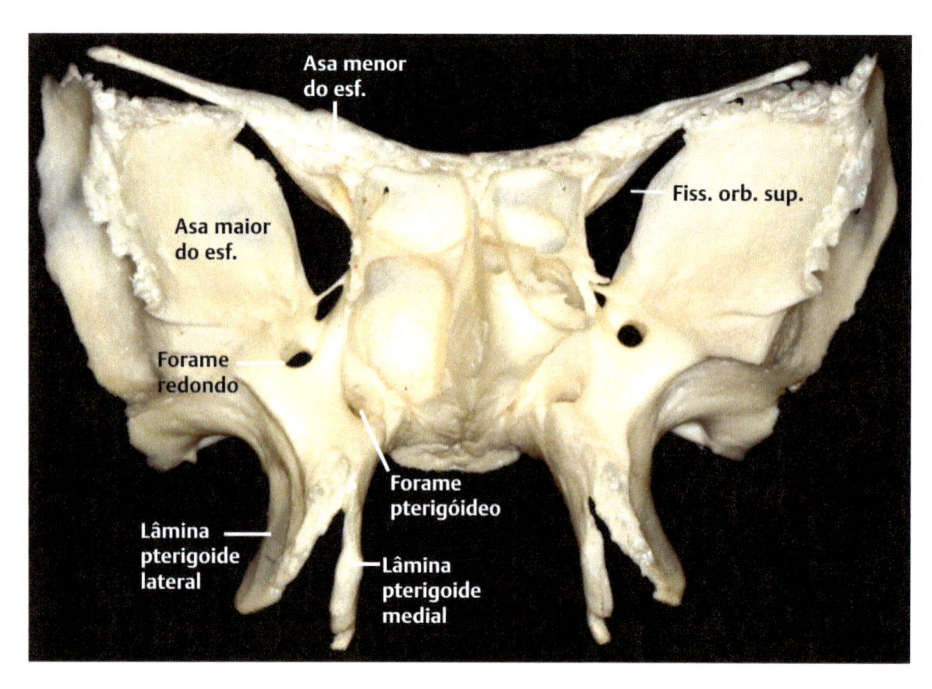

Fig. 33-2. Osso esfenoide. As estruturas vasculares e neurais da órbita se relacionam diretamente com os forames e fissuras do osso esfenoide. esf.: esfenoide; Fiss.: fissura; orb.: orbitária; sup.: superior.

O compartimento medial da órbita, de maior interesse para as abordagens transnasais, é separado da cavidade nasal pela lâmina papirácea, que se estende do osso esfenoide posteriormente ao osso lacrimal anteriormente. Lateralmente, a lâmina papirácea está em contato com a periórbita, que é perfurada superiormente pelos pedículos neurovasculares etmoidais. As estruturas do compartimento medial podem estar localizadas nos espaços intra e extraconal. O limite lateral do compartimento extraconal medial é o músculo reto medial.[13]

O forame óptico (FO), por onde passam o nervo óptico (NC II) e a artéria oftálmica, está localizado na junção da asa menor e do corpo do osso esfenoide, abrindo-se na região superior e medial do ápice orbitário. A barra óptica, que se estende da margem inferior do processo clinoide anterior ao corpo do esfenoide, é a estrutura que separa a fissura orbitária superior (FOS) do FO (Fig. 33-3).

A FOS promove a comunicação da órbita com a fossa média do crânio. O seio cavernoso está situado e preenche a margem posterior, enquanto o conteúdo do ápice orbitário preenche a margem anterior da fissura. Tem forma triangular e localiza-se entre as asas maior e menor do corpo do osso esfenoide, porém sua margem apical lateral é formada, em parte, pelo osso frontal.

A parte superior da porção medial da fissura é formada pela superfície lateral da barra óptica, e a inferior é formada pelo corpo do osso esfenoide. O sulco carotídeo, no segmento intracavernoso da artéria carótida interna, está situado dentro e em posição posterior da porção medial da fissura.

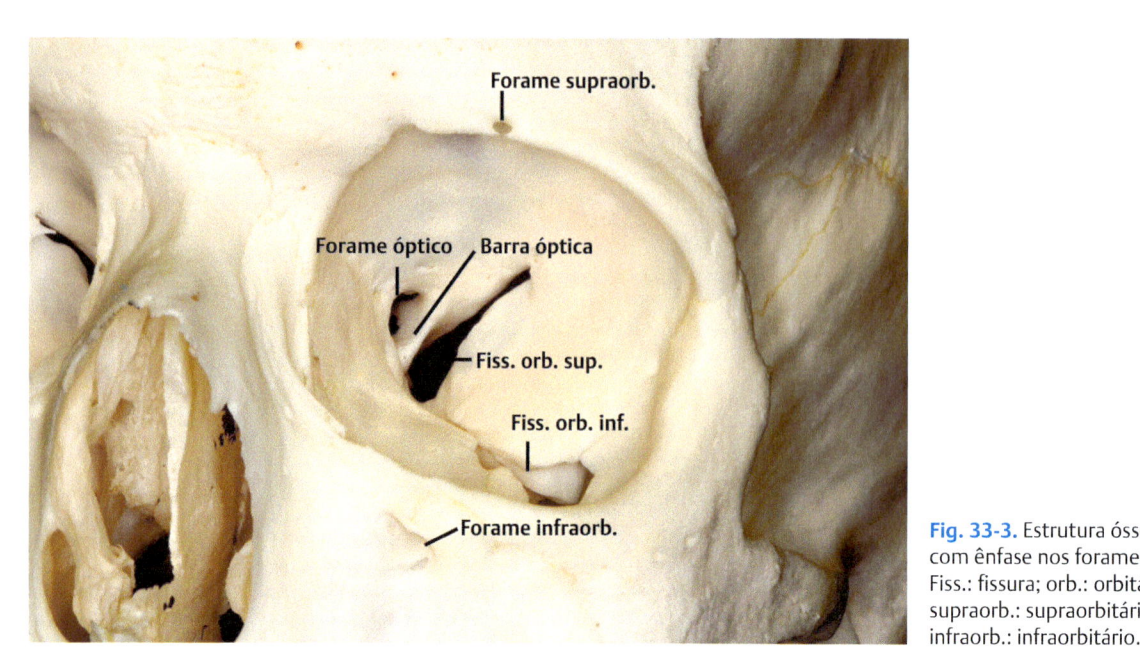

Fig. 33-3. Estrutura óssea da órbita esquerda com ênfase nos forames e fissuras.
Fiss.: fissura; orb.: orbitária; sup.: superior; supraorb.: supraorbitário; infraorb.: infraorbitário.

Pela fissura orbitária superior, passam os nervos oculomotor (III nervo craniano), troclear (IV nervo craniano), abducente (VI nervo craniano), nervo oftálmico (V1, primeira divisão do nervo trigêmeo, que dará origem aos nervos frontal, lacrimal e nasociliar) e a veia oftálmica superior.

Na FOS, a dura-máter que recobre a fossa média e o seio cavernoso se comunica com a periórbita do ápice orbitário e do tendão anular ou anel de Zinn, no qual se originam os músculos retos.

A fissura orbitária inferior apresenta o segundo ramo do nervo trigêmeo e a veia oftálmica inferior.

Tecidos Moles da Órbita

O conteúdo orbitário é composto por globo ocular (anteriormente), nervo óptico, músculos, glândula lacrimal, gordura e sistema vascular.

O nervo óptico é dividido em quatro porções: intraocular, intraorbitária, intracanalicular e intracraniana (Figs. 33-4 a 33-6). A porção intracanalicular, presente no canal/forame óptico, e a porção intraorbitária (25-30 mm de comprimento, 4 mm de diâmetro) são envolvidas por dura-máter e aracnoide. O espaço subaracnóideo envolve a porção intracraniana. O NC II atravessa a parte medial do tendão anular, abaixo dos músculos elevador e reto superior. A bainha de dura-máter que envolve o nervo funde-se com a periórbita na extremidade anterior do forame óptico. A porção intracraniana formará o quiasma óptico. A porção intraocular, a qual inclui o disco óptico, encontra-se no interior da esclera, enquanto a porção intraorbitária é cercada por gordura.

Seis músculos movimentam o globo ocular: reto medial, reto lateral, reto superior, reto inferior, oblíquo superior e inferior (Figs. 33-5 e 33-6). Os cinco primeiros se originam no ânulo de Zinn, no ápice orbitário, e o último da parede anteromedial da órbita.

A glândula lacrimal, estrutura bilobulada localizada superolateralmente na fossa lacrimal, é dividida pela aponeurose do levantador da pálpebra superior.

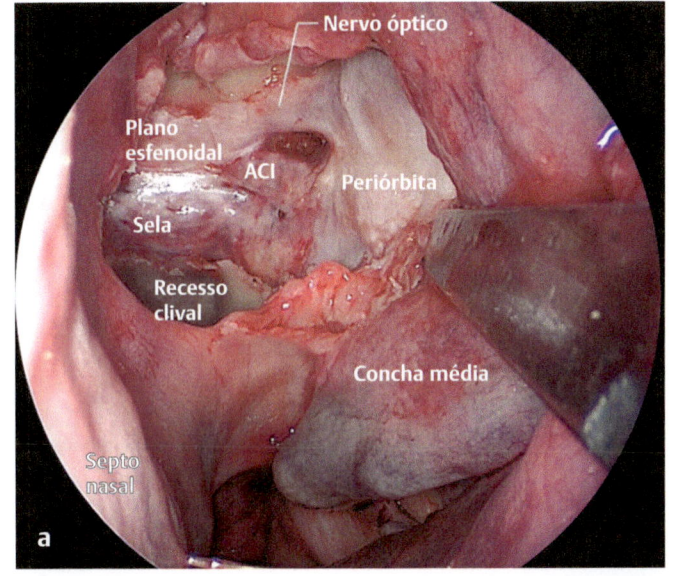

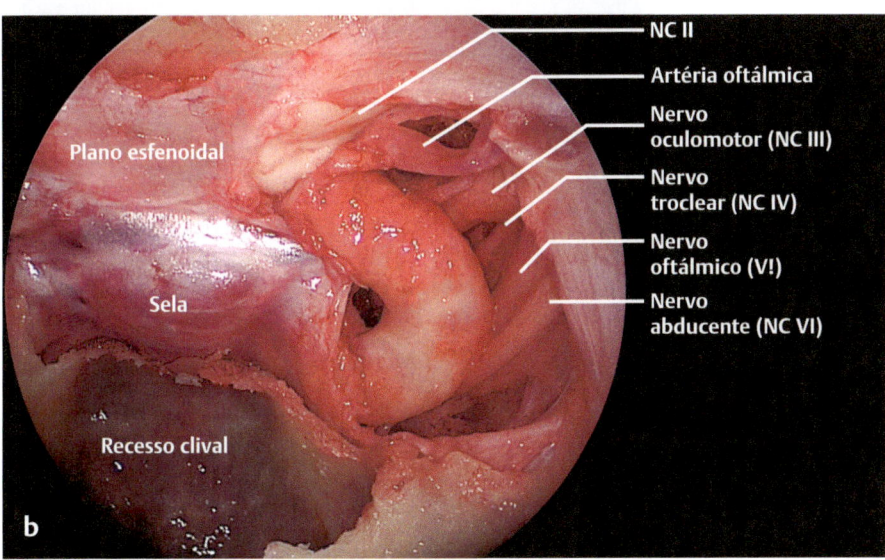

Fig. 33-4. Dissecção transnasal da base do crânio pela fossa nasal esquerda, com endoscópio de 0°, em cadáver fresco. (**a**) Após a remoção dos ossos que recobrem as paredes lateral e posterior do esfenoide e lateral do etmoide (lâmina papirácea), é possível observar que a dura-máter é contínua com a periórbita. (**b**) Foi removida a camada medial da dura-máter que recobre o nervo óptico, o seio cavernoso e a artéria carótida interna, podendo-se identificar: nervo óptico e artéria oftálmica, que passam pelo forame óptico; nervo oculomotor, nervo troclear, nervo oftálmico e nervo abducente, que passam pela fissura orbitária superior. ACI: artéria carótida interna; NC: nervo craniano.

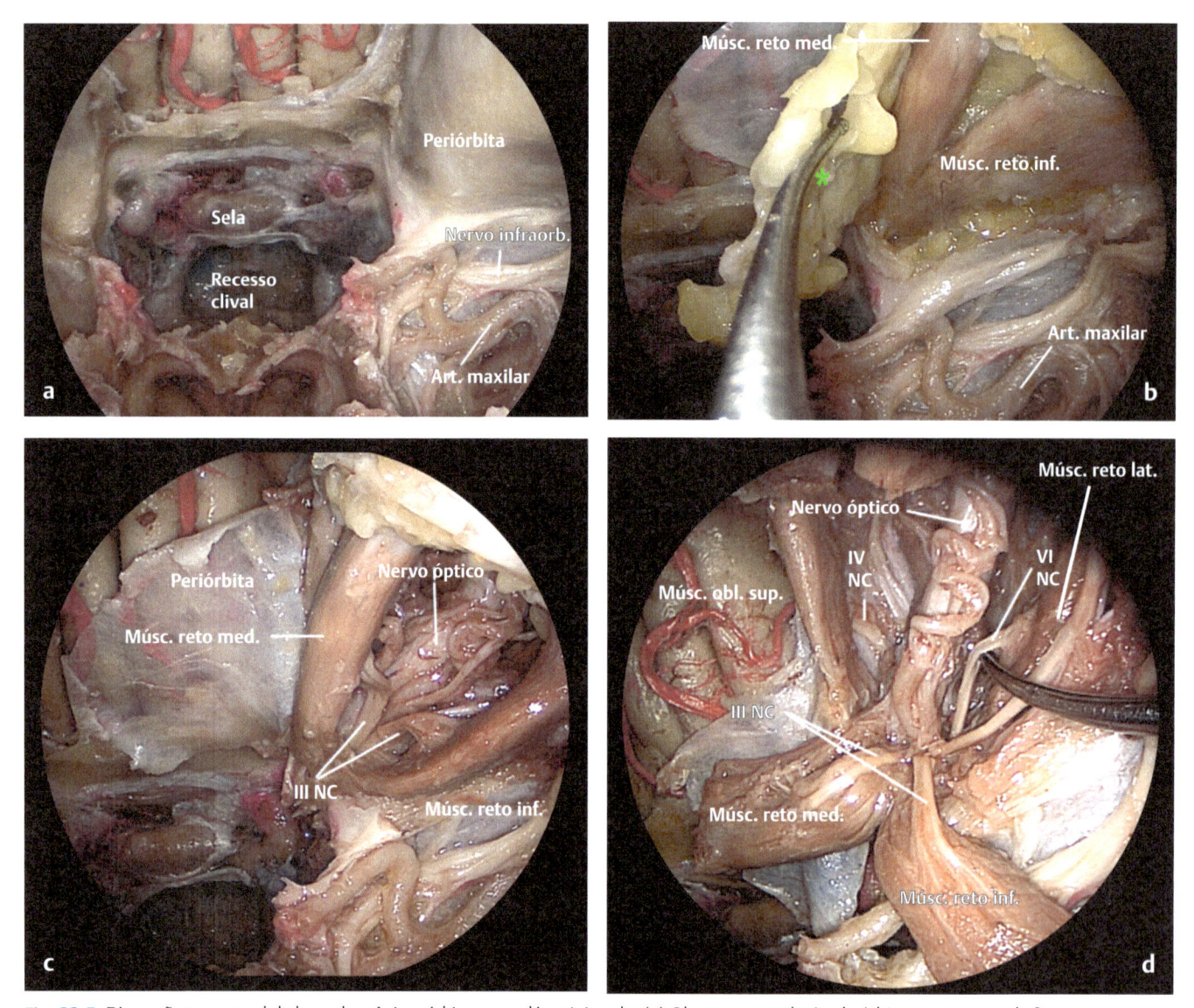

Fig. 33-5. Dissecção transnasal da base do crânio e órbita em cadáver injetado. (**a**) Observa-se a relação da órbita e estruturas da fossa pterigopalatina. (**b**) Periórbita dissecada e rebatida superiormente, medicalização da gordura orbitária extraconal (★), identificação dos músculos reto medial e inferior. (**c**) Após remoção da gordura intra e extraconal, é possível identificar a inervação dos músculos reto medial e inferior através dos ramos do oculomotor assim como o nervo óptico cercado por emaranhado arterial, ramos da artéria oftálmica. D: exposição do conteúdo intraconal após ressecção dos músculos reto medial e reto inferior, nota-se a inervação do músculo oblíquo superior através do troclear, inervação do músculo reto medial, através do abducente, ramos do oculomotor e nervo óptico. Art.: artéria; infraorb.: infraorbitário; Músc.: músculo; med.: medial; inf.: inferior; NC: nervo craniano; lat.: lateral; sup.: superior.

A artéria oftálmica entra na órbita na parte lateral do NC II e passa por cima do nervo para alcançar a parede medial da órbita.[14] A artéria oftálmica se origina da artéria carótida interna, e seus ramos compreendem as artérias ciliar posterior, central da retina, etmoidais (anterior, posterior e medial), lacrimal, supraorbitária e supratroclear. O ramo inferomedial, que nutre os músculos reto inferior, reto medial e oblíquo inferior, é muito importante, pois é considerado o plano que divide o espaço intraconal e extraconal.

A veia oftálmica superior drena para o seio cavernoso pela fissura orbitária superior enquanto a veia oftálmica inferior drena para a fossa pterigopalatina pela fissura orbitária inferior.

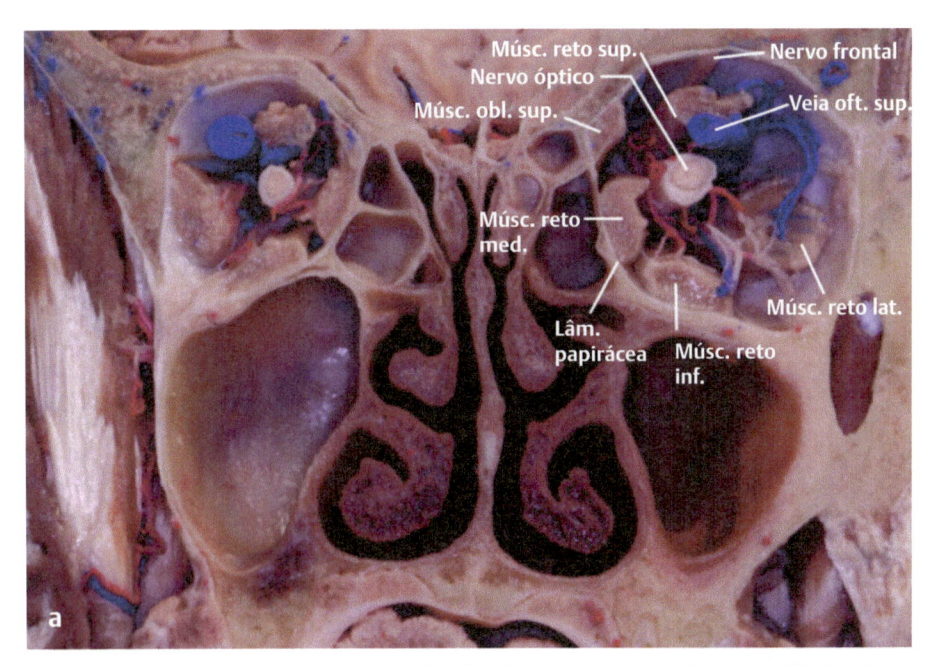

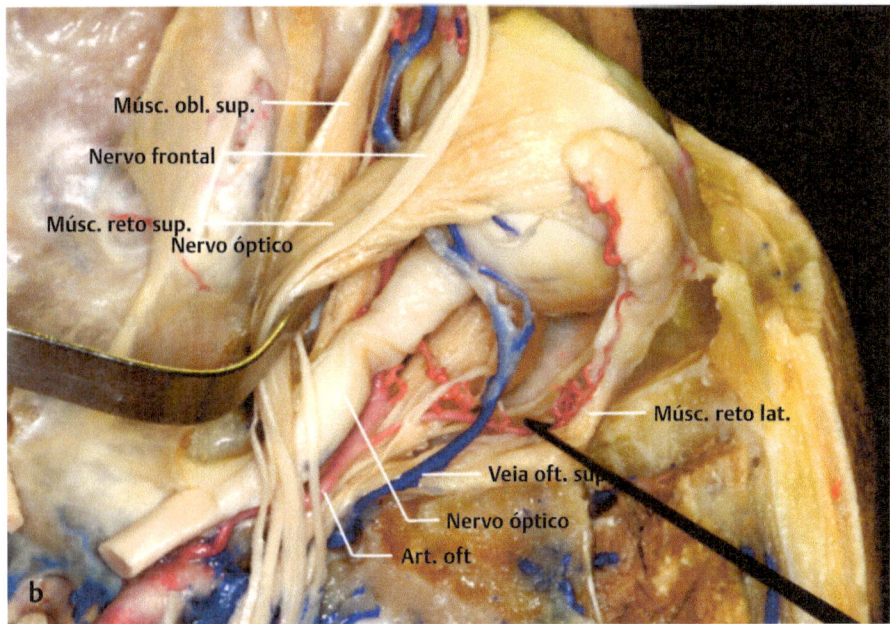

Fig. 33-6. Dissecção da órbita em cadáveres injetados. (**a**) Plano coronal, identificação das estruturas orbitárias, é possível observar que o nervo óptico apresenta o envolvimento externo pela dura-máter. (**b**) Plano sagital, com vista craniocaudal da órbita direita, observa-se que o nervo óptico em sua porção intracraniana não apresenta envolvimento de dura-máter. Músc.: músculo; med.: medial; inf.: inferior; NC: nervo craniano; lat.: lateral; sup.: superior; oft.: oftálmica; Art.: artéria.

ABORDAGEM ORBITÁRIA TRANSNASAL

Os procedimentos orbitários por via transnasal endoscópica incluem a descompressão da parede medial na doença de Graves, biópsias de lesões tumorais e inflamatórias, drenagem de abscessos, manejo de fraturas, descompressão do nervo óptico no ápice orbitário e reconstrução anatômica iatrogênica.[6,15] A visibilização endoscópica permite alcançar estruturas mediais, do assoalho, do ápice orbitário sem incisões na pele ou necessidade de retração do cérebro e com mínima manipulação de estruturas neurovasculares. A literatura sugere a busca por referências anatômicas que tornem a abordagem por via endonasal do ápice orbitário mais segura.[16]

Descompressão das Paredes Orbitárias

A descompressão orbitária apresenta-se hoje em diversas modalidades e tem diversas indicações. Múltiplas incisões podem ser realizadas (transconjuntival, transcaruncular, transcutânea e via externa), mas a via endoscópica se tornou aquela preferencial para descompressões mediais e inferiores. Para descompressões laterais, a via cutânea é utilizada, e o trígono esfenoidal é diminuído com uso de brocas. Descompressões mediais e laterais podem ser realizadas de maneira concomitante para melhorar o equilíbrio de distribuição de pressão da descompressão na muscular extrínseca ocular.

A decisão de qual tipo de abordagem deva ser realizada é baseada na experiência do cirurgião, depende da indicação da descompressão e do grau de exoftalmia a ser corrigido. A indicação mais comum para descompressão é exoftalmia causada pela doença de Graves. Outra indicação é no pseudotumor inflamatório da órbita, cujo paciente apresenta exoftalmia porém com as taxas hormonais da tireoide normais (Fig. 33-7). Essas condições levam a alterações estéticas e funcionais dos pacien-

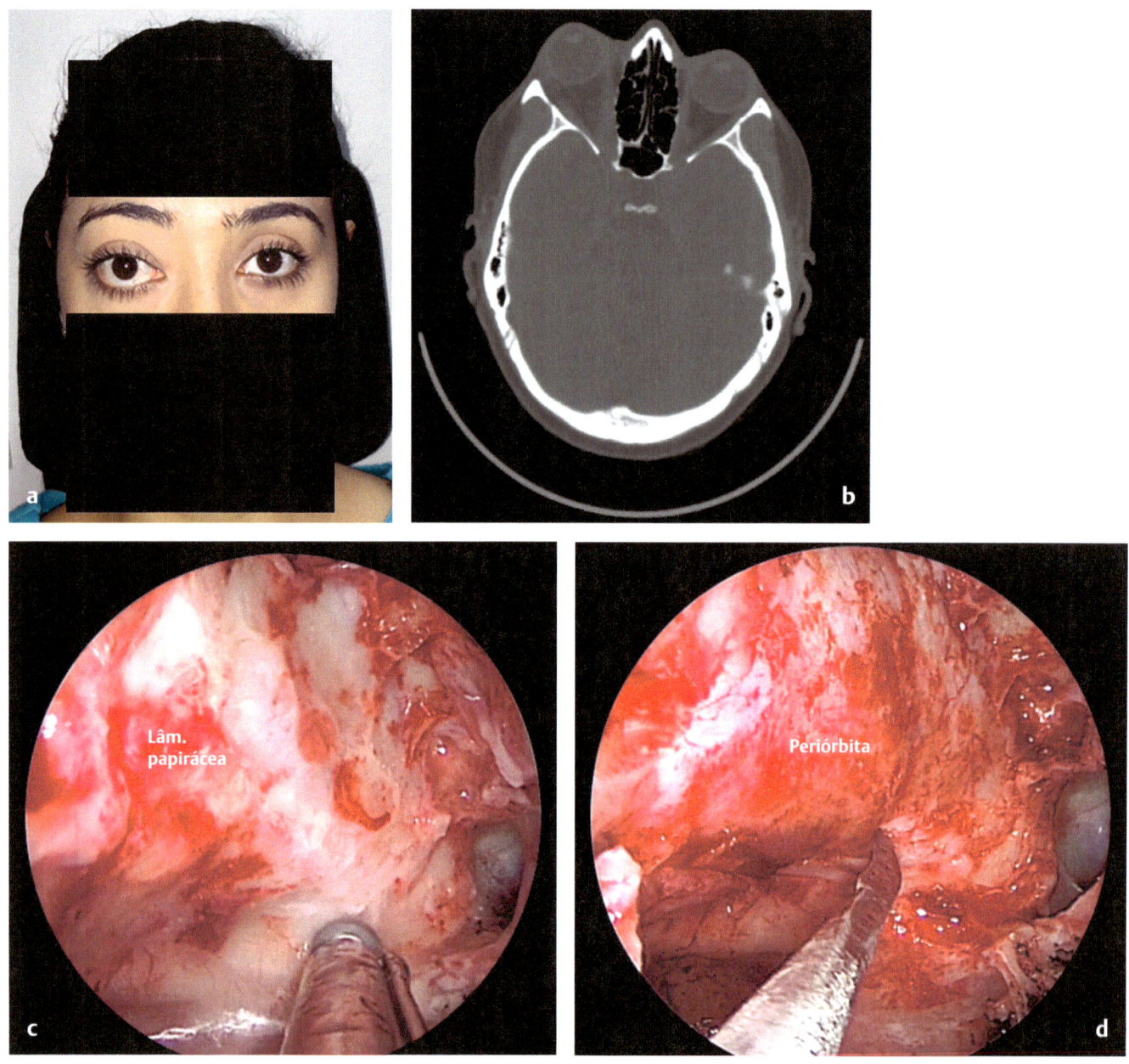

Fig. 33-7. Descompressão da parede medial de órbita direita. Paciente de 32 anos, feminino, com quadro de exoftalmia à direita e diagnóstico de pseudotumor inflamatório, sem melhora ao tratamento clínico. (**a**) Foto retirada no pré-operatório, observa-se que o olho direito está mais volumoso que o esquerdo. (**b**) Tomografia computadorizada de seios paranasais, janela para partes moles, identifica-se a assimetria entre as órbitas. (**c-e**) Cirurgia transnasal com endoscópio de 30° para descompressão de órbita direita. (**c**) Remoção do processo orbitário do osso palatino com auxílio de broca diamantada. (**d**) Incisão da periórbita de posterior para anterior. *(Continua)*

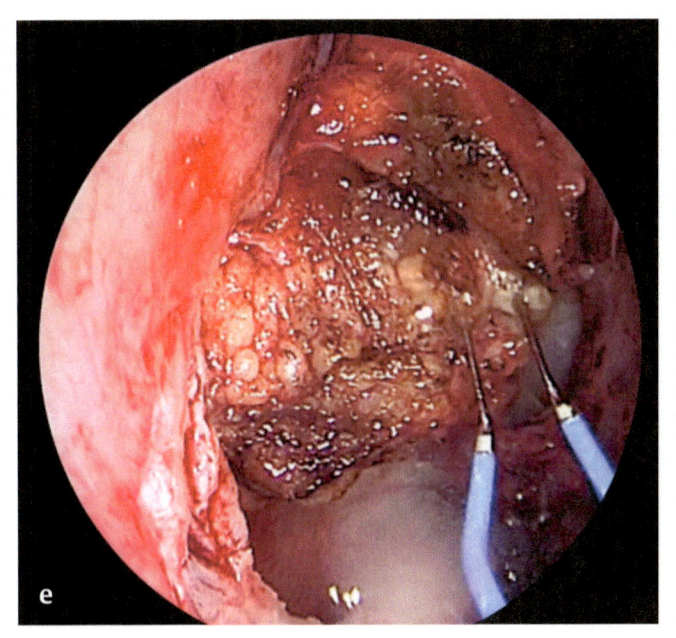

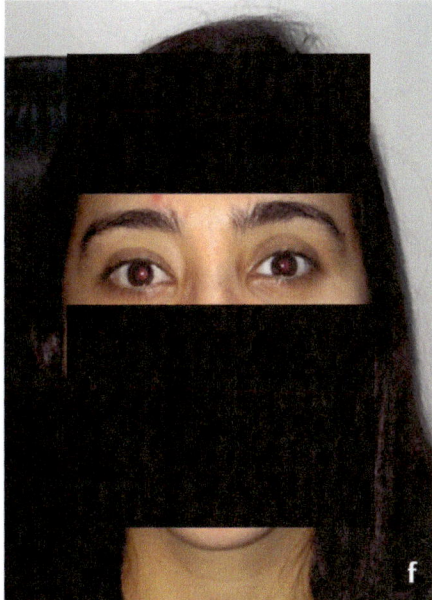

Fig. 33-7. *(Cont.)* (**e**) Cauterização com bipolar da gordura excedente extraconal para evitar bloqueio da drenagem do seio frontal. (**f**) Controle pós-operatório de 6 meses. Exoftalmometria (exame realizado para medir a exoftalmia) pré-operatória em olho direito: 22 mm; pós-operatória: 14 mm.

tes, com aumento do diâmetro da musculatura e da gordura dentro do cone orbitário, que em casos extremos pode causar até mesmo neuropatia compressiva do nervo óptico no ápice orbitário, necessitando de descompressão do nervo óptico. Outras indicações para descompressão são as lesões vasculares ou os tumores que podem causar neuropatia óptica compressiva ou mesmo defeitos estéticos.

A descompressão medial da órbita por via transnasal foi descrita em 1957.[17] Kenedy *et al.* realizaram a modernização das técnicas de descompressão por via endoscópica endonasal, as quais se mostraram tão efetivas quanto as realizadas anteriormente e com menos morbidade.

Para a descompressão da parede medial da órbita, é necessária a realização de sinusotomia maxilar, que permite a visualização do limite inferior; de etmoidectomia, que expõe a parede medial; da sinusotomia frontal, que auxilia na identificação do limite superior e anterior, além de ajudar na manutenção da drenagem do seio frontal no pós-operatório. A sinusotomia esfenoidal garante uma ampla exposição da parede medial. Consideramos a ressecção da concha média e a ressecção do processo orbitário do osso palatino com auxílio de brocas diamantadas extremamente importantes quando se deseja obter resultados mais expressivos em pacientes com grande exoftalmia (Fig. 33-7).

A mucosa que cobre a lâmina papirácea é removida, permitindo a exposição óssea. O osso é fraturado e removido desde o osso lacrimal até o esfenoide (anteroposteriormente) e do frontal até o maxilar (superoinferiormente) expondo para a cavidade nasal o cone orbitário. Assim que o osso é removido, a periórbita fica exposta.

A abertura da periórbita é alvo de discussões amplas na literatura. A incisão deve ser realizada de posterior (onde existe menor concentração de gordura) para anterior com instrumento cortante. Identifica-se o músculo reto medial porém deve-se evitar sua manipulação excessiva, diminuindo complicações como diplopia (*orbital sling*)[7] (Vídeo 33-1).

Descompressão do Nervo Óptico

A descompressão do nervo óptico já foi descrita por diversos autores. Tradicionalmente, pode ser realizada por via transorbitária, transetmoidal externa, transantral, por microscópio intranasal e por craniotomia. A via transnasal mostrou vantagens em relação a outras técnicas, incluindo a preservação do olfato, o rápido tempo de recuperação, a ausência de cicatrizes e um campo operatório melhor (Fig. 33-8).[7] O conhecimento do curso da artéria oftálmica, mais frequentemente em posição inferolateral em relação ao nervo óptico, torna as explorações do canal óptico mais seguras.[16,18]

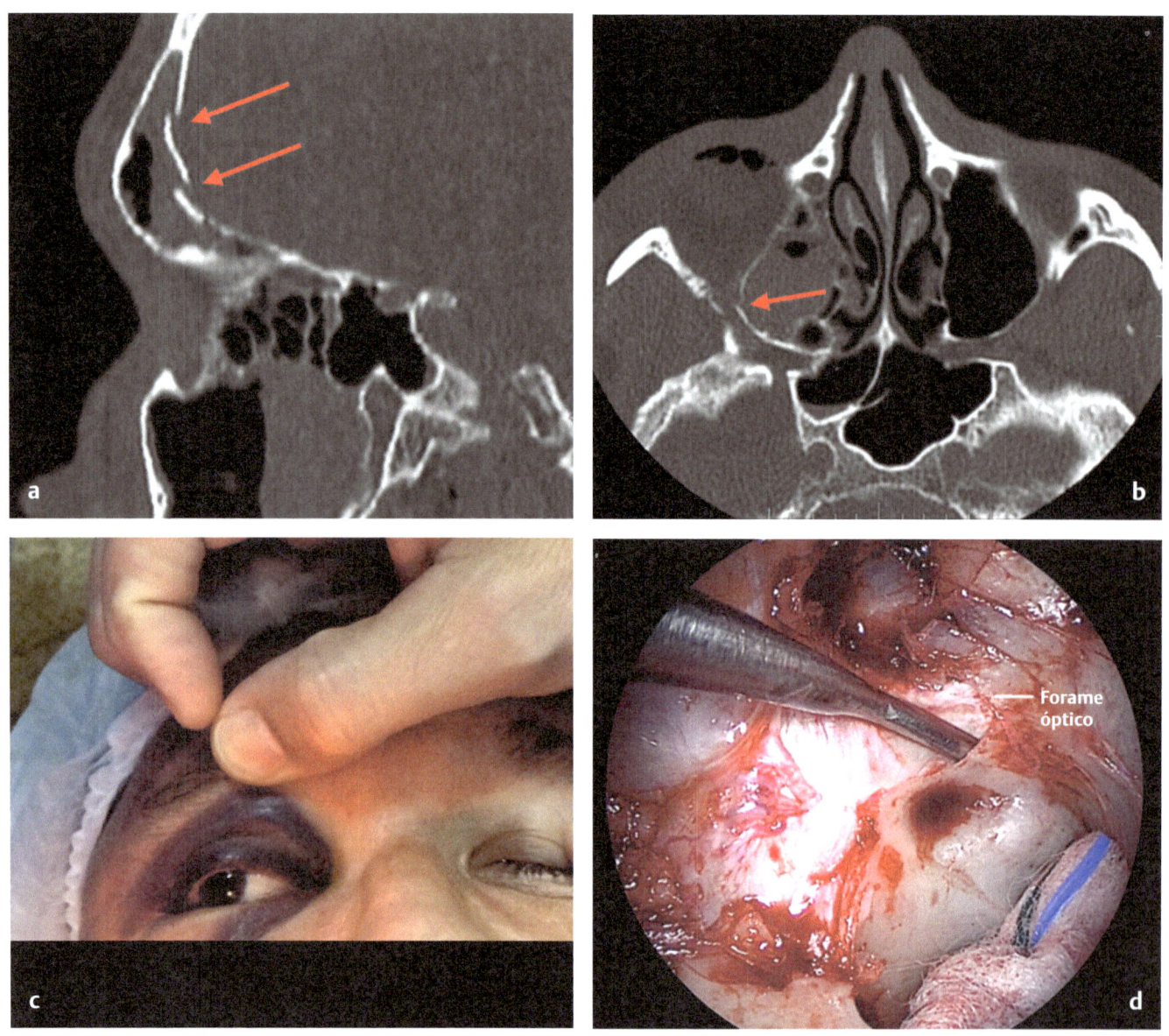

Fig. 33-8. Descompressão do canal óptico. Paciente de 36 anos, masculino, com cegueira total em olho direito após trauma craniofacial com evolução de 10 horas. (**a**, **b**) Tomografia computadorizada de seios paranasais, janela para osso. (**a**) Corte sagital, as setas identificam as fraturas da parede posterior do seio frontal. (**b**) Corte axial, a seta aponta para fratura no canal óptico. (**c**) Hematoma periorbitário pós-trauma, pré-operatório. (**d-f**) Abordagem transnasal com endoscópio de 0°. (**d**) Remoção óssea do forame que recobre o nervo óptico e exposição da dura-máter que recobre o nervo, que é contínua com a periórbita. *(Continua)*

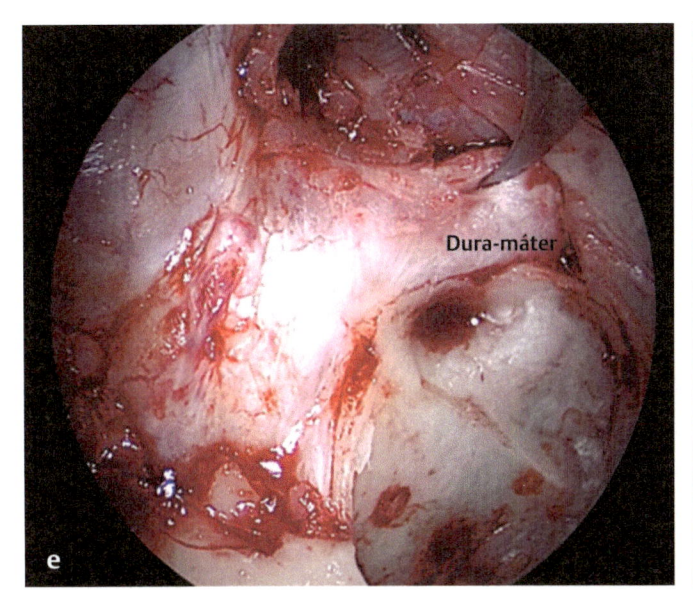

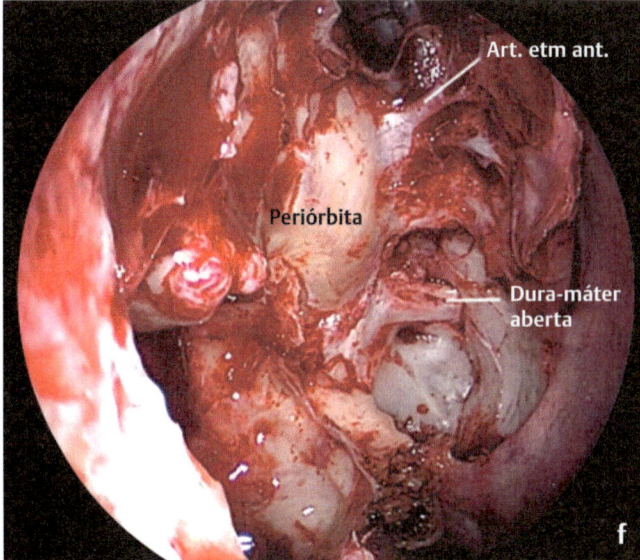

Fig. 33-8. *(Cont.)* (**e**) Incisão na borda superior para evitar a lesão da artéria oftálmica. (**f**) Aspecto final do procedimento, exposição da órbita, da base do crânio e abertura do forame óptico. Esse procedimento é realizado como uma tentativa de restabelecer a acuidade visual, porém o prognóstico é muito limitado; no caso apresentado, o paciente não recuperou a visão. Art.: artéria; etm.: etmoidal; ant.: anterior.

NEOPLASIAS PRIMÁRIAS DE ÓRBITA

O grande desafio da abordagem das neoplasias orbitárias é a manipulação de um pequeno e estreito compartimento, que contém múltiplas estruturas que podem levar a sequelas de evolução rápida e, muitas vezes, irreversíveis. O paciente deve ser acompanhado por equipe interdisciplinar para documentação da lesão, avaliação do prognóstico e possíveis sequelas. Os principais sinais e sintomas incluem: proptose, distopia do globo ocular, dor e/ou restrição do movimento, parestesia associada ao acometimento de V1 e V2, diminuição do campo visual, ptose e diplopia.[19]

As lesões neoplásicas são representativas nas doenças da órbita, e dada a variedade de estruturas do cone orbitário, diversos tipos histológicos são possíveis. As lesões mais comuns são as de origem vascular, cística e linfocítica. É válido lembrar que as lesões secundárias são mais comuns que as primárias e podem ter origem em estruturas adjacentes à periórbita.

As lesões vasculares, entre elas os hemangiomas e os linfangiomas, são os tumores mais encontrados no cone orbitário. Os hemangiomas geralmente são encontrados acidentalmente. Essas lesões apresentam crescimento lento e têm um importante realce com contraste, podendo conter focos de calcificação intralesional. Têm predominância no gênero feminino, um crescimento lento e, quando volumosos, podem causar proptose sem dor. Na histologia, é composto por espaços vasculares separados por septo fibroso com pseudocápsula.[19,20]

Outras neoplasias menos frequentes são: cistos dermoides, linfomas, sarcomas e tumores malignos da glândula lacrimal. Lesões bilaterais são sugestivas de desordens sistêmicas ou metastáticas. Aproximadamente 3% de todos os tumores orbitários representam lesões metastáticas de câncer de mama, próstata e pulmão.[19]

A documentação da acuidade visual e mobilidade extrínseca ocular deve ser realizada antes de todas as cirurgias orbitárias. O estudo radiológico com tomografia computadorizada e ressonância magnética permite avaliar e determinar o tamanho da lesão, a localização, se existe infiltração e a relação com as estruturas neurovasculares adjacentes.

De maneira geral, as lesões localizadas mais próximo ao ápice orbitário e mediais ao nervo óptico têm como principal indicação a ressecção transnasal endoscópica (Figs. 33-9 a 33-11 e Vídeo 33-2).[16,21] Lesões localizadas medialmente em um plano paramediano ao nervo óptico foram consideradas irressecáveis por muitos anos. O advento de reconstruções em terceira dimensão permitiu delimitar a ressecabilidade das lesões, criando uma linha imaginária que passa da narina contralateral até a margem inferior do nervo óptico. Essa seria a visão do cirurgião durante o procedimento, permitindo o planejamento cirúrgico do ponto de vista endonasal (Fig. 33-12).[22]

Não é incomum a realização de abordagem transeptal e a utilização de acesso binostril, o que permite a cirurgia em "quatro mãos".[21] A retração do músculo reto medial de maneira adequada pode auxiliar na ressecção de algumas lesões.[23-25]

O sangramento de pequenos vasos que são rompidos durante a dissecção pode ser contornado com cotonoides embebidos em solução salina e a irrigação com solução salina aquecida.[26] A gordura extraconal pode ser removida ou mesmo cauterizada com bipolar, no entanto a gordura intraconal deve somente ser mobilizada.[19]

Não existe consenso sobre a necessidade de reconstrução da parede medial da órbita após ressecção de lesões intraorbitárias. Alguns autores sugerem realizar a confecção de retalho nasosseptal. Assim, seria possível cobrir o defeito na janela óssea orbitária, diminuindo o risco de enoftalmia e diplopia. As reconstruções rígidas devem ser evitadas pela possibilidade de síndrome orbitária compartimental.[19,24] Na nossa prática, geralmente optamos por não realizar reconstruções, deixamos a parede medial da órbita cicatrizar por segunda intenção, com isso a periórbita se refaz naturalmente, com resultados estéticos e funcionais excelentes.

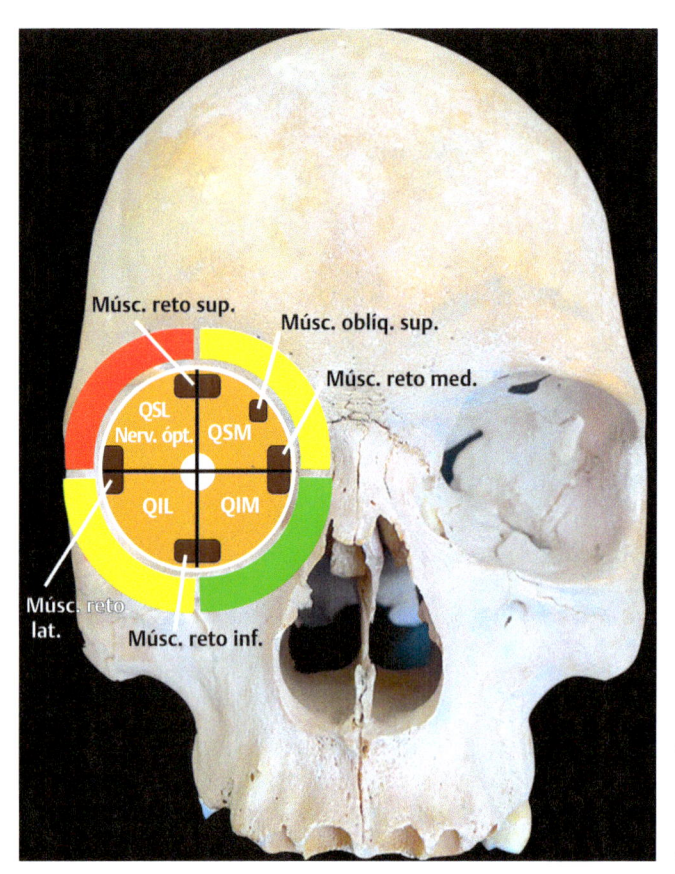

Fig. 33-9. Representação das abordagens transnasais ao cone orbitário. Divisão da órbita em quadrantes em relação ao nervo óptico. No quadrante inferior e medial, a faixa verde significa que os acessos puramente endoscópicos transnasais podem ser realizados para abordagem de lesões que ocupem esse espaço. No quadrante superior e medial, a faixa amarela significa sinal de atenção pela possibilidade de combinação de acesso transnasal e aberto, especialmente quando as lesões se encontram superiores e em íntima relação com o nervo óptico; nessa localização, quando realizamos abordagens transnasais puras, damos preferência ao acesso binostril, com janela septal para angular a visão e realizar manipulação da órbita. No quadrante inferior e lateral, representado pela faixa amarela, é possível realizar a abordagem transnasal, porém alertamos para possível necessidade de combinação com acessos transmaxilares. No quadrante superior e lateral, representado pela faixa vermelha, a abordagem da lesão por via transnasal não tem indicação, tanto pela dificuldade de manipulação quanto pelo risco de lesão do nervo óptico. Músc.: músculo; sup.: superior; oblíq.: oblíquo; med.: medial; Nerv.: nervo; ópt.: óptico; QIM: quadrante inferior e medial; QSM: quadrante superior e medial; QIL: quadrante inferior e lateral; QSL: quadrante superior e lateral.

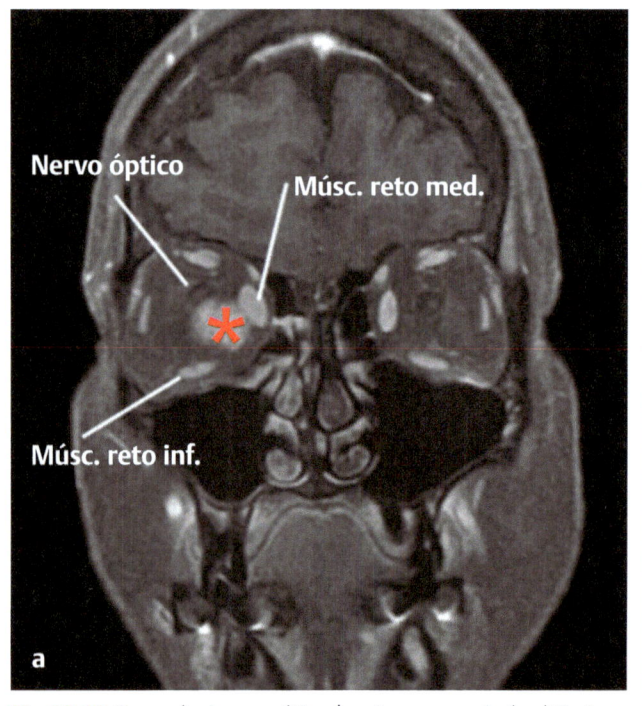

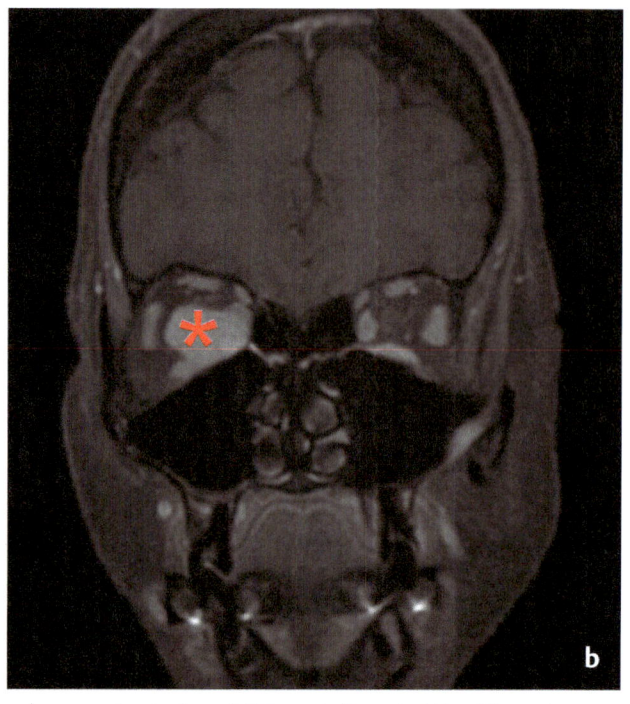

Fig. 33-10. Ressonância magnética de seios paranasais. (a-c) Corte coronal com contraste de gadolínio onde é possível identificar o tumor vascularizado (★) em órbita direita, observa-se que o nervo óptico está superior e lateral ao tumor, o que favorece o acesso transnasal endoscópico. *(Continua)*

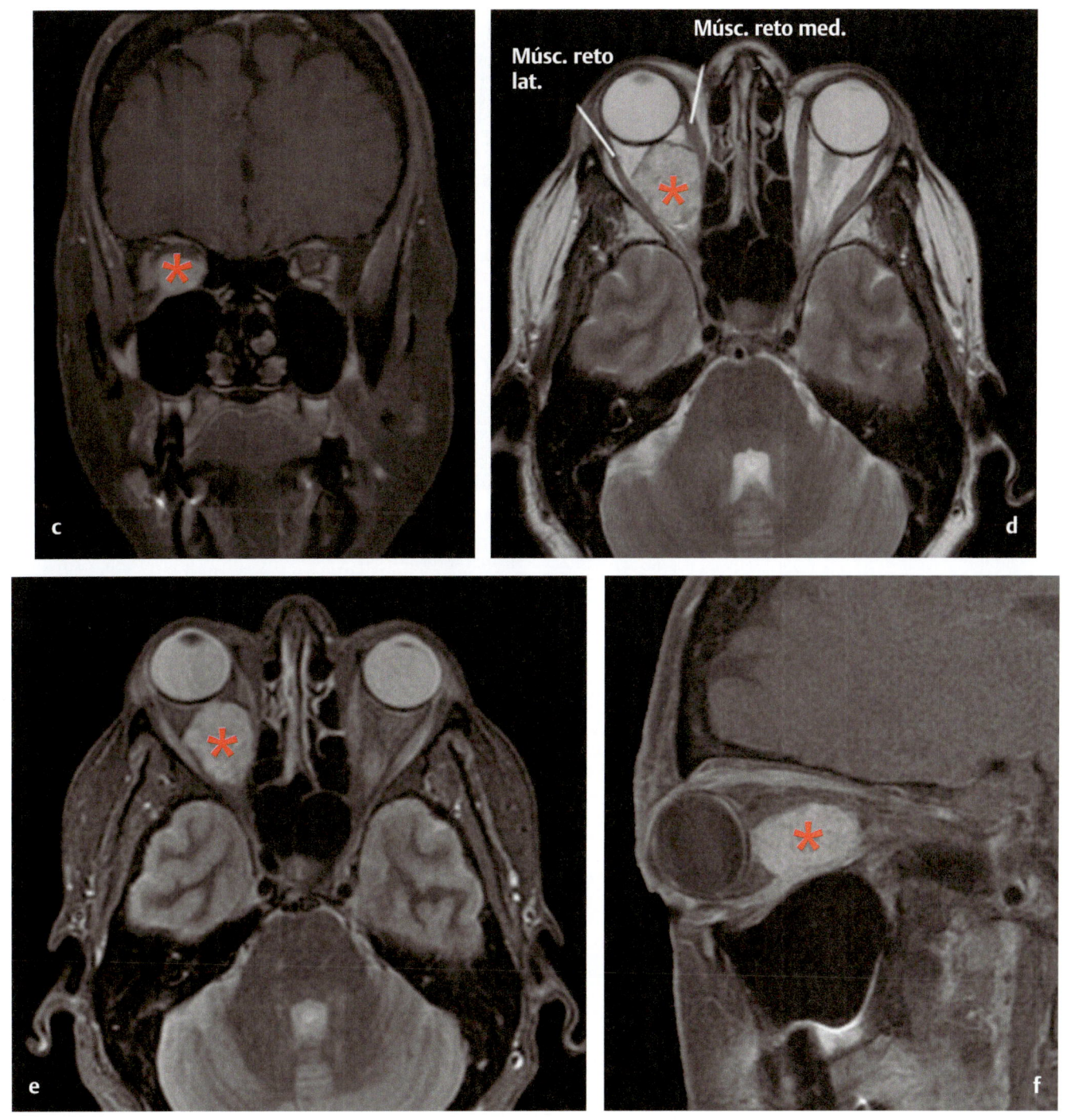

Fig. 33-10. *(Cont.)* (d-e) Corte axial em T2. (e) Supressão de gordura. (f) Corte sagital. Músc.: músculo; med.: medial; inf.: inferior; lat.: lateral.

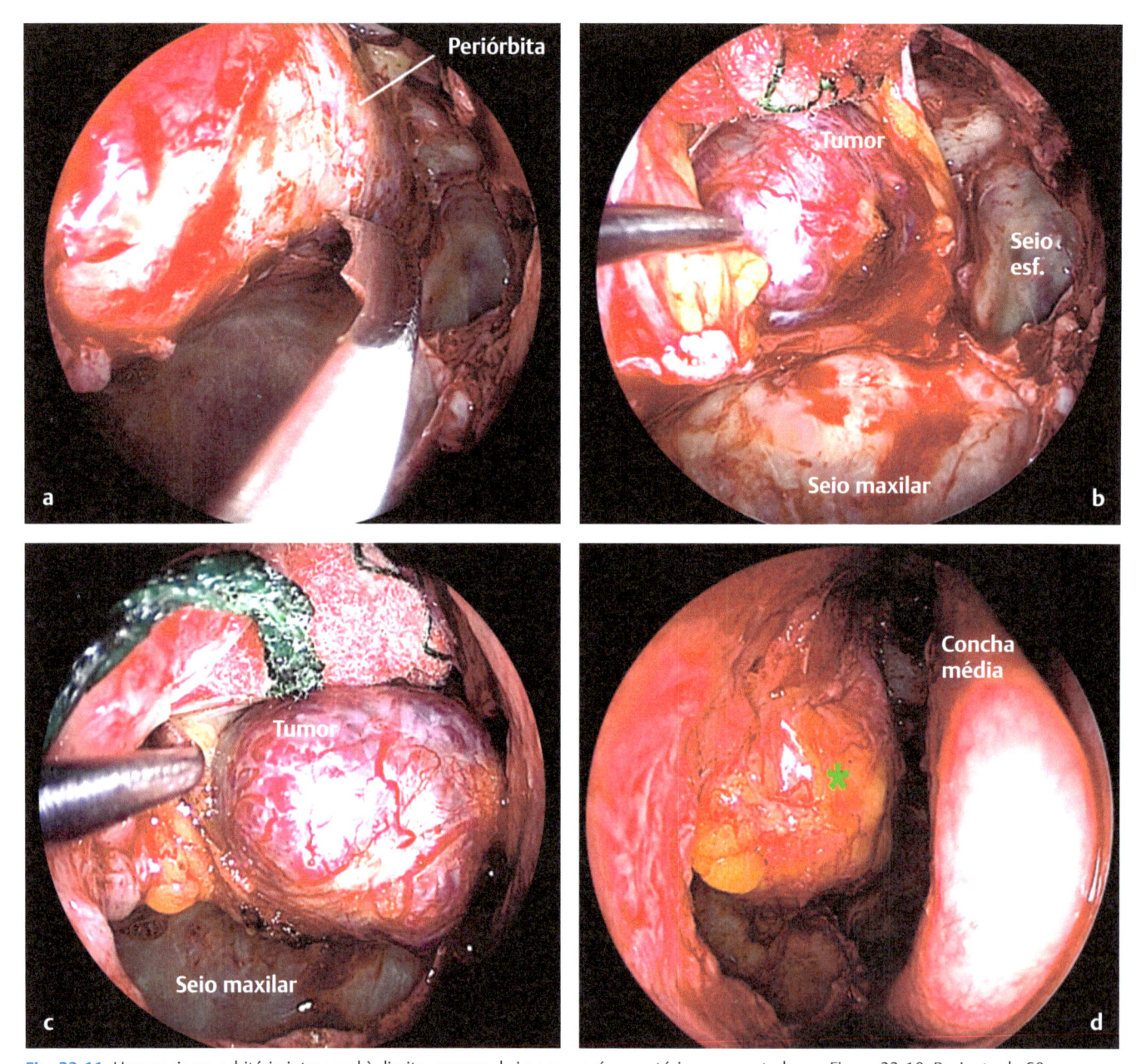

Fig. 33-11. Hemangioma orbitário intraconal à direita, exames de imagem pré-operatórios apresentados na Figura 33-10. Paciente de 60 anos, feminino, sem queixas. O hemangioma foi um achado ocasional. (**a-d**) Abordagem transnasal com endoscópio de 30°. (**a**) Incisão na periórbita. (**b**) Exposição do tumor. (**c**) Descolamento do tumor com auxílio de cotonoide embebido em solução salina. (**d**) Aspecto final do procedimento cirúrgico, gordura orbitária exposta (★) e concha média preservada. *(Continua)*

CAPÍTULO 33 ■ ABORDAGEM TRANSNASAL ENDOSCÓPICA DA ÓRBITA 409

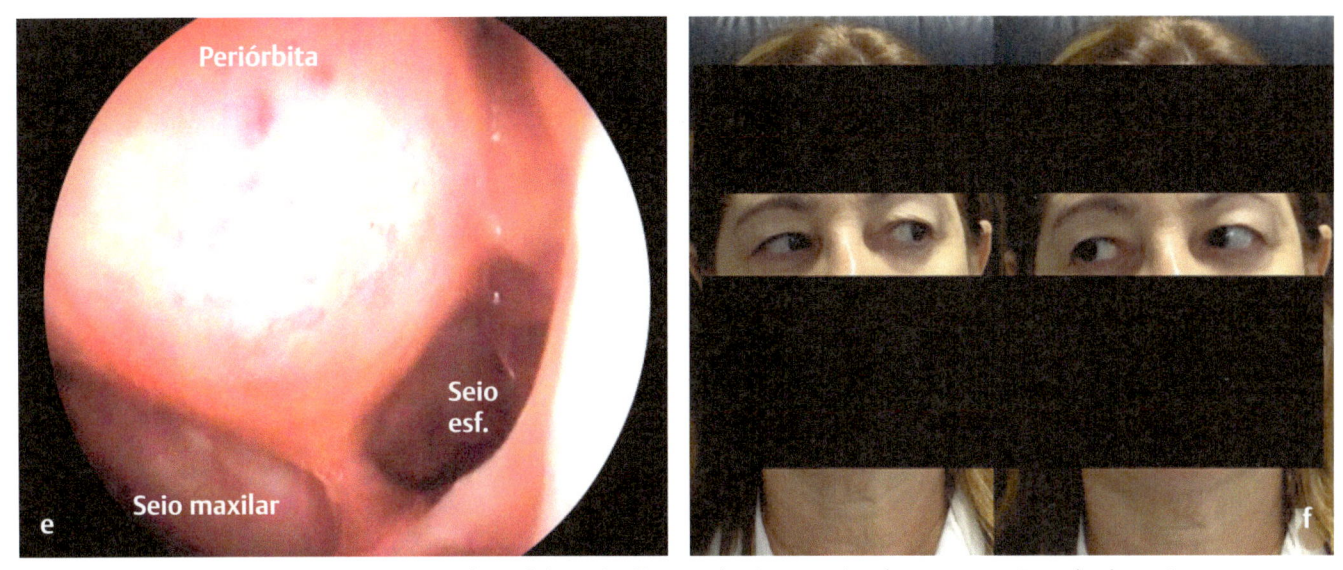

Fig. 33-11. *(Cont.)* (e) Controle pós-operatório endonasal de 1 mês. (f) Controle pós-operatório da movimentação ocular de 1 mês.

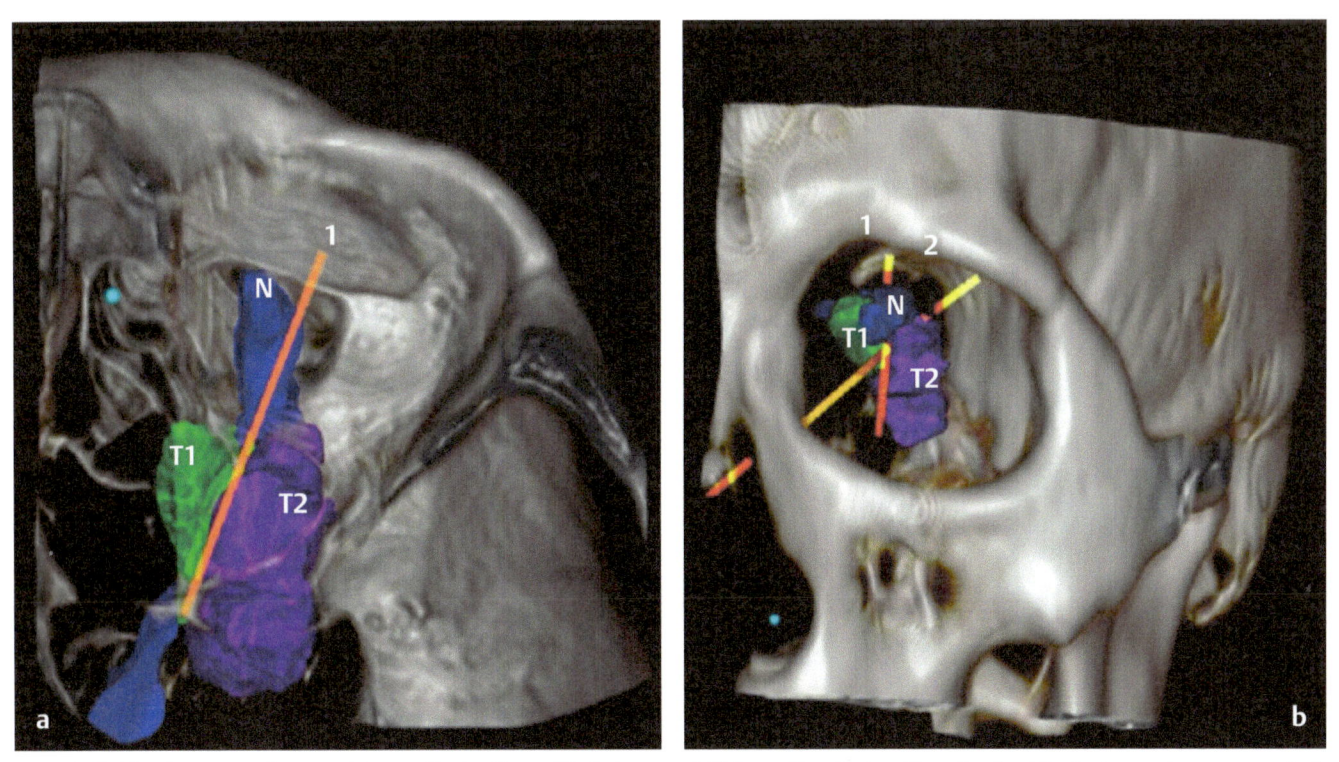

Fig. 33-12. Planejamento pré-operatório com ilustração em 3D de tumor orbitário em 2 pacientes diferentes. (a-c) Paciente com tumor ressecável. *(Continua)*

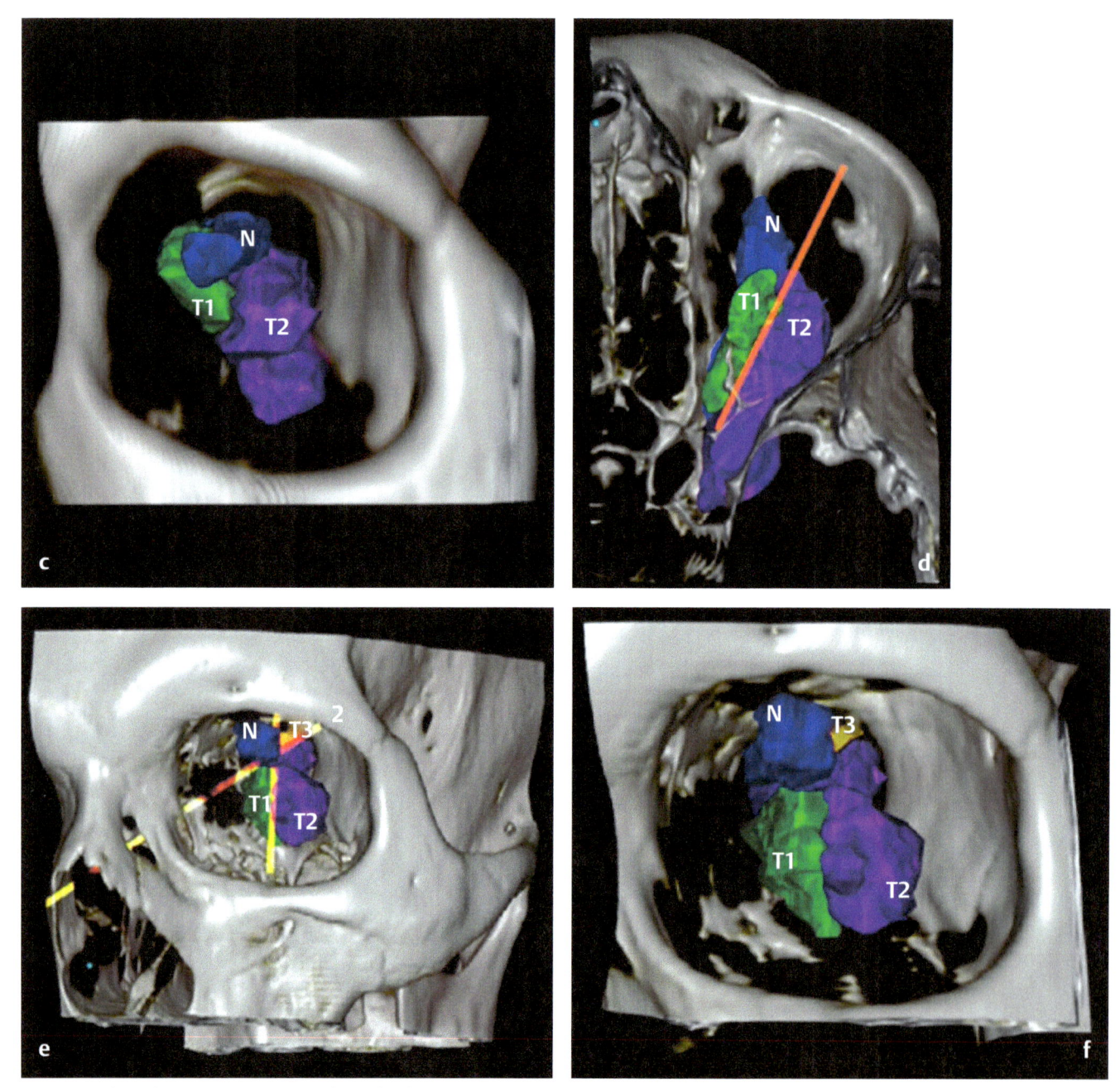

Fig. 33-12. *(Cont.)* **(d-f)** Tumor irressecável em abordagem puramente endoscópica. Linha 1 divide o cone orbitário em medial e lateral (representa um plano ao longo do nervo óptico). Linha 2 representa o plano de ressecabilidade por via endoscópica das lesões orbitárias (plano que parte da narina contralateral e passa inferior à margem inferior do nervo óptico).

REFERÊNCIAS BIBLIOGRÁFICAS

1. Stammberger H. Nasal and paranasal sinus endoscopy. A diagnostic and surgical approach to recurrent sinusitis. Endoscopy. 1986;18(6):213-8.
2. Messerklinger W. [Role of the lateral nasal wall in the pathogenesis, diagnosis and therapy of recurrent and chronic rhinosinusitis]. Laryngol Rhinol Otol (Stuttg). 1987;66(6):293-9.
3. Kassam AB, Gardner P, Snyderman C, et al. Expanded endonasal approach: fully endoscopic, completely transnasal approach to the middle third of the clivus, petrous bone, middle cranial fossa, and infratemporal fossa. Neurosurg Focus. 2005;19(1).
4. Carrau RL, Jho HD, Ko Y. Transnasal-transsphenoidal endoscopic surgery of the pituitary gland. Laryngoscope. 1996;106(7).
5. Sethi DS, Lau DPC. Endoscopic management of orbital apex lesions. Am J Rhinol. 1997;11(6):449-55.
6. Abuzayed B, Tanriover N, Gazioglu N, et al. Endoscopic endonasal approach to the orbital apex and medial orbital wall: Anatomic study and clinical applications. J Craniofac Surg. 2009;20(5).
7. Metson R, Pletcher SD. Endoscopic Orbital and Optic Nerve Decompression. Vol. 39, Otolaryngologic Clinics of North America. 2006.
8. Prevedello DM, Ditzel Filho LFS, Solari D, et al. Expanded endonasal approaches to middle cranial fossa and posterior fossa tumors. Vol. 21, Neurosurgery Clinics of North America. 2010.
9. Iaconetta G, De Notaris M, Cavallo LM, et al. The oculomotor nerve: Microanatomical and endoscopic study. Neurosurgery. 2010;66(3).

10. Dallan I, Castelnuovo P, De Notaris MS, et al. Endoscopic endonasal anatomy of superior orbital fissure and orbital apex regions: Critical considerations for clinical applications. Eur Arch Oto-Rhino-Laryngology. 2013;270(5).
11. Furuta M. Measurement of orbital volume by computed tomography: Especially on the growth of the orbit. Jpn J Ophthalmol. 2001;45(6):600-6.
12. Bentley RP, Sgouros S, Natarajan K, et al. Normal changes in orbital volume during childhood. J Neurosurg. 2002;96(4):742-6.
13. Bleier BS, Healy DY, Chhabra N, Freitag S. Compartmental endoscopic surgical anatomy of the medial intraconal orbital space. Int Forum Allergy Rhinol. 2014;4(7):587-91.
14. Rhoton ALJ. The orbit. Neurosurgery. 2002;51:S303-34.
15. Hart K, Theodosopoulos PV, Zimmer LA. Anatomy of the optic canal: A computed tomography study of endoscopic nerve decompression. Ann Otol Rhinol Laryngol. 2009;118(12):839-44.
16. Tepedino MS, Pinheiro-Neto CD, Bezerra TFP, et al. Endonasal identification of the orbital apex. Laryngoscope. 2016;126(1):33-8.
17. Walsh TE, Ogura JH. Transantral orbital decompression for malignant exophthalmos. Laryngoscope. 1957;67(6):544-68.
18. Slavin KV, Dujovny M, Soeira G, Ausman JI. Optic canal: Microanatomic study. Skull Base Surg. 1994;4(3).
19. Bleier BS, Freitag SL, Sacks R. Endoscopic Surgery of the Orbit – Anatomy, Pathology, and Management. First. Bleier B S, Freitag SL, Sacks R, editors. New York: Thieme Medical Publishers, Inc.; 2019. 159 p.
20. Harris GJ. Cavernous Hemangioma of the Orbital Apex: Pathogenetic Considerations in Surgical Management. Am J Ophthalmol. 2010;150(6):764-73.
21. Paluzzi A, Gardner PA, Fernandez-Miranda JC, et al. "Round-the-Clock" Surgical Access to the Orbit. J Neurol Surg B Skull Base. 2015;76(1):12-24.
22. Gregorio LL, Busaba NY, Miyake MM, et al. Expanding the limits of endoscopic intraorbital tumor resection using 3-dimensional reconstruction. Braz J Otorhinolaryngol. 2019;85(2):157-61.
23. Felippu A, Mora R, Guastini L, Peretti G. Transnasal approach to the orbital apex and cavernous sinus. Ann Otol Rhinol Laryngol. 2013;122(4):254-62.
24. Tomazic PV, Stammberger H, Habermann W, et al. Intraoperative medialization of medial rectus muscle as a new endoscopic technique for approaching intraconal lesions. Am J Rhinol Allergy. 2011;25(5):363-7.
25. Lin G, Freitag S, Kocharyan A, Yoon M, et al. Endoscopic Medial Rectus Muscle Retraction: Comparison of Techniques to Maximize Endoscopic Exposure of the Medial Orbit. J Neurol Surg Part B Skull Base. 2015;76(S 01):P019.
26. Kassam A, Snyderman CH, Carrau RL, et al. Endoneurosurgical hemostasis techniques: lessons learned from 400 cases. Neurosurg Focus. 2005;19(1).

COMPLICAÇÕES NA CIRURGIA ENDOSCÓPICA DOS SEIOS PARANASAIS

CAPÍTULO 34

Alexandre Felippu Neto ▪ Alexandre José de Sousa Cunha ▪ Alexandre Wady Debbes Felippu
André Wady Debbes Felippu ▪ Filippo Cascio

INTRODUÇÃO

A cirurgia endoscópica endonasal tem sido utilizada há mais de 40 anos em diversas situações clínico-cirúrgicas que vão além dos seios paranasais, nos quais já é aceita como método de escolha.

Considerando que a fossa nasal é um espaço natural e relacionado intimamente com a órbita e grande parte da base do crânio, é crescente o uso endoscópico desse espaço para abordar regiões anatômicas complexas que envolvem conhecimentos tradicionalmente dominados por outras especialidades.

Vale ainda lembrar que, em relação à cirurgia dos seios paranasais, a despeito de melhor visualização e magnificação das estruturas com a utilização dos endoscópios, a literatura mostra que a chance de complicações maiores, comparando-se a cirurgia sinusal tradicional com a cirurgia endoscópica, é semelhante.

A etmoidectomia (cirurgia sinusal mais frequente) tem a órbita como limite lateral e a base do crânio como limite superior,[1] e, de maneira geral, excetuando-se algumas complicações vasculares, a maioria das complicações é ocasionada pela violação dessas margens (Fig. 34-1).[5-33]

A técnica cirúrgica empregada é um importante fator relacionado a esses eventos.

A técnica mais usada (Messerklinger/Stammberger) é feita por ressecção sequencial das lamelas etmoidais; abertura das células medialmente e remoção das mesmas em sentido anteroposterior (etmoide posterior) e posteroanterior (etmoide anterior). Isso significa que é realizada de maneira "centrífuga", iniciando e prosseguindo medialmente para somente depois dirigir-se aos limites (Fig. 34-2).[3-4]

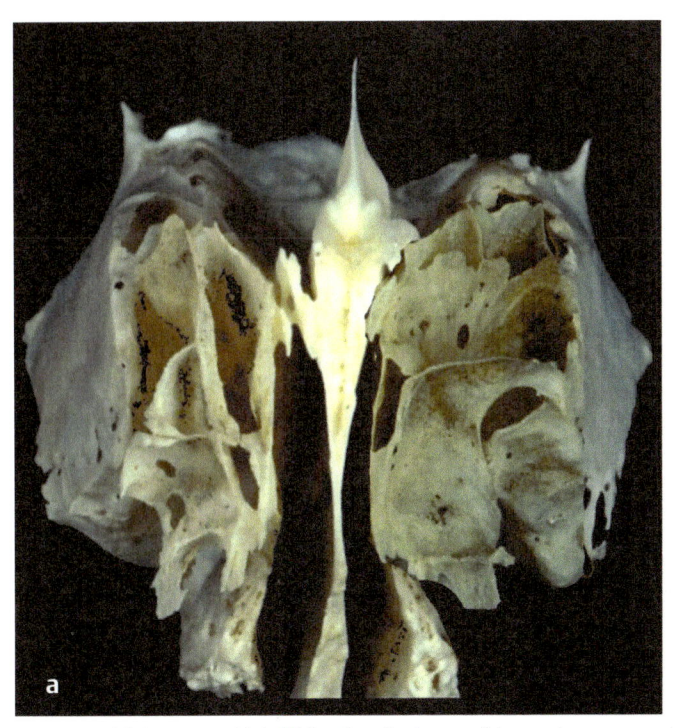

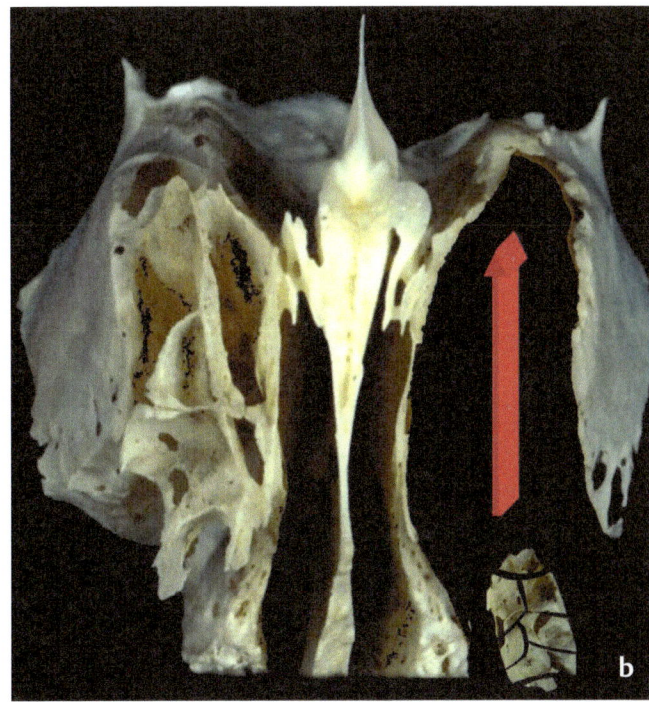

Fig. 34-1. (**a**) Osso etmoidal. (**b**) Realização de etmoidectomia com respeito às margens cirúrgicas, preservando a integridade das estruturas anatômicas adjacentes. *(Continua)*

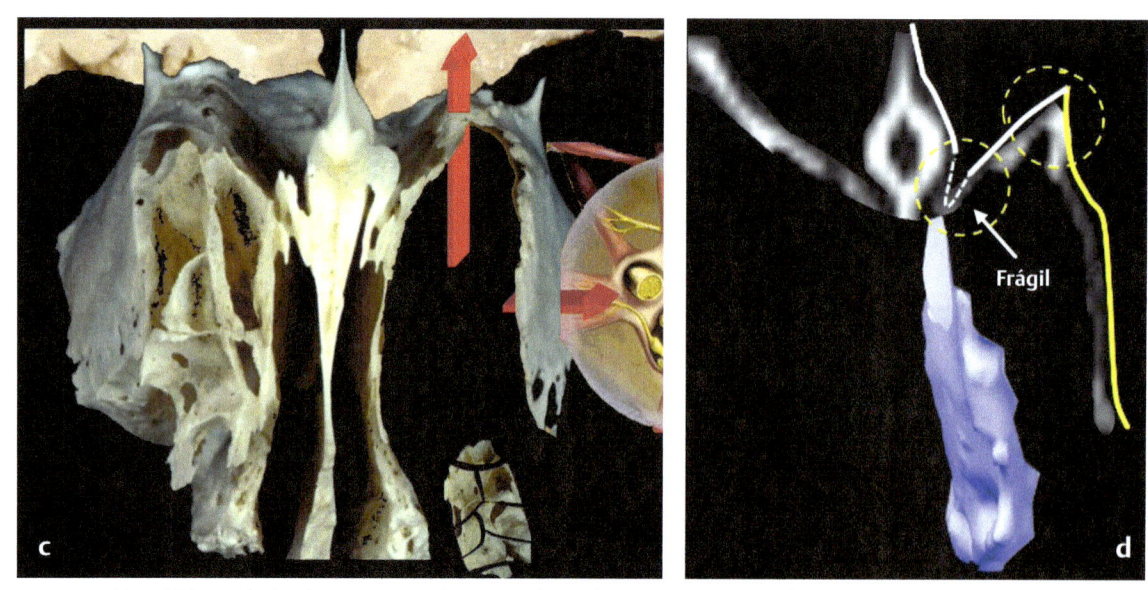

Fig. 34-1. *(Cont.)* (c) A violação das margens cirúrgicas pode resultar em severas complicações orbitárias ou intracranianas. (d) Variação da espessura óssea do teto etmoidal: a dura-máter é recoberta por uma camada óssea delgada medialmente e espessa lateralmente e, portanto, está mais propensa a lesões na primeira situação e mais protegida na segunda.

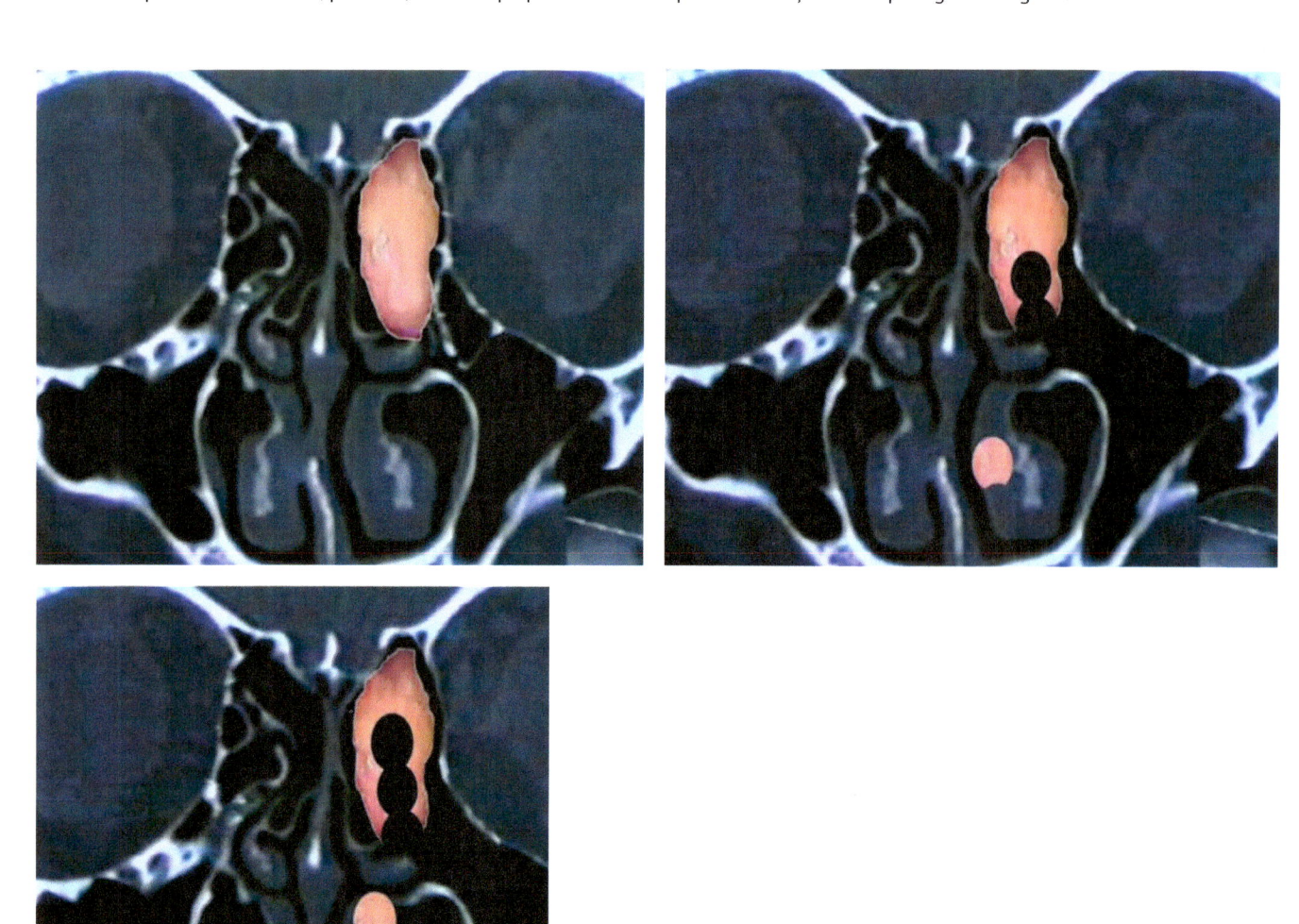

Fig. 34-2. A etmoidectomia centrífuga é realizada de medial para lateral e de caudal para cranial, em sentido anteroposterior (etmoide posterior) e posteroanterior (etmoide anterior). A identificação da órbita e da base do crânio é feita apenas no fim da cirurgia.

Com a grande variabilidade anatômica do seio etmoidal (Fig. 34-3), cirurgiões menos experientes podem encontrar dificuldades em se manterem precisamente orientados espacialmente e podem provocar lesões acidentais, com potencial de ocasionar complicações.

A presença de doenças inflamatórias ou neoplásicas acrescem dificuldade ao procedimento pela distorção anatômica (Fig. 34-4) que produzem, além do status inflamatório da mucosa, que se torna mais friável e mais propensa a sangramentos, dificultando ainda mais a localização dos pontos de reparo anatômicos, caso ainda existam.

A técnica centrípeta (Figs. 34-5 e 34-6) contribui significativamente para a redução desse tipo de intercorrência, uma vez que preconiza o controle dos dois principais reparos anatômicos, isto é, a órbita e a base do crânio, antes de quaisquer outros passos.

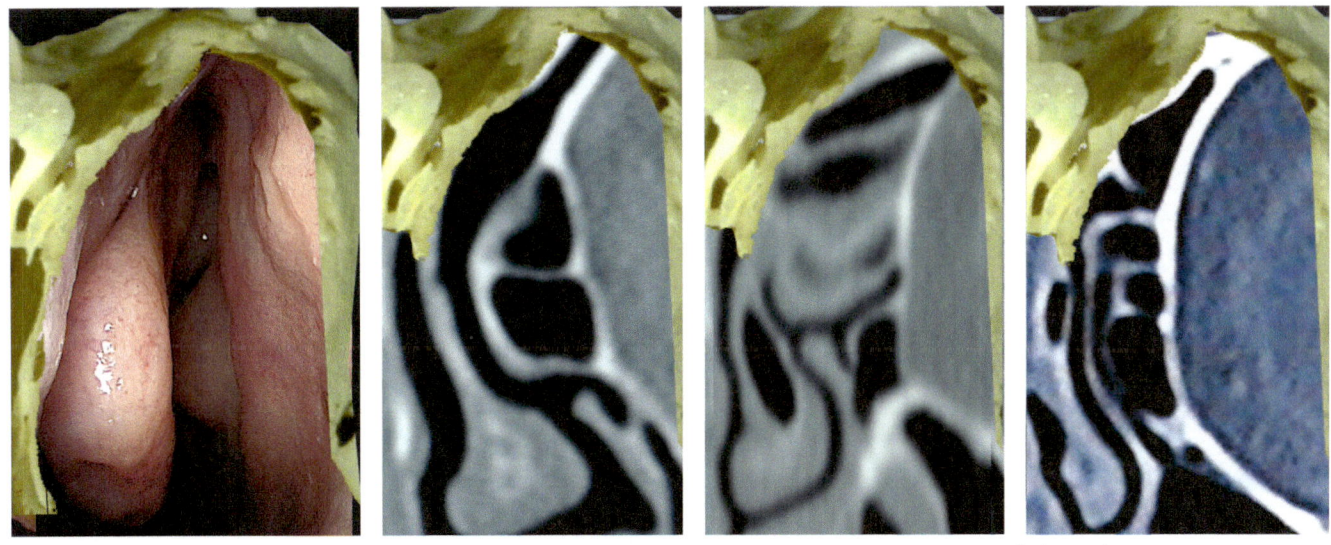

Fig. 34-3. Variabilidade anatômica do seio etmoidal (o mesmo aspecto endoscópico pode ter vários aspectos radiológicos).

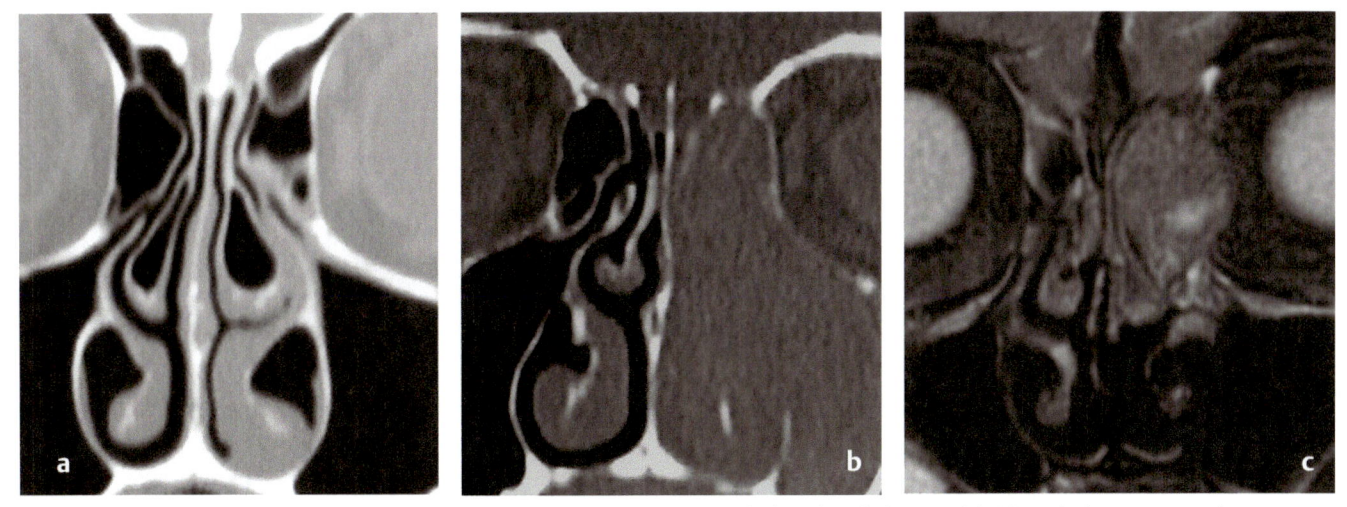

Fig. 34-4. (a) Anatomia preservada. (b) Destruição da anatomia interna com perda do trabeculado etmoidal. (c) Perda de contornos e limites anatômicos.

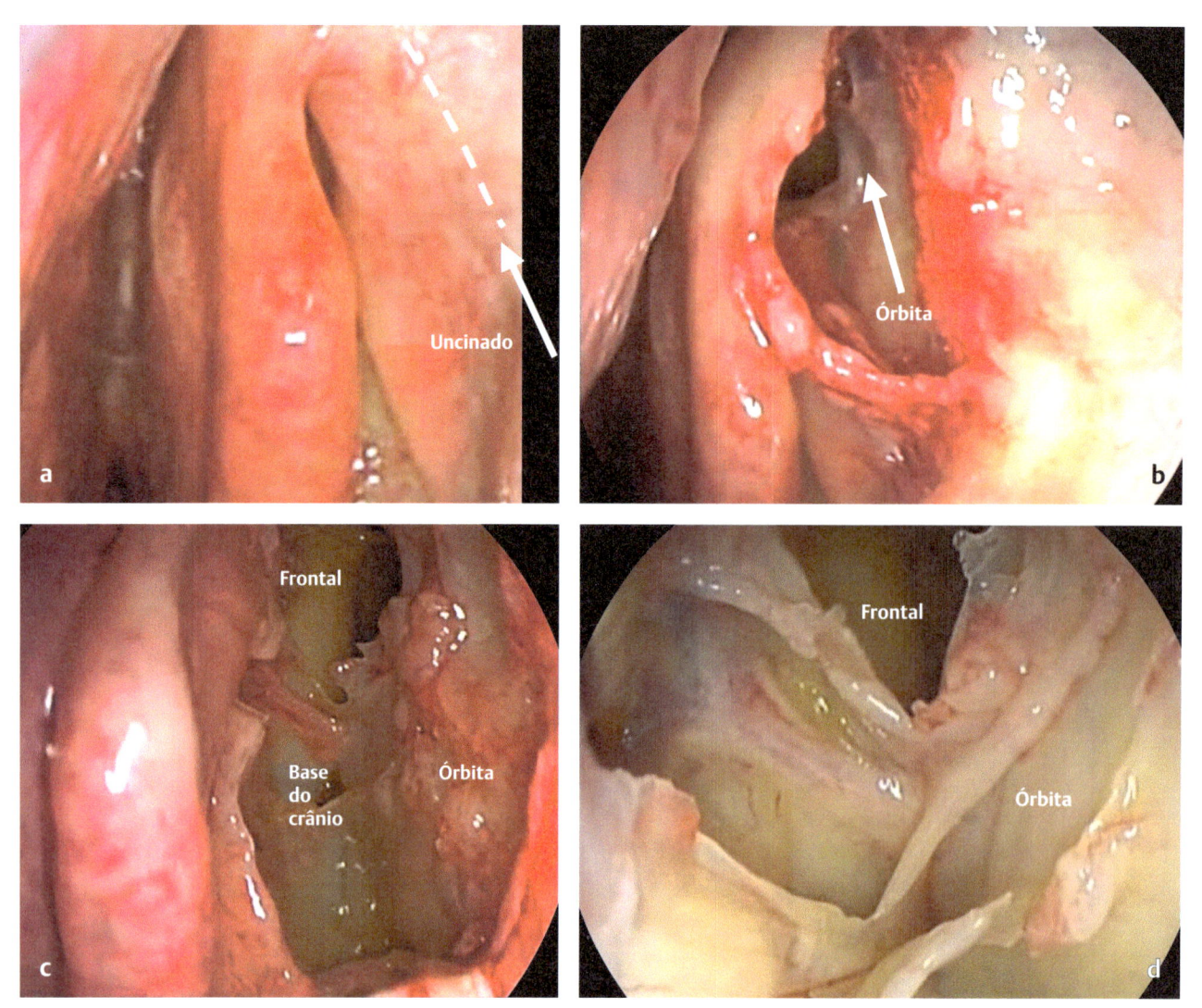

Fig. 34-5. A técnica centrípeta: seu fundamento consiste na precoce identificação dos limites cirúrgicos lateral (órbita) e superior (base do crânio) para que se proceda à dissecção tangenciando o rebordo orbitário enquanto é mantida visualização direta da base do crânio. (**a**) Incisão no processo frontal da maxila, anteriormente ao processo uncinado. (**b**) Identificação da parede orbitária medial: a órbita é seguida em direção superior para a localização do seio frontal. (**c**) Base do crânio após remoção de células etmoidais. O controle do seio frontal permite a dissecção dessas células mantendo a visualização da base do crânio, permitindo alcançar o resultado mostrado na fotografia. (**d**) A parede posterior do seio frontal é a porção anterior da base do crânio. Uma vez localizada, deve-se acompanhar a sua trajetória para o prosseguimento da etmoidectomia. Isso é o que possibilita o passo descrito em (**c**).

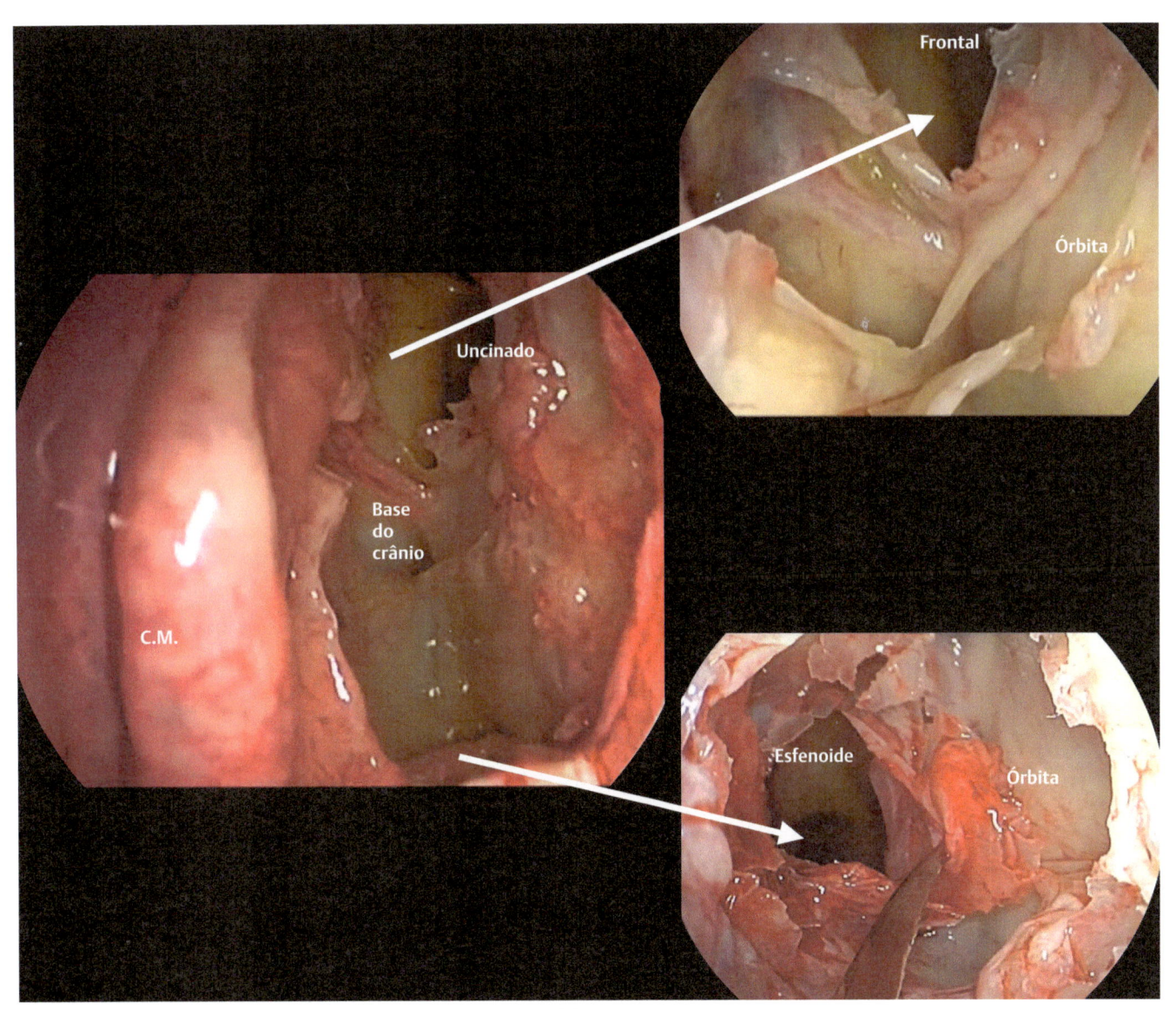

Fig. 34-6. Dissecção da base do crânio do seio frontal ao seio esfenoidal.

A técnica não sofre alterações em virtude do comportamento da patologia: a cirurgia será sempre a mesma (Figs. 34-7 e 34-8).

Para tanto, realiza-se inicialmente uma incisão vertical em sentido craniocaudal na lâmina ascendente da maxila (linha maxilar), anterior e superior à axila do corneto médio, prosseguindo até o dorso do corneto inferior, e inicia-se o descolamento submucoperiosteal do retalho. Prossegue-se a dissecção em sentido anterossuperior, identificando-se, a seguir, o osso lacrimal ou unguis (que será preservado) e o processo uncinado, que será dissecado desde sua inserção inferior até a sua implantação superior. Neste estágio, identifica-se a órbita (limite lateral da dissecção) e o seio maxilar. Daí, seguimos a parede medial da órbita superiormente em direção ao seio frontal. De acordo com a variabilidade anatômica individual, há casos em que a própria dissecção do processo uncinado permite o acesso ao seio frontal. Em outros, as células do *agger nasi* são removidas, mantendo-se sempre a lâmina ascendente da maxila como referência. A lâmina ascendente da maxila em sua porção superior continua com a linha frontal (Fig. 34-9).

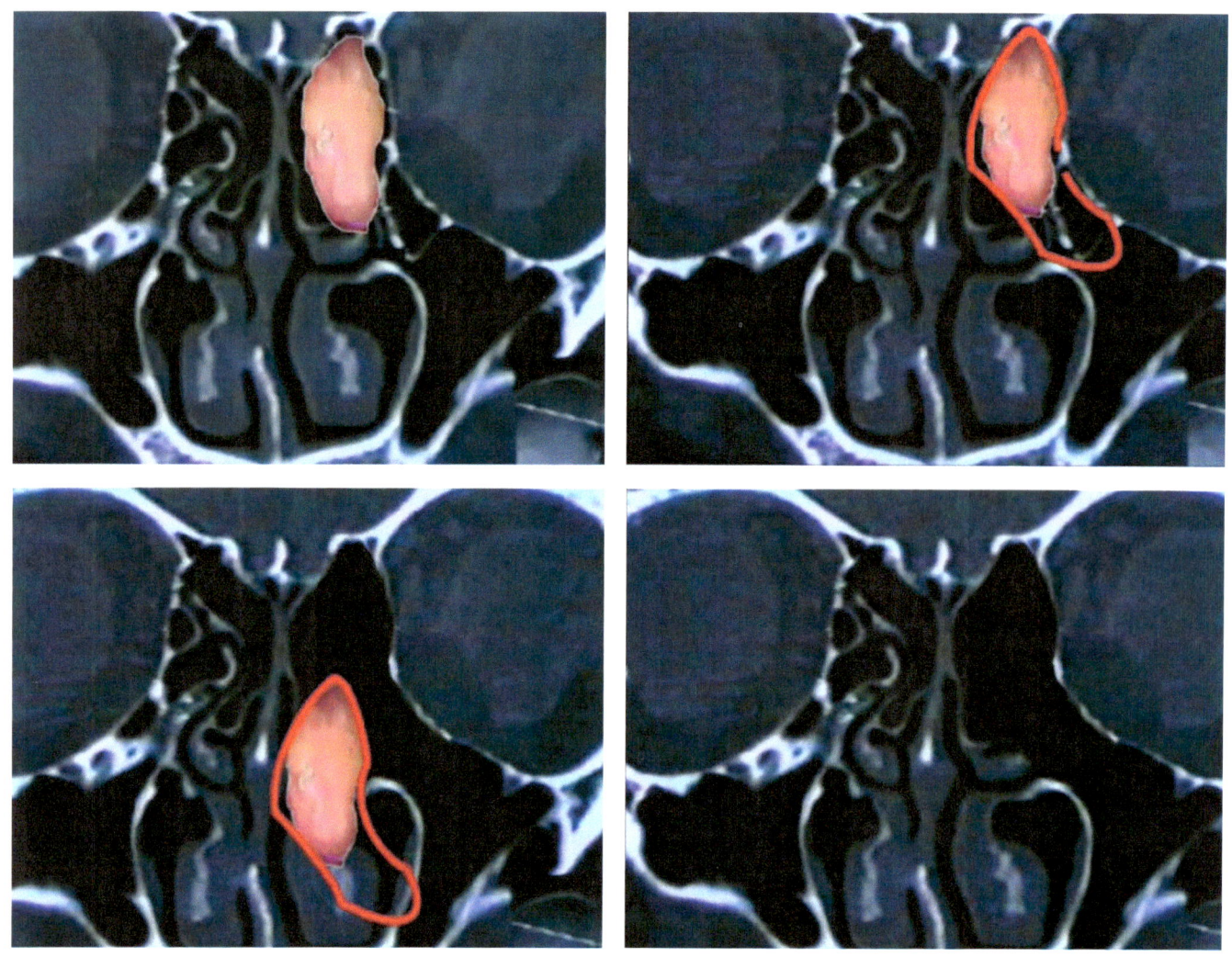

Fig. 34-7. A remoção da patologia é feita em bloco, tangenciando a órbita, sob visualização direta da base do crânio.

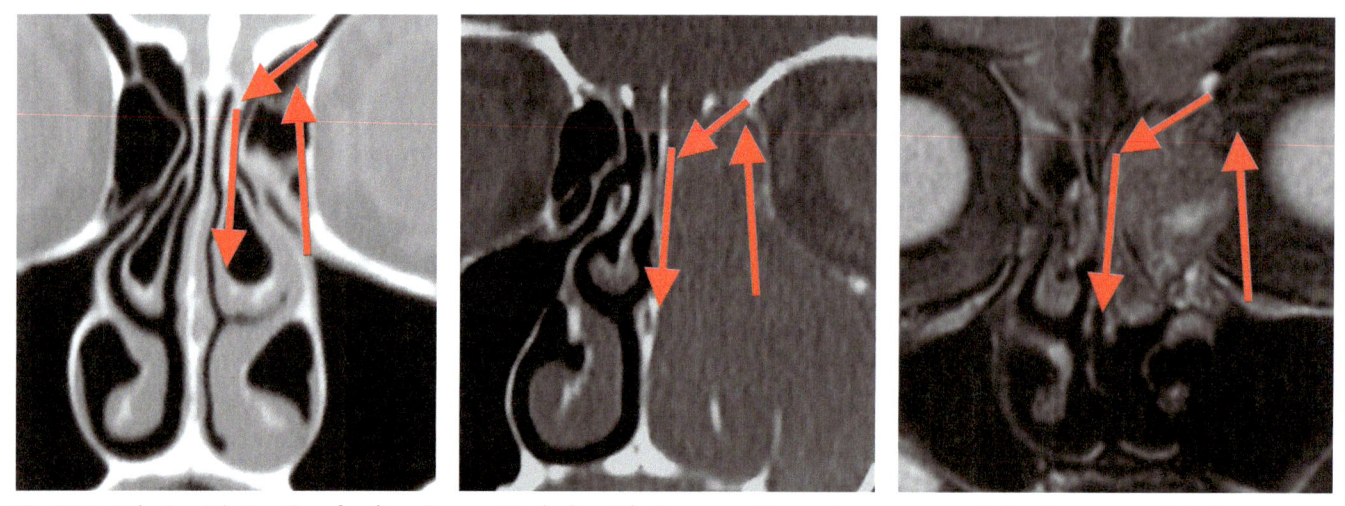

Fig. 34-8. A técnica cirúrgica não sofre alterações em virtude da patologia em questão, sendo sempre executada pelas margens da lesão.
(Continua)

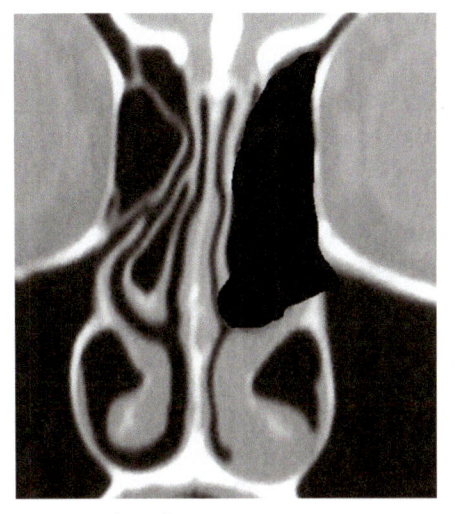

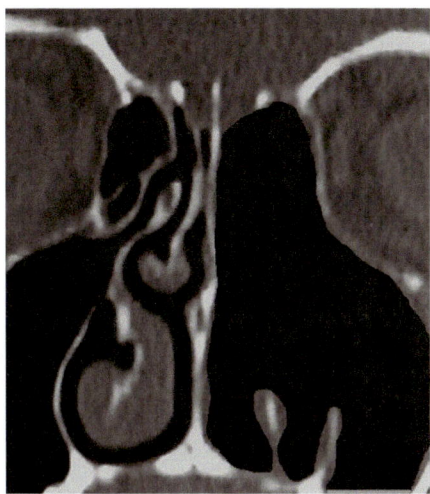

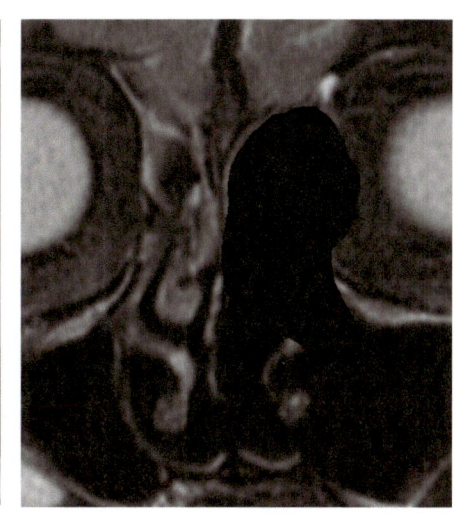

Fig. 34-8. *(Cont.)*

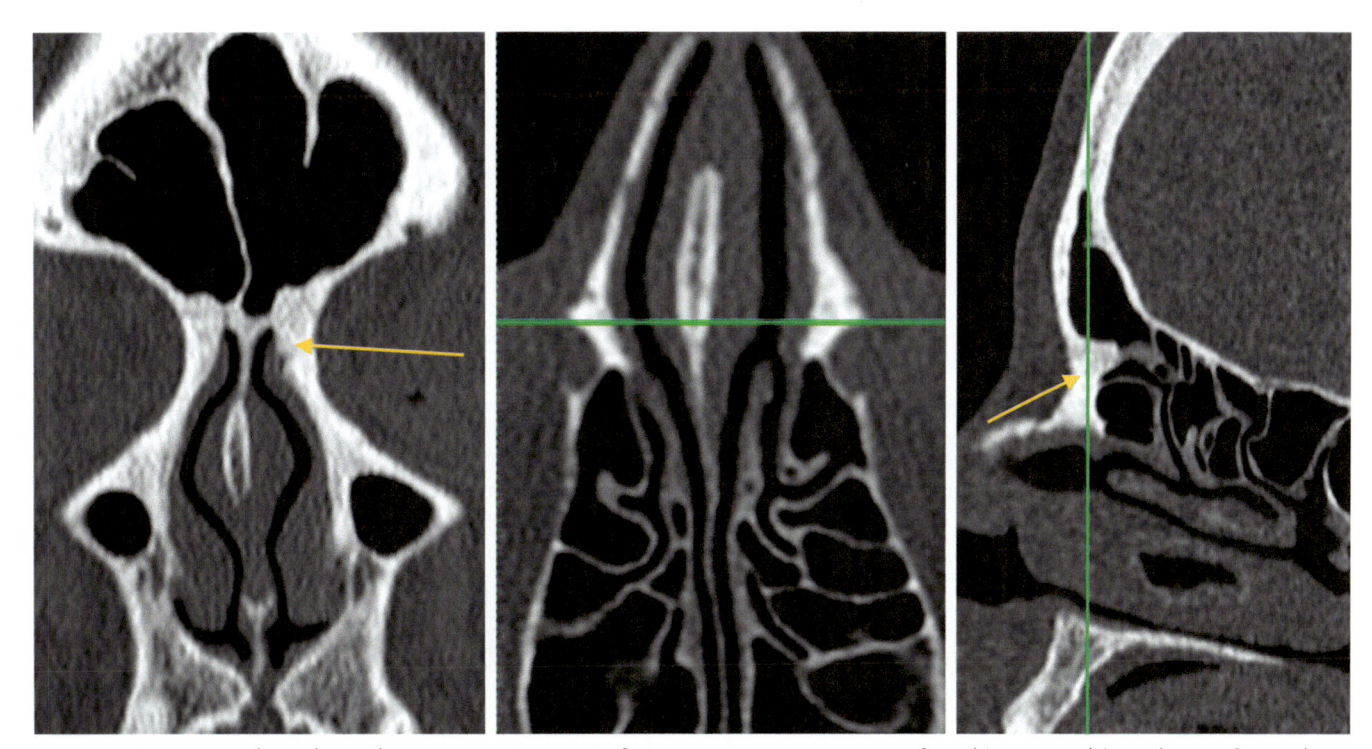

Fig. 34-9. Lâmina ascendente da maxila: em sua porção superior forma uma sinostose com o osso frontal (seta amarela), sendo um referencial anatômico importante para a localização do seio frontal.

O estudo prévio da tomografia computadorizada é capaz de fornecer informações suficientes para se presumir as eventuais dificuldades a serem encontradas e planejar a forma de abordagem. Fatores como a presença de um *agger nasi* bem pneumatizado podem facilitar o acesso cirúrgico ao seio frontal: a incisão realizada na lâmina ascendente da maxila possibilita a dissecção direta do *agger nasi* em sentido anteroposterior até o seio frontal, sem a necessidade de realizar a bulectomia e instrumentalização retrógrada, sendo uma maneira mais prática e segura de atingir o seio frontal. Por outro lado, um etmoide ou frontal pouco pneumatizados e a presença de um espesso *beak* do osso frontal podem ser características dificultantes. Ao se identificar tais alterações nos estudos de imagem previamente à cirurgia, deve-se planejar para transpassar esses obstáculos com a disponibilização de material adequado, como brocas e osteótomos angulados, que são grandes aliados nessa situação. A importância de controlar o seio frontal logo após o controle da órbita explica-se pelo fato de sua parede posterior representar justamente o início da curvatura da base do crânio (limite anterossuperior da cirurgia).

Uma vez controladas a órbita e a base do crânio, prossegue-se com a dissecção em sentido posterior, tangenciando a órbita e visualizando a base do crânio superiormente (lembrando que a espessura da base do crânio é maior em sua porção lateral) até atingir a parede anterior do seio esfenoidal, que poderá ser removida de forma segura com o uso de osteótomos ou removedores ósseos (Kerrison *punch* ou pinças cortantes).

Com a conclusão da sinusotomia esfenoidal, garante-se o controle de toda a parede orbitária medial e da base do crânio anterior (do seio frontal ao esfenoidal).[12]

Há grande facilidade na preservação da integridade anatômica das paredes por mantê-las sob visão direta do início ao fim do procedimento, o que aumenta muito a segurança (Fig. 34-5).

Segundo a literatura, a curva de aprendizado da cirurgia endoscópica nasossinusal é longa, e requer que o cirurgião realize ao menos 300 cirurgias para adquirir certo grau de maturidade. Durante o início da curva de aprendizado, ocorrem menos complicações, em virtude de haver o supervisionamento por um cirurgião mais experiente; complicações mais severas estão mais relacionadas a cirurgiões mais confiantes.[6]

O planejamento cirúrgico é uma ferramenta imprescindível para a minimização dos riscos. Requer um minucioso exame físico e estudo de imagem pré-operatório, com tomografia computadorizada, ressonância magnética e/ou outros exames, a fim de que o cirurgião possa familiarizar-se com a anatomia e a sua relação com a patologia presente. Também é recomendável que esses exames estejam facilmente acessíveis na sala de cirurgia para que possam ser consultados e elucidar eventuais dúvidas que possam surgir no decorrer do procedimento.

Novas tecnologias, como os sistemas de neuronavegação, podem ser úteis e auxiliar na compreensão da anatomia, no planejamento e no ato cirúrgico, mas não substituem a experiência e o conhecimento do cirurgião, que pode utilizá-las como um recurso adicional, e não como substituto ou guia.

As taxas de complicações neste tipo de cirurgia são cerca de 5 a 7% em complicações menores e 0,5 a 1% em complicações maiores. Algumas séries de casos, no entanto, mostram percentual de complicações menores mais altos, podendo chegar a 23%.[26-46] No que tange às complicações maiores, não se observa tamanha variação. Essas complicações representam um importante problema econômico, em virtude dos custos atrelados às suas correções. Além disso, ressalta-se o aspecto legal, visto que cada vez mais frequentemente levam à instauração de processos judiciais com indenização média significativa.

As complicações menores compreendem sangramentos difusos ou arteriais menores que 1.000 mL, lesão da lâmina papirácea, enfisema e equimose periorbitárias e infecções nasossinusais ou de tecidos moles adjacentes.

Complicações maiores são aquelas representadas por sangramento difuso ou arterial maior que 1.000 mL, sangramentos que requeiram ligaduras definitivas como, por exemplo, da artéria esfenopalatina e/ou etmoidais, anteriores ou posteriores, sangramento pós-operatório que requeira revisão cirúrgica, fístula liquórica, lesão do ducto lacrimal, meningite, hemorragia cerebral, abscesso intracerebral, déficit neurológico temporário ou persistente, hemorragia retro-orbitária, lesão do nervo óptico, lesão dos músculos orbitários, diplopia, cegueira ou qualquer redução visual, lesão da artéria carótida interna e morte (Quadro 34-1).

Para fins didáticos, podemos ainda classificar as complicações quanto ao mecanismo de lesão ou sítio de localização entre complicações vasculares, orbitárias e intracranianas.

Complicações vasculares envolvem sangramentos arteriais ou difusos, sangramentos que requeiram ligadura de artérias específicas e injúrias à artéria carótida interna.

As complicações orbitárias compreendem lesões à lâmina papirácea, enfisema e equimose periorbitária, infecções orbitárias (celulite periorbitária, abscesso subperiosteal, infecções pós-septais), hemorragia retro-orbitária, lesão do nervo óptico, lesão da musculatura orbitária e cegueira ou distúrbios visuais.

As complicações intracranianas abarcam fístulas liquóricas, meningite, abscesso intracraniano, hemorragia intracraniana e déficit neurológico temporário ou persistente (Quadro 34-2).

Quadro 34-1. Complicações da cirurgia endoscópica

Complicações Menores	Complicações Maiores
▪ Sangramentos arteriais difusos ou arteriais menores que 1.000 mL ▪ Lesão da lâmina papirácea ▪ Enfisema periorbitário ▪ Equimose periorbitária ▪ Infecções nasossinusais ou de tecidos moles adjacentes	▪ Sangramentos arteriais difusos ou arteriais maiores que 1.000 mL ▪ Sangramentos que requeiram ligaduras definitivas ▪ Sangramento pós-operatório que requeira revisão cirúrgica ▪ Fístula liquórica ▪ Lesão do ducto lacrimal ▪ Meningite ▪ Hemorragia cerebral ▪ Abscesso intracerebral ▪ Déficit neurológico temporário ou persistente ▪ Hemorragia retro-orbitária ▪ Lesão do nervo óptico ▪ Lesão dos músculos orbitários ▪ Diplopia ▪ Cegueira ou redução visual ▪ Anosmia ou alterações olfativas ▪ Lesão da artéria carótida interna ▪ Morte

CAPÍTULO 34 ▪ COMPLICAÇÕES NA CIRURGIA ENDOSCÓPICA DOS SEIOS PARANASAIS 421

Quadro 34-2. Complicações quanto ao mecanismo de lesão ou sítio de localização entre complicações vasculares, orbitárias e intracranianas

Complicações Vasculares	Complicações Orbitárias	Complicações Intracranianas
▪ Sangramentos arteriais ou difusos ▪ Sangramentos que requeiram ligaduras arteriais específicas ▪ Injúria à artéria carótida interna	▪ Lesões de lâmina papirácea ▪ Enfisema periorbitário ▪ Equimose periorbitária ▪ Infecções orbitárias ▪ Hemorragia retro-orbitária ▪ Lesões do nervo óptico ▪ Lesão da musculatura ocular ▪ Cegueira ▪ Distúrbios visuais	▪ Fístulas liquóricas ▪ Meningite ▪ Abscesso intracraniano ▪ Hemorragia intracraniana ▪ Déficit neurológico temporário ou persistente

ANOSMIA

A anosmia é uma complicação maior que pode ser resultante de procedimentos endoscópicos endonasais. Um motivo que frequentemente resulta nesta alteração é a lesão de filetes do nervo olfatório durante a realização da turbinectomia média. Essa estrutura contém fibras do nervo olfatório em seu 1/3 superior (Fig. 34-10), e a ressecção inadvertida do corneto médio sem a preservação dessa porção pode culminar em anosmia ou alterações olfativas permanentes. Para evitar tal intercorrência, deve-se realizar o corte no corneto médio em sentido diagonal (Fig. 34-11), removendo os 2/3 inferiores e preservando, além da porção superior, a cauda do corneto médio. Lesões à cauda do corneto podem ser fonte de hemorragia significativa.

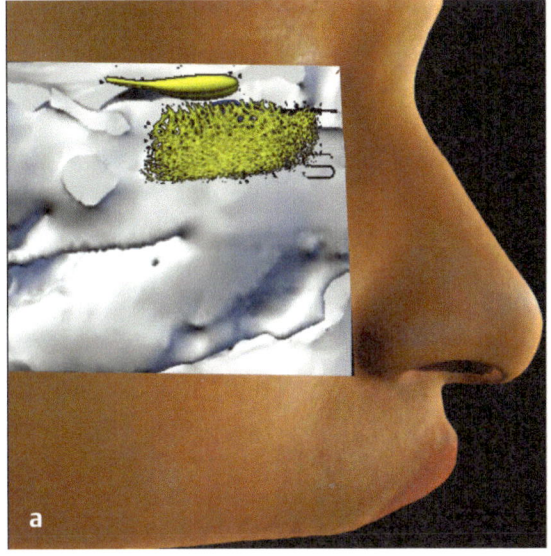

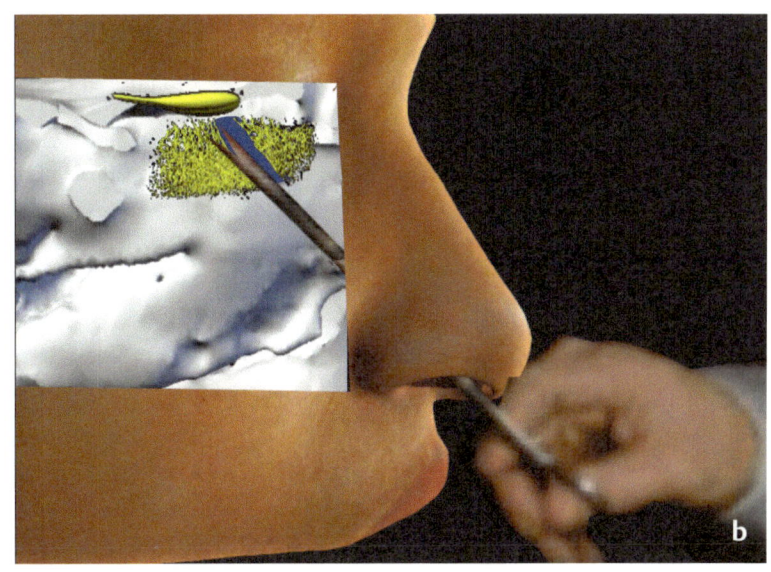

Fig. 34-10. Nervo olfatório e suas terminações. (**a**) Distribuição dos filetes olfatórios no corneto médio. (**b**) Lesão dos filetes olfatórios em virtude do direcionamento cranial da tesoura.

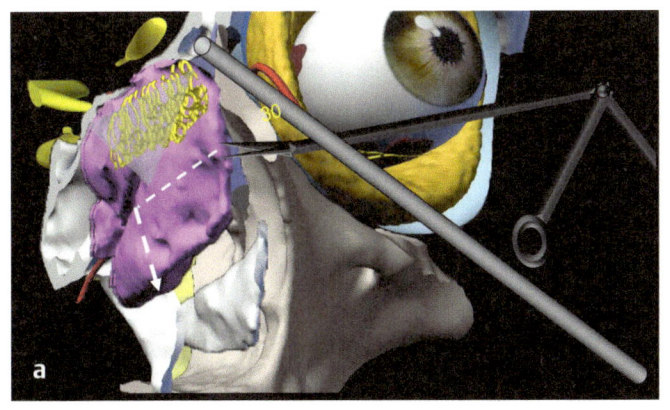

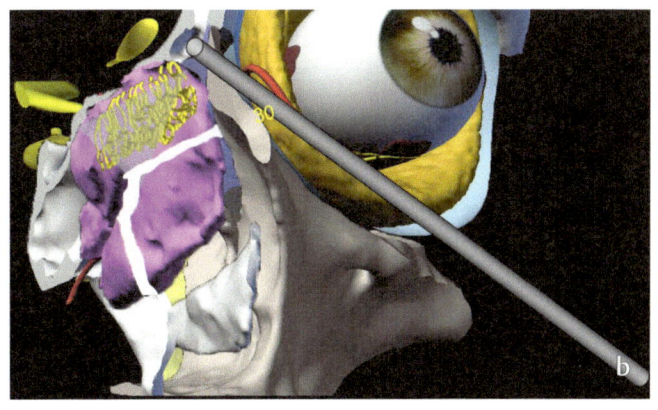

Fig. 34-11. Turbinectomia média: como preservar a integridade dos filetes olfatórios. (**a**) Distribuição dos filetes olfatórios no corneto médio e direção do corte. (**b**) Remoção parcial do corneto médio com preservação do 1/3 superior e da cauda.

COMPLICAÇÕES VASCULARES

Importantes sangramentos podem ocorrer tanto no decurso da cirurgia quanto no período pós-operatório e provenientes de ramos da artéria carótida externa (art. nasal posterior e art. septal, na parede lateral anterior ao seio esfenoidal) ou de ramos da artéria carótida interna (artérias etmoidais ant. e post. na parede superior).

Os sangramentos por lesões na art. carótida interna (parede lateral do seio esfenoidal) são excepcionais e descritos separadamente.

A artéria septal pode ser lesionada nas esfenoidotomias durante a ampliação inferior do óstio do seio esfenoidal. Essa complicação pode ser facilmente evitada dissecando-se a mucosa da parede anterior do seio antes de prosseguir para remoção óssea. A artéria nasal posterior é mais comumente lesionada durante as turbinectomias médias, quando o corte segue em direção à cauda do corneto médio, levando à amputação dessa estrutura. O mesmo pode ocorrer na turbinectomia inferior: a cauda do corneto inferior recebe vascularização de ramos da artéria nasal posterior, e isso pode provocar importante sangramento.

As artérias etmoidais anteriores e posteriores e, em alguns casos, etmoidais médias podem ser lesionadas durante as etmoidectomias. Essas artérias são ramos da artéria oftálmica que, após emergir da artéria carótida interna, entra na órbita pelo canal do nervo óptico e segue medialmente em sentido posteroanterior, emitindo primeiramente a artéria etmoidal posterior e, a seguir, a artéria etmoidal anterior, que acompanha o nervo nasociliar e sai da órbita através do canal etmoidal anterior. Em alguns indivíduos, observa-se a existência de artérias etmoidais médias. As artérias etmoidais cruzam a órbita em direção à fossa nasal junto ao teto do seio etmoidal até penetrarem no crânio, onde a art. etmoidal anterior emite um ramo meníngeo para a dura-máter, a artéria da foice cerebral (Fig. 34-12a e b).[14]

No trajeto entre a órbita e o crânio é onde se encontra sua parte mais vulnerável. Esse risco é variável de acordo com a anatomia do indivíduo: essas artérias podem cruzar da órbita para o crânio de maneira totalmente intraóssea, não sendo visíveis na cavidade nasal, e nesta variação é praticamente nula a chance de lesão dessa estrutura, entretanto podem estar deiscentes e desprotegidas, fato que aumenta o risco de lesão intraoperatória.

Ao manipular a topografia dessas artérias, deve-se dar especial importância à dissecção com material adequado, evitando-se o emprego de pinças de preensão, cujo mecanismo de tração pode provocar uma retração do vaso para dentro da cavidade orbitária, levando à ocorrência de sangramento intraconal. Esse evento é particularmente perigoso, uma vez que pode ocasionar a formação de um hematoma intra ou retro-orbitário, que resulta em rápida proptose e pode levar à amaurose ou ao déficit visual permanente, em virtude da distensão do nervo óptico, que não suporta esse tipo de trauma. Esta emergência requer intervenção imediata, e a mais

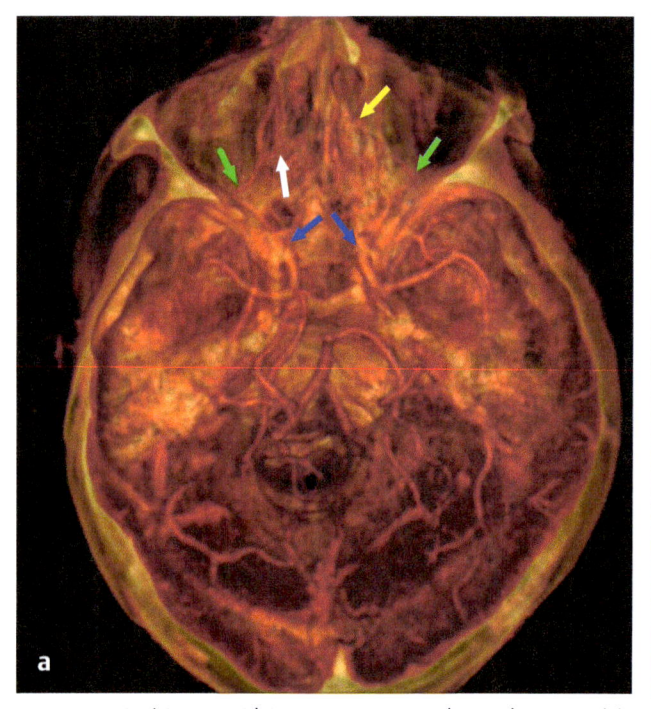

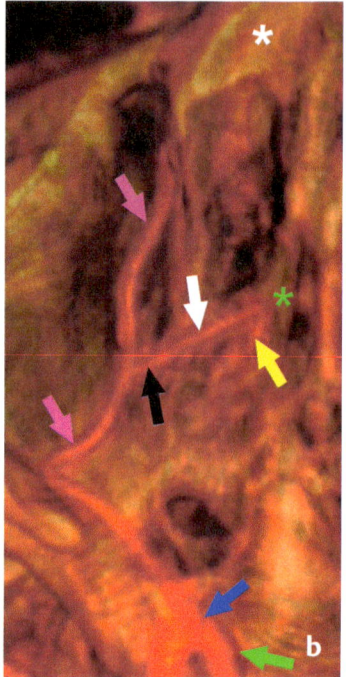

Fig. 34-12. Artérias etmoidais e estruturas vasculares adjacentes. (**a**) Tomografia computadorizada de crânio após modulação de parâmetros de intensidade e transparência e amplificação de sinal vascular, sendo observados: artérias carótidas internas (setas azuis); artérias oftálmicas (setas verdes); artéria etmoidal anterior esquerda – extracanal – (seta branca); artéria etmoidal direita – intracanal – (seta amarela).
(**b**) Visão mais detalhada mostrando o curso completo da artéria etmoidal anterior (seta branca): origina-se da artéria oftálmica (setas azul e rosa), entre sua saída do sifão carotídeo (seta verde) e seus ramos terminais na parede anterior do osso frontal (asterisco branco). Então segue ao longo do trato intraorbitário (seta preta), atravessa a lâmina papirácea e se torna intranasal (seta branca). Ao nível da lâmina cribriforme (asterisco verde), emite um ramo meníngeo para a dura-máter, a artéria anterior da foice (seta amarela).

adequada para esse tipo de complicação é a descompressão orbitária por via endoscópica. Não é recomendável efetuar tamponamento nasal em uma complicação/intercorrência desse tipo, e os olhos do paciente não devem ser ocluídos. A oclusão dos olhos prejudica o controle clínico objetivo e a chance de se intervir precocemente para evitar sequelas.

Em cirurgias para lesões localizadas em fossa pterigopalatina ou pterigomaxilar, as artérias palatina descendente e maxilar ganham importância. Neste tipo de intervenção, outras artérias podem ser causa de hemorragia importante: artéria do canal pterigóideo e artéria do forame redondo. Na fossa infratemporal, a atenção é direcionada às artérias meníngea média e carótida interna em seu segmento parafaríngeo. Esta última também se encontra vulnerável em lesões do espaço parafaríngeo medial.

A artéria carótida interna em seu segmento cavernoso também pode ser lesionada em procedimentos mais simples, como as esfenoidotomias em patologias inflamatórias. Para reduzir essa possibilidade, deve-se estudar atentamente a tomografia computadorizada do paciente e avaliar o tipo de pneumatização do seio esfenoidal e a existência ou não de deiscência dessa artéria. Dessa forma, torna-se possível entender os riscos e planejar a abordagem e os materiais necessários para a execução segura do procedimento. Outras intervenções que podem levar à injúria dessa artéria são os acessos transesfenoidais para tumores selares ou suprasselares e cirurgias de seio cavernoso. Nas cirurgias selares e suprasselares, deve-se levar em conta ainda a possibilidade de lesão das artérias hipofisárias superiores, do seio intercavernoso, da artéria cerebral anterior e comunicante anterior.

A artéria fronto-orbitária ou frontobasal medial é o primeiro ramo cortical do segmento A2 (ou, raramente, do segmento A1) da artéria cerebral anterior. Ela inicia seu trajeto próximo à artéria comunicante anterior e percorre a face inferior do lobo frontal em sentido posteroanterior.

Encontra-se em risco tanto em patologias situadas próximo à sua origem, quanto em lesões de assoalho de fossa anterior (p. ex.: estesioneuroblastoma). No último caso, um estudo vascular é imprescindível, visto que há grande variabilidade anatômica dessa artéria em seu percurso: nos casos de maior risco (Fig. 34-13c), após sua emergência, segue rente à base do crânio, estando, portanto, mais vulnerável. Em outras situações, após a emergência, direciona-se cranialmente, oferecendo menor risco (Fig. 34-13a).[23]

A artéria frontobasal medial fornece suprimento vascular ao giro medial, às porções medial e inferior do lobo frontal, ao bulbo e aos tratos olfatórios, e sua lesão pode gerar danos catastróficos (Fig. 34-14a-c), que vão desde sequelas neurológicas, temporárias ou permanentes, até a morte.

Discutimos até agora as principais possibilidades de lesão vascular relacionadas ao ato cirúrgico, todavia sangramentos pós-operatórios imediatos ou tardios também podem ocorrer e gerar grande repercussão clínica. Em muitos casos, o tamponamento nasal pode funcionar como uma medida provisória para controle imediato da hemorragia, evitando danos maiores e possibilitando a estabilização do enfermo. Contudo, o tratamento definitivo requer a localização do sítio de sangramento e a realização da hemostasia a partir de eletrocoagulação ou ligadura vascular com sutura ou clipe metálico. Vale lembrar que nem sempre será possível identificar o foco da

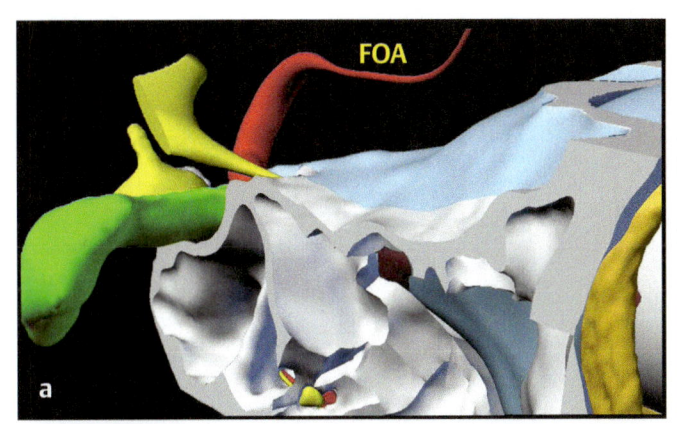

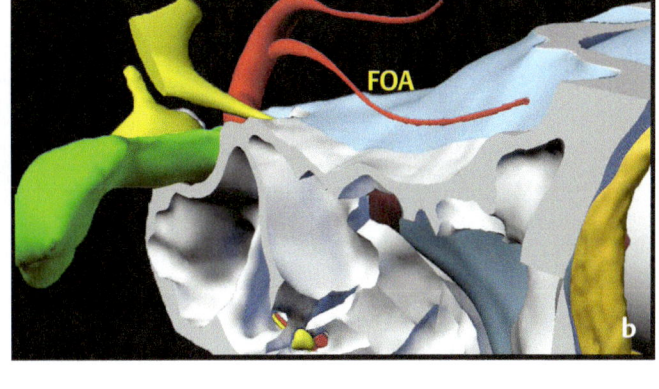

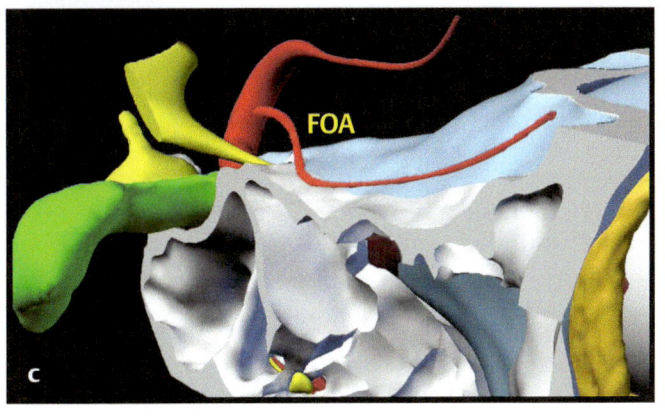

Fig. 34-13. Artéria fronto-orbitária (FOA) e variações anatômicas. (a) Emergindo e seguindo distante da base do crânio: menor risco. (b) Emergindo mais inferiormente e aproximando-se da base do crânio enquanto se anterioriza. (c) Emergindo e seguindo junto à base do crânio: risco mais elevado.

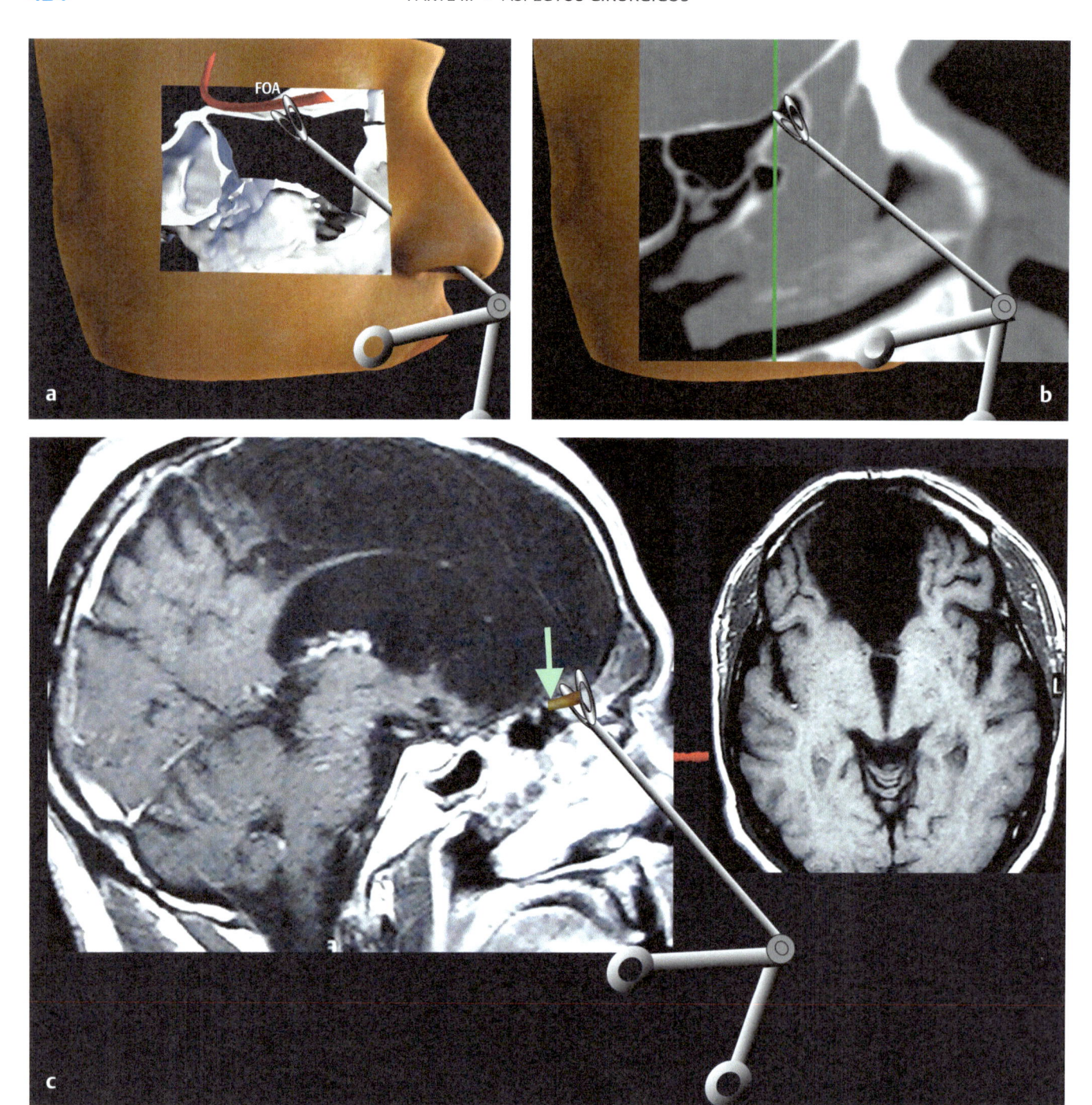

Fig. 34-14. Lesão da artéria fronto-orbitária. (**a**) Representação esquemática com modelo tridimensional da base do crânio em corte sagital da topografia da artéria e o mecanismo de injúria. (**b**) Representação esquemática vista em (a) com tomografia computadorizada. (**c**) Tomografia computadorizada em cortes sagital e axial mostrando extensa área isquêmica provocada por injúria vascular à artéria fronto-orbitária.

epistaxe, sobretudo nos pacientes que já foram tamponados uma ou mais vezes e sofreram diversas lacerações na mucosa nasal, a qual, frequentemente, sangra de maneira difusa e impede a localização do ponto sangrante. Nessas situações, pode-se efetuar a ligadura dos principais grupos arteriais responsáveis pela vascularização nasal: o pedículo vascular da artéria esfenopalatina e as artérias etmoidais.

Os sangramentos relacionados à artéria esfenopalatina costumam ser posteroinferiores, ao passo que os sangramentos de artérias etmoidais, em geral, são de origem superior. Não havendo possibilidade de presunção quanto ao grupo arterial envolvido, efetua-se a ligadura dos dois sistemas associadamente.

Por fim, vale ressaltar a importância da preparação da arquitetura da fossa nasal antes de se prosseguir para a própria ligadura vascular: o corredor cirúrgico deverá ser amplo o suficiente para que se possa acessar e manusear de maneira adequada o território que se pretende alcançar. Para que isso seja possível, muitas vezes será necessária a realização prévia de uma septoplastia. Esse procedimento deverá ser realizado sem ponderações sempre que houver o entendimento de que tais deformidades septais comprometerão em maior ou menor grau a técnica cirúrgica a ser empregada.

LIGADURA DO PEDÍCULO VASCULAR DA ARTÉRIA ESFENOPALATINA

A principal referência para sua localização é a cauda do corneto médio (Figs. 34-15a-b e 34-16a).

Uma incisão vertical é feita 2 cm anterior à cauda do corneto médio, aproximadamente, começando superiormente na lamela basal e terminando no dorso do corneto inferior (Figs. 34-15c e 34-16b), alcançando o plano subperiosteal.

Continuamos a dissecção subperiosteal no sentido posterossuperior (Fig. 34-15d) até a identificação da crista etmoidal e da artéria nasal posterior, seguida de uma dissecção da porção superior do forame esfenopalatino até a identificação da artéria septal. Essas artérias podem ser únicas ou múltiplas, e devem-se ligar todos os seus ramos para que a hemostasia esteja assegurada.

Outro acesso ao forame esfenopalatino é iniciar a dissecção a partir do seio maxilar. Localiza-se o ângulo entre a parede posterior do seio maxilar e o osso palatino para então dissecar subperiosticamente a mucosa nasal no sentido posterossuperior, para identificar o forame esfenopalatino e seus vasos.

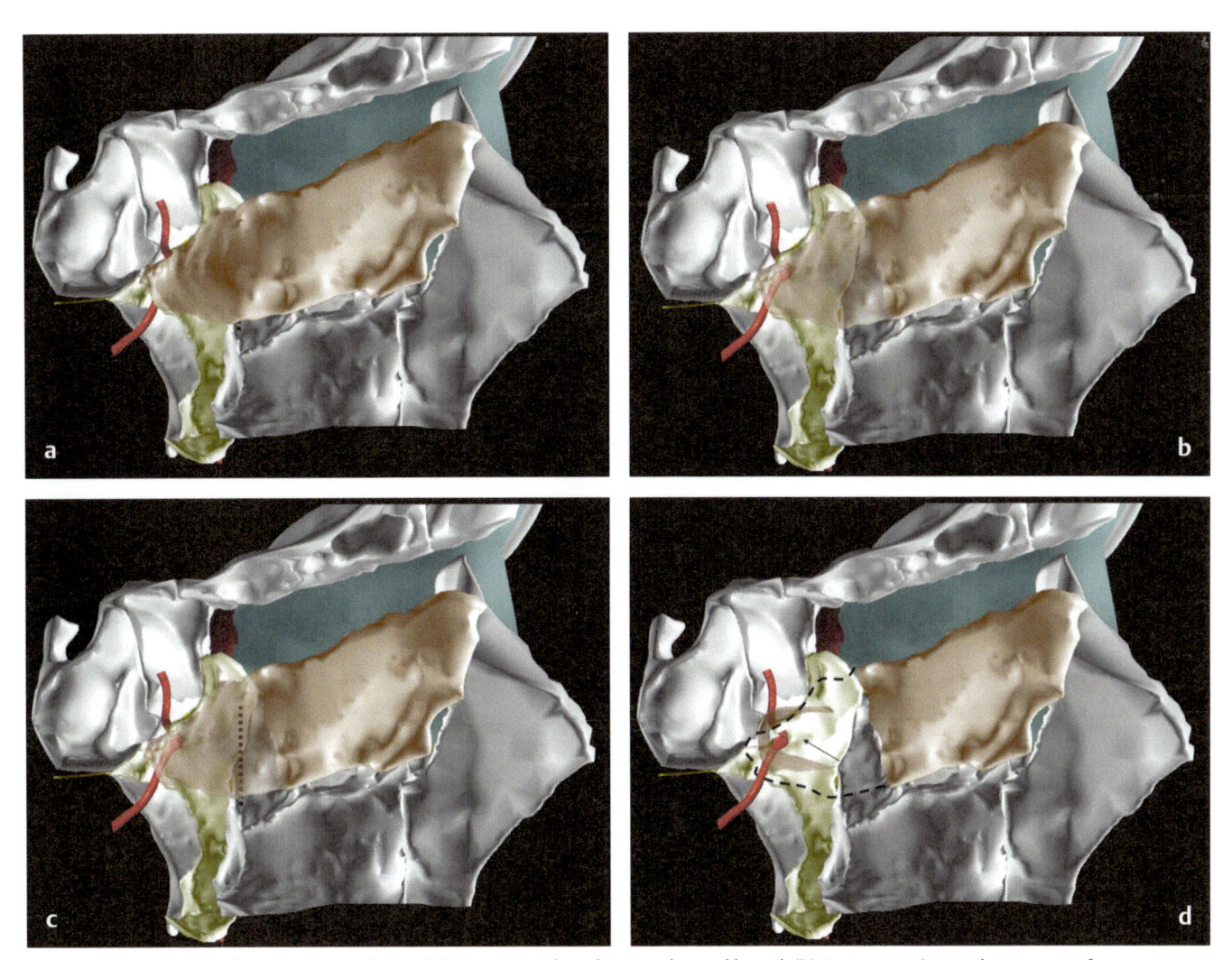

Fig. 34-15. Dissecção do forame esfenopalatino. (a) Corneto médio sobre parede nasal lateral. (b) Por transparência, observamos o forame esfenopalatino e a emergência das artérias nasosseptal e nasal lateral posterior. (c) Marcação da incisão para acesso ao forame esfenopalatino. (d) Sentido da dissecção, objetivando-se alcançar o forame esfenopalatino e posterior identificação das artérias que dele emergem.

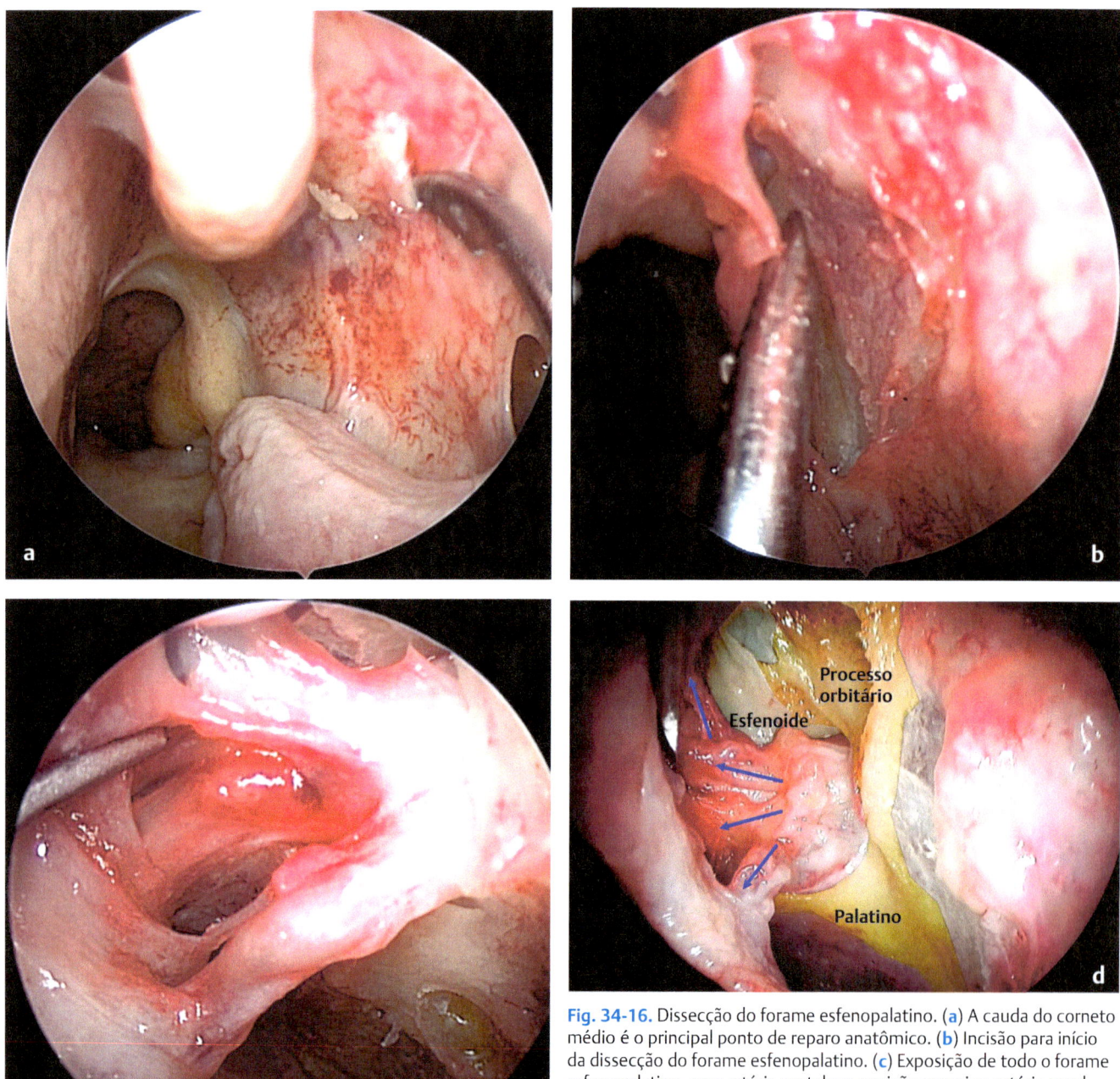

Fig. 34-16. Dissecção do forame esfenopalatino. (**a**) A cauda do corneto médio é o principal ponto de reparo anatômico. (**b**) Incisão para início da dissecção do forame esfenopalatino. (**c**) Exposição de todo o forame esfenopalatino, com artéria septal em posição superior, artéria nasal posterior inferiormente e artérias acessórias em posição intermédia. (**d**) As setas azuis representam os múltiplos ramos originários da artéria esfenopalatina; nota-se ainda o processo orbitário do osso palatino, também conhecido como crista etmoidal.

CAPÍTULO 34 ■ COMPLICAÇÕES NA CIRURGIA ENDOSCÓPICA DOS SEIOS PARANASAIS

LIGADURA DAS ARTÉRIAS ETMOIDAIS

Conforme citado previamente, pode ser necessária a realização de septoplastia prévia quando na vigência de desvios septais altos. Realiza-se então uma etmoidectomia e identificam-se, junto à base do crânio, as artérias etmoidais (Fig. 34-17a-k). A seguir, de maneira delicada, utilizam-se osteótomos e dissectores rombos para a dissecção dos canais ósseos e a liberação completa de cada artéria. Então realiza-se a eletrocoagulação com cautério bipolar o mais próximo possível da órbita (Figs. 34-18a-c e 34-19), minimizando o risco de se ocasionar uma fístula liquórica. Em algumas ocasiões, as artérias não terão envoltório ósseo, possibilitando a cauterização direta.[2]

Quando as artérias etmoidais correm por dentro do crânio e não podem ser identificadas na cavidade etmoidal, deve-se remover a lâmina papirácea e dissecá-las no interior da cavidade orbitária (Fig. 34-17k).

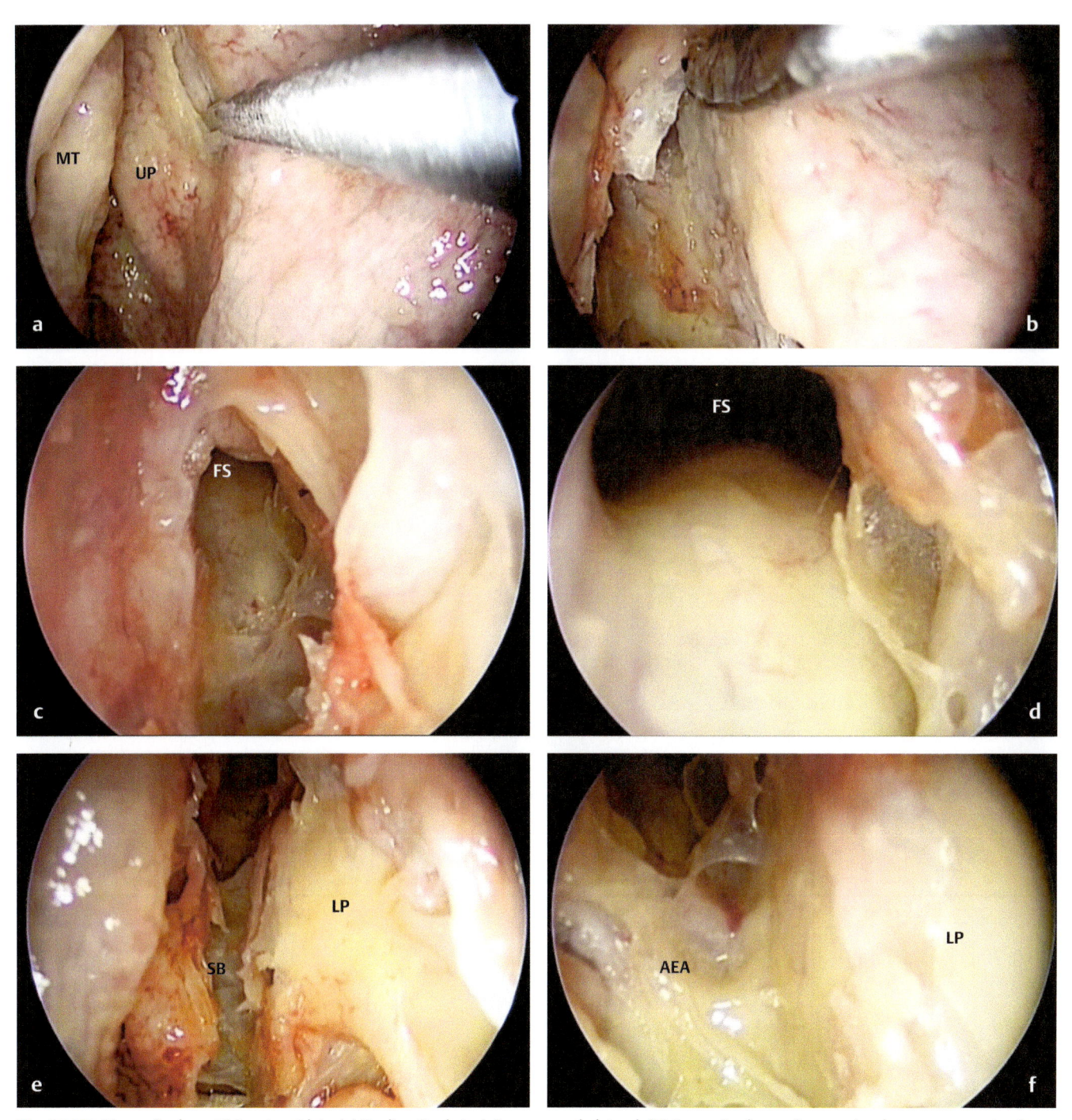

Fig. 34-17. Dissecção das artérias etmoidais. (**a**) Realização da incisão em parede lateral. (**b**) Remoção da porção superior do processo uncinado. (**c**) Localização do óstio do seio frontal. (**d**) Seio frontal e parede posterior. (**e**) Remoção de células etmoidais. (**f**) Identificação da artéria etmoidal anterior. UP: Processo Uncinado; MT: Corneto Médio; FS: Seio Frontal; LP: Lâmina Papirácea; AEA: Artéria Etmoidal Anterior; AEP: Artéria Etmoidal Posterior; AEM: Artéria Etmoidal Média; ON: Nervo Óptico; FS: Seio Frontal; MT: Corneto Médio; PO: Periórbita; MO: Parede Medial da Órbita.
(Continua)

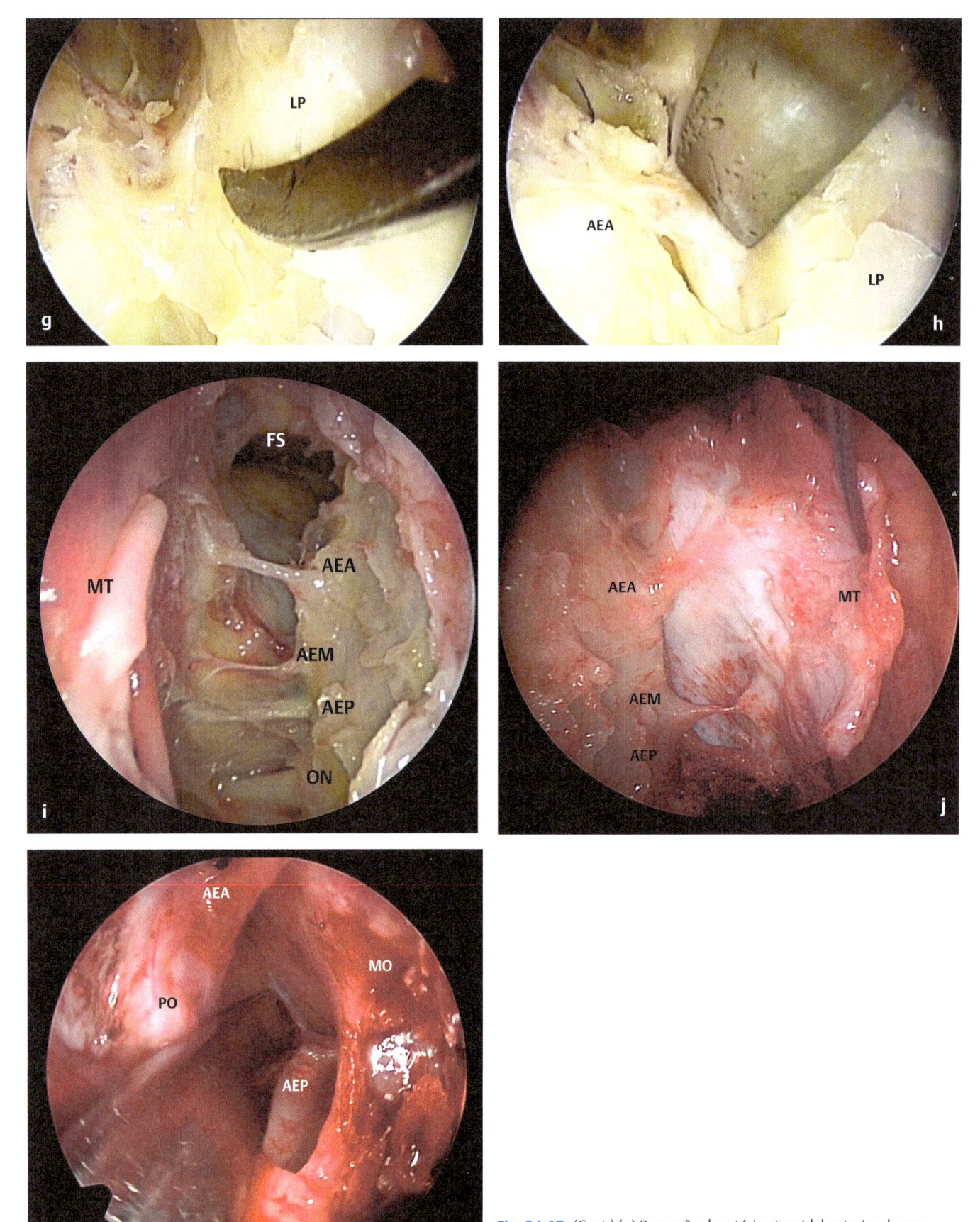

Fig. 34-17. *(Cont.)* (**g**) Remoção da artéria etmoidal anterior de seu canal ósseo. (**h**) Exposição da artéria etmoidal anterior. (**i**, **j**) Artérias etmoidais anterior, posterior e média. (**k**) Artérias etmoidais anterior e posterior dissecadas na cavidade orbitária direita.

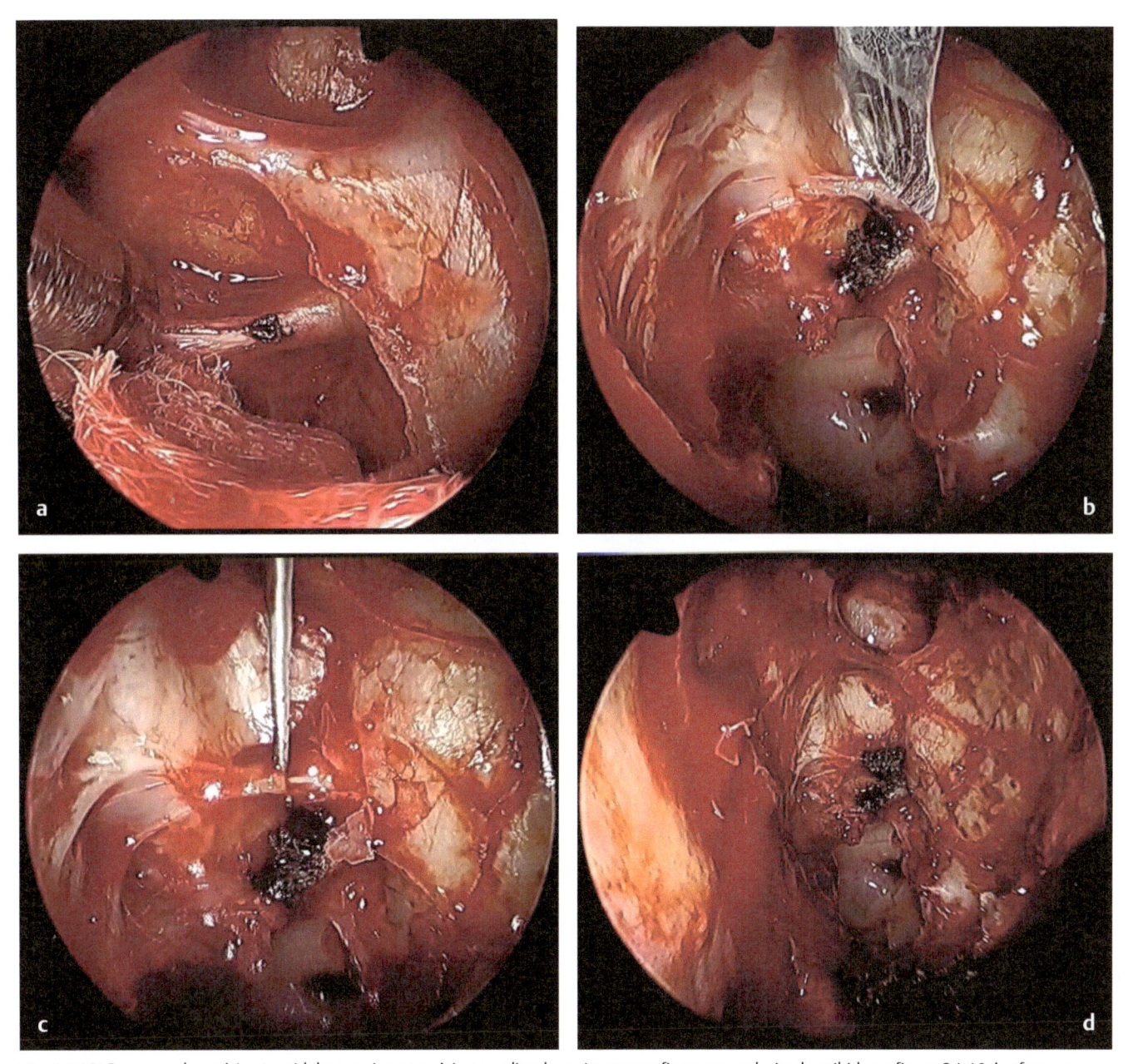

CAPÍTULO 34 ▪ COMPLICAÇÕES NA CIRURGIA ENDOSCÓPICA DOS SEIOS PARANASAIS 429

Fig. 34-18. Presença de artéria etmoidal posterior acessória e sua ligadura. A tomografia computadorizada exibida na figura 34-19 é referente a este caso. (**a**) Identificação de artérias etmoidais posteriores na base do crânio. (**b**) Abertura do canal etmoidal com osteótomo. (**c**) Dissecção romba e ligadura das artérias. (**d**) Aspecto endoscópico após conclusão da ligadura.

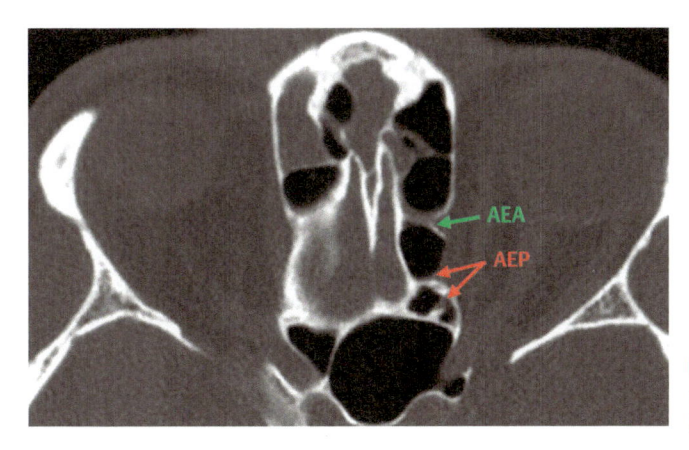

Fig. 34-19. Tomografia computadorizada mostrando a presença de artéria etmoidal posterior acessória.

LIGADURA DA ARTÉRIA MAXILAR

A ligadura da artéria maxilar[9-43] é usada para a prevenção de complicações hemorrágicas em tumores vasculares, como o angiofibroma, ou em casos de fraturas complexas de terço médio da face. Inicia-se pela realização de ampla antrostomia maxilar, seguida pela ressecção da mucosa e da parede posterior do seio. Esta etapa pode ser efetuada com o uso de osteótomos ou brocas, com exposição do periósteo subjacente que recobre o conteúdo da fossa pterigomaxilar. Após incisá-lo com uma lâmina em foice ou um bisturi lateralmente, inicia-se uma dissecção romba por divulsão do tecido subjacente até se identificar a artéria em questão, que estará entremeada a gordura e elementos neurais da região. A ligadura é efetuada com a colocação de dois clipes metálicos ou duas suturas distantes cerca de 5 mm entre si, garantindo que o vaso esteja definitivamente ligado (Figs. 34-20 e 34-21).

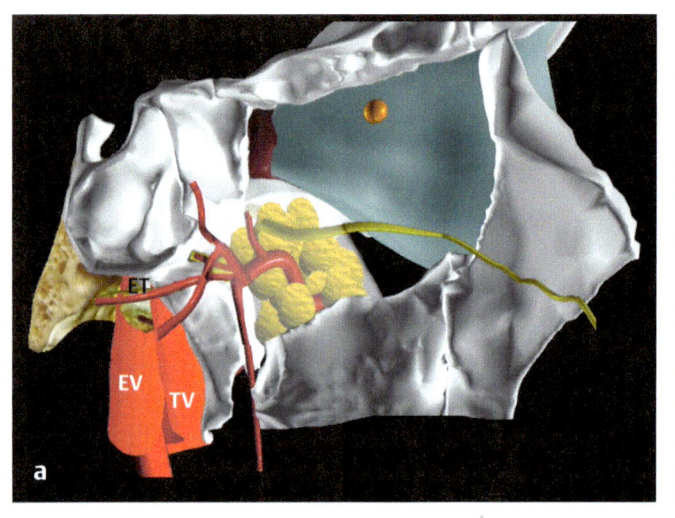

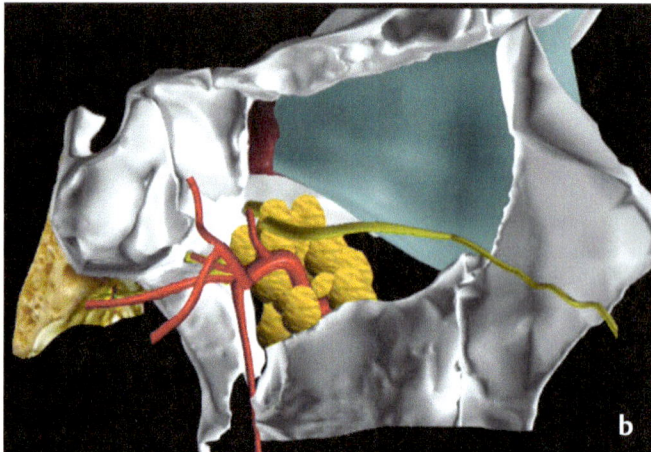

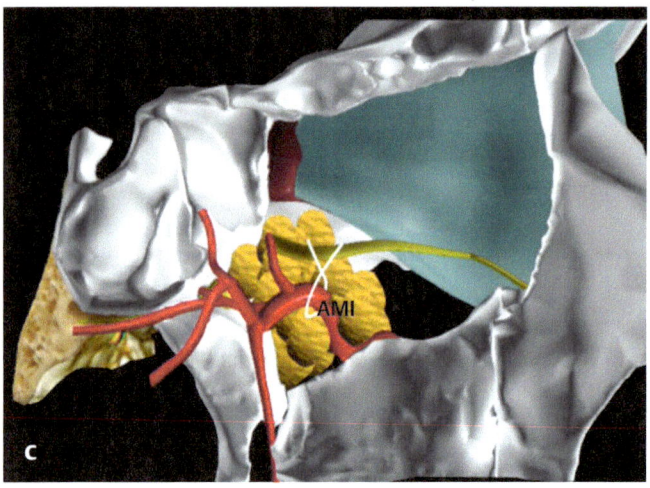

Fig. 34-20. Ligadura da artéria maxilar. Representação gráfica de parede nasal lateral esquerda. (**a**) Observam-se meatotomia média ampla e remoção da parede posterior do seio maxilar, através da qual identifica-se o conteúdo da fossa pterigomaxilar revestido por camada periosteal. ET: tuba auditiva; EV: músculo elevador do véu palatino; TV: músculo tensor do véu palatino. (**b**) Removido o periósteo, evidencia-se a artéria maxilar cursando de lateral para medial anteriormente à pterigoide, em meio à gordura. (**c**) Após a dissecção, a artéria é ligada por fio de sutura ou clipe metálico.

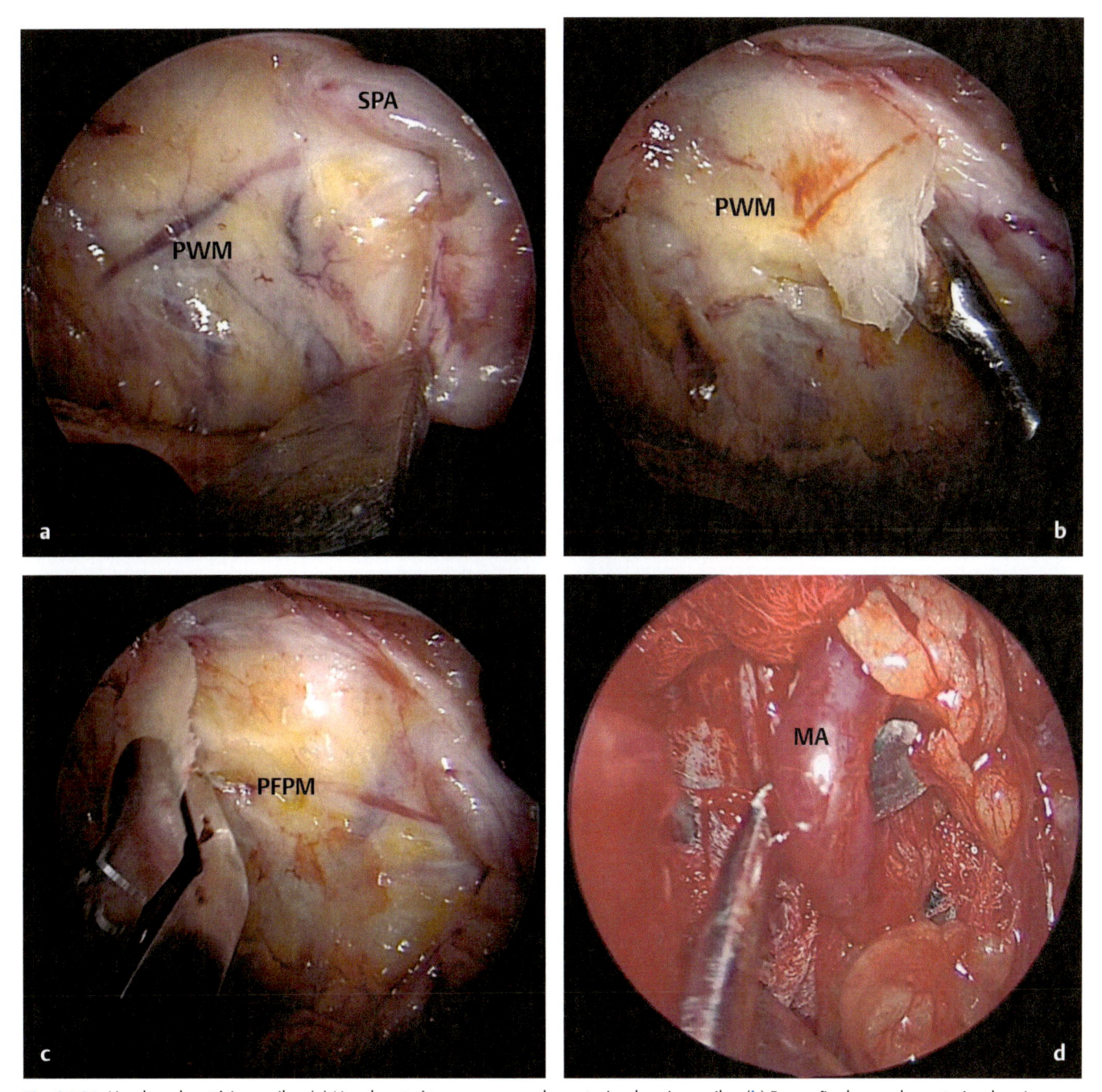

Fig. 34-21. Ligadura da artéria maxilar. (**a**) Uso de osteótomos em parede posterior do seio maxilar. (**b**) Remoção da parede posterior do seio maxilar. (**c**) Exposição do periósteo da fossa pterigomaxilar. (**d**) Identificação da artéria maxilar após dissecção. *(Continua)*

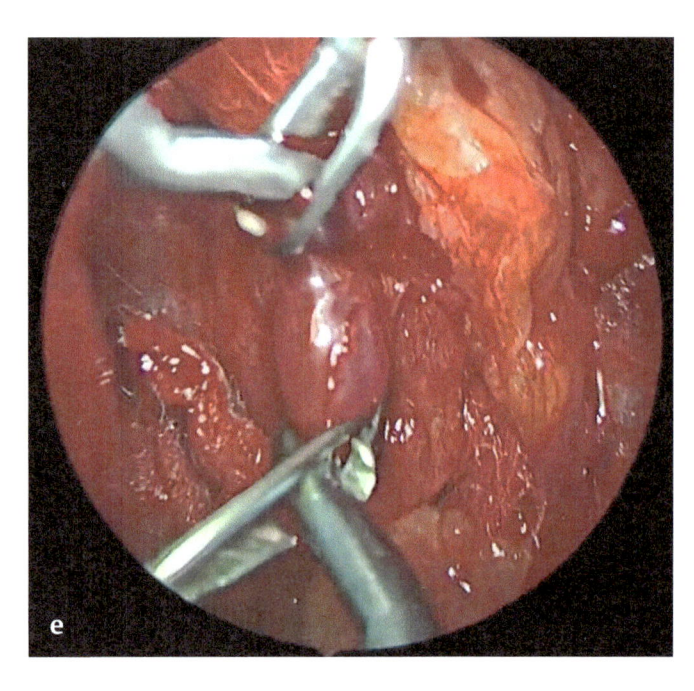

Fig. 34-21. *(Cont.)* **(e)** Clipagem da artéria.
PWM: Parede posterior do seio maxilar;
PFPM: Periósteo da fossa pterigomaxilar;
MA: Artéria maxilar.

LIGADURA DAS ARTÉRIAS CARÓTIDAS: EXTERNA/INTERNA/COMUM

A ligadura das artérias carótidas é realizada excepcionalmente, mas jamais fora de questão, em complicações hemorrágicas severas ou de maneira preventiva na ressecção de tumores vasculares.

Pode ser efetuada a partir de cervicotomia seguida de dissecção dessas artérias, que, então, serão reparadas individualmente (artéria carótida externa, artéria carótida interna e artéria carótida comum) (Fig. 34-22). É fundamental a presença de um cirurgião auxiliar, que será o responsável por tensionar os reparos de maneira intermitente, de acordo com a necessidade, a fim de reduzir o volume da hemorragia e auxiliar o cirurgião principal a controlar a hemorragia. Em alguns casos, a intervenção isolada na artéria carótida externa será capaz de prover satisfatória redução do volume de sangramento e permitir a realização da intervenção necessária. Em outros, no entanto, sobretudo naqueles de neoplasias volumosas com uma grande rede de anastomoses, pode ser preciso ocluir simultaneamente a artéria carótida interna e até mesmo a artéria carótida comum para reduzir o fluxo sanguíneo no campo cirúrgico[41].

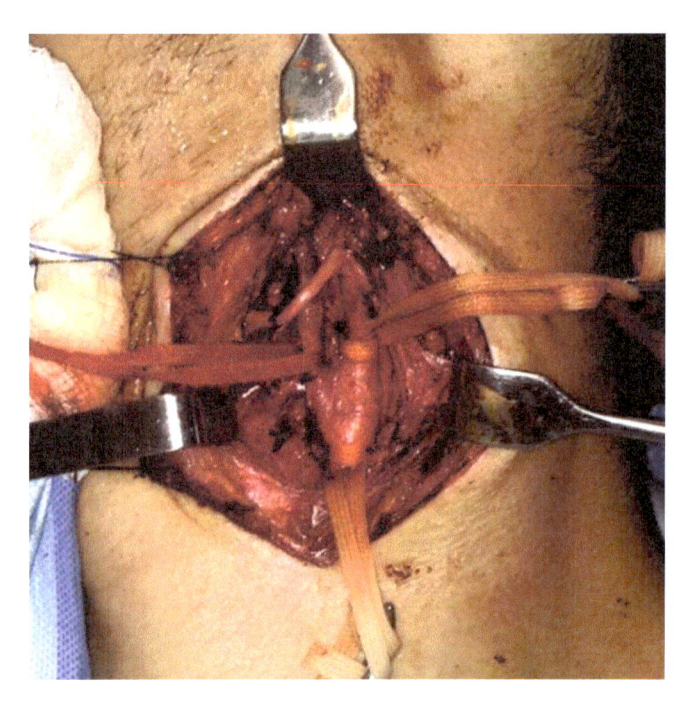

Fig. 34-22. Ligadura de artérias carótidas comum, externa e interna por cervicotomia para controle de hemorragia.

CONTROLE DA ARTÉRIA CARÓTIDA INTERNA
Considerações Prévias

Lesões na artéria carótida interna (Fig. 34-23) são potencialmente catastróficas, podendo levar a déficits permanentes ou mesmo à morte em poucos minutos após a sua ocorrência.[37]

Algumas variações anatômicas podem aumentar esse risco, como a deiscência de segmentos do envoltório ósseo dessa artéria ou a presença de osso acentuadamente delgado, tornando-a mais vulnerável ao trauma cirúrgico. Outras alterações que devem ser mencionadas são a presença de septos esfenoidais que possam estar conectados a essas artérias. Esses septos devem ser removidos cautelosamente com o uso de instrumentais cortantes ou brocas diamantadas em alta rotação nos casos de septações espessas ou resistentes: deve-se evitar, de todas as maneiras, a manipulação agressiva ou a aplicação de movimentos torcionais sobre essas estruturas, pois tais manobras podem levar a inadvertidas fraturas, com a possibilidade de formação de espículas pontiagudas que poderão resultar em lesões vasculares. Além disso, casos em que as mesmas se encontram demasiadamente próximas entre si ou que apresentam anormalidades como aneurismas ou pseudoaneurismas também estão associados a maior risco de injúria.

Além dos fatores anatômicos mencionados, fatores relacionados a condições clínicas ou patológicas também podem predispor ao aumento da chance de lesões:

1. o deslocamento da artéria de sua posição original provocado pela presença de um tumor;
2. a aderência de neoplasias às paredes do vaso;
3. a realização de cirurgia ou radioterapia prévias são alguns exemplos.

Sempre que se identificar um risco aumentado de lesão a essa artéria devem-se adotar medidas de planejamento e prevenção.[13] Além de assegurar a pronta disponibilidade de hemoderivados e leito de terapia intensiva, é de grande valia a realização de estudo de angiografia e contatar e discutir o caso previamente com neurocirurgião ou radiologista neurointervencionista.

A possibilidade do sacrifício da artéria deve ser levada em consideração, e pode-se lançar mão do teste de oclusão por balão para avaliar a efetividade da circulação contralateral para manutenção do suprimento sanguíneo cerebral e predizer o potencial de efeitos adversos que tal medida poderá ocasionar.

A equipe cirúrgica deverá ser qualificada. É imprescindível que os membros estejam devidamente familiarizados com o tipo de cirurgia, visto que, muitas vezes, será necessário trabalhar a 4 e, eventualmente, até a 6 mãos.

O paciente deverá ser preparado com acessos venosos periféricos calibrosos, acesso venoso central, monitorização invasiva da pressão arterial e cateterização vesical de demora.

Dentre os materiais cirúrgicos, é recomendável que se disponham de endoscópios retos e angulados, ao menos dois sistemas de aspiração, eletrocautério bipolar, motor para *drillagem* com brocas cortantes e diamantadas e, se disponível, sistema de neuronavegação e ultrassonografia com doppler. Além disso, agentes hemostáticos também devem estar prontos para uso.

O uso de endoscópios angulados é preferível nestas situações, pois torna-se possível evitar que o fluxo sanguíneo venha de encontro ao endoscópio, dificultando a localização da área de lesão e, consequentemente, seu reparo.

A neuronavegação pode ser útil para confirmação de marcos anatômicos ósseos, mas, conforme dito anteriormente, não substitui o conhecimento anatômico e a experiência do cirurgião, sempre atento à possibilidade de erros de calibração que aparecem com frequência.

A ultrassonografia com doppler pode ser útil na localização dos vasos, possibilitando a diferenciação entre fluxo venoso e arterial.

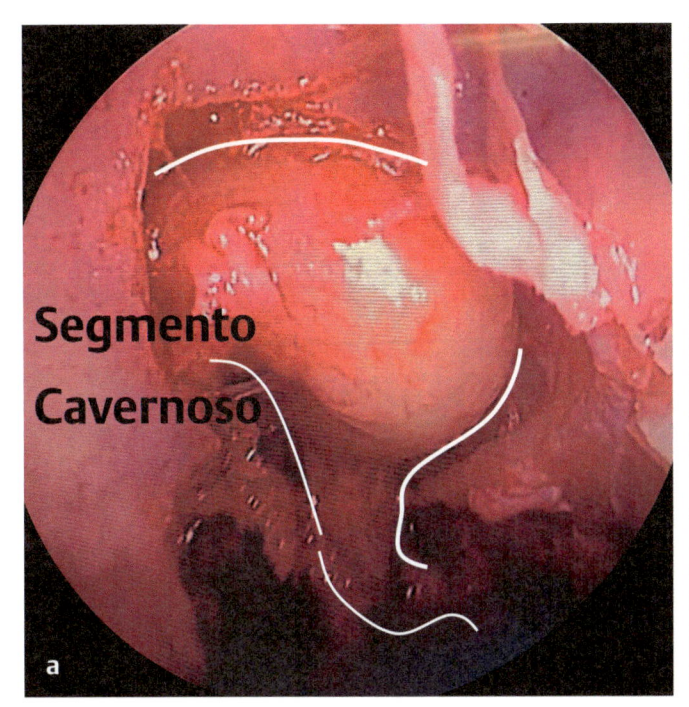

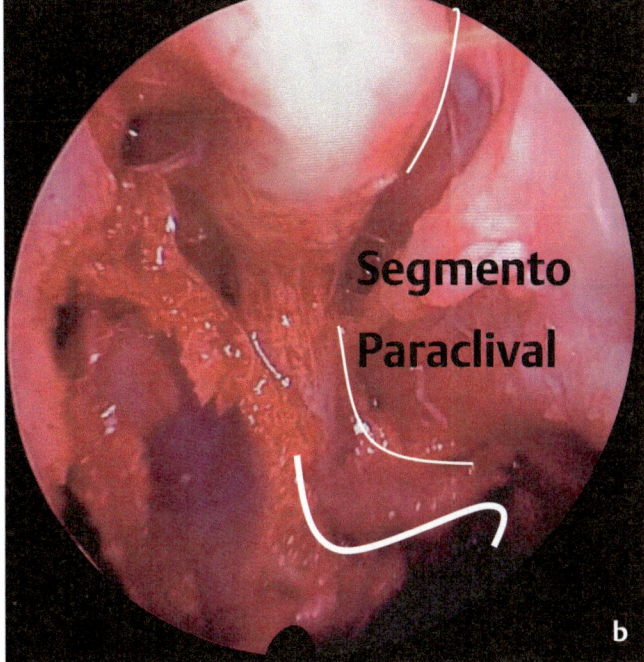

Fig. 34-23. Artéria carótida interna. (a) Segmento cavernoso. (b) Segmento paraclival e temporal. *(Continua)*

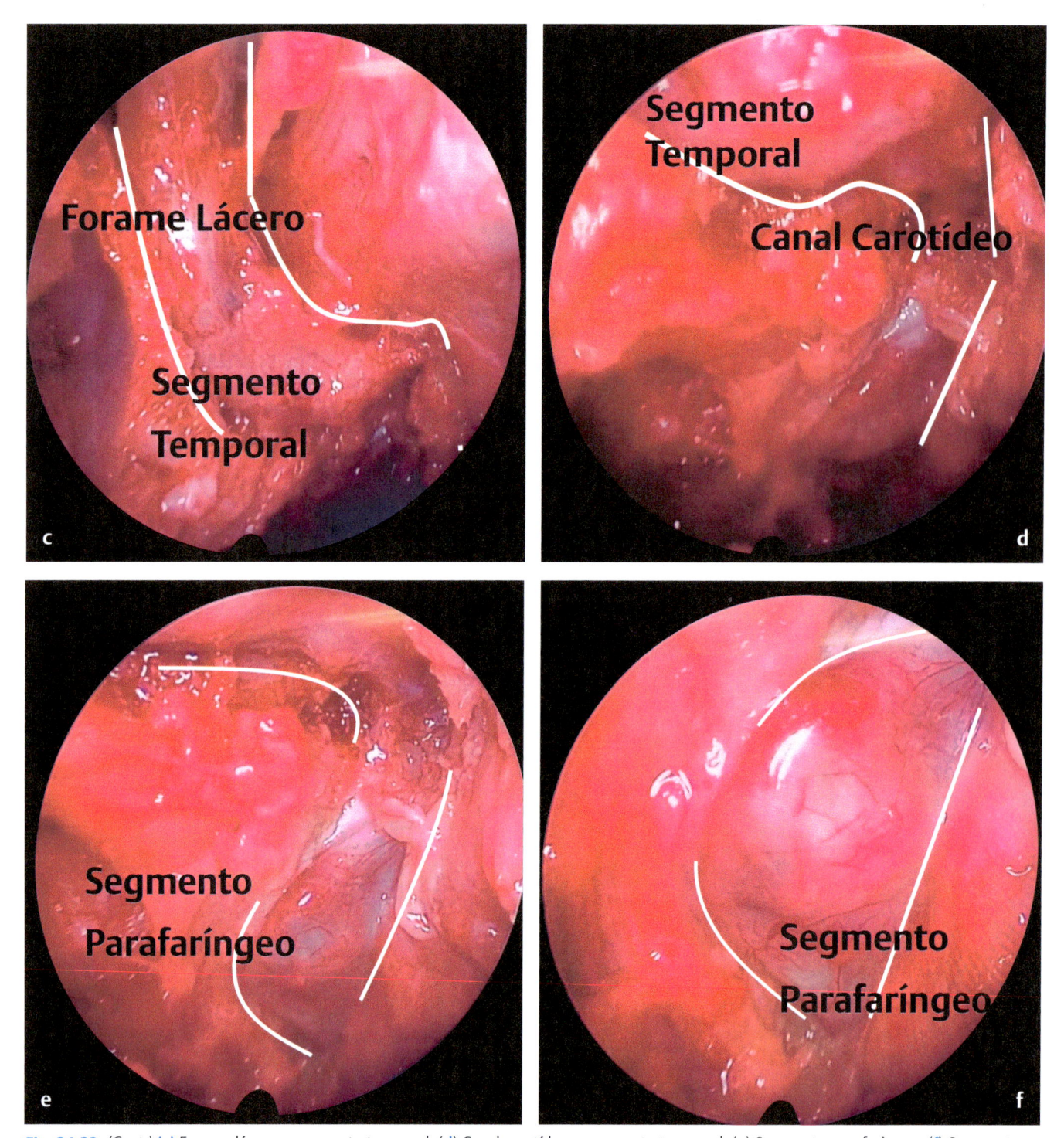

Fig. 34-23. *(Cont.)* **(c)** Forame lácero e segmento temporal. **(d)** Canal carotídeo e segmento temporal. **(e)** Segmento parafaríngeo. **(f)** Segmento parafaríngeo – fossa infratemporal.

Controlando Danos

O cirurgião deverá manter a visualização endoscópica todo o tempo e utilizar mais de um aspirador calibroso com alto fluxo de sucção para manter o campo operatório o mais claro possível, a fim de que seja possível identificar o local exato da injúria e o seu controle.

Conforme discutido anteriormente, o endoscópio deverá ser introduzido e mantido em uma posição tal que não esteja na direção do sangramento, enquanto que uma das aspirações será exatamente em direção ao fluxo sanguíneo. Evita-se, entretanto, o exercício de pressão sobre o vaso ou os tecidos adjacentes, tanto pelo risco de aumento da lesão quanto pela possibilidade de obstrução da aspiração. Identificado o local da lesão, inicia-se a compressão deste com o uso de cotonoides (Fig. 34-24).

Pode-se utilizar a própria ponteira de aspiração para exercer pressão sobre os cotonoides. A pressão exercida deve ser a menor possível, de forma que permita a parada do sangramento. Em sangramentos extracranianos e naqueles onde existe envoltório ósseo, pode-se realizar tamponamento nasal, mas essa medida deve ser evitada em abordagens intradurais pelo risco de o sangramento dirigir-se ao espaço intracraniano. Alternativamente à compressão, pode-se aplicar um enxerto livre de músculo, que pode ser obtido da face lateral da coxa, da parede abdominal, do esternocleidomastóideo ou mesmo de outros músculos.

Outra alternativa é a clipagem do segmento acometido, mas isso requer que esse segmento esteja completamente exposto e uma grande experiência do cirurgião, em função da dificuldade de se realizar este procedimento. A colocação de balão endovascular inflado pode auxiliar na interrupção do fluxo sanguíneo e facilitar a clipagem arterial, mas tem como desvantagens a necessidade da presença de um radiologista intervencionista experiente em sala.

Algumas substâncias hemostáticas podem ajudar.

Em caso de insucesso, essas medidas podem ser ainda combinadas com o controle transcervical descrito previamente neste capítulo, mas isso pode aumentar o risco de complicações e inviabilizar o tratamento endovascular por bloquear a passagem.

Assim que tenha sido obtido o controle da hemorragia, realiza-se uma angiografia. Esta será capaz de elucidar detalhadamente o sítio da lesão e sua gravidade, para que, então, se possa adotar o tratamento definitivo, que pode ser feito de algumas maneiras: a cateterização endovascular com colocação de *stent* é a medida preferencial, mas pode ser inviabilizada caso o segmento acometido seja a porção cavernosa ou haja significativa estenose da mesma. Não sendo possível o

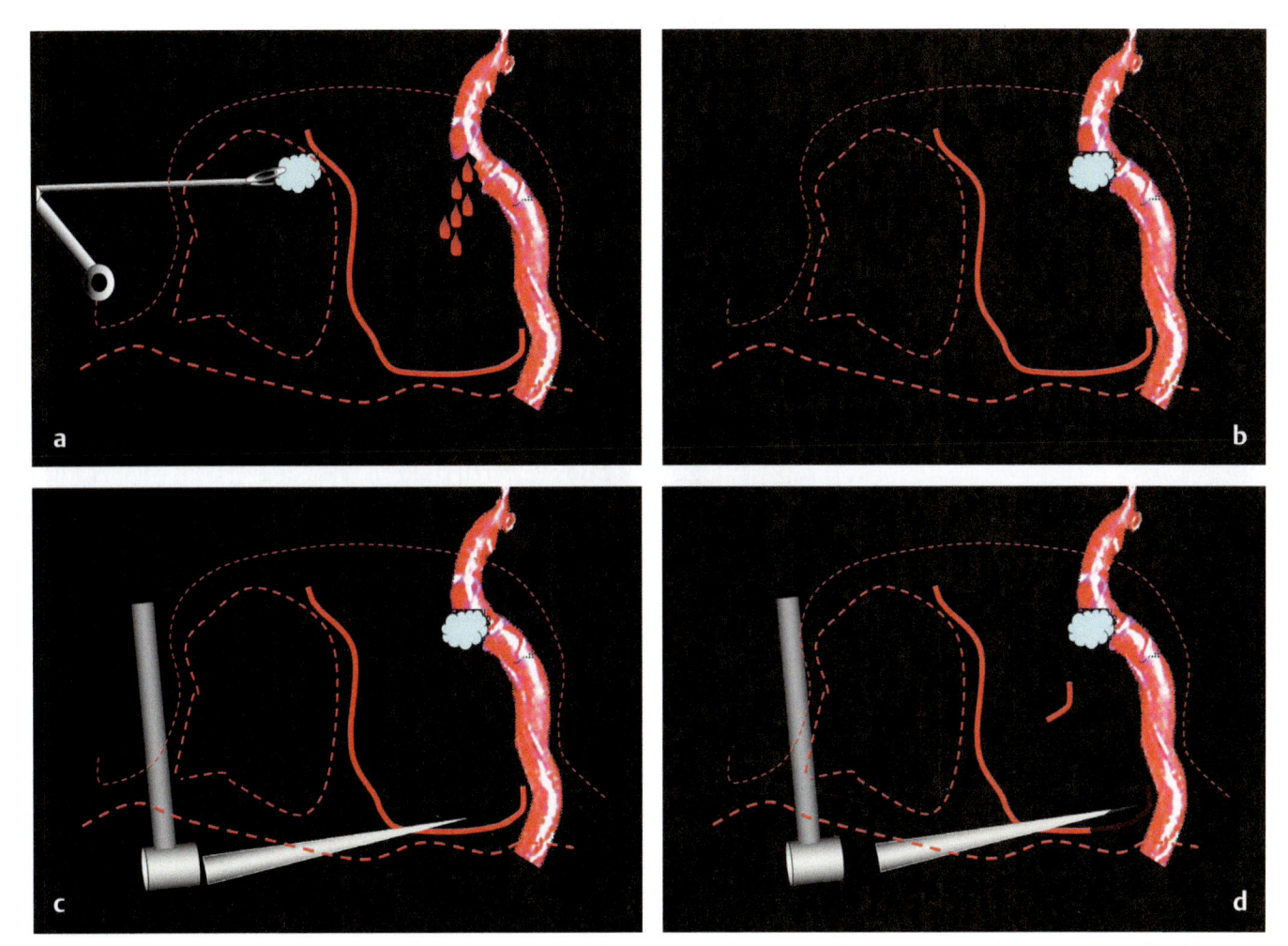

Fig. 34-24. Estratégia de controle de sangramento da artéria carótida interna. (**a**) Identificação do sangramento. (**b**) Tamponamento local com compressão. (**c** e **d**) Remoção óssea para permitir exposição e acesso à artéria. *(Continua)*

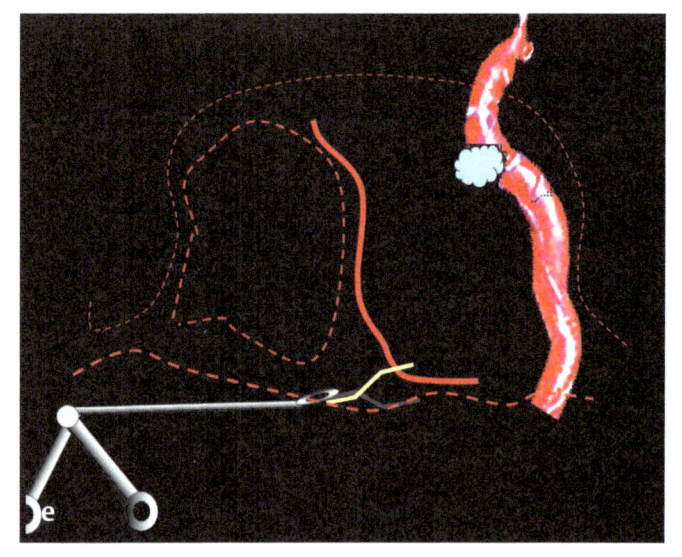

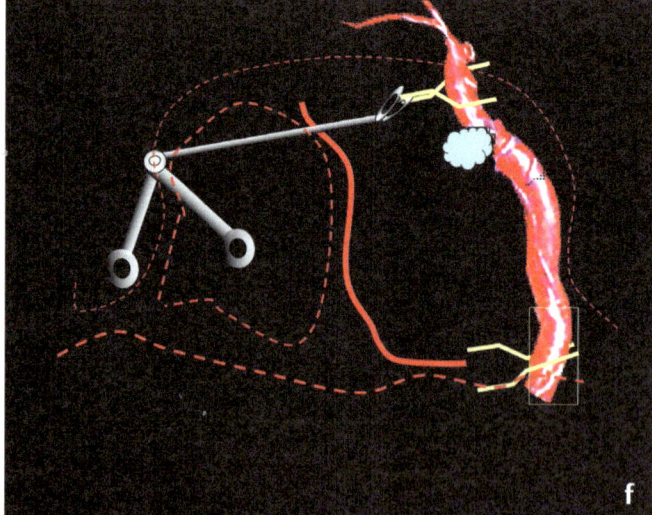

Fig. 34-24. *(Cont.)* (e) Clipagem de segmento inferior ao sangramento. (f) Clipagem em nível superior à lesão.

emprego dessa técnica, pode-se realizar a embolização/oclusão arterial, desde que o teste por oclusão com balão demonstre suficiência de suprimento pela vasculatura contralateral. Caso esse teste seja negativo, a oclusão só poderá ser realizada mediante a confecção de *bypass* extracraniano – intracraniano.

Com o tratamento definitivo realizado, a depender da modalidade corretiva adotada e das condições clínicas em que o paciente se encontra, o retorno ao centro cirúrgico pode ser considerado para remoção do tamponamento e término da ressecção da lesão. Mas, em grande parte das vezes, esses pacientes serão transferidos para unidades intensivas para monitorização e estabilização clínica, e a intervenção deverá ser protelada para conclusão em um segundo tempo mais tardio.

Se o paciente estiver hemodinamicamente estável após a cirurgia, deverá ser novamente avaliado por exames de imagem.

O pseudoaneurisma é uma complicação tardia que precisa ser considerada. A realização de uma angiografia pós-operatória pode indicar sua presença e deve ser feita cerca de 2 semanas após a cirurgia.

Conclusão

Frente à catastrófica complicação que é a ruptura da artéria carótida interna, é importante analisar minuciosamente esse risco e traçar uma estratégia efetiva de controle para o caso de sua ocorrência. O planejamento envolve um adequado estudo anatômico com imagens, emprego de equipe treinada e multidisciplinar, acionamento e discussão prévia com neurocirurgião ou radiologista intervencionista endovascular, materiais e instrumentais adequados, reserva de sangue e hemoderivados e leito de terapia intensiva.

COMPLICAÇÕES ORBITÁRIAS

Quanto aos eventos relacionados à órbita, podem ocorrer tanto complicações menores, como lesões da lâmina papirácea, formação de enfisema subcutâneo ou equimose periorbitária e infecções, quanto complicações maiores, como hemorragia retro-orbitária, lesões do nervo óptico, déficits visuais ou lesões da musculatura ocular extrínseca.[44]

De uma maneira geral, excetuando-se os quadros infecciosos, as demais complicações orbitárias relacionam-se à violação do limite lateral do corredor cirúrgico, conforme discutido previamente neste capítulo.

O uso de microdebridadores vem sendo cada vez mais difundido. Eles são uma ferramenta útil em diversas cirurgias endoscópicas endonasais. Lesões acidentais à órbita com a utilização desse equipamento podem ser potencialmente perigosas, caso o cirurgião não perceba a penetração no espaço orbitário, podendo culminar em lesões da musculatura ocular extrínseca, incluindo a possibilidade de lesões de globo ocular, lesões vasculares ou nervosas. Assim como os sistemas de neuronavegação, os microdebridadores devem ser manejados por cirurgiões experientes.

CONSIDERAÇÕES ANATÔMICAS

É importante compreender a anatomia da órbita para o adequado manejo cirúrgico, no caso de eventuais complicações, e estar atento às principais estruturas anatômicas presentes no local da cirurgia (Fig. 34-25).

A parede medial da órbita é constituída pela lâmina papirácea, estrutura óssea que pertence ao osso etmoidal. Em sua face medial é recoberta por mucosa nasossinusal.

O conteúdo orbitário é envolto pela periórbita (tecido periosteal).

No ângulo superointerno da cavidade orbitária, entre a periórbita e o rebordo ósseo, é possível observar as artérias etmoidais anteriores e posteriores.

Após a periórbita, existe a presença de gordura que se distribui de maneira assimétrica ao longo da cavidade orbitária: no compartimento anterior, esse tecido é abundante e, no compartimento posterior, próximo ao ápex orbitário, torna-se mais escasso. Entende-se assim que o compartimento orbitário posterior apresenta um potencial de complicações mais severo quando a parede medial orbitária é violada, enquanto que, no compartimento anterior, a grande camada de

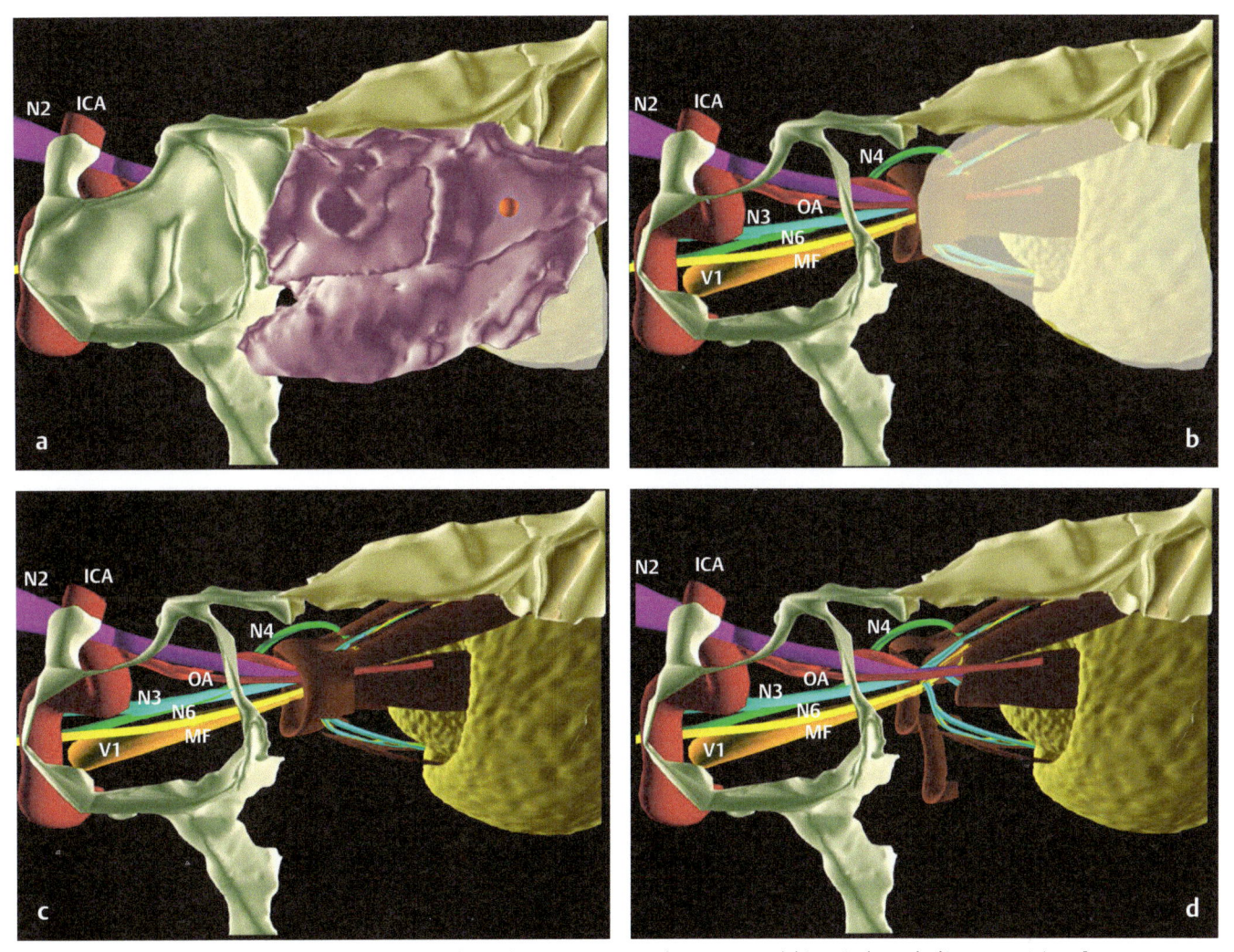

Fig. 34-25. Visão medial da órbita por planos. (**a**) Ainda se observa a presença do osso etmoidal (rosa), do qual a lâmina papirácea faz parte. Por tratar-se de visão medial, a lâmina papirácea não é vista em (**a**), pois está localizada lateralmente, sendo encoberta pela visão dos cornetos médio e superior. (**b**) Após remoção do etmoide (incluindo a lâmina papirácea), observa-se a periórbita. Também foi removido o osso da parede lateral do seio esfenoidal, sendo possível observar o conteúdo neurovascular do seio cavernoso e o trajeto dessas estruturas em direção ao espaço intraorbitário. (**c**) Removida a periórbita, nota-se a gordura orbitária e sua distribuição ao longo da órbita, abundante na região anterior e escassa na região posterior. Nota-se a passagem da artéria oftálmica e dos nervos NC II, NC V1, NC V2, NCIII e NC VI por dentro do ânulo de Zinn, enquanto o NC IV segue externamente a este. (**d**) Abertura do ânulo de Zinn, com melhor visualização das estruturas neurovasculares. ICA: artéria carótida interna; MF: fossa média; OA: artéria oftálmica; NC: nervo craniano; V1: segmento V1 do NC V; N2: nervo óptico (NC II); N3: nervo oculomotor (NC III); N4: nervo troclear (NC IV); N6: nervo abducente (NC VI).

gordura funciona como uma barreira de proteção à musculatura ocular extrínseca e ao globo ocular.

No compartimento posterior, medialmente à fina camada de gordura, encontram-se os músculos oblíquo superior, reto medial e reto inferior. Dissecando entre esses músculos, atinge-se o espaço intraconal, onde haverá menos gordura e será possível a identificação do nervo oculomotor (para os músculos reto medial, reto inferior e oblíquo inferior), nervo óptico e artéria oftálmica.

No espaço orbitário, o nervo óptico não apresenta envoltório periosteal e está mais suscetível a lesões durante a manipulação cirúrgica, sobretudo ao nível do ânulo de Zinn, anel tendíneo constituído por tecido fibroso que é a origem dos quatro músculos retos. Esse é o ponto onde o nervo se encontra mais próximo à parede medial da órbita (Figs. 34-26d e 34-27g).

No seio esfenoidal, o nervo óptico situa-se superolateralmente e, em alguns casos, pode estar deiscente e, portanto, mais vulnerável. Nessa região, o nervo é revestido por um envoltório periosteal espesso (Fig. 34-28).

A célula de Onodi (Fig. 34-29) é uma célula etmoidal posterior que está em contato superior e lateral com o nervo óptico e é um fator anatômico que pode aumentar os riscos de complicações relacionados a essa estrutura ao ser confundida com o seio esfenoidal. A sua existência deve ser avaliada previamente à cirurgia na tomografia computadorizada.

A cirurgia endoscópica endonasal para lesões intraorbitárias é indicada para a abordagem de lesões situadas medialmente ao nervo óptico, e deve-se atentar às estruturas anatômicas que se encontram neste compartimento para evitar complicações.

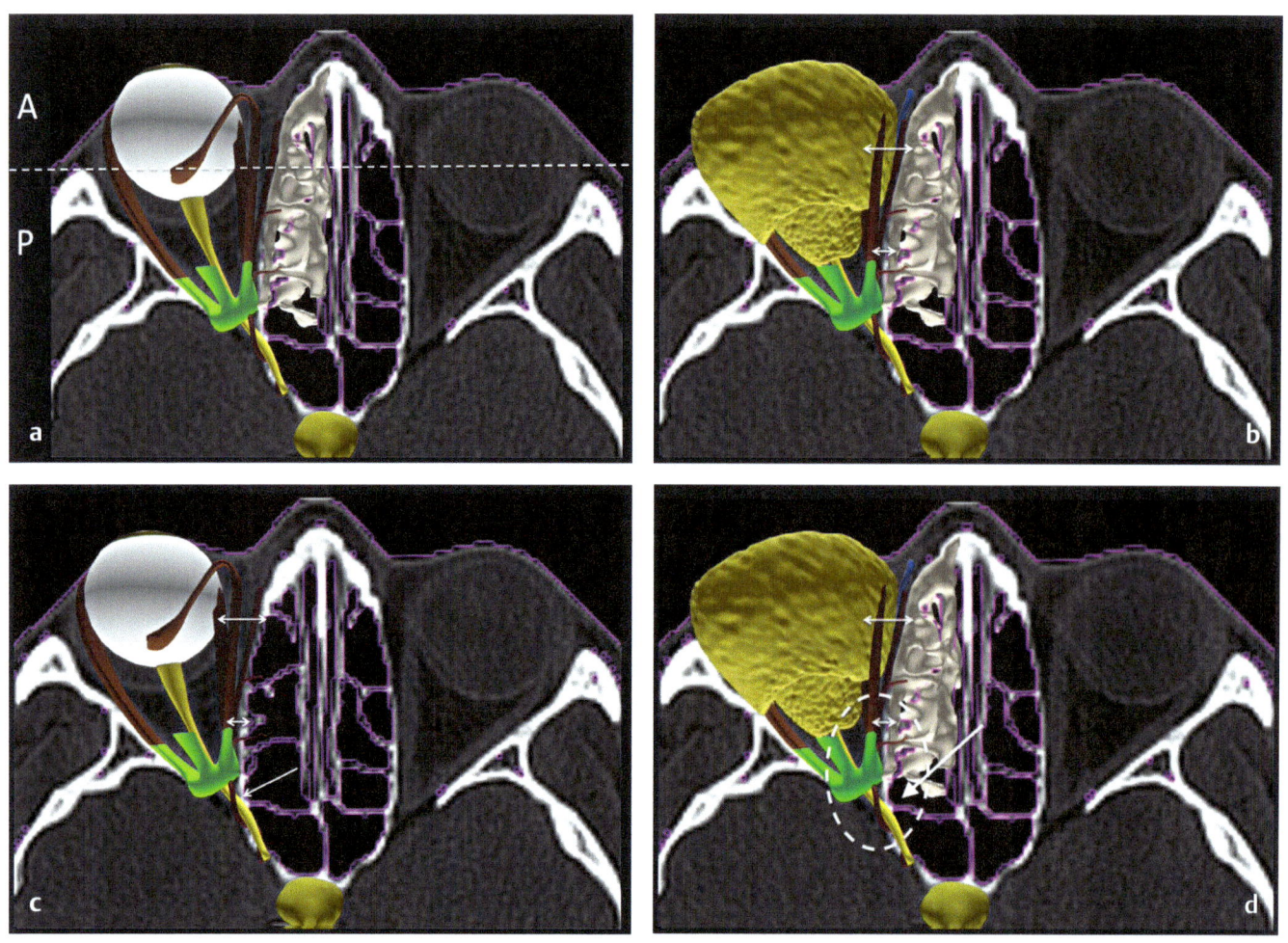

Fig. 34-26. Anatomia orbitária. (a) Divisão entre compartimentos anterior e posterior. (b) Nota-se a grande distância entre a parede orbitária medial e a musculatura ocular no compartimento anterior, enquanto o oposto é observado no compartimento posterior. (c) Novamente pode-se perceber essa diferença de distâncias, agora evidenciada pela remoção da gordura. (d) O ápex orbitário, ao nível do ânulo de Zinn, é o ponto onde o nervo óptico se encontra mais próximo à parede orbitária medial em sua porção orbitária. A: anterior; P: Posterior

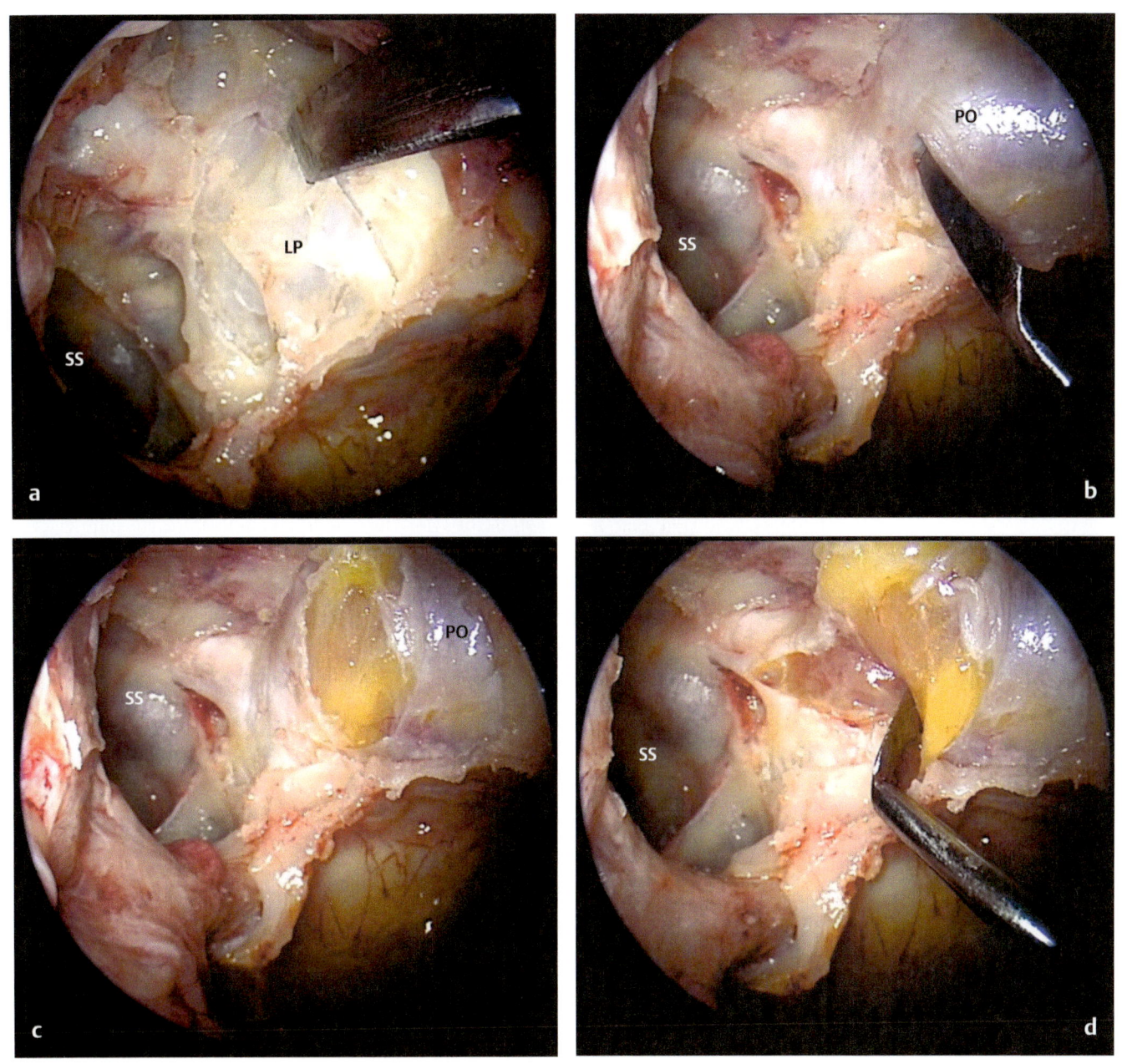

Fig. 34-27. Dissecção da órbita. (**a**) Incisão e remoção da lâmina papirácea. (**b**) Incisão na periórbita. (**c**) Exposição do conteúdo do compartimento posterior. (**d**) Dissecção do músculo reto medial. *(Continua)*

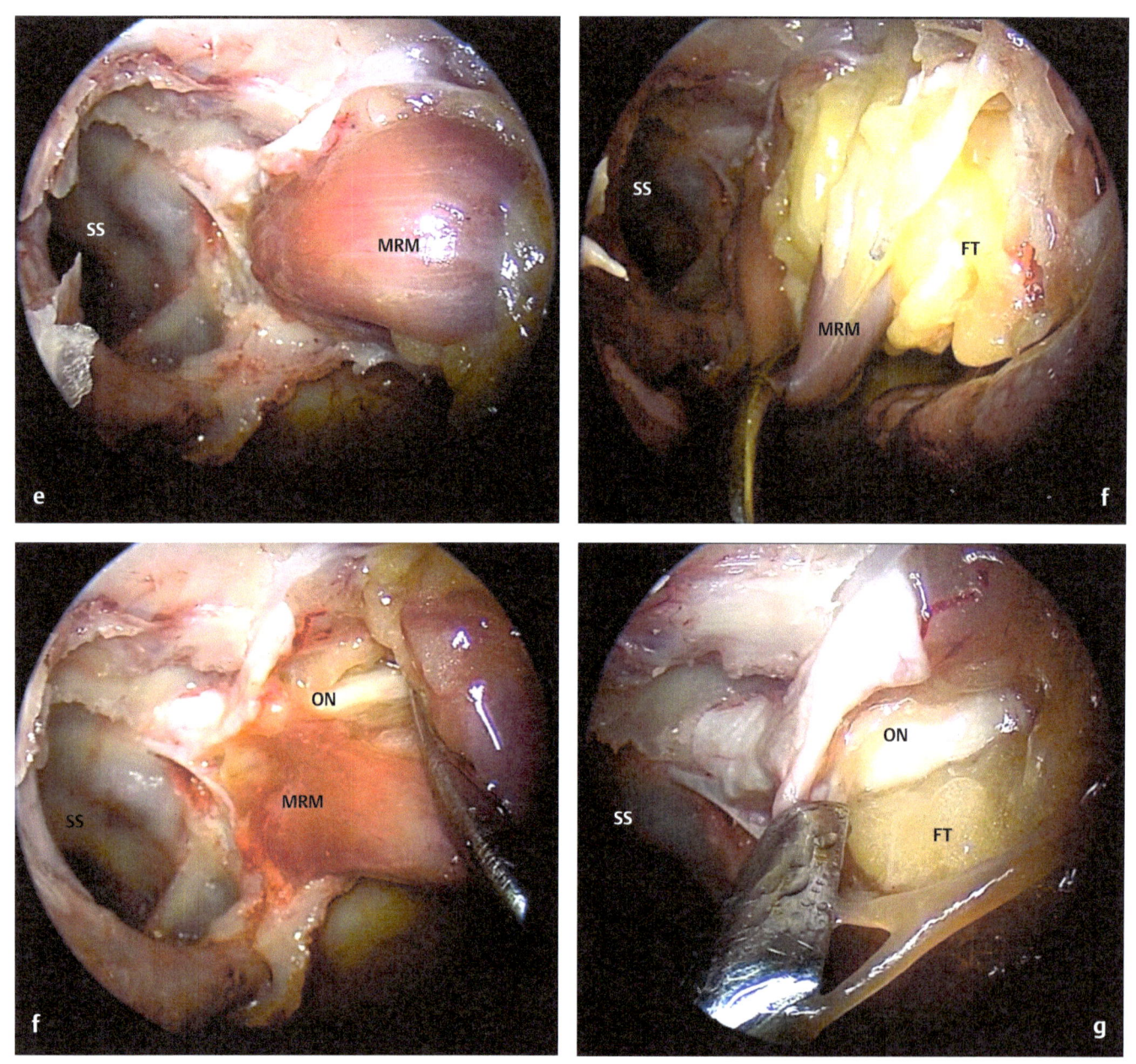

Fig. 34-27. *(Cont.)* (**e**) Músculo reto medial dissecado. (**f**) Mobilização do músculo reto medial para acesso ao espaço intraconal e exposição do nervo óptico. (**g**) Nervo óptico em sua porção intraorbitária. Observe a ausência de revestimento do mesmo nesta região. LP: lâmina papirácea; PO: periórbita; MRM: músculo reto medial; SS: seio esfenoidal; ON: nervo óptico; FT: gordura.

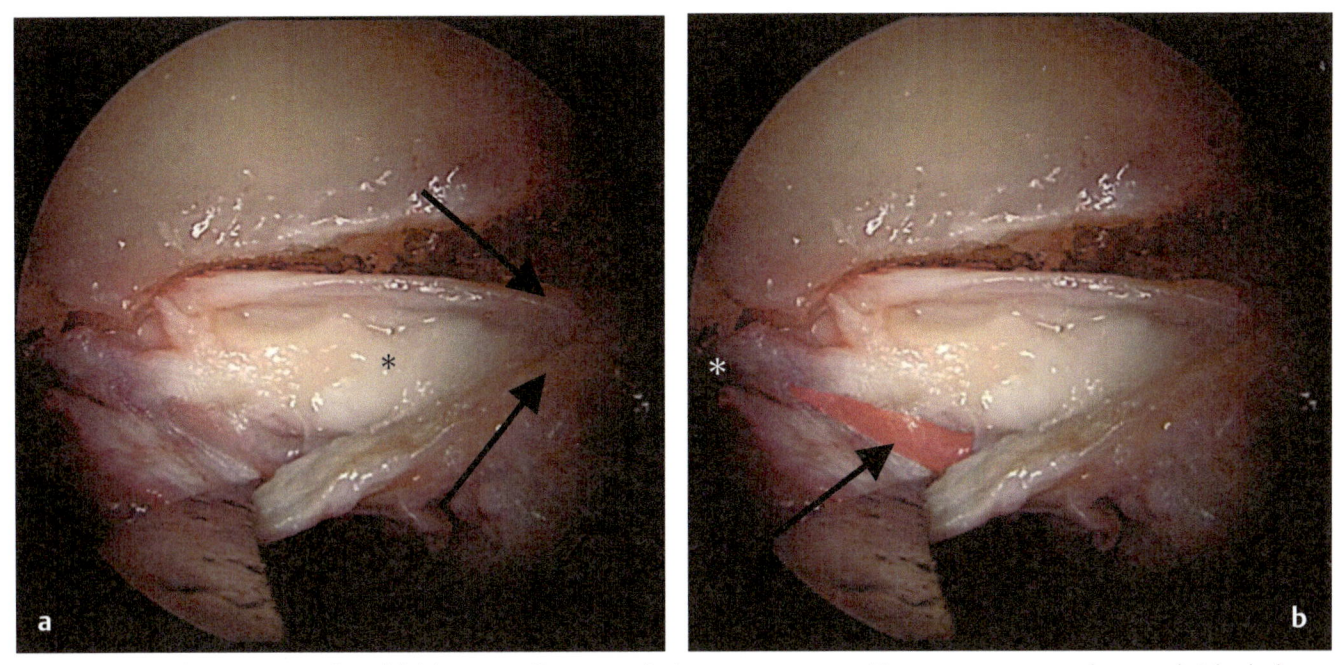

Fig. 34-28. Nervo óptico no seio esfenoidal. (a) Nesta região, o nervo óptico encontra-se revestido por um espesso envelope ou a bainha de dura-máter (setas), que foi aberta, permitindo visualizar o nervo em seu interior (asterisco). (b) Realce na artéria oftálmica junto ao nervo óptico (seta).

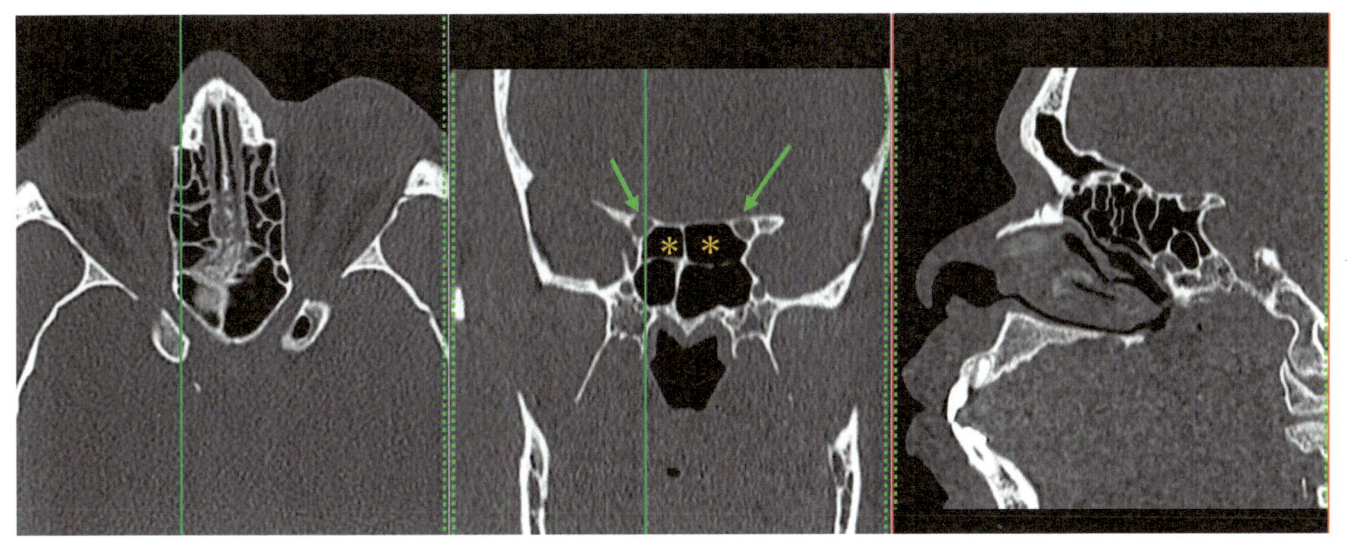

Fig. 34-29. Célula de Onodi (asterisco amarelo): célula etmoidal posterior em contato superior e lateral com o nervo óptico (seta verde).

LESÕES DA LÂMINA PAPIRÁCEA

Lesão da lâmina papirácea isoladamente (Fig. 34-30), em geral, não resulta em graves repercussões e não necessita de medidas corretivas cirúrgicas. Em alguns casos, poderá ocorrer a formação de enfisemas subcutâneos ou equimoses periorbitárias que, na maioria das vezes, serão de pequena monta e também não irão requerer correção cirúrgica. Os enfisemas ocorrem por mecanismo de válvula, que permite que o ar entre, mas não saia da órbita. Raramente poderá ocorrer a formação de grande enfisema orbitário com eventual desenvolvimento de síndrome compartimental. Esses casos deverão ser abordados para evitar sofrimento do nervo óptico e o desenvolvimento de déficits visuais. Pode-se empregar a descompressão com agulha fina ou a descompressão orbitária endoscópica, removendo-se parte da lâmina papirácea. Esstes pacientes devem ser orientados a evitar esternutação nasal, realização de manobras de Valsalva e a suspender temporariamente a lavagem nasal. A resolução total do quadro não costuma ultrapassar o prazo de 3 semanas.

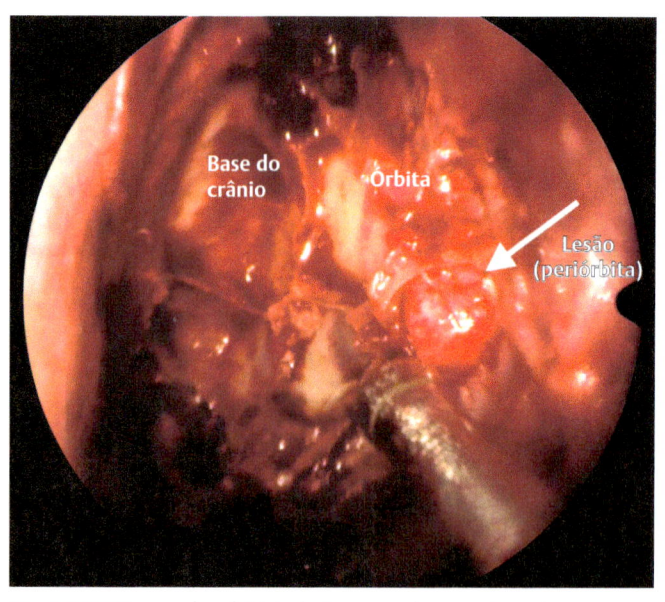

Fig. 34-30. Na parede orbitária da fossa nasal esquerda, nota-se a presença de pequena lesão com herniação de periórbita (seta branca).

ABSCESSOS ORBITÁRIOS

A formação de abscessos orbitários (Fig. 34-31) pode ocorrer no período pós-operatório e pode ser necessária a drenagem cirúrgica para obter a melhora clínica do paciente.

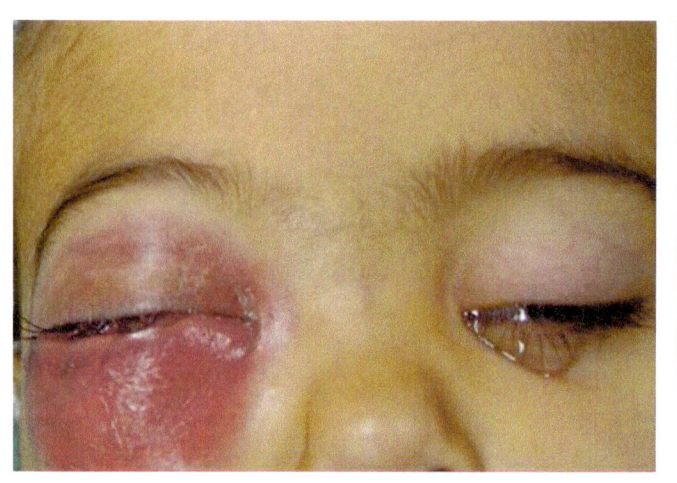

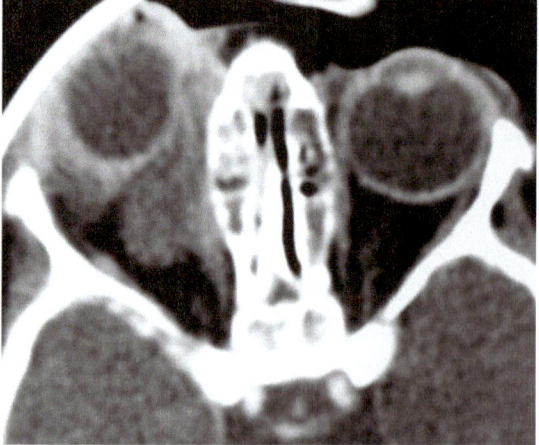

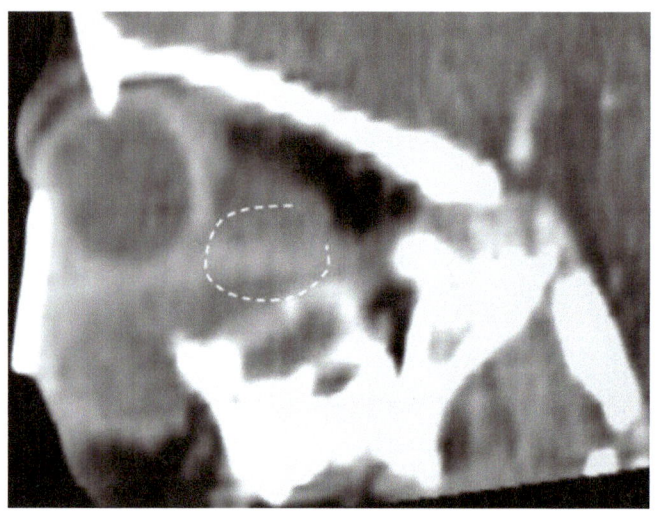

Fig. 34-31. Abscesso orbitário intraconal.

Em abscessos pequenos e bem delimitados, é possível administrar antibioticoterapia venosa acrescida de anti-inflamatórios esteroidais e avaliar a resposta clínica em 48 horas. Se houver falha terapêutica, representada por manutenção ou piora do quadro, deve-se considerar a necessidade de drenagem. Quando o abscesso estiver localizado medialmente ao nervo óptico, pode ser empregada a via endoscópica endonasal; abscessos localizados lateralmente deverão ser drenados por via externa.

HEMORRAGIA RETRO-ORBITÁRIA

A hemorragia retro-orbitária é uma complicação grave que requer intervenção imediata em virtude do risco de ocasionar déficits visuais. Ocorre, principalmente, no contexto da realização de uma etmoidectomia, quando há lesão na artéria etmoidal anterior ou posterior (Fig. 34-32). Quando uma dessas artérias se rompe, existe a chance de haver retração para dentro da cavidade orbitária, onde a persistência da hemorragia poderá levar à formação de hematoma e proptose, ocasionando distensão do nervo óptico e subsequente amaurose.

O uso de pinças cortantes, em vez de pinças de preensão, no território dessas artérias pode minimizar o risco: as lesões provocadas por instrumentos cortantes resultam em sangramento para a cavidade nasal, sendo de mais fácil controle e com menor potencial de morbidade.

Os instrumentos de preensão traumatizam por avulsão; a ruptura arterial após distensão apresenta maior risco de culminar em retração e, consequentemente, na complicação descrita.

Nas cirurgias em que haja possibilidade de lesão de uma dessas artérias, ainda que as chances sejam mínimas, não se deve ocluir os olhos do paciente. A oclusão pode tornar difícil a identificação da proptose e a suspeição do hematoma em formação. Por outro lado, mantendo-se os olhos descobertos, pode-se perceber mais facilmente esse evento, levando à pronta intervenção. O auxiliar também deverá estar atento e monitorar o aspecto da órbita ao longo da cirurgia, sobretudo nos momentos em que as artérias etmoidais estejam mais propensas a serem lesionadas e, percebendo sinais de hemorragia retro-orbitária, deverá comunicar rapidamente ao cirurgião para que seja realizada a descompressão orbitária.

Ceratites podem ser evitadas com o uso de pomadas e colírios lubrificantes, que devem ser reaplicados a cada hora de cirurgia decorrida.

A descompressão (Fig. 34-33) inicia-se pela remoção da lâmina papirácea, estendendo-se de sua porção anterior até o ápex orbitário. Podem-se realizar fraturas verticais e horizontais paralelamente, de maneira delicada, com o uso de osteótomos, para confeccionar uma espécie de janela, que

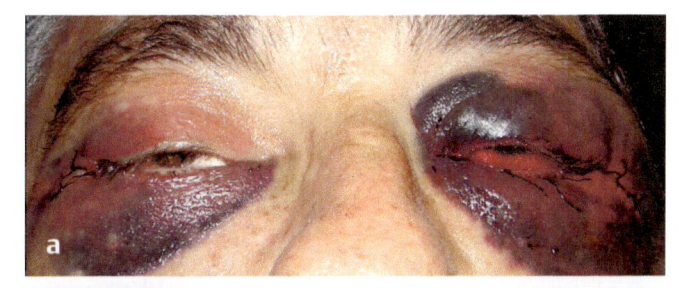

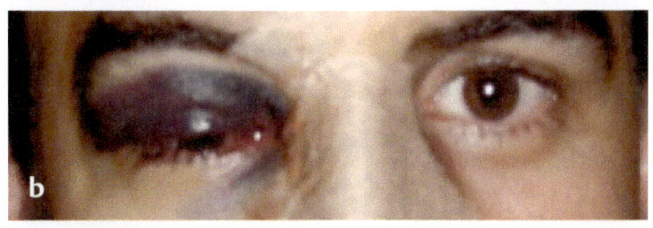

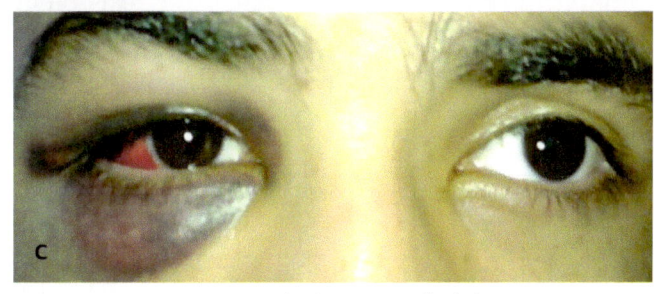

Fig. 34-32. Pacientes encaminhados em virtude de hemorragias orbitárias decorrentes de lesões em artérias etmoidais. (**a**) Além de edema, equimose e proptose ocular, nota-se a prévia realização de cantotomia lateral, que não foi suficiente para controle do quadro, tendo sido necessária descompressão por via endonasal. (**b**) Hematoma e edema palpebral superior com sufusão conjuntival hemorrágica. (**c**) Equimose e edema palpebral inferior com sufusão conjuntival hemorrágica.

será destacada com dissectores rombos delicados e removida com pinças de preensão. Posteriormente, é feita uma incisão horizontal (acompanhando a disposição do músculo reto medial) ao longo de toda a periórbita, do ápex orbitário à região anterior, seguida de exposição da gordura orbitária.

Com a gordura exposta, comprime-se o globo ocular externamente para que o conteúdo sob tensão possa herniar para a cavidade nasal e descomprimir o ápex orbitário.[11]

No pós-operatório deve-se evitar a oclusão ocular a fim de que o próprio paciente mantenha sua percepção visual e seja capaz de informar quaisquer alterações súbitas ao cirurgião, que deverá tomar as devidas medidas e realizar nova intervenção visando à preservação da acuidade visual. Também não é recomendável o tamponamento nasal.

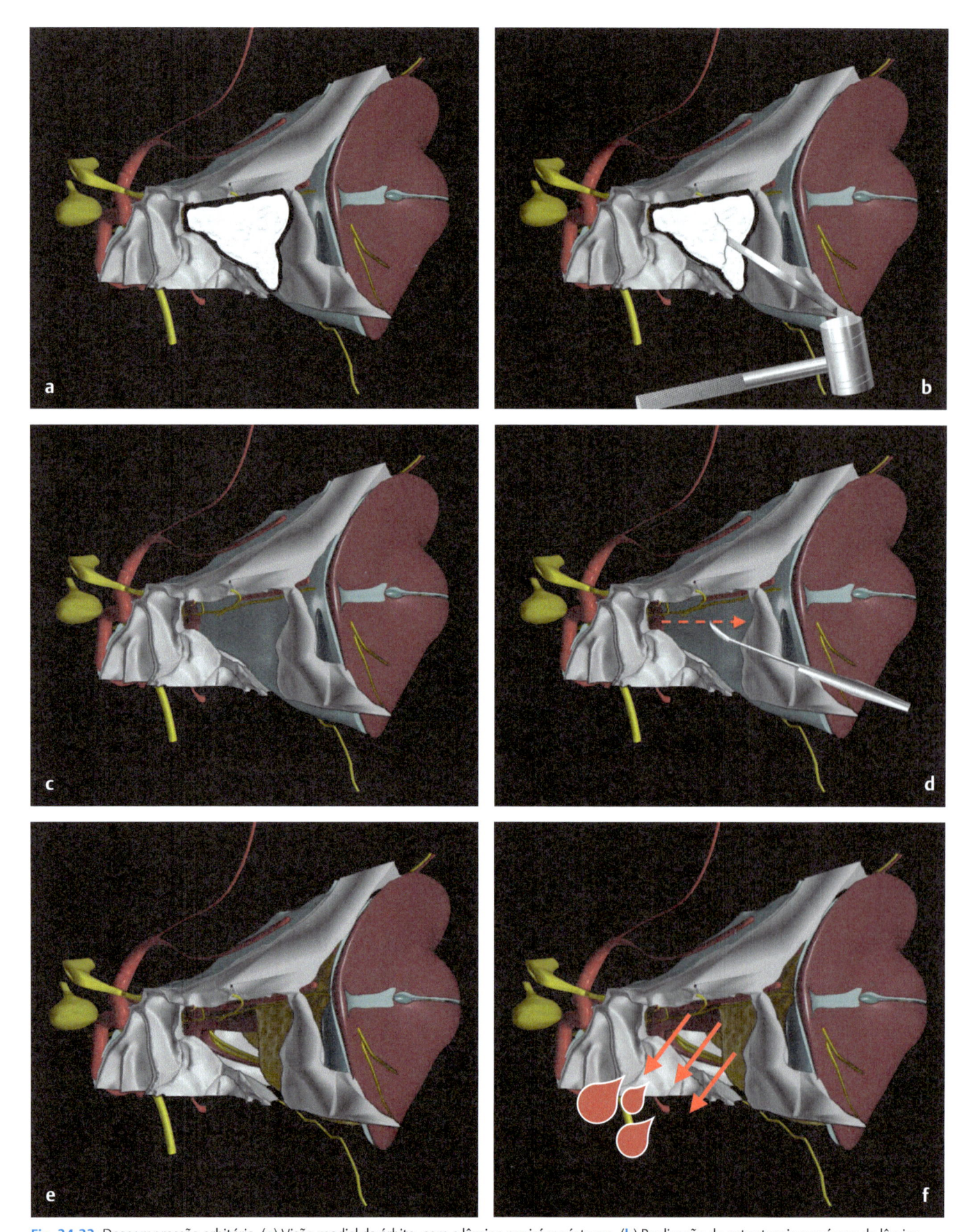

Fig. 34-33. Descompressão orbitária. (**a**) Visão medial da órbita, com a lâmina papirácea íntegra. (**b**) Realização de osteotomia e exérese da lâmina papirácea. (**c**) Exposição da periórbita. (**d**) Incisão na periórbita. (**e**) Exposição do conteúdo orbitário. (**f**) Descompressão e drenagem do hematoma.

LESÕES DA MUSCULATURA OCULAR EXTRÍNSECA

Este tipo de complicação está também associado ao uso de microdebridadores, sobretudo durante a realização de etmoidectomia em paciente com doença sinusal extensa, como ocorre nas sinusites crônicas com polipose. Se não houver a percepção da lesão provocada na lâmina papirácea, o cirurgião poderá confundir a gordura orbitária com a própria patologia sinusal e prosseguir com o uso do instrumental, podendo ocasionar lesões mais severas como injúria à musculatura ocular extrínseca, englobando desde lacerações e rupturas parciais até sua transecção. O músculo mais envolvido nesses casos é o músculo reto medial (Fig. 34-34), que se encontra mais próximo à parede medial orbitária.[16]

Os sinais e sintomas que apontam para essa situação são o estrabismo divergente e a diplopia, observados no pós-operatório precoce ou imediato (Fig. 34-35). Pode ainda haver hemorragia conjuntival e edema.

A correção cirúrgica deve ser precoce, preferencialmente dentro dos primeiros 7 dias após o evento, pois o músculo lesionado ainda não terá sofrido alterações cicatriciais significativas, como fibrose ou retração, que dificultam a reconstrução tecidual e comprometem os resultados pós-operatórios.

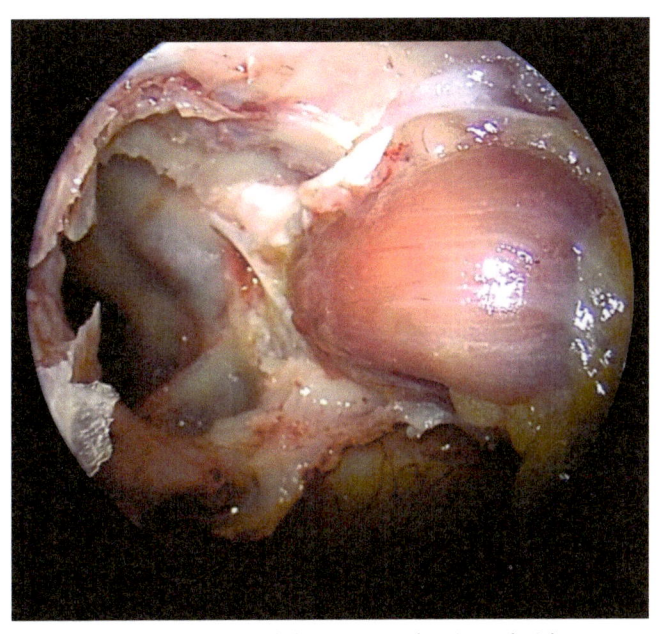

Fig. 34-34. Músculo reto medial em visão endoscópica de órbita esquerda.

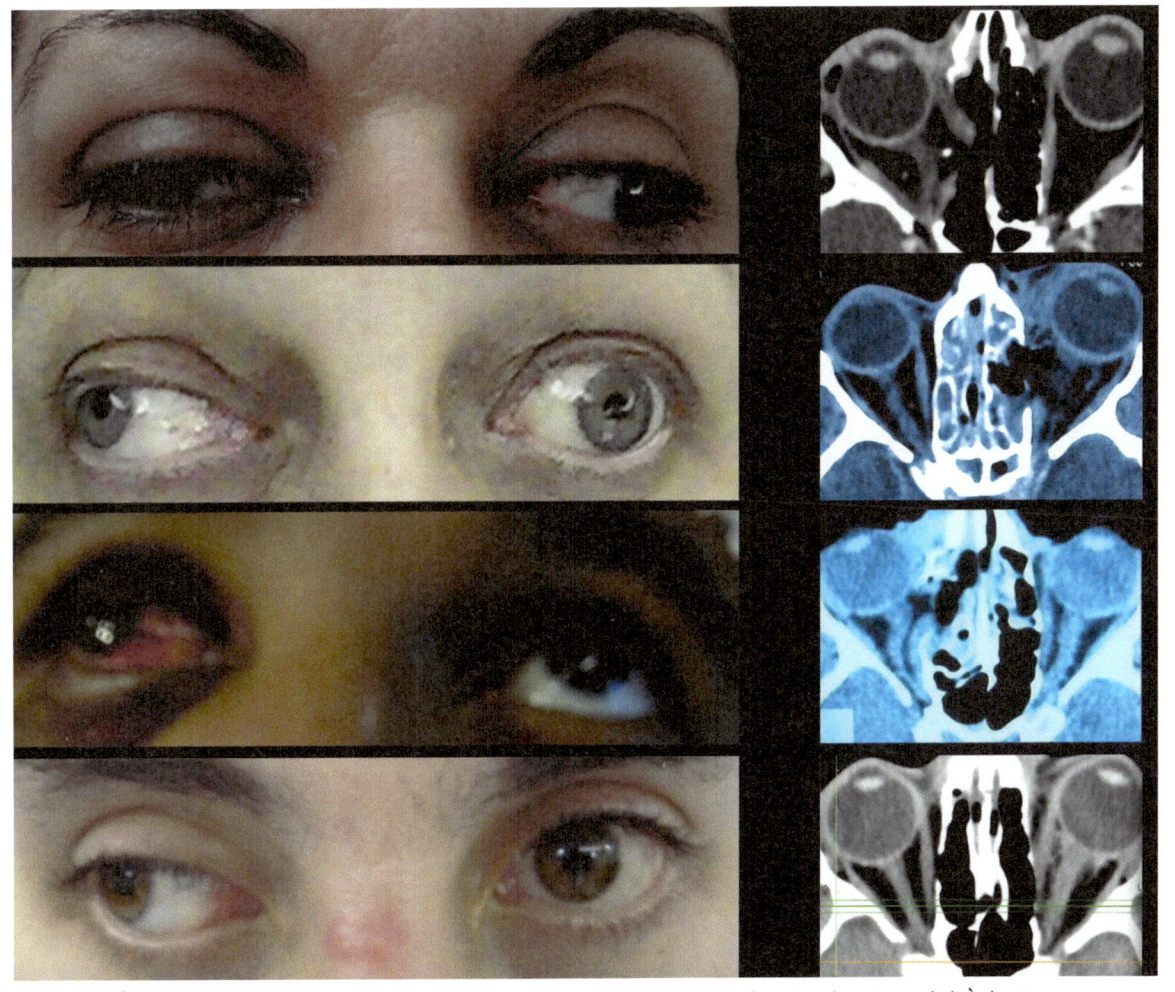

Fig. 34-35. À esquerda, percebe-se o estrabismo divergente resultante da secção do músculo reto medial. À direita, encontram-se as tomografias com as respectivas lesões.

A reconstrução do músculo reto medial é plenamente viável de ser realizada, e a cirurgia endoscópica endonasal desempenha papel de extrema relevância, possibilitando o resgate do coto proximal da musculatura (ânulo de Zinn) para, a seguir, suturá-lo ao coto distal (Fig. 34-36). Pela via externa pode ser extremamente difícil ou mesmo impossível identificar e dissecar o coto distal, dada a significativa retração que ocorre no momento da ruptura. A presença de uma equipe oftalmológica habituada a tratar de músculos orbitários é imperativa.

Inicialmente, o oftalmologista realizará uma incisão transconjuntival medial, seguida por dissecção do espaço subconjuntival e da cápsula de Tenon, identificando o coto distal do músculo reto medial. Este será dissecado até que seja possível sua mobilização e apresentação. Então realiza-se um corte no rebordo posterior desse músculo para regularizá-lo e, a seguir, realiza-se o reparo distal com fio absorvível Vycril 3.0. O músculo reparado e o fio de sutura agulhado são introduzidos no espaço periorbitário medial (Fig. 34-37) para que sejam recuperados pela cavidade nasal.

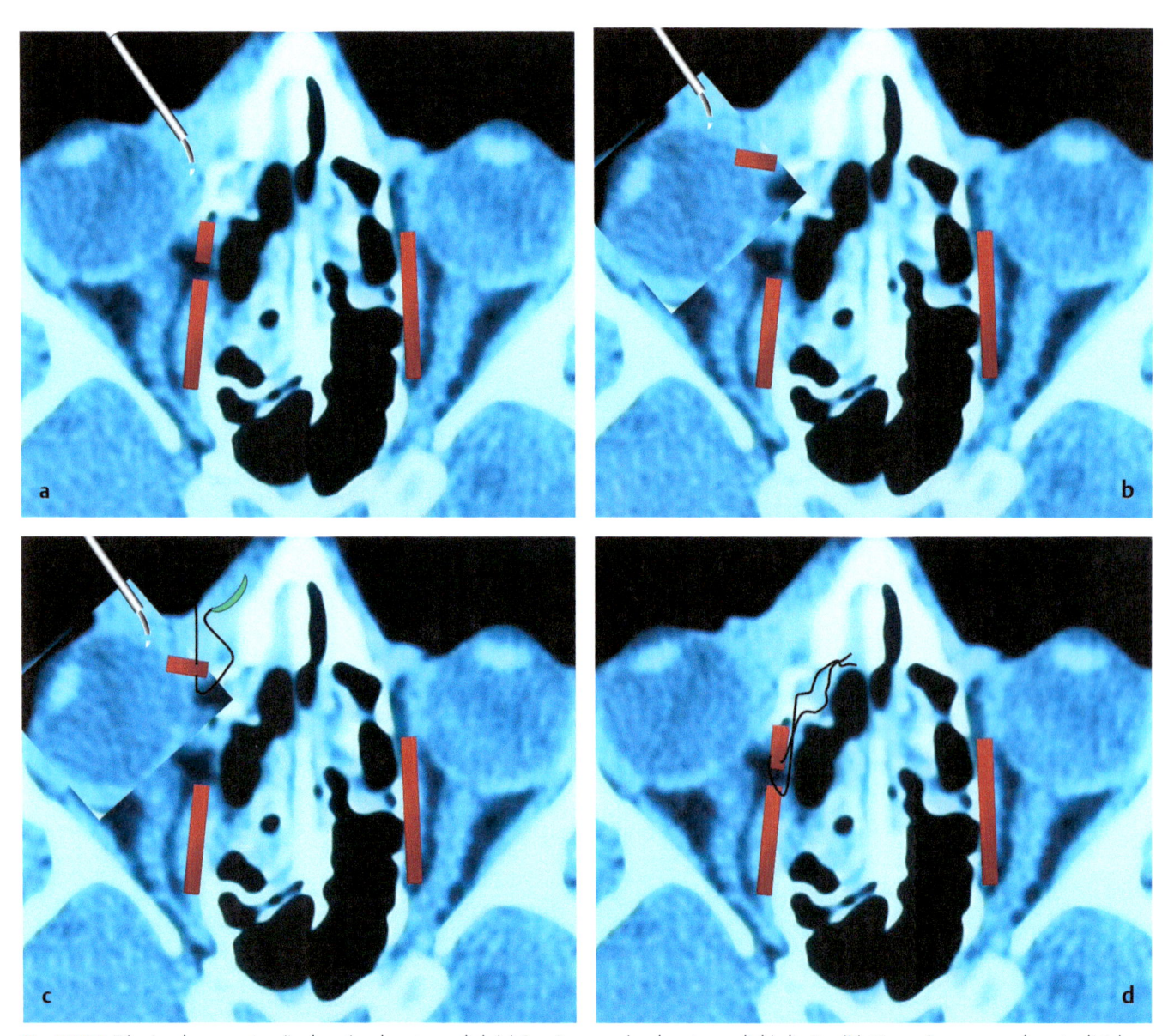

Fig. 34-36. Técnica de reconstrução do músculo reto medial. (**a**) Secção em músculo reto medial à direita. (**b**) Dissecção e reparo do coto distal por via externa a partir de uma incisão transconjuntival medial. (**c**) O músculo é reparado e armazenado na região periorbitária medial. (**d**) Por via endoscópica, recupera-se o músculo reparado e realiza-se sua sutura no coto proximal.

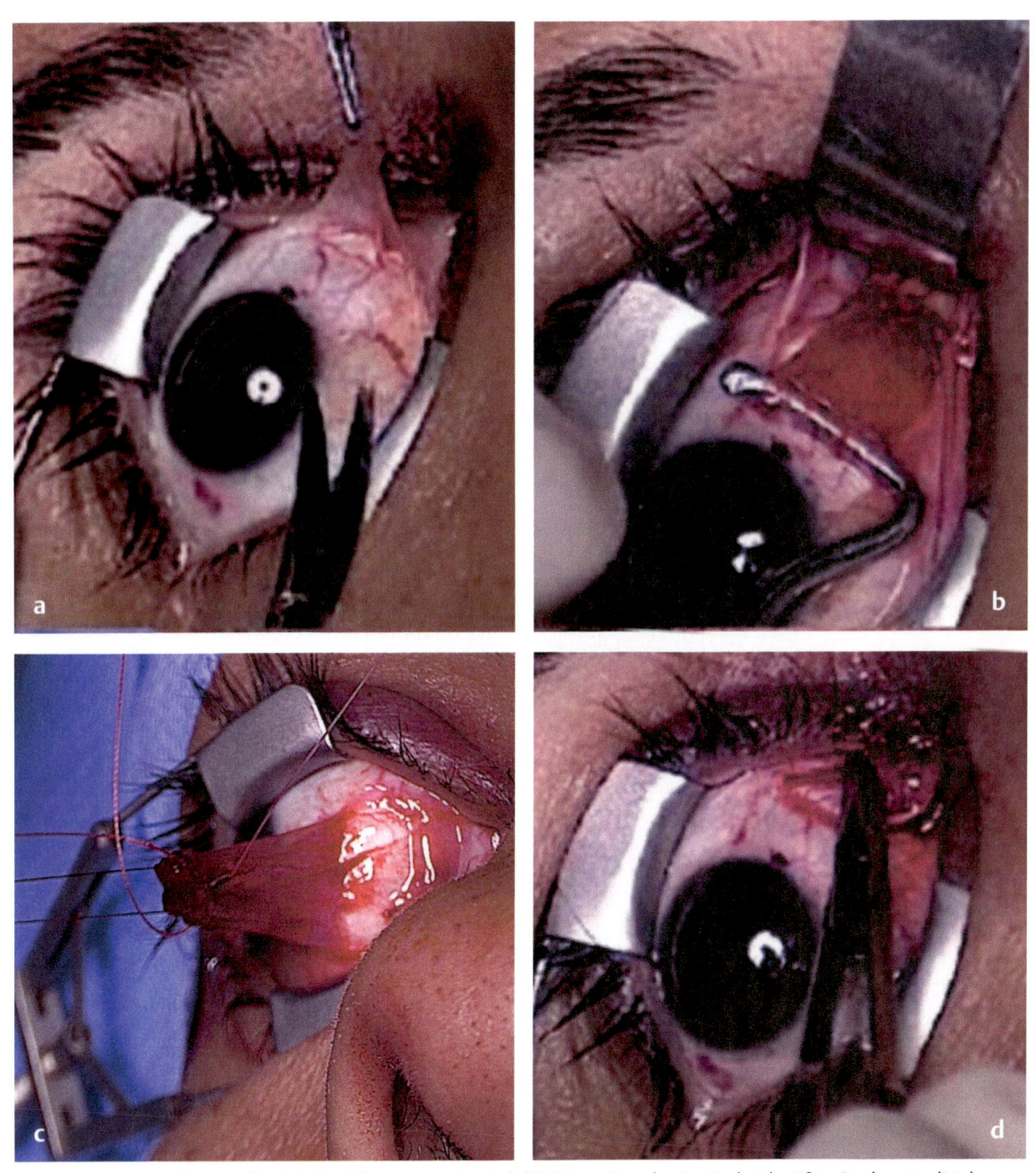

Fig. 34-37. Preparo do coto distal. (**a**) Incisão transconjuntival. (**b**) Dissecção subcojuntival e identificação do coto distal. (**c**) Reparo do músculo com fio agulhado. (**d**) Armazenamento do músculo reparado no espaço periorbitário medial.

Neste momento, se inicia a etapa endoscópica endonasal (Fig. 34-38).

Caso não tenha sido concluída no primeiro tempo cirúrgico, efetua-se uma etmoidectomia total para obter completa exposição da parede orbitária medial e identificar o local exato da lesão.

Procede-se à remoção da lâmina papirácea, seguida de exposição e incisão da periórbita. A seguir, tem início a dissecção do ápex orbitário, que permitirá o acesso ao segmento proximal do músculo reto medial. Pode-se utilizar o músculo oblíquo superior como um reparo anatômico para a localização do músculo reto medial. Uma vez identificado, realiza-se a regularização do rebordo posterior do coto proximal.

Para que os dois segmentos sejam aproximados, o oftalmologista realiza medialização do globo ocular com o uso de um fórceps.

Isso feito, o otorrinolaringologista resgata o coto distal do músculo reto medial reparado pela cavidade nasal e realiza sua sutura em "U" ao coto proximal. Para a confecção dessa sutura, o globo ocular é mantido em posição anatômica pelo oftalmologista, e, de maneira conjunta, inicia-se o ajuste do posicionamento e do nível de tensão que será aplicado à sutura para que se consiga manter o globo ocular na posição desejada.

Em alguns casos, para que seja possível obter o posicionamento desejado do globo ocular, será necessário realizar o desbastamento de fibras do músculo reto lateral (músculo

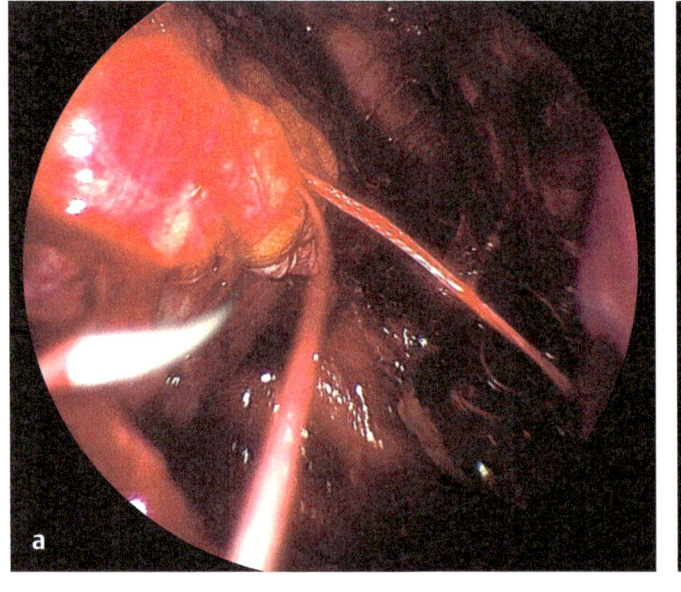

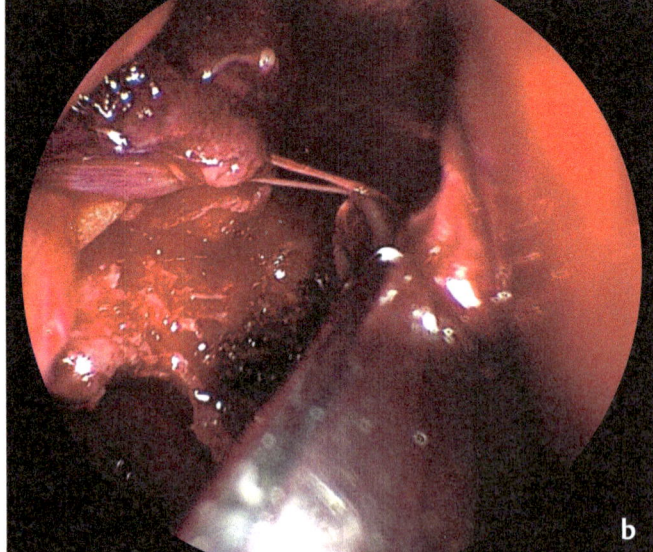

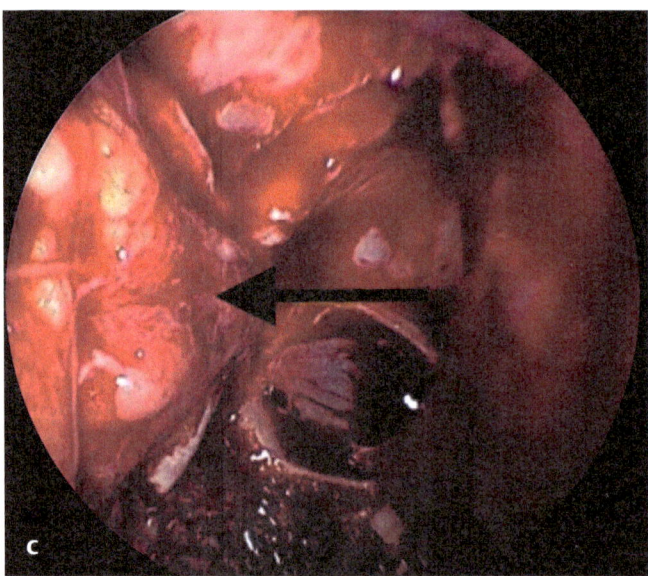

Fig. 34-38. Sutura da musculatura. (a) Após completa exposição da parede orbitária medial, recupera-se o coto distal do músculo. (b) A seguir, o mesmo é suturado no coto proximal. (c) Ajusta-se a sutura e sua tensão com o concomitante posicionamento do globo ocular com o auxílio do oftalmologista, para que o mesmo seja mantido em posição centralizada.

antagonista) para provocar seu enfraquecimento, sobretudo em casos abordados mais tardiamente: com a ruptura do músculo reto medial, instaura-se um desequilíbrio entre os tônus musculares dos músculos reto medial e reto lateral. O músculo reto lateral tem seu tônus aumentado e tensiona o globo ocular lateralmente. Quando não se consegue alcançar o objetivo pretendido a partir da aplicação de tensão à sutura do reto medial isoladamente, deve-se realizar esse desbastamento, que será executado pelo oftalmologista.[34]

A reconstrução descrita nem sempre será capaz de restaurar a função do músculo lesionado em virtude do severo comprometimento da placa motora após a sua secção. Ainda assim, podem-se alcançar bons resultados estéticos com este procedimento.

COMPLICAÇÕES INTRACRANIANAS
Fístula Liquórica

A fístula liquórica é uma complicação passível de ocorrer no contexto de cirurgias endoscópicas nasossinusais e da base do crânio e decorre da violação da margem superior do campo operatório. Trata-se da comunicação entre o espaço subaracnóideo e a cavidade nasal com exteriorização de liquor para a mesma após a ruptura da dura-máter, em presença de defeito ósseo local.[7-8]

A sua ocorrência pode elevar o risco de meningite e complicações intracranianas, como a formação de pneumoencéfalo,[29] ou mesmo de abscessos intracranianos, requerendo correção cirúrgica.

É importante estar atento às situações em que o risco dessa complicação está aumentado: variações anatômicas (profundidade da fossa olfatória), patologias nasossinusais extensas e tumores na base do crânio são alguns exemplos. Para minimizar essa possibilidade, é crucial a familiarização com a anatomia particular do indivíduo a ser operado, bem como um detalhado planejamento cirúrgico, que podem ser obtidos por estudo dos exames de imagem pré-operatórios.

A percepção da fístula durante a cirurgia possibilita a adoção de medidas imediatas para seu fechamento, cursando, em geral, com boa evolução pós-operatória. Caso não sejam detectadas nesse momento, podem manifestar-se clinicamente por rinoliquorreia, no período pós-operatório, geralmente unilateral, que se torna mais exuberante com a flexão cervical,[28] associada ou não a outros sintomas que podem indicar a presença de complicações mais severas, como cefaleia, desorientação, prostração, rigidez nucal ou alteração de nível de consciência, sugerindo o desenvolvimento de meningite ou alterações intracranianas.

Fístulas liquóricas iatrogênicas detectadas tardiamente deverão ser minuciosamente avaliadas antes da cirurgia reparadora para se identificar o local da lesão e realizar um adequado planejamento cirúrgico. As principais ferramentas propedêuticas para o diagnóstico da lesão são a tomografia computadorizada contrastada e a endoscopia nasal. Outros exames que podem auxiliar nesta avaliação são a cisternografia por tomografia computadorizada ou por ressonância mMagnética. Em alguns casos, porém, pode não ser possível a localização da fístula, e o uso intratecal de fluoresceína no intraoperatório pode auxiliar na sua detecção. Esse procedimento faz com que o liquor seja corado, facilitando sua visualização na cavidade nasal e, consequentemente, a localização do defeito dural (Fig. 34-39).[45] O uso de filtro de luz azul pode ser útil para incrementar a detecção da fluoresceína. A injeção intratecal de fluoresceína não fornece resultados falsos positivos, mas podem ocorrer resultados falsos negativos em virtude da presença de alterações cicatriciais teciduais temporárias que podem estar ocluindo a fístula e impedindo que o liquor atinja a cavidade nasal. Uma manobra que pode auxiliar a transpor tais situações é a realização de manobra de Valsalva induzida. Solicita-se ao anestesiologista que simule a manobra de Valsalva com a ventilação mecânica, enquanto se observa se a liquorreia nos locais suspeitos. Efeitos adversos relacionados à fluoresceína intratecal são severos, ainda que raros e reversíveis. Estão relacionados a concentração da solução, volume administrado e velocidade de infusão. Pode advir fraqueza de membros inferiores, letargia, convulsões generalizadas e déficits neurológicos focais. As concentrações mais frequentemente utilizadas são a formulação a 5% e a diluição hipodensa. Esta última possibilita uma difusão mais rápida da substância até o espaço intracraniano, evitando a necessidade de colocar o paciente em posição de Trendelemburg. Também evita a necessidade de aguardar longos períodos que podem ser necessários com o uso da solução mais concentrada até que a fluoresceína seja detectável na fossa nasal. A formulação hipodensa pode ser obtida pela diluição de 0,5 mL de fluoresceína a 5% em 10 mL de água destilada. Além das vantagens quanto ao tempo de espera para adequada difusão liquórica, ressalta-se a menor probabilidade de eventos adversos com a administração dessa preparação.

O reparo de defeitos localizados na base de crânio anterior pode ser feito por via endoscópica com baixa morbidade e altas taxas de sucesso, superiores a 95% em séries extensas. Por essa razão, vem sendo cada vez mais empregado em substituição aos procedimentos abertos, realizados por craniotomia.[15-25-31] Os princípios cirúrgicos, no entanto, são os mesmos adotados pela modalidade tradicional.

Os sítios mais observados em fístulas liquóricas iatrogênicas são a lâmina cribriforme, seguida pela fóvea etmoidal, seio esfenoidal e seio frontal (Fig. 34-40).[32-36]

A localização exata da topografia da lesão é crucial para a definição do tipo de abordagem que será realizado. As fístulas

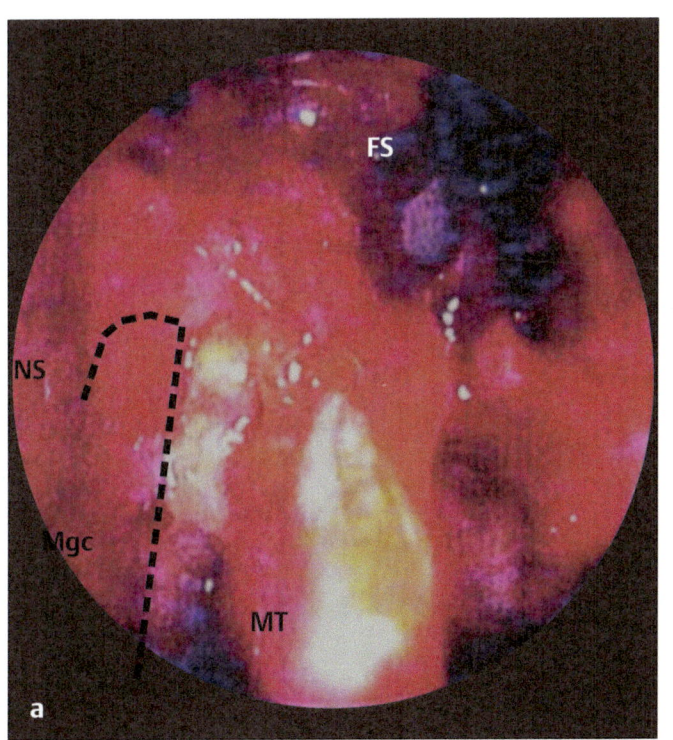

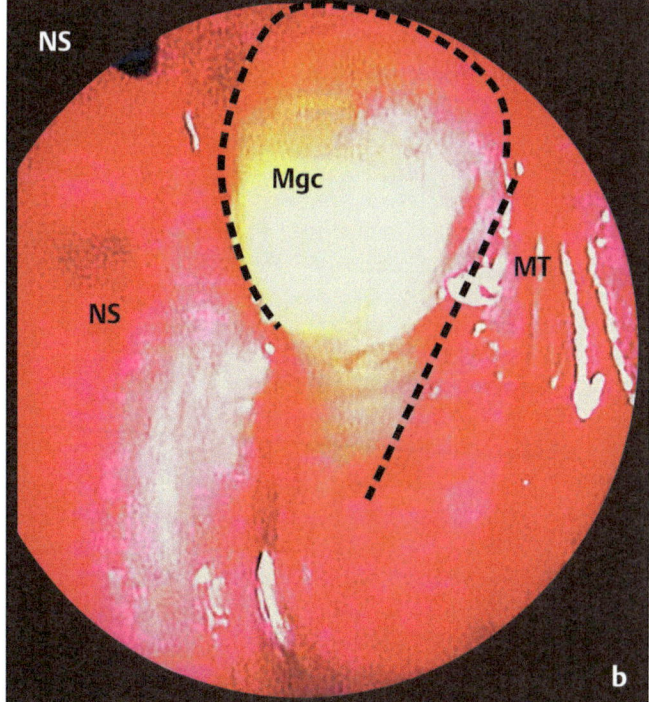

Fig. 34-39. Fístula espontânea decorrente de meningocele. O uso de fluoresceína auxilia na detecção da lesão. NS: Septo nasal; Mgc: meningocele; MT: corneto médio. FS: seio frontal. (a) Localização da meningocele entre o corneto médio e o septo nasal, na região olfatória. (b) Meningocele corada por liquor.

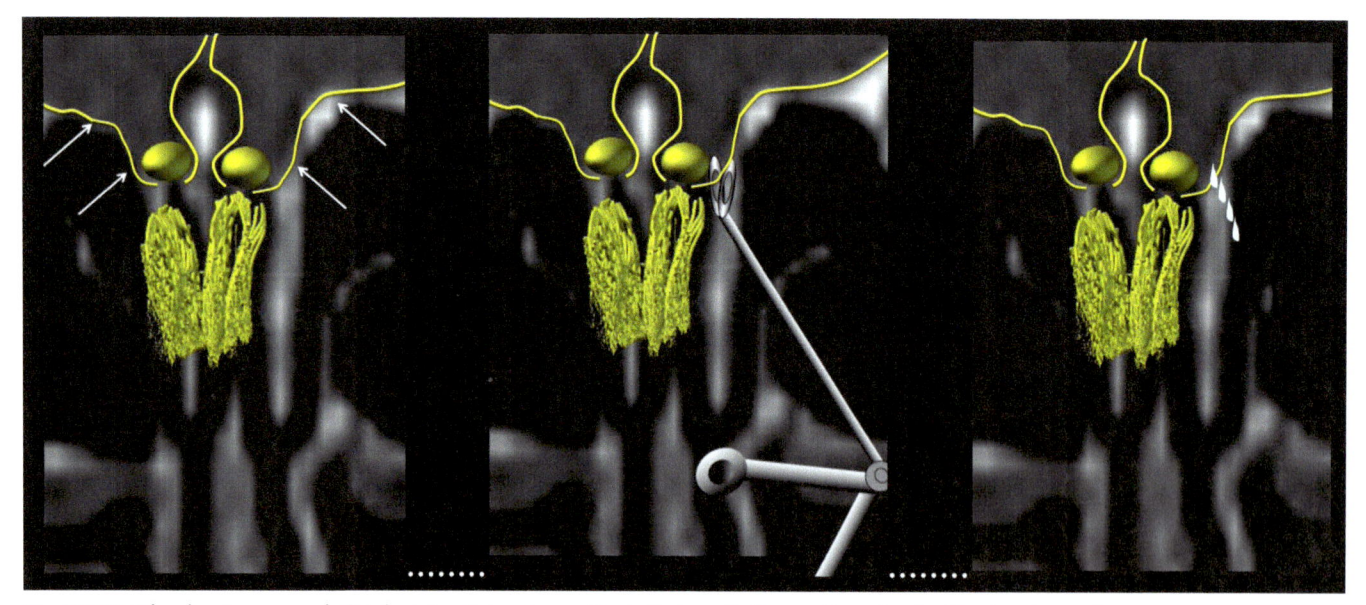

Fig. 34-40. O local mais comum de fístulas iatrogênicas é a região da lâmina cribriforme. Nesse local, além de a dura-máter encontrar-se invaginada para a cavidade nasal, apresenta envoltório ósseo delgado, que a torna mais suscetível a lesões.

etmoidais e esfenoidais, em sua maioria, podem ser reparadas com êxito pela via endonasal. Por outro lado, fístulas em seio frontal são de mais difícil manejo por essa via e, por vezes, necessitarão de acesso externo combinado, ou mesmo de acesso externo isoladamente.

É necessário um profundo conhecimento anatômico do comportamento da dura-máter para a adequada compreensão dos motivos pelos quais ocorrem as fístulas, por que são mais frequentes em determinadas regiões, por que o débito liquórico varia em função da sua topografia.

As complicações associadas à cirurgia de reparo das fístulas liquóricas são baixas e incluem insucesso cirúrgico, meningite, formação de hematoma e abscesso.

Uma condição clínica que pode influir no sucesso cirúrgico é a pressão intracraniana. Em condições fisiológicas, a pressão intracraniana varia de 5 a 15 cmH20: pressões superiores a 20 cmH20 podem causar sintomas neurológicos e influir no resultado cirúrgico, requerendo tratamento. Nas fístulas liquóricas secundárias a cirurgias endonasais nos processos inflamatórios, a pressão liquórica, em geral, não influi no procedimento, pois as condições que motivaram a realização da cirurgia que resultou na lesão dural não estão associadas à elevação da pressão intracraniana.

Considerações Anatômicas

A dura-máter possui uma camada fibrosa externa e mais espessa, que se comporta como periósteo da face interna dos ossos do crânio, e uma camada fibrosa interna mais delgada. Entre as duas camadas estão localizados os vasos e nervos responsáveis pela vascularização e inervação dessa estrutura. As principais artérias encontradas são as etmoidais e os ramos frontais da artéria meníngea média, que realizam diversas anastomoses, incluindo anastomoses com ramos da artéria oftálmica. Todos os ramos meníngeos se interanastomosam entre si e com as artérias homônimas contralaterais.

Na região da fossa olfatória, a dura-máter é menos espessa. Além disso, projeta-se em sentido caudal em direção às cavidades nasais em profundidade variável: quanto maior a profundidade da fossa olfatória, maior o risco de lesão a essa estrutura (Figs. 34-40 a 34-42).

Na porção orbitária do osso frontal (fóvea etmoidal), a dura-máter, além de ser mais espessa, encontra-se protegida por osso denso, sendo menos propensa a lesões (Figs. 34-40, 34-42 e 34-43).

No plano esfenoidal, a dura-máter é composta por fibras transversas agrupadas, formando grossos feixes, análogos a um **cinturão** (Figs. 34-42 a 34-44).

Na região do seio cavernoso, a camada mais externa da dura-máter é contígua à periórbita do ápex orbitário, sendo praticamente indistinguível da mesma (Fig. 34-45).

A região do clivus apresenta uma estrutura óssea muito espessa, de aspecto esponjoso, que recobre uma dura-máter resistente e ricamente vascularizada (Fig. 34-46).

A pressão liquórica é baixa na região cribriforme e na fóvea etmoidal e aumenta nas regiões do plano esfenoidal e região selar, atingindo seu ápice na região clival. Isso se relaciona diretamente com as opções cirúrgicas que poderão ser adotadas para correção do problema. Por exemplo, lesões em zonas de baixa pressão podem ser passíveis de fechamento por suturas simples ou pelo uso de enxertos livres, ao passo que locais de alta pressão poderão necessitar de medidas mais complexas ou combinadas, como o uso de múltiplas camadas de enxerto e a rotação de retalhos pediculados.

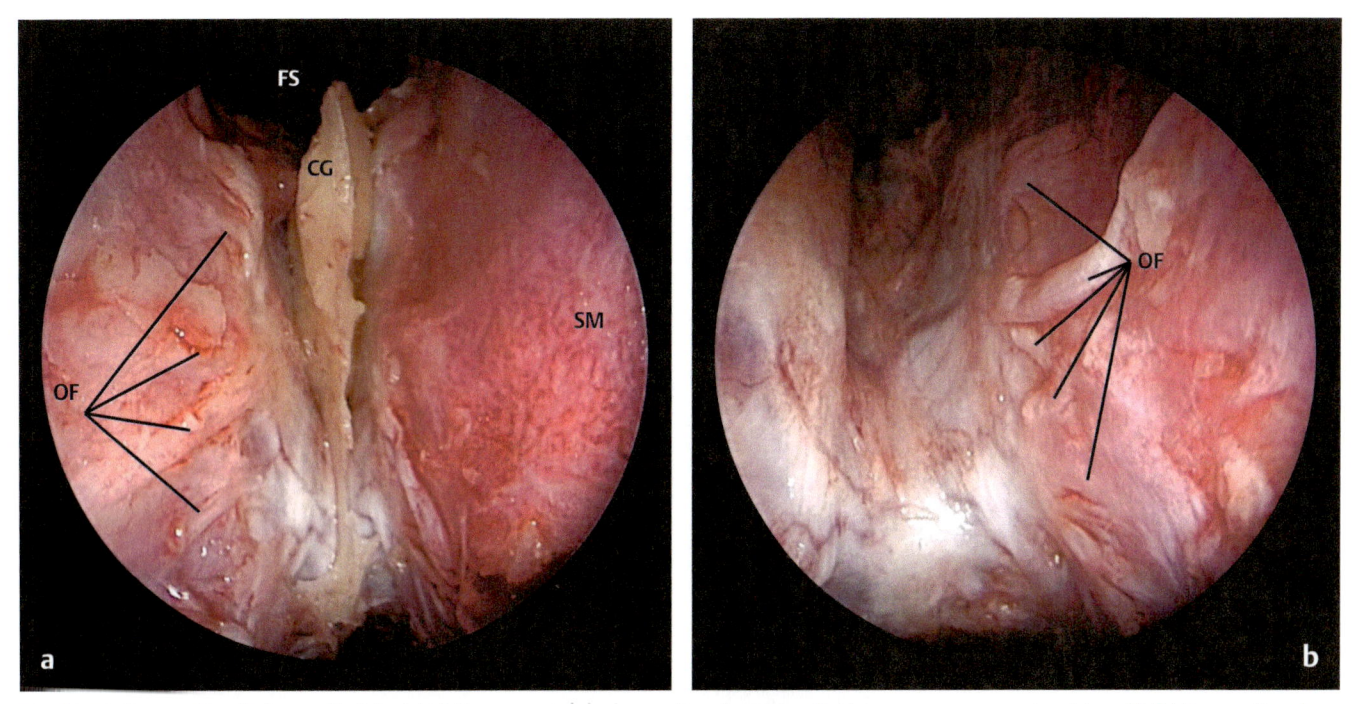

CAPÍTULO 34 ■ COMPLICAÇÕES NA CIRURGIA ENDOSCÓPICA DOS SEIOS PARANASAIS 451

Fig. 34-41. Dura-máter da fossa olfatória. (a) Visão transeptal da dura-máter da região olfatória com a presença da *crista galli*. (b) Dura-máter da região cribriforme após remoção da *crista galli*. FS: seio frontal; OF: filetes olfatórios; SM: mucosa septal; CG: crista galli.

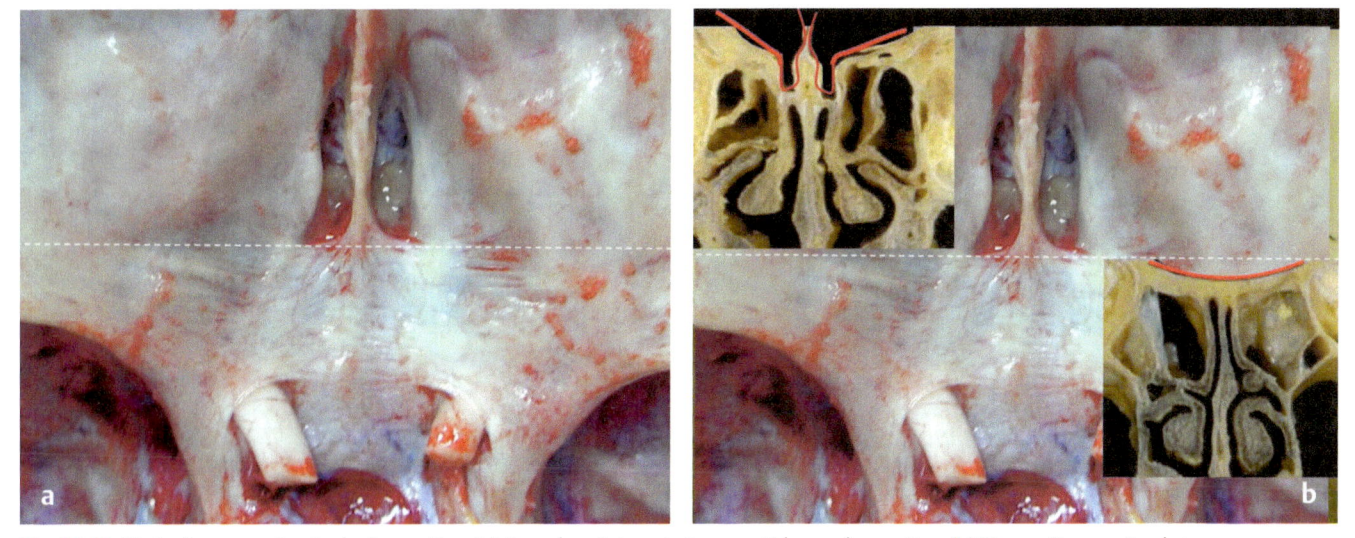

Fig. 34-42. Variações na anatomia da dura-máter. (a) Base do crânio anterior revestida por dura-máter. (b) Na porção superior da imagem representa-se a conformação da dura-máter por uma linha vermelha. *(Continua)*

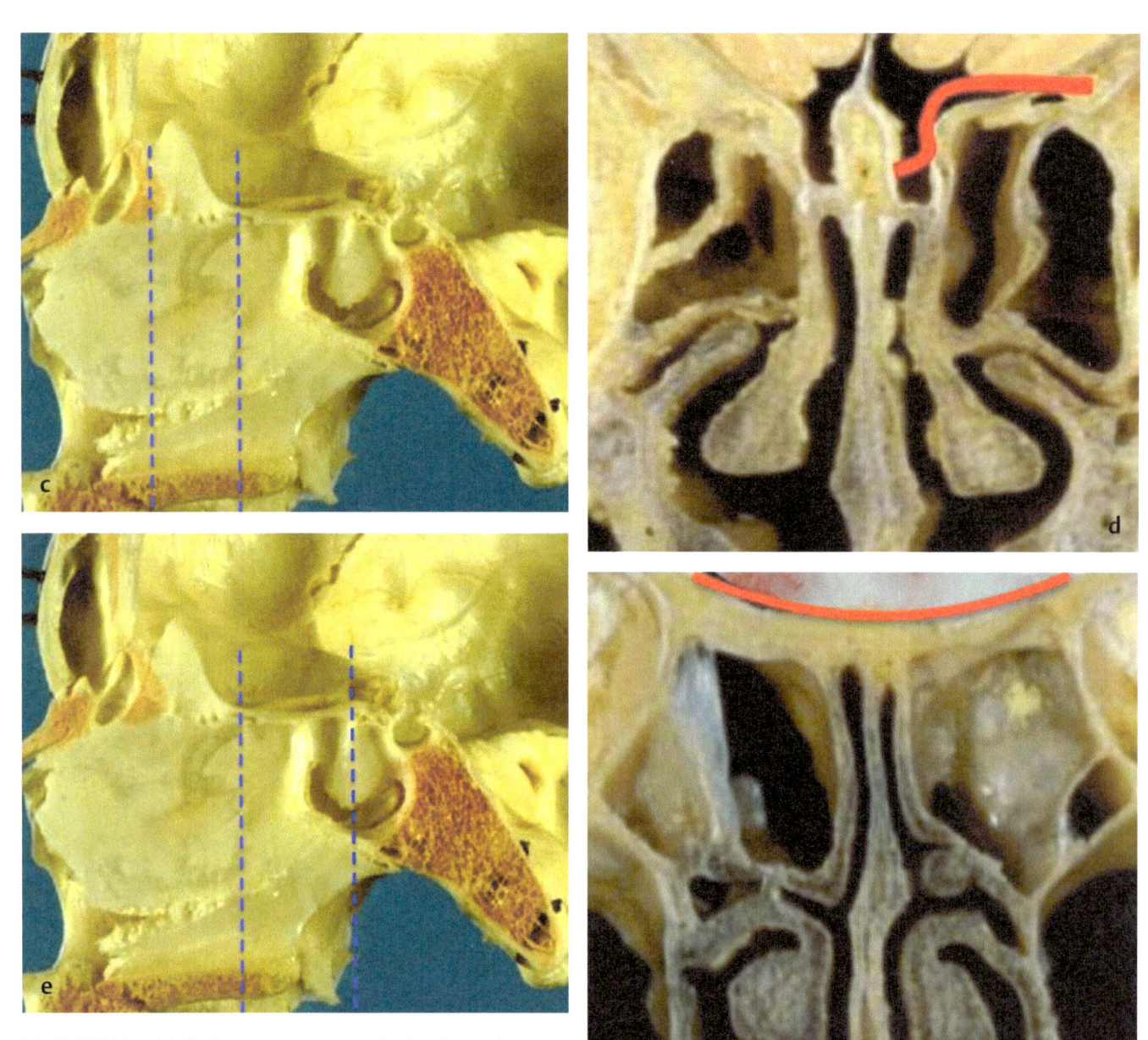

Fig. 34-42. *(Cont.)* **(c-f)** Observe na correspondência entre os planos axial e coronal o posicionamento verticalizado na região olfatória e a horizontalização posterior.

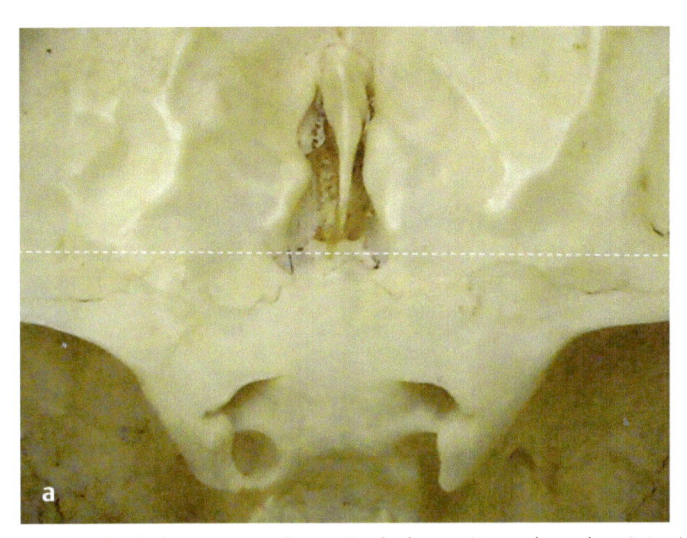

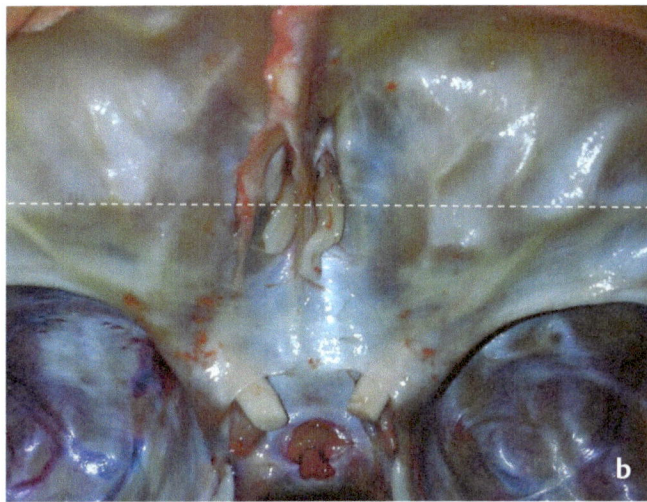

CAPÍTULO 34 ▪ COMPLICAÇÕES NA CIRURGIA ENDOSCÓPICA DOS SEIOS PARANASAIS   453

Fig. 34-43. Mudanças na conformação da dura-máter na base do crânio. (**a**) Base do crânio esqueletizada. A linha tracejada passa pela sutura esfenoetmoidal e marca o ponto de transição da dura-máter verticalizada para uma orientação horizontal. (**b**) Base do crânio anterior em visão superior com a dura-máter.

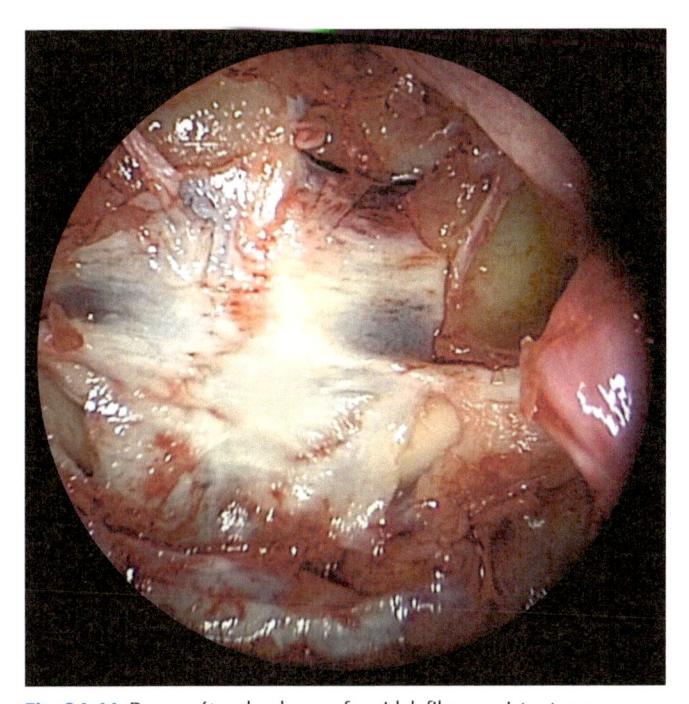

Fig. 34-44. Dura-máter do plano esfenoidal: fibras resistentes e transversas.

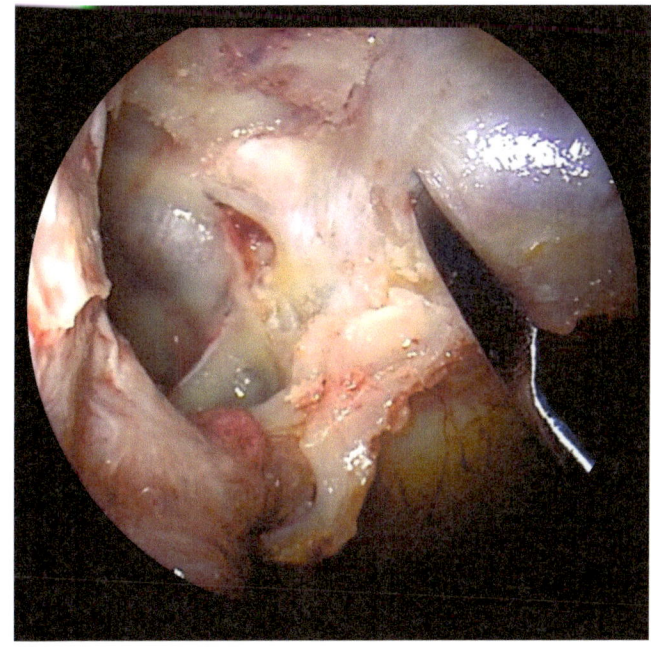

Fig. 34-45. Transição entre periórbita e dura-máter, dois tecidos praticamente indistinguíveis.

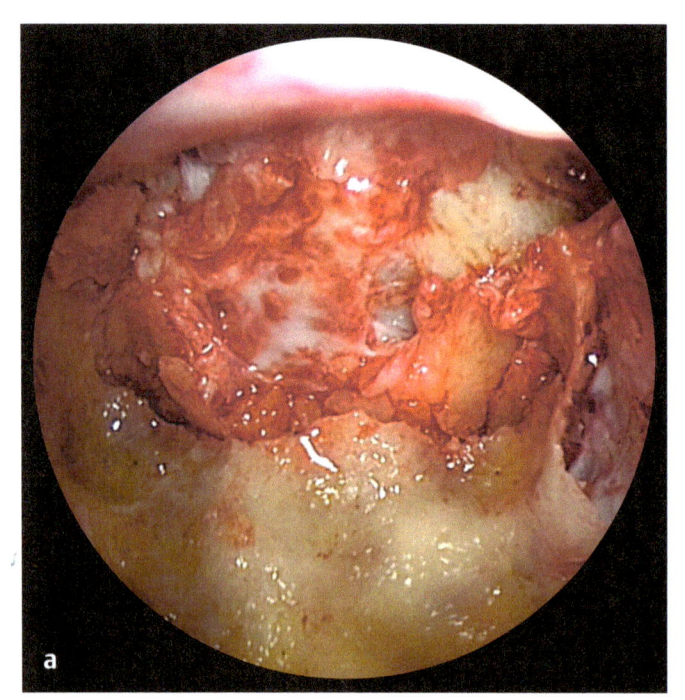

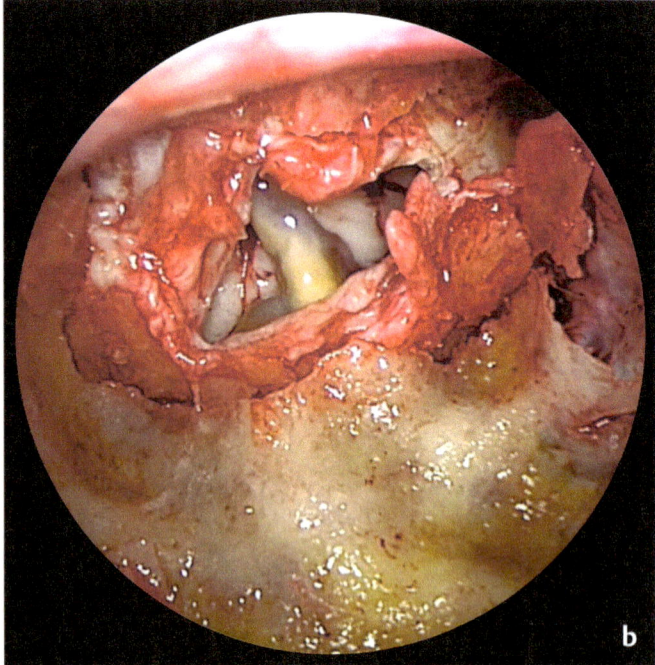

Fig. 34-46. Dura-máter da fossa posterior. (**a**) Dura-máter da região clival. (**b**) Após sua abertura é possível perceber a espessura desse segmento. Nota-se a presença da artéria basilar após a abertura deste tecido.

Manejo Cirúrgico

O objetivo do tratamento cirúrgico é o fechamento da comunicação entre o espaço subaracnóideo e a cavidade nasal, e a medida prioritária é a oclusão do defeito dural. Essa informação faz-se necessária, pois, em muitos casos, haverá exteriorização liquórica por falha óssea que não é coincidente com a falha dural. Sendo assim, o fechamento da falha óssea não será suficiente para o tratamento do paciente. Nessas situações, deve-se remover o osso até que seja possível identificar a lesão meníngea para, então, adotar a medida corretiva apropriada.

O objetivo é a exposição da fístula em sua total amplitude, o que inclui a lesão, bem como a área de dura-máter que a circunda para então proceder-se ao fechamento.

Existem diversas modalidades cirúrgicas para correção das fístulas liquóricas na base do crânio. A seguir, serão discutidas algumas das possibilidades que podem ser adotadas pela via endoscópica endonasal.

Preparo do Paciente

A primeira cautela a ser adotada é evitar a ventilação do paciente com pressão positiva para evitar a formação de pneumoencéfalo.

É realizada antibioticoterapia profilática no intraoperatório.

Antes de qualquer manipulação, realiza-se uma observação minuciosa para identificar o local exato da fístula. A seguir, utilizam-se cotonoides embebidos em solução vasoconstritora com adrenalina ou outros agentes vasoconstritores. Então é realizada infiltração da mucosa nasal com solução de adrenalina e lidocaína para melhor hemostasia.

Sutura

A sutura da dura-máter (Fig. 34-47) pode ser utilizada para o fechamento de fístulas menores ou puntiformes, em alguns casos até mesmo de maneira isolada.[22] Pode também ser usada para aproximação das bordas durais, permitindo a complementação do reparo com técnicas mais simples, como a aposição de enxertos livres sobre a mesma, e é um importante recurso a ser considerado em determinadas situações.

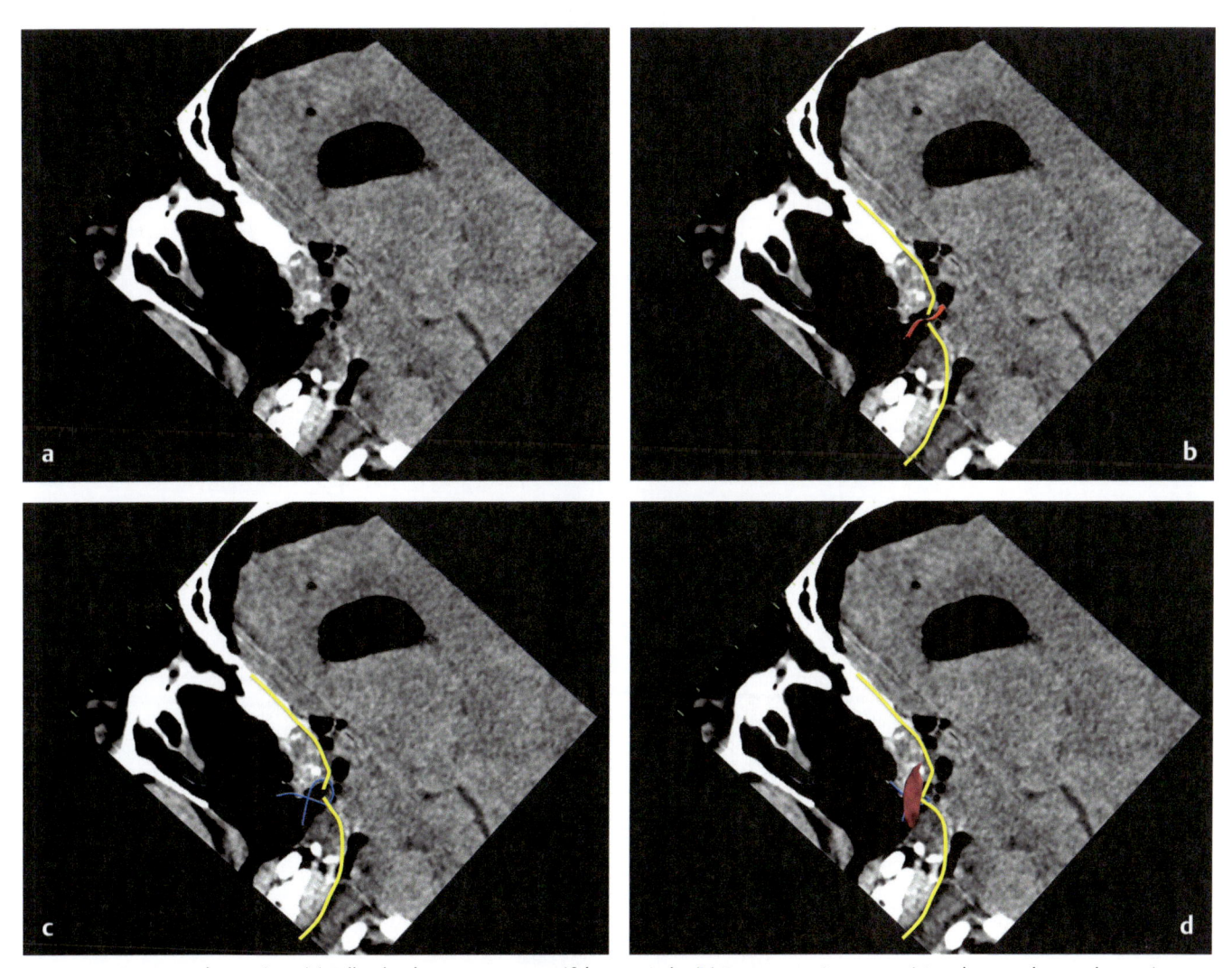

Fig. 34-47. Sutura na dura-máter. (**a**) Falha dural com pneumoencéfalo associado. (**b**) Representação esquemática observando-se a dura-máter rompida em amarelo e a comunicação nasal com o espaço aracnóideo em vermelho. (**c**) Realização de sutura simples (em azul) para aproximar as bordas teciduais. (**d**) Colocação de enxerto livre sobre a dura-máter suturada.

Enxertos

Enxertos de mucosa são de simples confecção e extremamente eficientes para o fechamento de fístulas menores onde ainda exista suficiente leito de dura-máter.[10] Podem ser obtidos a partir de mucosa do corneto médio, do corneto inferior, do septo nasal ou mesmo do assoalho nasal.[27-47] A face mucosa do tecido removido é marcada com um fragmento de tela absorvível de celulose, e então posiciona-se o enxerto com sua face periosteal em contato com a dura-máter. Pode-se utilizar cola biológica de fibrina[38] ou selante dural para garantir a adesão do enxerto à dura-máter, mas não costumamos fazê-lo em nossa prática cirúrgica. Podem-se colocar ainda fragmentos de esponja hemostática de gelatina ou novos fragmentos de tela absorvível de celulose sobre o enxerto para mantê-lo estabilizado (Fig. 34-48).

Alternativamente aos enxertos mucosos, pode-se utilizar fáscia temporal ou fáscia lata para defeito dural maior.[24]

Os enxertos de mucosa (ou fáscia) são ótimas opções para fístulas liquóricas na placa cribriforme ou na região etmoidal anterior.[18-19-42]

Há autores que utilizam enxertos de cartilagem e/ou de osso *underlay* para o fechamento de grandes defeitos ósseos, em geral, maiores que 5 mm, com bons resultados. O septo nasal é um bom doador desses tecidos.

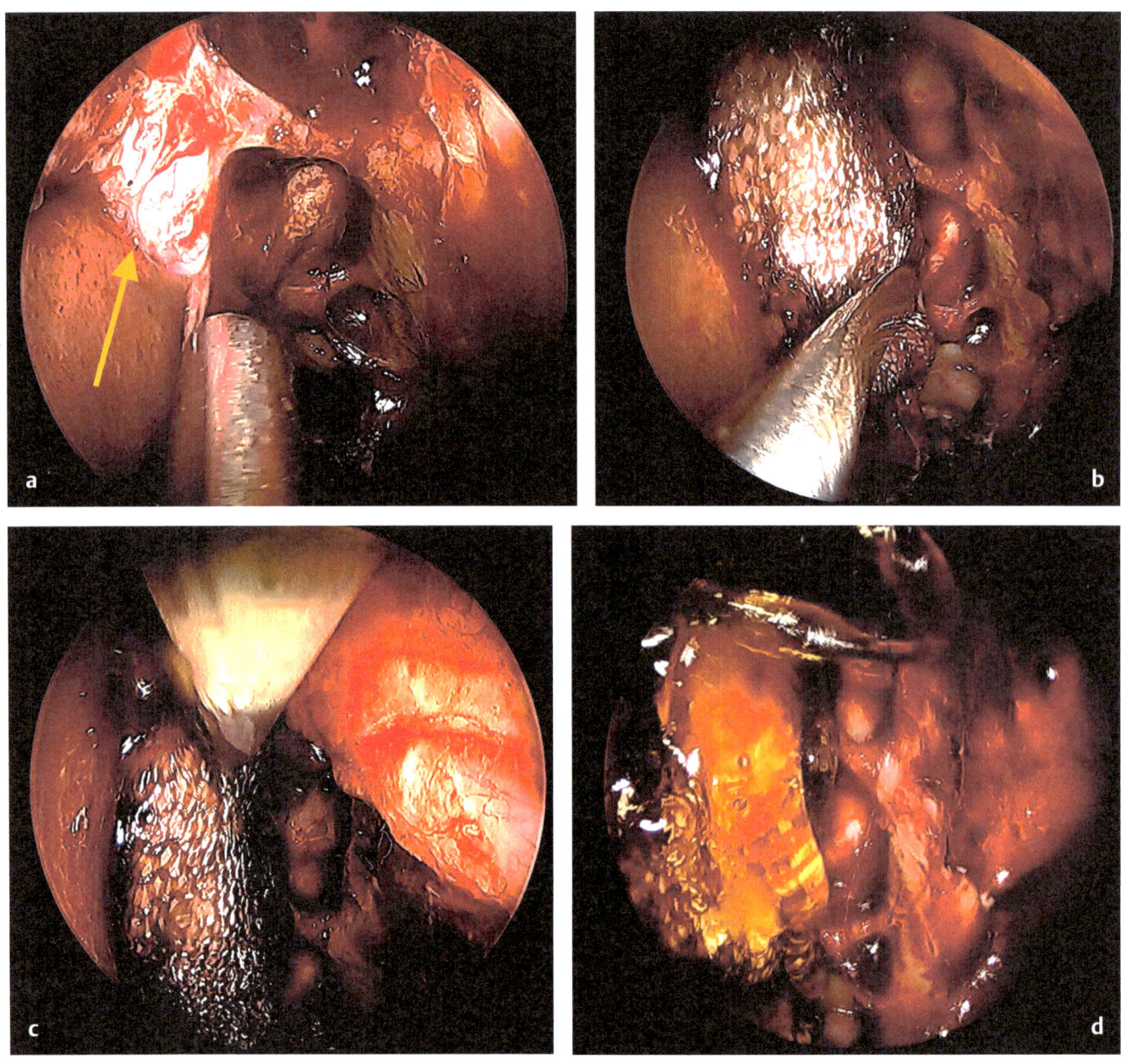

Fig. 34-48. Fechamento de fístula liquórica de placa cribriforme com enxerto livre. (**a**) Identificação da fístula (seta amarela). (**b**) Colocação de enxerto livre de mucosa de corneto inferior sobre a zona de injúria com a face periosteal voltada para a dura-máter. (**c**) A face mucosa é marcada com tela de celulose absorvível para facilitar a diferenciação entre os lados. (**d**) Aspecto final da reconstrução.

Retalhos

Possuem vascularização própria e podem ser utilizados para o fechamento de fístulas em diversas localidades da base do crânio, particularmente úteis em fístulas de maior extensão e em zonas de pressão liquórica elevada.[21]

O tipo de retalho mais utilizado é o retalho nasosseptal, nutrido pela artéria septal.[17-20-48] Seu uso encontra-se bem difundido e é frequentemente empregado para o fechamento de fístulas de região selar e suprasselar. Para a obtenção do retalho nasosseptal, primeiramente é realizada infiltração de adrenalina com lidocaína no rebordo do retalho que será confeccionado. O pedículo vascular consiste na área entre o óstio natural do seio esfenoidal e o rebordo da coana, com vascularização dada pela artéria septal, ramo da artéria esfenopalatina. A seguir, são realizadas as incisões na mucosa, com o uso de eletrocautério monopolar. A incisão inferior se inicia na margem superior do rebordo da coana e é estendida medialmente, contornando a margem posterior do vômer em direção ao assoalho da fossa nasal para, então, prosseguir em sentido posteroanterior, ao nível da junção entre o septo e o assoalho da fossa nasal, até alcançar a margem septal anterior na transição entre a mucosa e a pele vestibular. A incisão superior se inicia na altura do óstio esfenoidal e segue paralela à base do crânio, distando ao menos 1 cm inferior à fossa olfatória até alcançar o nível da axila do corneto inferior. Ao chegar a essa localidade, pode-se direcionar a incisão ao dorso nasal para incorporar a porção anterossuperior da mucosa septal ao retalho e prosseguir em trajeto posteroanterior, até atingir a margem septal anterior. As duas incisões horizontais são conectadas por uma incisão vertical na margem septal anterior e é iniciado o descolamento da mucosa das cartilagens e ossos septais em planos submucopericondral e submucoperiosteal, até atingir o rostro esfenoidal. Caso seja necessária a obtenção de um retalho mais largo, como em fístulas na região clival, pode-se incorporar a mucosa do assoalho nasal ao retalho, estendendo a incisão inferior através da fossa nasal até atingir o meato inferior, de onde seguirá longitudinalmente em sentido posteroanterior até a margem anterior do septo nasal[40.] Uma vez obtido, o retalho é posicionado e armazenado na rinofaringe para, posteriormente, ser utilizado na reconstrução (Fig. 34-49).[30]

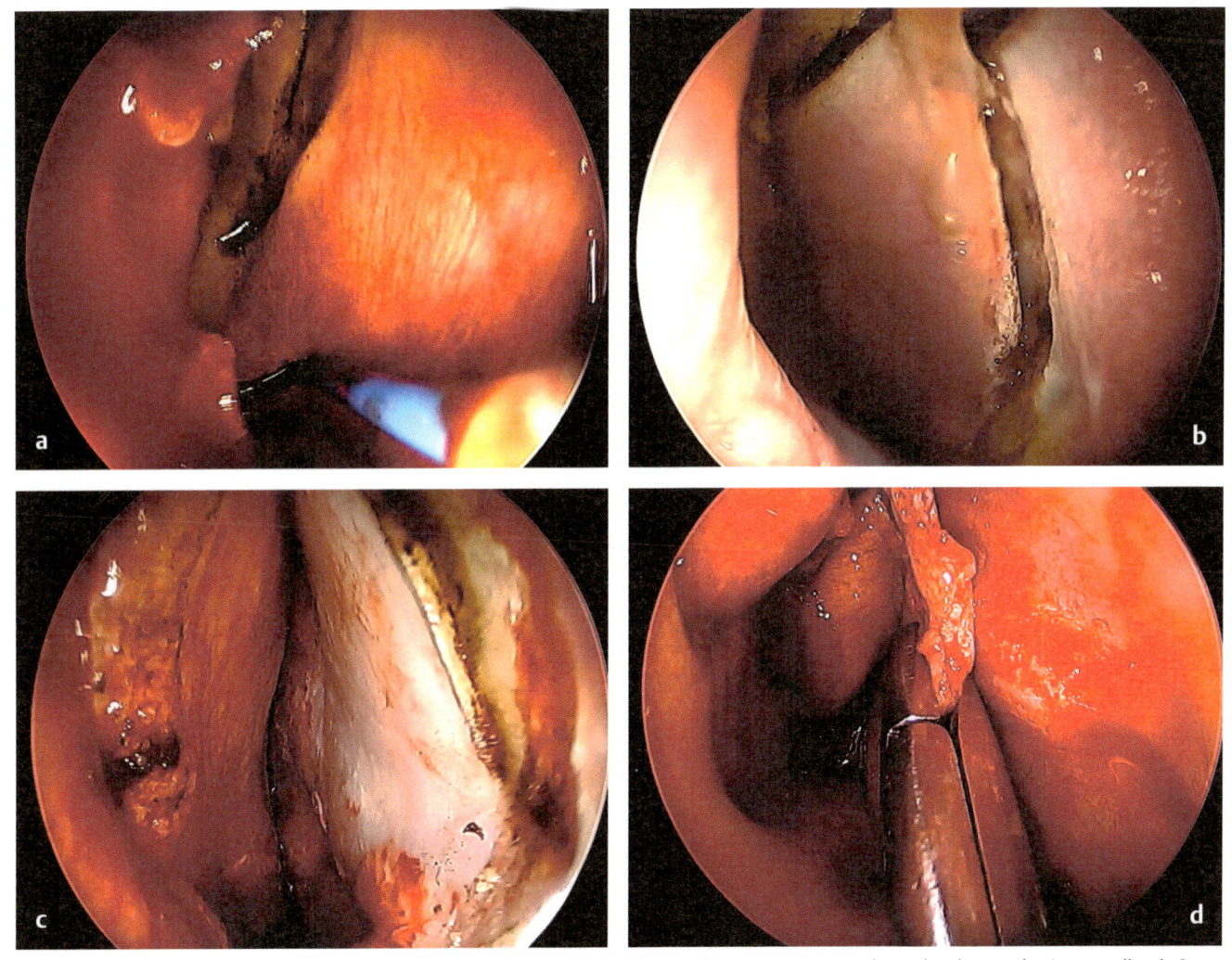

Fig. 34-49. Confecção de retalho nasosseptal. (**a**) Incisão inferior, ao longo do arco da coana, contornando o rebordo septal até o assoalho da fossa nasal, seguindo anteriormente até o septo caudal e superior, iniciando ao nível do óstio esfenoidal e seguindo anteriormente pelo septo a 1cm da região olfatória até a cabeça do corneto médio, de onde sobe e segue anteriormente até a borda caudal do septo nasal. (**b**) Incisão vertical unindo as duas incisões horizontais. (**c**) Descolamento e levantamento do retalho septal. (**d**) Armazenamento do retalho em rinofaringe para uso posterior.

A remoção da mucosa do seio esfenoidal na porção em que o retalho será posicionado é importante para prevenir a formação de mucoceles. Para que haja sucesso com o uso do retalho, todas as bordas do defeito devem ser cobertas por ele.

Casos em que a cobertura for insuficiente podem ser complementados pela confecção de retalho contralateral ou pela colocação de enxertos fasciais sob o retalho. Outra manobra que pode aumentar o alcance do retalho consiste na remoção de osso do assoalho do seio esfenoidal.

É importante lembrar que a superfície periosteal do retalho é a que deve estar em contato com a dura-máter: a colocação da face mucosa do retalho em contato com a dura-máter pode mucopioceles . Além disso, deve-se assegurar o contato do mesmo com o osso, evitando retração e perda do retalho e do reparo.

A exposição de cartilagem septal decorrente da confecção do retalho pode propiciar a formação de crostas. Para minimizar o problema, podem-se suturar enxertos de mucosa livres no septo anterior e/ou utilizar *splints* por 2-3 semanas, acelerando o processo de epitelização.

A artéria esfenopalatina não é a única opção para a confecção de retalhos na cavidade nasal, ainda que seja a mais utilizada:[39] as artérias etmoidais também podem ser escolhidas e possibilitam a confecção de retalhos superiores que podem alcançar tanto regiões mais anteriores, como a parede posterior do seio frontal, quanto a parede lateral do seio esfenoidal.[35]

Para sua obtenção, necessita-se de um largo corredor cirúrgico. A lateralização dos cornetos médios possibilita a visualização da porção septal superior.

Para que seja possível posicionar esse tipo de retalho e assegurar seu contato com a parede posterior do seio frontal, necessitamos de uma larga abertura do óstio frontal. O retalho pode ser pediculado na artéria etmoidal anterior ou posterior. Para obter o retalho de artéria etmoidal anterior, realizam-se duas incisões paralelas, que seguirão verticalmente até o assoalho da fossa nasal, seguidos com incisão horizontal no piso da fossa nasal para unir as incisões verticais e confeccionar o retalho. A incisão anterior inicia-se ao nível da parede posterior do seio frontal, enquanto a incisão superior é feita a partir do ponto que representa a metade da distância entre as artérias etmoidais anterior e posterior. Esse retalho pode ser usado para cobertura de defeitos na parede posterior do seio frontal.

O retalho da artéria etmoidal posterior, por sua vez, permite sua rotação posterior e utilização para a cobertura de defeito na região esfenoidal. Sua incisão anterior inicia-se superiormente, no ponto que demarca a metade da distância entre as artérias etmoidais anterior e posterior, enquanto a incisão posterior se inicia superiormente ao nível da parede anterior do seio esfenoidal, e ambas correm verticalmente em ao piso da fossa nasal para serem unidas por incisão horizontal.

Fístulas no seio frontal podem não ser passíveis de reparo por via endonasal exclusiva. A viabilidade de reparo por essa via é maior em fístulas de seio frontal localizadas mais inferiormente, próximo ao óstio de drenagem. Fístulas de seio frontal em topografia mais alta podem não ser passíveis de abordagem por via endonasal, sobretudo pelo comprimento dos retalhos que podem ser obtidos por esse acesso, muitas vezes insuficiente para a total cobertura da falha. Nessas situações pode ser mais indicada uma abordagem combinada com acesso endonasal e trepanação ou mesmo acesso extracraniano com a confecção de retalho osteoplástico com ou sem obliteração do seio.

REFERÊNCIAS BIBLIOGRÁFICAS

1. Mosher HP, (1929). LXXII. Symposium on the Ethmoid. Annals of Otology, Rhinology & Laryngology, 38(4),869–901.
2. Felippu A, Mora R, Guastini L. Endoscopic transnasal cauterization of the anterior ethmoidal artery. Acta Otolaryngol. 2011;131(10):1074-8.
3. Stammberger H, Posawetz W (1990). Functional endoscopic sinus surgery. European Archives of Oto-Rhino-Laryngology, 247(2).
4. Weber RK, Hosemann W. Comprehensive review on endonasal endoscopic sinus surgery. GMS Curr Top Otorhinolaryngol Head Neck Surg. 2015;22;14:Doc08.
5. Kennedy DW, Shaman P, Han W, et al. Complications of ethmoidectomy: a survey of fellows of the American Academy of Otolaryngology-Head and Neck Surgery. Otolaryngol Head Neck Surg. 1994;111(5):589-99.
6. Keerl R, Stankiewicz J, Weber R, et al (1999). Surgical Experience and Complications During Endonasal Sinus Surgery. The Laryngoscope, 109(4),546–550.
7. Mishra SK, Mathew GA, Paul RR, et al. Endoscopic Repair of CSF Rhinorrhea: An Institutional Experience. Iran J Otorhinolaryngol. 2016;28(84):39-43.
8. Sanghvi S, Sarna B, Alam E, et al (2020). Role of Adjunct Treatments for Idiopathic CSF Leaks After Endoscopic Repair. The Laryngoscope.
9. Felippu A. Microcirurgia Endonasal – Experiência de 3 Anos no Hospital Ibirapuera de São Paulo. Brazilian Journal of Otorhinolaringology. 1979. vol. 45. 3ªed. Set-Dez: 215-233.
10. Scagnelli RJ, Patel V, Peris-CM, et al. Implementation of Free Mucosal Graft Technique for Sellar Reconstruction After Pituitary Surgery: Outcomes of 158 Consecutive Patients. World Neurosurg. 2019;122:e506-e511.
11. Felippu A, Mora R, Guastini L, Peretti G (2013). Transnasal Approach to the Orbital Apex and Cavernous Sinus. Annals of Otology, Rhinology & Laryngology, 122(4), 254-262.
12. Felippu A. Nasal centripetal endoscopic sinus surgery. Ann Otol Rhinol Laryngol. 2011;120(9):581-5.
13. AlQahtani A, Castelnuovo P, Nicolai P, et al. Injury of the Internal Carotid Artery During Endoscopic Skull Base Surgery: Prevention and Management Protocol. Otolaryngol Clin North Am. 2016;49(1):237-52.
14. Cascio F, Cacciola A, Portaro S, et al. In vivo Computed Tomography Direct Volume Rendering of the Anterior Ethmoidal Artery: A Descriptive Anatomical Study. Int Arch Otorhinolaryngol. 2020;24(1):e38-e46.
15. Bedrosian JC, Anand VK, Schwartz TH. The endoscopic endonasal approach to repair of iatrogenic and noniatrogenic cerebrospinal fluid leaks and encephaloceles of the anterior cranial fossa. World Neurosurg. 2014;82:S86-94.
16. Bhatti MT. Neuro-ophthalmic complications of endoscopic sinus surgery. Curr Opin Ophthalmol. 2007;18(6):450-8.
17. Chin D, Harvey RJ. Endoscopic reconstruction of frontal, cribiform and ethmoid skull base defects. Adv Otorhinolaryngol. 2013;74:104-18.
18. Dadgostar A, Okpaleke C, Al-Asousi F, Javer A (2017). The Application of a Free Nasal Floor Mucoperiosteal Graft in Endoscopic Sinus Surgery. American Journal of Rhinology & Allergy, 31(3),196-199.
19. Fishpool SJ, Amato-WA, Hayhurst C. Free middle turbinate mucosal graft reconstruction after primary endoscopic

endonasal pituitary surgery. Eur Arch Otorhinolaryngol. 2017;274(2):837-844.
20. Goljo E, Kinberg E, Stepan K, et al. Reconstruction of a skull base defect after endoscopic endonasal resection of a pituitary adenoma: Sphenoid mucosal flaps. Am J Otolaryngol. 2018;39(2):253-256.
21. Gras-Cerizo JR, García-Garrigós E, Montserrat-Gili JR, et al. Anatomical Correlation Between Nasal Vascularisation and the Design of the Endonasal Pedicle Flaps. Indian J Otolaryngol Head Neck Surg. 2018;70(1):167-173.
22. Hara T, Akutsu H, Yamamoto T, et al. Cranial Base Repair Using Suturing Technique Combined with a Mucosal Flap for Cerebrospinal Fluid Leakage During Endoscopic Endonasal Surgery. World Neurosurg. 2015;84(6):1887-93.
23. Patricio HC, Felippu A, Pinheiro-Neto CD, Sennes LU. Study of the relation between medial orbitofrontal artery and anterior skull base performed by computed tomography angiography. Rhinology. 2018;56(2):172-177.
24. Hoffmann TK, El HN, Müller OM, et al. Vascularised local and free flaps in anterior skull base reconstruction. Eur Arch Otorhinolaryngol. 2013;270(3):899-907.
25. Hsu AK, Singh A, Bury S, et al. Endoscopic cerebrospinal fluid leak closure in an infected field. Am J Rhinol Allergy. 2015;29(4):305-8.
26. Humphreys IM, Hwang PH. Avoiding Complications in Endoscopic Sinus Surgery. Otolaryngol Clin North Am. 2015;48(5):871-81.
27. Cassano M, Felippu A. Endoscopic treatment of cerebrospinal fluid leaks with the use of lower turbinate grafts: a retrospective review of 125 cases. Rhinology. 2009;47(4):362-8.
28. Ibrahim AA, Okasha M, Elwany S. Endoscopic endonasal multilayer repair of traumatic CSF rhinorrhea. Eur Arch Otorhinolaryngol. 2016;273(4):921-6.
29. Gâta A, Toader C, Trombitaș VE, et al. Endoscopic Skull Base Repair Strategy for CSF Leaks Associated with Pneumocephalus. J Clin Med. 2020;10(1):46.
30. Kassam AB, Thomas A, Carrau RL, et al. Endoscopic reconstruction of the cranial base using a pedicled nasoseptal flap. Neurosurgery. 2008;63:ONS44-52; discussion ONS52-3.
31. Kim-Orden N, Shen J, Or M, et al. Endoscopic Endonasal Repair of Spontaneous Cerebrospinal Fluid Leaks Using Multilayer Composite Graft and Vascularized Pedicled Nasoseptal Flap Technique. Allergy Rhinol (Providence). 2019;10:2152656719888622.
32. Lobo BC, Baumanis MM, Nelson RF. Surgical repair of spontaneous cerebrospinal fluid (CSF) leaks: A systematic review. Laryngoscope Investig Otolaryngol. 2017;2(5):215-224.
33. Lund VJ, Wright A, Yiotakis J. Complications and medicolegal aspects of endoscopic sinus surgery. J R Soc Med. 1997;90(8):422-8.
34. Fontes EB, Felippu AWD, Felippu AWD, et al. Surgical reconstruction technique of medial rectus muscle after endoscopic sinus surgery iatrogenic rupture – report of three cases. Rhinology online, 2020;3:167-173.
35. Mao S, Li M, Li D, et al. Septal floor rotational flap pedicled on ethmoidal arteries for endoscopic skull base reconstruction. Laryngoscope. 2019;129(12):2696-2701.
36. Martin TJ, Loehrl TA. Endoscopic CSF leak repair. Curr Opin Otolaryngol Head Neck Surg. 2007;15(1):35-9.
37. Martin JR, Patadia MO. Rare and Other Notable Complications in Endoscopic Sinus Surgery. Otolaryngol Clin North Am. 2015;48(5):861-9.
38. Nishihira S, McCaffrey TV. The use of fibrin glue for the repair of experimental CSF rhinorrhea. Laryngoscope. 1988;98:625-7.
39. Patel MR, Taylor RJ, Hackman TG, et al. Beyond the nasoseptal flap: outcomes and pearls with secondary flaps in endoscopic endonasal skull base reconstruction. Laryngoscope. 2014;124(4):846-52.
40. Pinheiro-Neto CD, Snyderman CH. Nasoseptal flap. Adv Otorhinolaryngol. 2013;74:42-55.
41. Ruggeri A, Enseñat J, Prats-Galino A, et al. Endoscopic endonasal control of the paraclival internal carotid artery by Fogarty balloon catheter inflation: an anatomical study. J Neurosurg. 2017;126(3):872-879.
42. Sasindran V, Mathew N, Shabna AK, Harikrishan B. Spontaneous Medial Cribriform CSF Leak: Endoscopic Surgical Repair with Free Mucosal Graft-Our Experience. Indian J Otolaryngol Head Neck Surg. 2018;70(3):387-391.
43. Sasindran V, John MS. Role of Endoscopic Internal Maxillary Artery Ligation in Intractable Idiopathic Epistaxis. Indian J Otolaryngol Head Neck Surg. 2020;72(2):228-233.
44. Seredyka-Burduk M, Burduk PK, Wierzchowska M, et al (2017). Ophthalmic complications of endoscopic sinus surgery. Brazilian Journal of Otorhinolaryngology, 83(3),318-323.
45. Sharma SD, Kumar G, Bal J, Eweiss A. Endoscopic repair of cerebrospinal fluid rhinorrhoea. Eur Ann Otorhinolaryngol Head Neck Dis. 2016;133(3):187-90.
46. Siedek V, Pilzweger E, Betz C, et al. Complications in endonasal sinus surgery: a 5-year retrospective study of 2,596 patients. Eur Arch Otorhinolaryngol. 2013;270(1):141-8.
47. Ting JY, Metson R. Free graft techniques in skull base reconstruction. Adv Otorhinolaryngol. 2013;74:33-41.
48. Hadad G, Bassagasteguy L, Carrau RL, et al. A novel reconstructive technique after endoscopic expanded endonasal approaches: vascular pedicle nasoseptal flap. Laryngoscope. 2006;116(10):1882-6.

FÍSTULAS LIQUÓRICAS: DIAGNÓSTICO E TRATAMENTO

Rodrigo de Paula Santos ▪ Samuel Tau Zymberg
Erika Cabernite Marchetti ▪ Jonatas Figueiredo Villa

INTRODUÇÃO

A fístula liquórica rinogênica (FLR) é a comunicação anormal entre o espaço subaracnóideo e o trato nasossinusal.[1] Pode ser classificada em traumática e não traumática (espontânea).[1,2]

As traumáticas representam a maioria dos casos (96%), cerca de 80% após trauma cranioencefálico e 16% após procedimentos cirúrgicos (iatrogênicas). De forma geral, os locais mais frequentes de falha óssea são o seio esfenoidal, frontal e etmoidal. Nas iatrogênicas especificamente, o local mais comum de ocorrência nas cirurgias endoscópicas nasossinusais é a lamela lateral da placa cribiforme, e nas neurocirurgias, o seio esfenoidal.[2]

É importante ressaltar que, em cirurgias endonasais para ressecção de tumores nasossinusais e da base do crânio, a ocorrência de fístula liquórica pode ser parte da tática cirúrgica para se obter um resultado satisfatório. A evolução das técnicas de fechamento cirúrgico das fístulas permitiu abordagens mais extensas, com melhores resultados pós-operatórios e menor morbidade para esses pacientes.[3]

As FLRs espontâneas são a minoria dos casos (em torno de 4%) e ocorrem na ausência de causas conhecidas, como tumores ou traumas.[4] A maioria dos casos está relacionada ao quadro de hipertensão intracraniana idiopática (HII), que se caracteriza pelo aumento da pressão liquórica sem que haja uma obstrução efetiva de sua drenagem.[5] A fisiopatologia da HII ainda não é bem estabelecida, porém há indícios de aumento da pressão venosa intracraniana e alterações na produção e absorção de líquido cefalorraquidiano (LCR).[5] As mulheres de meia-idade e obesas são as mais acometidas.[6,7] Sugere-se que o mecanismo envolvido na ocorrência da FLR nesses casos seja o afinamento do osso da base do crânio devido ao aumento da pressão liquórica. Esse aumento pode levar a deiscência óssea, encefalocele e fístula liquórica em regiões suscetíveis, como recesso lateral do seio esfenoidal, lâmina crivosa e teto etmoidal.[5,7]

Pelo risco de complicações como meningite, abscesso cerebral e pneumocéfalo, que aumentam a morbimortalidade desses pacientes, o diagnóstico e o tratamento precoce das FLRs devem ser priorizados.[8,9]

DIAGNÓSTICO

Apresentação Clínica

A rinorreia hialina tipo **água de rocha** unilateral, que piora com o esforço físico e com a inclinação da cabeça, é o sintoma mais característico.[6] Não é um achado específico, portanto na sua presença deve-se fazer o diagnóstico diferencial com outras doenças, como rinite alérgica, disautonomia nasal e fístulas liquóricas de origem otológica.[10] Os sintomas de cefaleia, perda visual, tontura e zumbido, quando presentes, estão geralmente associados ao quadro de HII.[6,5] Além disso, a presença de meningites de repetição em pacientes sem outros fatores predisponentes deve levantar a suspeita de FLR.[11]

O sinal do duplo halo, classicamente descrito em fístulas traumáticas, é a presença de sangue associado a liquor formando um duplo halo em tecidos, como fronha de travesseiro e lençóis. É considerado um achado inicial de importância em pacientes com suspeita de FLR. Entretanto, sabe-se que ainda que a mistura de liquor e sangue ocasione esse sinal em 30-90% dos pacientes, a maioria dos outros fluidos claros também causa a mesma reação quando são misturados com sangue, tornando o sinal altamente inespecífico no contexto de secreções nasais fisiológicas.[1]

Exames Laboratoriais

Na suspeita clínica de FLR, o primeiro passo para o diagnóstico é a confirmação de que a rinorreia apresentada pelo paciente se trata efetivamente de LCR. Para isso, a dosagem de proteínas específicas, como a 2-transferrina e a β-trace, pode ser quantificada no líquido coletado.[1,12] A β2-transferrina é uma glicoproteína presente no LCR, mas não na secreção nasal ou nos tecidos adjacentes, sendo portanto excelente para avaliação da presença de rinoliquorreia.[12] É importante não aplicar esse teste na presença de sangue na amostra, já que este pode diminuir de forma importante sua acurácia.[13] A β-trace, por sua vez, também possui grande importância no diagnóstico, está presente no LCR em quantidade 33 vezes maior do que sua dosagem sérica.[14] Valores acima de 1,11 mg/L conferem sensibilidade e especificidade maiores que 98%, independente da presença de sangue na secreção testada.

Em contextos cujo acesso aos testes laboratoriais supracitados seja difícil, como no Brasil, métodos laboratoriais mais simples e alternativos, como a dosagem da glicose da rinorreia, podem ser realizados. Valores acima de 30 mg/mL classicamente são considerados altamente suspeitos para presença de LCR na cavidade nasal, considerando pacientes com níveis normais de glicemia.[10] Entretanto, a validade desse teste tem sido amplamente discutida, já que diversos dados recentes demonstram que, com valores de glicemia de 120-175 mg/

dL, alguns indivíduos podem apresentar considerável presença de glicose nas secreções nasais.[15] Vale ressaltar que o uso da glicofita para essas medidas não é recomendado, pois aumenta ainda mais a taxa de resultados falsos positivos.[10] Assim, conclui-se que a presença de altos níveis de glicose na rinorreia deve ser usada como possível evidência de FLR com ressalvas e apenas em situações em que não haja disponibilidade de testes específicos, como a β2-transferrina e a β-trace.

Exame Endoscópico

O exame endoscópico nasal pode fornecer importantes pistas para o diagnóstico da FLR. A inspeção de toda a cavidade nasal, em especial o seu teto, pode evidenciar possíveis pontos de deiscência óssea com herniação do conteúdo intracraniano ou até a drenagem ativa de LCR. Porém, pelo caráter intermitente de drenagem de LCR, o exame pode ser normal.

Para auxiliar neste método diagnóstico, a fluoresceína intratecal (Fig. 35-1) pode ser utilizada.[8,16,17] Ao conferir cor amarelo-esverdeada ao LCR, o uso desse corante torna mais fácil a identificação e localização da FLR. Para facilitar a visualização do corante, um filtro de luz azul pode ser colocado na extremidade do endoscópio. As taxas de sensibilidade e especificidade dessa modalidade diagnóstica são, respectivamente, de 92 e 100%.[18]

Convém ressaltar que a injeção de fluoresceína intratecal não é isenta de riscos, sendo descritas na literatura complicações como náusea, dor de cabeça e até mesmo edema agudo de pulmão. Na prática clínica, observamos que, quando o método de aplicação e a dose e concentração da droga são respeitados, esse risco é bastante baixo. A dose da solução de fluoresceína endovenosa estéril a 5% deve ser calculada de acordo com o peso corporal em 0,1 mL a cada 10 quilogramas, sem ultrapassar 1 mL no total.[16] A solução deve ser injetada de forma lenta e diluída de preferência em água destilada, para se tornar hipodensa em relação ao LCR e atingir as cisternas cerebrais mais rapidamente sem a necessidade de mudar o decúbito do paciente.[19] Quando utilizada para fins diagnósticos, cotonoides podem ser colocados na cavidade nasal em locais de interesse para auxiliar na localização da FLR. Porém, por ser um método invasivo e com possíveis riscos, na prática clínica é mais frequentemente utilizado durante o ato cirúrgico, permitindo a localização exata da FLR e garantindo seu fechamento adequado.[20,21]

Exames de Imagem

Após a suspeita clínica e a confirmação da rinoliquorreia, os exames de imagem irão auxiliar na localização do defeito ósseo e confirmar a presença da FLR.

A tomografia computadorizada (TC) dos seios paranasais com cortes finos (Fig. 35-2) é comumente realizada como primeiro exame para o diagnóstico de imagem na suspeita de FLR. É um método amplamente disponível e de fácil realização. Através do uso das técnicas atuais de alta resolução e com a possibilidade inclusive de reconstrução 3D das imagens, a TC apresenta sensibilidade de aproximadamente 90% para a localização da região responsável pela FLR, sendo portanto o exame de referência para o delineamento dos defeitos ósseos da base do crânio.[8] Um dos seus principais pontos positivos é que o exame não é influenciado pelo fluxo ativo de LCR.[19] Em contraste, sua maior limitação reside no fato de que nem todas as falhas ósseas apresentam falhas durais concomitantes, de modo que, caso o paciente possua mais de uma falha óssea, pode ser difícil definir qual o local responsável pela fístula.[8,19]

A ressonância magnética (RM) tem boa visualização do LCR quando ponderada em T2 (Fig. 35-3), apresenta acurácia de 82-94% para a localização da FLR com 40% de falso positivo.[9] Apesar de possuir a desvantagem de necessitar de fluxo de LCR ativo no momento do exame, a RM tem a capacidade adicional de detectar os tecidos herniados através da falha dural nas meningoencefaloceles.[22] Na ocorrência de FLR associada a HII, especificamente, alguns sinais podem sugerir o diagnóstico se estiverem presentes, como redução do diâmetro do seio transverso (achado de maior sensibilidade dentre todos), achatamento da porção posterior do globo ocular, protrusão de nervo óptico intraocular, tortuosidade do nervo óptico, aumento do diâmetro do cavo de Meckel e sela vazia.[23]

A cisternotomografia (Fig. 35-4), antes do surgimento dos métodos mais modernos de imagem, foi considerada o padrão ouro para diagnóstico topográfico da FLR. Trata-se de um procedimento que envolve injeção intratecal via punção lombar do contraste e subsequente colocação do paciente em posição de Trendelemburg, garantindo a chegada do contraste nas cisternas basais. Posteriormente são realizadas manobras provocativas de débito de LCR para a cavidade nasal, de forma repetida, como a manobra de Valsalva. A avaliação tomográfica pré e pós-injeção de contraste é realizada, visando diferenciar com segurança a presença de LCR na cavidade nasal pela FLR de patologias sinusais preexistentes.[24]

Outro exame de imagem é a cisternografia com radioisótopos, conhecida como cisternocintilografia. O exame possui sensibilidade de 62-76% para o diagnóstico de FLR[25] e é realizado com a injeção de DTPA-99 mTc no espaço

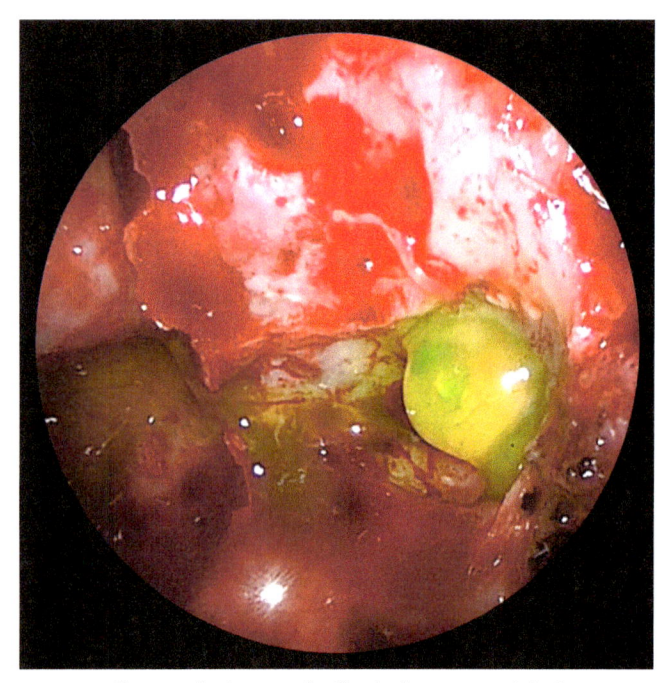

Fig. 35-1. Fluoresceína intratecal utilizada durante ato cirúrgico evidenciando FLR no recesso lateral do seio esfenoidal esquerdo.

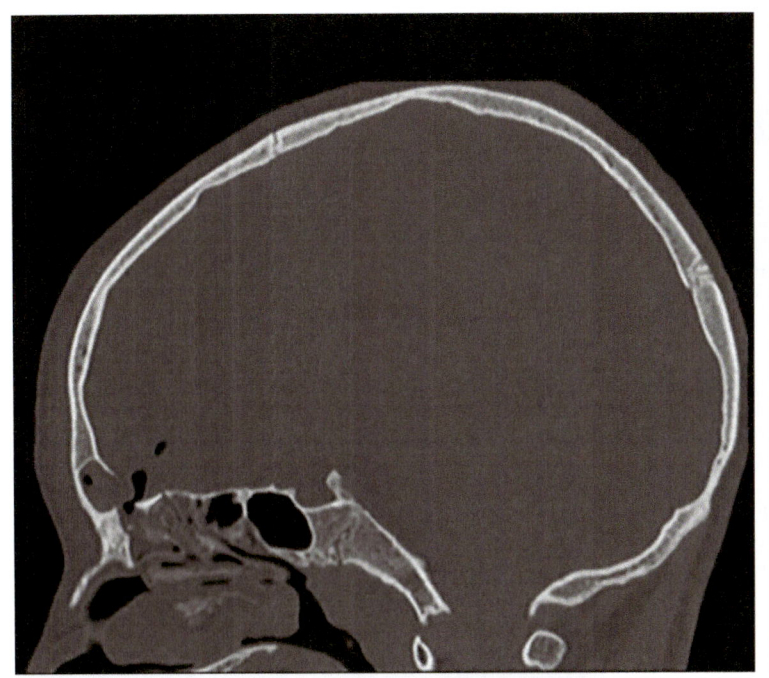

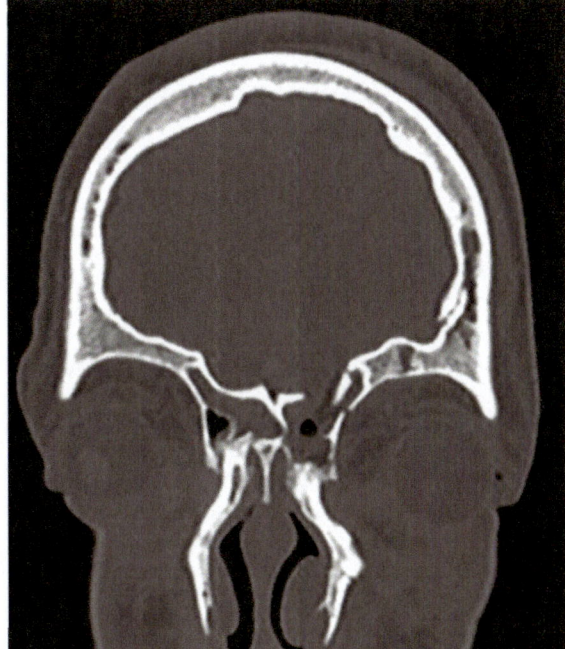

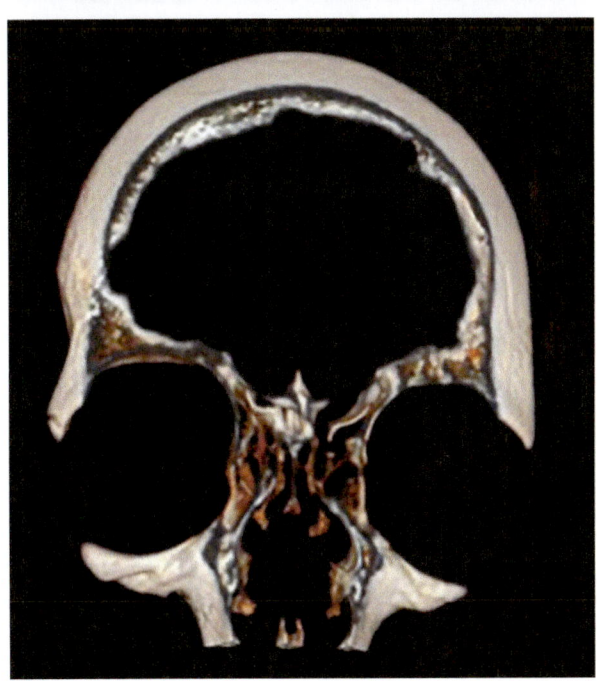

Fig. 35-2. Tomografia computadorizada em cortes sagital e coronal e reconstrução 3D em corte coronal demonstrando fratura na tábua posterior do seio frontal e teto etmoidal esquerdos após TCE.

subaracnóideo. As imagens são realizadas 3, 6 e 24 horas após a injeção, para avaliação do padrão de migração do radiofármaco. A presença de extravasamento do mesmo para a cavidade nasal confirma o diagnóstico. Adicionalmente, utilizam-se cotonoides intranasais, e quando houver aumento de atividade detectável, este se correlaciona com a localização da fístula.[26] Em face da disponibilidade de outros métodos diagnósticos mais acurados, a cisternocintilografia não é um exame de imagem habitualmente de escolha nos casos suspeitos de FLR.

Atualmente, há avanços no diagnóstico da FLR, como a utilização de gadolínio intratecal para realização de cisternoRM. Entretanto, apesar dos estudos demonstrarem alta sensibilidade e segurança desse método, esta modalidade de exame ainda não possui protocolos definidos para seu uso na rotina clínica.[27]

Diante da vasta gama de possibilidades de exames de imagem, o médico otorrinolaringologista pode ter dúvida sobre quais modalidades utilizar. Até o presente momento, não há recomendação de superioridade de um método sobre outro. Portanto, levando em consideração a disponibilidade dos exames em nosso meio, concluímos que a combinação inicial de TC e RM é adequada. Para casos mais complexos, em que esta não traga achados positivos, a cisternotomografia e eventualmente a endoscopia nasal com injeção de fluoresceína intratecal podem ser utilizadas.

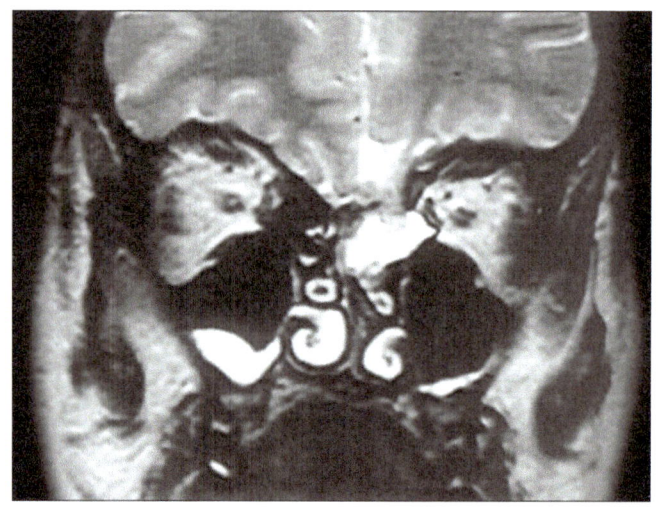

Fig. 35-3. Ressonância magnética ponderada em T2 apresentando hipersinal na região de seio etmoidal anterior esquerdo sugestivo de presença de LCR, associado a pequena área de isossinal sugestivo de herniação de conteúdo intracraniano (meningoencefalocele).

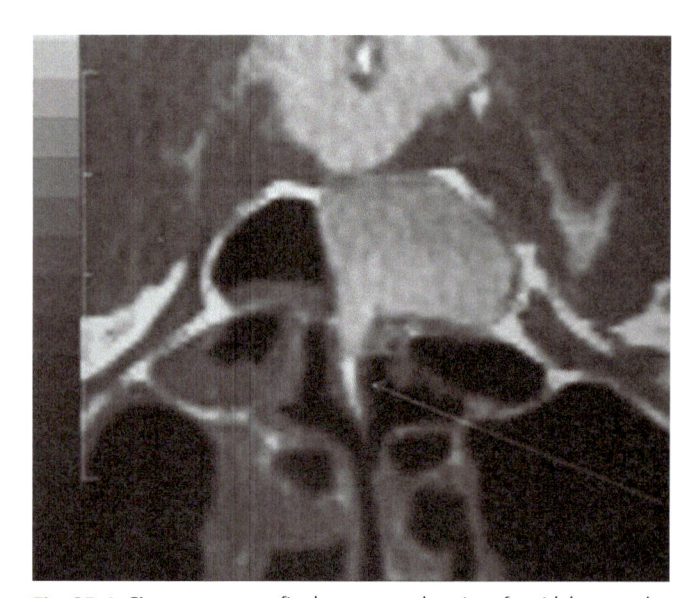

Fig. 35-4. Cisternotomografia demonstrando seio esfenoidal esquerdo preenchido por contraste, sugerindo FLR nesse local.

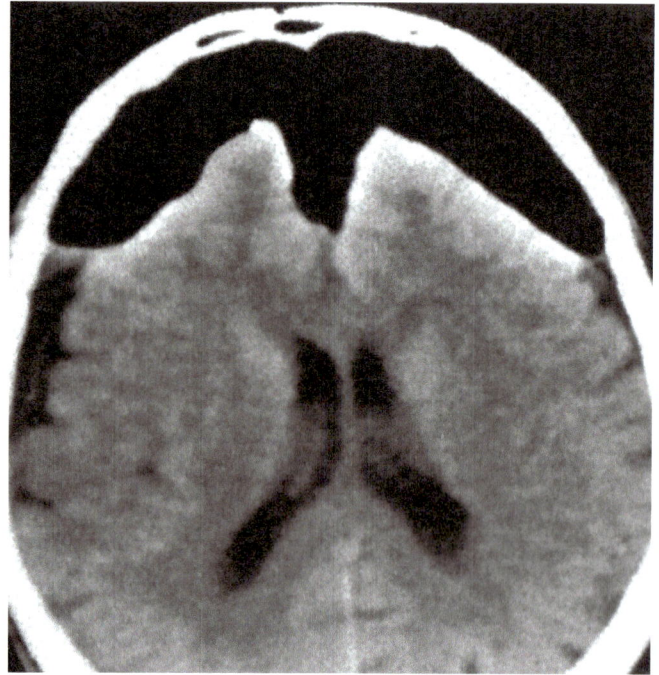

Fig. 35-5. Tomografia computadorizada em corte axial com a presença de grande quantidade de ar no espaço subaracnóideo (pneumocéfalo hipertensivo).

TRATAMENTO

O manejo das FLRs depende de sua causa base, influenciando na localização do defeito ósseo e no prognóstico da doença.

Estima-se que em dois terços dos casos das FLRs após traumatismo cranioencefálico haverá fechamento espontâneo, e por esse motivo é recomendado inicialmente realizar tratamento conservador.[2,28] As principais medidas envolvem manter repouso absoluto, a cabeceira elevada a 30 graus e evitar a realização de manobra de Valsalva, fazendo uso de medicações laxativas, antitussígenas e antieméticas, se necessário.[2,9] A drenagem liquórica, com o intuito de diminuir o fluxo de LCR, pode ser associada às condutas expectantes quando estas não obtiverem o resultado esperado.[2] Porém, deve-se levar sempre em consideração o risco de formação de pneumocéfalo hipertensivo após esse procedimento, em virtude da entrada de ar no espaço subaracnóideo (Fig. 35-5). Nas FLRs traumáticas iatrogênicas, o fechamento da falha óssea deve ser realizado, de preferência, no mesmo tempo cirúrgico de sua ocorrência, apresentando desta maneira altas taxas de sucesso.[2]

As FLRs espontâneas relacionadas a HII são as de pior prognóstico. Mesmo após o seu fechamento cirúrgico pode haver recidiva em cerca de 38% dos casos.[29] Esta pode ocorrer no mesmo sítio operado ou em outros locais, já que todo o revestimento ósseo da base do crânio encontra-se prejudicado.[29] Por esse motivo, o tratamento adequado da doença subjacente deve ser instituído simultaneamente, ou mesmo antes da correção da FLR, sendo iniciado pela perda de peso, uso de acetazolamida para diminuir a produção de LCR, e, quando necessário, a drenagem ou derivação liquórica é realizada.[4,5,7,30]

Outra conduta para os casos confirmados de FLR é a vacinação contra o *Streptococcus pneumoniae*, o *Haemophilus influenzae* e a *Neisseria meningitidis*, que são os principais agentes causais de meningite nesses pacientes. Sabe-se que não há evidência robusta na literatura que indique inequivocamente sua realização, porém, por ser um procedimento de baixo risco, sua aplicação é geralmente prescrita.[11,31]

Em razão do risco de complicações já mencionadas, as FLRs persistentes devem ser corrigidas cirurgicamente.[1,17] Historicamente, a abordagem intracraniana era a mais utilizada, porém atualmente a abordagem endonasal passou a ser mais recomendada por sua alta taxa de sucesso e menor morbidade.[1,17,32] Há descrição de diversas técnicas para o fechamento endonasal das FLRs, sendo que os conceitos principais envolvem a exposição adequada do defeito ósseo com a remoção de toda a mucosa adjacente e a utilização de múltiplas camadas de materiais (biológicos ou não) dentro e fora do defeito ósseo, *underlay* e *overlay*, respectivamente, para o seu fechamento (Vídeo 35-1).³³ A escolha dos materiais varia conforme a experiência de cada cirurgião e de acordo com o tamanho e a localização do defeito ósseo.³³

De maneira geral, materiais biológicos (cartilagem septal, osso, gordura e fáscia lata) ou não biológicos (substitutos de dura-máter e hemostáticos) são colocados *underlay*. Para defeitos pequenos e em áreas de baixa pressão liquórica, podem-se utilizar enxertos de mucosa livre *overlay*. Para defeitos maiores e/ou áreas de alta pressão liquórica, preferem-se os retalhos pediculados.² Para estabilizar as camadas sobrepostas, o selante biológico pode ser utilizado, além de hemostáticos, que podem ser colocados em contato com a mucosa. Para finalizar, um tampão nasal de material não absorvível.[2,17]

Sobre as técnicas de fechamento das FLRs, sabe-se que a descrição dos retalhos pediculados, principalmente do retalho nasosseptal,³⁴ foi o maior avanço na reconstrução dos defeitos da base do crânio. Este permitiu a realização de acessos endonasais estendidos, com a garantia de um fechamento cirúrgico mais efetivo com menores índices de complicações.² Em contrapartida, o uso rotineiro do selante biológico tem sido questionado, apesar de frequentemente utilizado na prática clínica;estudos recentes demonstraram que seu uso não aumenta o sucesso cirúrgico.³⁵

No pós-operatório, os pacientes devem seguir os cuidados mencionados para o tratamento conservador, com repouso absoluto e vigilância neurológica por, pelo menos, 24 horas.² Apesar de pouca evidência na literatura, a antibioticoterapia com boa penetração no sistema nervoso central costuma ser prescrita.³² Já a acetazolamida via oral e a drenagem liquórica são geralmente reservadas para casos de maior risco de persistência da fístula, como na hipertensão intracraniana, em defeitos ósseos grandes e em áreas de maior pressão liquórica, como na fossa posterior.[32,36]

REFERÊNCIAS BIBLIOGRÁFICAS

1. Oakley GM, Alt JA, Schlosser RJ, et al. Diagnosis of cerebrospinal fluid rhinorrhea: an evidence-based review with recommendations. Int Forum Allergy Rhinol. 2016;6(1):8-16.
2. Prosser JD, Vender JR, Solares CA. Traumatic cerebrospinal fluid leaks. Otolaryngol Clin North Am. 2011;44(4):857-vii.
3. Harvey RJ, Parmar P, Sacks R, Zanation AM. Endoscopic skull base reconstruction of large dural defects: a systematic review of published evidence. Laryngoscope. 2012;122(2):452-459.
4. Mikayilli M, Hasanov T, Otluoglu GD, et al. Spontaneous Idiopathic Cerebrospinal Fluid Rhinorrhea. J Craniofac Surg. 2019;30(7):2265-2267.
5. Schuman TA, Senior BA. Long-term management and outcomes after repair of cerebrospinal fluid rhinorrhea related to idiopathic intracranial hypertension. Curr Opin Otolaryngol Head Neck Surg. 2018;26(1):46-51.
6. Soler ZM, Schlosser RJ. Spontaneous cerebrospinal fluid leak and management of intracranial pressure. Adv Otorhinolaryngol. 2013;74:92-103.
7. Wang EW, Vandergrift WA 3rd, Schlosser RJ. Spontaneous CSF Leaks. Otolaryngol Clin North Am. 2011;44(4):845-vii.
8. Banu MA, Kim JH, Shin BJ, et al. Low-dose intrathecal fluorescein and etiology-based graft choice in endoscopic endonasal closure of CSF leaks. Clin Neurol Neurosurg. 2014;116:28-34.
9. Ziu M, Savage JG, Jimenez DF. Diagnosis and treatment of cerebrospinal fluid rhinorrhea following accidental traumatic anterior skull base fractures. Neurosurg Focus. 2012;32(6):E3.
10. Guimarães RE, et al. Rinite vasomotora pós-cirúrgica: diagnóstico diferencial de rinoliquorréia. Rev. Bras. Otorrinolaringol. 2003, vol. 69, n. 2 [cited 2021-01-16], pp.252-255.
11. Daudia A, Biswas D, Jones NS. Risk of meningitis with cerebrospinal fluid rhinorrhea. Ann Otol Rhinol Laryngol. 2007;116(12):902-5.
12. Lescuyer P, Auer L, Converset V, et al. Comparison of gel-based methods for the detection of cerebrospinal fluid rhinorrhea. Clin Chim Acta. 2012;413(13-14):1145-50.
13. Gorogh T, Rudolph P, Meyer JE et al. Separation of beta2-transferrin by denaturing gel electrophoresis to detect cerebrospinal fluid in ear and nasal fluids. Clin Chem 2005;51:1704-1710.
14. Bachmann-Harildstad G. Diagnostic values of beta-2 transferrin and beta-trace protein as markers for cerebrospinal fluid fistula. Rhinology. 2008;46(2):82-5.
15. Wood DM, Brennan AL, Philips BJ, Baker EH. Effect of hyperglycemia on glucose concentration of human nasal secretions. Clin Sci (Lond). 2004;106(5):527-33.
16. Wolf G, Greistorfer K, Stammberger H. Endoscopic detection of cerebrospinal fluid fistulas with a fluorescence technique. Report of experiences with over 925 cases. Laryngorhinootologie. 1997;76(10):588-94.
17. Saafan ME, Ragab SM, Albirmawy OA. Topical intranasal fluorescein: the missing partner in algorithms of cerebrospinal fluid fistula detection. Laryngoscope. 2006;116(7):1158-61.
18. Raza SM, Banu MA, Donaldson A, et al. Sensitivity and specificity of intrathecal fluorescein and white light excitation for detecting intraoperative cerebrospinal fluid leak in endoscopic skull base surgery: a prospective study. J Neurosurg. 2016;124(3):621-6.
19. Guimaraes R, Becker H. A new technique for the use of intrathecal fluorescein in the repair of cerebrospinal fluid rhinorrhea using a hypodense diluent. Rev Laryngol Otol Rhinol (Bord). 2001;122:191-3.
20. Zhang M, Azad TD, Singh H, et al. Lumbar Puncture for the Injection of Intrathecal Fluorescein: Should It Be Avoided in a Subset of Patients Undergoing Endoscopic Endonasal Resection of Sellar and Parasellar Lesions? J Neurol Surg B Skull Base. 2018;79(6):554-558.
21. Behnaz F, Ebrahimy DM, Azizi FH, Shahmohammadi M. Pulmonary Edema Following Intrathecal Fluorescein Injection; a Case Report. Arch Acad Emerg Med. 2019;7(1):e18.
22. Reddy M, Baugnon K. Imaging of Cerebrospinal Fluid Rhinorrhea and Otorrhea. Radiol Clin North Am. 2017;55(1):167-187.
23. Kwee RM, Kwee TC. Systematic review and meta-analysis of MRI signs for diagnosis of idiopathic intracranial hypertension. Eur J Radiol. 2019;116:106-115.
24. Stone JA, Castillo M, Neelon B, Mukherji SK. Evaluation of CSF leaks: high-resolution CT compared with contrast-enhanced CT and radionuclide cisternography. AJNR Am J Neuroradiol 1999;20:706-712.
25. Phang SY, Whitehouse K, Lee L, Khalil H, McArdle P, Whitfield PC. Management of CSF leak in base of skull fractures in adults. Br J Neurosurg. 2016;30:596-604.
26. Curnes JT, Vincent LM, Kowalsky RJ, et al. CSF rhinorrhea: detection and localization using overpressure cisternography with Tc-99m-DTPA. Radiology. 1985;154(3):795-9.
27. Eljazzar R, Loewenstern J, Dai JB, et al. Detection of Cerebrospinal Fluid Leaks: Is There a Radiologic Standard

28. Yilmazlar S, Arslan E, Kocaeli H, et al. Cerebrospinal fluid leakage complicating skull base fractures: analysis of 81 cases. Neurosurg Rev. 2006;29(1):64-71.
29. Kim-Orden N, Shen J, Or M, et al. Endoscopic Endonasal Repair of Spontaneous Cerebrospinal Fluid Leaks Using Multilayer Composite Graft and Vascularized Pedicled Nasoseptal Flap Technique. Allergy Rhinol (Providence). 2019;10:2152656719888622.
30. Mollan SP, Ali F, Hassan-Smith G, et al. Evolving evidence in adult idiopathic intracranial hypertension: pathophysiology and management. J Neurol Neurosurg Psychiatry. 2016;87(9):982-992.
31. Ter HL, Brouwer MC, van der EA, van BD. Community-acquired Bacterial Meningitis in Adults With Cerebrospinal Fluid Leakage. Clin Infect Dis. 2020;70(11):2256-2261.
32. Sharma SD, Kumar G, Bal J, Eweiss A. Endoscopic repair of cerebrospinal fluid rhinorrhoea. Eur Ann Otorhinolaryngol Head Neck Dis. 2016;133(3):187-190.
33. Silva LRF, Santos RP, Zymberg ST. Endoscopic Endonasal Approach for Cerebrospinal Fluid Fistulae. Minim Invas Neurosurg. 2006; 49: 88-92.
34. Hadad G, Bassagasteguy L, Carrau RL, et al. A novel reconstructive technique after endoscopic expanded endonasal approaches: vascular pedicle nasoseptal flap. Laryngoscope. 2006;116(10):1882-1886.
35. Ganesh PB, Basavarajaiah BM, Rudrappa BA, Kasaragod SK. Cerebrospinal fluid rhinorrhoea: does fibrin glue change the surgical outcome?. J Laryngol Otol. 2020;134(7):582-585.
36. Abrishamkar S, Khalighinejad N, Moein P. Analysing the effect of early acetazolamide administration on patients with a high risk of permanent cerebrospinal fluid leakage. Acta Med Iran.2013;51:467-471.

CORREDORES CIRÚRGICOS NA CIRURGIA ENDOSCÓPICA TRANSNASAL DA BASE DO CRÂNIO

Enrique Iturriaga C. ■ Jesus Franco A.

SUMÁRIO

- O corredor nasal ideal deverá fornecer acesso adequado à base do crânio, promover o reconhecimento de marcos anatômicos, propiciar proteção das estruturas neurovasculares, além de auxiliar na dissecção e reparo da área visada;
- A via de acesso endoscópica é vantajosa pois, através de espaços aéreos preexistentes dos corredores nasossinusais, podem- se evitar incisões externas ou a necessidade de translocação do esqueleto maxilofacial, minimizando sequelas e complicações;
- A escolha do corredor cirúrgico específico para tratar uma lesão na base do crânio deve levar em consideração numerosos fatores relacionados com o tumor e com as comorbidades do paciente. Quanto às características do tumor: sua natureza, localização, tamanho, consistência e relação com os vasos e nervos nos arredores, ou sua área de envolvimento, tudo é importante na tomada de decisão;
- Em algumas circunstâncias, as cirurgias prévias também poderem ditar a escolha do tipo de abordagem no caso de uma recorrência;
- Dado o *armamentarium* em expansão das abordagens à base do crânio, os cirurgiões deverão reconhecer quando uma abordagem transcraniana, endonasal ou a combinação de ambas é a mais bem adequada para tratar uma lesão;
- Dois princípios são críticos para a abordagem endoscópica endonasal: a possibilidade de um acesso nasal binarinário, para permitir a técnica a quatro mãos realizada por dois cirurgiões ao mesmo tempo e a remoção máxima de osso na base do crânio, para criar um corredor cirúrgico amplo. Além disso, o planejamento e a execução do corredor nasossinusal devem considerar as necessidades e as técnicas de reconstrução antecipadamente.

INTRODUÇÃO

A base do crânio constitui uma fronteira anatômica entre os campos da neurocirurgia e da otorrinolaringologia. A cirurgia nessa região anatômica tem sido um desafio constante para as duas disciplinas; por isso várias abordagens transcranianas e transfaciais à base do crânio foram desenvolvidas para atingir a lesão-alvo em praticamente qualquer sítio. Entretanto, essas abordagens abertas não estão isentas de limitações, nem são isentas de um alto índice de complicações, por causa da retração significativa do cérebro, da manipulação neurovascular e do compromisso cosmético. Em resposta a esse desafio, a colaboração sempre crescente entre as especialidades de neurocirurgia e otorrinolaringologia impulsionou o desenvolvimento da cirurgia endoscópica endonasal da base do crânio.

Vários estudos anatômicos estabeleceram os alicerces para a compreensão precisa da anatomia da base do crânio a partir da perspectiva endoscópica. Nas últimas três décadas, inovações tecnológicas sem precedentes nesse campo foram fundamentais para o surgimento e reconhecimento de abordagens transnasais neuroendoscópicas à base anterior do crânio como uma alternativa viável e menos invasiva em comparação às abordagens transcraniana ou transfacial. Sistemas de navegação, endoscopia 3D, doppler intraoperatório e fluorescência[1] equiparam os cirurgiões com novas ferramentas para expansão do conhecimento anatômico. Seja como for, o compromisso de um cirurgião em relação ao domínio anatômico permanece como seu recurso mais valioso e habilidade fundamental a serem cultivados ao enfrentar qualquer procedimento cirúrgico.

CLASSIFICAÇÃO DE CORREDORES ENDONASAIS

As vias endonasal ou paranasal exploradas para atingir qualquer alvo na base do crânio, com instrumentos cirúrgicos e endoscópio, são conhecidas como um corredor. Foram definidos quatro corredores principais: transnasal, transetmoidal, transesfenoidal e transmaxilar, que podem ser combinados para um melhor acesso a diferentes alvos. A associação do corredor nasal, da via de acesso à base do crânio, e das vias adicionais além desse portão para atingir a doença é conhecida como abordagem. Por exemplo, uma abordagem transelar para um adenoma hipofisário exige um corredor transesfenoidal, enquanto uma abordagem transpterigóidea demandará a combinação dos corredores transesfenoidal e transmaxilar (Fig. 36-1).

Além desses quatro corredores básicos, portas suplementares podem ser acrescentadas para expandir o acesso à base do crânio, incluindo os seios frontais, nasofaringe, paredes orbitárias e o processo pterigóideo. As abordagens à base anterior do crânio foram classificadas em módulos cirúrgicos anatômicos bem definidos, com base em sua relação com o curso da artéria carótida interna (ICA) e suas orientações específicas nos planos sagital e coronal (Fig. 36-2). O seio esfenoidal constitui o epicentro e o ponto inicial da maioria das abordagens à base do crânio ventral, pois ambos os planos se cruzam nessa junção. Módulos no plano sagital fornecem exposição de estruturas medianas que se estendem a partir da

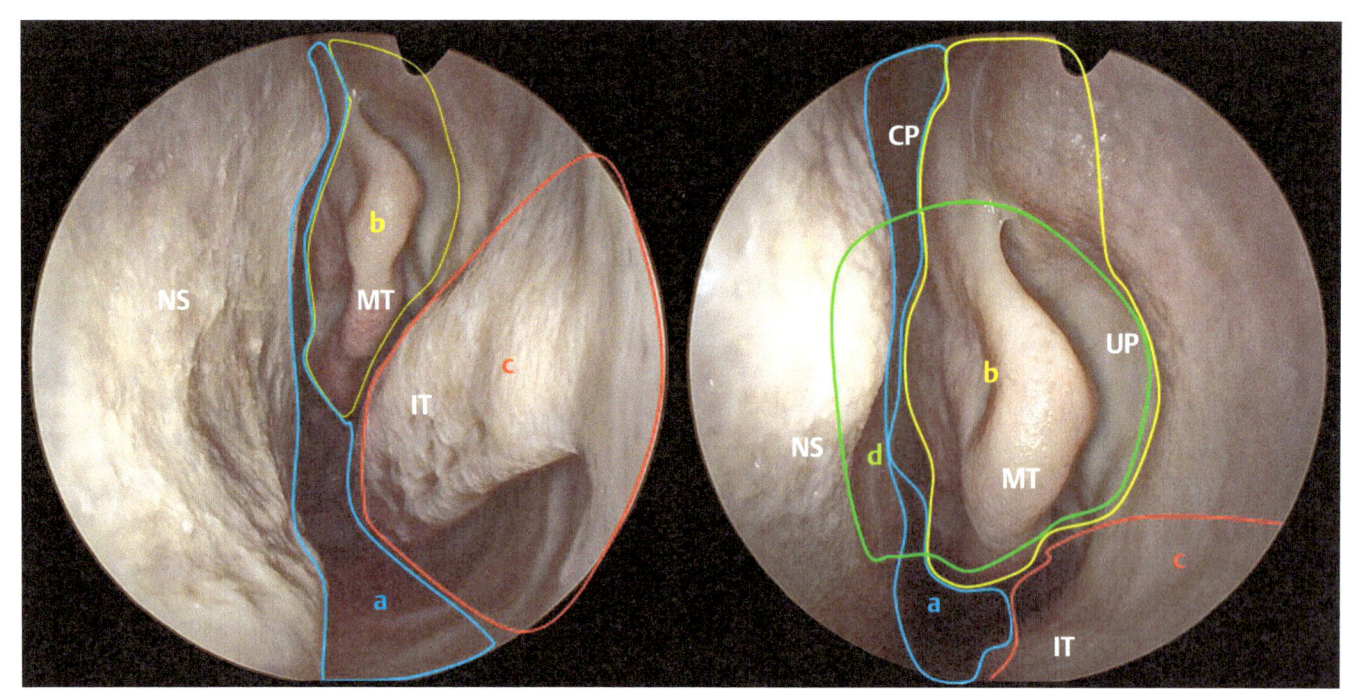

Fig. 36-1. Os limites não expandidos dos quatro corredores endonasais para a base do crânio: (**a**), transnasal, (**b**), transetmoidal, (**c**), transmaxilar e (**d**), transesfenoidal. Os corredores podem-se sobrepor. Por exemplo, o corredor transesfenoidal abrange um corredor transetmoidal e septectomia posterior. NS: septo nasal; MT: concha média; IT: concha inferior; UP: processo uncinado; CP: placa cribriforme.

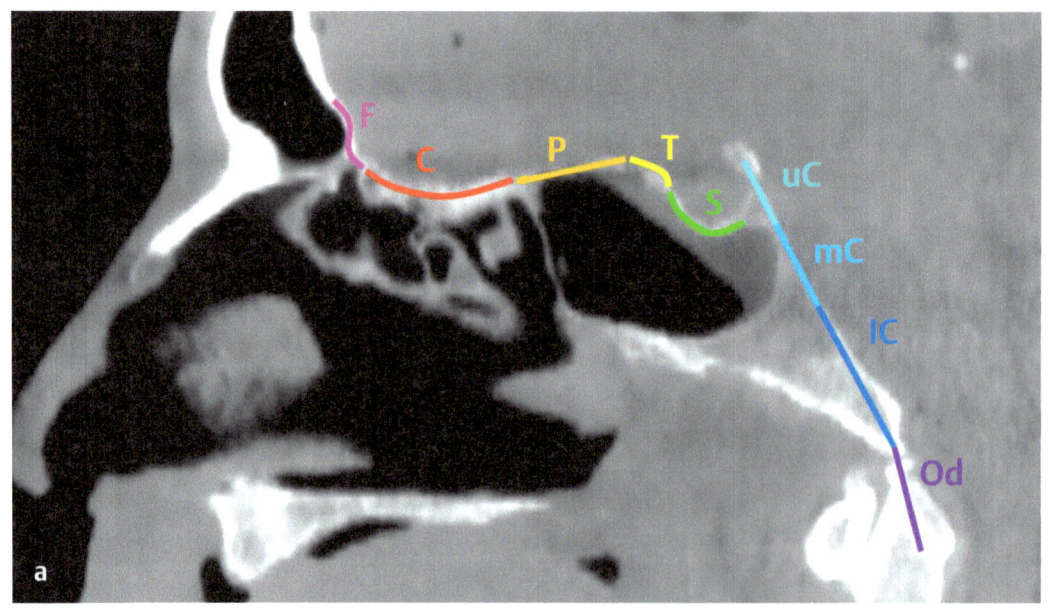

Fig. 36-2. (**a**) Abordagens endonasais endoscópicas mediossagitais: transfrontal (F), transcribriforme (C), transplano (P), transtubérculo (T), transelar (S), clivo superior (uC), clivo médio (mC), clivo inferior (IC), e transodontoide (Od). Uma abordagem estendida de seio frontal é necessária para uma abordagem transfrontal, do mesmo modo que as abordagens do transplano para o clivo médio implicarão um corredor transesfenoidal.
(Continua)

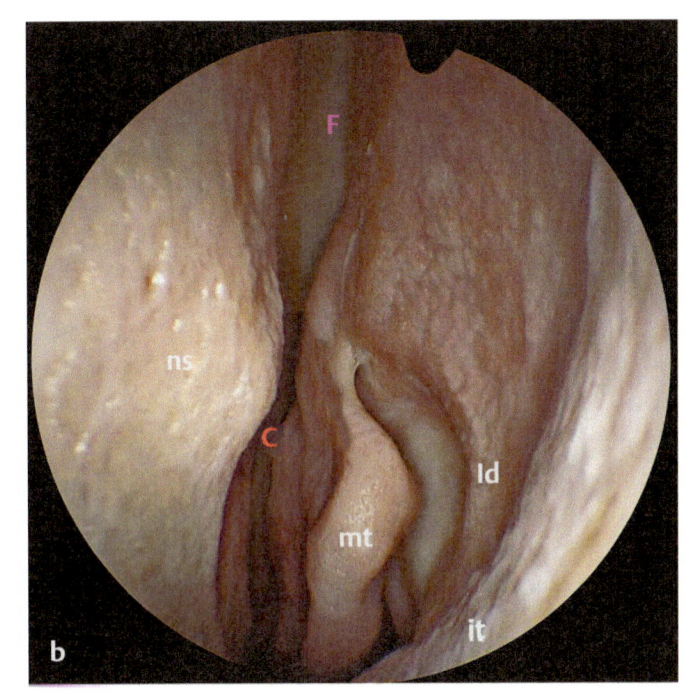

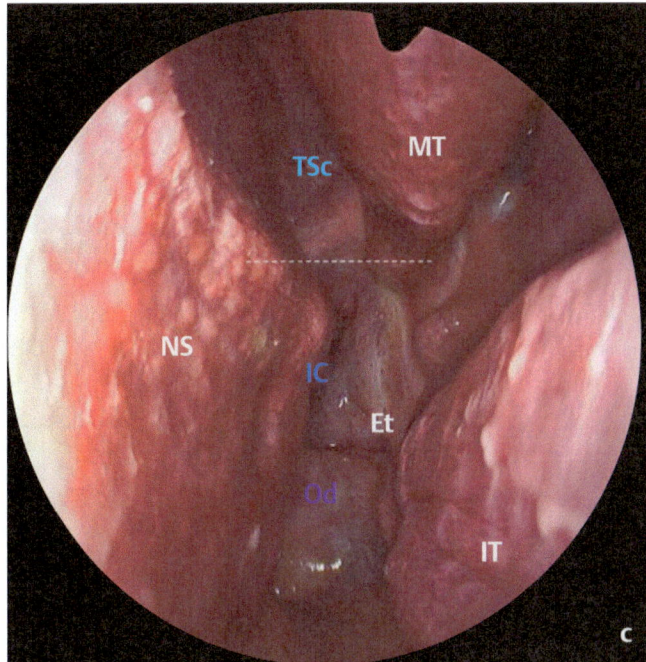

Fig. 36-2. *(Cont.)* (**b**) O sistema lacrimal é um guia na parede lateral para o seio frontal, e o anexo vertical mais anterior da concha média pode ser seguido para a junção frontoetmoidal. (**c**) O corredor transesfenoidal é limitado inferiormente pelo assoalho do seio esfenoidal, pela porção posterior da concha média e pela coana superior. Abordagens ao clivo inferior e odontoide são obtidas pela rinofaringe superior e inferior entre as tubas auditivas. NS: septo nasal; mt: concha média; Ld: ducto nasolacrimal; it: concha inferior; TSc: corredor transesfenoidal.

tábua posterior do seio frontal para C2, entre as duas órbitas e ambas as ICAs. Módulos coronais se estendem lateralmente à base do crânio paramediana e lateral para tratar a área parasselar, o ápice petroso, o forame jugular, a fossa infratemporal e os espaços parafaríngeos e são, posteriormente, classificados em abordagens anterior, medial e posterior, de acordo com sua profundidade e fossa craniana visada (Quadro 36-1).[2]

Os módulos coronais anteriores incluem a fossa craniana anterior e as órbitas; os módulos coronais médios se relacionam com a área parasselar, fossa craniana média e espaços infracranianos anteriores (fossas pterigopalatina e infratemporal) onde os módulos coronais posteriores mais distantes visam à fossa posterior e aos espaços infracranianos posteriores (ápice petroso inferior, junção craniocervical lateral e espaço parafaríngeo superior).[3-5]

Módulos contíguos estão inter-relacionados e parcialmente cruzados. A escolha de um corredor cirúrgico específico para tratar uma lesão na base do crânio deve levar em consideração vários fatores relacionados com a doença, comorbidades do paciente, anatomia e experiência cirúrgica. Variações sutis em tamanho, configuração, localização, histopatologia, relações neurovasculares e combinações de tudo isso podem impactar na escolha da abordagem cirúrgica. Em algumas circunstâncias, as cirurgias anteriores poderiam também ditar a escolha da abordagem no caso de uma recorrência.

O potencial para qualquer expansão da abordagem cirúrgica deve ser considerado, especialmente em casos em que uma extensão não conhecida previamente da lesão seja detectada durante o procedimento. A abordagem ideal a uma lesão específica deverá se mostrar ideal para a exposição, ser segura, ser propícia para a completa ressecção cirúrgica e possibilitar uma reconstrução apropriada.[6-9] Dado o *armamentarium* em expansão das abordagens à base do crânio, os cirurgiões deverão reconhecer quando uma abordagem transcraniana, endonasal ou combinação dessas duas é a mais adequada para tratar uma lesão.

A melhor estratégia para desenhar o corredor cirúrgico para uma lesão específica pode não ser intuitiva, devendo-se priorizar a via mais fácil e mais segura para o tumor ser extraído em vez da via mais direta para acesso. Ocasionalmente, a via mais direta e mais curta pode colocar em perigo estruturas neurovasculares e aumentar, potencialmente, a morbidade. Estruturas neurovasculares críticas precisam estar localizadas ao redor do perímetro de um corredor planejado, permitindo a manipulação direta de lesões sem cruzar vasos ou nervos importantes ao iniciar a partir de um corredor endoscópico endonasal. Dois princípios são críticos para uma exposição endonasal endoscópica satisfatória:

1. Acesso nasal binarinário para permitir a técnica a quatro mãos com dois cirurgiões;
2. Remoção máxima de osso na base do crânio para criar um corredor cirúrgico amplo.

Além disso, o planejamento e a execução do corredor sinonasal devem considerar as necessidades e técnicas de reconstrução antecipadas.

Quadro 36-1. Corredores endonasais Endoscópicos da Base do Crânio, Abordagens e Alvos

Corredor	Abordagem	Alvo/Objetivo
Transnasal	Transcribriforme	Sulco olfatório
	Transclival	Clivo inferior
	Transodontoide	Junção Odontoide/Cervicomedular
Transetmoidal	Transfóvea etmoidal	Fossa craniana anterior
	Transorbitária	Descompressão orbitária Órbita intraconal Ápice orbitário
	Supraorbitária	Fossa craniana anterior
	Transfrontal	Fossa craniana anterior
	Nervo óptico	Descompressão de Nervo Óptico
Transesfenoidal	Transcavernosa	Seio cavernoso medial
	Transelar	Sela
	Transtubérculo – transplano	Cisterna suprasselar
	Transclival	Clivo médio
	Transdorsal	Cisterna Interpeduncular
Transmaxilar	Fossa pterigopalatina	Fossa pterigopalatina
	Fossa infratemporal	Fossa infratemporal
Combinados	**Transpterigóidea superior**	Recesso lateral do seio esfenoidal Propedêutico a outras abordagens (suprapetrosa, infrapetrosa e parafaríngea)
	Transalisfenóidea	Fossa craniana média, NC: V, VI
	Transcavernosa medial	ACI paraclival – Nervo abducente Tronco meningo-hipofisário NC: III, VI
	Seio cavernoso lateral	ICA parasselar e paraclival NC III, IV, VI, V1, V2
	Suprapetrosa	Cavo de Meckel
	Infrapetrosa	ICA petrosa – Nervo hipoglosso Tronco inferolateral
	Tubérculo transcondilar-transjugular	Forame Jugular, NC VII, VIII Seio petroso inferior
	Transpterogóidea inferior	
	Parafaríngea medial	Espaço parafaríngeo anterior ▪ ICA parafaríngea
	Parafaríngea lateral	Espaço parafaríngeo posterior ▪ SNC: IX, X, XI e XII

Obs.: todos os corredores transesfenoidais abrangem o corredor transetmoidal.

Corredor Transnasal

O corredor transnasal é simples e direto, já que não atravessa nenhum seio paranasal. Esse corredor é o portal para o sulco olfatório e a tábua do seio frontal posterior, os dois terços inferiores do clivo, a junção craniocervical, tudo dentro de módulos sagitais mediais. Ele se limita superiormente com a placa cribriforme, inferiormente com o palato duro, medialmente com o septo e as conchas com seu respectivo meato lateralmente. Essa abordagem pode ser expandida ainda mais por meio de perfuração do bico frontal e septectomia parcial (posterior ou superior), assim como uma combinação de corredores transetmoidal ou transesfenoidal. Uma abordagem estendida pode-se limitar anteriormente com os ossos nasais e tábua anterior do seio frontal, lateralmente com as órbitas, superiormente com a placa cribriforme e posteriormente com o plano esfenoidal. As doenças usuais tratadas por esse corredor incluem complicações intracranianas de rinossinusite, mucoceles, fístulas liquóricas, tumores benignos (papiloma invertido, lesões fibro-ósseas, meningiomas, schwannomas, lesões embriogênicas nasofrontais) e tumores malignos nasoetmoidais.

As estruturas anatômicas-chave dentro dos limites do corredor transnasal básico ou expandido são: os filetes olfatórios, as artérias etmoidais, a lâmina papirácea periorbitária e tábua posterior do seio frontal. Extensões de lesões além da linha média da órbita, os ossos nasais, as partes moles faciais, o diafragma selar ou o envolvimento da tábua frontal anterior excluem uma abordagem anatômica exclusiva por meio de um corredor endoscópico transnasal.

A abordagem transnasal também pode ser usada em um plano paralelo ao palato duro, visando inferiormente aos dois terços inferiores do clivo e fornecer acesso ao processo odontoide e à junção craniocervical para doenças, como cordomas, condrossarcomas e meningiomas. Se a extensão for para a junção craniocervical, os espaços pré-pontino superior e pré-medular inferior, ou lateral aos nervos hipoglossos, abordagens através desse corredor serão contraindicadas.

Corredor Transetmoidal

O corredor transetmoidal acessa alvos laterais ao anexo vertical das conchas nasais, completando a etmoidectomia total anterior e posterior. Ele incorpora o corredor transnasal, como as conchas média e superior, que se limitam entre eles e são mais frequentemente ressecados ou deslocados lateralmente. Os tumores etmoidais primários, a órbita e lesões intracranianas da fossa craniana anterior e o seio cavernoso são passíveis de abordagem por meio desse corredor.

São três os passos para um corredor transetmoidal:

1. O recesso frontal (Fig. 36-3);
2. O complexo da bula etmoidal;
3. O etmoide posterior.

A descrição abrangente dessa técnica é apresentada por completo em outro capítulo deste livro. Quando completadas, as fronteiras do corredor transetmoidal são o seio frontal anteriormente, o seio esfenoidal posteriormente, a lâmina papirácea e o ápice orbitário lateralmente e a fóvea etmoidal/lamela vertical da placa cribriforme superiormente (Fig. 36-4). O complexo vascular no meio do corredor transetmoidal envolve ambas as artérias etmoidais, que podem ser poupadas ou cauterizadas com um bipolar, para prevenir vazamento do liquor cefalorraquidiano. Uma lesão acidental à lâmina papirácea e à periórbita pode expor os músculos extraoculares e as estruturas intraorbitárias aumentando o risco para potenciais complicações.

O corredor transetmoidal pode ser expandido ainda mais até a órbita com a ressecção da lâmina papirácea (orbitopatia de Graves, hemangiomas, schwannomas, meningiomas, lesões fibro-ósseas). Os marcos anatômicos-chave para esse corredor são: o teto orbitário e a dura-máter relacionada, assoalho orbitário, o sistema lacrimal e o globo ocular e ápice orbitário. Se a reconstrução do assoalho orbitário for cogitada, ela deverá ser planejada previamente para evitar diplopia e enoftalmos. Lesões que se estendem para ou além do ápice orbitário, os tecidos pré-septais, e que atingem o nervo óptico em sentido lateral/superior, ou abrangem o nervo óptico, a artéria oftálmica ou os músculos oculares extrínsecos e seu suprimento nervoso excluirão, sem dúvida nenhuma, esse corredor transetmoidal/orbitário expandido.

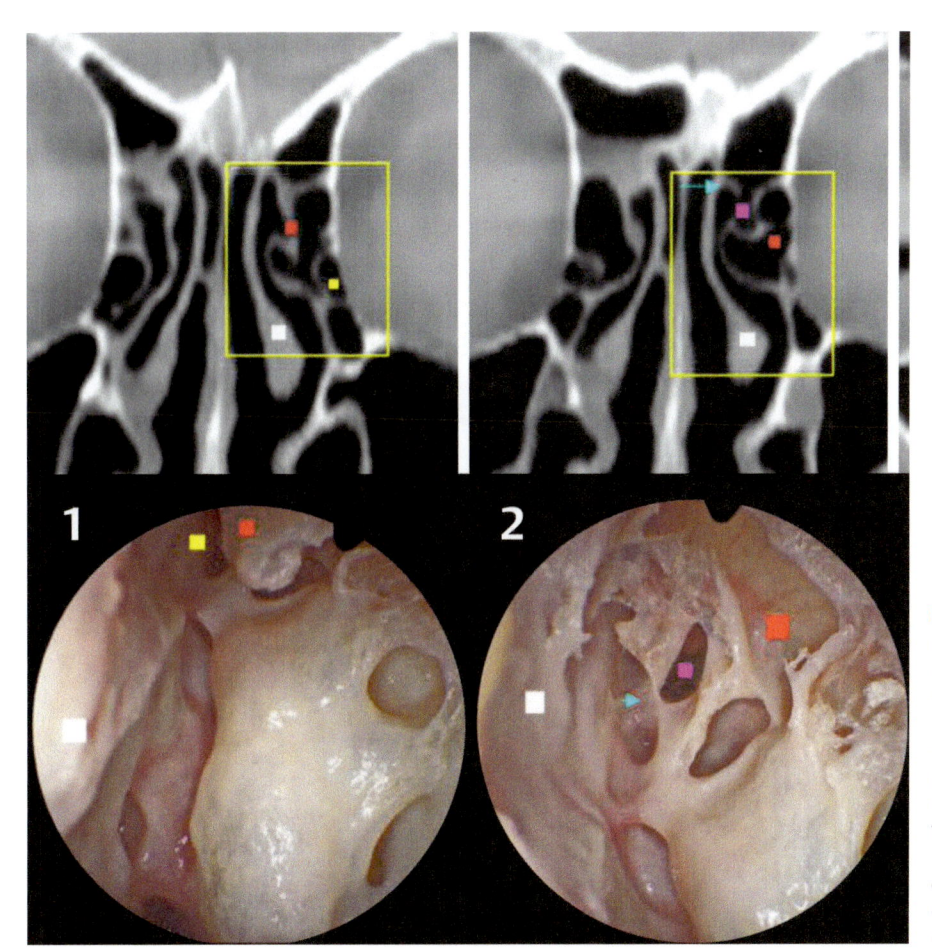

Fig. 36-3. Corredor transetmoidal expandindo o recesso frontal. (1) A bula etmoidal é observada após uma uncinectomia. A placa suprainfundibular (vermelho) limita o *agger nasi* medialmente. O canal meático (amarelo) corre entre a concha média (branco) e a placa suprainfundibular, a via de drenagem do seio frontal é antecipada nesse espaço de transição. (2) Draf I, a placa suprainfundibular e suas subdivisões são removidas, *desencapando* as células do *agger nasi*, o óstio do seio frontal é encontrado, lateral às células do canal meático pequeno. *(Continua.)*

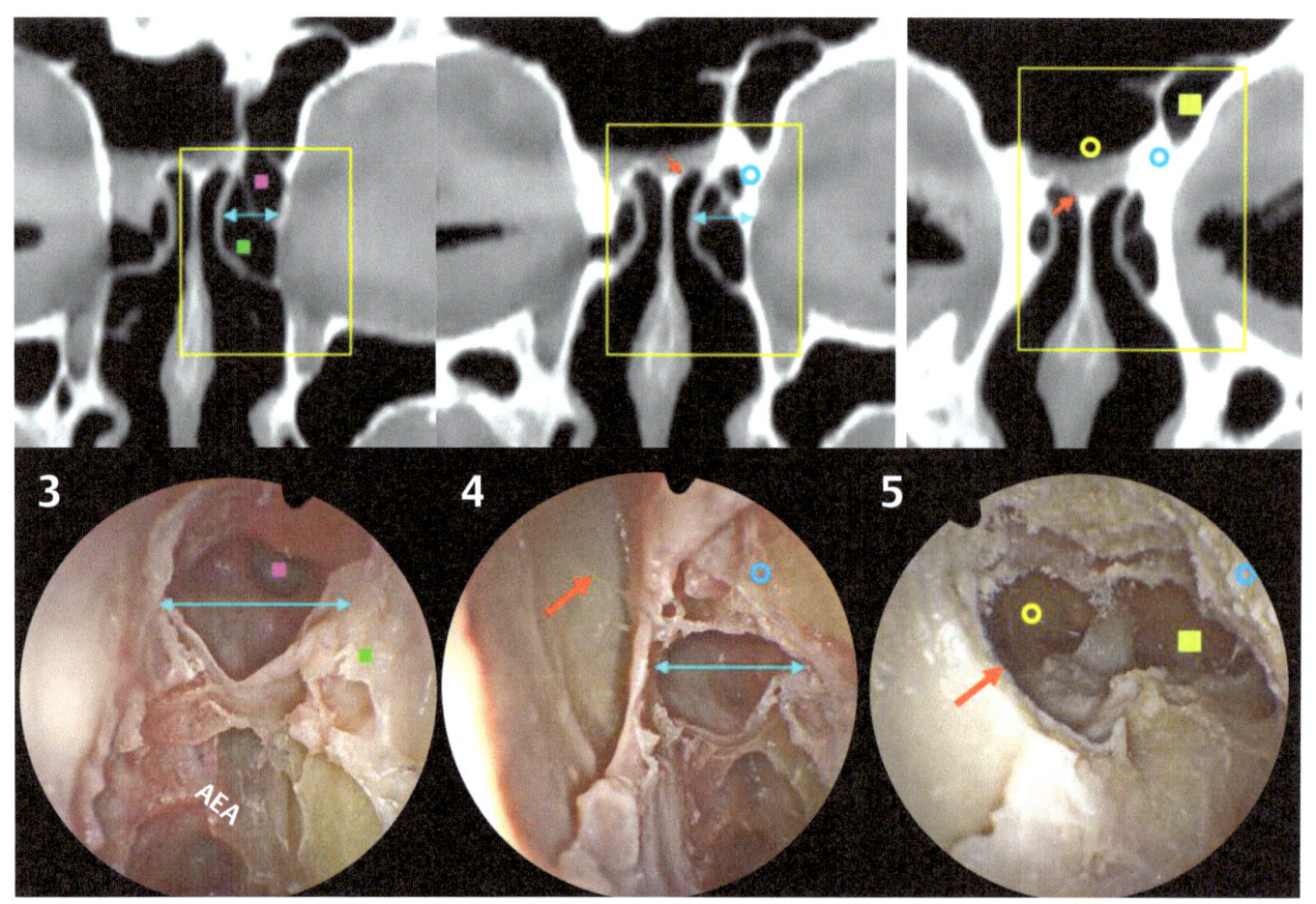

Fig. 36-3. *(Cont.)* (3) Draf IIA: todas as células etmoidais anteriores são removidas, o óstio frontal se expande à custa dessas células, da lâmina papirácea para a concha média (seta azul) e do bico frontal para a artéria etmoidal anterior (AEA). (4-5) Draf IIB: A axila da concha média é ressecada. O osso ao redor é removido para expandir a abertura, lateralmente pelo processo frontal da maxila (círculo azul) para atingir o periósteo anterior para a fossa lacrimal, anteriormente pelo bico frontal até que a parede anterior do seio seja visualizada e medialmente até o septo nasal (seta vermelha). Os seios frontais ipsilaterais (quadrado verde) e contralaterais (círculo amarelo) são ampliados expondo as paredes anterior e posterior. O Draf III ou Lothrop modificado repete esse procedimento em ambos os lados e remove a porção superior do septo nasal e o septo interfrontal.

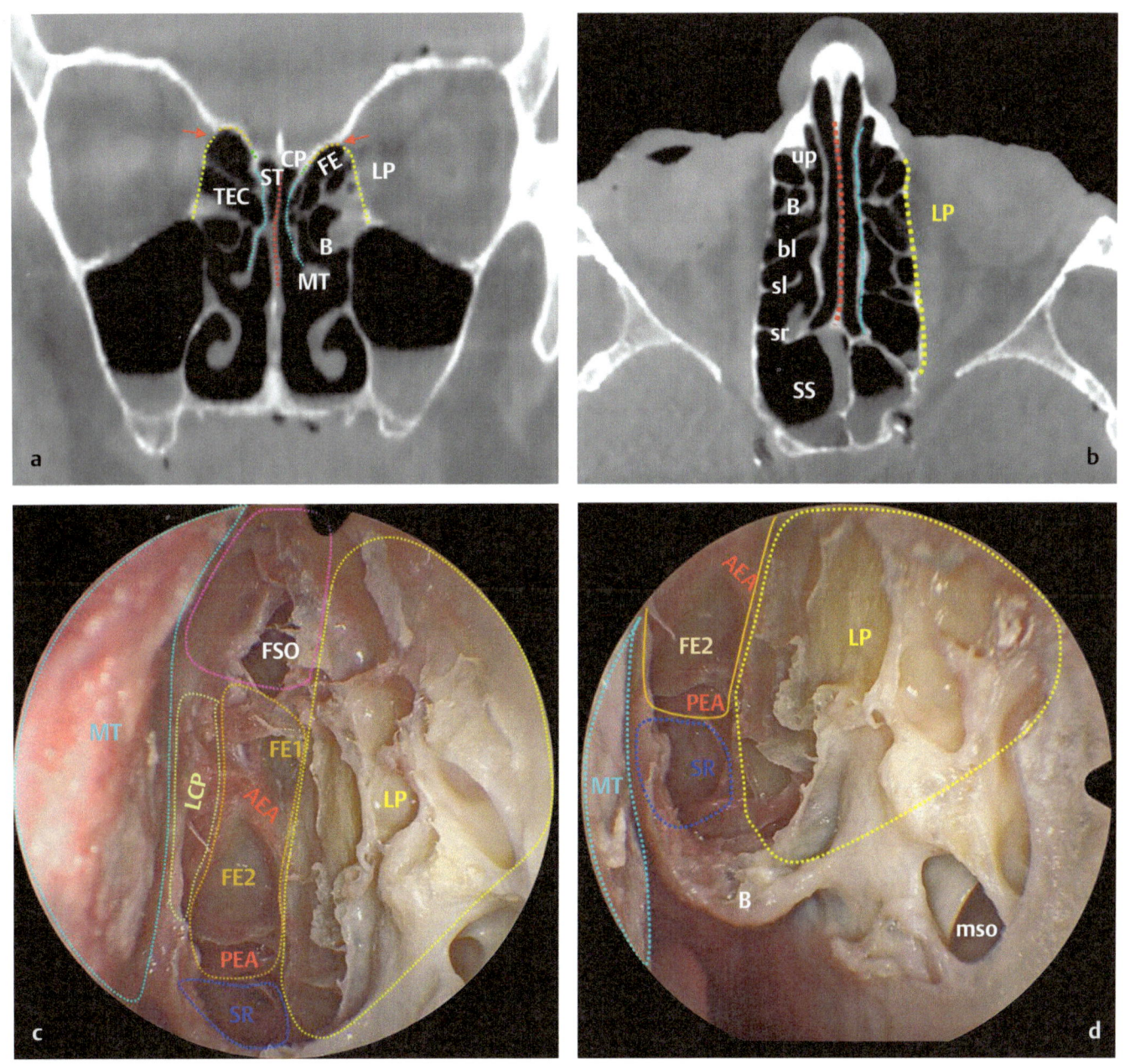

Fig. 36-4. Limites do corredor transetmoidal. (**a**) TC Coronal: Limite lateral: lâmina papirácea (LP-delineamento amarelo), Limite superior: fóvea etmoidal (FE-delineamento laranja) e lamela lateral da placa cribriforme (LCP-delineamento verde), limite medial: conchas média e superior (MT, ST delineamento azul claro), limite posterior: *rostrum* do esfenoidal (SR-delineamento azul). Artérias etmoidais anteriores (AEA) cruzando a fóvea etmoidal na junção com a órbita (setas vermelhas). (**b**) O seio etmoidal é dividido em subunidades por quatro lamelas, da frente para trás: processo uncinado (UP), bula (B), lamela basal da concha média (bl) e lamela basal da concha superior (sl). O corredor transorbitário pode ser expandido pela lâmina papirácea (LP-linha amarela) e do osso lacrimal lateralmente à órbita, medialmente pela turbinectomia média e superior (azul claro) e cruzando para o corredor contralateral com uma septectomia superior (linha vermelha). (**c-d**) Projeção endoscópica do corredor transetmoidal não expandido. O recesso frontal (*pink*) pode ser ampliado e expandido para atingir a parede posterior do seio frontal; uma abordagem transfrontal e transcribriforme se beneficiará desse procedimento cirúrgico. O osso mais fino da fossa craniana anterior é a lamela lateral da placa cribriforme (área verde), e transita entre a fóvea do etmoide (área laranja), a concha média e ambas as artérias etmoidais. A fóvea etmoidal é dividida em dois segmentos: fóveas 1 e 2. A primeira fóvea (FE1) fica entre o seio frontal e a artéria etmoidal anterior, e a segunda entre ambas as artérias etmoidais (FE2).

Corredor Transesfenoidal

O corredor transesfenoidal é extremamente adaptável a uma série de doenças, oferecendo acesso a lesões esfenoidais primárias, assim como a alvos intracranianos. Uma boa visualização e a utilização do melhor instrumental possibilitam que esta abordagem seja segura e confortável, envolvendo uma esfenoidectomia muito ampla (uni ou bilateral) alcançada por um corredor transetmoidal e também pela ressecção parcial do vômer (Fig. 36-5).

É desnecessário dizer que a pneumatização ampla do seio esfenoidal não só amplia o corredor natural, como também retrata as estruturas anatômicas dentro desses limites. As estruturas anatômicas chave para manter sob controle são: o plano esfenoidal superiormente, a sela, os canais ópticos, todas as proeminências da ICA e o clivo médio posteriormente, o nervo maxilar (V2) e os seios cavernosos lateralmente, e os canais do nervo vidiano e a fibrocartilagem basal inferiormente. As áreas anatômicas a serem abordadas por esse corredor incluem a sela e a cisterna suprasselar, os clivos médio e superior, o seio cavernoso, os nervos ópticos e a fissura orbitária superior.

A via transesfenoidal tem sido utilizada para a ressecção de tumores da glândula hipófise e de outros tumores da sela. A realização da abordagem transesfenoidal puramente endoscópica trouxe vantagens por ser uma técnica mais direta e minimamente invasiva e está se tornando, rapidamente, o padrão ouro para ressecção de tumores da hipófise. De fato, a anatomia neurovascular intrincada ao redor da sela é desafiadora. O quiasma e os nervos ópticos, as artérias hipofisárias superior e inferior, os segmentos parasselares da ICA e a haste hipofisária apresentam estreita relação com a sela. Uma esfenoidotomia começa com a ampliação do óstio natural do seio esfenoidal e com a remoção completa do rostro ósseo. As esfenoidotomias se estendem lateralmente até o nível das placas pterigóideas mediais e a parede lateral do seio esfenoidal, superiormente até o nível do plano esfenoidal, e inferiormente até o assoalho do seio esfenoidal.[10] As esfenoidotomias bilaterais amplas e a septectomia posterior fornecem acesso e visualização bilaterais. Quaisquer septações inter ou intrassinusal com o potencial de deslocar os instrumentos medialmente são removidas para ficarem no plano das paredes do seio esfenoidal. Muito cuidado é necessário, pois a maioria das septações se insere na artéria carótida interna e nos canais do nervo óptico (Fig. 36-6).

Embora a abordagem transelar não seja considerada como uma abordagem expandida, ela pode ser parte do corredor para remoção de lesões extrasselares, como os adenomas hipofisários suprasselares e os craniofaringiomas. A descrição das doenças e suas abordagens correspondentes suscetíveis por esse corredor se estendem além do escopo deste capítulo; a revisão abrangente da literatura sobre este tema é altamente recomendada.

Existem algumas limitações compartilhadas em todas as diferentes abordagens e viáveis por meio do corredor transesfenoidal em relação à extensão específica do tumor. O re-

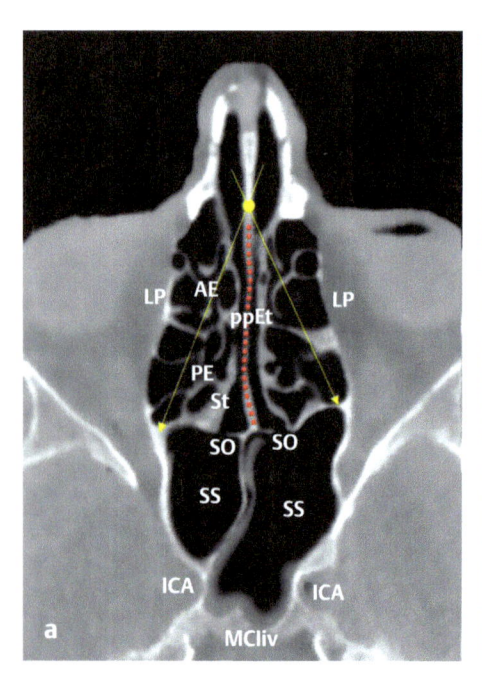

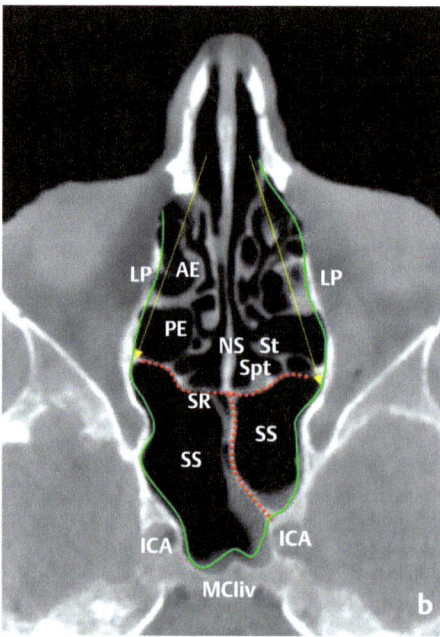

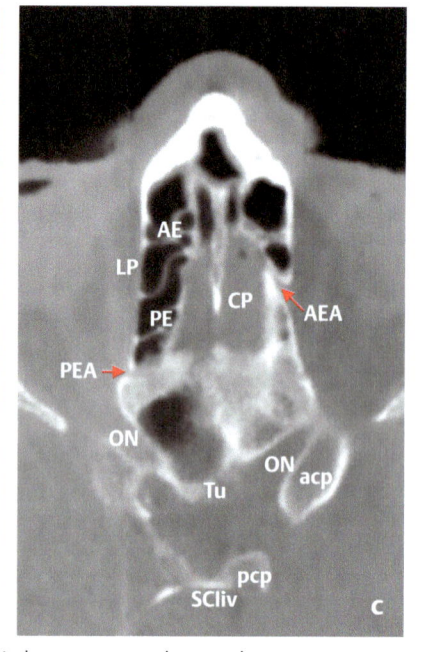

Fig. 36-5. Limites e marcos anatômicos do corredor transesfenoidal. (**a**) A septectomia posterior planejada para um amplo corredor transesfenoidal binarinário para dois cirurgiões permite atingir a parede contralateral do seio esfenoidal (intersecção das duas linhas amarelas). A placa perpendicular do etmoide (ppEt) é removida anteriormente até as células etmoidais mais anteriores (linha vermelha pontilhada). A mucosa do septo é preservada, um retalho nasosseptal pode ser elevado para reconstrução ou a mucosa nasal pode ser completamente preservada de um lado ou de ambos os lados com um retalho septal de resgate. (**b**) O corredor transesfenoidal compreende uma etmoidectomia bilateral completa (linha verde), o rostro do esfenoide e o septo entre os seios são completa e cuidadosamente ressecados, pois este último pode se inserir no canal da carótida (ACI). (**c**) As artérias etmoidais anterior e posterior e a ACI podem ser encontradas nos limites superior e posterior da dissecção. LP: lâmina papirácea; ppE: placa perpendicular do etmoide; AE: etmoide anterior; PE: etmoide posterior; SO: óstio do esfenoide; SS: seio esfenoidal; ICA: artéria carótida interna; MCliv: clivo médio; NS: septo nasal; St: concha superior; Spt: concha supremo; SR: rostro do esfenoide; AEA: artéria etmoidal anterior; PEA: artéria etmoidal posterior; CP: placa cribriforme; ON: nervo óptico; acp: processo clinoide anterior; pcp: processo clinoide posterior; TU: tubérculo da sela; SCliv: clivo superior.

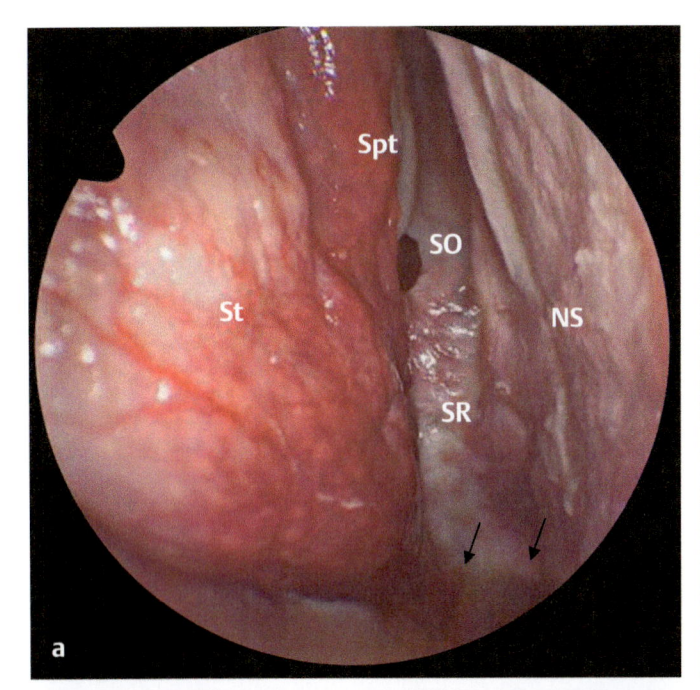

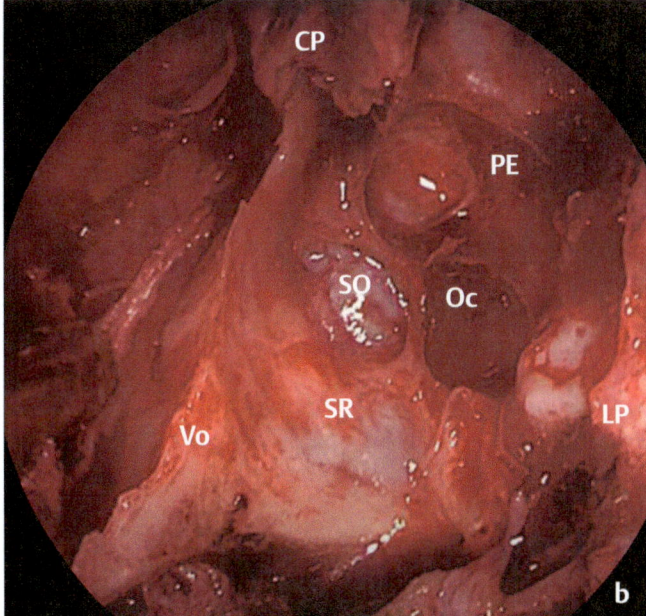

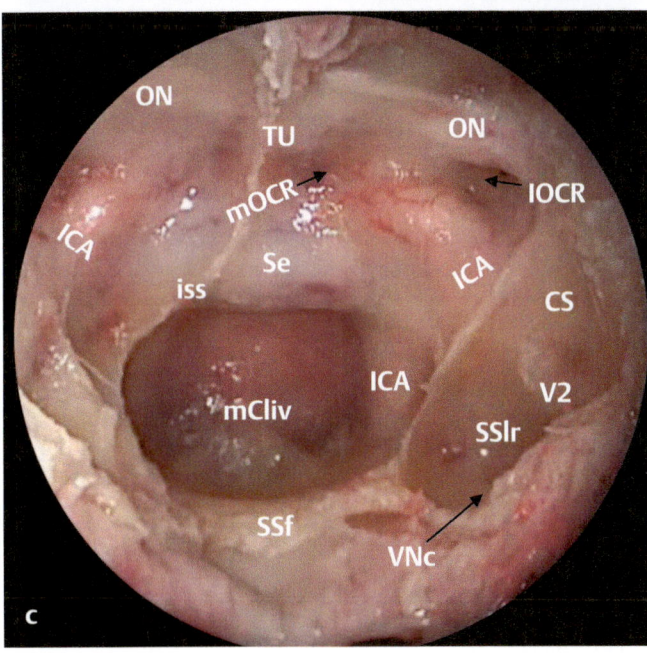

Fig. 36-6. O Corredor Transesfenoidal, passo a passo. (**a**) Recesso esfenoetmoidal direito. O óstio direito esfenoidal (SO) está localizado no rostro do esfenoide na "metade superior" da inserção do concha superior. A artéria septal posterior está localizada inferiormente, cerca de 1 cm superior à coana (setas pretas). (**b**) Após a etmoidectomia bilateral e septectomia posterior, o rostro do esfenoide (SR) e a quilha estão prontos para serem ressecados, e o corredor estendido lateralmente em direção a ambas as lâminas papiráceas. Com o endoscópio em 30 graus direcionado superiormente, o etmoide posterior (PE) e as células de Onodi são reconhecidos superolaterais ao seio esfenoidal. Os óstios esfenoidais (SO) em cada lado da quilha esfenoidal são alargados com um Kerrison. (**c**) O septo intersinusal é removido cuidadosamente (iss), o assoalho do seio deslocado para baixo para maior exposição. Os marcos neurovasculares e críticos são retratados nas paredes superior, lateral e posterior. Spt: concha Suprema; SO: óstio esfenoidal; SR: rostro esfenoidal; NS: septo nasal; St: concha superior; CP: placa cribriforme; PE: etmoide posterior; Oc: célula de Onodi; LP: lâmina papirácea; pS: plano esfenoidal; TU: tubérculo da sela; Se: Sela; iss: septo intersinusal; ICA: artéria carótida interna; mCliv: clivo médio; CS: seio cavernoso; V2: nervo maxilar; VNc: canal do nervo vidiano; SSlr: recesso lateral do seio esfenoidal; ON: nervo óptico; lOCR: recesso carótido-óptico lateral; mOCR: recesso carótido-óptico medial.

conhecimento dessas restrições na ressonância magnética pré-operatória contraindicará uma abordagem endoscópica exclusiva e reduzirá o potencial para complicações catastróficas, a saber:

1. Potencial para lesão de nervos cranianos; extensão lateral para os nervos ópticos, laterais ao nervo abducente e nervos oculomotores;
2. Potencial para lesão vascular; extensão lateral para a ICA, cercando a ICA ou a artéria basilar e seus ramos, compartimento superior do seio cavernoso e do ápice petroso;
3. Potencial para lesão do tronco cerebral e sistema nervoso central (SNC); extensão para o ângulo pontocerebelar e áreas laterais ao cavo de Meckel, espaço inter e parapeduncular, pré-medular e espaço pré-pontino inferior.[11]

Corredor Transmaxilar

Os alvos, tanto o inferior à órbita quanto o lateral à fossa nasal, são acessíveis através do corredor transmaxilar. Módulos endoscópicos no plano coronal são divididos ainda mais, considerando sua profundidade e fossa craniana visada (Quadro 36-1). Os limites de um corredor maxilar não expandido incluem: o assoalho orbitário superiormente, abertura piriforme e parede do seio maxilar anteriormente e plano do palato duro e assoalho do seio maxilar inferiormente. O corredor nasal inferior e o seio maxilar ficam contíguos ao formato desse corredor. Compreensivelmente, o processo uncinado inferior, a parede medial do seio maxilar, a concha inferior e o sistema lacrimal inferior ficam entre eles. Alguns ou todos esses marcos anatômicos podem ser ressecados ou temporariamente movidos como uma porta de vai e vem para desenvolver ainda mais um corredor transmaxilar. Uma uncinectomia inferior e uma antrostomia maxilar ampliada podem fornecer acesso suficiente aos elementos superiores dentro da fossa pterigopalatina e o seio esfenoidal lateral, mas não às estruturas embutidas nos módulos inferior e profundo no plano coronal, como os espaços parafaríngeos, fossa pterigopalatina inferior e fossa infratemporal (Fig. 36-7).

O corredor transmaxilar é notadamente adaptável às expansões lateral e posterior. O ângulo para acesso mais lateral pode ser maximizado expandindo esse corredor em sentido medial através de uma septectomia posterior, que permite a

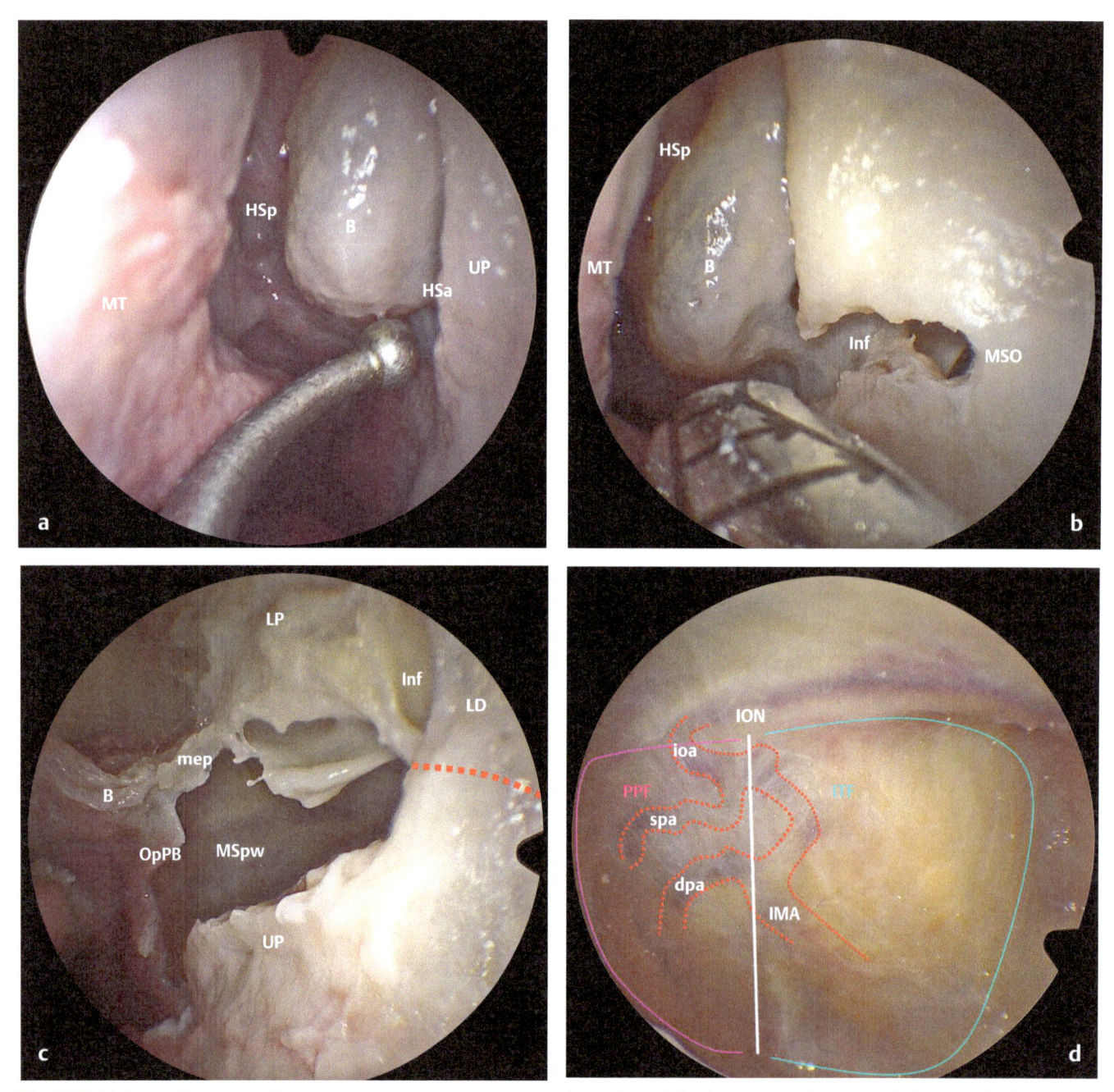

Fig. 36-7. (**a**) O corredor transmaxilar sempre começa com uma antrostomia maxilar padrão. As estruturas do meato médio esquerdo são identificadas. O hiato semilunar anterior (HSa) é apalpado, executando-se uma uncinotomia. (**b**) O infundíbulo é aberto, expondo o óstio do seio maxilar. (**c**) A antrostomia é ampliada à custa da área das fontanelas posteriores. O processo orbitário do osso palatino (OpPB) e a placa maxiloetmoidal (mep) também são removidos. Uma incisão horizontal do óstio do seio maxilar para a abertura piriforme e a mucosa são dissecadas para baixo. (**d**) Parede posterior do seio maxilar. O espaço atrás dessa parede é dividido topograficamente (linha branca) pelo nervo infraorbitário (ION) em uma fossa pterigopalatina medial (PPF) e uma fossa infratemporal lateral (ITF). Os ramos terminais da artéria maxilar interna podem ser visualizados pelo osso fino. MT: concha média; B: bula; UP: processo uncinado; LP: lâmina papirácea; Inf: infundíbulo; LD: ducto lacrimal; ION: nervo infraorbitário; MSO: óstio do seio maxilar; HSa: hiato semilunar anterior; HSp: hiato semilunar posterior; Mep: placa maxiloetmoidal; fossa pterigopalatina; IMA: artéria maxilar interna; ioa: artéria infraorbitária; SPA: artéria esfenopalatina; dpa: artéria palatina descendente; MSpw: seio maxilar da parede posterior.

instrumentação a partir da fossa nasal contralateral em direção oblíqua, facilitando a tração de um tumor em direção à linha média; ângulos de ataque cada vez mais íngremes podem ser alcançados a partir da parede anterior do seio maxilar contralateral, mantendo a mão do cirurgião assistente mais distante da fossa nasal congestionada. Se a reconstrução com um retalho nasosseptal for prevista, um retalho ipsilateral ou contralateral será colhido antes da septectomia.

À medida que tentamos trabalhar mais lateralmente para aumentar a amplitude do corredor transmaxilar, o primeiro passo se concentrará no osso entre o ducto nasolacrimal e a abertura piriforme, poupando essa última para fins cosméticos. A posição do ducto lacrimal em relação à abertura piriforme é avaliada com investigação por imagens. Quando o ducto foge da abertura piriforme, um recesso pré-lacrimal do seio maxilar pneumatiza entre eles; neste caso o osso ao redor do ducto lacrimal é removido e aumentado anteriormente até a metade da distância entre a abertura piriforme e o ducto nasolacrimal; estima-se que a parede anterior do seio maxilar seja encontrada nesse nível. Em pacientes com projeção menor do terço médio da face, o ducto nasolacrimal fica mais perto da abertura piriforme; neste caso, ele é cortado, e o saco pode ser aberto como dacriocistorrinostomia. Esse acesso pré-lacrimal inicial é então ampliado posteriormente por meio de uma maxilectomia medial (abordagem endoscópica de Denker) (Fig. 36-8). Nesse estágio, uma boa dica cirúrgica é brocar o espesso osso inferior do septo posterior, osso palatino (processo piramidal) e/ou parede medial do seio maxilar, pois esses acidentes ósseos podem limitar a instrumentação quando a extensão para as áreas parafaríngea inferior e infratemporal for necessária (Fig. 36-9). Todo cuidado deve ser tomado ao brocar o processo piramidal, pois raízes ou germinações dentárias do terceiro molar superior podem ser encontradas nesse sítio. Além disso, um retalho com base medial da mucosa na parede lateral do meato inferior é poupado para cobrir o osso exposto. A mucosa da concha inferior também pode ser usada como um enxerto livre ou retalho pediculado para reconstrução.

O suprimento de sangue ao redor do corredor transmaxilar depende amplamente da artéria maxilar (AM) e seus ramos. A artéria esfenoplatina é frequentemente controlada no forame esfenopalatino, com exceção da realização de um retalho nasosseptal ipsilateral, a AM e as artérias esfenopalatinas são poupadas nessa situação para evitar a desvascularização do retalho. Por outro lado, os tumores vasculares demandam controle de seu pedículo vascular sem demora. Nesse cenário, se o tumor se estender lateralmente e se localizar entre os instrumentos cirúrgicos e o pedículo vascular, recomenda-se abordar a AM por um acesso intraoral paramaxilar antes de executar a dissecção endonasal, com o benefício adicional de dissecção da parte mais lateral do tumor e sua tração para a cavidade nasal. Outro ramo importante da AM é a artéria palatina descendente que corre no canal palatino maior abrigada pela placa perpendicular do osso palatino; a artéria corre anterior e lateral ao nervo palatino maior. Essa relação anatômica será digna de atenção, se a AM não for controlada. A placa palatina perpendicular se alinha à parede posterior do seio maxilar e frequentemente é deixada intocada, a menos que impeça a dissecção do tumor, ou a expansão do corredor transmaxilar seja feita posteriormente para acessar os módulos posteriores no plano coronal.

Tumores que surgem na fossa pterigopalatina apresentam um desafio único. Eles podem expandir um corredor através da fissura pterigomaxilar e se estender em sentido rostral para a fossa média, lateralmente para a fossa infratemporal, superiormente para a órbita (fissura infraorbitária) e posteriormente para o espaço parafaríngeo (erodindo a cunha e as lâminas pterigóideas). Nessa situação, a abordagem infratemporal começa após a conclusão da maxilectomia medial pré-lacrimal, a lâmina pterigóidea medial isolada e o canal vidiano identificado. O envio de cada uma dessas extensões para a cavidade nasal combinará múltiplas abordagens feitas sob medida para eliminar gargalos e dissecar o tumor separadamente, com atenção à anatomia ao redor. Cada extensão fixa o tumor à base do crânio em uma direção diferente, tornando-o cansativo para se deslocar; subsequentemente, cada extensão é dissecada individualmente, pois cada uma poderá demandar um vetor de tração diferente. As doenças abordadas por esta via incluem: angiofibromas juvenis, meningiomas, schwannomas, fístulas liquóricas e tumores malignos.

Por último, sempre que o seio esfenoidal e a base pterigóidea precisarem de manipulação, todos os quatro corredores: transnasal, transetmoidal, transesfenoidal e transmaxilar irão se fundir. A concha média homolateral à lesão é removida, e a concha média contralateral é luxada lateralmente. A base pterigóidea, o espaço parafaríngeo e, especialmente, a fossa infratemporal apresentam plexo venoso denso que pode apresentar sangramento importante. Nesse cenário, o controle vascular é obtido por agentes hemostáticos e compressões, com muita paciência. A superfície inferior da asa maior do esfenoide, se acompanhada, nessa junção, com a lâmina pterigóidea lateral para reconhecer o forame oval, é o marco que protege a artéria meníngea média (forame espinhoso). A tuba auditiva cartilaginosa corre posterior à superfície inferior das lâminas pterigóideas e anterior à bainha da carótida no compartimento parafaríngeo, sendo o marco essencial para proteger os grandes vasos, à medida que a dissecção progride posteriormente.

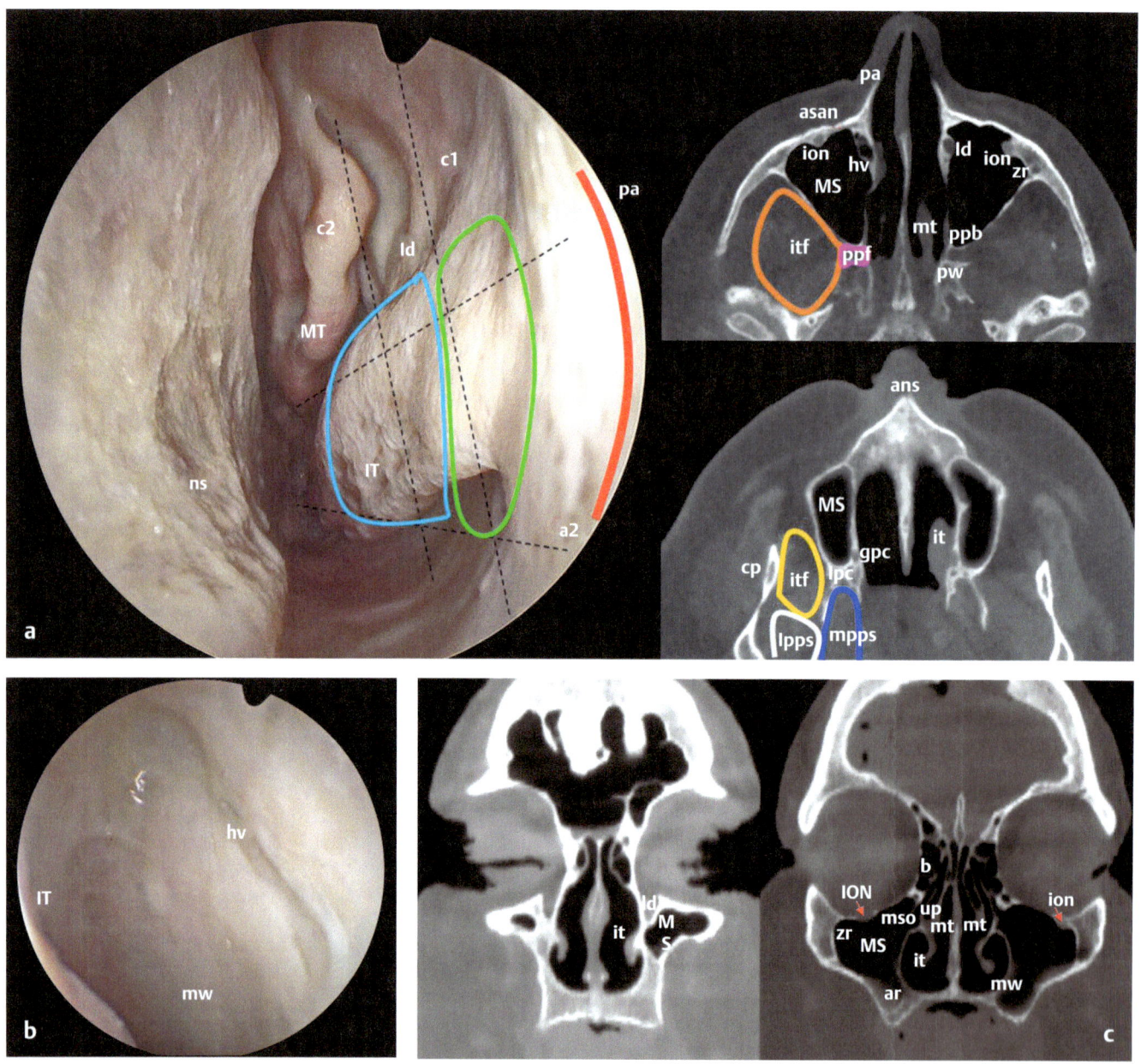

Fig. 36-8. (a) Corredor transmaxilar esquerdo, a parede nasal lateral inferior pode ser dividida em um segmento pré-lacrimal anterior (verde) e um segmento posterior ou retrolacrimal (azul). A1, A2. Imagens axiais por TC de superior para inferior retratando alterações em anatomia e espessura óssea. O segmento ósseo pré-lacrimal é mais espesso que a parede óssea retrolacrimal lateral e posterior do seio maxilar. A fossa pterigopalatina (ppf) se afina inferiormente (área *pink*), à medida que a placa perpendicular do osso palatino (ppb) se espessa, dois forames deixam a PPF inferiormente: os canais palatinos maior (GPC) e menor. A artéria palatina descendente fica anterior ao nervo palatino maior no GPC, que corre marginalmente posterior e medial a ela, qualquer uma destas estruturas pode ser lesionada durante a brocagem do segmento palatino mais inferior e piramidal. O GPC pode ser superficial ou deiscente. O segmento inferior (piramidal) do osso palatino é removido, e a fossa pterigóidea aberta para expor o espaço parafaríngeo medial anterior ao da tuba auditiva (área azul). A lâmina pterigóidea medial pode ainda ser removida para ampliar o acesso e liberar um tumor a partir do espaço parafaríngeo medial. A fossa infratemporal (laranja) fica atrás da parede posterolateral do seio maxilar, lateral ao nervo infraorbitário (V2) e fissura pterigomaxilar (paralela à placa pterigóidea lateral). (**C1, C2**) Imagens coronais por TC: o osso maxilar é mais espesso anteriormente, próximo à abertura piriforme (pa), a parede maxilar anterior é encontrada aproximadamente na metade da distância entre a PA e o ducto lacrimal (Ld). O osso ao redor do ducto lacrimal está justaposto à cabeça da concha inferior e PA. A dissecção rápida desse segmento é feita primeiro dividindo-se a mucosa do óstio do seio maxilar natural à PA, sobre a concha inferior. O retalho é dissecado para baixo, e o osso é exposto e incisado com osteótomos, saca-bocados ou brocas. (**b**) Atrás do óstio do seio maxilar, a parede medial do MS, o processo uncinado horizontal e a concha inferior se articulam para formar a abóbada ou o teto do meato inferior. O corredor transmaxilar será expandido removendo-se esse segmento, conforme necessário. Ld: ducto lacrimal; MT: concha média; IT: concha inferior; pa: abertura piriforme; hv: válvula de Hasner; MS: seio maxilar; ion: nervo infraorbitário; asan: nervo alveolar anterossuperior; ppf: fossa pterigopalatina; mpps: espaço parafaríngeo medial; lpps: espaço parafaríngeo lateral; pw: cunha pterigóidea; ppb: osso palatino perpendicular; zr: recesso zigomático; cp: processo coronoide; mso: óstio do seio maxilar; b: bula; ar: recesso alveolar; mw: parede maxilar medial.

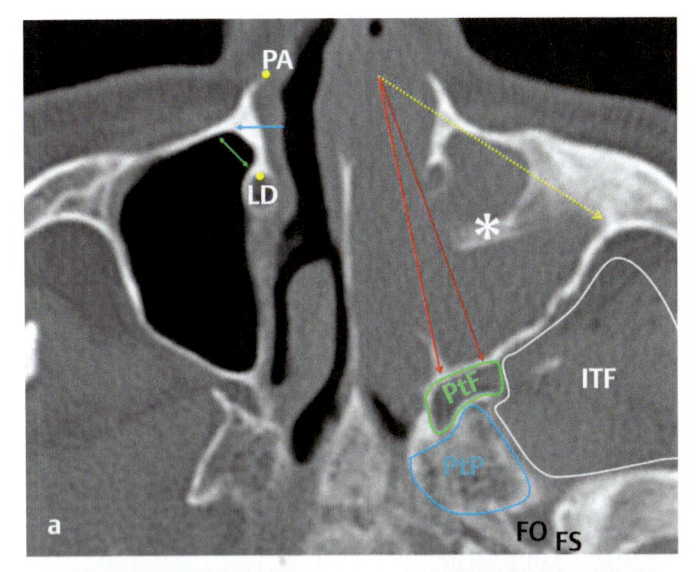

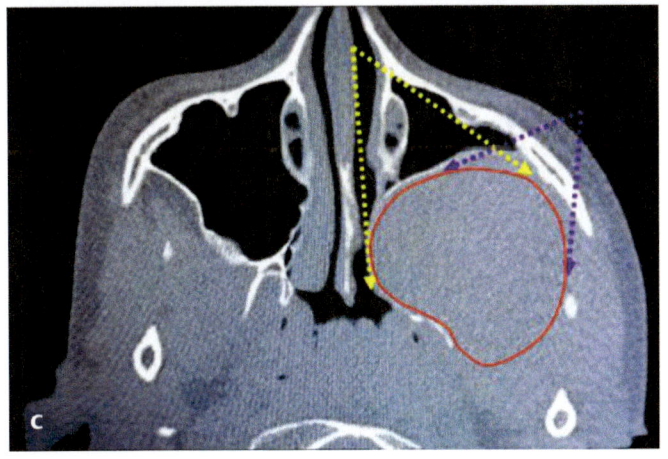

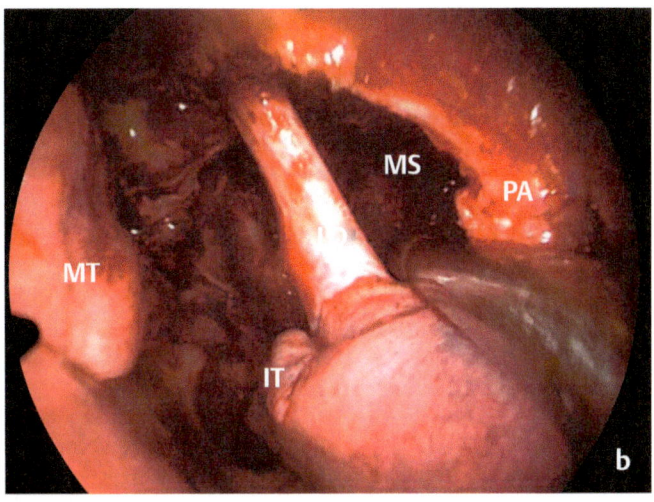

Fig. 36-9. (a) Corredor transmaxilar para um paciente com papiloma invertido recorrente inserido na parede anterior do seio maxilar esquerdo (*). A parede medial do seio maxilar é mais espessa anterior ao ducto lacrimal que seu segmento posterior; esse osso é incisado aproximadamente na metade da distância entre a abertura piriforme (PA) e o ducto nasolacrimal (LD) para atingir a parede anterior do seio maxilar. Por meio de uma antrostomia maxilar somente a parte mais medial e superior da parede posterior do seio maxilar pode ser alcançada (ângulo vermelho), enquanto a extensão por um corredor pré-lacrimal abre espaço para acessar todo o seio e espaços infracranianos anteriores. **(b)** Mesmo paciente, corredor transmaxilar com preservação do ducto lacrimal e da concha inferior. Dependendo da doença, a concha inferior e o ducto lacrimal podem ser preservados. **(c)** Schwannoma infratemporal (linha vermelha). Um corredor transmaxilar endoscópico com extensão pré-lacrimal foi planejado (ângulo amarelo), e uma abordagem paramaxilar transoral suplementar (ângulo púrpura) com dissecção assistida, controle vascular e finalização através do nariz. PA: abertura piriforme; LD: ducto lacrimal; PtF: fossa pterigopalatina; ITF: fossa intratemporal; PtP: processo pterigóideo; FO: forame Oval; FS: forame espinhoso; IT: concha inferior; MT: concha média; MS: seio maxilar.

CORREDORES ENDONASAIS E RESULTADOS CIRÚRGICOS

A cirurgia endoscópica da base do crânio consome tempo e energia. O manejo proficiente do tempo cirúrgico e da perda de sangue pode ser conseguido por estratégia adequada e trabalho de equipe coeso. Assim, tempos cirúrgicos mais curtos não implicam em gestos rápidos ou audaciosos, mas sim na transição mais rápida entre as etapas e na prevenção de ações complementares para tratar de erros ou complicações. Nesse contexto, corredores cirúrgicos anatomicamente mapeados apresentam a via de orientação para adicionar eficiência e evitar lesões acidentais a estruturas críticas, melhorando resultados (oncológicos ou funcionais) e a qualidade de vida do paciente.

A remoção desnecessária de marcos cirúrgicos, dissecção sem sentido além dos limites do corredor e falta de planos de clivagem, quando presente, atrasarão a cirurgia sem surpresa. A execução proficiente de etapas cirúrgicas em andamento otimizará a visualização e economizará a energia substancial necessária ao final da dissecção ao redor de estruturas anatômicas nobres quando foco, habilidade e confiança precisam se desempenhar no seu melhor.

Como regra geral, cada etapa cirúrgica deve tornar a etapa seguinte mais segura e menos exigente; garantir o máximo de hemostasia viável em cada etapa é essencial antes do passo seguinte. As vantagens da visualização endoscópica podem ser completamente perdidas em um campo cirúrgico descontrolado, isso não é eufemismo. Por essa razão, pelo menos em um ponto enquanto desenvolvendo a abordagem cirúrgica, toda cirurgia da base do crânio se transforma em uma operação de controle vascular. Como ilustrado anteriormente, o suprimento sanguíneo ao redor de corredores nasais endoscópicos deve sempre ser encontrado na junção entre ossos da base do crânio ou em seus segmentos embriológicos. A base do crânio é formada, predominantemente, por estruturas ósseas, de modo que a orientação anatômica confiará inevitavelmente nos marcos ósseos. A dissecção subperiosteal e o controle vascular virão de mãos dadas, à medida que os corredores endoscópicos são modelados e estendidos.

O posterior *debulking* controlado pode parecer quase monótona em comparação, mas também deve progredir com um plano. À medida que a massa tumoral é removida, as partes moles ao redor podem recuperar esse espaço, e a janela cirúrgica pode-se estreitar ligeiramente. A ressecção de um macroadenoma hipofisário é um bom exemplo disso, onde a dissecção começa inferior e termina em direção ao diafragma selar, já que esse último se herniará para baixo, se executada antecipadamente, estreitando o corredor cirúrgico e arriscando um vazamento de LCR. A dissecção do componente superior do tumor é estabelecida por último e manterá o corredor cirúrgico naturalmente aberto. Consequentemente, a dissecção deve prosseguir em uma certa ordem para evitar fechamento prematuro do corredor cirúrgico.

Uma vez alcançado o objetivo cirúrgico, seja ele uma biópsia de excisão, descompressão de nervo seja do cérebro, separação de nervos cranianos em preparação para radiocirurgia ou ressecção completa, o cirurgião deverá evitar a dissecção adicional desnecessária. Se os objetivos foram estabelecidos apropriadamente, e a abordagem tenha sido cuidadosamente adaptada a cada paciente, não deverá haver esforço para continuar; perseguir além desse ponto será apenas para a glória do cirurgião. A ânsia de continuar não é um erro por si mesmo; não obstante, complicações diretas podem surgir inesperadamente nesse momento. Para o cirurgião é imprudência se encontrar lutando incessantemente com um tumor, pois isso molda o caminho para o desastre. Uma excisão cirúrgica pura não significa nada, se o paciente for prejudicado. Considere que é sempre melhor curar em uma cirurgia em estágios que causar prejuízo em uma.

Como as complicações são universais, aprender com elas é sempre pessoal e único; como resultado, diferentes cirurgiões podem ter pontos de vista singulares sobre o mesmo e exato problema. Abraçar essas perspectivas durante discussões do caso antes da operação reforçará o plano cirúrgico, promoverá prontidão e adaptação a cenários cirúrgicos em mudança e consolidará a equipe cirúrgica. A boa integração entre todos os membros de uma equipe cirúrgica multidisciplinar agregará a habilidade individual e a *expertise* de todos.

Planejamento, execução e extensão precisas para corredores endonasais são fundamentais para o sucesso da cirurgia endoscópica da base do crânio. Ao tirar vantagem dos corredores sinonasais naturais, toda a base do crânio ventral e central pode ser abordada para tratar lesões benignas e malignas. No entanto, os limites anatômicos das abordagens endoscópicas continuam a ser redefinidos. A integração da anatomia a partir de uma perspectiva descritiva, radiológica e endoscópica é a pedra fundamentar para o planejamento com sucesso de um corredor cirúrgico.

REFERÊNCIAS BIBLIOGRÁFICAS

1. Marco JTV, Quirijn RJGT, Pieter JS, et al. Intraoperative Identification of a Normal Pituitary Gland and an Adenoma Using Near-Infrared Fluorescence Imaging and Low-Dose Indocyanine Green, Oper Neurosurg. 2016;12(3):260-8.
2. Nicolai P, Ferrari M, Maroldi RFMM, et al. (2019). 1 Classification of Endoscopic Transnasal Approaches to the Skull base and Adjacent areas. Endoscopic Transnasal Anatomy of the Skull base and Adjacent areas.
3. Kasemsiri P, Carrau RL, Ditzel Filho LF, et al. Advantages and limitations of endoscopic endonasal approaches to the skull base. World Neurosurg. 2014;82:S12-S21.
4. Carrau RL, Kassam AB, Snyderman CH. Pituitary surgery. Otolaryngol Clin North Am 2001;34(6):1143-1155, ix.
5. Kassam AB, Prevedello DM, Carrau RL, et al. Endoscopic endonasal skull base surgery: analysis of complications in the authors' initial 800 patients. J Neurosurg. 2011;114(6):1544-1568.
6. Lund VJ, Stammberger H, Nicolai P, et al. European Rhinologic Society Advisory Board on Endoscopic Techniques in the Management of Nose, Paranasal Sinus and Skull Base Tumours. European position paper on endoscopic management of tumours of the nose, paranasal sinuses and skull base. Rhinol Suppl. 2010;22:1-143.
7. Kassam AB, Gardner P, Snyderman C, et al. Expanded endonasal approach: fully endoscopic, completely transnasal approach to the middle third of the clivus, petrous bone, middle cranial fossa, and infratemporal fossa. Neurosurg Focus. 2005;19(1):E6.
8. Kassam A, Snyderman CH, Mintz A, et al. Expanded endonasal approach: the rostrocaudal axis. Part I. Crista galli to the sella turcica. Neurosurg Focus. 2005;19(1):E3.
9. Kassam A, Snyderman CH, Mintz A, et al. Expanded endonasal approach: the rostrocaudal axis. Part II. Posterior clinoids to the foramen magnum. Neurosurg Focus. 2005;19(1):E4.
10. Zhou D, Patil AA, Rodriguez-Sierra J. Endoscopic Neuroanatomy Through the sphenoid sinus. Min - Minimally invasive Neurosurgery. 2005; 48(1):19-24.
11. Yilmazlar S, Kocaeli H, Eyigor O, et al. Clinical Importance of the basal cavernous sinuses and cavernous carotid arteries relative to the pituitary gland and macroadenomas: quantitative analysis of the complete anatomy. Surgical Neurology. 70(2):165-74. Falta o ano!

RECONSTRUÇÃO DOS GRANDES DEFEITOS DA BASE DO CRÂNIO

CAPÍTULO 37

Carlos D. Pinheiro-Neto ▪ Henrique Faria Ramos ▪ Garret Choby

INTRODUÇÃO

O avanço das técnicas endoscópicas endonasais para a ressecção de tumores da base do crânio possibilitou a expansão das indicações cirúrgicas e a remoção de lesões maiores e mais complexas. Essa evolução ocorreu principalmente pelo desenvolvimento das técnicas de reconstrução e utilização de retalhos vascularizados. O principal objetivo da reconstrução da base do crânio é a separação completa da cavidade craniana do trato nasossinusal.[1] A falha da reconstrução e consequente fístula liquórica pós-operatória podem levar a complicações infecciosas severas, pneumoencéfalo, maior período de internação e, eventualmente, morte.[2] Objetivos secundários da reconstrução da base do crânio estão relacionados com a utilização de técnicas cirúrgicas que se preocupam com a estética, fisiologia nasossinusal e qualidade de vida, sem detrimento do objetivo principal.

FATORES IMPORTANTES PARA A RECONSTRUÇÃO

Vários fatores devem ser considerados no pré e intra-operatório para a escolha do método de reconstrução e avaliação do risco de fístula pós-operatória, como: região anatômica da lesão a ser ressecada e do defeito dural provocado, área e volume estimados da ressecção, grau de comunicação com o espaço subaracnóideo, presença e geometria das bordas durais e ósseas remanescentes, estado geral do paciente, cirurgia nasal ou maxilofacial prévia, possibilidade de aumento da pressão liquórica do pós-operatório, necessidade de terapias adjuvantes, como quimioterapia e radioterapia,[3] e pneumatização do seio esfenoidal.

Pequenas fístulas liquóricas traumáticas, iatrogênicas ou espontâneas podem ser reconstruídas com uma série de enxertos livres, com taxa de sucesso superior a 95%.[4] No entanto, ao se tratar de grandes defeitos durais, os enxertos livres estão associados a taxas drásticas de 20% a 30% de fístula liquórica.[3] Nestes casos a reconstrução ideal deve ser realizada com retalhos, que promovam cicatrização mais rápida e completa.

TIPOS DE RETALHOS

Os retalhos utilizados para a reconstrução da base do crânio após acessos endoscópicos endonasais podem ser divididos em: retalhos locais (intranasais) e regionais (extranasais). Os principais retalhos intranasais são nasosseptal, concha média e concha inferior (parede lateral da cavidade nasal). Em relação aos retalhos regionais, os mais comumente empregados são o de pericrânio e o de fáscia temporoparietal. Em casos de defeitos extremos ou na ausência de retalhos locais ou regionais, retalhos microvasculares podem ser utilizados. O principal retalho microvascular para a reconstrução endoscópica da base de crânio é o retalho anterolateral da coxa.

DEFEITOS GRANDES DA BASE DE CRÂNIO

Para defeitos maiores que 2,5 cm em todas as dimensões é recomendada a utilização de retalhos, sendo o retalho nasosseptal a primeira opção reconstrutiva. Quanto maior o tamanho do defeito, maior a exigência em relação à perfusão sanguínea do retalho. Enquanto um defeito de 2,5 cm, por exemplo, pode tolerar uma perfusão parcial do retalho, um defeito de 5 cm exige uma excelente perfusão. Isso ocorre porque nos defeitos menores há um excedente de retalho em contato com rebordo ósseo da falha, e mesmo que todo o retalho não tenha uma perfusão adequada, parte dele pode cicatrizar como um enxerto livre. Já em defeitos grandes, o retalho necessita de uma excelente perfusão, porque o contato com os rebordos ósseos é mínimo, e a maior parte do retalho está em contato com a camada *inlay* avascular usada para cobrir o defeito antes de posicionar o retalho. Diante disso, o risco de necrose do retalho é maior na reconstrução de defeitos grandes. Nessas situações, o cirurgião deve ter um cuidado redobrado com o pedículo vascular durante a cirurgia, evitando apoiar instrumentos cirúrgicos e pressioná-lo inadvertidamente.

Outro problema encontrado na reconstrução dos grandes defeitos da base de crânio é a falta de suporte adequado do retalho contra a base do crânio. Em defeitos menores, por exemplo, a preservação parcial do etmoide facilita o posicionamento de esponjas absorvíveis para suportar o retalho. Em defeitos grandes da base do crânio anterior, como em ressecções de tumores nasossinusais malignos avançados, a falta de estruturas nasais ao final da cirurgia dificulta o posicionamento do suporte para o retalho. Por isso, é recomendada a maior preservação possível do etmoide nos acessos endoscópicos endonasais para doenças exclusivamente intracranianas. Além de facilitar a reconstrução, a preservação do etmoide melhora a fisiologia nasossinusal pós-operatória e, possivelmente, a qualidade de vida.

Os principais grandes defeitos da base do crânio após abordagens endoscópicas endonasais são: ressecção bilateral da base do crânio anterior e clivectomia total. O defeito resultante da ressecção ampla da base do crânio anterior vai da parede posterior do seio frontal ao tubérculo da sela, e de uma órbita para a outra. As principais opções para a reconstrução desses defeitos são: retalhos nasosseptal e de pericrânio. O defeito resultante de uma clivectomia total compreende a distância desde o assoalho da sela até o forame magno. As principais opções para a reconstrução desses defeitos são: retalhos nasosseptal, de pericrânio ou de fáscia temporoparietal. Vale ressaltar que, em defeitos da fossa posterior ou grandes defeitos à base de crânio anterior com cranialização do seio frontal, por exemplo, recomenda-se a utilização de dreno lombar nos três primeiros dias de pós-operatório.

Neste capítulo descreveremos os dois principais retalhos utilizados para a reconstrução de defeitos grandes da base do crânio.

RETALHO NASOSSEPTAL

A introdução do retalho nasosseptal para a reconstrução endonasal da base do crânio reduziu as falhas de reconstrução para taxas menores que 5%.[5,6] O retalho nasosseptal é irrigado pela artéria septal, ramo terminal da artéria esfenopalatina. A superfície de reconstrução incorpora o mucopericôndrio/mucoperiósteo do septo nasal. Apresenta amplo suprimento vascular, grande área de superfície, amplo arco de rotação, versatilidade e facilidade técnica de confecção.[5] Tais fatores permitem a reconstrução adequada de defeitos em qualquer segmento da base do crânio, incluindo lâmina cribriforme, plano esfenoidal, sela e clivo, independentemente, estendendo-se de órbita à órbita.[7,8]

Para a confecção do retalho nasosseptal, duas incisões paralelas longitudinais são realizadas com eletrocautério monopolar delicado na mucosa do septo nasal. Uma incisão inferior é efetuada ao longo da margem inferior da parede anterior do seio esfenoidal e borda posterior do vômer na direção do assoalho da fossa nasal. Esta incisão é prolongada anteriormente sobre a crista maxilar até a borda anterior do septo nasal. Outra incisão superior é realizada na junção da parede anterior do seio esfenoidal com o septo nasal, logo abaixo do óstio deste seio, prosseguindo anteriormente a 1 cm de distância do teto da cavidade nasal para preservar o epitélio olfatório. No nível da extremidade anterior da inserção da concha média na base do crânio, a incisão pode ser projetada superiormente em direção ao dorso nasal, terminando no limite superior da borda caudal do septo nasal. Após a inserção da concha média na base do crânio não há mais fibras do nervo olfatório, desta forma toda a mucosa do septo nasal pode ser englobada no retalho. As duas incisões longitudinais são unidas na parte anterior por uma incisão na borda caudal do septo nasal, próximo à columela. A elevação do retalho em plano subpericondrial/subperiosteal é iniciada anteriormente até a exposição da parede anterior do seio esfenoidal. Depois de confeccionado, o retalho pode ser deslocado para a rinofaringe ou interior do seio maxilar até a fase de reconstrução da cirurgia.

Após a remoção do tumor uma camada de fáscia lata ou substituto dural sintético é posicionado sob o remanescente dural, e o retalho é rodado sobre o defeito, cobrindo e ultrapassando as bordas ósseas da falha da base do crânio. O contato entre a face pericondrial/periosteal do retalho e o osso da base do crânio é imprescindível para a cicatrização adequada. Desta forma, a mucosa ao redor do defeito deve ser toda removida, além de qualquer corpo estranho ou tecido não vascularizado que se aponha entre a interface do retalho e osso, como selante de fibrina e cera de osso (Fig. 37-1).

A extremidade anterior do defeito da base crânio é a de maior risco para falha, já que o retalho nasosseptal pode não atingir adequadamente essa região, especialmente em defeitos grandes. Em alguns casos, é necessária a dissecção estendida do pedículo do retalho e sua liberação da fossa pterigopalatina para melhorar seu alcance anterior.[9] Outra modificação do retalho que também pode ser utilizada em defeitos extensos é a inclusão da mucosa do assoalho nasal e meato inferior no retalho nasosseptal. Importante notar que durante o posicionamento do retalho, este deve estar sempre em contato com uma estrutura intranasal, como, por exemplo, a parede medial da órbita. Caso parte do retalho seja deixada livre e sem contato, ocorrerão cicatrização e contração dessa região com consequente exposição do defeito e possivelmente fístula liquórica.

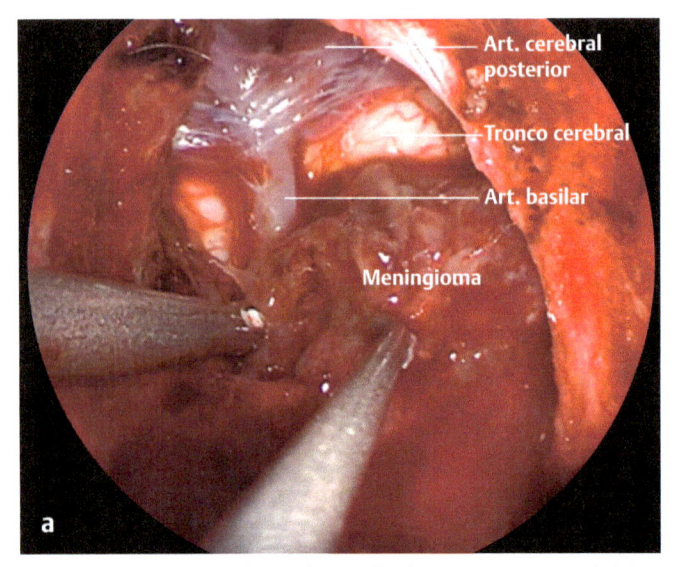

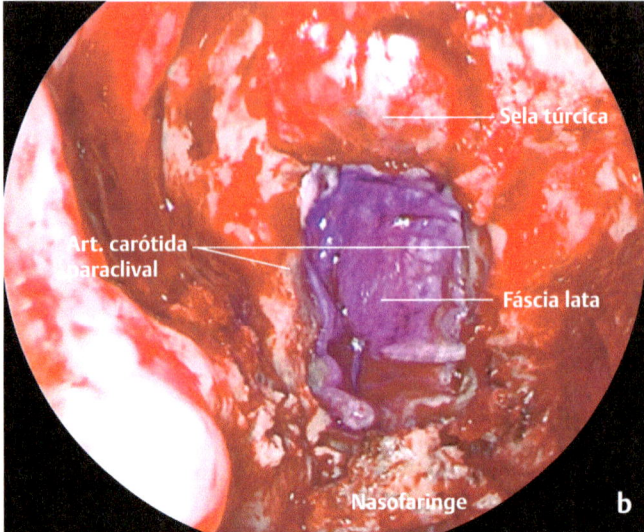

Fig. 37-1. Reconstrução de um defeito do *clivus* após ressecção de (**a**) meningioma. (**b**) Dupla camada de fáscia lata, uma *inlay* e outra *onlay*, seguido de (**c**) enxerto de gordura para preencher o defeito clival e (**d**) retalho nasosseptal cobrindo todo o defeito.

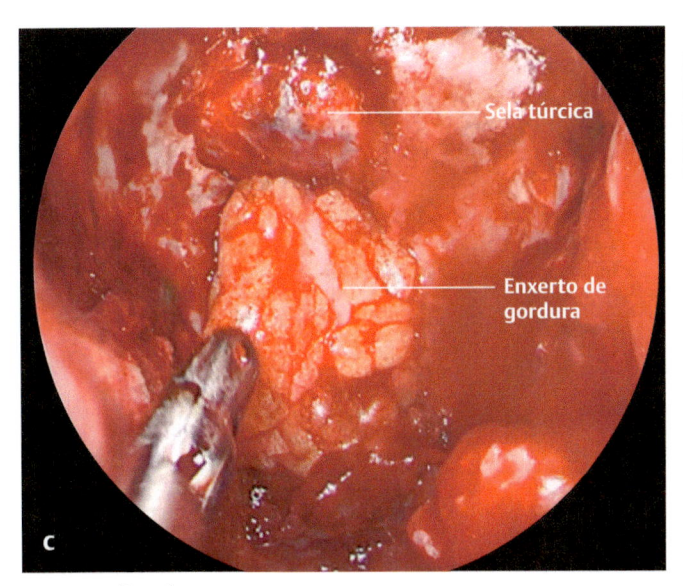

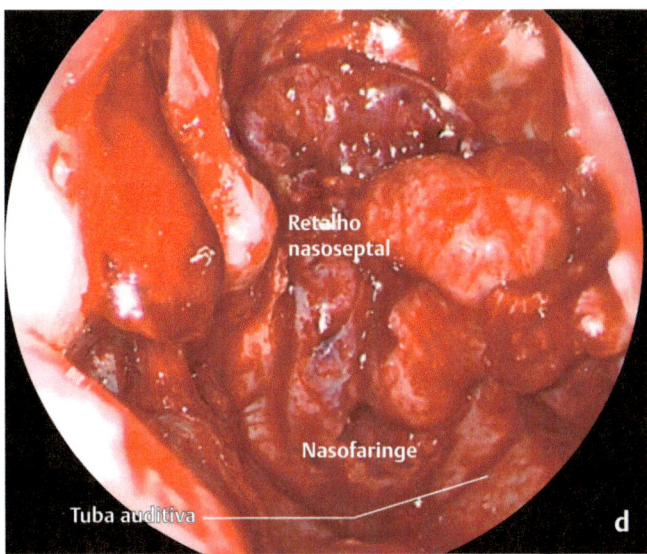

Fig. 37-1. *(Cont.)*

Após o posicionamento do retalho, um hemostático absorvível de celulose oxidada e selante de fibrina são colocados ao redor de suas bordas para mantê-lo no lugar. Na sequência, uma esponja hemostática absorvível recobre a superfície do retalho, e um tampão nasal absorvível age como suporte da reconstrução contra a ação da gravidade e pressão do retalho contra o defeito.

RETALHO DE PERICRÂNIO

O retalho de pericrânio sempre foi e ainda é bastante utilizado em reconstruções da base do crânio anterior após craniotomia bifrontal. Em 2009, foi descrita a transposição do retalho para a cavidade nasal por meio de uma osteotomia frontal ao nível do *nasion*, evitando-se a craniotomia bifrontal.[10] Após uma incisão bicoronal, o pericrânio é deixado aderido ao crânio, e o couro cabelo é refletido anteriormente até o nível dos rebordos orbitários superiores. Em seguida três incisões no pericrânio são feitas: uma ao longo da linha temporal superior, outra no plano sagital mediano e finalmente a incisão posterior unindo as duas primeiras ao longo do plano coronal, um pouco posterior ao nível da incisão bicoronal no couro cabeludo. O pericrânio é elevado cuidadosamente do crânio anteriormente até exposição do rebordo orbitário superior. A dissecção nessa região deve ser feita com cuidado para evitar lesão do pedículo vascular do retalho: artérias supraorbitária e supratroclear. A transposição do pericrânio para o interior da cavidade nasal é feita por uma osteotomia frontal (1×2 cm) ao nível do *nasion*. Caso não tenha sido feita durante o acesso e ressecção da base do crânio anterior, uma sinusotomia frontal Draf 3 deve ser realizada para a transposição do retalho. O posicionamento do retalho para cobrir a base do crânio deve seguir os mesmos princípios descritos para o retalho nasosseptal. Assim como o retalho nasosseptal, o retalho de pericrânio para reconstrução endoscópica é colocado *onlay*. É importante verificar que o pericrânio tenha bom contato com a parede posterior do seio frontal. Como o pedículo do retalho cruza a nova área de drenagem do seio frontal estabelecida pela sinusotomia frontal Draf 3, é recomendado mover o pedículo para um dos lados e colocar uma esponja absorvível na tentativa de manter uma área de drenagem para os seios frontais. É importante a monitorização do seio frontal no pós-operatório e indicar uma sinusotomia frontal em caso de obstrução (Fig. 37-2).

Alternativamente, o retalho de pericrânio pode ser elevado sob visualização endoscópica utilizando pequenas incisões no couro cabeludo. As principais desvantagens dessa técnica estão relacionadas com a dificuldade de dissecção do pericrânio com aumento de risco de lacerações e, consequentemente, fístula liquórica no pós-operatório. Além disso, há a necessidade de uma incisão na glabela para a transposição do retalho.

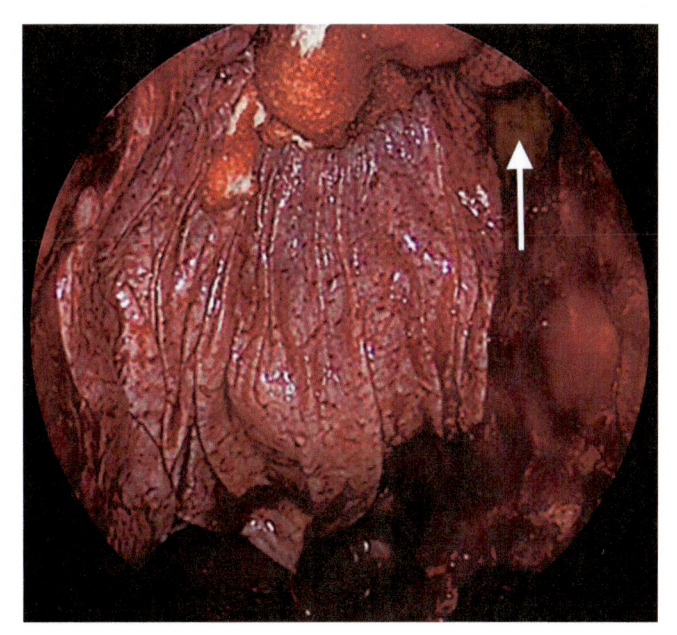

Fig. 37-2. Retalho de pericrânio transposto para a cavidade nasal através de osteotomia na região do *nasion*. Observe o retalho cobrindo toda base de crânio anterior após ressecção de estesioneuroblastoma. Esponja absorvível ajuda no posicionando da região anterior do retalho de maneira a permitir uma área de drenagem para o seio frontal (seta).

CONCLUSÕES

1. O principal objetivo da reconstrução da base do crânio é a separação completa da cavidade craniana do trato nasossinusal;
2. Para defeitos maiores que 2,5 cm em todas as dimensões é recomendada a utilização de retalhos vascularizados;
3. É recomendada a maior preservação possível do etmoide nos acessos endoscópicos endonasais para facilitar o suporte do retalho;
4. Os principais grandes defeitos da base de crânio após acessos endoscópicos endonasais são: ressecção bilateral da base do crânio anterior e clivectomia total;
5. Retalho nasosseptal e de pericrânio são os principais retalhos utilizados em reconstrução da base do crânio anterior.

REFERÊNCIAS

1. Snyderman CH, Janecka IP, Sekhar LN, Sen CN, Eibling DE. Anterior cranial base reconstruction: role of galeal and pericranial flaps. Laryngoscope. 1990;100:607-14.
2. Black PM, Zervas NT, Candia GL. Incidence and management of complications of transsphenoidal operation for pituitary adenomas. Neurosurgery. 1987;20:920-34.
3. Kassam A, Carrau RL, Snyderman CH, et al. Evolution of reconstructive techniques following endoscopic expanded endonasal approaches. Neurosurg Focus. 2005;19:E8.
4. Hegazy HM, Carrau RL, Snyderman CH, et al. Transnasal endoscopic repair of cerebrospinal fluid rhinorrhea: a meta-analysis. Laryngoscope. 2000;110(7):1166-72.
5. Hadad G, Bassagasteguy L, Carrau RL, et al. A novel reconstructive technique after endoscopic expanded endonasal approaches: vascular pedicle nasoseptal flap. Laryngoscope. 2006;116(10):1882-6.
6. Zanation AM, Carrau RL, Snyderman CH, et al. Nasoseptal flap reconstruction of high flow intraoperative CSF leaks during endoscopic skull base surgery. Am J Rhinol Allergy. 2009a;23(5):518-21.
7. Pinheiro-Neto CD, Prevedello DM, Carrau RL, et al. Improving the design of the pedicled nasoseptal flap for skull base reconstruction: a radioanatomic study. Laryngoscope. 2007;117(9):1560-9.
8. Pinheiro-Neto CD, Ramos HF, Peris-Celda M, et al. Study of the nasoseptal flap for endoscopic anterior cranial base reconstruction. Laryngoscope. 2011;121(12):2514-20.
9. Pinheiro-Neto CD, Paluzzi A, Fernandez-Miranda JC, et al. Extended dissection of the septal flap pedicle for ipsilateral endoscopic transpterygoid approaches. Laryngoscope. 2014;124(2):391-6.
10. Zanation AM, Snyderman CH, Carrau RL, et al. Minimally invasive endoscopic pericranial flap: a new method for endonasal skull base reconstruction. Laryngoscope. 2009b;119(1):13-8.

Parte IV RINOLOGIA PEDIÁTRICA

OBSTRUÇÃO NASAL NA POPULAÇÃO PEDIÁTRICA

CAPÍTULO 38

Marcelo Augusto Antonio • Eulália Sakano

INTRODUÇÃO

Inúmeras são as causas de obstrução nasal que surgem na infância (Quadro 38-1). Este sintoma acomete desde os recém-nascidos até crianças maiores, apesar de muitas vezes insidioso e moderado, tem potencial para desarmonizar o desenvolvimento facial, comprometer o rendimento escolar e a qualidade de vida.[1] Também é capaz de gerar déficit ponderal em lactentes, uma vez que pode dificultar o movimento de sucção. O recém-nascido é preferencialmente um respirador nasal até o quarto ou quinto mês de vida e, fisiologicamente, consegue respirar e deglutir simultaneamente, desde que permaneça com a boca fechada. Isto é conseguido pela posição da língua junto ao palato, pelo posicionamento mais elevado da laringe, que coloca a epiglote em contato com o palato mole, criando canais laterais para o leite ser direcionado aos seios piriformes e, destes, para o esôfago.[2,3]

A dificuldade para sucção ainda favorece distensão abdominal, causada pela aerofagia e irritabilidade.

Quadro 38-1. Predomínio diagnóstico de causas de obstrução nasal nas diferentes fases da infância[4-6]

Primeira infância		Segunda infância		Terceira infância/adolescência	
RN	Lactente	Pré-escolar	Escolar	Pré-púbere	Púbere
0-28 dias de vida	29 dias a 2 anos	2 aos 5-7 anos	5-7 a 10 anos	10 a 19 anos	
Atresia bilateral de coanas					
	Cisto de ducto lacrimal				
	Estenose médio-nasal				
	Estenose de abertura piriforme				
	Rinite do lactente				
	Outras rinites (irritativa, vasomotora, hormonal e medicamentosa)				
	Cisto dermoide				
	Glioma				
	Encefalocele				
		Trauma nasal			
		Corpo estranho			
		Hipertrofia adenoidiana			
		Rinite viral aguda			
			Rinite alérgica		
			Rinossinusite crônica		
			Desvio de septo		
			Pólipo antrocoanal		
		Tumores benignos e malignos			
				Nasoangiofibroma	
				Cisto de Tornwaldt	

Em alguns casos, os bebês interrompem a respiração para conseguirem sugar, evoluindo com cianose labial, que é aliviada com o choro subsequente.[7]

A obstrução nasal pode ser severa, associada a sinais de insuficiência respiratória como batimento de asas nasais, retrações esternais e subcostais e cianose, a ponto de exigir tratamentos urgente e invasivo. Isto ocorre especialmente em recém-nascidos menores de cinco meses, por serem respiradores nasais exclusivos e crianças sindrômicas com outras patologias associadas.[7]

Na anamnese dirigida à queixa, devem ser pesquisadas drogas teratogênicas usadas no pré-natal, alterações visualizadas à ultrassonografia obstétrica, idade gestacional, uso de fórceps e o valor do APGAR ao nascimento. Inclui-se também a história familiar positiva para alergia.

Além de inspeção facial, oroscopia e rinoscopia anterior com vasoconstrição, a presença de fluxo nasal expiratório pode ser verificada pelo embaçamento de espelho (Glatzel), colocado anteriormente ao nariz. Sondagem nasal é útil para verificar a permeabilidade do *cavum*, devendo ser realizada com cuidado, principalmente quando há possibilidade de malformações, evitando-se, assim, uma sondagem iatrogênica.

A nasofibrolaringoscopia é fundamental para definição etiológica. Em caso de dúvidas em relação aos diagnósticos diferenciais, indica-se a tomografia computadorizada dos seios paranasais (TC SPN) e/ou realização de biópsias, especialmente na presença de massas. Biópsias devem ser evitadas na possibilidade de tumorações que se estendem ao sistema nervoso central, condição em que a ressonância magnética (RM) de crânio mostra sua maior utilidade.

A rinometria acústica e a rinomanometria computadorizada podem ser úteis para avaliar crianças maiores com apneia, em que a obstrução nasal pode estar envolvida.[8]

O tratamento da obstrução nasal na infância depende das possíveis etiologias associadas.

ATRESIA E ESTENOSE DE COANAS

A oclusão total da coana pode ocorrer por uma camada óssea, membranosa ou, mais frequentemente, porções com um ou outro componente, a forma osteomembranosa. A incidência é baixa, ocorrendo mais frequentemente em meninas e geralmente unilateral.

A estenose de coana refere-se apenas ao estreitamento local, sem que exista oclusão completa.

Os quadros de atresia unilaterais são mais leves e insidiosos, com queixas de obstrução nasal, rinorreia mucoide no lado acometido, muitas vezes diagnosticados apenas na vida adulta.

A atresia bilateral em neonatos é a mais preocupante, por causar insuficiência respiratória. Neste último cenário, não é incomum ocorrer agravamento clínico quando há concomitância de laringotraqueomalácia, estenose subglótica, estenose da abertura piriforme ou as alterações que definem a síndrome CHARGE (*coloboma, heart defects, choanal atresia, growth retardation, genitourinary abnormalities, ear abnormalities*). Deste modo, crianças com atresia de coana deverão ser avaliadas sistemicamente e poderão necessitar de vários exames complementares. Para definição do tipo de atresia, a tomografia computadorizada é o exame de imagem de escolha (Fig. 38-1).

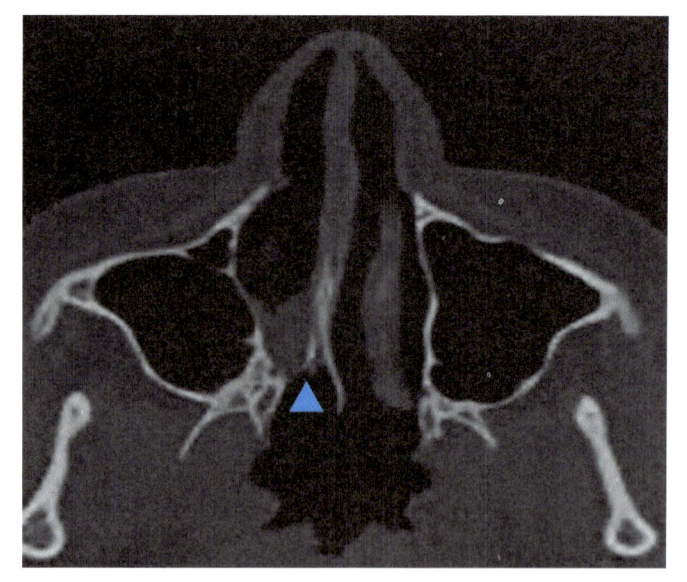

Fig. 38-1. Tomografia computadorizada em corte axial, mostrando atresia coanal à direita (ponta de seta), do tipo misto, com retenção de secreção na cavidade nasal direita.

O tratamento imediato de casos críticos incluirá sonda para alimentação, cânula de Guedel ou chupeta intraoral ou de McGovern, ventilação não invasiva com oxigênio suplementar e possibilidade de intubação orotraqueal. O uso de cânula de Guedel para posicionamento do palato mole, geralmente, não deve ultrapassar 24 h, pois, além de incômoda e instável, pode causar traumatismos com sangramento, lesão de lábios e da base de língua.

O tratamento cirúrgico, quando a atresia é unilateral, será eletivo e de acordo com as condições clínicas da criança. A abordagem transnasal com endoscópio de zero grau é o método indicado. Há possibilidade de confecção de retalhos, nutridos pela artéria septal, a fim de recobrir os limites das porções excisadas. A abertura e o alargamento da placa atrésica poderão ser feitos com broca, desbridador ou pinças cortantes (Kerrison, pinça cogumelo de Stammberger). Epistaxe e reestenose são as complicações mais usuais.[9,10] Não há consenso sobre a necessidade e a permanência de *stents* no pós-operatório.[11]

ESTENOSE DA ABERTURA PIRIFORME

Na obstrução nasal congênita, é um diagnóstico diferencial com atresia de coanas. Em geral, está associada à presença de um grande dente incisivo central único.

O quadro clínico dependerá da extensão do estreitamento da região. Quando o tratamento clínico através de limpeza nasal com solução salina, corticoterapia tópica e descongestionantes tópicos eventuais é suficiente, o tratamento cirúrgico poderá aguardar o desenvolvimento facial. Caso contrário, o acesso via sublabial para exposição da abertura piriforme e broqueamento do excesso ósseo é uma possibilidade de tratamento cirúrgico, principalmente nos casos em que na tomografia computadorizada se observa a largura da abertura piriforme menor que 5,7 mm (considerando um neonato a termo) (Fig. 38-2).[12] *Stents* para manutenção da passagem aérea podem ser utilizados e mantidos por duas a seis semanas.

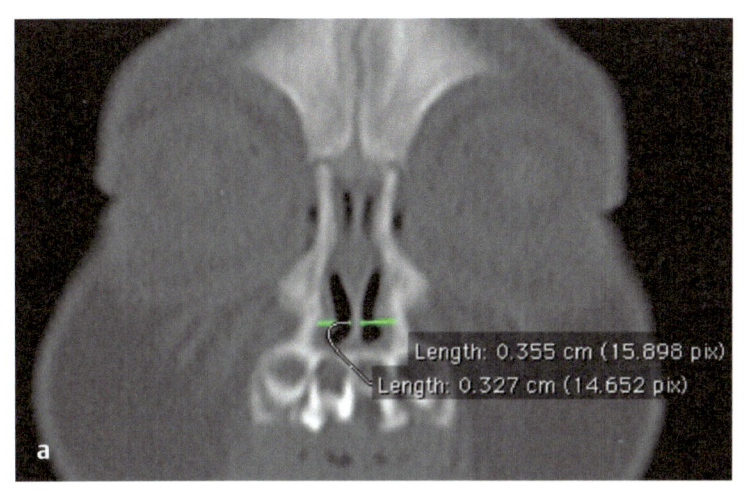

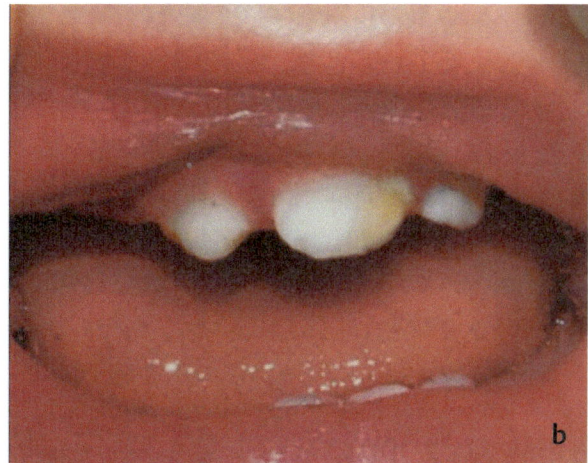

Fig. 38-2. (a) Tomografia computadorizada dos seios paranasais em corte coronal, mostrando estreitamento da abertura piriforme. Na narina direita medindo 0,32 cm e na narina esquerda 0,35 cm. **(b)** Megaincisivo central superior solitário.

Durante o broqueamento ósseo, deve-se sempre estar atento aos germes dentários incipientes.

ESTENOSE MÉDIO NASAL

Neste caso, o estreitamento ocorre após a abertura piriforme, impossibilitando a visualização das conchas médias, mesmo com vasoconstrição.[13] Ocorre com maior frequência na síndrome alcoólica fetal e na síndrome de Apert.[14,15] Seu tratamento é basicamente expectante, com sintomas atenuando por volta dos seis meses de vida.[14] Casos graves poderão exigir lateralização de conchas inferiores ou dilatação mecânica.[15]

CISTO DO DUCTO LACRIMAL

Nos casos de dacriocistite congênita, a obstrução das vias lacrimais pode ocorrer em dois níveis: proximal (mais raro) e na membrana de Hasner. A não abertura da membrana de Hasner até o nascimento ocasiona o crescimento de uma dilatação cística no meato inferior (Fig. 38-3). Geralmente é unilateral, podendo estar evidente já nas primeiras semanas de vida, ocasionando obstrução nasal pelo aumento gradual do cisto, às vezes com luxação da concha inferior. Nos casos bilaterais, pode ocorrer uma obstrução nasal mais acentuada. O exame endoscópico nasal é o de escolha para o diagnóstico. O tratamento até 1 ano de idade é feito com massagem do saco lacrimal com o intuito de forçar o rompimento do cisto. Não havendo evolução adequada, a marsupialização do cisto por via endonasal endoscópica e irrigação do ducto nasolacrimal costuma ser efetiva.[16]

PÓLIPO ANTROCOANAL

Apresenta etiologia não definida e, ao contrário dos pólipos da rinossinusite crônica, surge a partir da mucosa de qualquer parede do seio maxilar, emergindo através de óstios (acessório ou principal) alargados, para a cavidade nasal, indo em

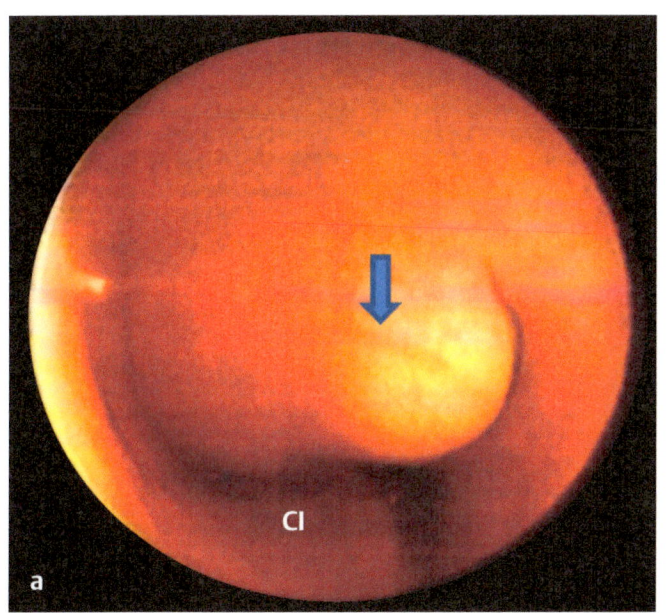

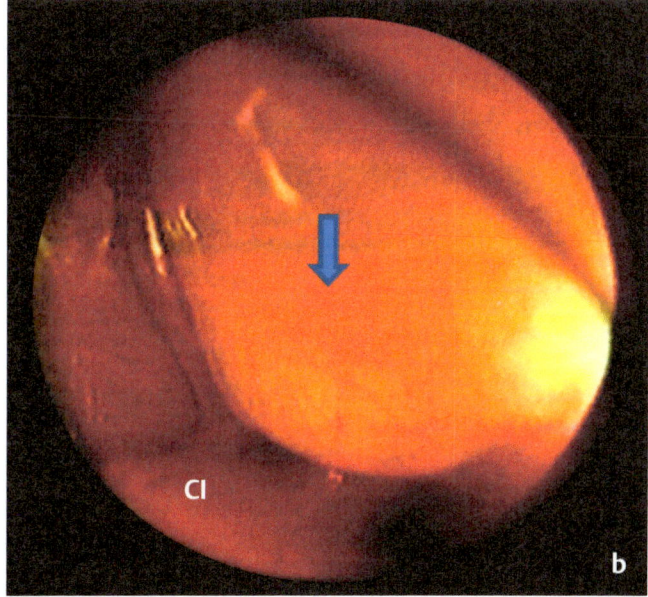

Fig. 38-3. (a) Endoscopia de fossa nasal esquerda mostrando cisto na abertura inferior do ducto nasolacrimal, no meato inferior. **(b)** Cisto grande em meato inferior esquerdo, luxando a concha inferior medialmente.

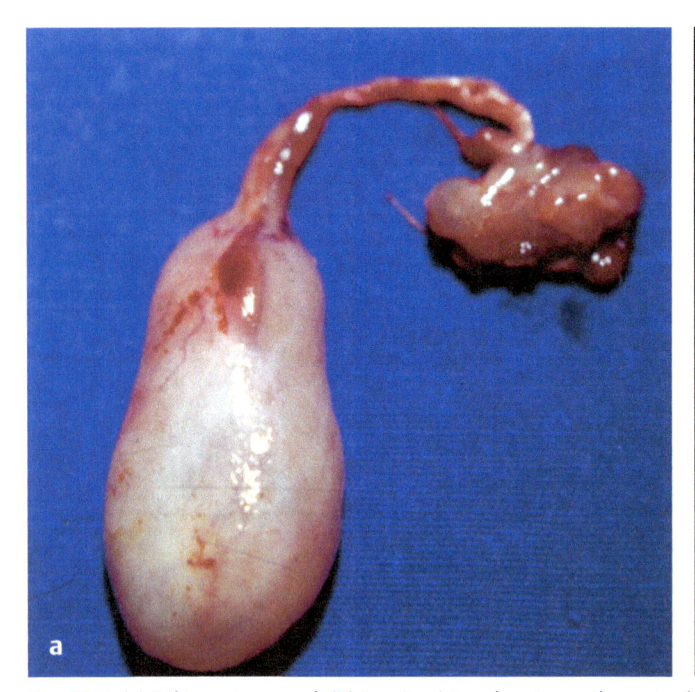

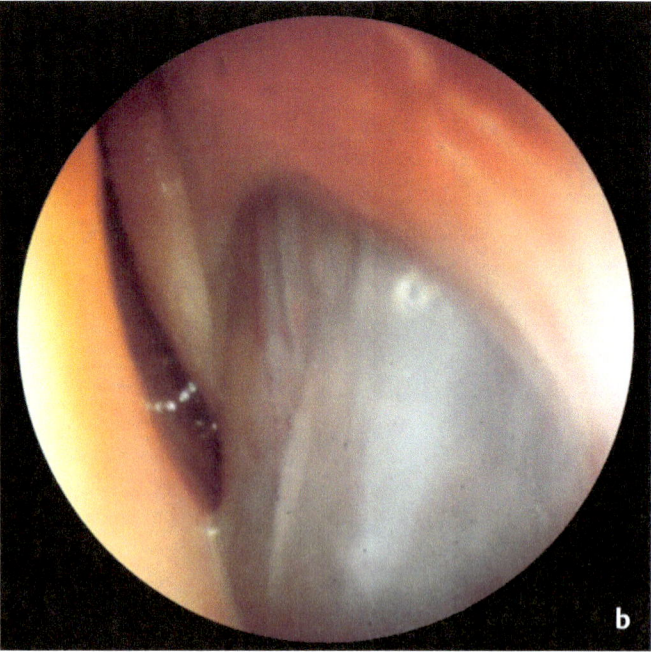

Fig. 38-4. (a) Pólipo antrocoanal. (b) Porção cística do seio maxilar, estendendo-se para a cavidade nasal através de óstio acessório alargado.

direção ao *cavum* (Fig. 38-4). Apresenta aspecto cístico na porção intramaxilar e sólido, recoberto por epitélio respiratório, na porção nasal. É unilateral na maioria dos casos, podendo apresentar obstrução nasal bilateral, dependendo do seu crescimento na rinofaringe com bloqueio da coana contralateral. Outro seio paranasal mais raramente acometido é o seio esfenoidal (pólipo esfenocoanal).

O tratamento é cirúrgico e deve envolver a excisão de todas as possíveis implantações no seio maxilar, a fim de evitar recidivas.[17]

CISTO DERMOIDE

É uma das massas nasais de linha média, que faz diagnóstico diferencial com glioma e encefalocele. Uma das teorias de sua formação considera a patência do espaço pré-nasal, que será preenchido por elementos do ectoderma e mesoderma, fundidos em forma de cisto. O cisto dermoide encontra-se unido à dura-máter em 4% a 45% dos casos.[18]

Não são transilumináveis, nem expansíveis e podem ser pequenos e discretos ou grandes, ocasionando deformidades faciais. A suspeita deve ser feita em neonatos com edema persistente no dorso ou pela presença de fístula puntiforme, às vezes com tufos de cabelos no interior. A biópsia da massa é contraindicada até que a RM de crânio exclua a comunicação com o SNC.

O tratamento é cirúrgico, com abordagem através do dorso nasal e/ou combinada à rinoplastia aberta, quando necessário.[18]

GLIOMA

Origina-se da persistência do espaço fontículo nasofrontal, permitindo migração de tecido glial além do SNC. Na maioria dos casos, seu crescimento é extranasal. Quando intranasal, pode ser confundido com pólipo.[7]

Também não são transilumináveis, nem compressíveis e frequentemente promovem alargamento do dorso nasal. RM é o exame de escolha, e o tratamento cirúrgico endonasal endoscópico, com amputação de sua base, é o tratamento de escolha.[19]

ENCEFALOCELE

Tanto a patência do espaço fontículo nasofrontal, quanto do forame cego permitem migração de tecido cerebral formando a encefalocele ou às vezes com meninge, a meningoencefalocele.

Ao contrário do cisto dermoide e do glioma, é transiluminável e expande-se com o choro, manobra de Valsalva ou com a compressão externa da veia jugular.[7]

O tratamento cirúrgico é similar ao tratamento do glioma, com maior possibilidade de ocorrência de fístula rino-liquórica no pós-operatório.[19]

CISTO DE TORNWALDT

Massa de linha média que ocupa a nasofaringe, na região da fossa de Rosenmüller. Apesar de congênita, pode tornar-se sintomática na segunda ou terceira décadas de vida, ou ainda surgir após trauma local (adenoidectomia) ou adenoidite severa. Seu conteúdo pode infectar, promovendo rinorreia, crostas em sua superfície, cefaleia e obstrução da tuba auditiva, com plenitude auricular.

Quando sintomático, o tratamento é cirúrgico, com marsupialização endoscópica do cisto.[20]

HIPERTROFIA ADENOIDIANA

As adenoides ou tonsilas faríngeas são constituídas de tecido linfoide associado à mucosa (MALT), repleto de linfócitos B e T e que, em conjunto com as tonsilas palatinas e linfonodos, constituem o anel linfático de Waldeyer. A adenoide prolifera significativamente entre os dois e cinco anos de idade,

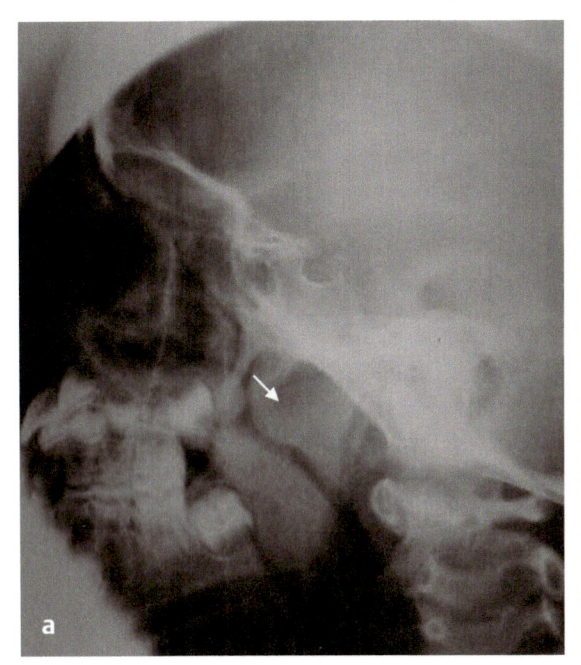

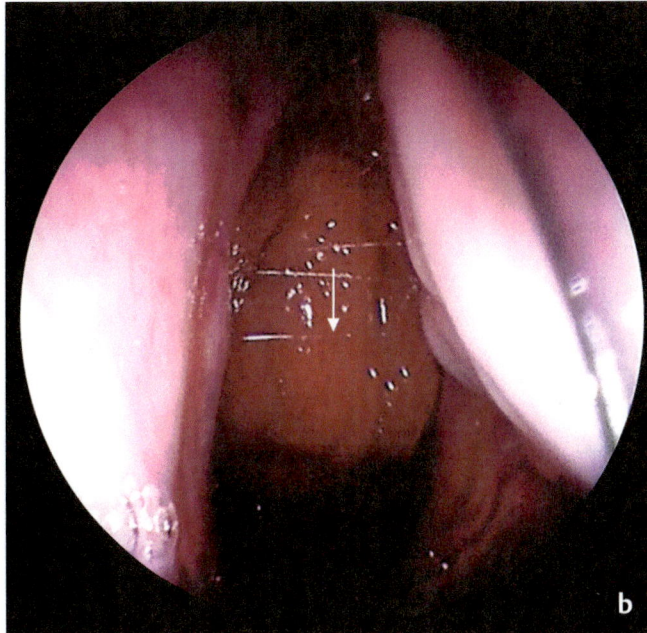

Fig. 38-5. (a) Radiografia em perfil de *cavum* mostrando hipertrofia de adenoide (seta). (b) Endoscopia de fossa nasal esquerda, com endoscópio de 0° mostrando hipertrofia de adenoide bloqueando parcialmente a coana.

podendo obstruir o *cavum* parcial ou totalmente. Nos graus mais severos de obstrução, pode ocorrer anasalamento vocal, respiração oral, roncos noturnos, culminando em longo prazo com o *facies* adenoidiano ou face alongada (Fig. 38-5).[21,22] A visualização das adenoides através de nasofibroscopia é preferível, quando possível, à radiografia em perfil do *cavum*, por ser mais precisa e não necessitar de radiação.[23] O tratamento cirúrgico poderá ser necessário, dependendo da intensidade dos sintomas e da resposta ao tratamento clínico de doenças concomitantes, como a rinite alérgica.

RINITE VIRAL AGUDA

É a causa de obstrução nasal mais frequente na criança acima de dois anos de vida. Quando recorrente, devem ser descartados o tabagismo parental e a hipertrofia de adenoides.[4] O diagnóstico diferencial com rinite infecciosa por Clamídia e sífilis e a hipersecreção mucoide em neonatos deverá ser considerado.[24] Esta rinite neonatal é de etiologia não definida, com congestão nasal e redução do fluxo aéreo, porém, autolimitada, com tratamento semelhante às rinites virais, com base em lavagens nasais com solução salina e aspiração da secreção, quando necessário.

RINITE ALÉRGICA

O quadro clínico é suficiente para o diagnóstico da rinite alérgica: rinorreia hialina, espirros, prurido naso-ocular, às vezes, tosse e fadiga, associados ao aumento das conchas nasais, com coloração pálida ou azuladas, recobertas com muco hialino, em pacientes com antecedentes pessoais ou familiares de atopia. Os testes alérgicos (teste cutâneo de leitura imediata ou *prick test*, dosagem de IgE específica) são solicitados em casos de dúvida, mas também auxiliam em relação aos controles ambientais, na possibilidade de exacerbações e no tratamento imunoterápico. O tratamento clínico baseia-se no controle ambiental, lavagens nasais, corticoides tópicos e anti-histamínicos orais.[25] Para casos selecionados, a turbinoplastia é a opção cirúrgica indicada para atenuar a obstrução severa.[26]

OUTRAS RINITES (IRRITATIVA, VASOMOTORA, HORMONAL E MEDICAMENTOSA)

Ocorrem em resposta a fatores capazes de promover inflamação local, que torna a mucosa edemaciada e hiperemiada. Dentre eles: alteração de umidade, decúbito, temperatura, sucção nasal muito frequente, utilização de tubo nasotraqueal de longa permanência, doença do refluxo gastroesofágico e fatores inespecíficos. O hipotireoidismo congênito também pode tornar a mucosa nasal edemaciada. Outras substâncias podem chegar ao neonato, através do leite materno, funcionando como agentes precipitantes, como: metildopa, propranolol e antidepressivos tricíclicos.[26] Quando o fator causal não pode ser especificado, a forma idiopática é considerada e classificada como rinite neonatal ou do lactente.[27]

O tratamento é direcionado ao controle do fator causal e nas lavagens nasais. Corticoide tópico e descongestionantes orais ou tópicos podem ser indicados com cautela, no caso da rinite do lactente.[27]

RINOSSINUSITE CRÔNICA

Doença de origem inflamatória, em que obstrução nasal e/ou rinorreia anterior ou posterior persistem por no mínimo três meses, associando-se frequentemente a sintomas menores, como facialgia, alterações do olfato e tosse, que poderá ser noturna. Quando se observa a presença de pólipos nasais, os diagnósticos de fibrose cística e discinesia ciliar primária deverão ser lembrados, justificando a solicitação de pesquisa de sódio e cloro no suor, pesquisa de mutação genética para o gene CFTR e/ou teste da sacarina.[28] Crianças maiores com polipose extensa poderão sofrer mais raramente de etmoidite deformante, com alargamento do dorso nasal, obstrução nasal intensa, além de bronquiectasias e rinorreia espessa, caracterizando a síndrome de Woakes.[29]

A tomografia de seios paranasais é indicada nos casos cirúrgicos, com a avaliação da presença de algumas variações anatômicas que limitam a circulação e drenagem do muco nasal.

Quando o tratamento clínico é ineficaz, a adenoidectomia é o tratamento inicial, podendo ser, ou não, associada à punção sinusal.[30] Nos casos de difícil controle com prejuízo à qualidade de vida, a cirurgia endoscópica nasossinusal estará indicada.[31]

TRAUMA NASAL

Nestes casos, a obstrução nasal em curto prazo pode ser causada pelo edema local, estreitamento da fossa nasal causada por deslocamento do dorso nasal ou aparecimento de hematoma septal. A evolução do hematoma para abscesso septal pode ocorrer em média em até 72 h, geralmente com piora da dor local. O abscesso septal também poderá ocorrer nos traumas crônicos leves, especialmente na presença de sonda nasogástrica e de modo espontâneo, em pacientes imunocomprometidos.[32]

CORPO ESTRANHO

A presença de cacosmia e rinorreia unilateral purulenta é forte preditor da presença de corpo estranho no nariz. Mesmo na ausência destes sintomas, frente a um caso suspeito de corpo estranho, sua detecção deverá ser feita o mais rápido possível, a fim de evitar o deslocamento para laringe ou esôfago. A remoção urgente também deve ocorrer quando há introdução de discos de baterias, pelo risco de extravasamento do conteúdo com consequente necrose tecidual. A utilização de vasoconstritor (oximetazolina) e lidocaína tópicos auxilia na identificação e remoção do corpo estranho.

HEMANGIOMAS

São tumores benignos que podem acometer a pele do vestíbulo nasal ou a mucosa das fossas nasais. Presentes em 10% de recém-nascidos da população de pele clara, sendo mais comuns na cabeça e pescoço (80% de todos os hemangiomas). A regressão é espontânea, o que difere das malformações vasculares. Dessa forma, o tratamento cirúrgico é indicado em casos de comprometimento de funções vitais, ou quando não ocorre a regressão espontânea. Nesses casos, o uso de betabloqueador (propranolol) e a excisão cirúrgica têm-se mostrado preferíveis à opção *espere e deixe desaparecer*.[33]

NASOANGIOFIBROMA JUVENIL

É uma neoplasia vascular que acomete meninos a partir da adolescência, originando-se da região do forame esfenopalatino, e propagação para rinofaringe, nariz e fossa pterigopalatina, causando inicialmente epistaxes frequentes e obstrução nasal unilateral. Na endoscopia nasal observa-se massa lobulada na rinofaringe. A biópsia não é recomendada pelo risco de sangramento. Excisão cirúrgica é o tratamento de escolha associado à embolização 1-2 dias antes da cirurgia.

TERATOMA NASOFARÍNGEO

É uma neoplasia benigna, podendo comunicar-se com o SNC. Além de obstrução e outros sintomas nasais, poderá propiciar a excreção de hormônios, além de promover sintomas neurológicos.

Na tomografia, computadorizada, a presença de lise óssea deverá sempre ser observada, pois fornece indícios de malignização para teratocarcinoma, especialmente em crianças mais velhas e adultos jovens. A dosagem de alfafetoproteína pode até não ser útil no diagnóstico, mas auxilia no prognóstico quanto às recorrências.[34]

TUMORES MALIGNOS

Nas crianças o diagnóstico de tumores malignos é tardio, pois, em geral, apresenta sintomas de doenças benignas, como obstrução nasal ou sangramento. Embora raros, deve-se sempre ter em mente a possibilidade de a tumoração ser maligna. O rabdomiossarcoma é um dos mais frequentes, ocorrendo na cabeça e pescoço, em torno de 30% dos casos. A biópsia fará o diagnóstico, e o diagnóstico diferencial com carcinoma da nasofaringe, adenocarcinomas, uma vez que há glândulas salivares no nariz, e ainda linfoma, e estesioneuroblastoma.[35]

Tomografia computadorizada e ressonância magnética são os exames de imagem obrigatórios na maioria dos casos.

CONCLUSÃO

O conhecimento das causas que levam à obstrução nasal na infância é fundamental para o diagnóstico e tratamento efetivos, uma vez que em alguns casos estes devem ser rápidos o bastante para o impedir o desenvolvimento de insuficiência respiratória. A obstrução nasal evolutiva e persistente poderá propiciar a instalação e manutenção de alterações decorrentes da desarmonia do esqueleto craniofacial, alterações da oclusão dentária, hipotonia muscular da face e alterações posturais, caracterizando a Síndrome do respirador bucal (Fig. 38-6). Ressalta-se a possibilidade de associação das etiologias, cabendo ao otorrinolaringologista a suspeição das mesmas para a otimização do tratamento.

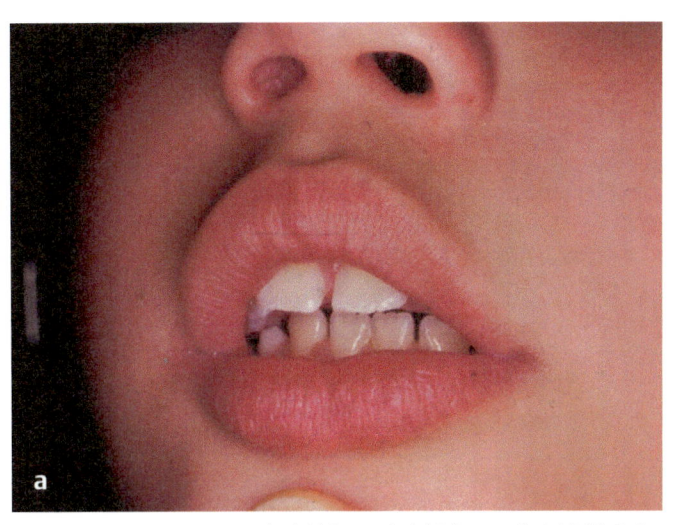

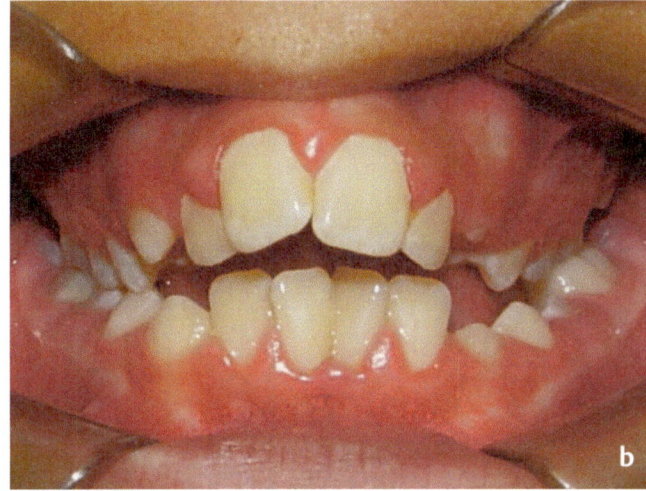

Fig. 38-6. Imagem mostrando (**a**) hipotonia labial, eversão labial inferior, e (**b**) atresia maxilar com alteração na oclusão dentária, em crianças respiradoras orais.

REFERÊNCIAS BIBLIOGRÁFICAS

1. Manzi B, Sykes KJ, Wei JL. Sinonasal quality of life in children after outfracture of inferior turbinates and submucous inferior turbinoplasty for chronic nasal congestion. JAMA Otolaryngol - Head Neck Surg. 2017;143(5):452-7.
2. Gaultier CDA. Developmental Anatomy and Physiology of Respiratory System. In: Taussig LMLLESL. (Ed.). Pediatric Respiratory Medicine. 2nd ed. St Louis: Mosby Inc.; 2008. p. 15-35.
3. Dickson AE. The normal and abnormal pediatric upper airway. Recognition and management of obstruction. Clin Chest Med. 1987;8:583-96.
4. Leboulanger N. Nasal obstruction in children. Vol. 133, European Annals of Otorhinolaryngology, Head and Neck Diseases. Elsevier Masson SAS; 2016. p. 183-6.
5. Adauto DMB. Ectoscopia. In: Semiologia Pediátrica. 2a. Rio de Janeiro: Rubio; 2010. p. 13-64.
6. World Health Organization. Adolescent Health [Internet].
7. Smith MM, Ishman SL. Pediatric Nasal Obstruction. Vol. 51, Otolaryngologic Clinics of North America. W.B. Saunders; 2018. p. 971-85.
8. Distinguin L, Louis B, Baujat G, et al. Evaluation of nasal obstruction in children by acoustic rhinometry: A prospective study. Int J Pediatr Otorhinolaryngol. 2019;127.
9. Samadi DS, Shah UK, Handler SD. Choanal atresia: A twenty-year review of medical comorbidities and surgical outcomes. Laryngoscope. 2003;113(2):254-8.
10. Ramsden JD, Campisi P, Forte V. Choanal Atresia and Choanal Stenosis. Otolaryngol Clin North Am. 2009;42(2):339-52.
11. Strychowsky JE, Kawai K, Moritz E, Rahbar R, Adil EA. To stent or not to stent? A meta-analysis of endonasal congenital bilateral choanal atresia repair. Laryngoscope. 2016;126(1):218-27.
12. Wormald R, Hinton-Bayre A, Bumbak P, Vijayasekaran S. Congenital nasal pyriform aperture stenosis 5.7 mm or less is associated with surgical intervention: A pooled case series. Int J Pediatr Otorhinolaryngol [Internet]. 2015;79(11):1802-5.
13. Syed K A, Raja K, Kolethekkat AA, et al. Congenital midnasal stenosis - A novel technique for management. Int J Pediatr Otorhinolaryngol [Internet]. 2016;87:117-20.
14. Adil E, Huntley C, Choudhary A, Carr M. Congenital nasal obstruction: Clinical and radiologic review. Eur J Pediatr. 2012;171(4):641-50.
15. Raghavan U, Fuad F, Gibbin KP. Congenital midnasal stenosis in an infant. Int J Pediatr Otorhinolaryngol. 2004;68(6):823-5.
16. Vagge A, Ferro DL, Nucci P, et al. Congenital Nasolacrimal Duct Obstruction (CNLDO): A Review. Diseases. 2018,6(4).96.
17. Maldonado M, Martínez A, Alobid I, Mullol J. The antrochoanal polyp. Rhinology. 2004;42(4):178-82.
18. Denoyelle F, Ducroz V, Roger G, Garabedian EN. Nasal dermoid sinus cysts in children. Laryngoscope. 1997;107(6):795-800.
19. Rahbar R, Resto VA, Robson CD, et al. Nasal Glioma and Encephalocele: Diagnosis and Management. Laryngoscope. 2003;113(12):2069-77.
20. Ben Salem D, Duvillard C, Assous D, et al. Imaging of nasopharyngeal cysts and bursae. Eur Radiol. 2006;16(10):2249-58.
21. Casselbrant ML. What is wrong in chronic adenoiditis/tonsillitis anatomical considerations [Internet]. Vol. 49, International Journal of Pediatric Otorhinolaryngology. 1999.
22. Marseglia GL, Caimmi D, Pagella F, et al. Adenoids during Childhood: The Facts. Int J Immunopathol Pharmacol. 2011;24(4):1-5.
23. Feres MFN, Hermann JS, Cappellette M, Pignatari SSN. Lateral X-ray view of the skull for the diagnosis of adenoid hypertrophy: A systematic review. Int J Pediatr Otorhinolaryngol [Internet]. 2011;75(1):1-11.
24. Alvo A, Villarroel G, Sedano C. Neonatal nasal obstruction. Eur Arch Oto-Rhino-Laryngology [Internet]. 2021;(0123456789).
25. Strachan D, Sibbald B, Weiland S, et al. Worldwide variations in prevalence of symptoms of allergic rhinoconjunctivitis in children: the International Study of Asthma and Allergies in Childhood (ISAAC). Pediatr Allergy Immunol. 2007;8(4):161-8.
26. Sakano E, Sarinho ESC, Cruz AA, et al. IV Brazilian Consensus on Rhinitis – an update on allergic rhinitis. Braz J Otorhinolaryngol [Internet]. 2018;84(1):3-14.
27. Nathan CAO, Seid AB. Neonatal rhinitis. Int J Pediatr Otorhinolaryngol. 1997;39(1):59-65.
28. Fokkens WJ, Lund VJ, Hopkins C, Hellings PW, Kern R, Reitsma S, et al. European Position Paper on Rhinosinusitis and Nasal Polyps. Eur Position Pap Rhinosinusitis Nasal Polyps. 2020;29:37.
29. Kellerhals B, de Uthemann B. Woakes' syndrome: The problems of infantile nasal polyps. Int J Pediatr Otorhinolaryngol. 1979;1(1):79-85.

30. Brietzke SE, Brigger MT. Adenoidectomy outcomes in pediatric rhinosinusitis: A meta-analysis. Int J Pediatr Otorhinolaryngol. 2008;72(10):1541-5.
31. Belcher R, Virgin F. The Role of the Adenoids in Pediatric Chronic Rhinosinusitis. Med Sci. 2019;7(2):35.
32. Alshaikh N, Lo S. Nasal septal abscess in children: From diagnosis to management and prevention. Int J Pediatr Otorhinolaryngol [Internet]. 2011;75(6):737-44.
33. Keller RG, Stevens S, Hochman M. Modern management of nasal hemangiomas. JAMA Facial Plast Surg. 2017;19(4):327-32.
34. Alexander VRC, Manjaly JG, Pepper CM, et al. Head and neck teratomas in children-A series of 23 cases at Great Ormond Street Hospital. Int J Pediatr Otorhinolaryngol [Internet]. 2015;79(12):2008-14.
35. NIH/National Cancer Institute. Childhood Nasopharyngeal Cancer Treatment (PDQ®)–Health Professional Version [Internet]. 2021.

ANEXO 1

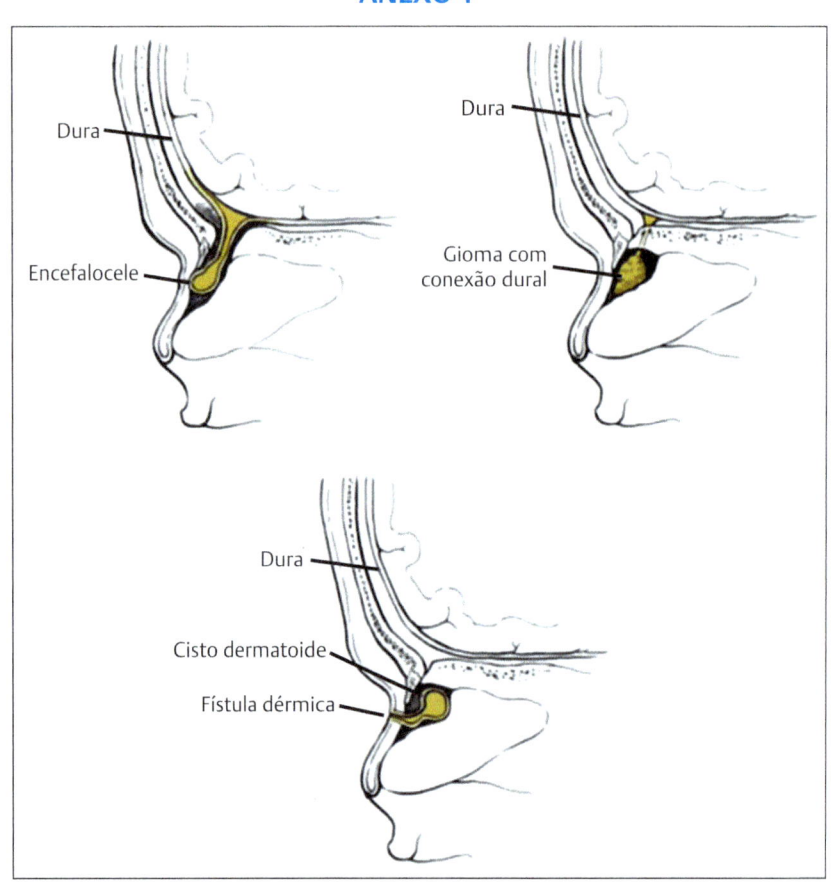

RINOSSINUSITES NA INFÂNCIA

Hiran Gasparini ▪ Raquel Stamm Balsalobre ▪ Vitor Chen ▪ Leonardo Balsalobre

RINOSSINUSITE AGUDA
Anatomia e Patogenia

O desenvolvimento dos seios paranasais inicia-se por volta do terceiro mês de vida intrauterina. Os seios maxilar e etmoidal, embora em menor tamanho, já estão presentes desde o nascimento. Os seios frontais desenvolvem-se a partir de uma célula etmoidal anterior e estarão pneumatizados por volta dos 5 ou 6 anos de idade. Já os seios esfenoidais iniciam sua pneumatização por volta dos 5 anos e mantêm sua expansão até a segunda ou terceira década de vida.[1]

A drenagem dos seios paranasais depende dos batimentos mucociliares e de sua mucosa de revestimento. A via de drenagem da secreção dos seios maxilares ocorre pelos óstios que desembocam no meato médio da cavidade nasal, em um local conhecido como complexo ostiomeatal. Os óstios dos seios maxilares apresentam-se anatomicamente na posição mais superior da parede medial dos seios, ocasionando maior dificuldade na drenagem por gravidade.

Os seios etmoidais anteriores e frontais também drenam para o complexo ostiomeatal. Por outro lado, as células etmoidais posteriores e os seios esfenoidais drenam para o meato superior.

Para a compreensão da patogenia, é importante lembrar que existe uma continuidade das mucosas da cavidade nasal, nasofaringe e dos seios paranasais. Dessa forma, qualquer processo que afete a mucosa nasal poderá também comprometer a mucosa sinusal.

Na prática, a patogênese da sinusite envolve 3 fatores principais: a obstrução dos óstios de drenagem, a disfunção do epitélio ciliar da mucosa sinusal e o espessamento das secreções sinusais.[1] Por causa do pequeno diâmetro dos óstios de drenagem, sua obstrução é relativamente frequente. Nas crianças, um dos fatores predisponentes para esta obstrução é o edema da mucosa ao redor do óstio, que frequentemente ocorre na vigência de uma infecção de trato respiratório superior ou resfriado comum. Esta obstrução leva a um aumento transitório da pressão na cavidade sinusal. Conforme a circulação de oxigênio dentro do seio diminui, a pressão torna-se negativa em relação à pressão atmosférica, permitindo a migração de bactérias do nariz para a cavidade sinusal. Com a drenagem prejudicada pelo bloqueio do óstio de drenagem, toda secreção produzida na cavidade sinusal acumula-se, resultando em multiplicação bacteriana e consequentes processos inflamatório e infeccioso.[1] Observa-se ainda que, na vigência de processo infeccioso, ocorrem disfunção das células mucociliares e aumento da viscosidade do muco, levando a importante comprometimento do *clearance* no seio paranasal acometido.

Outras causas de edema ao redor dos óstios sinusais incluem: rinite alérgica, fumaça de cigarro, fibrose cística, discinesias ciliares e disfunções imunológicas. Da mesma forma, as causas de obstrução mecânica envolvem: tumores, presença de corpo estranho nasal, atresia de coana, pólipos nasais, desvio do septo nasal e concha média bolhosa. Ainda, fatores externos, como traumas, intubação nasotraqueal, atividades, como natação e mergulho e o uso abusivo de descongestionantes nasais tópicos, também podem ser considerados fatores predisponentes para obstrução destes óstios.

Microbiologia
Estudos Envolvendo Aspirados de Secreção Nasossinusal

O estudo detalhado sobre a microbiologia da rinossinusite aguda (RSA) foi possível em razão das análises dos aspirados de secreção nasossinusal. Por outro lado, a dificuldade de acesso aos óstios dos seios paranasais para obtenção de amostras para cultura é considerada um fator limitante. A aspiração do seio maxilar em crianças é um procedimento muito trabalhoso e que deveria ser realizado apenas por otorrinolaringologistas com experiência prévia. O procedimento é realizado por meio de um trocarte em direção à parede nasal lateral acima da concha nasal inferior, após anestesia tópica com solução vasoconstritora. A secreção coletada é enviada para cultura de bactérias aeróbicas e anaeróbicas e analisada criteriosamente de formas qualitativa e quantitativa, levando-se em consideração a presença de crescimento bacteriano e o número de colônias formadas.

Estudos prévios, datados de 1980, em crianças com sintomas nasais sugestivos e com duração de 10 a 30 dias, revelaram as bactérias mais prevalentes nos quadros de rinossinusite aguda bacteriana.[2,3] Nesses estudos, agentes isolados de *Streptococcus pneumoniae (S. pneumoniae)* corresponderam a 40% das amostras, ao passo que *Haemophilus influenza (H. influenza)* e *Moraxella Catarrhalis (M. Catarrhalis)* responderam juntos, por 20% das amostras. Outros agentes menos comuns incluíram *Streptococcus* do grupo A, *Peptostreptococcus sp.*, *Eikenella corrodens* e *Moraxella* sp. Por outro lado, bactérias anaeróbicas não foram agentes comumente encontrados nesses pacientes com rinossinusite aguda.

Ainda que a aspiração nasossinusal apresente-se como um procedimento invasivo, a prática de *swabs* nasofaríngeos ou coleta de secreção de meato médio por endoscopia correlaciona-se pouco com os resultados obtidos em culturas de aspirados nasossinusais, não só pelo fato de a fossa nasal ser estreita, mas também pela possível contaminação com a flora bacteriana local durante o procedimento.[4]

Levando-se em consideração que a patogênese da RSA é similar ao que ocorre nas crianças com otites médias agudas (OMA), a utilização de estudos que exploram a microbiologia da orelha média a partir da técnica de miringotomia e coleta de secreção poderia ser útil para análise e comparação dos dados atuais.

Após a introdução da vacina pneumocócica conjugada sete valente (7V), licenciada no país, desde 2002, com uso preconizado pela Sociedade Brasileira de Pediatria (SBP) e pela Associação Brasileira de Imunizações (SBIm) no calendário vacinal,[5] observou-se uma queda proporcional de OMA causada pelo *Streptococcus pneumoniae*. Da mesma forma, notou-se um incremento de infecções causadas pelo *Haemophilus influenza*. As infecções causadas pela *Moraxella Catarrhalis* permaneceram constantes.[6]

Existem controvérsias em relação ao papel exato do *Staphylococcus aureus* na RSA.[7] Os estudos que se propuseram a esclarecer esse fato apresentam falhas metodológicas,[8] pois foram estruturados por meio da cultura de amostras obtidas por endoscopia e, como já citado anteriormente, cogitam a possibilidade de contaminação com a flora bacteriana local. Por outro lado, apesar de exercerem um papel secundário na gênese da RSA, apresentam um papel de destaque ao se tratar de complicações de RSA na faixa etária pediátrica, que serão vistas em momento oportuno.

Apresentação Clínica
Infecção de Vias Aéreas Superiores
Um dos principais desafios durante a avaliação de uma criança com sintomas respiratórios consiste em diferenciar um quadro viral de infecção de vias aéreas superiores (IVAS) de uma rinossinusite aguda bacteriana (RSAB). Esta distinção, a princípio, permite selecionar as crianças que poderão se beneficiar do uso de antibióticos. O quadro clínico de uma IVAS dura, em média, 5 a 10 dias e geralmente inicia-se com desconforto em orofaringe e febre nos dois primeiros dias. Sintomas locais, como obstrução nasal, tosse, disfonia e rinorreia, podem estar presentes, e sintomas sistêmicos, como cefaleia e mialgia, também podem ocorrer. A piora da intensidade dos sintomas ocorre entre os 3º e 5º dias, embora a resolução do quadro ocorra até o 10º dia de sintomas para a maioria das crianças.[9]

Rinossinusite Aguda Bacteriana
Deve-se considerar a hipótese de uma rinossinusite aguda bacteriana (RSAB), quando os sintomas de obstrução nasal, rinorreia hialina ou mucopurulenta e tosse seca ou produtiva – que piora durante à noite – persistem por mais de 10 dias, sem sinais clínicos evidentes de melhora. Nesses casos, embora alguns pacientes persistam com sintomas residuais em torno do 10º dia de evolução do quadro, espera-se que os sintomas estejam em fase de resolução. Quando presente, a febre geralmente é baixa e, diferentemente dos adultos, sintomas, como cefaleia e facialgia, são relativamente raros nessa forma de apresentação.

Uma outra forma de manifestação da RSAB ocorre quando os sintomas iniciais se apresentam de forma mais grave, incluindo febre acima de 38,5°C por mais de 48 h e rinorreia mucopurulenta persistente por 3 a 4 dias. Crianças mais velhas e adultos ainda podem apresentar facialgia e dor de dente, associados aos sintomas anteriormente relatados. Uma última forma de apresentação consiste no clássico "sinal da dupla piora". As crianças que experimentam essa forma de manifestação iniciam com sintomas de IVAS que começam a melhorar e, durante a evolução do quadro, ocorre piora importante dos sintomas com exacerbação da tosse, rinorreia mucopurulenta, obstrução nasal e febre. Ao exame físico otorrinolaringológico, embora limitado na diferenciação entre IVAS e RSAB, observam-se rinorreia mucopurulenta e edema de mucosa à rinoscopia anterior. A nasofibroscopia não é indispensável para o diagnóstico, mas pode ser útil nos casos em que a rinoscopia anterior for pouco conclusiva (Vídeo 39-1). À oroscopia, gotejamento pós-nasal e hiperemia de mucosa podem estar presentes. À otoscopia, hiperemia e abaulamento da membrana timpânica podem sugerir otite média aguda (OMA) concomitante ou otite média por efusão quando se nota apenas conteúdo mucoide retrotimpânico.[9]

Diagnóstico
Critério Clínico
O critério diagnóstico para RSAB é essencialmente clínico. Dessa maneira, a piora, gravidade e persistência dos sintomas nasais e/ou sistêmicos em um quadro inicial de IVAS nos direciona para o diagnóstico de RSAB, uma vez que os pacientes que apresentem sintomas sugestivos de RSAB podem-se beneficiar do uso de antibióticos.[9]

Exames Complementares de Imagem
A utilização de exames de imagem – radiografia simples ou tomografia computadorizada de seios paranasais – não deve ser solicitada de rotina para casos não complicados de RSAB. Quando solicitados, apresentam sinais inespecíficos que incluem opacificação parcial ou completa dos seios paranasais, espessamento mucoso ou nível líquido em seu interior. Nesse cenário, Gwaltney *et al.*,[10] por meio de estudos comparativos, concluíram que não existe maneira segura de diferenciar a inflamação dos seios paranasais causada por vírus ou bactérias por meio dos achados em exames de imagem. Por outro lado, a solicitação de ressonância magnética ou tomografia computadorizada com contraste endovenoso é essencial quando da suspeita de RSAB com complicações orbitárias, intracranianas ou ósseas.[11]

Aspiração do Seio Maxilar
A aspiração do seio maxilar, realizada por otorrinolaringologista pediátrico experiente, pode ser indicada para crianças que apresentam RSAB que não responde a ciclos de antibioticoterapia, sinais e sintomas sugestivos de complicações orbitárias ou intracranianas, facialgia severa ou diante da suspeita de infecções fúngicas em pacientes imunocomprometidos.[11]

Complicações

As complicações da RSAB podem ser divididas em orbitárias, intracranianas e ósseas. Enquanto os seios frontal e etmoidal são os mais comumente acometidos, a fragilidade da lâmina papirácea permite que a infecção atinja a órbita. As complicações orbitárias são as mais prevalentes e incluem o abscesso subperiosteal, celulite ou abscesso orbital. Diversas classificações de RSAB com complicações orbitárias são descritas na literatura, com base em sinais, sintomas e exames complementares de imagem, como tomografia computadorizada de face com contraste endovenoso. Sinais de RSAB com complicação orbitária incluem edema palpebral, quemose, proptose e diminuição da motricidade ocular extrínseca e são decorrentes dos pontos de fragilidade da parede medial da órbita ou da formação de abscesso subperiosteal do osso etmoide (Fig. 39-1). A drenagem venosa do seio frontal contempla

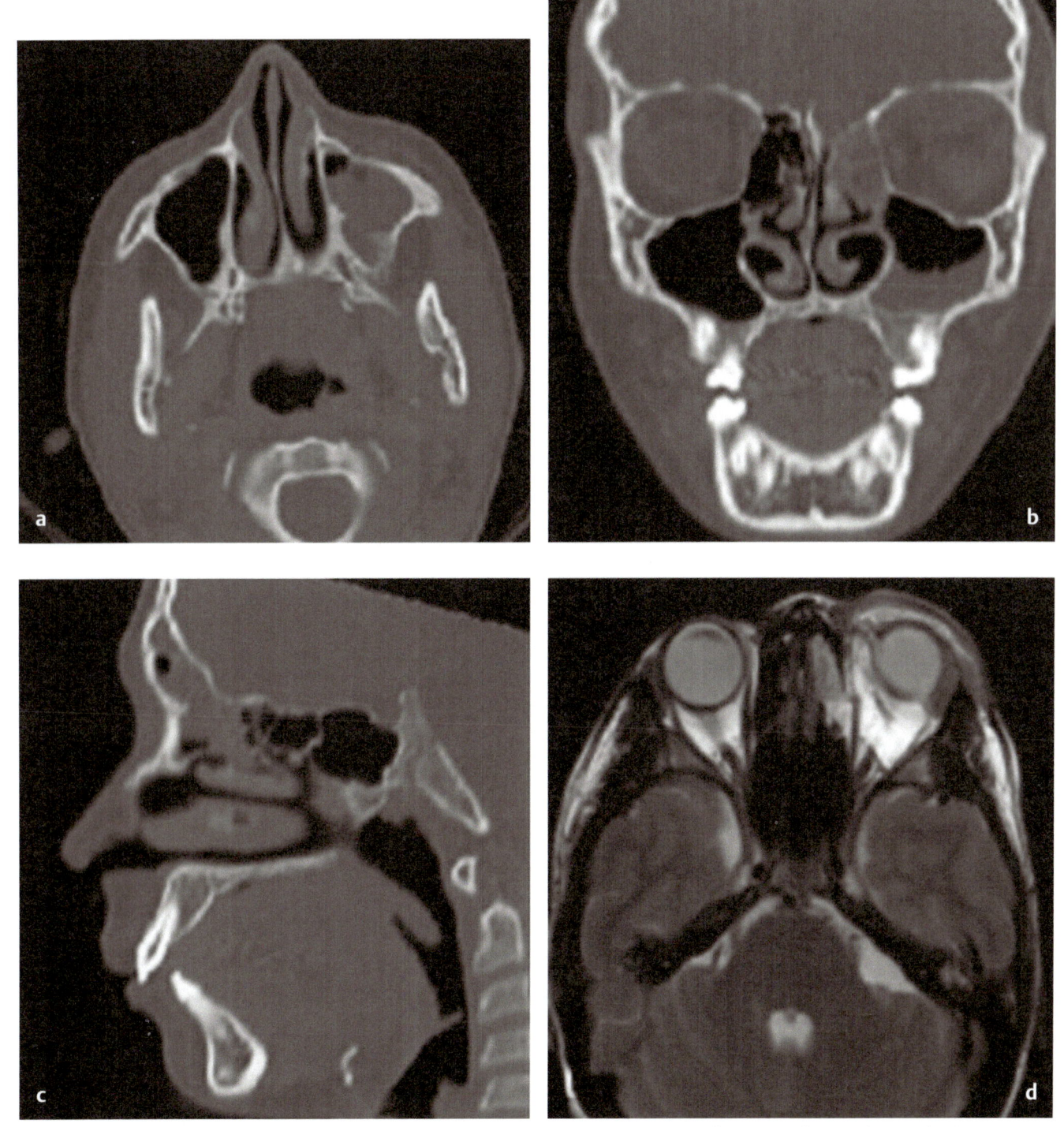

Fig. 39-1. Coleção (abscesso) subperiosteal na região superior da órbita esquerda (seta), pós-septal e extraconal associado a quadro de rinossinusite aguda em criança de 13 anos de idade. *(Continua)*

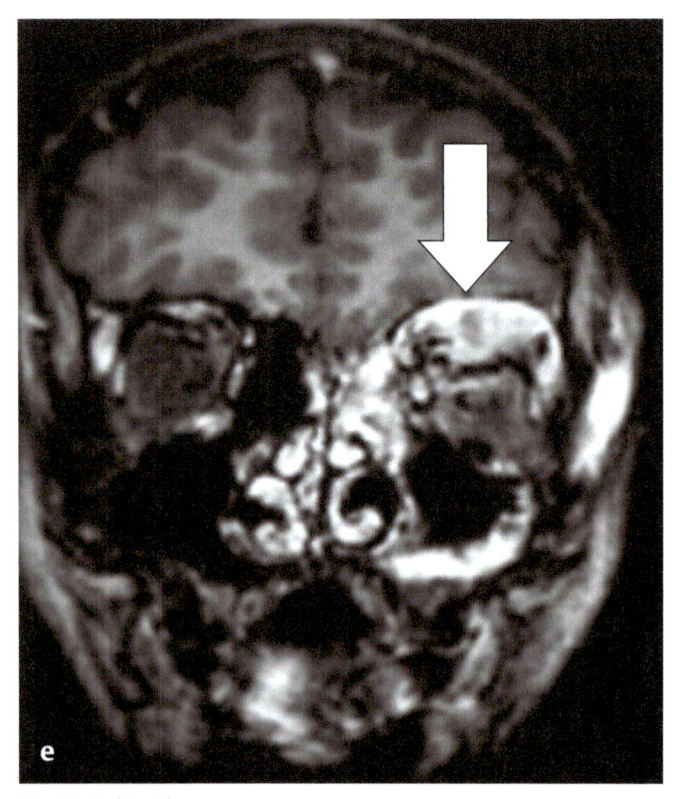

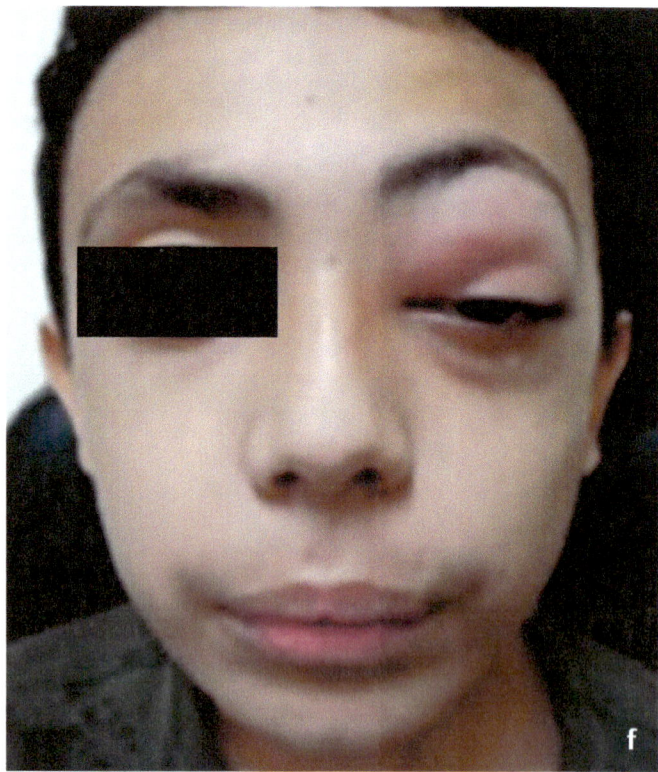

Fig. 39-1. *(Cont.)*

estruturas intracranianas, permitindo que a infecção atinja o sistema nervoso central e estruturas adjacentes. Sintomas incluem cefaleia, convulsão, sinais meníngeos ou neurológicos focais, além de abscesso subdural, epidural, cerebral ou empiema (Fig. 39-2). Nesses casos, após avaliação clínica, exames complementares e antibioticoterapia parenteral, a drenagem cirúrgica pode estar indicada na suspeita e confirmação da coleção como complicação da RSAB. A complicação óssea da RSAB consiste em um abscesso subperiosteal da tábua anterior do osso frontal, conhecida como tumor de Pott.[1]

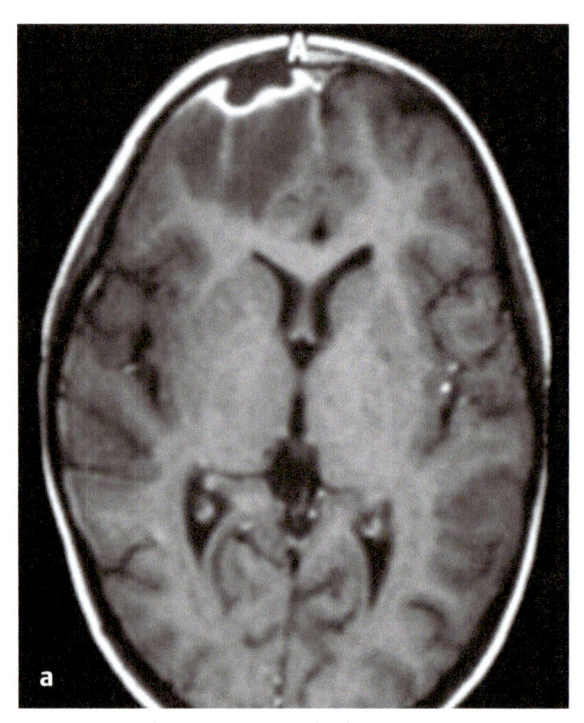

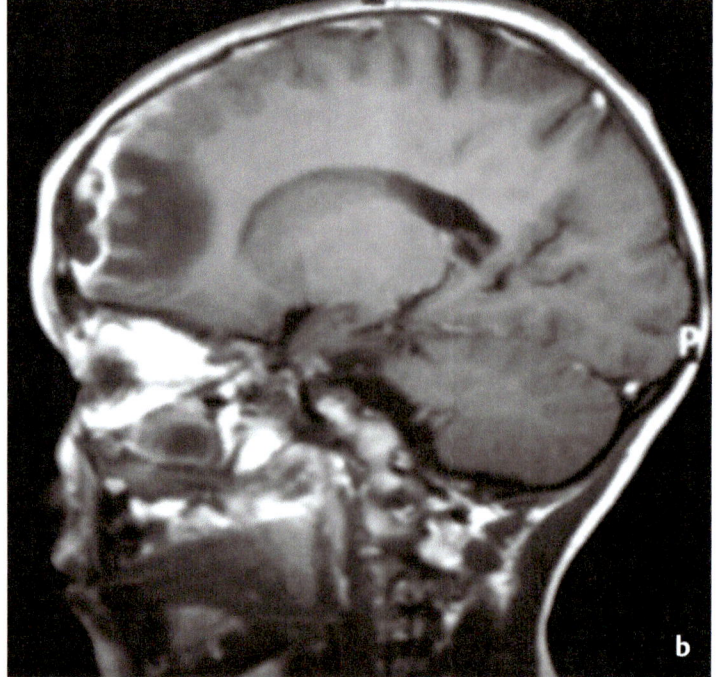

Fig. 39-2. RM de crânio mostrando abscesso intracraniano frontal em criança de 8 anos de idade como complicação de rinossinusite aguda.

Tratamento
Ensaios Clínicos Controlados
A necessidade de uso de antibióticos para o tratamento da RSAB na literatura é controversa, uma vez que Garbutt, Kristo et al. apresentaram estudos com resultados conflitantes quando comparados a grupos que receberam placebo ou antibiótico.[12,13] Essas limitações estariam relacionadas não só com a dose de antibiótico utilizada – abaixo daquela preconizada – mas também com a ausência de definição precisa da população incluída no estudo. Quando o critério essencialmente clínico é utilizado para diagnosticar a RSAB, outros autores, como Wald et al.,[14] observaram resultados positivos com uso de antibiótico oral ao compará-las com crianças que receberam placebo.

Recomendações Quanto ao Uso de Antibióticos
Os principais antibióticos utilizados para tratamento da RSAB podem ser encontrados no Quadro 39-1. Dado o recrudescimento proporcional de infecções causadas pelo *H. influenzae* e, consequentemente, o aumento da produção da enzima betalactamase por esses organismos, altas doses de Amoxicilina com Clavulanato (90 mg/kg/dia), embora apresentem efeitos gastrointestinais indesejados e autolimitados, são consideradas de primeira linha e superiores ao uso de Amoxicilina de forma isolada. A utilização de dose dobrada da Amoxicilina (90 mg/kg/dia) pode ser considerada como segunda linha de tratamento e apresenta melhores resultados em infecções causadas por *S. pneumoniae* resistentes, em crianças menores de 2 anos ou naquelas que fizeram uso de antibiótico há menos de 30 dias. Embora menos efetivas em relação ao tratamento para *S. pneumoniae* quando comparada à Amoxicilina com Clavulanato, as Cefalosporinas podem ser utilizadas como forma alternativa de tratamento nos casos de RSAB. Por outro lado, a flora bacteriana do trato respiratório de crianças é dinâmica e vem apresentando mudanças desde o advento da vacina pneumocócica conjugada. A utilização de Fluorquinolonas, a exemplo da Levofloxacina, está restrita aos casos de falha terapêutica, alergia comprovada à Amoxicilina e Clavulanato e ausência de outras alternativas viáveis, tendo em vista os efeitos colaterais musculoesqueléticos conhecidos, incluindo tendinopatia, artralgia ou artrite, embora o seu uso seja bem tolerado.[15]

Os pacientes que apresentam evidência de toxemia e sinais sistêmicos graves, principalmente associados às complicações de RSAB, impossibilitados de fazer uso oral da antibioticoterapia, devem ser internados para terapia parenteral. Para casos não complicados, as Cefalosporinas de 3ª geração podem ser utilizadas como agentes isolados. Se houver suspeita de complicações, deve-se dar preferência à utilização de Cefalosporinas associadas à Vancomicina até que os resultados das culturas estejam disponíveis. Em geral, as crianças submetidas à terapia antimicrobiana corretamente direcionada e que possuem boa adesão ao tratamento apresentam recuperação satisfatória com melhora dos sintomas de febre, tosse e sintomas nasais em até 48 h na vigência da medicação. Na ausência de melhora, a reavaliação clínica, confirmação diagnóstica e escalonamento do antibiótico utilizado são mandatórios. A duração do uso de antimicrobianos não é consenso na literatura, no entanto, uma média de 10 dias parece adequada para pacientes que apresentam resposta satisfatória desde o início do tratamento.[1]

Terapias Adjuvantes
O uso rotineiro de sintomáticos, como anti-histamínicos, descongestionantes ou corticoides tópicos, não apresenta resultado consistente na literatura, a menos que seja indicado de maneira criteriosa, individualizada, e os pacientes apresentem sintomas que justifiquem o seu uso.[1]

Lavagem Nasal com Solução Salina
A irrigação salina nasal vem sendo amplamente utilizada como terapêutica adjuvante no tratamento da rinossinusite. O uso da solução salina nasal baseia-se na hipótese de que a rinossinusite na população pediátrica ocorre em decorrência de um distúrbio em um epitélio mucociliar alterado. A irrigação nasal parece funcionar pelo mecanismo direto de limpeza do muco nasal, fluidificando-o, além de atuar na remoção mecânica de antígenos, crostas, biofilmes ou mediadores inflamatórios. Ainda, acredita-se que a irrigação salina nasal possa melhorar a função mucociliar do epitélio nasal por aumentar a frequência dos batimentos ciliares. Embora qualquer tipo de lavagem possa desempenhar estas mesmas funções, a solução salina nasal foi adotada por demonstrar-se segura, barata e muito acessível.[16]

Inúmeras técnicas para irrigação nasal têm sido estudadas. Alguns desses estudos sugerem que os dispositivos do tipo *squeeze bottles* liberam um maior volume dentro da cavidade nasal, principalmente por se encaixarem nas narinas, evitando assim o extravasamento da solução e eliminando o muco de maneira mais efetiva quando comparada ao uso das seringas. Além disso, os *squeeze bottles* permitem o seu uso com uma só das mãos, permitindo que a outra mão seja utilizada para segurar de maneira correta a cabeça da criança.[17]

Quadro 39-1. Antibióticos utilizados no tratamento de rinossinusite aguda bacteriana

Antibiótico	Dose usual
Oral	
Amoxicilina	40-90 mg/kg/dia duas vezes ao dia
Amoxicilina + Clavulanato	90 mg/kg/dia duas vezes ao dia
Cefdinir	14 mg/kg/dia uma a duas vezes ao dia
Cefixima	8 mg/kg/dia uma vez ao dia
Cefpodoxima	10 mg/kg/dia duas vezes ao dia
Axetilcefuroxima	30 mg/kg/dia duas vezes ao dia
Linezolida + Cefixima	20-30 mg/kg/dia duas a três vezes ao dia
Levofloxacino	16 mg/kg/dia a cada 12 h
Parenteral	
Cefotaxima	150-200 mg/kg/dia a cada 6-8 h
Ceftriaxona	50-100 mg/kg/dia a cada 12-24 h
Clindamicina	20-40 mg/kg/dia a cada 8 h
Vancomicina	40-60 mg/kg/dia a cada 6-8 h

Outros dispositivos, como *sprays* nasais, *sprays* de jato contínuo e ducha nasal, também podem ser utilizados, com atenção ao modo correto de aplicação para garantir maior eficácia. Na nossa prática, utilizamos o princípio do alto volume e baixa pressão por considerarmos o método que traz melhores resultados com menos reações indesejadas.

Rinossinusite Aguda Recorrente

Grande parte das crianças que apresentam sintomas nasais recorrentes é diagnosticada com IVAS de repetição, especialmente aquelas que frequentam creches, possuem diagnóstico de rinite alérgica, refluxo gastroesofágico, tabagismo passivo, anormalidades anatômicas, fibrose cística, imunodeficiência ou discinesia ciliar primária. A avaliação inicial de uma criança com rinossinusite aguda de repetição deve levar em consideração esses fatores de risco, incluindo dosagem quantitativa de imunoglobulinas, complemento total (CH50) e, nos casos de suspeita de fibrose cística, dosagem quantitativa do cloreto no suor e biópsia da mucosa dos seios paranasais para avaliação estrutural dos cílios. Para os casos em que a resposta medicamentosa é insatisfatória, a cirurgia endoscópica nasal pode estar indicada. A rinossinusite crônica é menos comum na faixa etária pediátrica, ocorrendo com maior prevalência nas crianças expostas aos fatores de risco explicitados. A rinossinusite crônica consiste em uma inflamação da mucosa nasossinusal, estando associada a infecções bacterianas nos casos de exacerbações da doença.[1]

Rinossinusite Crônica

Ainda que a rinossinusite crônica (RSC) na população pediátrica venha sendo exaustivamente estudada, observam-se antagonismos no seu diagnóstico preciso, relacionados, sobretudo, com a dificuldade em diferenciar a RSC de outros quadros, como hipertrofia da tonsila faríngea, adenoidite e rinite alérgica (RA). Da mesma maneira, observam-se avaliações otorrinolaringológicas incompletas, com ausência de exames para auxílio diagnóstico, como endoscopia nasal ou exame de imagem. Além disso, dados estatísticos incluem pacientes com acompanhamento inadequado, bem como sugerem negligência da doença por médicos e cuidadores. Informações sobre a sua prevalência são especialmente imprecisas se considerarmos dados epidemiológicos relacionados com raça e *status* socioeconômico do paciente.[18]

A prevalência da RSC na população pediátrica gira em torno de 2,1% a 4%, acometendo especialmente crianças entre 10 e 15 anos de idade. Embora estudos sobre RSC em crianças sejam menos comuns, sugere-se que a prevalência seja menor do que nos adultos (2%-4%). Por outro lado, o impacto negativo na qualidade de vida parece ser semelhante nos dois grupos.[19,20]

Fatores Predisponentes

Em relação aos fatores predisponentes, poucas evidências sugerem uma correlação entre a da RSC e anormalidades anatômicas, como a presença de concha média bolhosa, desvio do septo nasal ou hipertrofia dos cornetos nasais inferiores. Apesar disso, a presença destes tipos de alterações em crianças diagnosticadas com RSC, principalmente aquelas entre 10 e 15 anos, é relativamente frequente.[21,22]

Ao se tratar de infecções virais das vias aéreas superiores, até o momento, não existem estudos suficientes para comprovar o seu papel na patogenia da RSC. Apesar disso, especula-se que estas podem desempenhar importante função na evolução da RSC, tanto pelo edema local, quanto pelo aumento da produção de muco e sua retenção, além de outros fatores já citados anteriormente.[23]

Considerando a exposição ao tabagismo passivo, observou-se que crianças diagnosticadas com RSC apresentam doença mais grave, piores escores clínicos e taxas mais altas de cirurgias revisionais.[18] No entanto, apesar de existirem algumas evidências de que a fumaça do cigarro piore a RSC, são necessários estudos longitudinais para determinar o efeito causador em crianças.

Em relação à rinite alérgica, diversos estudos apontam que os pacientes com RSC têm maior probabilidade de apresentar rinite alérgica e/ou asma.[24-26] No entanto, uma relação causal não pode ser estabelecida entre RA e RSC, especialmente em crianças. Apesar de a alteração da depuração mucociliar e do edema local causado pela RA poder contribuir para o desenvolvimento da RSC, a interação entre as duas doenças não pode ser claramente definida. Ainda assim, deve-se considerar o teste de alergia para pacientes mais velhos com RSC.

Por outro lado, podemos observar uma forte correlação entre asma e RSC. Sedaghat descreve que a RSC crônica afeta a asma brônquica em todas as faixas etárias. De acordo com seu estudo, 18% das crianças com RSC apresentavam asma concomitante.[26] O efetivo controle da RSC, seja clínico seja cirúrgico, é determinante para o controle da asma.[27]

Na avaliação da correlação entre a tonsila faríngea e a RSC pediátrica, estudos apontam o impacto importante no desenvolvimento da doença, especialmente nas crianças mais jovens.[28] Dados comprovam a melhora na RSC em crianças após adenoidectomia,[29] porém nenhum estudo demonstrou a relação do tamanho das adenoides e da presença dos sintomas nasais, sugerindo que a participação das tonsilas faríngeas no desenvolvimento da RSC esteja associada não somente à obstrução mecânica, mas também ao reservatório bacteriano (biofilme) que parece desempenhar papel mais importante na patogenia da RSC.

A relação entre a doença do refluxo gastroesofágico (DRGE) e a RSC em crianças é controversa. Apesar de inúmeros estudos demonstrarem melhora clínica dos pacientes com RSC tratados pela DRGE, ainda não existem evidências que justifiquem o tratamento de rotina da DRGE.[18]

Diagnóstico

O critério diagnóstico para rinossinusite crônica na população pediátrica inclui persistência de sintomas nasossinusais, como obstrução nasal, rinorreia purulenta, tosse, dor ou pressão facial, endoscopia nasal ou tomografia computadorizada de seios paranasais, confirmando os achados sugestivos com período superior a 12 semanas de duração, apesar de tratamento preconizado instituído, incluindo uso de antibióticos, corticoides oral ou tópico ou lavagem nasal com solução fisiológica isotônica.[30]

Em termos de diagnósticos diferenciais, consideramos a fibrose cística (FC), doença autossômica recessiva com mutação ΔF508 no gene codificador da proteína reguladora da condutância transmembrana da FC (CFTR) que leva à formação de secreções mais viscosas e espessas; e a discinesia ciliar primária onde a alteração está na motilidade dos cílios do epitélio da mucosa nasal, levando a um acúmulo de secreção e, consequentemente, tornando-a mais espessa também, favorecendo infecções de vias aéreas superiores, sobretudo causadas pela *Pseudomonas aeruginosa* e *Staphylococcus aureus*.[31] Embora pólipos nasais sejam raros na faixa etária pediátrica, 5% a 86% de crianças com FC apresentem pólipos nasais, além de inflamação crônica da mucosa.[32] A hipótese diagnóstica de FC deve ser considerada em crianças que apresentam pólipos nasais e/ou rinossinusite crônica com manifestação precoce dos sintomas.[18,33]

Em relação às ferramentas de diagnóstico com ênfase em RSC na população pediátrica, algumas considerações devem ser feitas. A endoscopia nasal é fundamental sempre que houver a suspeição clínica. Ela faz parte do exame físico otorrinolaringológico, dando importantes informações como o aspecto da mucosa, presença de pólipos, presença e localização de secreções e sua característica, grau de hipertrofia da tonsila faríngea e sinais de adenoideíte crônica, além de sinais laríngeos do refluxo gastroesofágico.

Assim como na RSA, a realização de tomografia computadorizada e/ou ressonância magnética é discutível. Devem ser solicitadas na suspeita de complicações e em casos de programação cirúrgica. Em todos os outros casos, deve-se avaliar o risco-benefício, por causa dos danos possíveis causados pela radiação.

Tratamento

O tratamento da rinossinusite crônica apresenta um componente clínico e outro cirúrgico. A interface clínica deve contemplar não somente o controle do processo inflamatório, mas também o combate ao foco infeccioso, tendo em vista que a RSC apresenta principalmente um aspecto inflamatório multifatorial, além da infecção bacteriana persistente.[33,18] A drenagem dos seios paranasais geralmente está prejudicada nas formas de RSC, levando a uma infecção bacteriana secundária. Em muitos casos, a administração de antibióticos faz-se necessária nos períodos de agudização por cerca de 3 a 6 semanas, até que o paciente esteja livre de sintomas por 7 a 14 dias. Os antibióticos devem cobrir infecções polimicrobianas, além daquelas causadas por bactérias aeróbicas e anaeróbicas, relacionadas com o biofilme, com o padrão de resistência aos antimicrobianos e com a produção da enzima betalactamase. Futuramente, o teste da reação de cadeia polimerase (PCR) nas amostras de tecido contendo biofilme possibilitará a identificação acurada dos patógenos, otimizando a terapia antimicrobiana.

Estudos recentes demonstraram que o uso de Amoxicilina com Clavulanato ou Axetilcefuroxima pode ser considerado tratamento de primeira linha.[32] Da mesma maneira, baixas doses de macrolídeos via oral por período prolongado podem ser efetivas no tratamento da RSC, diminuindo a virulência e o dado tecidual, causado pela colonização crônica bacteriana, sem erradicar a bactéria, além do aumento na frequência dos batimentos ciliares. As revisões sistemáticas com os macrolídeos são com base em ensaios clínicos com resultados conflitantes e muitos estudos não controlados.[34]

A utilização de Clindamicina, Quinolonas (Levofloxacino ou Moxifloxacino) e outras Cefalosporinas além da primeira geração possui boa recomendação. O uso de antibioticoterapia parenteral, nos casos de falha terapêutica primária em crianças com RSC, produziu respostas efetivas.[35]

Em pacientes portadores de imunodeficiência, fibrose cística e discinesia ciliar primária, o uso profilático de antimicrobianos em associação à administração de imunoglobulina endovenosa pode ser necessário e demonstrou benefícios. O uso de antibiótico ou antifúngico tópico não apresentou resultados favoráveis, não sendo recomendado seu uso sistemático para crianças portadoras de RSC.[18] Por outro lado, a utilização de corticoide tópico e de outras preparações contendo a medicação parece estar associada à diminuição da resposta inflamatória da mucosa, além da redução do crescimento bacteriano, ainda que de forma temporária.[36] Enquanto o Furoato de Mometasona é o único corticoide nasal liberado para pacientes a partir dos 2 anos de idade, sem efeitos colaterais em longo prazo associados ao crescimento ou alteração no eixo hipotalâmico-hipofisário, o Propionato de Fluticasona deve ser utilizado em crianças acima de 4 anos. O uso de corticoide oral pode ser benéfico e seguro quando utilizado de maneira criteriosa para crianças com sintomas severos em curto período de tempo, sendo que o seu uso continuado está associado à maior ocorrência de efeitos colaterais.[37]

Terapias adjuvantes podem ser indicadas, a depender da sintomatologia do paciente. Nesse sentido, crianças com sintomas nasais irritativos podem-se beneficiar do uso de anti-histamínicos via oral durante as crises. Por outro lado, a utilização de rotina dessa medicação não deve ser implementada, uma vez que os anti-histamínicos podem causar espessamento do muco e secreções, favorecendo processos infecciosos secundários. A utilização de lavagem nasal com solução fisiológica isotônica em crianças portadoras de RSC é recomendada uma vez que remove crostas, agentes infecciosos e mediadores inflamatórios, tornando a secreção mais fluida e promovendo alívio imediato dos sintomas.[38,39]

A prevenção e o tratamento de comorbidades, como doença do refluxo gastroesofágico e controle de fatores ambientais, como alérgenos, fumaça de cigarro e exposição a poluentes, explicitados previamente, fazem parte do manejo desses pacientes.[40,41]

O tratamento cirúrgico deve ser indicado de forma criteriosa na população pediátrica.[42] A adenoidectomia é o primeiro passo cirúrgico essencial para conter o reservatório de biofilme que leva a processos infecciosos de repetição nos pacientes com RSC (Vídeo 39-2).[43] Alguns autores mostram uma melhora entre 50% e 60% dos casos.[44,45] A lavagem antral pode ser associada à adenoidectomia. Trata-se de um procedimento simples onde um trocarte ou mesmo um jelco número 14 é inserido pelo meato inferior no seio maxilar para a realização da lavagem com solução salina. Os resultados parecem superiores quando comparados à Adenoidectomia apenas.[46]

A sinuplastia com balão é uma opção menos invasiva e que mostra bons resultados em crianças com RSA de repetição ou RSC. Realiza-se uma dilatação dos óstios naturais dos seios maxilares, frontais e esfenoidais e posterior lavagem (Fig. 39-3 e Vídeo 39-3).[47-49]

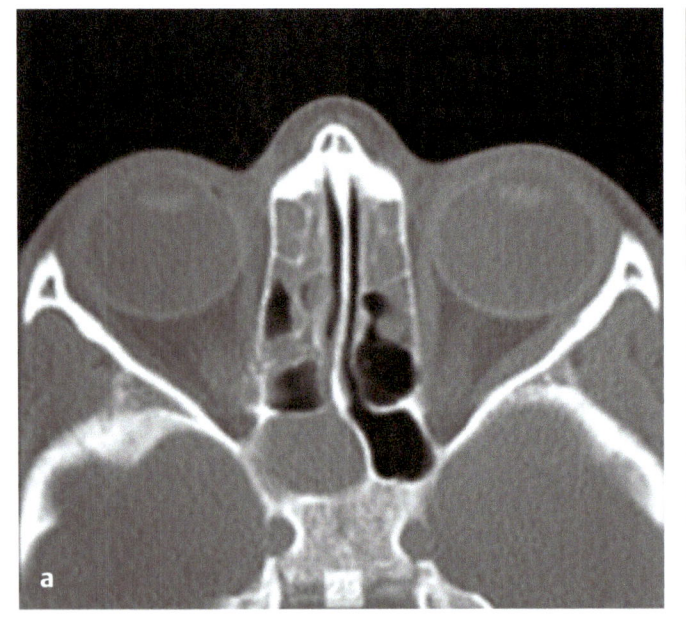

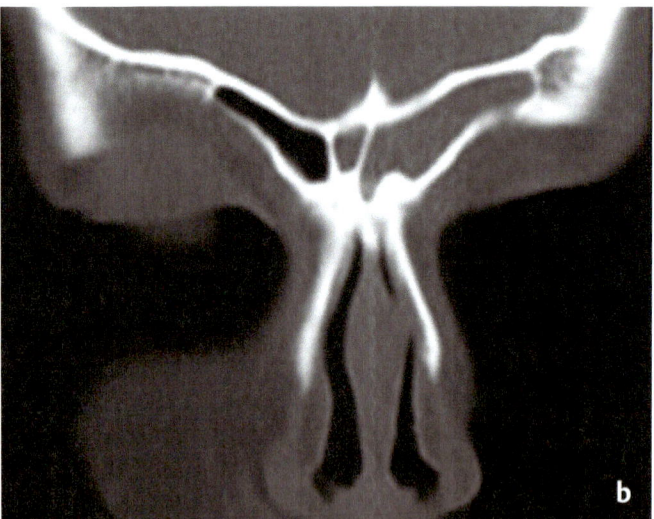

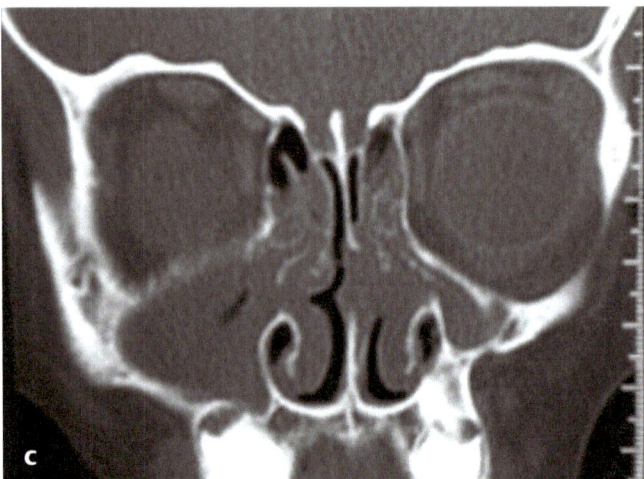

Fig. 39-3. (a-c) Rinossinusite crônica em criança de 7 anos refratário a tratamento clínico. *(Continua)*

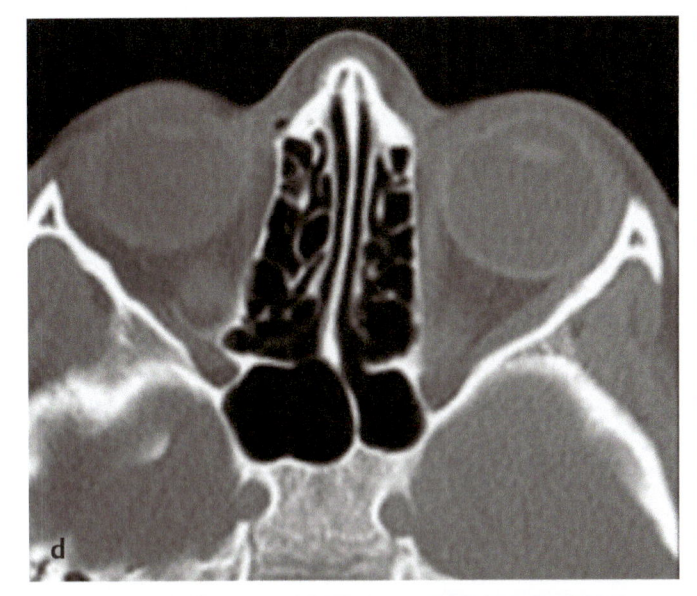

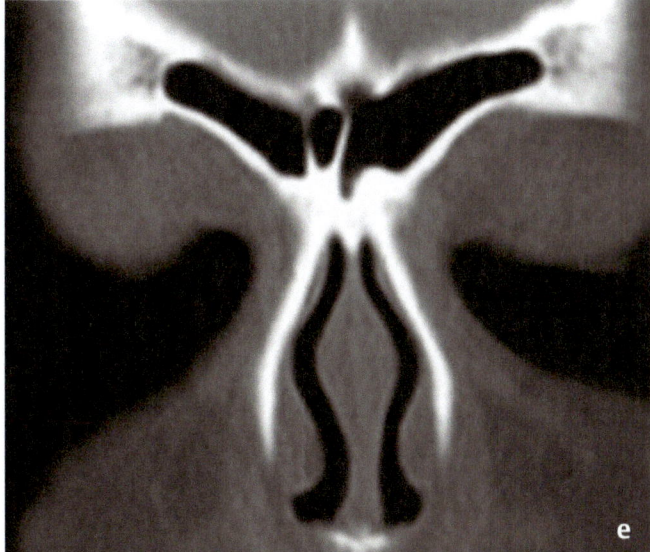

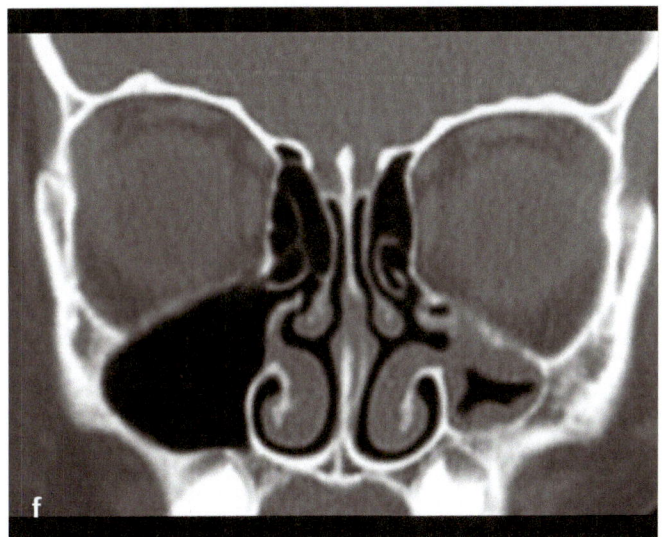

Fig. 39-3. *(Cont.)* **(d-f)** Pós-operatório de sinuplastia com balão de seios maxilar bilateral, frontal esquerdo e esfenoidal direito.

A cirurgia endoscópica nasossinusal é realizada com o objetivo de ampliar os óstios de drenagem dos seios paranasais, além de corrigir eventuais deformidades anatômicas. Geralmente é indicada quando não há evidência de melhora clínica após cirurgia de adenoidectomia, tratamento clínico otimizado, em pacientes portadores de FC, discinesia ciliar primária, em pacientes imunossuprimidos, portadores do vírus da imunodeficiência adquirida (HIV), pacientes oncológicos submetidos à quimioterapia ou portadores de rinossinusite fúngica alérgica (Fig. 39-4 e Vídeo 39-4). Trata-se de um procedimento seguro e eficaz,[45] porém a maior dificuldade se refere aos cuidados pós-operatórios da cavidade cirúrgica, muitas vezes havendo a necessidade de novo procedimento sob anestesia geral em centro cirúrgico para aspiração e desbridamento alguns dias após a cirurgia.

O tratamento da rinossinusite crônica é complexo, evoluindo com falhas e recaídas, além da necessidade de intervenções terapêuticas frequentes. A escolha do tratamento empregado depende de inúmeros fatores, mencionados anteriormente, e por vezes é controversa, uma vez que a análise e interpretação dos resultados associados ao sucesso do tratamento da rinossinusite crônica na faixa etária pediátrica dependem do método de avaliação utilizado.[42]

Em suma, os pacientes pediátricos portadores de RSC podem apresentar sintomas inespecíficos e variados que não necessariamente correspondem aos critérios diagnósticos utilizados na população adulta. Trata-se de uma doença multifatorial com necessidade de abordagem multidisciplinar. O tratamento deve levar em consideração as particularidades da presença do biofilme na mucosa, os episódios sucessivos de infecção bacteriana secundária, além dos fatores de risco ou predisponentes que podem levar a uma progressão da doença, intensificação dos sintomas nasossinusais e dano tecidual. Ampliar as fronteiras do conhecimento sobre as particularidades da imunidade inata especialmente na faixa etária pediátrica pode ser um mecanismo primordial para o combate e enfrentamento dessa doença complexa e desafiadora.

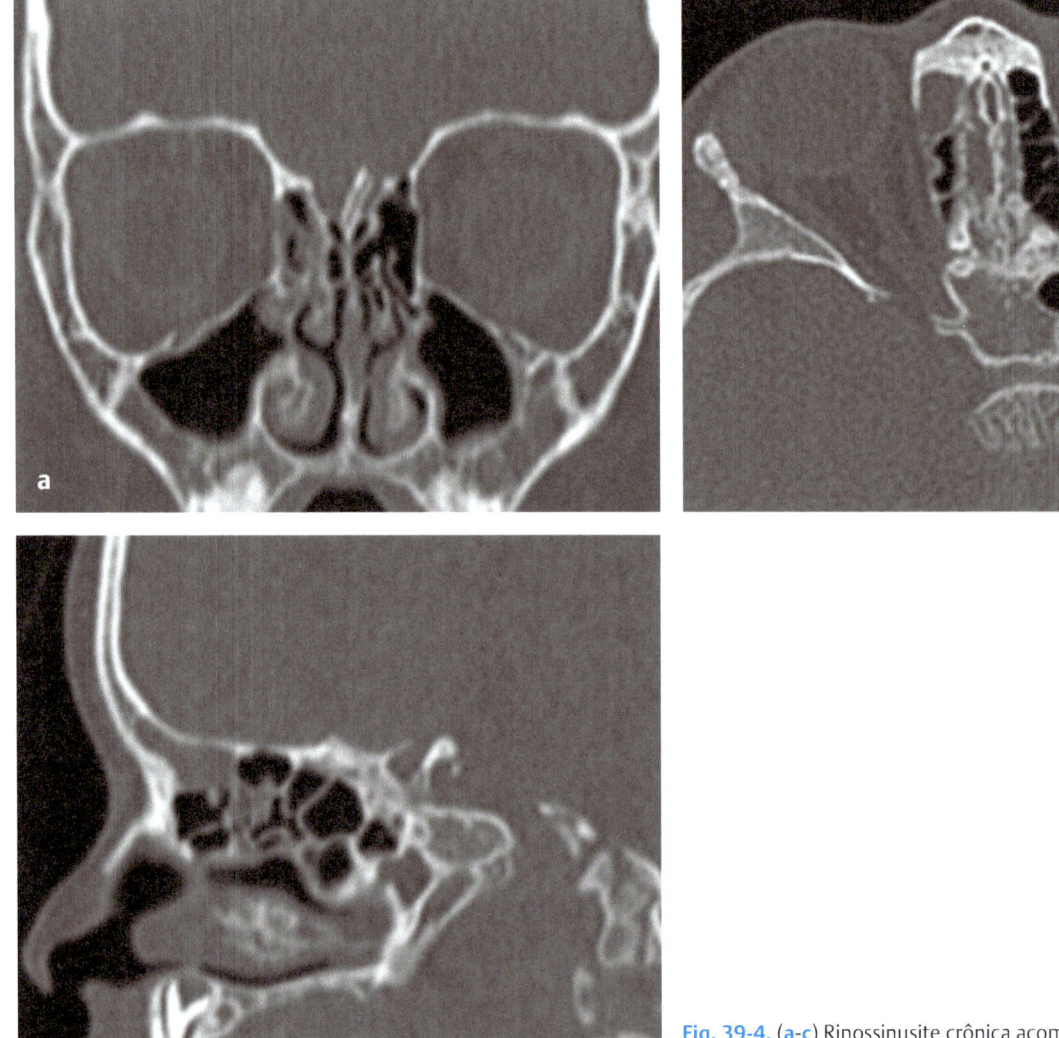

Fig. 39-4. (a-c) Rinossinusite crônica acometendo seios frontal, etmoidal anterior e infundíbulo maxilar direito, refratário ao tratamento clínico. *(Continua)*

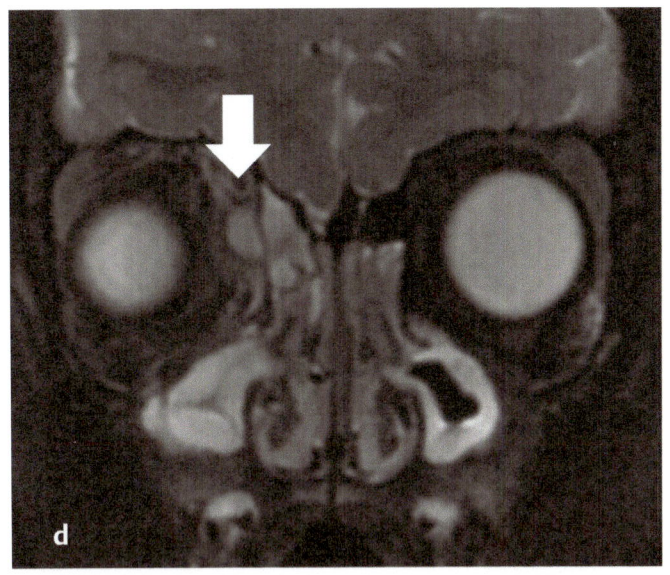

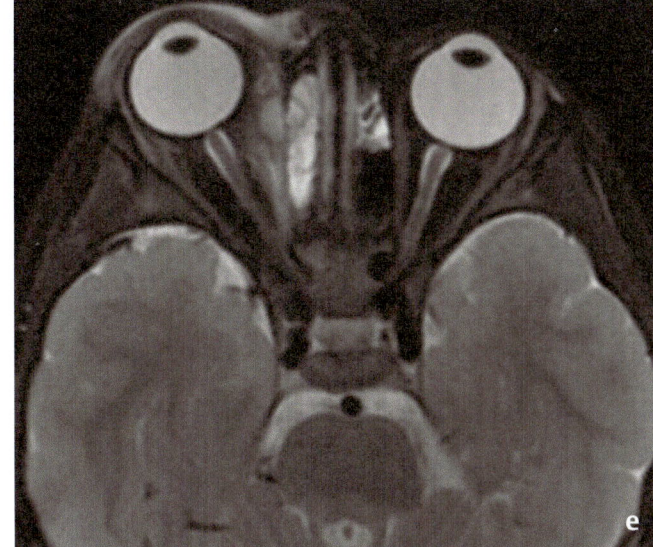

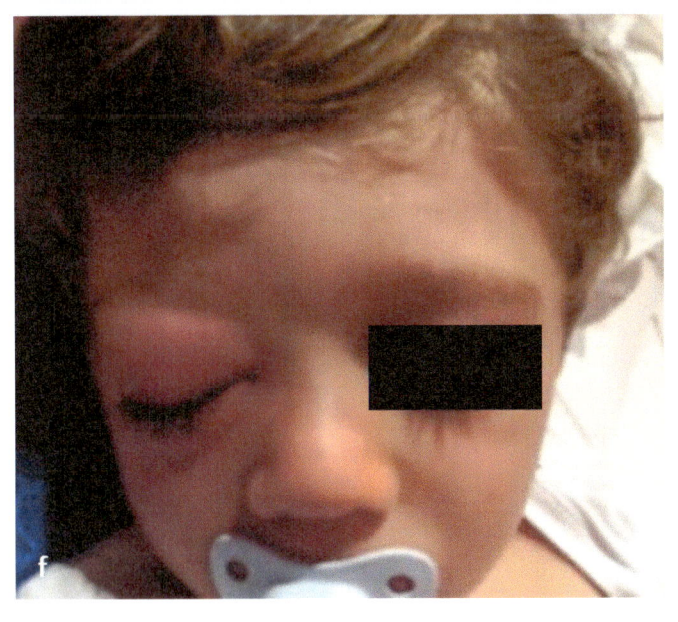

Fig. 39-4. *(Cont.)* **(d-f)** Abscesso subperiosteal direito (seta) em uma das agudizações, tratado, com sucesso, clinicamente.

REFERÊNCIAS BIBLIOGRÁFICAS

1. DeMuri G, Wald ER. Acute bacterial sinusitis in children. Pediatr Rev. 2013;34(10):429-37; quiz 437.
2. Wald ER, Milmoe GJ, Bowen A, et al. Acute maxillary sinusitis in children. N Engl J Med. 1981;304(13):749-54.
3. Wald ER, Reilly JS, Casselbrant M, et al. Treatment of acute maxillary sinusitis in childhood: a comparative study of amoxicillin and cefaclor. J Pediatr. 1984;104(2):297-302.
4. Hsin C-H, Tsao C-H, Su M-C, Chou M-C, Liu C-M. Comparison of maxillary sinus puncture with endoscopic middle meatal culture in pediatric rhinosinusitis. Am J Rhinol. 2008;22(3):280-4.
5. Block SL, Hedrick J, Harrison CJ, et al. Community-wide vaccination with the heptavalent pneumococcal conjugate significantly alters the microbiology of acute otitis media. Pediatr Infect Dis J. 2004;23(9):829-33.
6. Pichichero M, Casey J, Center K. Efficacy of PCV13 in prevention of AOM and NP colonization in children: first year of data from the US. Paper presented at the Eighth International Symposium of Pneumococci and Pneumococcal Diseases. 2012;(Brazil).
7. Payne SC, Benninger MS. Staphylococcus aureus is a major pathogen in acute bacterial rhinosinusitis: a meta-analysis. Clin Infect Dis. 2007;45(10):e121-7.
8. Wald ER. Staphylococcus aureus: is it a pathogen of acute bacterial sinusitis in children and adults? Clin Infect Dis. 2012;54(6):826-31.
9. Wald ER, Nash D, Eickhoff J. Effectiveness of amoxicillin/clavulanate potassium in the treatment of acute bacterial sinusitis in children. Pediatrics. 2009;124(1):9-15.
10. Gwaltney JM, Phillips CD, Miller RD, Riker DK. Computed tomographic study of the common cold. N Engl J Med. 1994;330(1):25-30.
11. Kovatch AL, Wald ER, Ledesma-Medina J, et al. Maxillary sinus radiographs in children with nonrespiratory complaints. Pediatrics. 1984;73(3):306-8.
12. Garbutt JM, Goldstein M, Gellman E, et al. A randomized, placebo-controlled trial of antimicrobial treatment for children with clinically diagnosed acute sinusitis. Pediatrics. 2001;107(4):619-25.
13. Kristo A, Uhari M, Luotonen J, et al. Cefuroxime axetil versus placebo for children with acute respiratory infection and

13. imaging evidence of sinusitis: a randomized, controlled trial. Acta Paediatr. 2005;94(9):1208-13.
14. Wald ER, Chiponis D, Ledesma-Medina J. Comparative effectiveness of amoxicillin and amoxicillin-clavulanate potassium in acute paranasal sinus infections in children: a double-blind, placebo-controlled trial. Pediatrics. 1986;77(6):795-800.
15. Bradley JS, Jackson MA, Committee on Infectious Diseases, American Academy of Pediatrics. The use of systemic and topical fluoroquinolones. Pediatrics. 2011;128(4):e1034-45.
16. Gallant J-N, Basem JI, Turner JH, et al. Nasal saline irrigation in pediatric rhinosinusitis: A systematic review. Int J Pediatr Otorhinolaryngol. 2018;108:155-62.
17. Satdhabudha A, Utispan K, Monthanapisut P, Poachanukoon O. A randomized controlled study comparing the efficacy of nasal saline irrigation devices in children with acute rhinosinusitis. Asian Pac J Allergy Immunol. 2017;35(2):102-7.
18. Fokkens WJ, Lund VJ, Hopkins C, et al. European Position Paper on Rhinosinusitis and Nasal Polyps 2020. Rhinology. 2020;58:1-464.
19. Sami AS, Scadding GK. Rhinosinusitis in secondary school children-part 2: main project analysis of MSNOT-20 Young Persons Questionnaire (MSYPQ). Rhinology. 2014;52(3):225-30.
20. Gilani S, Shin JJ. The Burden and Visit Prevalence of Pediatric Chronic Rhinosinusitis. Otolaryngol Head Neck Surg. 2017;157(6):1048-52.
21. Haruna S, Sawada K, Nakajima T, Moriyama H. Relationship between pediatric sinusitis and middle turbinate pneumatization--ethmoidal sinus pyocele thought to be caused by middle turbinate pneumatization. Int J Pediatr Otorhinolaryngol. 2005;69(3):375-9.
22. Kim HJ, Jung Cho M, Lee J-W, et al. The relationship between anatomic variations of paranasal sinuses and chronic sinusitis in children. Acta Otolaryngol. 2006;126(10):1067-72.
23. Heath J, Hartzell L, Putt C, Kennedy JL. Chronic Rhinosinusitis in Children: Pathophysiology, Evaluation, and Medical Management. Curr Allergy Asthma Rep. 2018;18(7):37.
24. Silviu-Dan F. Pediatric chronic rhinosinusitis. Pediatr Ann. 2014;43(8):e201-9.
25. Leo G, Piacentini E, Incorvaia C, et al. Chronic rhinosinusitis and allergy. Pediatr Allergy Immunol. 2007;18:19-21.
26. Sedaghat AR, Phipatanakul W, Cunningham MJ. Prevalence of and associations with allergic rhinitis in children with chronic rhinosinusitis. Int J Pediatr Otorhinolaryngol. 2014;78(2):343-7.
27. Hoffmans R, Wagemakers A, van Drunen C, et al. Acute and chronic rhinosinusitis and allergic rhinitis in relation to comorbidity, ethnicity and environment. PLoS One. 2018;13(2):e0192330.
28. Neff L, Adil EA. What is the role of the adenoid in pediatric chronic rhinosinusitis? Laryngoscope. 2015;125(6):1282-3.
29. Belcher R, Virgin F. The Role of the Adenoids in Pediatric Chronic Rhinosinusitis. Med Sci (Basel). 2019;7(2).
30. Brietzke SE, Shin JJ, Choi S, et al. Clinical consensus statement: pediatric chronic rhinosinusitis. Otolaryngol Head Neck Surg. 2014;151(4):542-53.
31. Ryan MW, Brooks EG. Rhinosinusitis and comorbidities. Curr Allergy Asthma Rep. 2010;10(3):188-93.
32. Leo G, Triulzi F, Incorvaia C. Diagnosis of chronic rhinosinusitis. Pediatr Allergy Immunol. 2012;23 Suppl 22:20-6.
33. Tan R, Spector S. Pediatric sinusitis. Curr Allergy Asthma Rep. 2007;7(6):421-6.
34. Liu Y-CC, Post JC. Biofilms in pediatric respiratory and related infections. Curr Allergy Asthma Rep. 2009;9(6):449-55.
35. Adappa ND, Coticchia JM. Management of refractory chronic rhinosinusitis in children. Am J Otolaryngol. 2006;27(6):384-9.
36. Rachelefsky G, Farrar JR. Are you comfortable with over-the-counter intranasal steroids for children? A call to action. J Allergy Clin Immunol Pract. 2014;2(3):271-4.
37. Mullol J, Obando A, Pujols L, Alobid I. Corticosteroid treatment in chronic rhinosinusitis: the possibilities and the limits. Immunol Allergy Clin North Am. 2009;29(4):657-68.
38. Desrosiers M, Evans GA, Keith PK, et al. Canadian clinical practice guidelines for acute and chronic rhinosinusitis. Allergy Asthma Clin Immunol. 2011;7(1):2.
39. Principi N, Esposito S. New insights into pediatric rhinosinusitis. Pediatr Allergy Immunol. 2007;18:7-9.
40. Criddle MW, Stinson A, Savliwala M, Coticchia J. Pediatric chronic rhinosinusitis: a retrospective review. Am J Otolaryngol. 2008;29(6):372-8.
41. Schreiber S, Garten D, Sudhoff H. Pathophysiological mechanisms of extraesophageal reflux in otolaryngeal disorders. Eur Arch Otorhinolaryngol. 2009;266(1):17-24.
42. Cazzavillan A, Castelnuovo P, Berlucchi M, et al. Management of chronic rhinosinusitis. Pediatr Allergy Immunol. 2012;23 Suppl 22:32-44.
43. Ramadan HH. Chronic rhinosinusitis in children. Int J Pediatr. 2012;2012:573942.
44. Vandenberg SJ, Heatley DG. Efficacy of adenoidectomy in relieving symptoms of chronic sinusitis in children. Arch Otolaryngol Head Neck Surg. 1997;123(7):675-8.
45. Ramadan HH. Adenoidectomy vs endoscopic sinus surgery for the treatment of pediatric sinusitis. Arch Otolaryngol Head Neck Surg. 1999;125(11):1208-11.
46. Ramadan HH, Cost JL. Outcome of adenoidectomy versus adenoidectomy with maxillary sinus wash for chronic rhinosinusitis in children. Laryngoscope. 2008;118(5):871-3.
47. Ramadan HH. Safety and feasibility of balloon sinuplasty for treatment of chronic rhinosinusitis in children. Ann Otol Rhinol Laryngol. 2009;118(3):161-5.
48. Ramadan HH, McLaughlin K, Josephson G, et al. Balloon catheter sinuplasty in young children. Am J Rhinol Allergy. 2010;24(1): e54-56.
49. Sedaghat AR, Cunningham MJ. Does balloon catheter sinuplasty have a role in the surgical management of pediatric sinus disease? Laryngoscope. 2011;121(10):2053-4.

MALFORMAÇÕES E TUMORES CONGÊNITOS DA LINHA MÉDIA

Melissa A. G. Avelino ▪ Rebecca Maunsell

INTRODUÇÃO

Antes de iniciarmos este capítulo vale ressaltar que os recém-nascidos são respiradores nasais preferenciais até 4-6 meses de vida. A proximidade do palato mole com a epiglote e o volume ocupado pela língua na cavidade oral do recém-nascido dificultam a passagem de ar e a respiração oral nesta faixa etária. Assim, as obstruções das cavidades nasais podem causar desconforto respiratório significativos e sintomas, como taquipneia, retração de fúrcula e intercostal, quedas de saturação e cianose, caracterizando situações de emergência. A intensidade dos sintomas depende da localização, do tipo e intensidade deste comprometimento, se esta atinge uma ou ambas as cavidades nasais.

Ao avaliar um recém-nascido com qualquer malformação craniofacial é imperativo o reconhecimento do comprometimento da via aérea para a identificação de sinais de alerta e prevenção de situações de risco respiratório que podem acontecer em casa, por exemplo, durante as mamadas. Em um estudo, 65% dos pacientes com anomalias craniofaciais exigiram algum manejo das vias aéreas, variando desde manobras de posicionamento, favorecendo a passagem de ar, até a necessidade de uma traqueostomia, sendo que 80% destas intervenções foram no primeiro mês de vida.[1]

Muitos destes neonatos com malformações nasais e do terço médio da face necessitam de monitoramento respiratório em unidade de terapia intensiva, podendo haver necessidade de intubação orotraqueal. O uso de suportes não invasivos pode ser dificultado pela obstrução nasal, assim, é importante que, quando possível, a avaliação pelo otorrinolaringologista seja precoce, pois a identificação do ponto de obstrução pode ajudar na escolha do suporte mais eficiente com um planejamento efetivo do que possa ser necessário, como um cateter de O2, a VNI ou o CPAP.

As malformações nasais podem ocorrer de forma isolada ou fazer parte de uma síndrome com obstruções em diferentes níveis da via aérea. Dentre as mais frequentes temos como causa de obstrução no nível da cavidade nasal e terço médio da face: as estenoses de abertura piriforme (EAP), a síndrome de CHARGE e as craniostenoses (Crouzon, Apert, Pfeiffer), já as obstruções no nível oromandibular temos as síndromes de Stickler, Treacher Collins e as microssomias craniofacial e mandibular.[2] No caso da Síndrome de Treacher Collins ainda podemos ter também atresia uni ou bilateral de coanas, enquanto na síndrome CHARGE é possível também hipotonia faringolaríngea e a laringomalácia associada. É importante

Quadro 40-1. Síndromes que frequentemente cursam com malformações nasais associadas e tipos de malformações esperadas

Síndromes que cursam com malformações	Malformações nasais associadas
Estenose congênita de abertura piriforme	- EAP - Estenose médio-nasal
CHARGE	- Atresia unilateral de coana - Atresia bilateral de coanas - Hipotonia faringolaríngea - Laringomalácia
Craniostenoses (Crouzon, Apert, Pfeiffer)	- Estenose médio nasal - Atresia de coana - Hipoplasia médio-facial - Anormalidades traqueais congênitas
Treacher-Collins	- Atresia uni ou bilateral de coanas - Micrognatia severa

que o otorrinolaringologista que atue na otorrinolaringologia pediátrica terciária tenha familiaridade com estas síndromes e com as malformações e características clínicas associadas a elas (Quadro 40-1).

O EXAME FÍSICO DO NARIZ NO RECÉM-NASCIDO

Apesar da pequena dimensão do nariz no recém-nascido, o otorrinolaringologista deve estar apto a realizar o exame físico do mesmo. O exame começa pela inspeção da pele e do formato do nariz atentando para a presença de outros defeitos ou anormalidades da linha média e/ou assimetrias faciais, assim como a presença de pequenos orifícios (fístulas). Durante a inspeção e palpação podemos observar eventuais alargamentos da base nasal, hipoplasia dos ossos próprios, encurtamentos de columela, presença de fístulas, manchas ou depressões, abaulamentos e tumorações, pilificação. É importante lembrar que algumas tumorações podem ficar mais evidentes durante o choro.

Uma primeira inspeção da porção anterior da fossa nasal pode ser feita com o otoscópio (Fig. 40-1) e é bastante útil para verificar a presença de secreções, desvios septais obstrutivos e antever, assim, a necessidade de aspiração ou irrigação antes de proceder ao exame endoscópio.

O exame com o nasofibrolaringoscópio (NFL) deve ser realizado sem o uso de anestésico, mas pode ser utilizada uma solução salina ou xilocaína gel para facilitar o deslizamento

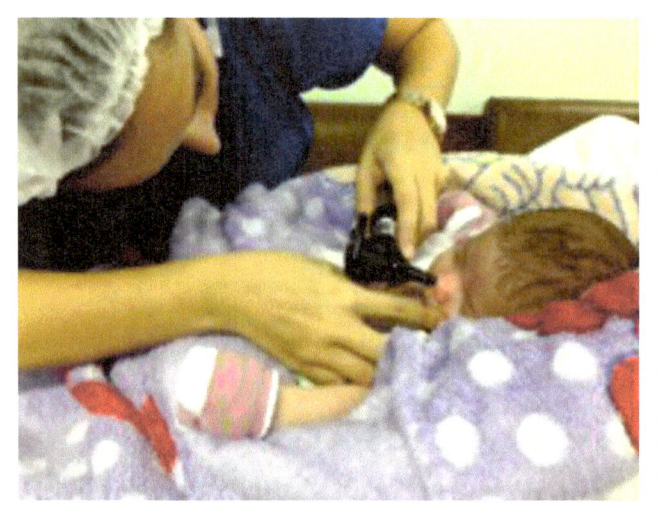

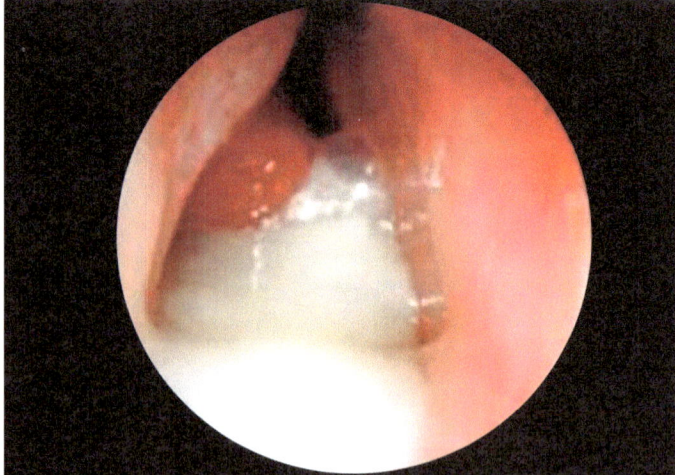

Fig. 40-1. Rinoscopia anterior de RN com otoscópio à esquerda, e secreção purulenta vista em rinoscopia na foto à direita de uma endoscopia.

da fibra. Não é necessário o uso de NFL pediátricos, aliás, é interessante que o primeiro exame seja com um NFL habitual de 3,2 mm. A passagem de um NFL particularmente na região anterior do nariz por si só pode descartar a presença de estreitamentos anteriores no nível da abertura piriforme. Se o NFL passar pela região anterior do nariz, mas não conseguir ultrapassar a porção média por causa do contato da concha nasal inferior com o septo nasal, suspeita-se de estreitamentos na porção médio-nasal, e ao chegar à coana é possível verificar também a patência da mesma. Assim, a simples passagem do NFL é capaz de fazer o diagnóstico topográfico das obstruções estruturais, além de visualizar a presença de massas, secreções e eventuais desvios septais associados.

Quando não é possível a visualização com o exame endoscópico do nariz, o exame de imagem é imprescindível para o diagnóstico e planejamento terapêuticos, particularmente na presença de sintomatologia significativa, como veremos a seguir.

Com alguma habilidade, é possível o exame da faringe e laringe, passando-se o NFL pela cavidade oral em recém-nascidos para descartar outras lesões obstrutivas, além da cavidade nasal, como cistos faríngeos e laríngeos, paralisia de pregas vocais e membranas laríngeas.

EMBRIOLOGIA NASAL

O desenvolvimento embriológico do nariz começa no início da quarta semana de gestação. O nariz é derivado da proeminência frontonasal mediana única e das proeminências maxilares pareadas. As proeminências surgem da proliferação e migração das células da crista neural durante a quarta semana. As proeminências dão origem aos placódios nasais bilaterais no fim da quarta semana. O mesênquima na periferia dos placódios prolifera, criando proeminências mediais e laterais de depressões centrais chamadas de fossas nasais. As fossas nasais são o primórdio das narinas e cavidades nasais.[3]

Os placódios nasais são de origem ectodérmica, e durante a quinta semana, estes placódios invaginam e se estendem posteriormente para formar a cavidade nasal que é separada da cavidade oral por uma fina membrana nasobucal, a ruptura desta por volta da sexta semana vai formar a coana posterior. O epitélio em torno do prosencéfalo se espessa para se tornar células sensoriais olfativas. O processo da maxila se funde anteriormente com o processo nasal lateral e medial e forma o sulco nasolacrimal. O septo nasal e a pré-maxila são formados a partir do processo frontonasal. As prateleiras palatais da maxila crescem medialmente para fundir uma com a outra e o septo e formar o palato secundário. As narinas são ocluídas com um tampão epitelial até cerca de 24 semanas de gestação, quando este reabsorve.[4]

ESTENOSE DE ABERTURA PIRIFORME

Comparada à atresia de coanas que tem uma incidência estimada variando entre 5.000-8.000 nascidos vivos, a estenose de abertura piriforme (EAP) é bem menos comum com uma incidência talvez subestimada, mas descrita de 1:25.000 nascidos.[5] É extremamente importante que o otorrinolaringologista conheça esta entidade visto que, dada a sua raridade, muitos pediatras e neonatologistas e, mesmo radiologistas, não estão familiarizados com a mesma. Ela ocorre mais comumente de forma isolada, mas pode ser uma variante da holoprosencefalia. A holoprosencefalia é uma malformação cerebral resultante da separação incompleta dos prosencéfalos dos hemisférios direito e esquerdo. Existe um amplo espectro de apresentação clínica desta malformação que pode cursar com fissura palatina e outras malformações cerebrais. A presença de um incisivo central único é considerada uma forma menos grave da holoprosencefalia e ocorre em cerca de metade dos casos de EAP.[6]

O palato primário é formado pela fusão da migração medial das proeminências maxilares e das proeminências nasais mediais. Já a fusão das proeminências nasais laterais com as proeminências maxilares vai formar os ossos laterais da abertura piriforme. Uma deficiência na formação do palato primário pode então levar a uma EAP. Isto ocorre por causa de uma migração medial das "prateleiras palatinas" durante a sexta semana de vida que ficam mais próximas da linha média que o normal. O palato primário deficiente seria então responsável pela abertura estreita, palato em formato triangular e incisivo central único que pode estar associado à EAP. A migração exagerada das prateleiras palatinas pode ser a responsável pela crista óssea observada ao longo da face inferior do palato. Uma outra possibilidade para EAP seria um crescimento exagerado do processo nasal da maxila, visto que exames de imagem frequentemente evidenciam um espessamento do osso nesta região.[3]

A apresentação clínica da EAP é semelhante a qualquer outra causa de obstrução nasal no recém-nascido. Os sintomas vão depender da intensidade e grau da obstrução, mas são tipicamente: a presença de ruído respiratório tipo estertor ou *ronco*, taquipneia, apneia obstrutiva exacerbada pelas mamadas, desconforto respiratório e episódios de cianose com ou sem quedas de saturação. Pode haver ainda dificuldade de ganho ponderal e engasgos em razão da incoordenação sucção-deglutição-respiração. Como ocorre sempre nos casos em que a obstrução é exclusivamente nasal. Nestes casos observam-se melhora do desconforto e cianose com o choro, pois este vai permitir a respiração também oral.

O exame físico confirma o diagnóstico quando se observa a impossibilidade de progressão do endoscópio flexível já na parte anterior da cavidade nasal. No entanto, por causa da impossibilidade de avaliar endoscopicamente o restante da fossa nasal, não é possível descartar outras patologias e pontos de obstrução associados. A EAP deve ser suspeitada em crianças sem anomalias craniofaciais evidentes onde não é possível progredir um fibroscópio, e a tomografia computadorizada (TC) revela uma distância entre os processos nasais da maxila de 11 mm ou menos.[6] Para alguns autores,[7] no entanto, a medida mínima seria de 8 mm, considerando que o normal varia de 8,8 mm a 17,2 mm. Esta medida deve ser realizada em um corte axial passando no nível do meato inferior (Fig. 40-2).

A tomografia computadorizada (TC) de seios da face deve ser solicitada com cortes axiais e coronais de 1 mm com extensão para o crânio, visto a possibilidade de malformações cerebrais associadas, por isso é importante a avaliação clínica das potenciais especialidades envolvidas, evitando exposição repetida da criança à radiação. Como não há necessidade de contraste, este é um exame que pode ser realizado sem a necessidade de anestesia nesta faixa etária. É importante ressaltar a necessidade do estudo da imagem junto ao radiologista visto que, em decorrência da raridade desta situação, nem sempre os radiologistas estarão familiarizados com ela. A TC vai permitir ainda avaliar a presença de incisivo central único e alterações encefálicas que caracterizam o caso como EAP isolada ou uma variante da holoprosencefalia (Fig. 40-3).

Algumas vezes a TC permite antever estreitamentos também na porção médio-nasal, prevendo a necessidade de abordagem das conchas inferiores no caso de tratamento cirúrgico.

O tratamento da EAP sempre dependerá da severidade dos sintomas respiratórios apresentados e poderá variar de expectante com higiene nasal, uso de corticosteroides tópicos e descongestionantes, dilatações nasais, cirurgias para correções das alterações ósseas características da EAP, como broqueamento dos processos nasais da maxila e/ou expansão rápida da maxila.[8] As maiores séries de casos [9,10] recomendam inicialmente o tratamento conservador por pelo menos 2 semanas antes de se considerar a cirurgia. Na maior parte dos casos ocorre uma estabilização do quadro nas primeiras semanas ou meses de vida com o crescimento facial. São critérios para indicação de tratamento cirúrgico: a presença de apneia, dificuldade de ganho pôndero-estatural, necessidade de manutenção de via alternativa de alimentação ou a persistência de necessidade de assistência ventilatória.

A cirurgia mais utilizada é o que alguns chamam de *mini-degloving*, onde é realizada uma incisão sublabial (Fig. 40-4) e, após o descolamento da mucosa, uma broca é utilizada para expandir a abertura piriforme inferior e lateralmente. Nestes casos, é importante o cuidado para evitar lesões do ducto nasolacrimal lateralmente e dos brotos dentários inferiormente.[4]

Em relação ao uso de *stents* ou moldes após o procedimento, muitos autores recomendam o uso por pelo menos 1 semana para contenção de edema e manutenção da patência nasal. Quando há associação de outras malformações recomenda-se o uso mais prolongado dos *stents* (Fig. 40-4).

Em uma boa parte dos casos há uma melhora parcial do quadro clínico, mas procedimentos cirúrgicos podem ser necessários mais tardiamente, pois a criança pode apresentar persistência de apneia obstrutiva do sono, atraso no desenvolvimento e distúrbios de deglutição que dificultam o ganho ponderal.

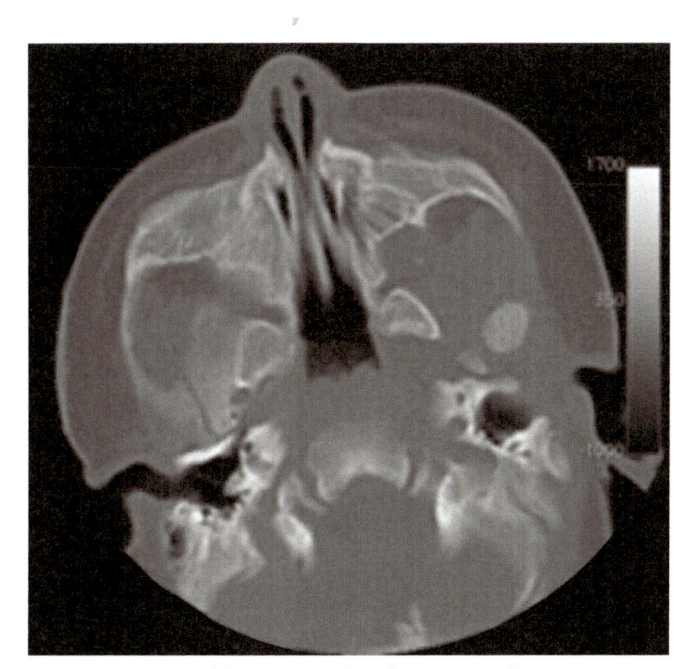

Fig. 40-2. Corte axial de TC passando pelos meatos inferiores em que se observa aumento dos processos nasais da maxila com consequente redução da abertura piriforme.

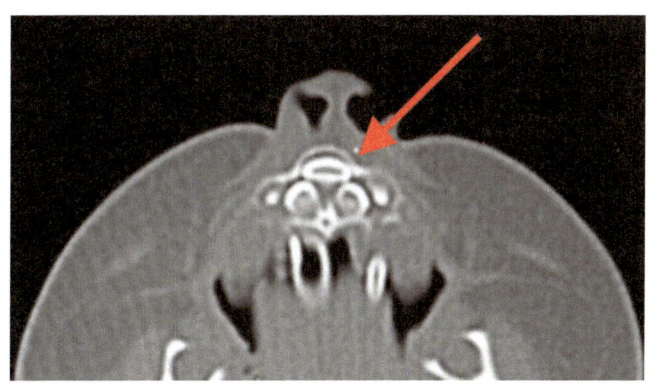

Fig. 40-3. Corte axial de TC evidenciando incisivo central único (seta) em criança com holoprosencefalia e EAP associada.

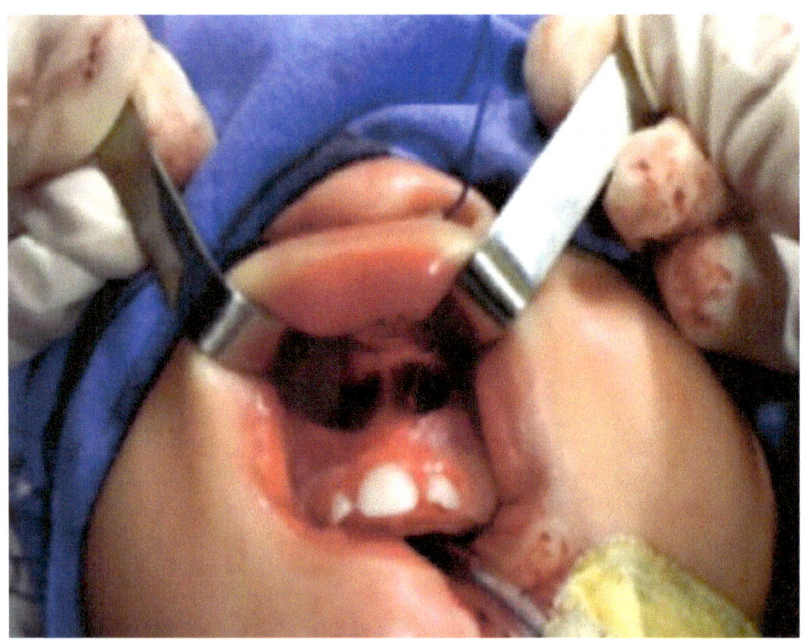

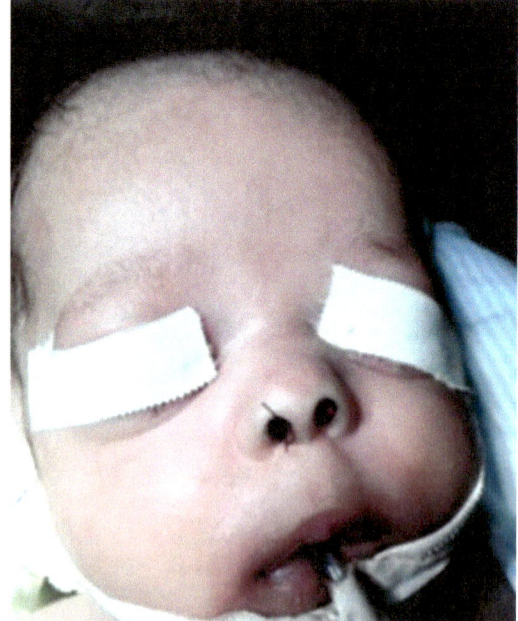

Fig. 40-4. Cirurgia de EAP: à esquerda, acesso sublabial tipo *mini-degloving* para correção de EAP com broqueamento dos excedentes ósseos; à direita, porção de cânula endotraqueal 3,5 mm adaptada como *stent* após cirurgia de EAP com fixação transeptal.

ESTENOSES MÉDIO-NASAIS CONGÊNITAS

A estenose médio-nasal é uma entidade mal definida que foi descrita como alteração isolada pela primeira vez, em 2004.[11] O estreitamento da porção médio-nasal pode ocorrer em associação a outras malformações nasais, como a EAP e a atresia de coanas ou ainda a síndromes com hipoplasia de andar médio da face particularmente as craniostenoses sindrômicas. Graham *et al.*, em 2019,[12] estudaram 50 pacientes na tentativa de caracterizar a anatomia nasal de pacientes com craniostenose com medidas objetivas. Os autores utilizaram medidas realizadas em cortes axiais de TC utilizando como pontos de referência a abertura piriforme, a coana e pontos a 50% e 75% destas distâncias e encontraram que, nos pacientes com atresia coanal, apresentavam estreitamento apenas da porção posterior do nariz, enquanto pacientes com EAP e síndromes de Apert e Crouzon apresentavam estreitamentos de toda a fossa nasal.

Mais raramente encontramos crianças não sindrômicas e sem qualquer evidência de malformação craniofacial com fossas nasais estreitas. A característica principal desta malformação é a constatação de um estreitamento na porção médio-nasal com dificuldade de progredir um NFL além da porção anterior da concha inferior (Fig. 40-5a), impedindo a visualização da concha média.[13] O diagnóstico é confirmado com uma TC de seios da face que além de excluir a presença de uma atresia coanal associada, revela um osso nasal *espessado* e uma redução do espaço entre o corneto inferior e o septo (Fig. 40-5b). Levi *et al.*, em um estudo tomográfico recente comparando crianças com diagnóstico clínico de atresia médio-nasal e um grupo controle, encontraram em todas uma obstrução completa entre o corneto médio e o septo com medidas significativamente menores do que no grupo controle.

Na maior parte dos casos relatados na literatura o tratamento deve ser inicialmente conservador eventualmente com uso de corticosteroides em *spray* e vasoconstritores por tempo limitado, considerando o seu uso *off-label* no caso de recém-nascidos. Diversos autores, no entanto, descrevem possibilidades cirúrgicas quando há persistência de sintomas significativos como crises de cianose e quedas de saturação, retração de fúrcula e taquipneia, baixo ganho ponderal apesar destas medidas. As opções cirúrgicas incluem: luxação e lateralização das conchas inferiores associado ou não à dilatação nasal (Fig. 40-5c e d) ou dilatação nasal isolada com velas uretrais ou vaginas. Também há relato de usos de *stents* após estes procedimentos para contenção de edema e manutenção imediata da patência nasal no pós-operatório imediato. Apesar de a luxação e lateralização das conchas nasais e dilatação nasal terem uma durabilidade questionável, o crescimento da criança tende a favorecer a melhora gradual dos sintomas até os primeiros 6 meses a 1 ano de vida.

ENCEFALOCELES E GLIOMAS

Os tumores congênitos da linha média são raros e têm incidência de 1:30.000 nascidos vivos nos EUA e de 1:6.000 na população asiática. Elas podem ser divididas em três grupos de acordo com o tecido de origem: os tumores neurogênicos (gliomas, encefaloceles, neurofibromas), os cistos dermoides (origem do ectoderma e mesoderma) e os hemangiomas (origem mesoderma).

As encefaloceles são 3 vezes mais frequentes no sexo masculino que no feminino, sem tendência familiar. Em cerca de 40% dos casos estas lesões estão associadas a outras anomalias.[4]

As encefaloceles ocorrem por causa da herniação do conteúdo craniano através de um defeito da base do crânio. Este conteúdo pode incluir apenas as meninges, caracterizando as meningoceles, ou pode envolver as meninges e o tecido cerebral, caracterizando as meningoencefaloceles. Já os gliomas são encefaloceles que perderam a conexão intracraniana,

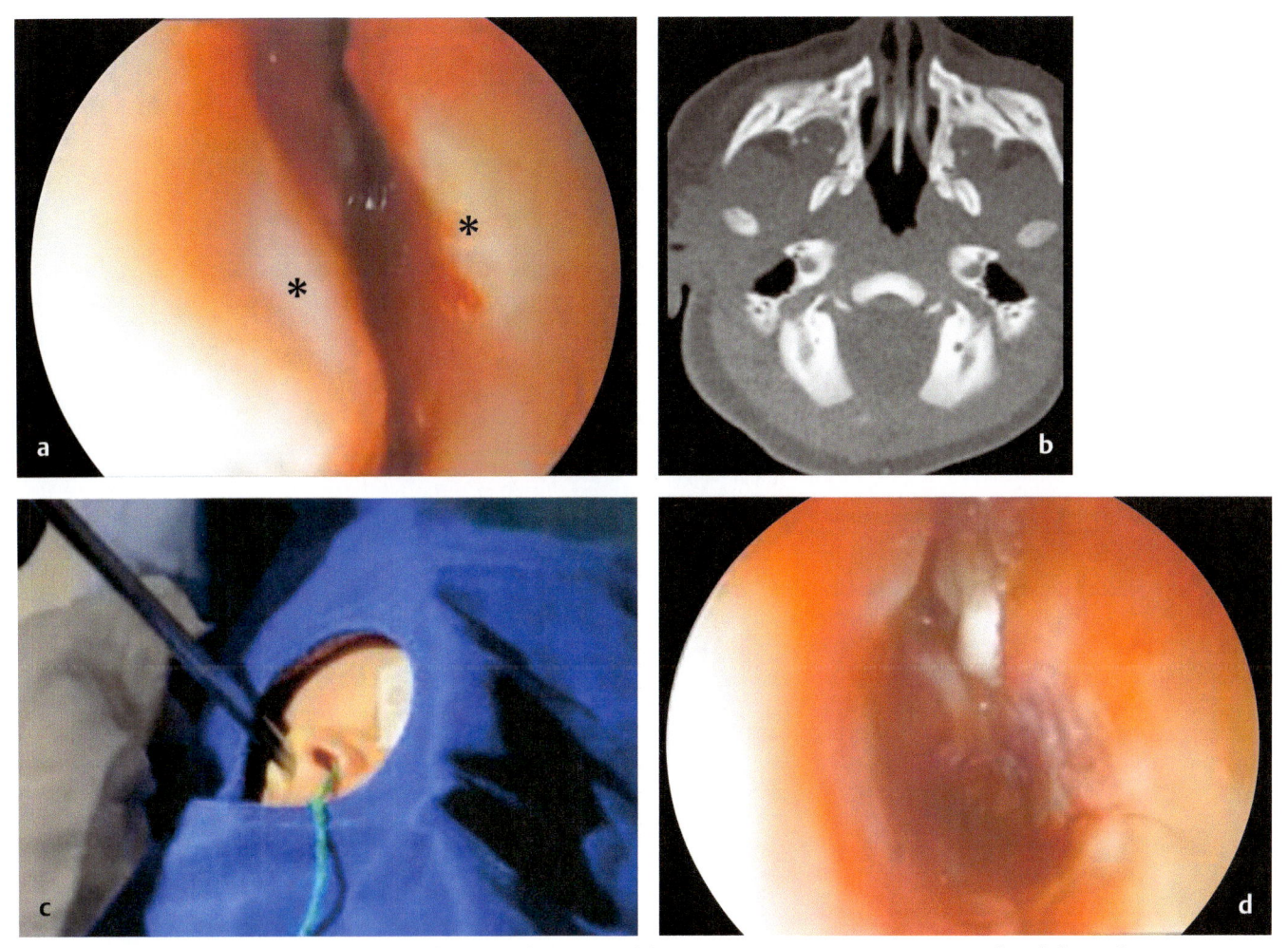

Fig. 40-5. Estenose médio-nasal: (**a**) imagem endoscópica de fossa nasal direita com impressão isquêmica marcando o de limite de progressão do NFL (★) em região anterior de corneto inferior e septo; (**b**) TC evidenciando estreito espaço da porção médio-nasal com coanas normais; (**c**) imagem de dilatação utilizando vela de Hegar; (**d**) imagem endoscópica de fossa nasal esquerda após luxação de corneto inferior e dilatação.

embora 15% permaneçam ligados ao SNC por meio de um cordão fibroso.[5,14]

Durante o desenvolvimento embriológico normal, o espaço pré-nasal fica entre o osso nasal e frontal e o esqueleto cartilaginoso. O neuroporo ectodérmico anterior se desenvolve e se funde antes da base do crânio por volta da terceira semana de gestação. O espaço entre o osso frontal e nasal, conhecido como *fonticulus frontalis*, se funde totalmente na área que vai originar a placa cribriforme com o forame ceco, separando o conteúdo intracraniano das estruturas extracranianas e nariz. Uma falha neste fechamento promove a herniação de conteúdos intracranianos, podendo levar a uma encefalocele externa ou intranasal. Alguns casos podem ainda estar associados à fístula liquórica.

Os gliomas são massas menos frequentes do que os cistos dermoides de linha média nasal. Embriologicamente são semelhantes aos dermoides, mas histologicamente encontram-se componentes da neuróglia. A ausência de comunicação subaracnoide os distingue de encefaloceles anteriores. Nos gliomas, ocorre um fechamento defeituoso do neuroporo anterior, por isso, mesmo sem herniação de componentes do SNC, a massa pode permanecer ligada à dura-máter por um cordão fibroso, sem comunicação intracraniana.

As encefaloceles e gliomas podem apresentar sintomatologia semelhante em termos de obstrução nasal. Apesar disso, os aspectos clínicos são distintos: as encefaloceles tendem a ser massas compressivas, azuladas, macias que transiluminam e aumentam ao choro. Já os gliomas são massas não compressíveis, avermelhadas, firmes, que não transiluminam nem se ingurgitam com o choro ou Valsalva, e a pele que cobre a lesão pode apresentar telangiectasias. Tipicamente são massas isoladas se apresentando mais frequentemente na região da glabela, sutura nasomaxilar ou intranasal (Fig. 40-6).

Nas encefaloceles, defeitos no crânio podem ser observados durante a inspeção ou palpados, já nos gliomas normalmente não são encontrados. O teste de Fürstenberg (compressão da veia jugular interna) normalmente leva a um aumento da massa no caso de encefalocele, o que não ocorre com o glioma. Apesar das diferenças clínicas, o diagnóstico destas massas só será confirmado com exames radiológicos. Enquanto a ressonância magnética (RM) permite melhor avaliação de uma eventual conexão com SNC, a TC é essencial para avaliação dos limites ósseos da base do crânio e planejamento cirúrgico.

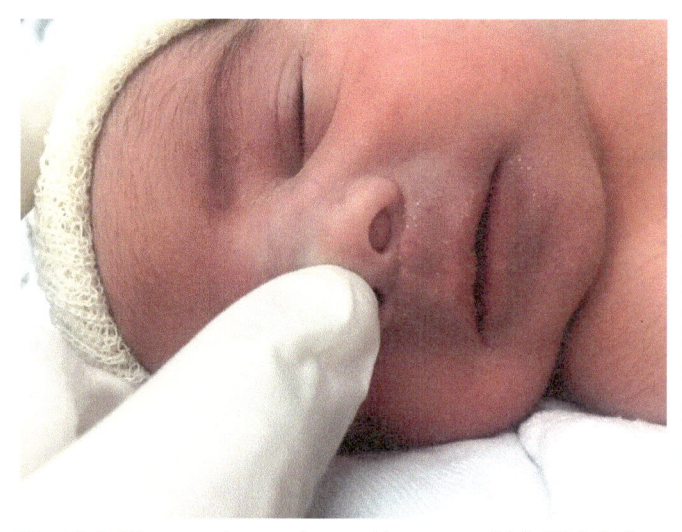

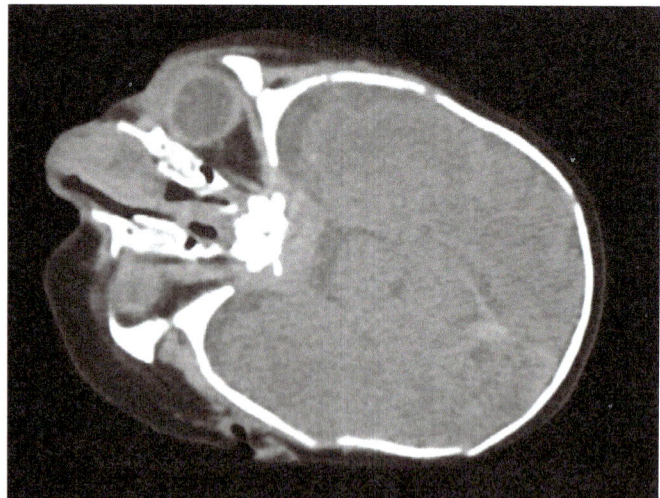

Fig. 40-6. Glioma nasal em recém-nascido e corte axial de TC da lesão.

Quanto à localização, as encefaloceles podem ser classificadas em: occipital, frontonasal e basal; sendo que as occipitais representarão 75% dos casos. As lesões frontonasais podem ainda ser divididas em 3 grupos: nasofrontais (protrui entre os ossos nasal e frontal), nasoetmoidais (ocorrem lateralmente) e naso-orbital (protuberância na parte medial da órbita). Estes pacientes podem ainda apresentar o nariz alargado, hipertelorismo além de outras alterações do SNC. As lesões basais embora sejam menos comuns, cerca de 10% dos casos, podem muitas vezes ter um diagnóstico mais tardio (Fig. 40-7). As basais, por sua vez, podem ser divididas, também de acordo com a localização, em transetmoidais, esfenoetmoidas, transesfenoidal e esfeno-orbitário.

Os gliomas podem ser classificados em: extranasais (60%), intranasais (30%) (Figura 40-6) ou intra e extranasais (10%). A Figura 40-8 resume a classificação das encefaloceles e gliomas, segundo a sua localização.

Nos casos em que não há alterações externas visíveis, o diagnóstico pode ser tardio,[15] por isso é essencial que o neonato ou lactente com desconforto respiratório ou obstrução

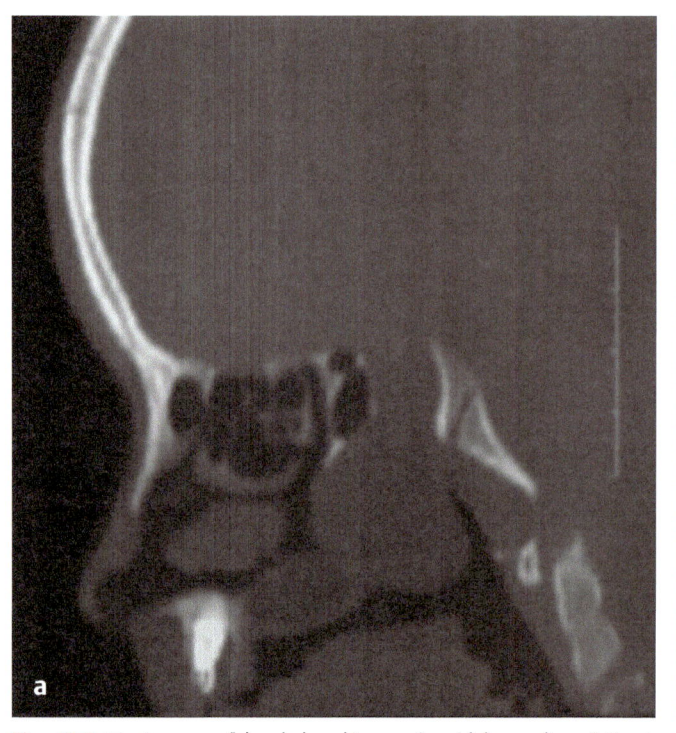

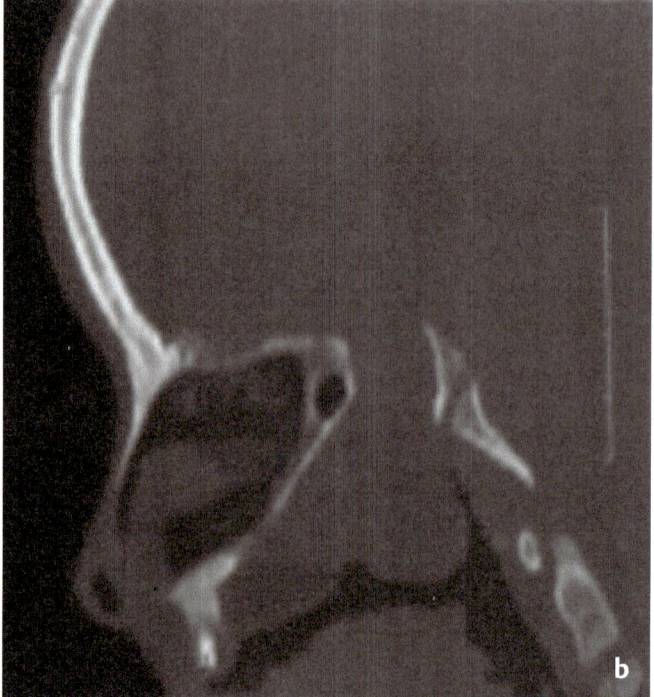

Fig. 40-7. Meningoencefalocele basal transesfenoidal com diagnóstico tardio: cortes sagitais de TC em (a, b) com extenso defeito ósseo; *(Continua.)*

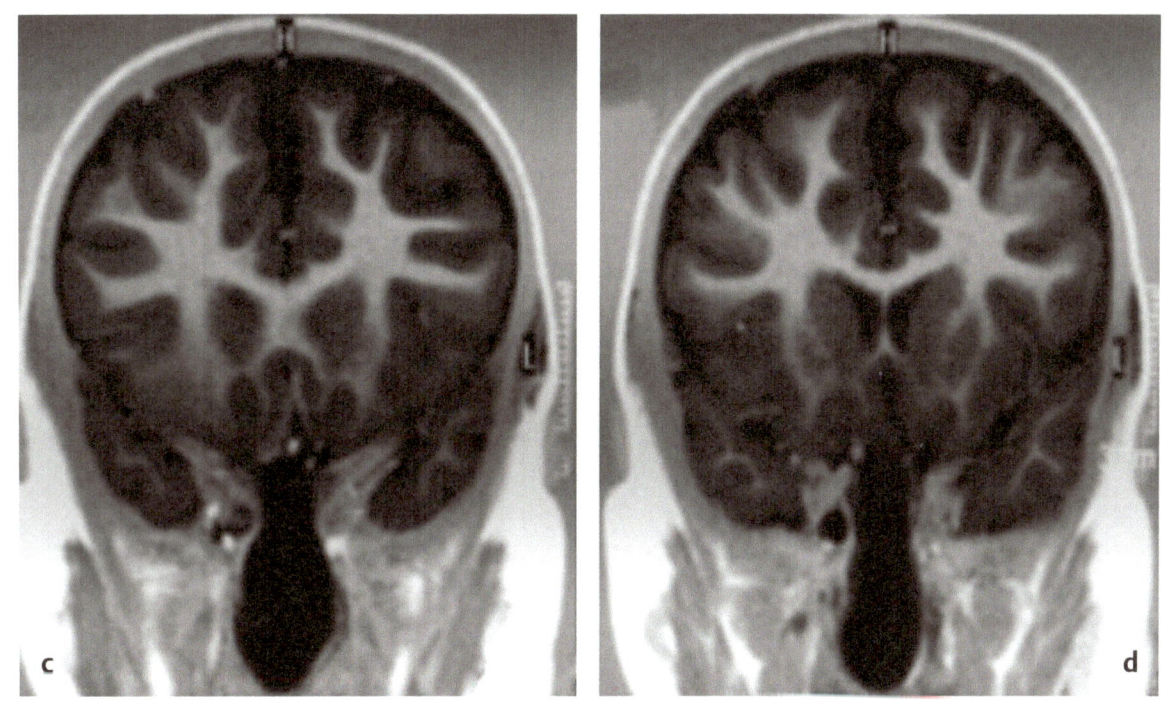

Fig. 40-7. *(Cont.)* Extensão de lesão em cortes coronais de RM em T1 em (c, d).

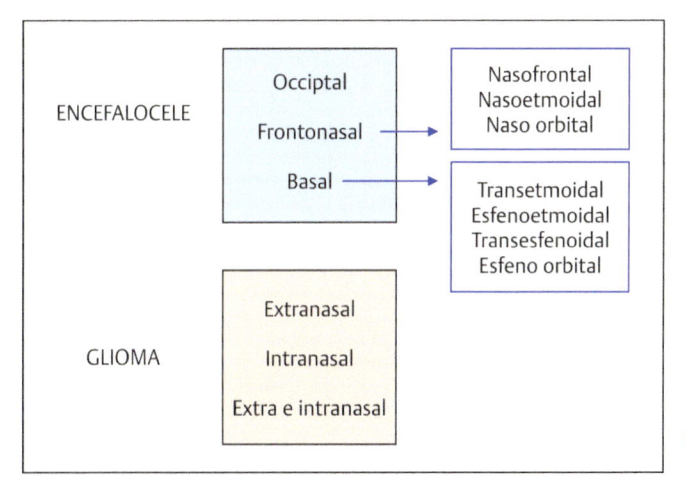

Fig. 40-8. Classificação das encefaloceles e gliomas de acordo com a localização.

nasal persistente seja submetido à fibronasolaringoscopia para se evitar esta situação. Em crianças com fenda labial ou labiopalatina, temos sempre que considerar a possibilidade de outros defeitos concomitantes na linha média, incluindo tumores congênitos. Estima-se que um terço das encefaloceles seja acompanhado de outras malformações.[16,17]

Após a avaliação dos exames de imagem e do tipo de defeito define-se a melhor via de abordagem para o reparo do defeito e seus limites. A extensão do defeito e sua localização vai também guiar a escolha da modalidade de enxerto a ser utilizada. Além disso, as encefaloceles são normalmente nomeadas com base no tipo de tecido que se encontra herniado pelo defeito ósseo: meningocele quando se trata apenas de tecido meníngeo, meningoencefalocele quando se trata de tecido meníngeo e parênquima cerebral. Em casos mais graves pode haver herniação de uma porção do sistema ventricular, o que chamamos de hidroencefalomeningocele.

Independente da via de abordagem, os conceitos gerais envolvem: ressecção da massa, reparo do defeito da base do crânio e tentativa de reconstruir as estruturas da linha média. É importante lembrar que o tecido neural herniado não é viável funcionalmente, portanto, sua exérese não traz comprometimento neurológico adicional. A abordagem endonasal para as meningoencefaloceles é segura e efetiva, apresentando altas taxas de sucesso e com a vantagem de menores taxas de complicações, além de evitar incisões faciais e craniotomias com retração do lobo frontal.[18] No caso da Figura 40-7, uma meningoencefalocele basal transesfenoidal, o diagnóstico foi tardio mesmo com história de obstrução nasal e desconforto respiratório desde o nascimento. Embora o defeito na base do crânio fosse muito extenso, o tratamento cirúrgico teve sucesso com a abordagem endoscópica (Fig. 40-9).

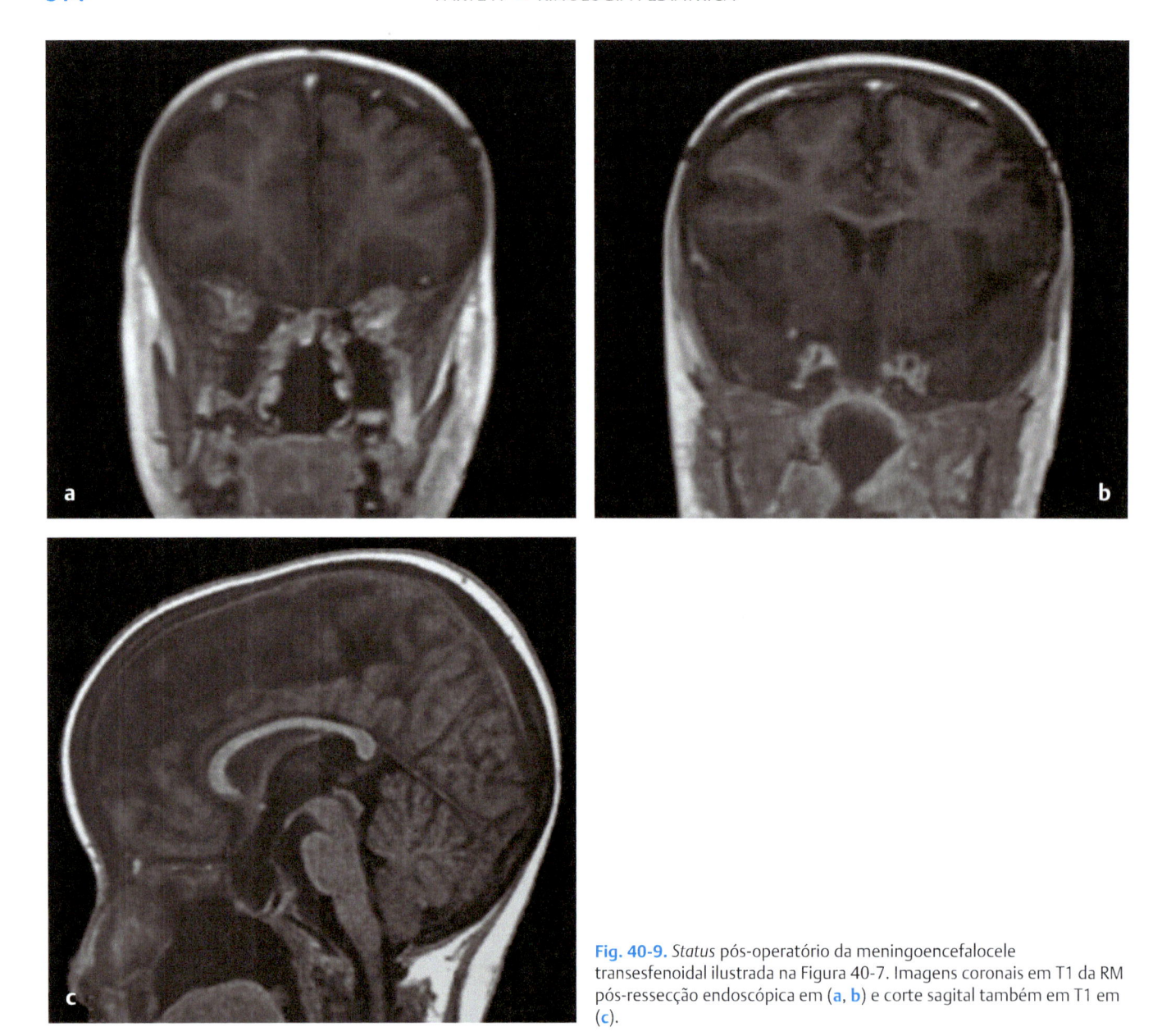

Fig. 40-9. *Status* pós-operatório da meningoencefalocele transesfenoidal ilustrada na Figura 40-7. Imagens coronais em T1 da RM pós-ressecção endoscópica em (a, b) e corte sagital também em T1 em (c).

CISTO DERMOIDE

Os cistos dermoides nasais, apesar de raros, são os tumores nasais congênitos mais comuns representando 4%-12% de todos os tumores dermoides da cabeça e pescoço e tem uma certa preponderância no sexo masculino. Podem estar presentes em qualquer localização da columela até a fossa craniana anterior. Podem ser superficiais ou ter extensão intracraniana. São massas compressíveis, às vezes com um trajeto fistuloso e drenagem de material sebáceo eventualmente com infecções secundárias.

O diagnóstico é relativamente fácil, mas é preciso muita atenção ao exame externo do dorso e pirâmide nasal: o achado de cabelos exteriorizando-se por uma pequena depressão no dorso da pirâmide nasal é patognomônico da afecção. Não é incomum a presença de uma fístula isolada passar despercebida no exame físico.[19] Um exemplo pode ser visto na Figura 40-10a, em que externamente se observava apenas uma fístula na columela, porém era uma lesão com extensão intracraniana (Fig. 40-10b, c).

Os cistos superficiais que promovem abaulamentos na pele são mais fáceis de diagnosticar do que os profundos, pois estes últimos muitas vezes não se tornam evidentes, até que produzam uma deformidade ou se tornem infectados. Comumente localizam-se junto ao osso próprio nasal, mas algumas vezes são encontrados no septo nasal, etmoide, esfenoide ou mesmo em plena cavidade craniana em contato com a dura-máter.

Na maior série de casos publicada na literatura, os autores propõem uma nova classificação para os cistos dermoides, eles relatam que dos 103 casos em 10 anos de acompanhamento num Hospital Pediátrico, 89% dos pacientes tinham lesão nasoglabelar ou columelar, e 11% lesão cantal medial. Destes, 58 pacientes tinham lesões superficiais, e 45 pacientes tinham lesões que se estendiam a planos adjacentes, sendo 38 extensão

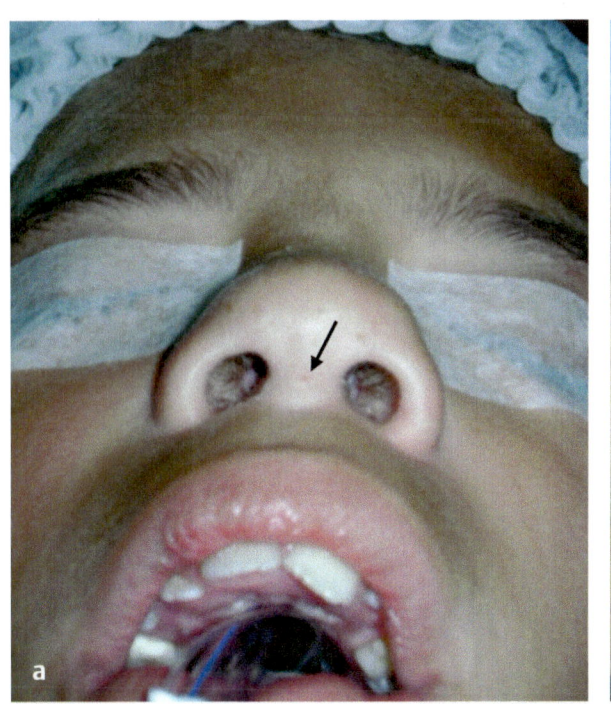

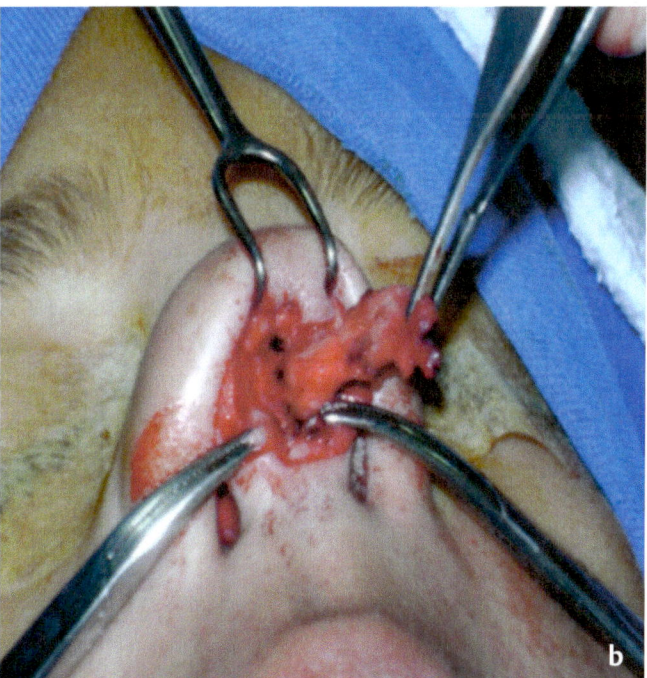

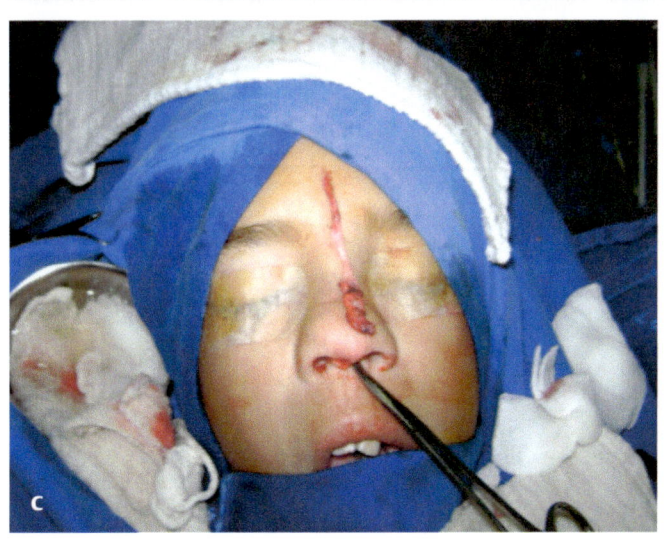

Fig. 40-10. Cisto dermoide: (**a**) Discreta fístula em columela (seta). (**b**) Acesso transeptal para exérese de lesão. (**c**) Cordão fibroso dissecado até base do crânio.

intraóssea para osso frontonasal, e 8 extensão intracraniana, mas apenas 2 casos com extensão intradural. Estes autores[20] propõem uma classificação dos cistos dermoides em: superficial, intraósseo, intracranianos extradural e intradural.

O diagnóstico diferencial deve ser feito sobretudo com encefaloceles, meningoceles, neurofibromas e principalmente os gliomas nasais, sendo que estes últimos têm a mesma origem embriológica, mas se diferenciam histologicamente pela presença de componentes de tecido neural ou glia.

REFERÊNCIAS BIBLIOGRÁFICAS

1. Perkins JA, Sie KC, Milczuk H, Richardson MA. Airway management in children with craniofacial anomalies. Cleft Palate Craniofac J. 1997;34(2):135-40.
2. Nguyen CV, Javia LR. Craniofacial Syndromes with Airway Anomalies : Na Overview. Disorders of Neonatal Airway.
3. Campisi P, Busato GM. Embriology of Congenital Airway Disorders. Disorders of Neonatal Airway.
4. Brown K, Brown OE. Congenital Malformations of the Nose Chapter 7. In: Cummings Third Edition.
5. Wormald R, Hinton-Bayre A, Bumbak P, et al. Congenital nasal pyriform aperture stenosis 5.7 mm or less is associated with surgical intervention: a pooled case series. Int J Pediatr Otorhinolaryngol 2015;79:1802-05.
6. Serrano TLI, Pfeilsticker L, Silva V, et al. Newborn nasal obstruction due to congenital nasal pyriform aperture stenosis. Allergy & Rhinology. 2016;Vol. 7,(1):e37-e41.
7. Collares MV, Tovo AH, Duarte DW, et al. Novel Treatment of Neonates With Congenital Nasal Pyriform Aperture Stenosis. Laryngoscope. 2015;125(12):2816-9.
8. Thomas EM, Gibikote S, Panwar JS, Mathew J. Congenital nasal pyriform stenosis: a rare cause of nasal airway obstruction in a neonate. Indian J Radiol Imaging. 2010;20:266-8.
9. Van DAT, Triglia JM, Francois M, Narcy P. Congenital nasal pyriform aperture stenosis: diagnosis and management of 20 cases. Ann Otol Rhinol Laryngol. 2001;110:70-5.
10. Visvanathan V, Wynne DM. Congenital nasal pyriform aperture stenosis: a report of 10 cases and literature review. Int J Pediatr Otorhinolaryngol. 2012;76:28-30.
11. Rhavan U, Fuad F, Gibbin KP. Congenital midnasal stenosis in an infant. Int J Pediatr Otorhinolaryngol. 2004;68:823-5.
12. Graham ME, Loveridge KM, Pollard SH, et al. Infant midnasal stenosis: reliability of nasal metrics. AJNR Am J Neuroradio. 2019; 40(3):562-67.
13. Syed K A, Raja K, Kolethekkat AA, Varghese AM, et al. Congenital midnasal stenosis - A novel technique for management. Int J Pediatr Otorhinolaryngol. 2016;87:117-20.
14. Hengerer AS. Congenital malformations of the nose and paranasal sinuses. In: Bluestone CD, Stool SE. (Eds.). Pediatric otolaryngology, vol 1, 3 ed., Philadelphia: WB Saunders; 1996.
15. Gonçalves MC, Ribeiro PRJ, Ferri RG, et al. Congenital Meningoencephalocele and nasal obstruction: A case of late diagnosis and endoscopic repair. Jornal Brasileiro de Neurocirurgia (próxima edição).
16. Wyhe RV, Chamata E, Hollier L. Midline Craniofacial Masses in Children. Seminars in Plastic Surgery. 2016;30(04):176-80.
17. Tirumandas M, Sharma A, Gbenimacho I, et al. Nasal encephaloceles: a review of etiology, pathophysiology, clinical presentations, diagnosis, treatment, and complications. Childs Nervous System. 2012;29(5):739-44.
18. Komotar R, Starke R, Anand V, Schwartz T, Raper D. Endoscopic Endonasal versus Open Repair of Anterior Skull Base CSF Leak, Meningocele, and Encephalocele: A Systematic Review of Outcomes. Journal of Neurological Surgery Part A: Central European Neurosurgery. 2012;74(04):239-50.
19. Avelino MAG, Ribeiro PRJ, et al. Diagnóstico tardio de Cisto Dermoide Nasal com extensão intracraniana. Revista Catarinense de Pediatria. 2011;11:39-41.
20. Hartley BEJ, Eze N, Trozzi M, et al. Nasal dermoids in children: A proposal for a new classification based on 103 cases at Great Ormond Street Hospital. Int J Ped Otholaryngol. 2015;79(1):18-21.

ATRESIA DE COANA

Leonardo Balsalobre ▪ Shirley Pignatari ▪ Aldo Stamm

INTRODUÇÃO

É uma malformação congênita rara da cavidade nasal, caracterizada pela obliteração completa das coanas, podendo ser uni ou bilateral. Epidemiologicamente, acomete 1 em cada 5 mil – 7 mil nascimentos, sendo duas vezes mais prevalente na população feminina.[1] A atresia unilateral é mais comum, representando cerca de 60% a 70% dos casos, sendo mistas (óssea-membranosa) em 70%, enquanto apenas 30% são de natureza óssea.[2]

A atresia de coana (AC) foi primeiramente relatada por Roederer, em 1755, ao examinar um recém-nascido com obstrução total da coana nasal posterior, e mais tarde descrita por Otto, em 1829, durante uma necropsia.[3,4] A primeira abordagem cirúrgica para AC foi proposta, em 1854, por Emmert, que utilizou um trocarte transnasal curvo.[4]

Não é incomum, em cerca de 20%-50% dos pacientes, a atresia de coana estar associada a outras malformações, especialmente nos casos bilaterais. Classicamente, a síndrome CHARGE (do inglês *Coloboma, Heart defects, choanal Atresia, growth Retardation, Genital abnormalities, and Ear abnormalities*) é a mais descrita, sendo uma combinação de pelo menos quatro dessas anormalidades.[5]

Existem basicamente quatro teorias embriológicas sobre a formação da AC:

1. Persistência da membrana bucofaríngea do intestino anterior;
2. Persistência da membrana buconasal de Hochstetter;
3. Proliferação de tecido mesodérmico anormal, provocando adesões na região coanal;
4. Direcionamento errado do fluxo mesodérmico, com uma migração alterada de células da crista neural, que não consegue alcançar a sua posição predeterminada nos processos faciais.[6]

Também é possível que a AC resulte de anormalidades no metabolismo da vitamina A, levando a anormalidades na expressão do fator de crescimento do fibroblasto ([*fibroblast growth factor* – [FGF] similar ao da craniossinostose]).[1] Barbero *et al.* encontraram pacientes com AC não sindrômica que ocasionalmente (10/61) tinham mães com quadro de hipertireoidismo. Não está bem claro se é o hipertireoidismo em si ou a medicação específica (metimazol) que possa estar associada à AC; sabe-se, porém, que a tireotrofina pode causar alteração na sinalização para o FGF.[7]

QUADRO CLÍNICO E DIAGNÓSTICO

A apresentação clínica dos recém-nascidos (RN) com atresia de coana varia desde quadros assintomáticos ou obstrução nasal leve/moderada e intermitentes, nos casos de atresias unilaterais, a urgências respiratórias em sala de parto com necessidade de intubação orotraqueal (IOT) nos casos bilaterais.

Nos últimos anos, os pediatras neonatologistas deixaram de realizar a aspiração nasal com sondas em sala de parto de rotina; empregando esse procedimento apenas na existência de algum tipo de desconforto respiratório. Esta mudança acabou comprometendo os diagnósticos precoces, particularmente, das atresias unilaterais. Muitas vezes o diagnóstico acaba sendo suspeitado e realizado nos primeiros meses ou anos de vida da criança no consultório do otorrinolaringologista, dependendo da intensidade da obstrução nasal apresentada pela criança e/ou secreção mucoide espessa unilateral.

Nos casos de AC bilateral, a história clássica é de um quadro de intenso desconforto respiratório já na sala de parto, sem progressão da sonda de aspiração, levando o RN à unidade de terapia intensiva neonatal, em IOT. Ainda, o RN pode apresentar uma obstrução cíclica (*cianose cíclica*), que se caracteriza por obstrução durante o repouso e alívio, quando o bebê retoma o choro. Os bebês são respiradores nasais obrigatórios (até aproximadamente 2-3 semanas de vida), porém a obstrução nasal é superada momentaneamente quando eles iniciam a respiração através da boca, o que ocorre, por exemplo, quando choram.

O otorrinolaringologista é geralmente chamado para fazer a avaliação clínica neste cenário. A primeira medida a ser tomada é a solicitação de investigação, pela equipe de intensivistas, de outras possíveis malformações associadas. Do ponto de vista otorrinolaringológico, a avaliação clínica deve ser realizada com endoscopia nasal, de preferência flexível, de ambas as cavidades nasais. A descongestão prévia da mucosa com oximetazolina deve ser realizada, assim, com a aspiração da secreção retida; essas medidas auxiliam o profissional médico, proporcionando uma melhor visibilização da região posterior do nariz. Uma vez realizada a endoscopia nasal (Fig. 41-1), a tomografia computadorizada sem contraste complementa a avaliação diagnóstica, fornecendo informações relevantes em relação ao tipo de atresia (mista ou membranosa), auxiliando o planejamento cirúrgico (Fig. 41-2).

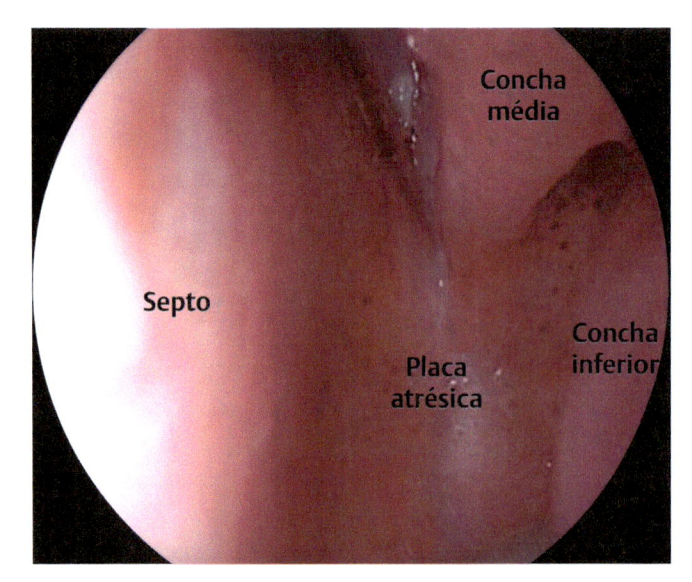

Fig. 41-1. Visão endoscópica de fossa nasal esquerda da atresia de coana de um recém-nascido de 37 dias de vida.

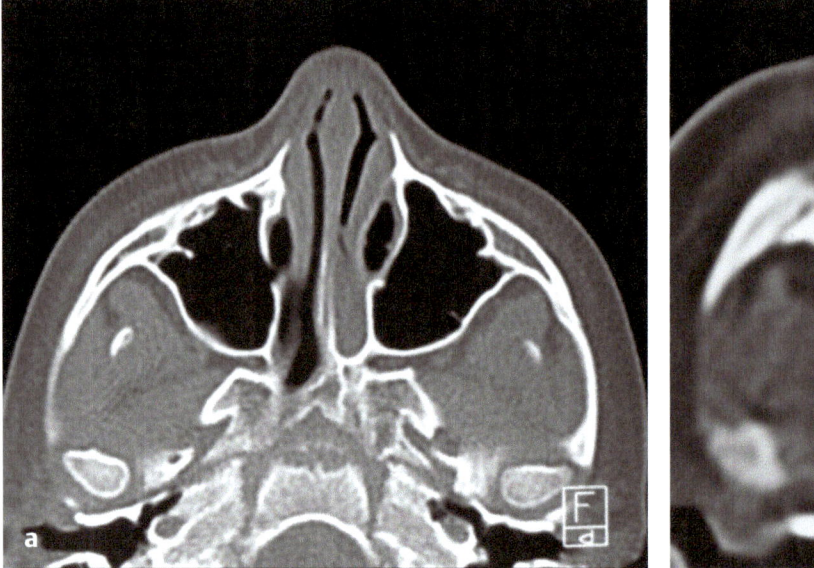

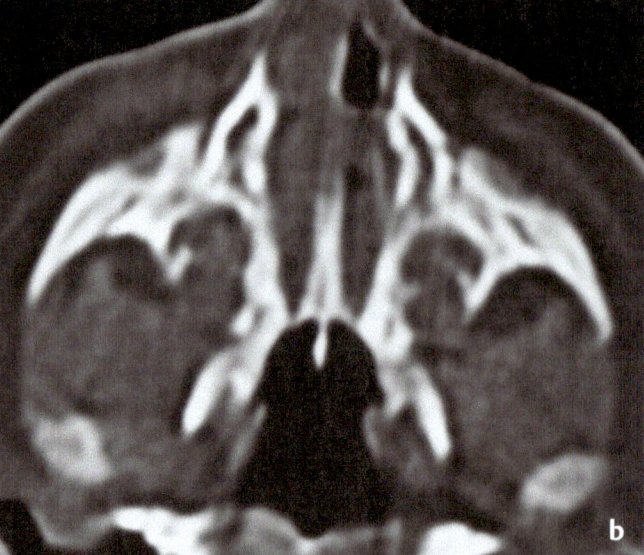

Fig. 41-2. Tomografia computadorizada em cortes coronais de atresia de coana unilateral à esquerda (a) e bilateral (b).

TRATAMENTO

O tratamento da atresia de coana é sempre cirúrgico, porém não caracteriza uma emergência médica.

Nos casos unilaterais, o padrão de obstrução nasal da criança deve ser levado em consideração. Medidas clínicas como lavagem nasal, uso de corticosteroide tópico e anti-histamínicos ajudam na melhora do quadro até que a criança atinja uma idade mais adequada e segura para o procedimento. Em geral, aguardamos até os dois anos de idade para submeter a criança à correção. Se houver outras malformações associadas, especialmente as cardíacas ou urogenitais, habitualmente as correções das mesmas são realizadas antes do procedimento cirúrgico nasal.

O maior desafio ocorre nos casos bilaterais. Não em relação ao procedimento cirúrgico em si, mas na decisão do melhor momento para a correção cirúrgica. A primeira conduta do otorrinolaringologista deve ser a troca da IOT por uma cânula de Guedel ou por uma *chupeta intraoral* (McGovern *nipple*) (Fig. 41-3). A introdução de uma via aérea oral quebrará o selo entre a língua e o palato, permitindo a passagem do ar.

Neste momento, uma discussão multidisciplinar com a equipe da UTI de neonatologia e outros especialistas (na presença de outras malformações associadas) deve ser realizada no intuito de se traçar um plano terapêutico. Atenção deve ser dada ao ganho de peso do RN, uma vez que a alimentação estará ocorrendo exclusivamente por meio de uma sonda oro-gástrica. Se o RN estiver apresentando um bom ganho de peso, podem-se aguardar dias ou até 1 ou 2 meses, porém se o ganho pôndero-estatural estiver muito deficitário, a cirurgia pode ser antecipada.

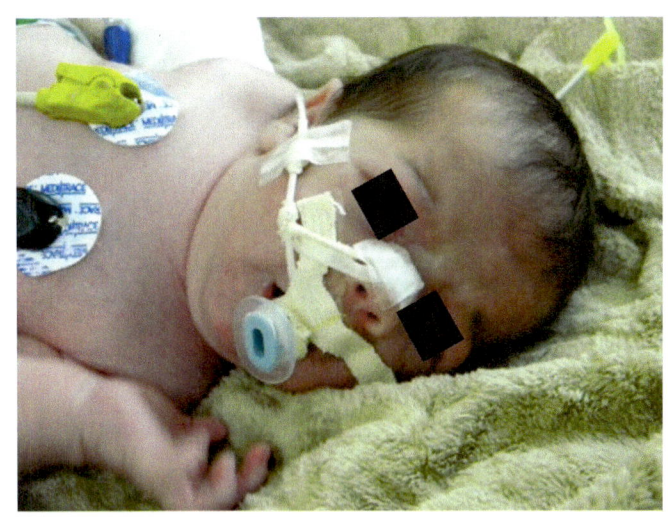

Fig. 41-3. Recém-nascido de 17 dias de vida com diagnóstico de atresia de coana bilateral. Observe a sonda de Guedel e a sonda orogástrica.

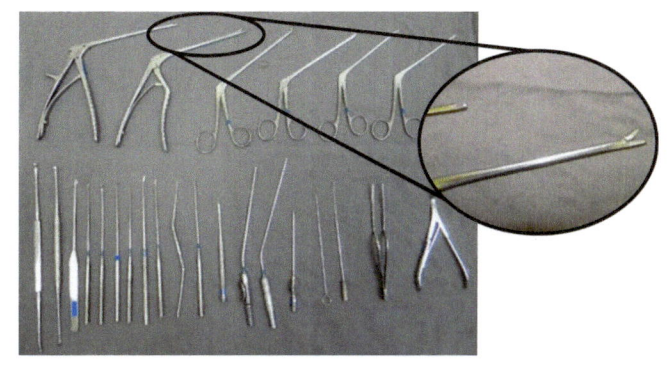

Fig. 41-4. Instrumental cirúrgico para cirurgia transnasal endoscópica para correção de atresia de coana. Note a presença de instrumentos otológicos além de instrumentos cortantes como MicroKerrison (figura em aumento).

REPARO CIRÚRGICO

Desde o primeiro relato de tratamento cirúrgico em meados do século XIX, diferentes técnicas e abordagens têm sido descritas. No entanto, ainda não há consenso na literatura quanto à técnica ideal para o manejo dessa malformação.[8] Há unanimidade de que a correção da atresia bilateral deve ser realizada o mais cedo possível.[9] A principal complicação da cirurgia é a reestenose coanal. A taxa de reestenose varia na literatura de 9% a 36%, com média de quatro a seis reoperações por paciente. As taxas mais altas de reestenose parecem estar relacionadas com a idade mais jovem do paciente ao procedimento cirúrgico e à bilateralidade da imperfuração coanal.[10]

O procedimento cirúrgico ideal deve fornecer patência coanal funcional adequada, uma baixa taxa de reestenose, evitar danos a qualquer estrutura em desenvolvimento, permitir cirurgia e tempo de hospitalização mais curtos e minimizar a morbidade e mortalidade.[11] Existem várias abordagens utilizadas para o reparo da AC, incluindo a transpalatal, a transeptal e a endoscópica transnasal. Atualmente, a maioria dos reparos cirúrgicos é feita por via transnasal, usando endoscópios que permitem uma visualização adequada da placa atrésica. Uma variação dos reparos transnasais, os reparos transeptais, consiste em se fazer uma janela/abertura, pelo septo posterior, na região logo anterior à coana, permitindo trabalhar através de uma das narinas, com a visualização endoscópica através da outra fossa nasal. A colocação de *stents* no pós-operatório é controversa. Enquanto alguns acreditam que os *stents* melhoram a patência e o resultado final da neocoana, outros acreditam que o *stent* atua favorecendo a formação de tecido de granulação. Além disto, dependendo do tipo de *stent*, podem causar uma pressão necrótica nas estruturas vizinhas como no palato ou até mesmo um desconforto respiratório se eles permanecem bloqueados ou não forem monitorizados cuidadosamente.

Estudos recentes[8] mostram uma tendência ao uso de retalhos mucosos confeccionados de zonas doadoras da cavidade nasal, incluindo septo nasal posterior, assoalho da cavidade do nariz e parede lateral e, ainda, da mucosa nasofaríngea. Tais retalhos têm o intuito de cobrir a área cruenta na 'neocoana', minimizando, assim, a chance de reestenose.

Os autores vêm utilizando a técnica conhecida como *Cross-Over Flap Technique*, que pode ser aplicada nos casos de AC uni ou bilateral.[12,13]

O procedimento é realizado sobre anestesia geral e IOT. Inicia-se o procedimento com uso de cotonoides embebidos em descongestionantes ou solução de adrenalina 1:2.000. Para criar mais espaço para abordar a parte posterior da cavidade nasal, a concha inferior deve ser luxada suavemente, fraturando-a contra a parede lateral do nariz. Infiltração submucosa pode ser realizada com o uso de solução salina ou de adrenalina (1:200.000) da mucosa septal posterior e da mucosa do assoalho posterior da cavidade nasal com Jelco número 24, para facilitar o descolamento e confecção dos retalhos.

Deve-se utilizar instrumental delicado, inclusive aqueles utilizados em cirurgia otológica, como microtesoura, descoladores e instrumentos de incisão (Fig. 41-4). O endoscópio utilizado é o de 0 grau, 18 cm e 4 mm, mesmo em RN. Brocas diamantadas delicadas com proteção podem ser necessárias em crianças maiores, com placas pterigoides mais espessas, porém são pouco utilizadas em bebês muito pequenos.

Passos Cirúrgicos

- *Passo 1*: Faça as incisões na mucosa do septo posterior, desenhando os retalhos.

  Após a infiltração adequada, faça uma incisão vertical transfixante no septo nasal, cerca de 1 cm anterior à placa atrésica. Esta incisão começará no nível da borda inferior da concha média, continuando verticalmente descendo até a mucosa do assoalho nasal, em forma de L na mucosa do assoalho em direção ao final da concha inferior (Fig. 41-5a). Faça um descolamento subperiosteal preservando o pedículo deste retalho que cobrirá a face superior da neocoana (Fig. 41-5b). No lado contralateral, realize as incisões do retalho que cobrirá o assoalho desnudo. Uma incisão horizontal paralela ao assoalho nasal no nível da borda inferior da concha média é realizada, iniciando-se no nível da incisão vertical contralateral e terminando na placa atrésica, assim como uma vertical no mesmo nível em direção ao assoalho (Fig. 41-5d).

- *Passo 2*: Remova o septo nasal posterior.

  O septo nasal posterior (osteocartilaginoso) é agora removido junto com a placa atrésica (Fig. 41-5c). Diferentes

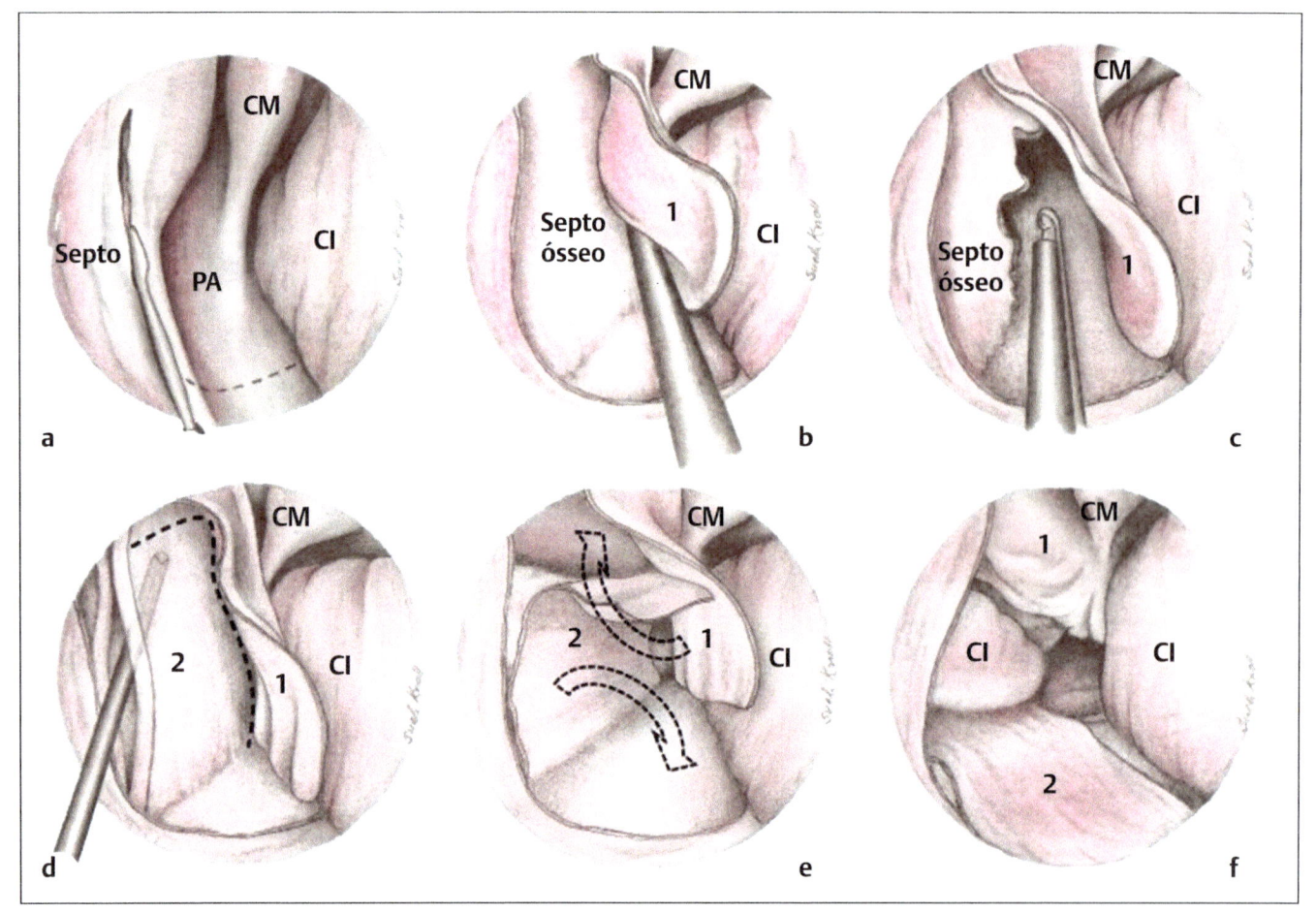

Fig. 41-5. *Cross-Over Flap Technique.* (**a**) Incisão em forma de 'L' em fossa nasal esquerda. (**b**) Criação do retalho pediculado superiormente (1) (**c**) Resseção do septo osteocartilaginoso posterior. (**d**) Incisões (linhas pontilhada e anterior) para criação do retalho pediculado inferiormente (2) na mucosa que recobre o septo posterior da fossa nasal direita. (**e**) Rotação dos retalhos (*Cross-Over*) superior (1) que cobrirá a área cruenta do limite superior da neocoana e inferior (2) que cobrirá a face desnuda inferior. (**f**) Retalhos (1 e 2) locados em sua posição final. PA: placa atrésica; CM: concha média; CI: concha inferior.

instrumentos podem ser necessários para esta etapa. A placa atrésica pode ser removida com uma pinça tipo microKerrison, broca de diamante ou mesmo microdesbridador. O limite superior de remoção do septo é a borda inferior da concha média. Nesse ponto, você pode perceber que os retalhos de mucosa são redundantes, e alguns precisarão ser ajustados com uma tesoura delicada.

- **Passo 3**: Remova a extensão espessada da lâmina pterigoide lateralmente.
Use uma faca horizontal ou elevador (lâmina de 45 ou 90 graus) para deslocar e separar cuidadosamente a mucosa nasal da borda lateral da nova coana, expondo o limite ósseo (extensão da lâmina pterigoide medial). O osso pode então ser removido com uma microKerrison, broca ou com uma cureta.
- **Passo 4**: Posicionamento dos retalhos.
Os retalhos são posicionados cobrindo toda a área desnudada exposta da neocoana (superior e inferior) usando descolador tipo Cottle ou Freer (Fig. 41-5e,f).
- **Passo 5**: Colocando os retalhos.
Para manter os retalhos em posição, cola de fibrina ou tampão macio ancorado (com fio de sutura preso na parte externa do nariz com curativo) pode ser mantido por 1-2 dias (Vídeo 41-1).

Cuidados Pós Operatórios

Após a retirada do tampão (entre 24-48 h) na UTI, devem-se iniciar a lavagem nasal com solução salina e aspiração nasal cautelosa, com o cuidado para evitar a mobilização dos retalhos. O uso de antibiótico e corticosteroide deve ser usado entre 5-7 dias para minimizar a ocorrência de infecções e edema da mucosa.

Nos casos bilaterais, a alta hospitalar ocorre quando o RN adquire conforto respiratório e alimentação oral sem sonda. No pós-operatório as crianças requerem cuidados domiciliares constantes, e as famílias deverão ser instruídas e treinadas em como limpar e fazer a sucção das narinas.

Avaliações semanais com endoscopia nasal são realizadas no primeiro mês (Vídeo 41-2).

Resultados Cirúrgicos

De 2001 a 2020, 26 pacientes foram submetidos a esta técnica, sendo 11 bilaterais e 15 unilaterais, com idades variando de 8 dias a 25 anos. Não houve necessidade de reintervenção em nenhum dos casos.

REFERÊNCIAS BIBLIOGRÁFICAS

1. Ramsden JD, Campisi P, Forte V. Choanal atresia and choanal stenosis. Otolaryngol Clin North Am. 2009;42(2):339–52.
2. Brown OE, Pownell P, Manning SC. Choanal atresia: a new anatomic classification and clinical management applications. Laryngoscope. 1996;106(1 Pt 1):97-101.
3. Flake CG, Ferguson CF. Congenital Choanal Atresia in Infants and Children. Ann Otol Rhinol Laryngol. 1964;73(2):458-73.
4. Otto A, Lehrbach D. Pathologischen Anatomie des Menschen und der Thiere. Edinb Med Surg J. 1833;39(114):226-8.
5. Sanlaville D, Verloes A. CHARGE syndrome: an update. Eur J Hum Genet. 2007;15(4):389-99.
6. Hengerer AS, Strome M. Choanal atresia: a new embryologic theory and its influence on surgical management. Laryngoscope. 1982;92(8 Pt 1):913-21.
7. Barbero P, Valdez R, Rodríguez H, et al. Choanal atresia associated with maternal hyperthyroidism treated with methimazole: a case-control study. Am J Med Genet A. 2008;146A(18):2390-5.
8. Cedin AC, Atallah AN, Andriolo RB, et al. Surgery for congenital choanal atresia. Cochrane Database Syst Rev. 2012;(2):CD008993.
9. Rudert H. [Combined transseptal-transnasal surgery of unilateral choanal atresia without using stents]. Laryngorhinootologie. 1999;78(12):697-702.
10. Teissier N, Kaguelidou F, Couloigner V, et al. Predictive factors for success after transnasal endoscopic treatment of choanal atresia. Arch Otolaryngol Head Neck Surg. 2008;134(1):57-61.
11. Pirsig W. Surgery of choanal atresia in infants and children: historical notes and updated review. Int J Pediatr Otorhinolaryngol. 1986;11(2):153-70.
12. Stamm AC, Pignatari SS. Nasal septal cross-over flap technique: a choanal atresia micro-endoscopic surgical repair. Am J Rhinol. 2001;15(2):143-8.
13. Stamm AC, Pignatari SSN, Balsalobre L. Endoscopic Repair of Choanal Atresia. In: (ed) Palmer NJ, Chiu AG. Atlas of Endoscopic Sinus and Skull Base Surgery. 2nd edition. Elsevier. 2019. p. 33-38.

TUMORES NASOSSINUSAIS NA POPULAÇÃO PEDIÁTRICA

Germana Jardim Marquez ▪ Leonardo Balsalobre ▪ Reginaldo Raimundo Fujita

INTRODUÇÃO

Dentre os tumores que acometem a população pediátrica, os de cabeça e pescoço correspondem a 3%-5% das lesões.[1] Os tumores nasossinusais são raros na infância e diferem dos adultos em relação aos subtipos histopatológicos e ao prognóstico. Eles podem ser benignos ou malignos e podem ter origem na mucosa nasal e em suas estruturas cartilaginosas (Quadro 42-1).

Os mais comuns são de origem não epitelial. Entre os tumores benignos temos o papiloma, hemangioma, leiomioma, fibroma e angiofibroma, além dos tumores fibro-ósseos, como a displasia fibrosa e fibroma ossificante (Fig. 42-1).[1] Cada tipo histológico apresenta características individuais em relação à apresentação clínica e local de acometimento nasossinusal, sendo o sítio mais comum a cavidade nasal, seguido do seio maxilar e células etmoidais.

Dentre os tumores malignos, alguns autores consideram o sarcoma como o mais comum na faixa etária pediátrica. Os seios paranasais são os locais mais comuns de acometimento, sendo o seio maxilar o principal (45%), seguido do etmoide (25%), cavidade nasal (16%), esfenoidal (7%) e nasofaringe (4%).[2] Porém, outros consideram o linfoma como tumor maligno mais comum.[3]

Em relação aos tumores benignos, as alterações congênitas são comuns, como gliomas, encefaloceles, teratomas e cisto dermoide. Os teratomas são os tumores de células germinativas mais comuns da infância, em geral são benignos, mas podem sofrer transformação maligna em menos de 5% dos casos. As encefaloceles frontoetmoidais tipicamente se apresentam como uma lesão polipoide azulada, pulsátil e que

Quadro 42-1. Tumores benignos e malignos mais comuns na infância[1]

Tumores benignos	Tumores malignos
▪ Lesões congênitas (glioma, encefalocele, teratoma) ▪ Pólipo inflamatório ▪ Hamartoma ▪ Hemangioma ▪ Leiomioma ▪ Cisto dermoide	▪ Rabdomiossarcoma ▪ Linfoma não Hodgkin ▪ PNET ▪ Carcinoma de nasofaringe ▪ Carcinoma de glândula salivar ▪ Carcinoma de tireoide

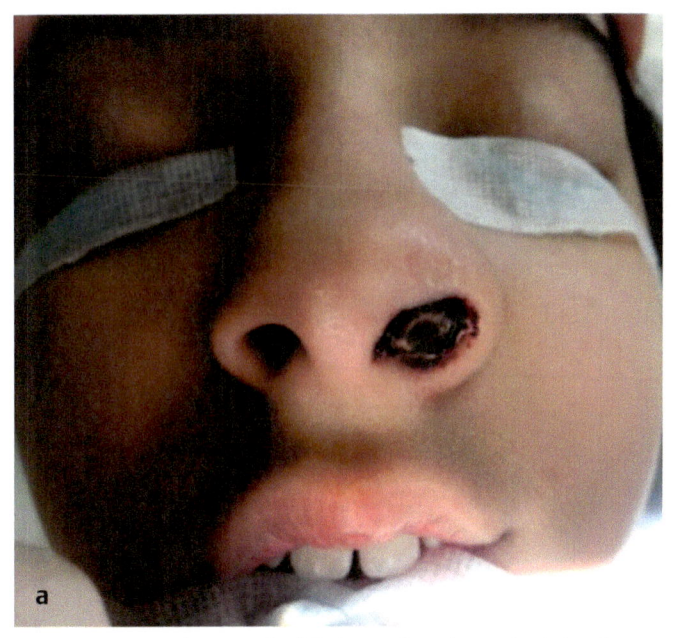

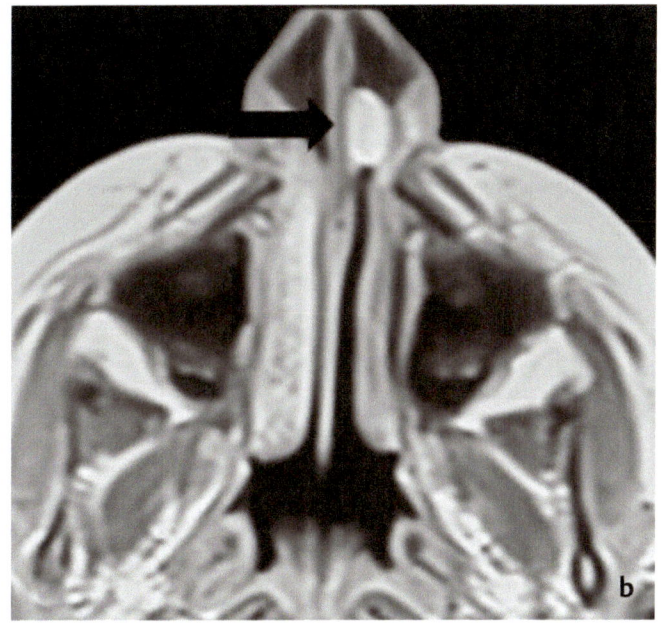

Fig. 42-1. Hemangioma capilar lobular ou Granuloma piogênico de septo nasal. (**a**) Lesão sangrante ocupando abertura narinária de criança de 11 anos de idade. (**b**) RM com contraste mostrando lesão primária de septo nasal (note que a lesão ainda não ocupava todo o vestíbulo nasal). *(Continua)*

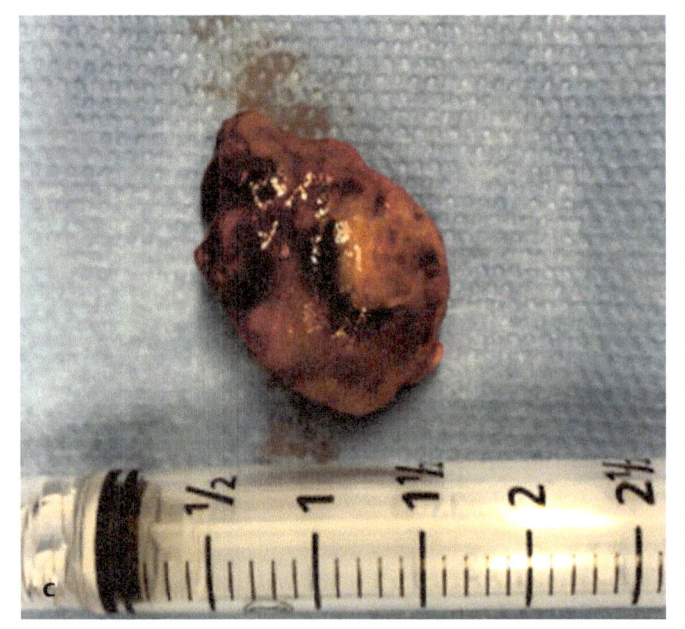

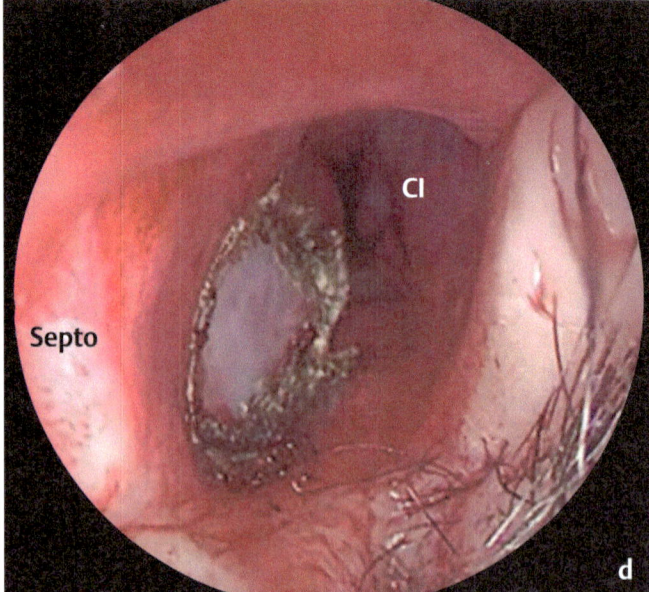

Fig. 42-1. *(Cont.)* (**c**) Peça cirúrgica após ressecção cirúrgica. (**d**) Visão endoscópica após exérese com exposição de cartilagem septal na fossa nasal esquerda. CI – concha inferior.

aumenta com Valsalva. Condições inflamatórias devem ser lembradas, como os pólipos que podem se apresentar como lesões unilaterais. Os tumores fibro-ósseos também são encontrados na infância, sendo os mais comuns a displasia fibrosa e fibroma ossificante.

EPIDEMIOLOGIA

A idade de apresentação também depende de cada lesão, mas geralmente acomete crianças de 2 a 15 anos. Ambos os sexos são acometimentos de forma semelhante, sendo que alguns estudos mostram um discreto predomínio no sexo masculino (1,78:1).[4] Como exceção temos o angiofibroma nasofaríngeo juvenil (ANJ) que acomete quase exclusivamente pacientes do sexo masculino. Os tumores malignos geralmente são diagnosticados em crianças com mais de 5 anos (69,81%), sendo o pico de incidência entre 10 a 12 anos.[3]

QUADRO CLÍNICO

Os tumores nasossinusais na infância apresentam características heterogêneas, e a apresentação clínica depende de várias fatores, como tipo histológico, origem e localização na cavidade nasal.

Os principais sintomas incluem obstrução nasal, epistaxe, rinorreia, deformidade nasal, respiração oral e dificuldade de alimentação. Os pacientes também podem apresentar sintomas oculares, como diplopia e proptose. Alguns sintomas podem surgir em decorrência do crescimento da lesão ou do tratamento necessário, como dificuldade de respiração, deglutição, mastigação e alterações do olfato.

Os tumores benignos apresentam sintomas mais arrastados e um crescimento lento da lesão. Os pacientes em geral relatam obstrução nasal de longa data e rinorreia e, muitas vezes, são diagnosticados com rinossinusite antes de confirmar o diagnóstico corretamente (Fig. 42-2). Epistaxe é um sintoma raro em tumores benignos, porém é frequente nos casos dos nasoangiofibromas (Fig. 42-3).

Já as lesões malignas apresentam uma história de crescimento tumoral rápido, sintomas com pouco tempo de evolução, e o relato de sangramento é comum. Além disso, os pacientes podem-se queixar de sintomas sistêmicos, como perda de peso e inapetência, além de sintomas relacionados com metástases a distância.

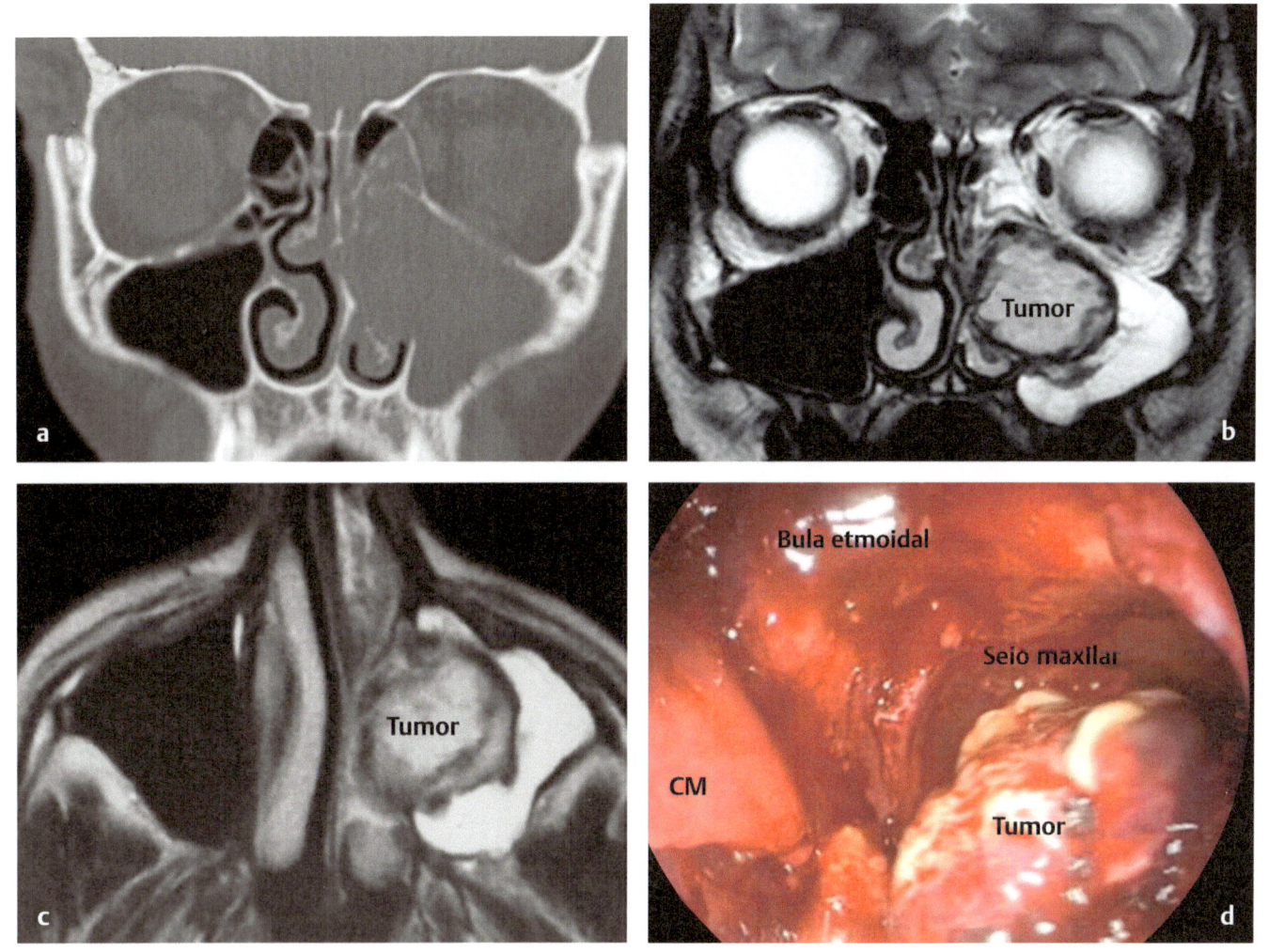

CAPÍTULO 42 ▪ TUMORES NASOSSINUSAIS NA POPULAÇÃO PEDIÁTRICA

Fig. 42-2. Hemangioma cavernoso em criança de 15 anos de idade com queixa de obstrução nasal e rinorreia à esquerda, refratário ao tratamento clínico. (**a**) Tomografia computadorizada em corte coronal sem contraste. (**b**, **c**) Ressonância magnética em cortes coronal e axial respectivamente evidenciando tumor em seio maxilar esquerdo e quadro infeccioso secundário. (**d**) Imagem endoscópica intraoperatória no momento da retirada do tumor. CM: concha média.

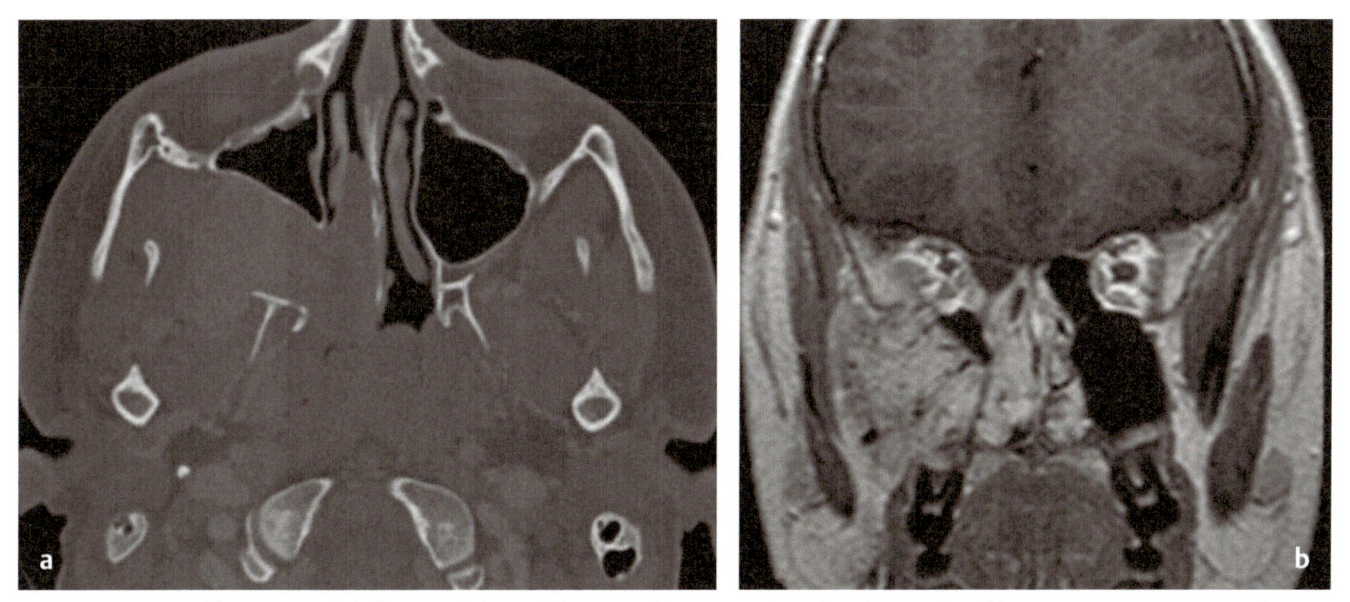

Fig. 42-3. Nasoangiofibroma juvenil de fossa nasal direita. (**a**) Tomografia computadorizada pré-operatória. (**b**) RM com contraste mostrando tumor em fossa infratemporal e expansão pela fissura orbitária inferior. *(Continua)*

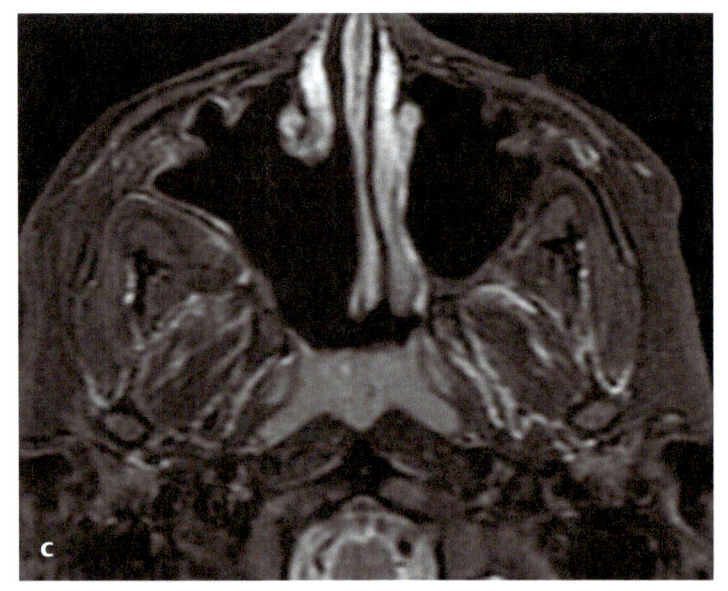

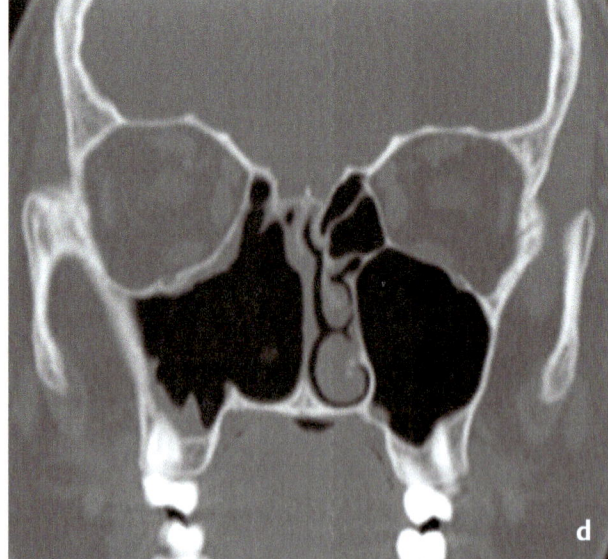

Fig. 42-3. *(Cont.)* (c, d) Imagens pós-operatórias evidenciando ausência de tumor.

DIAGNÓSTICO

O diagnóstico das lesões nasossinusais na infância pode ser um grande desafio. Os pacientes podem apresentar diversos sintomas que acabam dificultando o diagnóstico dessas lesões, além disso os métodos diagnósticos podem ser invasivos, podendo causar grande incômodo para as crianças. O risco e benefício de cada procedimento devem ser discutidos com os pais e responsáveis pelo paciente. Os principais métodos diagnósticos são os exames de imagem e exame histopatológico.

Além da história clínica e exame físico otorrinolaringológico completo, a nasofibrolaringoscopia flexível pode ser realizada de maneira segura e confortável nas crianças. Caso a criança não tolere o exame, pode ser realizado sob sedação, principalmente nos casos em que há necessidade de biópsia.

IMAGEM

Tanto para o diagnóstico quanto no pré-operatório os exames de imagem são muito importantes. A ressonância magnética (RM) e a tomografia computadorizada (TC) são fundamentais para uma boa avaliação e planejamento cirúrgico.

A tomografia deve ser realizada com administração de contraste iodado, para melhor avaliação das características e extensão das lesões e, também, é importante na avaliação de defeitos ósseos e limites anatômicos que serão usados durante a cirurgia. Além disso, a tomografia tem grande importância na avaliação de lesões fibro-ósseas, em que a biópsia em geral não é realizada.

A RM avalia possíveis comunicações com o sistema nervoso central, como nas encefaloceles, e extensão intracraniana de lesões malignas. Deve ser sempre solicitada antes de realizar biópsias de lesões com suspeita de comunicação com o sistema nervoso.

HISTOPATOLOGIA

A grande maioria dos tumores nasossinusais é indistinguível somente através da história clínica e exames de imagem, sendo a biópsia fundamental para o correto diagnóstico histopatológico. Para o diagnóstico definitivo a imuno-histoquímica também pode ser necessária.

Nas crianças, a biópsia sempre deve ser realizada sob sedação. Além disso, sempre devemos avaliar os exames de imagem antes de realizar biópsias, em razão do alto risco de sangramento em lesões vasculares, como o angiofibroma nasofaríngeo juvenil e hemangiomas. Quando suspeitamos de alterações congênitas, como as encefaloceles, a avaliação da RM é fundamental antes de realizar biópsias, por causa da possibilidade de comunicação com o sistema nervoso central.

TRATAMENTO

O diagnóstico de uma lesão nasossinusal em uma criança é sempre desafiador. O tratamento deve ser eficiente e iniciado o mais rápido possível, reduzindo a morbidade e mortalidade da doença. Muitas complicações podem surgir em decorrência da doença e de seu tratamento, como alterações respiratórias e do olfato, comprometimento da deglutição e mastigação. Em casos em que é necessário tratamento neoadjuvante ou adjuvante com quimioterapia ou radioterapia, efeitos adversos sistêmicos podem ocorrer, como náuseas, inapetência, vômitos, mucosite, neutropenia, lesão renal e alterações hematológicas. Assim, uma equipe multidisciplinar é fundamental no manejo desses pacientes.

O tratamento inclui a abordagem cirúrgica, podendo ser endoscópica ou aberta, e radioterapia e quimioterapia adjuvante em casos selecionados (Fig. 42-4). A cirurgia endoscópica é a melhor opção para tumores benignos, porém, em lesões muito extensas, com acometimento orbitário e intracraniano pode ser necessário um acesso combinado. Em lesões malignas, a abordagem cirúrgica pode ser suficiente ou associada à radioterapia e quimioterapia pós-operatória. O tratamento adjuvante pode ser indicado tanto para controle locorregional da doença, quanto para tratamento de metástases a distância. A radioterapia e quimioterapia também podem ser o tratamento de primeira linha para algumas lesões.

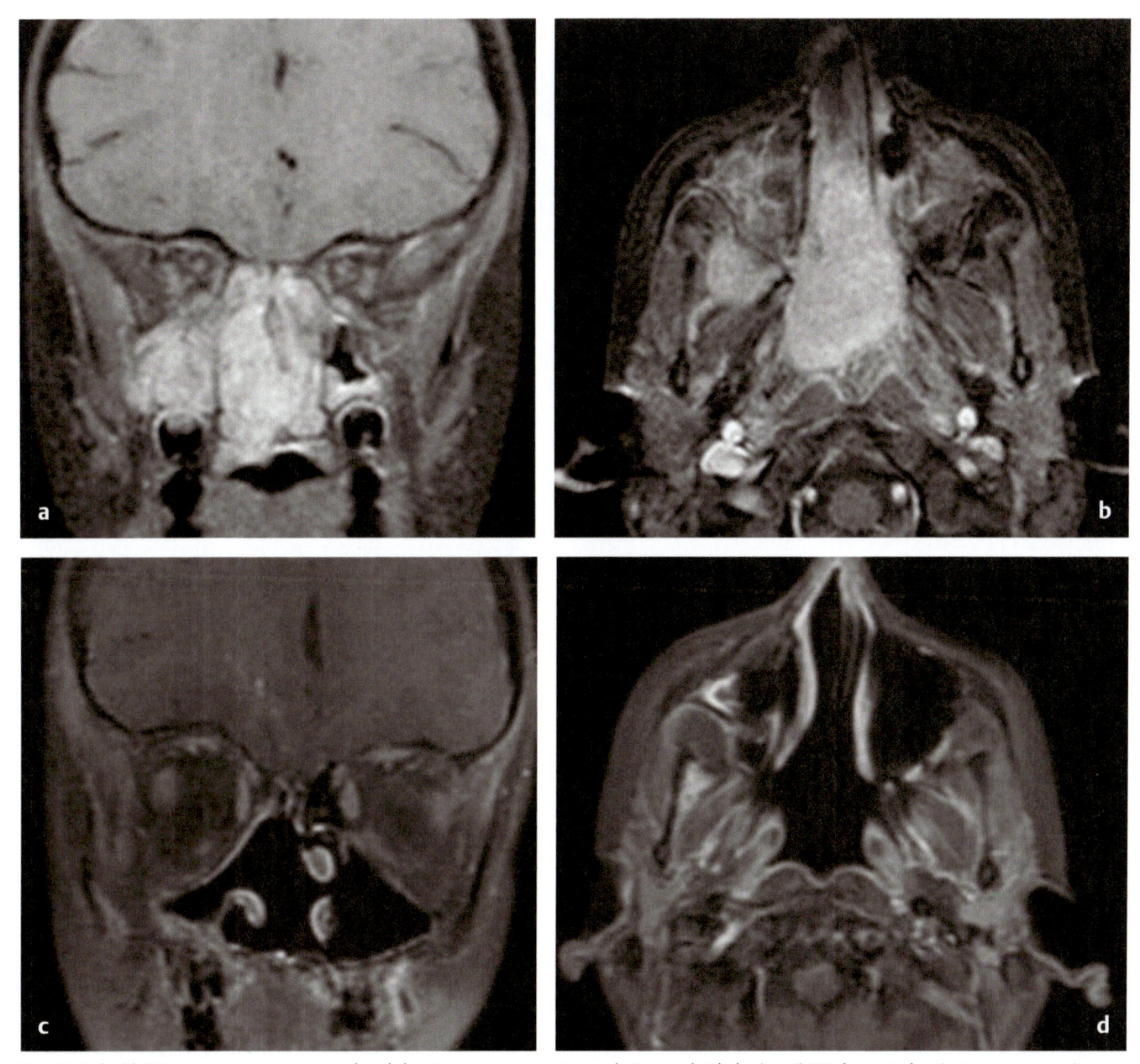

CAPÍTULO 42 ■ TUMORES NASOSSINUSAIS NA POPULAÇÃO PEDIÁTRICA

Fig. 42-4. (a, b) RM com contraste mostrando rabdomiossarcoma em criança de 8 anos de idade. (c e d) RM de controle pós-tratamento cirúrgico endoscópico e complementação com rádio e quimioterapia.

O linfoma não Hodgkin é um dos tumores malignos mais comuns na infância, e a cavidade nasal é o segundo lugar mais comum de acometimento na faixa etária pediátrica, depois dos linfonodos cervicais. O tratamento de primeira linha é a quimioterapia isolada ou associada à radioterapia. Os pacientes apresentam remissão da doença em dois terços dos casos, porém o prognóstico continua ruim com uma sobrevida em 5 anos de 5%.[5]

Os tumores malignos, como carcinoma, sarcoma e estesioneuroblastoma, apresentam manejo semelhante. O tratamento inicial é a abordagem cirúrgica, seja endoscópica ou aberta, seguida de quimioterapia e/ou radioterapia adjuvante. Em alguns casos, pode ser indicada a quimioterapia de indução pré-operatória no intuito de uma diminuição do volume tumoral para tornar a cirurgia viável (Figs. 42-5 e 42-6). As taxas de sobrevida livre de doença e recorrência são semelhantes.[2]

Em relação às lesões fibro-ósseas, quando estamos diante de um caso de displasia fibrosa, consideramos a abordagem cirúrgica nos casos sintomáticos, visto que essas lesões tendem a se manter estáveis ao longo do tempo.[6] Não há evidência de outros tratamentos para redução tumoral. Diferente da displasia fibrosa, nos casos de fibroma ossificante a lesão continua crescendo após a puberdade, estando indicada a ressecção completa da lesão com margem (Fig. 42-7).[7]

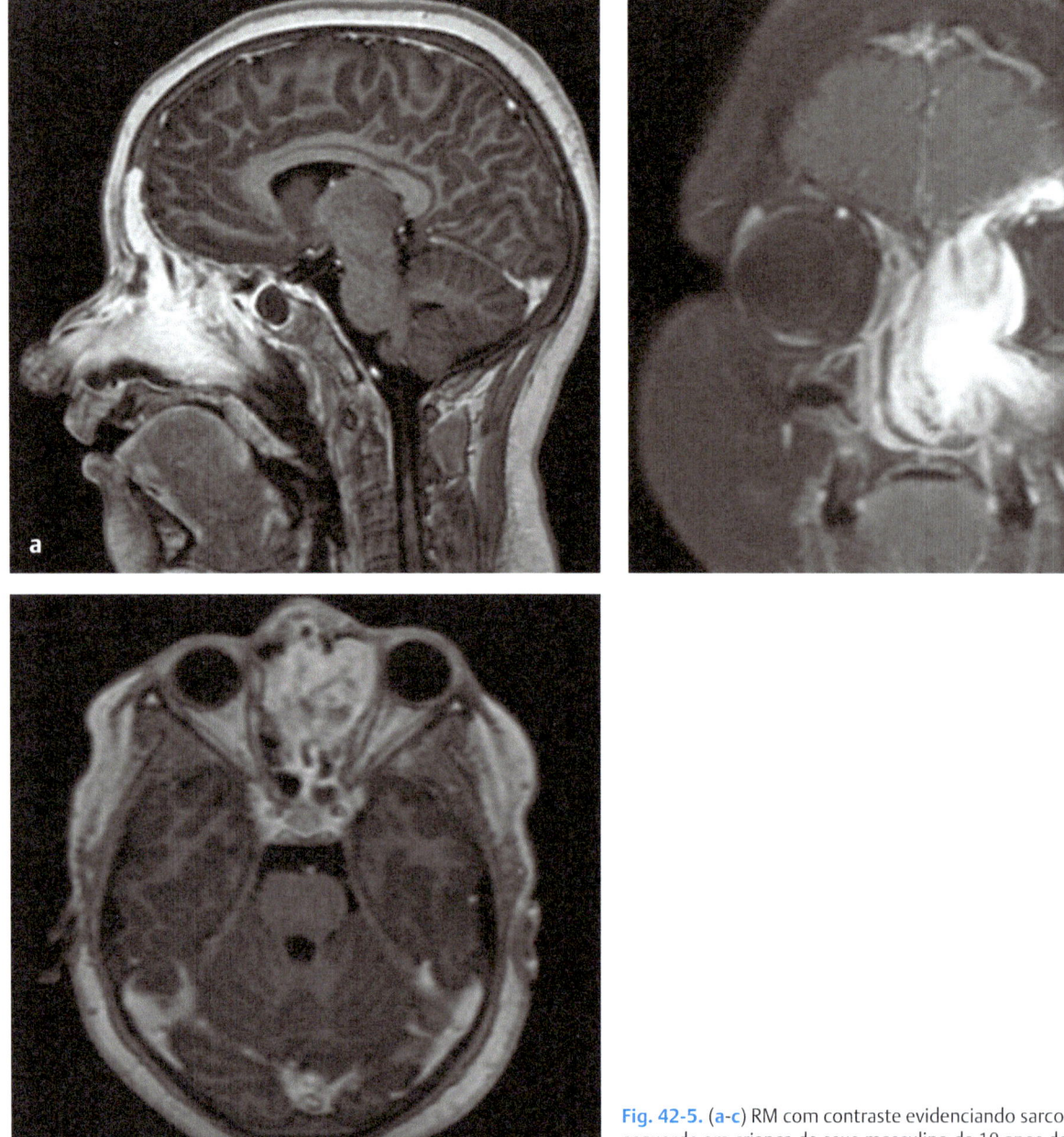

Fig. 42-5. (a-c) RM com contraste evidenciando sarcoma de fossa nasal esquerda em criança do sexo masculino de 10 anos de idade. Observe a invasão do tumor na órbita esquerda. *(Continua)*

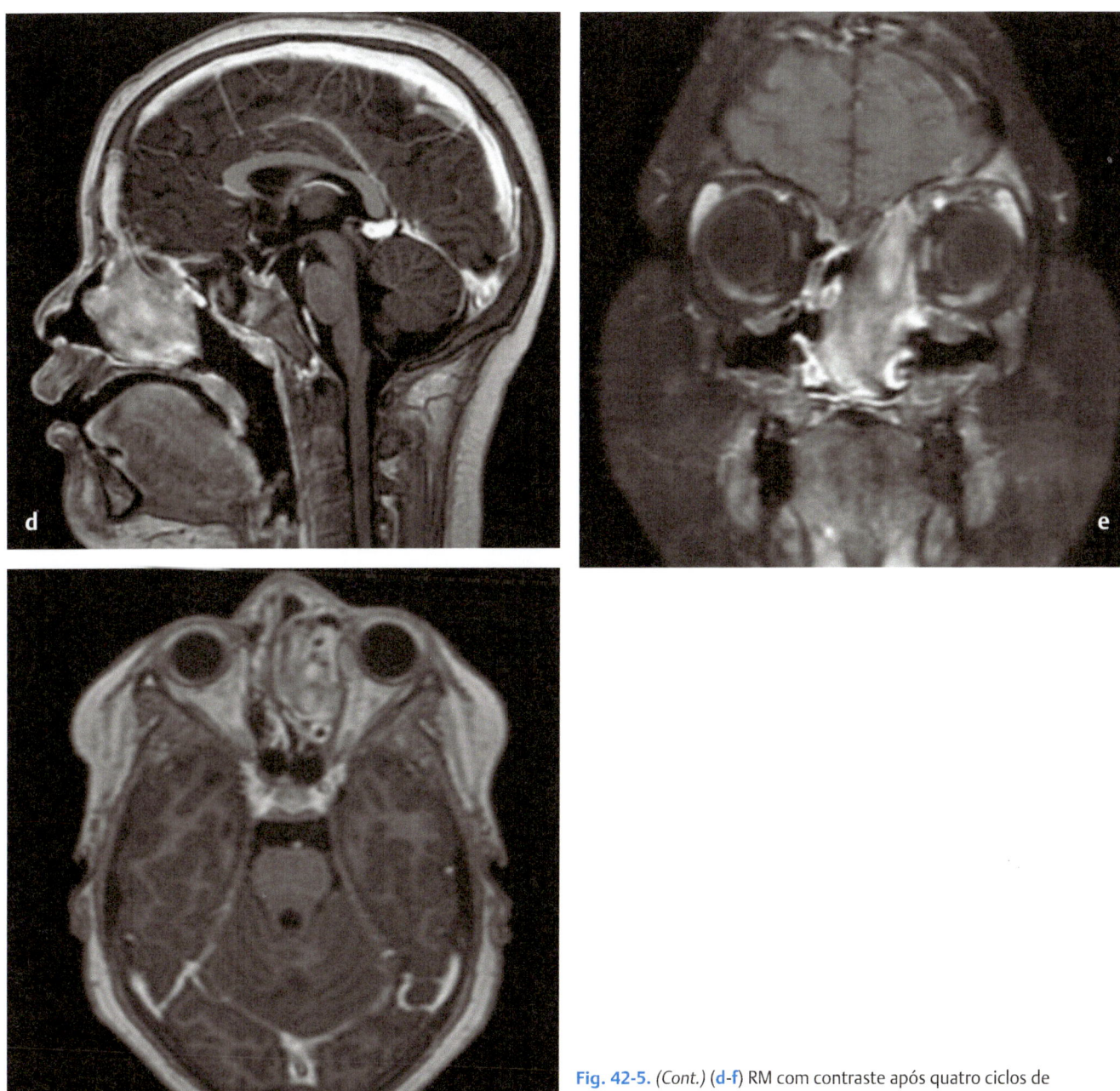

CAPÍTULO 42 ■ TUMORES NASOSSINUSAIS NA POPULAÇÃO PEDIÁTRICA 529

Fig. 42-5. *(Cont.)* **(d-f)** RM com contraste após quatro ciclos de quimioterapia de indução com ifosfamida e doxorrubicina mostrando redução importante do tamanho tumoral.

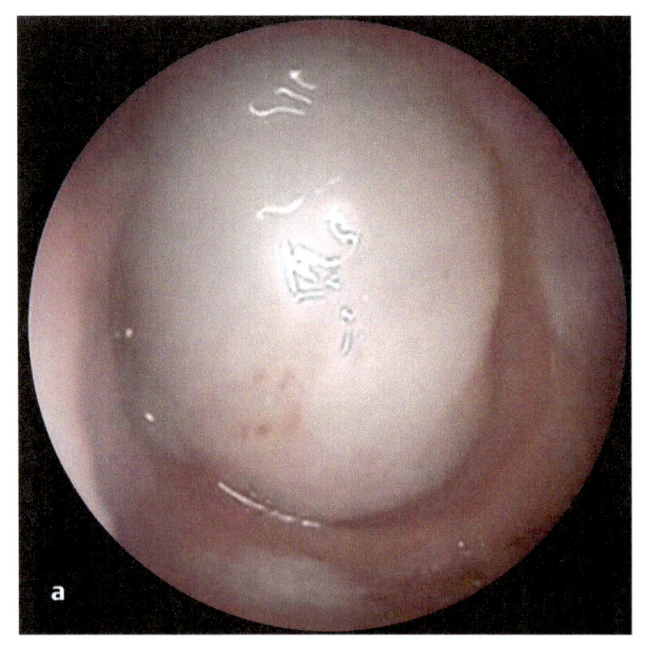

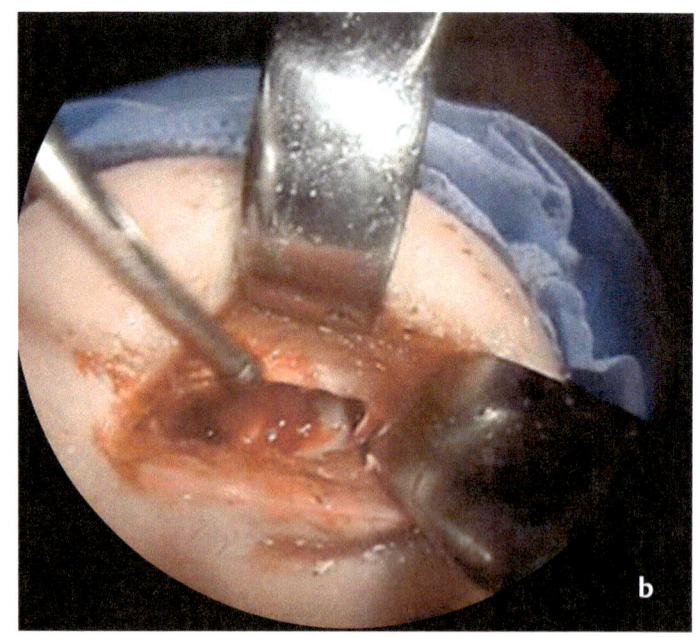

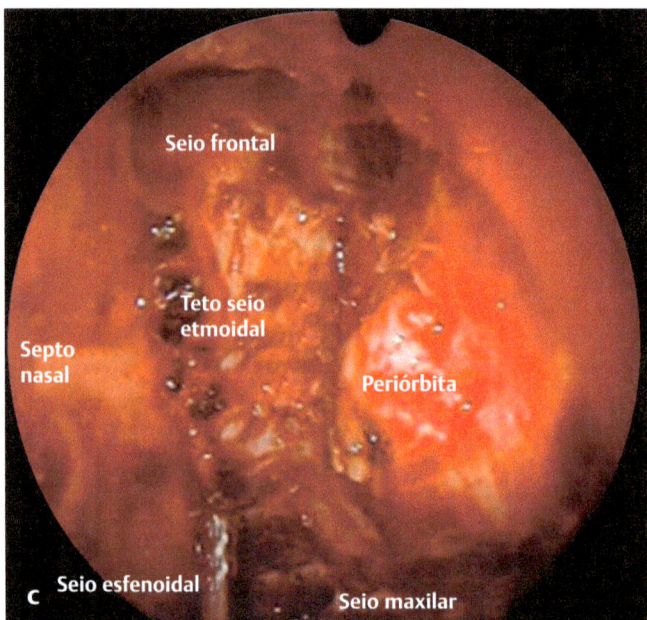

Fig. 42-6. (a) Tumor de fossa nasal esquerda (caso da Fig. 42-5). (b) Acesso externo com incisão supraciliar esquerda para complementação de margem oncológica em seio frontal. (c) Visão endoscópica de 45 graus após exérese cirúrgica de sarcoma. *(Continua)*

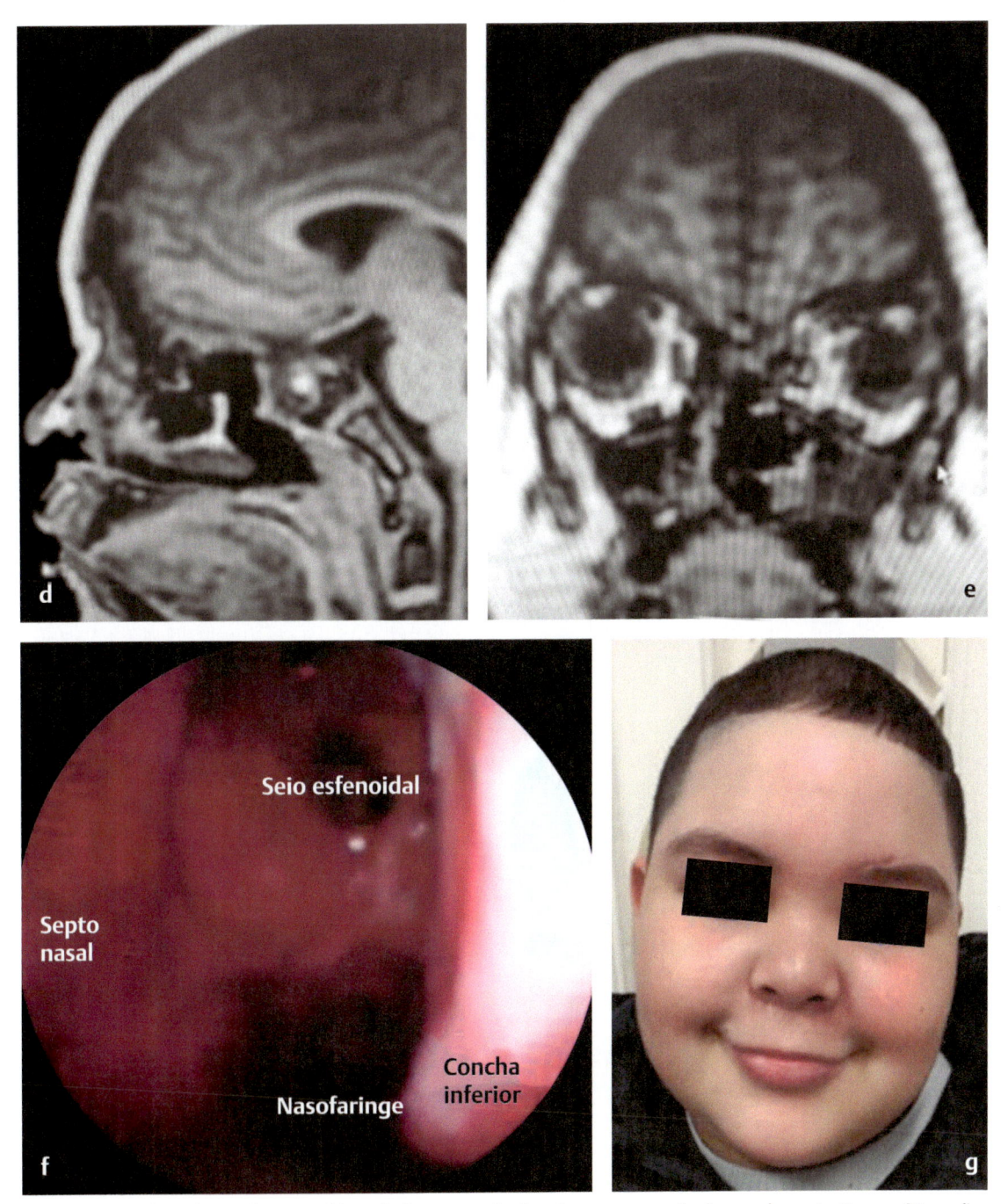

Fig. 42-6. *(Cont.)* **(d, e)** RM pós-operatória após 3 semanas de cirurgia e programação de complementação com 31 sessões de radioterapia em área tumoral + margens. **(f)** Endoscopia pós-operatória com ausência de recidiva tumoral. **(g)** Pós-operatório de 1 mês mostrando cicatriz supraciliar esquerda.

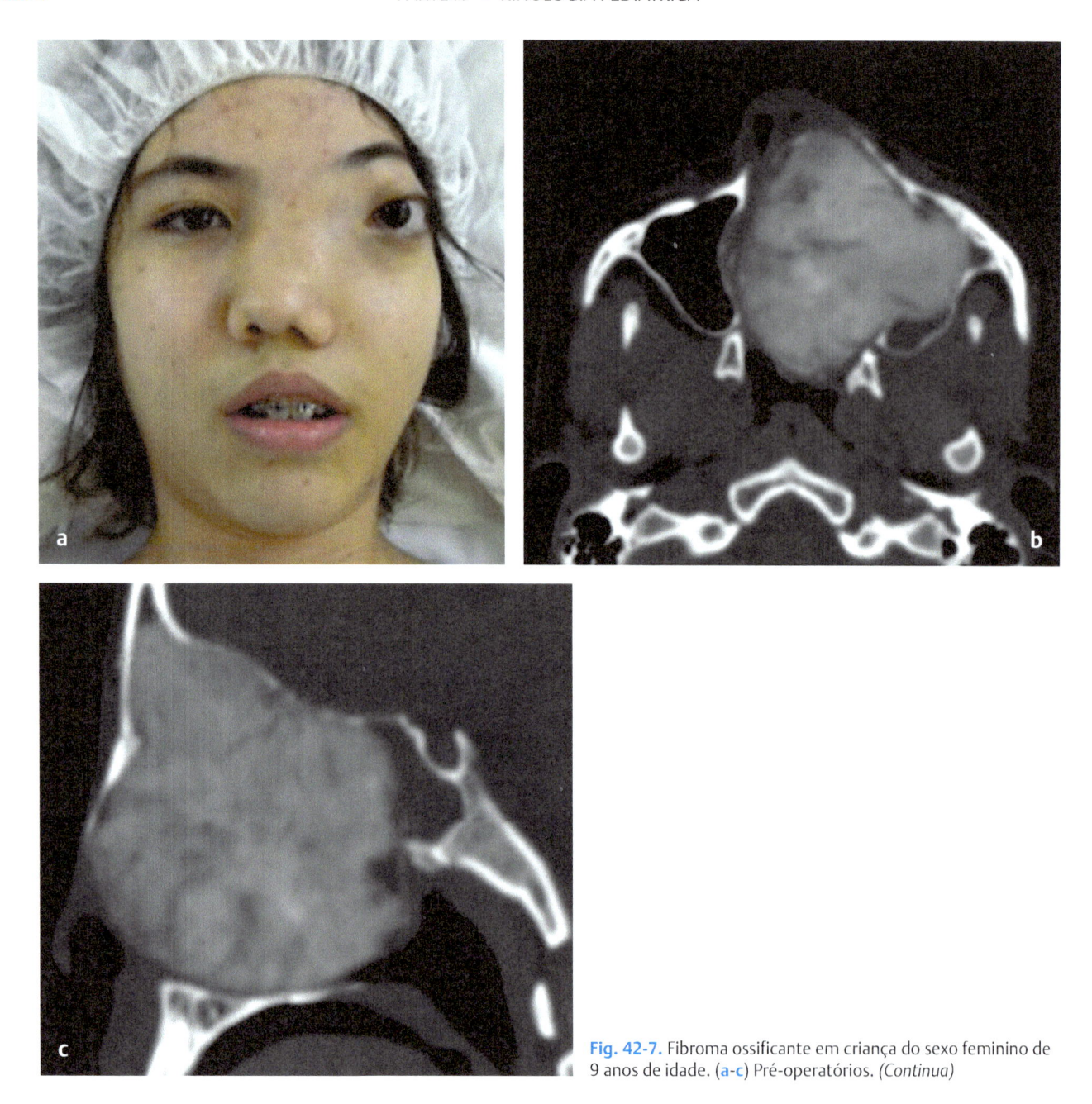

Fig. 42-7. Fibroma ossificante em criança do sexo feminino de 9 anos de idade. (a-c) Pré-operatórios. *(Continua)*

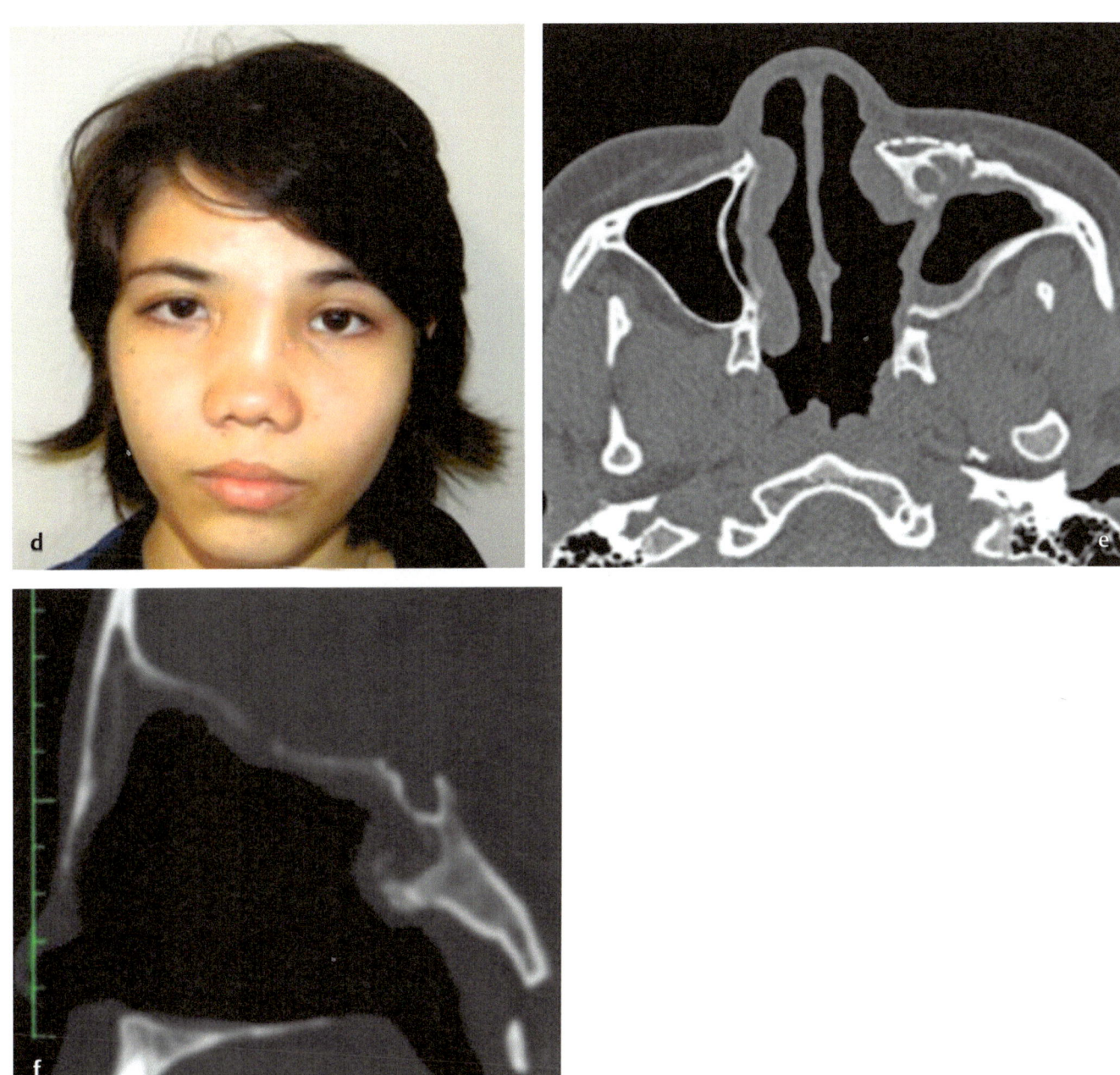

CAPÍTULO 42 ▪ TUMORES NASOSSINUSAIS NA POPULAÇÃO PEDIÁTRICA 533

Fig. 42-7. *(Cont.)* (d-f) Pós-operatórios.

CONSIDERAÇÕES FINAIS

Quando estamos diante de uma criança com um tumor nasossinusal devemos ter em mente todos os diagnósticos diferenciais possíveis. É importante avaliar se a lesão tem origem congênita, inflamatória ou neoplásica e assim seguirmos um fluxograma para o correto diagnóstico e tratamento. Uma equipe multidisciplinar deve fazer parte do acompanhamento dos pacientes e familiares, a fim de garantir todo o suporte necessário ao longo do tratamento, que pode ser longo e desafiador. O acompanhamento pós-operatório é muito importante, pois, em casos de recorrência, o quanto antes for detectado, melhores são as chances de tratamento.

REFERÊNCIAS BIBLIOGRÁFICAS

1. Lazim NM, Abdullah B. Multidisciplinary approach to children with sinonasal tumors: A review. Pediatr Invest. 2019:3:173-9.
2. Zevallos JP, Jain KS, Robert D, et al. Sinonasal malignancies in children: a 10 year single institutional review. Laryngoscope. 2011;121:2001-3.
3. Sengupta S, Pal R, Saha S, et al. Spectrum of head and neck câncer in children. J Indian Assoc Pediatr Surg. 2009;14:200-203.
4. Chung SY, Unsal AA, Kilic S, et al. Pediatric sinonasal malignancies: A population-based analysis. Int J Pediatr Otorhinolaryngol. 2017;98:97-102.
5. Zagolski O, Dwivedi RC, Subramanian S, Kazi R. Non-Hodgkin`s lymphoma of the sinonasal tract in children. J Cancer Res Ther. 2010;6:5-10.
6. London SD. Endoscopic management of benign sinonasal tumors: a decade of experience. Am J Rhinol 2002.
7. Eller R. Common fibro-osseous lesions of the paranasal sinuses. Otolaryngol Clin N Am. 2006.

ÍNDICE REMISSIVO

Entradas acompanhadas por *q* e *f* em itálico indicam quadros e figuras respectivamente.

A

Abordagem
  do AJ, 375-395
    classificação, 381*q*
      de Janakiram *et al.*, 382*q*
      de Snyderman *et al.*, 382*q*
      tipos de, 381*q*
    considerações anatômicas, 377
    diagnóstico, 379
    estadiamento, 380
    estudos de imagem, 379
    manifestações clínicas, 377
    tratamento cirúrgico, 383
  transnasal endoscópica, 397-410
    da órbita, 397-410
      anatomia 397
        ossos da, 397
        tecidos moles da, 399
      descompressão, 401, 403
        das paredes, 401
        do nervo óptico, 403
      neoplasias primárias, 405
Abscesso(s)
  orbitários, 442
  septal, 235
    na septoplastia, 235
AC (Atresia de Coana)
  diagnóstico, 517
  na população pediátrica, 488
  quadro clínico, 517
  reparo cirúrgico, 519
    cuidados pós-operatórios, 520
    passos cirúrgicos, 519
    resultados cirúrgicos, 520
  tratamento, 518
Acesso(s)
  específicos, 274
    ao SF, 274
ACI (Artéria Carótida Interna), 10
  controle da, 433
    considerações prévias, 433
    controlando danos, 435
  ligadura da, 432
Actinomicose, 176
  anatomopatológico de, 177*q*
  epidemiologia de, 177*q*
  exames, 177*q*
  quadro clínico, 177*q*
Aeroalérgeno(s)
  desencadeantes, 105*q*
    de alergias respiratórias, 105*q*

ITE com, 111*q*
    contraindicações, 111*q*
AESAG (Avaliação Endoscópica Sistemática sob Anestesia Geral)
  na epistaxe, 333
AJ (Angiofibroma Juvenil)
  abordagem do, 375-395
    classificação, 381*q*
      de Janakiram *et al.*, 382*q*
      de Snyderman *et al.*, 382*q*
      tipos de, 381*q*
    considerações anatômicas, 377
    diagnóstico, 379
    estadiamento, 380
    estudos de imagem, 379
    manifestações clínicas, 377
    tratamento cirúrgico, 383
Alar
  batten, 240
  grafts, 240
    na VNI, 240
  rim, 241
Alérgeno(s)
  prevenção de, 108
    na RA, 108
Alergia(s)
  antecedentes de, 105
    na RA, 105
      familiares, 105
      pessoais, 105
  respiratórias, 105*q*
    aeroalérgenos desencadeantes de, 105*q*
Alteração(ões)
  do olfato, 76*q*
    medicações associadas a, 76*q*
  nasossinusais, 155-161
    no idoso, 155-161
      anatômicas, 155
      cirurgia otorrinolaringológica no, 160
      particularidades nasossinusais, 156
      rinites, 158
      RS, 158
  no transporte mucociliar, 165
    doenças com, 165
      DCP, 166
      FC, 165
Anosmia, 250, 421
Antagonista(s)
  dos receptores de leucotrienos, 110
    na RA, 110
      anti-histamínico oral e, 110
Antibiótico(s)
  na RSC, 159

no idoso, 159
Anticolinérgico(s)
  intranasais, 110
    na RA, 110
Anti-Histamínico(s)
  na RA, 108, 109*q*
    intranasais, 109
      corticosteroide intranasal e, 110
    oral, 110
      e antagonistas dos receptores de leucotrienos, 110
      e corticosteroide intranasal, 110
      e descongestionante oral, 110
  na RSC, 159
    no idoso, 159
Antileucotrieno(s)
  na RSC, 160
    no idoso, 160
Ápice
  orbitário, 150
    síndrome do, 150
    nas RS, 150
Artéria(s)
  esfenopalatina, 334, 425
    eletrocauterização da, 334
    pedículo vascular da, 425
    ligadura do, 425
  etmoidais, 333
    anterior, 334
      eletrocauterização da, 334
    importância das, 333
    na epistaxe grave, 333
  ligadura das, 427
    carótidas, 432
      comum, 432
      externa, 432
      interna, 432
    etmoidais, 427
    maxilar, 430
Avaliação
  clínica, 81-88
    da obstrução nasal, 81-88
      anamnese, 84
      exame, 85, 88
        complementares, 88
        físico, 85
      novos conceitos, 81
        sobre nariz, 81
        sobre SPN, 81
    da válvula nasal, 86
  na RA, 104
    do controle da, 106*q*
      critérios para, 106*q*

535

exames complementares, 105
  citologia, 106
  DM, 106
  histologia nasal, 106
  IgEt, 105
  pesquisa de IgE específica, 105
    nasal, 105
  TAB, 106
AVC (Acidente Vascular Cerebral)
  RSC e, 159
  no idoso, 159

B
Balão
  sinuplastia com, 273
Base do Crânio
  cirurgia endoscópica transnasal da, 467-480
    corredores cirúrgicos na, 467-480
      classificação dos corredores, 467
        transesfenoidal, 474
        transetmoidal, 471
        transmaxilar, 475
        transnasal, 470
      resultados cirúrgicos, 479
  defeito de, 251, 481-484
    reconstrução dos grandes, 481-484
      fatores importantes, 481
      tipos de retalhos, 481
        de pericrânio, 483
        nasosseptal, 482
      retalho para reparo de, 251
        de corneto médio, 251
BF (Bola Fúngica), 139
  apresentação clínica, 142
  diagnóstico, 143
  epidemiologia, 142
  fisiopatologia, 142
  tratamento, 143
Bloqueio
  do gânglio, 216, 217, 220
    estrelado, 220
    trigeminal, 216, 217
      guiado por fluoroscopia, 216, 217
  do glossofaríngeo, 218
  do ramo, 217
    mandibular, 217
    maxilar, 217
  do SPG, 219
  guiado, 217, 218
    por fluoroscopia, 217, 218
    por ultrassonografia, 217, 218
Botão
  gustativo, 73
Bula
  etmoidal, 282
    ressecção da, 282
Butterfly
  graft, 241
    na VNI, 241

C
Câncer
  sistema de estadiamento AJCC, 188q
    da cavidade nasal, 188q
    dos SPN, 188q

Cartilagem
  septal, 230
    incisão da, 230
Cavidade
  nasal, 5, 37, 157, 361q
    anatomia da, 5, 6f
      endoscópica, 7f
    estudo radiológico da, 37
      pirâmide nasal, 37
    no idoso, 157
    tumores malignos, 361q
      estadiamento de, 361q
CCAD (Doença do Compartimento Central/
  Central Compartment Atopic Disease), 128
CCCRC (Teste do *Connecticut Chemosensory
  Clinical Research Center*), 72
Cefaleia(s), 211
  CTAs, 214
    CS, 214
    HP, 214
    SUNA, 215
    SUNCT, 215
  CTT, 213
  migrânea, 212
Célula(s)
  NK/T, 182
    linfoma extranodal de, 182
    tipo nasal, 182
CENS (Cirurgia Endoscópica
  Nasossinusal), 24
Centrípeta
  técnica, 274
    na cirurgia nasossinusal, 274
    videoassistida, 274
CFD (*Fluidodinâmica Computacional/
  Computational Fluid Dynamic*), 97
Chandler
  classificação de, 148
    das complicações orbitárias, 148
    das RS, 148
CI (Concha Inferior), 4f
  cirurgia das, 243-247
    complicações, 247
    indicações, 243
    técnicas, 243
      acompanhamento pós-operatório, 246
      lateralização por fratura da, 244
      térmicas, 244
      turbinectomia parcial, 244
      turbinoplastia com retalho medial, 245
Cirurgia
  das CI, 243-247
    indicações, 243
    técnicas, 243
      acompanhamento pós-operatório, 246
      lateralização por fratura da, 244
      térmicas, 244
      turbinectomia parcial, 244
      turbinoplastia com retalho medial, 245
    complicações, 247
  do nariz, 249-253
    manejo da CM na, 249-253
      anatomia da, 249

complicações cirúrgicas, 250
  anosmia, 250
  epistaxe, 251
  rinite atrófica, 250
  sinusite frontal iatrogênica, 251
controvérsias, 250
  destruição dos parâmetros
    anatômicos, 251
histofisiologia da, 249
indicações cirúrgicas, 249
  acometimento por doença, 250
  obstrução, 249
  tamanho, 249
  via de acesso, 250
retalho de corneto médio para
    reparo, 251
  de defeitos de base de crânio, 251
técnica cirúrgica, 250
do RF, 289-300
  complicações, 296
    fístula liquórica, 296
    lateralização da CM, 297
    mucoceles, 297
    orbitárias, 297
  considerações, 289
    anatômicas, 289
    cirúrgicas, 291
    clínicas, 291
    radiológicas, 289
  cuidados pós-operatório, 299
do SF, 289-300
  complicações, 296
    fístula liquórica, 296
    lateralização da CM, 297
    mucoceles, 297
    orbitárias, 297
  considerações, 289
    anatômicas, 289
    cirúrgicas, 291
    clínicas, 291
    radiológicas, 289
  cuidados pós-operatório, 299
dos SPN, 249-253
  manejo da CM na, 249-253
    anatomia da, 249
    complicações cirúrgicas, 250
      anosmia, 250
      epistaxe, 251
      rinite atrófica, 250
      sinusite frontal iatrogênica, 251
    controvérsias, 250
      destruição dos parâmetros
        anatômicos, 251
    histofisiologia da, 249
    indicações cirúrgicas, 249
      acometimento por doença, 250
      obstrução, 249
      tamanho, 249
      via de acesso, 250
    retalho de corneto médio para
        reparo, 251
      de defeitos de base de crânio, 251
    técnica cirúrgica, 250
nasossinusais na RSC, 269-274
  assistidas por videoendoscopia, 269-274
    cuidados essenciais, 269
    extensão da, 269

indicações atuais, 269
    principais técnicas, 273
  otorrinolaringológica, 160
    no idoso, 160
Cirurgia Endoscópica
  dos SPN, 413-458
    complicações na, 413-458
      abscessos orbitários, 442
      anosmia, 421
      considerações anatômicas, 436
      controle da ACI, 433
      hemorragia retro-orbitária, 443
      intracranianas, 421q, 448
        considerações anatômicas, 450
        enxertos, 456
        fístula liquórica, 448
        manejo cirúrgico, 454
        preparo do paciente, 454
        retalhos, 457
        sutura, 455
      lesão, 442, 445
        da lâmina papirácea, 442
        da musculatura ocular
          extrínseca, 445
      ligadura das artérias, 427
        carótidas, 432
        etmoidais, 427
        maxilar, 430
      ligadura do pedículo vascular, 425
        da artéria esfenopalatina, 425
      orbitárias 421q, 436
      vasculares, 421q, 422
  na RSC, 277-286
    sistematização da, 277-286
      etmoidectomia posterior, 282
      full house, 277
      ressecção da bula etmoidal, 282
      sinusotomia, 278, 280, 284
        esfenoidal, 284
        frontal, 280
        maxilar, 278
      uncinectomia, 278
  transnasal, 467-480
    da base do crânio, 467-480
      corredores cirúrgicos na, 467-480
        classificação dos corredores, 467
        resultados cirúrgicos, 479
Cisto
  dermoide, 515
    congênitos, 515
  na população pediátrica, 489, 490
    de Tornwaldt, 490
    dermoide, 490
    do ducto lacrimal, 489
Citologia
  RA e, 106
CM (Concha Média)
  lateralização da, 297
    na cirurgia, 297
      do RF, 297
      do SF, 297
  manejo da, 249-253
    anatomia da, 249
    complicações cirúrgicas, 250
      anosmia, 250
      epistaxe, 251
      rinite atrófica, 250

      sinusite frontal iatrogênica, 251
    controvérsias, 250
      destruição dos parâmetros
        anatômicos, 251
    histofisiologia da, 249
    indicações cirúrgicas, 249
      acometimento por doença, 250
      obstrução, 249
      tamanho, 249
      via de acesso, 250
    na cirurgia, 249-253
      do nariz, 249-253
      dos SPN, 249-253
    retalho de corneto médio, 251
      para reparo de defeitos, 251
        de base de crânio, 251
    técnica cirúrgica, 250
CMB (Concha Média Bolhosa), 249
Coana(s)
  na população pediátrica, 488
    estenose de, 488
Columeloplastia, 241
Complicação
  da cirurgia, 247, 296
    das CI, 247
    do SF, 296
      fístula liquórica, 296
      lateralização da CM, 297
      mucoceles, 297
      orbitárias, 297
    do RF, 296
      fístula liquórica, 296
      lateralização da CM, 297
      mucoceles, 297
      orbitárias, 297
    da septoplastia, 235
      abscesso septal, 235
      deformidade em sela, 235
      do dorso nasal, 235
      hematoma, 235
      hemorragia, 235
      perfuração septal, 235
      sinéquias, 235
  das RS, 147-154
    classificação, 147
    epidemiologia, 147
    intracranianas, 151
    microbiologia, 147
    orbitárias, 147
      classificação, 148
        de Chandler, 148
        de Mortimore, 149
        de Velasco e Cruz, 149
      do ápice orbitário, 150
      SFOS, 149
      tratamento, 150
    ósseas, 152
  de trauma, 267
    nasal, 267
    nasossinusal, 267
  na cirurgia endoscópica, 413-458
    dos SPN, 413-458
      abscessos orbitários, 442
      anosmia, 421
      considerações anatômicas, 436
      controle da ACI, 433
      hemorragia retro-orbitária, 443

      intracranianas, 421q, 448
        considerações anatômicas, 450
        enxertos, 456
        fístula liquórica, 448
        manejo cirúrgico, 454
        preparo do paciente, 454
        retalhos, 457
        sutura, 455
      lesão, 442, 445
        da lâmina papirácea, 442
        da musculatura ocular
          extrínseca, 445
      ligadura das artérias, 427
        carótidas, 432
        etmoidais, 427
        maxilar, 430
      ligadura do pedículo vascular, 425
        da artéria esfenopalatina, 425
      orbitárias 421q, 436
      vasculares, 421q, 422
Corneto(s)
  estudo radiológico dos, 42
  médio, 251
    retalho de, 251
      para reparo de defeitos, 251
        de base de crânio, 251
Corpo Estranho
  na população pediátrica, 492
Corredor(es) Cirúrgico(s)
  na cirurgia endoscópica transnasal,
    467-480
    da base do crânio, 467-480
      classificação dos corredores, 467
        transesfenoidal, 474
        transetmoidal, 471
        transmaxilar, 475
        transnasal, 470
      resultados cirúrgicos, 479
Corticosteroide(s)
  na RA, 109
    intranasais, 109
      anti-histamínico oral e, 110
      e anti-histamínico intransal, 110
    orais, 109
  na RSC, 159
    no idoso, 159
Cromatografia
  nasal, 157
    no idoso, 157
Cromoglicato
  dissódico, 110
    na RA, 110
CS (Cefaleia em Salvas), 214
CTAs (Cefaleias Trigêmino-Autonômicas)
  em salvas, 214
CTT (Cefaleia Tipo Tensão), 213
CTTC (Cefaleia Tipo Tensão Crônica), 213q
CTTEf (Cefaleia Tipo Tensão Frequente), 213q
CTTEi (Cefaleia Tipo Tensão Infrequente),
  213q

D

DCP (Discinesia Ciliar Primária)
  diagnóstico, 167
  epidemiologia, 166, 168q
  exames nas, 168q
  fisiopatologia, 167, 168q

quadro clínico, 167, 168q
tratamento ORL, 167
DCR (Dacriocistorrinostomia), 324
DCRe (Dacriocistorrinostomia
 Endoscópica), 317-327
 anatomia cirúrgica, 325
 cuidados pós-operatórios, 326
 OVL, 317
 resultados cirúrgicos, 326
 técnica cirúrgica, 326
Defeito(s)
 de base do crânio, 251, 481-484
  reconstrução dos grandes, 481-484
   fatores importantes, 481
   tipos de retalhos, 481
    de pericrânio, 483
    nasosseptal, 482
   retalho para reparo de, 251
    de corneto médio, 251
Defesa
 fisiologia da, 25
Deficiência
 de ferro, 77
 nos distúrbios do paladar, 77
Deformidade
 em sela, 235
  do dorso nasal, 235
   na septoplastia, 235
Descompressão
 das paredes orbitárias, 401
 do nervo óptico, 403
 neurovascular, 220
  do trigêmeo, 220
Descongestionante(s)
 na RA, 109
  anti-histamínico oral e, 110
 na RSC, 160
  no idoso, 160
Destruição
 dos parâmetros anatômicos, 251
  no intraoperatório, 251
   da TM, 251
Desvio(s)
 remoção dos, 231
  cartilaginosos, 231
  ósseos, 231
Disfunção(ões)
 conceitos das, 70q, 75q
  gustatórias, 75q
  olfatórias, 70q
Displasia
 fibrosa, 352
Distúrbio(s)
 do olfato, 70
  diagnóstico dos, 70
   anamnese, 70
   disfunções olfatórias, 70q
   exame, 72
    complementares, 72
    físico, 72
   nasofibroscopia, 72
   teste olfatório, 71
  tratamento dos, 73
 do paladar, 75
  diagnóstico dos, 75
   anamnese, 75
   teste gustatório, 76

tratamento dos, 76
 deficiência de ferro, 77
 higiene oral, 77
 medicações, 77
  ajuste de, 77
  substituições, 77
  suspensão, 77
 reparo cirúrgico, 77
  do nervo lingual, 77
 restaurações odontológicas, 77
  metálicas, 77
 saliva artificial, 77
 sulfato de zinco, 77
DM (Diagnóstico Molecular)
 RA e, 106
Doença
 dentária, 121
  RSA e, 121
Doença(s) Sistêmica(s)
 manifestações nasais das, 165-185
  com alterações no transporte
   mucociliar, 165
    DCP, 166
    FC, 165
  fúngicas, 180
   histoplasmose, 180
   mucormicose, 180
   paracoccidiodomicose, 180
  granulomatosas não infecciosas, 171, 175q
   anatomopatológico de, 175q
   epidemiologia de, 175q
   exames, 175q
   GEPA, 173
   GPA, 171
   quadro clínico, 175q
   sarcoidose, 173
  imunodeficiências, 168
   primárias, 169
   secundária, 170
    HIV, 170
  infecciosas bacterianas, 175
   actinomicose, 176
   hanseníase, 175
   rinoscleroma, 177
   sífilis, 176
   tuberculose, 175
  infecciosas parasitárias, 178
   leishmaniose, 178
   rinosporidiose, 179
  linfoma extranodal de células NK/T, 183
   tipo nasal, 183
  outras, 183
  relacionada ao IgG-4, 182
  vascular, 171
   síndrome de Rendu-Osler-Weber, 171
   THH, 171
Dor
 facial, 122
  síndromes de, 122
   RSA e, 122
 orofacial, 199-223
  cefaleias, 211
   CTAs, 214
   CTT, 213
   migrânea, 212

DTM, 207
inervação, 199
 da cavidade oral, 199
 da face, 199
miofascial, 207
 abordagens terapêuticas, 210
 bandeira vermelha, 209
 características clínicas, 208
 estresse, 209
 fatores psicológicos, 209
 sinal de alerta, 209
 sono, 209
nervo intermédio, 206
 neuralgia do, 206
neuralgia pós-herpética, 203
 trigeminal, 203
neuropática trigeminal, 203
 atribuída a herpes-zóster, 203
 atribuída a outras desordens, 204
 idiopática, 204
 pós-traumática, 203
NGF, 205
NT, 200
 tratamento farmacológico das, 204
perspectivas futuras, 223
tratamento da, 216
 intervencionista, 216
Draf
 classificação, 315q
  de acordo com, 315q
   das sinusotomias frontais, 315f
 I, 292
 IIa, 292
 IIb, 293
 III, 294
DRGE (Doença do Refluxo Gastroesofágico)
 no idoso, 158
  rinite e, 158
  RS e, 158
DTM (Desordem Temporomandibular), 207
 abordagens terapêuticas, 210
  farmacoterapia, 210
  fisioterapia, 210
  laserterapia, 210
  meditação, 210
   atenção plena, 210
   mindfulness, 210
  placas oclusais, 210
 bandeira vermelha, 209
 características clínicas, 208
 estresse, 209
 fatores psicológicos, 209
 sinal de alerta, 209
 sono, 209
Ducto
 lacrimal, 489
  cisto do, 489
   na população pediátrica, 489
 nasolacrimal, 45
  estudo radiológico do, 45

E

EAP (Estenose da Abertura Piriforme), 500
 na população pediátrica, 488
Eletrocauterização
 da artéria, 334
  esfenopalatina, 334

etmoidal anterior, 334
Embriologia
   nasal, 508
Encefalocele(s)
   congênitas, 510
   na população pediátrica, 490
Endoscopia
   nasal, 88, 105
      na obstrução nasal, 88
      na RA, 105
Epistaxe, 251, 329-335
   correlação, 329
      clínico-anatômica, 329
   definição, 329
   epidemiologia, 329
   etiologia, 330
   tratamento, 331
      AESAG, 333
      avaliação inicial, 331
      eletrocauterização da artéria, 334
         esfenopalatina, 334
         etmoidal anterior, 334
      grave, 332
         artérias etmoidais na, 333
      inativa, 332
      kit do pronto socorro, 331
         do Hospital São Paulo, 331
      leve, 332
   vascularização nasal, 329
eRSC (Rinossinusite Crônica Eosinofílica), 127, 129
Esfenoetmoidectomia, 274
Esfenoide
   estudo radiológico do, 64
Estenose(s)
   na população pediátrica, 488
   de coanas, 488
      médio nasal, 489, 510
         congênitas, 510
Estudo Radiológico
   do nariz, 29-67
      e cavidade nasal, 37
         cornetos, 42
         ducto nasolacrimal, 45
         lâminas crivosas, 40
         meatos, 42
         pirâmide nasal, 37
         septo nasal, 38
         variações anatômicas, 46
      métodos de imagem, 29
         TC, 29
         dacriocistografia, 36
            por RM, 36
            por TC, 36
         RM, 34
      órbitas, 66
   dos SPN, 29-67
      esfenoide, 64
      etmoidais, 60
      FPP, 52
      frontais, 55
      maxilares, 49
      métodos de imagem, 29
         dacriocistografia, 36
            por RM, 36
            por TC, 36
         RM, 34
         TC, 29
      órbitas, 66
Etmoidectomia
   posterior, 282

F

Face
   alterações anatômicas na, 155
      no idoso, 155
         inferior, 155
         terço médio da, 155
   anatomia de, 4*f*
      estrutural, 4*f*
Farmacoterapia
   na RA, 108
FC (Fibrose Cística)
   diagnóstico, 166
   epidemiologia, 165, 168*q*
   exames nas, 168*q*
   fisiopatologia, 165, 168*q*
   quadro clínico, 165, 168*q*
   tratamento ORL, 166
Fenótipo(s)
   de rinite, 104*q*
      principais achados para, 104*q*
         de exame, 104*q*
            complementares, 104*q*
            físico, 104*q*
         de história, 104*q*
Ferro
   deficiência de, 77
      nos distúrbios do paladar, 77
FESS (*Functional Endoscopic Sinus Surgery*/Cirurgia Endoscópica Funcional), 274, 303
   dos SPN, 303
      razões para falha de, 303
         fatores, 303
            ambientais, 303
            iatrogênicos, 303
            sistêmicos, 303
Fibroma
   condromixoide, 354
   ossificante, 350
Fisiologia Nasossinusal
   aplicada à prática, 23-27
      defesa, 25
      olfato, 26
      respiração, 23
Fístula
   liquórica, 296, 448, 461-465
      considerações anatômicas, 450
      diagnóstico, 461-465
         apresentação clínica, 461
         exames, 461, 462
            de imagem, 462
            endoscópico, 462
            laboratoriais, 461
      enxertos, 456
      manejo cirúrgico, 454
      na cirurgia, 297
         do RF, 297
         do SF, 297
      preparo do paciente, 454
      retalhos, 457
      sutura, 455
      tratamento, 461-465
FLR (Fístula Liquórica Rinogênica), 461

Fluxo Aerífero Nasal
   medidas objetivas do, 91-98
      anatomia nasal e, 95
      CFD, 97
      correlação entre dados subjetivos, 94
         e objetivos, 94
      laminar, 97
      mensurações manuais, 91
      resistência nasal, 91
      seção transversal, 93
         área da, 93
      turbulento, 97
FPP (Fossas Pterigopalatinas)
   estudos radiológicos das, 52
Fratura
   lateralização por, 244
      da CI, 244
Full House, 274, 277

G

GEPA (Granulomatose Eosinofílica com Poliangeíte), 173
   anatomopatológico de, 175*q*
   epidemiologia de, 175*q*
   exames, 175*q*
   quadro clínico, 175*q*
Glioma(s)
   congênitos, 510
   na população pediátrica, 490
GPA (Granulomatose com Poliangeíte)
   anatomopatológico de, 175*q*
   diagnóstico, 172
   epidemiologia, 171, 175*q*
   exames, 175*q*
   fisiopatologia, 172
   quadro clínico, 172, 175*q*
   tratamento ORL, 172

H

Hanseníase, 175
   anatomopatológico de, 177*q*
   epidemiologia de, 177*q*
   exames, 177*q*
   quadro clínico, 177*q*
Hemangioma(s)
   na população pediátrica, 492
Hematoma
   na septoplastia, 235
Hemorragia
   na septoplastia, 235
   retro-orbitária, 443
Hemostasia
   na septoplastia, 231
Hérpes-Zóster
   dor atribuída a, 203
      neuropática, 203
         trigeminal, 203
Higiene
   oral, 77
      nos distúrbios do paladar, 77
Hiper-Reatividade
   inespecífica, 104
   e RA, 104
Hipertrofia
   adenoidiana, 490
      na população pediátrica, 490

Histologia
　nasal, 106
　　RA e, 106
Histoplasmose, 180
　anatomopatológico de, 184q
　epidemiologia de, 184q
　exames, 184q
　quadro clínico, 184q
HP (Hemicrania Paroxística), 214, 215q
　crônica, 215q
　episódica, 215q

I

Idoso
　alterações nasossinusais no, 155-161
　　anatômicas, 155
　　　face inferior, 155
　　　modificações perinasais, 155
　　　mucosa nasal, 156
　　　olfato, 156
　　　radiológicas, 156
　　　região periorbital, 155
　　　tecido conectivo, 156
　　　terço médio da face, 155
　　cirurgia otorrinolaringológica no, 160
　　particularidades nasossinusais, 156
　　　cavidade nasal, 157
　　　cromatografia nasal, 157
　　　diagnóstico pelo olfato, 158
　　　microbioma nasal, 156
　　　nariz eletrônico, 158
　　　olho seco, 157
　　　para medicamentos, 157
　　rinites, 158
　　　DRGE, 158
　　　fisiopatologia, 158
　　　incidência, 158
　　　medicamentos que induzem, 158
　　　obesidade, 158
　　　tratamento, 159
　　RS, 158
　　　AVC, 159
　　　DRGE, 158
　　　fisiopatologia, 158
　　　incidência, 158
　　　obesidade, 158
　　　RSC, 159
　　　tratamento, 159
IgE (Imunoglobulina E)
　específica, 105
　　RA e, 105
　　　nasal, 105
　　　pesquisa de, 105
IgEt (Imunoglobulina e Total Sérica)
　e RA, 105
IgG-4
　anatomopatológico de, 184q
　doença relacionada ao, 182
　epidemiologia de, 184q
　exames, 184q
　quadro clínico, 184q
Imunodeficiência(s)
　manifestações nasais das, 168
　　primárias, 169
　　　diagnóstico, 169
　　　tratamento, 169
　　secundária, 170
　　　HIV, 170
　　　　tratamento, 171
　　tipos de, 168q
　　　associadas a RSC, 168q
Incisão
　na septoplastia, 230
　　da cartilagem septal, 230
Inervação
　do sistema gustatório, 74
Inflamação
　mínima, 104
　　persistente, 104
　　　na RA, 104
Insuficiência
　das válvulas nasais, 237-242
　　anatomia, 237
　　diagnóstico, 238
　　fisiologia, 237
　　tratamento, 239
　　　da externa, 241
　　　da VNI, 239
ITE (Imunoterapia Específica)
　na RA, 111
　　com aeroalérgenos, 111q
　　　contraindicações, 111q
　　　indicações de, 111q
IVAS (Infecção de Vias Aéreas Superiores)
　na infância, 496
　　complicações, 497
　　diagnóstico, 496
　　　aspiração do seio maxilar, 496
　　　critério clínico, 496
　　　exames complementares, 496
　　tratamento, 499
　　　antibióticos, 499
　　　ensaios clínicos controlados, 499
　　　terapias adjuvantes, 499

L

Lâmina(s)
　crivosas, 40
　　estudo radiológico das, 40
　papirácea, 442
　　lesões da, 442
Lateral Crural
　strut graft, 240
　　na VNI, 240
Lateralização
　da CI, 244
　　por fratura, 244
　da CM, 297
　　na cirurgia, 297
　　　do RF, 297
　　　do SF, 297
Lavagem
　nasal, 108
　　na RA, 108
Leishmaniose, 178
　anatomopatológico de, 184q
　diagnóstico, 179
　epidemiologia de, 184q
　exames, 184q
　quadro clínico, 184q
Lesão(ões)
　da lâmina papirácea, 442
　da musculatura ocular, 445
　　extrínseca, 445
Leucotrieno(s)
　receptores de, 110
　　antagonistas dos, 110
　　　na RA, 110
　　　　anti-histamínico oral e, 110
Ligadura
　da ACI, 432
　das artérias, 427
　　carótidas, 432
　　　comum, 432
　　　externa, 432
　　etmoidais, 427
　　maxilar, 430
　do pedículo vascular, 425
　　da artéria esfenopalatina, 425
Linfoma
　extranodal, 183
　　de células NK/T, 183
　　　tipo nasal, 183
Linha Média
　malformações congênitas da, 507-516
　　EAP, 508
　　embriologia nasal, 508
　　estenoses médio-nasais, 510
　　exame físico do nariz, 507
　　　do recém-nascido, 507
　tumores congênitos da, 507-516
　　cisto dermoide, 515
　　encefaloceles, 510
　　gliomas, 510

M

Malformação(ões)
　congênitas, 507-516
　　da linha média, 507-516
　　　EAP, 508
　　　embriologia nasal, 508
　　　estenoses médio-nasais, 510
　　　exame físico do nariz, 507
　　　　do recém-nascido, 507
Margem(ns)
　cirúrgicas, 373
　　em tumores malignos, 373
　　　nasossinusais, 373
Meato(s)
　estudo radiológico dos, 42
Medicação(ões)
　nos distúrbios do paladar, 77
　　ajuste de, 77
　　substituições, 77
　　suspensão, 77
Medicamento(s)
　na RSC no idoso, 159
　　orais, 159
　　　antibióticos, 159
　　　anti-histamínicos, 159
　　　antileucotrienos, 160
　　　corticosteroides, 159
　　　descongestionantes, 160
　　tópicos, 160
　que induzem rinite, 158
　　no idoso, 158
　via nasal para, 157
　　no idoso, 157
Megantrostomia
　maxilar, 274

Microbioma
  nasal, 156
    no idoso, 156
Migrânea, 212
  com aura, 212q
  sem aura, 212q
MIST (*Minimally Invasive Sinus Technique*), 274
Modificação(ões)
  perinasais, 155
    no idoso, 155
Mortimore
  classificação de, 149
    das complicações orbitárias, 149
      das RS, 149
Mucocele(s)
  na cirurgia, 297
    do RF, 297
    do SF, 297
Mucormicose, 180
  anatomopatológico de, 184q
  epidemiologia de, 184q
  exames, 184q
  quadro clínico, 184q
Mucosa
  nasal, 156
    alterações anatômicas na, 156
      do idoso, 156
Musculatura
  ocular, 445
    extrínseca, 445
      lesões da, 442

N

Não eRSC (Rinossinusite Crônica Não Eosinofílica), 127, 129
Nariz
  anatomia do, 3
    cavidade nasal, 5
    estrutural, 4f
    externa, 3f
    parede nasal, 5
      lateral, 5
    septo nasal, 5
    topográfica, 3f
  cirurgia do, 249-253
    manejo da CM na, 249-253
      anatomia da, 249
      complicações cirúrgicas, 250
        anosmia, 250
        epistaxe, 251
        rinite atrófica, 250
        sinusite frontal iatrogênica, 251
      controvérsias, 250
        destruição dos parâmetros anatômicos, 251
      histofisiologia da, 249
      indicações cirúrgicas, 249
        acometimento por doença, 250
        obstrução, 249
        tamanho, 249
        via de acesso, 250
      retalho de corneto médio para reparo, 251
        de defeitos de base de crânio, 251
      técnica cirúrgica, 250
  do recém-nascido, 507
    exame físico do, 507
  eletrônico, 158
    diagnóstico pelo olfato, 158
    no idoso, 158
  estudo radiológico do, 29-67
    e cavidade nasal, 37
      cornetos, 42
      ducto nasolacrimal, 45
      lâminas crivosas, 40
      meatos, 42
      pirâmide nasal, 37
      septo nasal, 38
      variações anatômicas, 46
    métodos de imagem, 29
      dacriocistografia, 36
        por RM, 36
        por TC, 36
      RM, 34
      TC, 29
    órbitas, 66
  exame físico, 85
    inspeção, 85
    palpação, 85
  novos conceitos sobre, 81
    olfatório, 82
    respiratório, 82
Nasalização, 274
Nasoangiofibroma
  juvenil, 492
Nasofibroscopia, 72
Neoplasia(s)
  primárias, 405
    da órbita, 405
Nervo
  glossofaríngeo, 206
    anatomia do, 206
  intermédio, 206
    neuralgia do, 206
      apresentação clínica, 207
      características radiológicas, 207
      prognóstico, 207
      tratamento, 207
  lingual, 77
    reparo cirúrgico do, 77
      nos distúrbios do paladar, 77
  óptico, 403
    descompressão do, 403
Neuralgia(s)
  do nervo, 206
    intermédio, 206
      apresentação clínica, 207
      características radiológicas, 207
      prognóstico, 207
      tratamento, 207
  faciais, 204q
    tratamento das, 204q
      farmacológico, 204q
  pós-herpética, 203
  trigeminal, 203
NGF (Neuralgia do Glossofaríngeo), 205, 223
  critérios diagnósticos, 206q
  etiologia, 206
  ICHD-3, 206
    classificação da, 206
  nervo glossofaríngeo, 206
    anatomia do, 206
  tratamento, 206, 220
    cirúrgico, 220
    conservador, 206
NT (Neuralgia do Trigêmeo), 200
  clássica, 201
    com dor contínua, 202
    puramente paroxística, 202
  idiopática, 202
  secundária, 202
  tratamento das, 204, 220
    cirúrgico, 220
      descompressão neurovascular, 220
      radiocirurgia do, 223
      rizotomias percutâneas do, 222
    farmacológico, 204

O

Obesidade
  no idoso, 158
    rinite e, 158
    RS e, 158
Obstrução Nasal
  avaliação clínica da, 81-88
    anamnese, 84
    exame físico, 85
      avaliação da válvula nasal, 86
      endoscopia nasal, 88
      inspeção, 85
      palpação, 85
      rinoscopia anterior, 87
    exames complementares, 88
    novos conceitos, 81
      sobre nariz, 81
      sobre SPN, 81
  causas comuns de, 85q
    específicas, 85q
  na população pediátrica, 487-493
  AC, 488
    causas de, 487q
      nas diferentes fases da infância, 487q
    cisto, 489, 490
      de Tornwaldt, 490
      dermoide, 490
      do ducto lacrimal, 489
    corpo estranho, 492
    EAP, 488
    encefalocele, 490
    estenose, 488
  de coanas, 488
    médio nasal, 489
    glioma, 490
    hemangiomas, 492
    hipertrofia adenoidiana, 490
    nasoangiofibroma juvenil, 492
    pólipo antrocoanal, 489
    RA, 491
    rinite, 491
      hormonal, 491
      irritativa, 491
      medicamentosa, 491
      vasomotora, 491
      viral aguda, 491
    RSC, 491
    teratoma nasofaríngeo, 492
    trauma nasal, 492
    tumores malignos, 492

Obstrução
  CM e, 249
    como indicação cirúrgica, 249
Olfato
  alterações do, 76q
    medicações associadas a, 76q
  anatomia, 69-78
  clínica, 69-78
  distúrbios do, 70
    diagnóstico dos, 70
      anamnese, 70
      disfunções olfatórias, 70q
      exame, 72
        complementares, 72
        físico, 72
        nasofibroscopia, 72
        teste olfatório, 71
      tratamento dos, 73
  fisiologia do, 26, 69-78
  no idoso, 156, 158
    alterações no, 156
    diagnóstico pelo, 158
      nariz eletrônico, 158
Olho
  seco, 157
    no idoso, 157
Órbita(s)
  abordagem da, 397-410
    transnasal endoscópica, 397-410
      anatomia, 397
        ossos da, 397
        tecidos moles da, 399
      descompressão, 401, 403
        das paredes, 401
        do nervo óptico, 403
      neoplasias primárias, 405
  estudo radiológico das, 66
Osso(s)
  da órbita, 397
Osteoma, 349
OVL (Obstrução das Vias Lacrimais), 317

P

Paladar
  alterações do, 76q
    medicações associadas a, 76q
  anatomia, 69-78
    papilas linguais, 74
    receptores do, 73
      botão gustativo, 73
    sistema gustatório, 74
      inervação do, 74
  clínica, 69-78
  distúrbios do, 75
    diagnóstico dos, 75
      anamnese, 75
      teste gustatório, 76
    tratamento dos, 76
      deficiência de ferro, 77
      higiene oral, 77
      medicações, 77
        ajuste de, 77
        substituições, 77
        suspensão, 77
      reparo cirúrgico, 77
        do nervo lingual, 77
      restaurações odontológicas, 77

      metálicas, 77
      saliva artificial, 77
      sulfato de zinco, 77
  fisiologia, 69-78
Papila(s)
  linguais, 74
Paracoccidiodomicose, 180
  anatomopatológico de, 184q
  epidemiologia de, 184q
  exames, 184q
  quadro clínico, 184q
Parede(s)
  nasal, 5
    lateral, 5
      anatomia da, 5, 6f
  orbitárias, 401
    descompressão das, 401
Perfuração
  septal, 235
    na septoplastia, 235
Pesquisa(s)
  de IgE, 105
    específica, 105
    RA e, 105
PFIN (Pico de Fluxo Inspiratório Nasal), 91
Pólipo
  antrocoanal, 341, 489
    na população pediátrica, 489
Priming
  nasal, 104
  e RA, 104
Probiótico(s)
  na RA, 110
Produto(s)
  imunobiológicos, 110
    Omalizumab, 110
    na RA, 110
PSN (Perfuração do Septo Nasal), 255-259
  etiologia, 255
  tratamento, 256
    confecção dos retalhos, 257
      inferior, 257
      superior, 257
    posicionamento dos retalhos, 258

Q

QT (Quimioterapia)
  neoadjuvante, 373
    nos tumores malignos, 373
      nasossinusais, 373

R

RA (Rinite Alérgica), 103-112
  alergias respiratórias, 105q
    aeroalérgenos desencadeantes de, 105q
  avaliação, 104
    do controle da, 106q
      critérios para, 106q
    exames complementares, 105
      citologia, 106
      DM, 106
      histologia nasal, 106
      IgEt, 105
      pesquisa de IgE específica, 105
        nasal, 105

      TAB, 106
    condições associadas, 111
    diagnóstico, 104
      achados de história, 104q
      exame, 104q
        complementares, 104q
        físico, 104q
      principais fenótipos de, 104q
    quadro clínico, 104
      antecedentes de alergias, 105
        familiares, 105
        pessoais, 105
      exame físico, 105
      fatores desencadeantes, 104
      idade de início, 104
      sintomas predominantes, 104
  fisiopatologia, 103
    hiper-reatividade, 104
      inespecífica, 104
    inflamação mínima, 104
      persistente, 104
    priming nasal, 104
    reexposição, 103
    sensibilização, 103
      do indivíduo predisposto, 103
  na população pediátrica, 491
  RSA e, 121
  tratamento da, 106
    alérgenos, 108
      prevenção de, 108
    cirúrgico, 111
    educação, 108
    farmacológico, 107q
      escalonado, 107q
    farmacoterapia, 108
      anticolinérgicos intranasais, 110
      anti-histamínico, 108, 109q
      corticosteroides, 109
        orais, 109
        intranasais, 109
      cromoglicato dissódico, 110
      descongestionantes, 109
      Omalizumab, 110
      probióticos, 110
      produtos imunobiológicos, 110
      receptores de leucotrienos, 110
        antagonistas dos, 110
      terapia, 110
        alternativas, 110
        combinada, 110
        não tradicionais, 110
    fluxograma para, 107f
    ITE, 111
      com aeroalérgenos, 111q
      contraindicações, 111q
      indicações de, 111q
    lavagem nasal, 108
Radiocirurgia
  do trigêmeo, 223
Reboot, 274
Receptor(es)
  de leucotrienos, 110
    antagonistas dos, 110
      na RA, 110
        anti-histamínico oral e, 110
  do paladar, 73
    botão gustativo, 73

Reconstrução
    dos grandes defeitos, 481-484
        de base do crânio, 481-484
            fatores importantes, 481
            tipos de retalhos, 481
                de pericrânio, 483
                nasosseptal, 482
Reexposição
    e RA, 103
Região
    nasossinusal, 3-20
        anatomia da, 3-20
            nariz, 3
            SPN, 7
            vascularização, 18
    periorbital, 155
        alterações anatômicas na, 155
            no idoso, 155
Remoção
    dos desvios, 231
        cartilaginosos, 231
        ósseos, 231
RENA (Rinite Eosinofílica Não Alérgica), 115
Reparo
    cirúrgico, 77
        do nervo lingual, 77
            nos distúrbios do paladar, 77
Resistência
    nasal, 91
Respiração
    fisiologia da, 23
RESS (*Revision Endoscopic Sinus Surgery*/
    Cirurgia Endoscópica Revisional), 303-315
    cuidados pós-operatórios, 315
    diagnóstico, 308
        endoscopioa nasal, 309
        radiologia, 309
    falha da FESS, 303
        dos SPN, 303
            razões para, 303
    manejo pré-operatório, 311
    técnicas de, 311
        geral, 311
        passos cirúrgicos, 312
Ressecção
    da bula etmoidal, 282
Restauração(ões)
    odontológicas, 77
        metálicas, 77
            nos distúrbios do paladar, 77
Retalho(s)
    de corneto médio, 251
        para reparo de defeitos, 251
            de base de crânio, 251
    medial, 245
        turbinoplastia com, 245
    mucopericondral, 230
        descolamento do, 230
            contralateral, 230
    na reconstrução, 481
        dos grandes defeitos, 481
            de base do crânio, 481
                de pericrânio, 483
                nasosseptal, 482
            tipos de, 481
RF (Recesso Frontal)
    anatomia do, 16f

endoscópica, 16f
cirurgia do, 289-300
    complicações, 296
        fístula liquórica, 296
        lateralização da CM, 297
        mucoceles, 297
        orbitárias, 297
    considerações, 289
        anatômicas, 289
        cirúrgicas, 291
        clínicas, 291
        radiológicas, 289
    cuidados pós-operatório, 299
Rinite(s)
    atrófica, 250
    controle da, 106q
        avaliação do, 106q
        critérios para, 106q
    na população pediátrica, 491
        hormonal, 491
        irritativa, 491
        medicamentosa, 491
        vasomotora, 491
        viral aguda, 491
    não alérgica, 115-117
        diagnóstico, 117
            diferencial, 117
        infecciosas, 115
            exercício, 116
            fatores ambientais, 117
                poluição, 117
                tabagismo, 117
            fisiopatologia, 116
            hiper-reatividade, 116
            óxido nítrico, 117
            quadro clínico, 116
            reflexo nasonasal, 116
            temperatura ambiental, 116
            umidade do ar, 116
        manifestações clínicas, 117
        não infecciosas, 115
            exercício, 116
            fármacos, 116
            fatores ambientais, 117
                poluição, 117
                tabagismo, 117
            fisiopatologia, 116
            gestacional, 116
            gustatória, 116
            hiper-reatividade, 116
            hormonal, 116
            idiopática, 115
            idoso, 116
            irritativa, 115
            medicamentosa, 116
            ocupacional, 115
            óxido nítrico, 117
            quadro clínico, 116
            reflexo nasonasal, 116
            RENA, 115
            temperatura ambiental, 116
            umidade do ar, 116
        por abuso, 116
            de descongestionante nasal, 116
        tratamento, 117
            medicamentoso, 117
            não medicamentoso, 117

no idoso, 158
    DRGE, 158
    fisiopatologia, 158
    incidência, 158
    medicamentos que induzem, 158
    obesidade, 158
    tratamento, 159
principais fenótipos de, 104q
    principais achados para, 104q
        de exame, 104q
            complementares, 104q
            físico, 104q
        de história, 104q
Rinoliquorreia
    RSA e, 122
Rinoscleroma, 177
    anatomopatológico de, 177q
    epidemiologia de, 177q
    exames, 177q
    quadro clínico, 177q
Rinoscopia
    anterior, 87
        na obstrução nasal, 87
Rinosporidiose, 179
Rizotomia(s)
    percutâneas, 222
        do trigêmeo, 222
RM (Ressonância Magnética)
    dacriocistografia por, 36
    do nariz, 34
    dos SPN, 34
RS (Rinossinusite), 119
    complicações das, 147-154
        classificação, 147
        epidemiologia, 147
        intracranianas, 151
        microbiologia, 147
        orbitárias, 147
            classificação, 148
                de Chandler, 148
                de Mortimore, 149
                de Velasco e Cruz, 149
                SFOS, 149
                síndrome do ápice orbitário, 150
            tratamento, 150
        ósseas, 152
    complicações na, 122
        sinais de, 122
    cultura, 121
    diagnóstico, 120
        diferencial, 121
            doença dentária, 121
            em casos específicos, 122
            RA, 121
            rinoliquorreia, 122
            RS fúngica invasiva, 122
            síndromes de dor facial, 122
            vasculites, 121
        viral, 120
            versus bacteriana, 120
    exames de imagem, 120
        bacteriana, 120
        viral, 120
            ou resfriado comum, 120
    fatores predisponentes, 121
        alergia, 121
        doenças crônicas, 121

imunodeficiência, 121
infecções odontogênicas, 121
refluxo gastroesofágico, 121
tabagismo, 121
variações anatômicas, 121
fisiopatologia, 119
fúngica, 139-145
 aspectos clínicos, 139-145
 BF, 142
 manejo, 139-145
 RSFA, 139
 RSFI, 143
na infância, 495-505
 anatomia, 495
 apresentação clínica, 496
  IVAS, 496
  RSAB, 496
  RSAR, 500
  RSC, 500
 microbiologia, 495
  aspirados de secreção nasossinusal, 495
 patogenia, 495
 RSA, 495
no idoso, 158
 AVC, 159
 DRGE, 158
 fisiopatologia, 158
 incidência, 158
 obesidade, 158
 RSC, 159
 tratamento, 159
prevenção, 123
RSA (Rinossinusite Aguda), 119-123
 RSAR, 121
 tratamento, 122
  bacteriana, 123
  viral, 122
RSAB (Rinossinusite Aguda Bacteriana)
 na infância, 496
  complicações, 497
  diagnóstico, 496
   aspiração do seio maxilar, 496
   critério clínico, 496
   exames complementares, 496
  tratamento, 499
   antibióticos, 499
   ensaios clínicos controlados, 499
   terapias adjuvantes, 499
RSAR (Rinossinusite Aguda Recorrente), 121
 na infância, 500
RSC (Rinossinusite Crônica), 25
 CCAD, 128
 cirurgia endoscópica na, 277-286
  sistematização da, 277-286
   etmoidectomia posterior, 282
   full house, 277
   ressecção da bula etmoidal, 282
   sinusotomia, 278, 280, 284
    esfenoidal, 284
    frontal, 280
    maxilar, 278
   uncinectomia, 278
 cirurgias nasossinusais na, 269-274
  assistidas por videoendoscopia, 269-274
   cuidados essenciais, 269
   extensão da, 269

indicações atuais, 269
principais técnicas, 273
classificação da, 127
controle clínico, 127q
e AVC, 159
 no idoso, 159
eRSC, 129
evolução no tratamento, 131-137
 sistêmico, 133
  antibióticos, 134
   macrolídeos em longo prazo, 134
   não macrolídeos, 134
  anticorpos monoclonais, 135
  antifúngicos, 134
  antileucotrienos, 135
  corticoide oral, 133
  dessensibilização a AINE, 137
  imunobiológicos, 135
  IT alérgeno-específica, 136
 tópico, 132
  antibióticos tópicos, 133
  corticoide *spray*, 133
  irrigação nasal com corticoide, 133
  irrigação nasal, 132
  outros agentes, 133
imunodeficiências associadas a, 168q
 tipos de, 168q
manifestações clínicas, 129
na infância, 500
 diagnóstico, 500
 fatores predisponentes, 500
 tratamento, 501
na população pediátrica, 491
não eRSC, 129
uma introdução a, 127-130
 endótipos, 127-130
 fenótipos, 127-130
RSCcPN (Rinossinusite Crônica com Polipose Nasal), 127
RSCsPN (Rinossinusite Crônica sem Polipose Nasal), 127
RSFA (Rinossinusite Fúngica Alérgica)
 apresentação clínica, 140
 diagnóstico, 140
  critérios de Bent-Kuhn, 142q
 epidemiologia, 139
 fisiopatologia, 139
 tratamento, 142
RSFI (Rinossinusite Fúngica Invasiva), 122, 139
 apresentação clínica, 144
 diagnóstico, 144
 epidemiologia, 143
 fisiopatologia, 144
 tratamento, 144

S

Saliva
 artificial, 77
  nos distúrbios do paladar, 77
Sarcoidose, 173
 anatomopatológico de, 175q
 diagnóstico, 174
 epidemiologia de, 175q
 exame, 174, 175q
  físico, 174
 manifestações clínicas, 174

quadro clínico, 175q
tratamento, 174
Seio
 tumores malignos, 361q
  estadiamento de, 361q
   etmoidal, 361q
   maxilar, 361q
Sensibilização
 do indivíduo predisposto, 103
  a RA, 103
Septo
 nasal, 5, 38, 229
  anatomia do, 5, 6f, 229
  estudo radiológico do, 38
Septoplastia, 229-236
 caudal, 232
 complicações da, 235
  abscesso septal, 235
  deformidade em sela, 235
   do dorso nasal, 235
  hematoma, 235
  hemorragia, 235
  perfuração septal, 235
  sinéquias, 235
 cuidados, 235
  pós-operatórios, 235
 hemostasia, 231
 incisão, 230
  da cartilagem septal, 230
 início da cirurgia, 229
  considerações para o, 229
 remoção dos desvios, 231
  cartilaginosos, 231
  ósseos, 231
 retalho mucopericondral, 230
  descolamento do, 230
   contralateral, 230
 septo nasal, 229
  anatomia do, 229
 sutura, 231
 vasoconstrição, 230
SF (Seio Frontal)
 acesso ao, 274
  específicos, 274
 cirurgia do, 289-300
  complicações, 296
   fístula liquórica, 296
   lateralização da CM, 297
   mucoceles, 297
   orbitárias, 297
  considerações, 289
   anatômicas, 289
   cirúrgicas, 291
   clínicas, 291
   radiológicas, 289
  cuidados pós-operatório, 299
SFOS (Síndrome da Fissura Orbitária Superior)
 nas RS, 149
Sífilis
 anatomopatológico de, 177q
 epidemiologia de, 177q
 exames, 177q
 nasal, 176
 quadro clínico, 177q
 tratamento, 176q

Síndrome(s)
 de dor facial, 122
  RSA e, 122
 de Rendu-Osler-Weber, 171
  manifestações nasais da, 171
Sinéquia(s)
 na septoplastia, 235
Sinuplastia
 com balão, 273
Sinusite
 frontal, 251
  iatrogênica, 251
Sinusotomia(s)
 esfenoidal, 284
 frontal, 280, 315q
  classificação das, 315q
   de acordo com *Draf*, 315q
 maxilar, 278
Sistema
 carotídeo, 19f
  anatomia do, 19f
   externo, 19f
   interno, 20f
 gustatório, 74
  inervação do, 74
Sistematização
 da cirurgia endoscópica, 277-286
  na RSC, 277-286
   etmoidectomia posterior, 282
   full house, 277
   ressecção da bula etmoidal, 282
   sinusotomia, 278, 280, 284
    esfenoidal, 284
    frontal, 280
    maxilar, 278
   uncinectomia, 278
Sniffin' Sticks
 teste, 72
SPN (Seios Paranasais)
 anatomia do, 7
  esfenoidal, 17, 18f
  etmoidal, 7, 8f-10f
   endoscópica, 9f, 10f
  frontal, 13
   endoscópica, 16f
  maxilar, 12, 13f, 14f
 cirurgia dos, 249-253
  manejo da CM na, 249-253
   anatomia da, 249
   complicações cirúrgicas, 250
    anosmia, 250
    epistaxe, 251
    rinite atrófica, 250
    sinusite frontal iatrogênica, 251
   controvérsias, 250
    destruição dos parâmetros anatômicos, 251
   histofisiologia da, 249
   indicações cirúrgicas, 249
    acometimento por doença, 250
    obstrução, 249
    tamanho, 249
    via de acesso, 250
   retalho de corneto médio para reparo, 251
    de defeitos de base de crânio, 251
   técnica cirúrgica, 250

cirurgia endoscópica dos, 413-458
 complicações na, 413-458
  abscessos orbitários, 442
  anosmia, 421
  considerações anatômicas, 436
  controle da ACI, 433
  hemorragia retro-orbitária, 443
  intracranianas, 421q, 448
   considerações anatômicas, 450
   enxertos, 456
   fístula liquórica, 448
   manejo cirúrgico, 454
   preparo do paciente, 454
   retalhos, 457
   sutura, 455
  lesão, 442, 445
   da lâmina papirácea, 442
   da musculatura ocular extrínseca, 445
  ligadura das artérias, 427
   carótidas, 432
   etmoidais, 427
   maxilar, 430
  ligadura do pedículo vascular, 425
   da artéria esfenopalatina, 425
  orbitárias 421q, 436
  vasculares, 421q, 422
 estudo radiológico do, 29-67
  esfenoide, 64
  etmoidais, 60
  FPP, 52
  frontais, 55
  maxilares, 49
  métodos de imagem, 29
   dacriocistografia, 36
   por RM, 36
   por TC, 36
   RM, 34
   TC, 29
  órbitas, 66
 FESS dos, 303
  razões para falha de, 303
   fatores, 303
    ambientais, 303
    iatrogênicos, 303
    sistêmicos, 303
 novos conceitos sobre, 81, 84
Spreader
 grafts, 239
  na VNI, 239
Sulfato
 de zinco, 77
  nos distúrbios do paladar, 77
SUNA (*Short-lasting Unilateral Neuralgiform headaches attacks with cranial Autonomic symptoms*/ Crise de Cefaleia Neuralgiforme Unilateral Breve com Sintomas Autonômicos Cranianos), 211, 215
SUNCT (*Short-lasting Unilateral Neuralgiform headaches attacks with Conjunctival injection and Tearing*/Crise de Cefaleia Neuralgiforme Unilateral Breve com Hiperemia Conjuntival e Lacrimejamento), 211, 215
Sutura(s)
 na septoplastia, 231

 técnicas de, 241
  na VNI, 241

T

TAB (Teste de Ativação de Basófilos)
 RA e, 106
TC (Tomografia Computadorizada)
 dacriocistografia por, 36
 do nariz, 29
 dos SPN, 29
Tecido
 conectivo, 156
  alterações anatômicas no, 156
  no idoso, 156
Tecido(s) Mole(s)
 da órbita, 399
 tumores de, 341
  de origem vascular, 343
  neurogênicos, 346
  pólipo antrocoanal, 341
Técnica
 centrípeta, 274
  na cirurgia nasossinusal, 274
   videoassistida, 274
 cirúrgica, 292
  do RF, 292
  do SF, 292
Terapia
 na RA, 110
  alternativas, 110
   com ervas, 111
   mel, 111
  combinada, 110
   anti-histamínico oral, 110
    e antagonistas dos receptores de leucotrienos, 110
    e corticosteroide intranasal, 110
    e descongestionante oral, 110
   corticosteroide intranasal, 110
    e anti-histamínico intranasal, 110
  não tradicionais, 110
   acupuntura, 111
Teratoma
 nasofaríngeo, 492
  na população pediátrica, 492
Térmica(s)
 técnicas, 244
  na cirurgia da CI, 244
Teste(s)
 gustatório, 76
 olfatório, 71
  CCCRC, 72
  Sniffin' Sticks, 72
  UPSIT, 71
THH (Telangiectasia Hemorrágica Hereditária)
 manifestações nasais da, 171
TM (Turbinectomia Média), 249
 intraoperatório da, 251
  destruição no, 251
   dos parâmetros anatômicos, 251
Tornwaldt
 cisto de, 490
  na população pediátrica, 490
Transporte Mucociliar
 alterações no, 165
  doenças com, 165

DCP, 166
   epidemiologia nas, 168q
   exames nas, 168q
   FC, 165
   fisiopatologia nas, 168q
   quadro clínico nas, 168q
Trauma
   nasal, 261-268, 492
      avaliação inicial, 262
      complicações, 267
      considerações anatômicas, 261
      deformidades, 266
         pós-traumáticas, 266
      epidemiologia, 261
      exames de imagem, 263
      fisiopatologia, 262
      função nasal, 262
      na população pediátrica, 492
      pacientes pediátricos, 267
         considerações em, 267
      tratamento, 263
         redução, 264
            aberta, 264, 265
            fechada, 264
         tempos de fratura 263
         tipo de anestesia, 264
   nasossinusal, 261-268
      avaliação inicial, 262
      complicações, 267
      considerações anatômicas, 261
      deformidades, 266
         pós-traumáticas, 266
      epidemiologia, 261
      exames de imagem, 263
      fisiopatologia, 262
      pacientes pediátricos, 267
         considerações em, 267
      tratamento, 263
         redução, 264
            aberta, 264, 265
            fechada, 264
         tempos de fratura, 263
         tipo de anestesia, 264
Trigêmeo
   descompressão do, 220
      neurovascular, 220
   radiocirurgia do, 223
   rizotomias do, 222
      percutâneas, 222
Tuberculose, 175
   anatomopatológico de, 177q
   epidemiologia de, 177q
   exames, 177q
   quadro clínico, 177q

Tumor(es)
   congênitos, 507-516
      da linha média, 507-516
         cisto dermoide, 515
         encefaloceles, 510
         gliomas, 510
   malignos, 492
      na população pediátrica, 492
   nasossinusais, 523-534
      abordagem clínica oncológica dos, 187-194
         apresentação clínica, 187
         diagnóstico, 188
         distribuição linfática, 190
         epidemiologia, 187
         estadiamento, 188
         fatores de risco, 187
         histologia, 187
         metástases a distância, 190
         outros tipos histológicos de, 192
         prognóstico, 192
         seguimento clínico, 192
         tratamento, 190
      benignos, 337-356
         aspectos específicos, 338
         avaliação diagnóstica, 337
         tratamento, 337
      cartilaginosos, 354
         fibroma condromixoide, 354
      de tecidos moles, 341
         de origem vascular, 343
         neurogênicos, 346
         pólipo antrocoanal, 341
      epiteliais, 338
      malignos, 359-374
         acessos endoscópicos, 363
         cirurgia, 361
         diagnóstico, 359
         estadiamento, 360, 361q
         histologia, 361
         margens cirúrgicas, 373
         QT neoadjuvante, 373
         seguimento, 374
         tratamento, 361
      na população pediátrica, 523-534
         benignos, 523q
         diagnóstico, 526
         epidemiologia, 524
         histopatologia, 526
         imagem, 526
         malignos, 523q
         quadro clínico, 524
         tratamento, 526

ósseos, 349
   displasia fibrosa, 352
   fibroma ossificante, 350
   osteoma, 349
Turbinectomia
   parcial, 244
Turbinoplastia
   com retalho medial, 245

U

Uncinectomia, 278
UPSIT (Teste de Identificação do Olfato da Universidade da Pensilvânia), 71

V

Válvula(s) Nasal(is)
   avaliação da, 86
   insuficiência das, 237-242
      anatomia, 237
      diagnóstico, 238
      fisiologia, 237
      tratamento, 239
         da externa, 241
         da VNI, 239
Vascularização
   da região, 18
   nasossinusal, 18
Vasculite(s)
   RSA e, 121
Vasoconstrição
   na septoplastia, 230
Velasco e Cruz
   classificação de, 149
      das complicações orbitárias, 149
      das RS, 149
VNI (Válvula Nasal Interna), 237
   tratamento da, 239
      alar batten grafts, 240
      butterfly graft, 241
      lateral crural strut graft, 240
      spreader grafts, 239
      suturas, 241
         técnicas de, 241

Z

Zinco
   sulfato de, 77
      nos distúrbios do paladar, 77